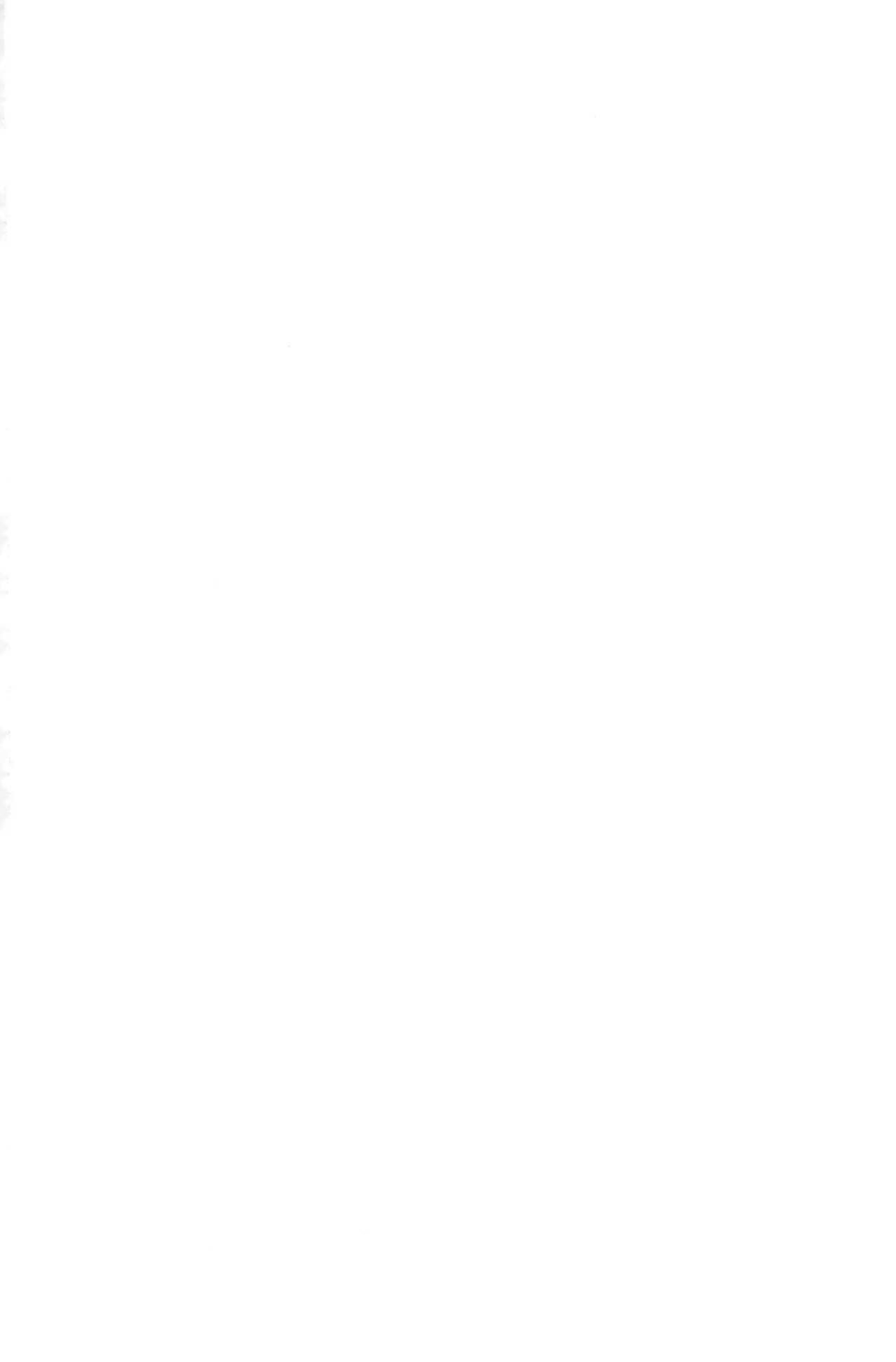

義肢装具学

第4版

編集

川村次郎
元・日下病院名誉院長

陳 隆明
兵庫県立総合リハビリテーションセンターリハビリテーション中央病院・
整形外科部長/リハビリテーション科部長

古川 宏
神戸学院大学名誉教授

林 義孝
大阪府立大学名誉教授

医学書院

義肢装具学

発　行	1992 年 3 月 15 日　第 1 版第 1 刷
	1999 年 6 月 1 日　第 1 版第 6 刷
	2000 年 4 月 15 日　第 2 版第 1 刷
	2003 年 7 月 1 日　第 2 版第 6 刷
	2004 年 4 月 1 日　第 3 版第 1 刷
	2007 年 11 月 15 日　第 3 版第 5 刷
	2009 年 3 月 1 日　第 4 版第 1 刷©
	2022 年 10 月 15 日　第 4 版第 13 刷
編集者	川村次郎・陳　隆明・古川　宏・林　義孝
発行者	株式会社　医学書院
	代表取締役　金原　俊
	〒113-8719　東京都文京区本郷 1-28-23
	電話 03-3817-5600(社内案内)
印刷・製本	図書印刷

本書の複製権・翻訳権・上映権・譲渡権・貸与権・公衆送信権(送信可能化権を含む)は株式会社医学書院が保有します。

ISBN978-4-260-00510-4

本書を無断で複製する行為(複写，スキャン，デジタルデータ化など)は，「私的使用のための複製」など著作権法上の限られた例外を除き禁じられています．大学，病院，診療所，企業などにおいて，業務上使用する目的(診療，研究活動を含む)で上記の行為を行うことは，その使用範囲が内部的であっても，私的使用には該当せず，違法です．また私的使用に該当する場合であっても，代行業者等の第三者に依頼して上記の行為を行うことは違法となります．

JCOPY　〈出版者著作権管理機構　委託出版物〉
本書の無断複製は著作権法上での例外を除き禁じられています．複製される場合は，そのつど事前に，出版者著作権管理機構(電話 03-5244-5088，FAX 03-5244-5089，info@jcopy.or.jp)の許諾を得てください．

■執筆者一覧 (執筆順)

江原義弘	新潟医療福祉大学教授・リハビリテーション学部
山本澄子	国際医療福祉大学大学院教授・福祉援助工学
川村次郎	元・日下病院名誉院長
陳　隆明	兵庫県立総合リハビリテーションセンターリハビリテーション中央病院整形外科部長/リハビリテーション科部長
林　義孝	大阪府立大学名誉教授
古川　宏	神戸学院大学名誉教授
北山一郎	近畿大学准教授・生物理工学部
松原裕幸	北海道工業大学非常勤講師
蜂須賀研二	門司メディカルセンター・院長
大峯三郎	九州栄養福祉大学リハビリテーション学部
小嶋　功	神戸学院大学准教授・総合リハビリテーション学部
中川昭夫	神戸学院大学教授・総合リハビリテーション学部
吉村　理	広島大学名誉教授
長尾竜郎	老健リハビリセンター・クローバーヴィラ
渡辺英夫	佐賀医科大学名誉教授
浅見豊子	佐賀大学医学部附属病院診療教授・先進総合機能回復センター
田中宏太佳	中部ろうさい病院リハビリテーション科部長
井上明生	元・柳川リハビリテーション病院・病院長
芳賀信彦	東京大学大学院教授・リハビリテーション医学
鈴木重行	前・名古屋大学教授・医学部保健学科
亀山順一	かめやま整形外科リハビリテーションクリニック・院長
加倉井周一	元・北里大学客員教授・医療衛生学部
瀬本喜啓	今津病院・院長
江口壽榮夫	重症心身障害児施設　土佐希望の家・施設長
伊勢眞樹	倉敷中央病院リハビリテーション科・主任部長
椎名喜美子	帝京科学大学教授・医療科学部作業療法学科
志水宏行	昭和大学教授・保健医療学部作業療法学科
木野義武	名古屋掖済会病院整形外科参与
福井信佳	大阪労災病院主任作業療法士
中江徳彦	東豊中渡辺病院リハビリテーション科・科長
小柳磨毅	大阪電気通信大学教授・医療福祉工学部
井上　悟	大阪保健医療大学教授・リハビリテーション学科
伊藤利之	横浜市総合リハビリテーション事業団顧問
君塚　葵	心身障害児総合医療療育センター・所長
飛松好子	国立障害者リハビリテーションセンター総長

古田恒輔　神戸学院大学教授・総合リハビリテーション学部
野田和恵　神戸大学大学院准教授・保健学研究科
田中　理　横浜市総合リハビリテーションセンター顧問
川村　慶　川村義肢株式会社代表取締役
松田靖史　川村義肢株式会社技術推進部K-tech・主席技師
大澤　傑　住友病院整形外科・主任部長

第4版の序

　本書『義肢装具学』出版の端緒は，当時大阪労災病院にて毎週開いていた有志による義肢装具勉強会にあります。常連の参加者であった鈴木重行，千住秀明の両氏から，「義肢装具学についてまとまったよい教科書がなく，理学療法士/作業療法士の養成校で義肢装具学を教える先生方が困っておられる」という話がありました。それでは知識の寄せ集めでない，現場の経験や雰囲気を感じられる生き生きとした本をわれわれ自身で作ろうではないかということになったと記憶しています。

　さらにもう一つ力を注いだことは，その当時，義肢装具に関して当たり前，常識と思われていることへの挑戦でした。例えば，「荷重のかからない遊脚相には，自由に屈曲できて荷重時には自動的にブレーキ力の働く大腿義足の荷重ブレーキ膝機構」が合理的とされていましたが，われわれは「ブレーキ力が作動していない(膝折れ防止機能がまだ働いていない)のに，どうして荷重をかけることができるのか？」という疑問をもち，その解決の糸口を探りました。

　このような趣旨の教科書作りを目指しましたが，引き受けていただく出版社探しには難航しました。そのとき，われわれの企画意図に理解と賛同をしてくださった竹内孝仁先生により医学書院へ橋渡ししていただき，当時の国立身体障害者リハビリテーションセンター総長であった故津山直一先生からは「推薦の序」もいただいて，竹内先生と私の共同編集による初版『義肢装具学』の発行が1992年に実現しました。

　今回の改訂版(第4版)に目を向けますと，これまで編集協力をお願いしてきた作業療法士/理学療法士の教育現場で豊富な経験をお持ちの古川　宏先生，林　義孝先生に編集者としてより積極的に，また新たに陳　隆明先生には私と同様に医師の立場からの編集者として，それぞれ参画をお願いし改訂作業に着手いたしました。

　実のところ，第4版では前版に引き続いて担当をお願いしている項目が多くあります。その理由は，各項目がその道の専門家によって執筆され，版を重ねるごとに積み上げられ，完成度の高い内容となっているためです。その一方で，より教えやすく，学びやすい教科書を目指すという視点から目次の並び替えを行っております。

　具体的には，「義肢」の部に含まれていた「切断」を独立させ，術式とリハ

ビリテーションを中心とした項目で構成しました。「義肢」の部には，進歩の著しい「筋電義手」も新設しております。前版までは，車いす，座位保持装置，自助具などが「装具」の部に含まれており，違和感を覚えられた方もいたかと思います。今版では，この領域の需要拡大に併せて，「その他の補装具」というまとまりを設けてさらに詳しく解説しております。

　高齢化社会が到来し，装具に関しては多様性が出ており，これまで以上に教育現場でもその重要性が増しております。本書では，まず総論的に装具の全体像をとらえたうえで，以降の疾患を中心とした各論にスムースにつながるよう配慮しております。学生にとっては，疾患に関する知識とその経過とともに，対応する装具を具体的にイメージできるようになっており，その点も本書の特徴ではないかと思います。

　前版から好評のコラムには「感覚フィードバック装置」を新設し，さまざまな視点から義肢装具をとらえることができるような工夫をしております。

　全項目を通して，新たに各項目のはじめとおわりに「学習」と「復習」のポイントをまとめ，さらに学生レベルでは理解が困難と思われるキーワードを囲みにしてわかりやすい解説を加えました。

　本書が干天に慈雨のように迎えられ，ここに第4版を数えることができたのは感無量であります。長年にわたって本書を支えていただいた共同執筆者の先生方，理学療法士/作業療法士養成校の先生方，さらには読者のみなさんに心から深い感謝の意を表します。

　これからも従来にも増して『義肢装具学』をご支援いただければ幸いです。

　2009年1月

編集者を代表して　川村次郎

初版の序

　本書は,「義肢装具学の適当な教科書がない」との声が,理学療法士と作業療法士の養成校で義肢装具学を担当しておられる先生方のあいだで多いことから企画された。教科書であるので厚生省指導のカリキュラムに準拠し,養成校の授業時間配分や国家試験の動向を配慮に入れ,本文の内容も一般に認められている事実や考え方に基づいて書かれたことはもちろんであるが,たんなる知識の寄せ集めではなく,現場の知見に富んだ生き生きとした記述を目指し,最近の進歩もできるだけ盛り込むように努力した。さらにオリジナルでわかりやすい図を多く用い,親しみやすい入門書となるようにも十分に意を用いた。

　理学療法士・作業療法士や,義肢装具士などの養成校における教科書としてばかりでなく,整形外科やリハビリテーションに関係する医師や看護師などのスタッフの参考書としても利用していただければ幸いである。

　1992年1月

編　者

目次

I部　義肢装具の基礎知識

1 歩行のバイオメカニクス
江原義弘・山本澄子　2

1. 歩行周期 …………………………………… 2
   a. 足の接床からみた歩行1周期の区分 …… 2
   b. 足の機能からみた歩行1周期の区分 …… 3
2. 歩行の力学的要素 ………………………… 3
   a. 重心 …………………………………… 3
   b. 床反力と床反力作用点 ……………… 4
   c. 関節モーメント ……………………… 4
   d. 関節モーメントと床反力 …………… 5
3. 健常歩行 …………………………………… 5
   a. イニシャルコンタクト(IC：接床時)の衝撃吸収とローディングレスポンス …… 5
   b. ミッドスタンスの足関節の機能 …… 7
   c. ターミナルスタンスの足部の動き …… 8
   d. プレスウィングの筋活動と遊脚期 …… 9
4. 義肢装具歩行 ……………………………… 10
   a. 義足歩行 ……………………………… 10
      1) 接床時の膝折れ ………………… 10
      2) 膝折れに対する安定性 ………… 10
      3) 接床時の衝撃吸収 ……………… 11
      4) 遊脚期 …………………………… 12
   b. 装具歩行 ……………………………… 12
      1) 立脚初期から中期 ……………… 12
      2) 立脚後期 ………………………… 13
      3) 遊脚期 …………………………… 13
5. 異常歩行のチェックポイント …………… 13
   a. 義足・装具歩行に共通のポイント …… 13
      1) 歩行速度をチェックする ……… 13
      2) 歩行速度のムラをチェックする …… 13
      3) 左右対称性をチェックする …… 13
      4) 体幹の前・後傾, 側屈はないか …… 13
   b. 義足歩行 ……………………………… 13
   c. 装具歩行 ……………………………… 15

2 義肢装具のバイオメカニクス
川村次郎　16

1. 義肢装具の適合 …………………………… 16
2. 義肢装具のアライメント ………………… 16

コラム　義肢装具の支給制度 ……川村次郎…18
コラム　義足でなぜ歩けるか ……川村次郎…20

II部　切断

1 切断総論
陳　隆明・川村次郎　24

1. 切断者の現況 ……………………………… 24
2. 切断の原因と適応 ………………………… 25
   a. 外傷 …………………………………… 25
   b. 末梢循環障害 ………………………… 25
   c. 悪性腫瘍 ……………………………… 26
   d. 感染 …………………………………… 26
   e. 先天性奇形 …………………………… 26
   f. その他 ………………………………… 26
3. 切断高位の選択と切断部位の名称 ……… 26
4. 切断手技 …………………………………… 28
   a. 皮膚の切開線 ………………………… 29
   b. 骨の切断 ……………………………… 30
   c. 筋の処理 ……………………………… 30
   d. 神経, 血管の処置 …………………… 30
5. 術後ケア …………………………………… 30
   a. 全身管理 ……………………………… 30
      1) 原疾患の治療 …………………… 30
      2) 合併症の予防と治療 …………… 31
      3) 廃用症候群の予防 ……………… 31
      4) 心理的問題 ……………………… 31

b．断端管理 …………………………………31
　　　1）soft dressing …………………………32
　　　2）semirigid dressing …………………32
　　　3）環境コントロール法 …………………32
　　　4）切断術直後義肢装着法 ………………33
　　　5）切断後早期義肢装着法 ………………33
　　　6）ギプスソケットを除去して切断端の
　　　　　創チェックが必要な場合 ……………34
　　　7）シリコンライナーを用いた断端管理
　　　　　方法 ……………………………………34
6．切断後早期の合併症 ……………………………34
　　a．皮膚創部の壊死 …………………………35
　　b．皮膚縫合部の遷延治癒と創の哆開
　　　　（裂開） ……………………………………35
　　c．感染 ………………………………………35
　　d．浮腫 ………………………………………35
　　e．心理的問題 ………………………………35
7．切断の合併症（義肢装着後の合併症） ………35
　　a．断端神経腫 ………………………………35
　　b．幻肢と幻肢痛 ……………………………36
　　c．断端皮膚の合併症 ………………………36
　　　1）断端の傷 ………………………………36
　　　2）皮膚のかぶれ …………………………37
8．義肢の非適応例 …………………………………37
　　　1）切断前から歩行できなかった患者 …37
　　　2）体力低下例 ……………………………37
　　　3）精神障害によるもの …………………38
　　　4）片麻痺の合併例 ………………………38
　　　5）高齢の両側大腿切断 …………………38
　　　6）人工透析中の患者 ……………………38
9．小児・高齢者切断の特徴と処方上の
　　留意点 …………………………………………39
　　a．小児切断の特徴と処方上の留意点 ……39
　　b．高齢者切断の特徴と処方上の留意点 …39

2　切断者のリハビリテーション
　　　　　　　　　　　　　　林　義孝　42

1．評価 ………………………………………………42
　　a．術前評価 …………………………………42
　　b．術後評価 …………………………………43
　　　1）面接前 …………………………………43
　　　2）断端の評価 ……………………………43

2．装着前訓練 ………………………………………45
　　a．術前訓練として，できるだけ実施して
　　　　おきたい訓練 ……………………………45
　　b．術後訓練 …………………………………45
　　　1）ベッド上での良肢位保持 ……………45
　　　2）断端訓練 ………………………………45
3．装着(後)訓練 ……………………………………49
　　a．装着訓練を実施する前に必要な義足の
　　　　知識 ………………………………………49
　　　1）義足のもつ機能を理解しておく ……49
　　　2）義足が担当症例に適しているかの判
　　　　　断能力を備えておく …………………49
　　　3）アライメントと適合の適性を判断し，
　　　　　修正する技術を備えておく …………49
　　b．装着訓練の実際 …………………………50
　　　1）平行棒内での基本訓練 ………………50
　　　2）平行棒外で実施する装着訓練 ………52
　　c．小児下肢切断の義足装着訓練 …………56
　　　1）評価 ……………………………………56
　　　2）装着訓練 ………………………………56
　　d．高齢切断者の義足装着訓練 ……………57
　　　1）評価の要点 ……………………………57
　　　2）装着訓練の要点 ………………………57
　　e．両側下肢切断者の義足装着訓練 ………57
　　　1）両側股離断 ……………………………57
　　　2）両側大腿切断 …………………………58
4．義足異常歩行のチェックアウト ………………58
　　a．義足異常歩行を観察する際の留意点 …58
　　　1）大腿義足の異常歩行のチェック
　　　　　アウト …………………………………59
　　　2）下腿義足の異常歩行のチェック
　　　　　アウト …………………………………62
5．上肢切断者のリハビリテーション ……………65
　　a．上肢切断の評価 …………………………65
　　　1）術前評価 ………………………………65
　　　2）術後評価 ………………………………65
　　b．術後断端管理 ……………………………65
　　c．上肢切断における断端拘縮と機能的
　　　　喪失 ………………………………………66
　　d．義手装着訓練 ……………………………66
　　e．筋電義手装着訓練 ………………………66

Ⅲ部　義肢

1　義肢総論　　川村次郎　70

1. 義肢の概念 …………………………………70
2. 切断と義肢の概略史 ………………………70
3. 義肢の基本的(機能的)構成要素 …………71
4. 義肢の名称と種類 …………………………72
5. 適合とアライメント ………………………73
6. 義肢統一処方箋 ……………………………73
7. 義肢の実用性 ………………………………76
8. 仮義肢 ………………………………………76
   a. 仮義肢とは ……………………………76
   b. 仮義肢にはどんな種類があるか ……76

コラム　義足ができるまで………川村次郎…79

2　義手　　古川 宏・北山一郎　80

1. 義手の分類 …………………………………80
   a. 装飾用義手 ……………………………80
   b. 作業用義手 ……………………………80
   c. 能動義手 ………………………………81
   d. 動力義手(体外力源義手) ……………81
2. 切断部位と義手 ……………………………81
   a. 断端長計測の基準点 …………………82
   b. 断端長の計算方法百分率(%) ………82
   c. 切断部位と義手の特徴 ………………82
      1) 肩義手(肩甲胸郭間切断または
         フォークォーター切断) ………82
      2) 肩義手(普通型) …………………82
      3) 上腕義手 …………………………82
      4) 肘義手 ……………………………82
      5) 前腕義手(極短断端用) …………82
      6) 前腕義手(短断端用) ……………82
      7) 前腕義手(中断端用) ……………82
      8) 前腕義手(長断端用)または手義手 …82
      9) 手部義手 …………………………83
   d. 両側上肢切断 …………………………83
   e. 特殊な切断(上肢) ……………………83
      1) クルーケンベルグ切断 …………83
3. 義手の構造 …………………………………83
   a. 前腕義手の名称 ………………………83
   b. 上腕義手の名称 ………………………83
   c. 義手の部品 ……………………………83
      1) 手先具 ……………………………83
      2) 幹部 ………………………………86
      3) 継手 ………………………………86
      4) ソケット …………………………90
      5) コントロールケーブル・システム …90
      6) ハーネス …………………………91
4. 義手の訓練 …………………………………92
   a. 義手装着前訓練 ………………………92
      1) 義手訓練全過程のプログラムおよび
         義手のオリエンテーション ……92
      2) よい断端をつくるための断端形成 …92
      3) 断端機能訓練 ……………………94
      4) 利き手変換訓練 …………………94
      5) 義手を使用しない状態でのADL
         訓練 ………………………………94
      6) 全身状態の調整 …………………94
   b. 義手装着訓練 …………………………94
      1) 義手のオリエンテーションと着脱
         訓練 ………………………………94
      2) 訓練開始時チェック ……………94
      3) 基本動作訓練 ……………………94
      4) つまみ動作訓練 …………………94
      5) 両手操作訓練 ……………………94
      6) 応用動作訓練 ……………………94
      7) ADL評価，訓練，家事動作 ……94
      8) 職業前評価，訓練，職業訓練 …95
      9) 最終評価 …………………………95
      10) フォローアップ ………………95
5. 義手のチェックアウト ……………………95
   a. 前腕義手のチェックアウト …………95
      1) 義手装着時および除去時の肘屈曲度 …95
      2) 義手装着時および除去時の肘の
         回旋度 ……………………………95
      3) 操作効率 …………………………95
      4) 肘90度屈曲位でのフックの開大
         (閉鎖) ……………………………95
      5) 口および肘伸展位でのフックの
         開大(閉鎖) ………………………95
      6) 張力安定性 ………………………95
      7) 圧迫適合と快適さ ………………95
   b. 上腕義手・肩義手のチェックアウト ……95

1) 義手除去時の断端の可動範囲 ………95
　　2) 義手の肘屈曲範囲 ………………95
　　3) 義手装着時の断端の可動範囲 ………99
　　4) 義手装着時の肘の自動的屈曲範囲 …99
　　5) 肘完全屈曲に要する肩の屈曲角 ……99
　　6) 肘を90度から屈曲するのに必要な力・99
　　7) 操作効率 …………………………99
　　8) 肘90度屈曲位でのフックの開大(閉鎖) …………………………………99
　　9) 口および肘伸展位でのフックの開大(閉鎖) ………………………………99
　　10) 肘固定の不随意的動き ………………99
　　11) 義手回旋時のソケットの安定性 ……99
　　12) トルクに対するソケットの安定性 …99
　　13) 張力安定性 ………………………99
　　14) 圧迫適合および快適さ ………………99
　　15) 義手の重さ ………………………99
6. 義手の問題点 …………………………100
　a. 能動義手を継続して使用しない ………100
　b. 片側動作に慣れると義手の必要性が減る ………………………………100
　c. 義手の機能面,重量,感覚,装飾面に限界がある ………………………100
　d. 小児切断の問題点 ……………………100
7. 最近の義手開発 ………………………100
　a. 手先具と手継手 ………………………100
　　1) 外観性に優れた装飾用手袋 …………100
　　2) 新デザインの能動フック ……………101
　　3) 迅速交換式継手ユニット ……………101
　　4) スポーツ,レクレーション用義手 …101
　b. 肘継手 …………………………102
　　1) オットーボック社ロック肘継手 ……102
　c. 肩継手 …………………………102
　　1) 新開発の肩継手 ………………………102
　d. コントロールケーブル・システム …103
　　1) プーリーを活用したコントロールケーブル・システム ……………103
　e. 期待されている事項 …………………104
　　1) 骨直結義肢 ………………………104
　　2) 感覚フィードバック …………………104
8. まとめ ……………………………104

3　筋電義手　　陳　隆明・松原裕幸　106

1. 筋電義手の普及状況 …………………106
2. 筋電義手の適応 ………………………106
3. 筋電義手パーツの紹介 ………………107
　a. 販売メーカー …………………………107
　b. 部品構成 ………………………………107
　c. 電動ハンド ……………………………108
　d. 装飾用グローブ ………………………108
　e. リスト ………………………………108
　f. 電極 ………………………………108
　g. バッテリーと充電器 …………………108
4. 選択基準 ………………………………108
　a. 電極の数 ………………………………108
　b. ハンドの選択 …………………………109
　　1) ハンドサイズ …………………………109
　　2) 断端長とハンドおよびリストの種類 ……………………………110
　　3) ハンドの制御方法 ……………………110
　　4) ハンドの重量 …………………………110
　　5) 作業用ハンド …………………………111
5. 筋電義手訓練システムの実際 ………111
　a. 医学的評価 ……………………………111
　b. 筋電義手についてのオリエンテーション ………………………………111
　c. 筋電信号検出と分離の評価 …………111
　d. 筋電信号発生,分離訓練 ……………112
　e. 訓練用筋電義手の作製と適合評価 …112
　f. 筋電義手の基本操作訓練 ……………112
　g. 応用動作(両手動作)訓練 ……………114
　h. 日常生活活動訓練 ……………………114
　i. 在宅や職場での評価 …………………114
　j. 追跡調査 ………………………………114
おわりに ……………………………………114

コラム　義肢の感覚装置 ………川村次郎…116

4　下腿義足　　陳　隆明　120

1. 下肢切断者の中に占める下腿切断者の割合 ………………………………120
2. 下腿切断の重要性 ……………………120
3. 下腿切断の解剖学的特徴 ……………121

4．下腿義足ソケット ……………………121
　　a．在来式下腿義足 ………………121
　　b．PTB 式下腿義足 ………………121
5．自己懸垂性を有する下腿義足
　　（PTB 式のバリエーション）…………122
　　a．PTS 式下腿義足 ………………122
　　b．KBM 式下腿義足 ………………122
6．全面接触式下腿義足 …………………123
　　a．ピンを用いた接合（ピン懸垂） …124
　　b．吸着式 ……………………………124
　　　1）膝スリーブ使用 ……………124
　　　2）膝スリーブなし ……………124
7．足部 ………………………………………126
　　a．単軸足部 ………………………126
　　b．SACH 足 …………………………127
　　c．多軸足部 ………………………127
　　d．エネルギー蓄積型足部 ………127
8．下腿義足のアライメント ……………127
　　a．ベンチアライメント …………128
　　b．スタティックアライメント …128
　　c．ダイナミックアライメント …132

コラム　骨直結義肢 …………川村次郎 …134

5　大腿義足　　蜂須賀研二・大峯三郎　135

1．大腿切断の特徴 …………………………135
2．大腿義足の構成 …………………………136
3．大腿義足ソケット ………………………136
　　a．ソケットの機能 ………………136
　　b．四辺形ソケットの形状と解剖学的
　　　　構造 …………………………………136
　　　1）ソケット前壁 ………………136
　　　2）ソケット内壁 ………………137
　　　3）ソケット外壁 ………………137
　　　4）ソケット後壁 ………………138
　　c．坐骨収納型ソケット …………138
　　d．ソケットの種類 ………………139
　　　1）差し込み式ソケット ………139
　　　2）吸着式ソケット ……………139
　　　3）全面接触式ソケット ………139
　　　4）枠型ソケット ………………139
　　　5）ギプス・ソケット …………139
　　　6）チェック・ソケット ………140
　　　7）調節ソケット ………………140
　　　8）フレキシブル・ソケット …140
　　　9）TC 二重ソケット ……………140
　　　10）シリコンライナーを用いた
　　　　　ソケット ……………………140
　　e．懸垂装置 ………………………143
　　　1）肩吊り帯 ……………………143
　　　2）腰バンド ……………………143
　　　3）シレジア・バンド …………143
　　　4）TES ベルト …………………143
4．膝継手 ……………………………………143
　　a．膝継手の分類 …………………143
　　　1）遊脚相制御 …………………143
　　　2）立脚相制御 …………………146
　　b．膝継手に求められる機能 ……147
5．足継手および足部 ………………………147
6．大腿義足のアライメント ……………148
　　a．ベンチアライメント …………148
　　　1）TKA 線 ………………………148
　　　2）初期屈曲角 …………………148
　　　3）初期内転角 …………………149
　　　4）ソケット内壁の方向 ………149
　　　5）膝継手軸の位置 ……………149
　　　6）下腿軸の位置 ………………149
　　　7）足部 …………………………149
　　　8）踏み切り部（トウブレーク）…149
　　b．静的アライメント ……………149
　　c．動的アライメント ……………149
7．大腿義足の適合とアライメントのチェック
　　アウト …………………………………149
　　a．切断端の状態 …………………149
　　b．四辺形吸着式ソケットの適合 …150
　　　1）装着前のチェック …………150
　　　2）義足装着時のチェック（静的アライメ
　　　　　ント，スタティックアライメント）…150
　　　3）動的アライメント（ダイナミック
　　　　　アライメント）………………151
　　　4）歩行後の断端チェック ……151
　　c．坐骨収納型ソケットの適合 …151
　　　1）ベンチアライメント ………151

2）坐骨収納型ソケットの静的アライ
　　　メント ……………………………151
3）坐骨収納型ソケットの動的アライ
　　　メント ……………………………153
8．大腿義足歩行の特徴とその歩行能力 …153
　a．歩行の特徴 ……………………………153
　b．歩行能力 ………………………………153
9．大腿義足の処方方針 ……………………154
　a．切断者の身体的特性 …………………154
　b．社会的背景 ……………………………154
　c．精神・心理的背景 ……………………154
10．大腿義足の最近の進歩 …………………154

6　股義足　　　陳　隆明　157

1．股離断の特徴 ……………………………157
　a．片側骨盤切断 …………………………157
　b．股関節離断 ……………………………157
　c．大腿切断（極短断端）………………157
2．股義足のソケット ………………………157
　a．受け皿式股義足 ………………………157
　b．ティルティングテーブル式股義足 …158
　c．カナダ式股義足 ………………………158
　　1）前開き式ソケット …………………160
　　2）ダイアゴナル・ソケット …………160
　d．片側骨盤切断用ソケット ……………160
3．股義足の構成とアライメント …………161
　a．矢状面でのアライメントの要点 ……161
　b．前額面でのアライメントの要点 ……162
　c．片側骨盤切断用義足のアライメント …162
　d．義足長 …………………………………162
4．股義足歩行の特徴 ………………………162
　a．踵接地期 ………………………………162
　b．足底接地期 ……………………………164
　c．立脚中期 ………………………………164
　d．踏み切り期 ……………………………164
　e．遊脚前期 ………………………………165
　f．遊脚後期 ………………………………165
5．適合とアライメントのチェックアウト …165
　a．立位時のチェックアウト ……………165
　　1）義肢の装着感 ………………………165
　　2）断端のソケット内での収まり ……165

　　3）坐骨結節の位置 ……………………165
　　4）懸垂性 ………………………………165
　　5）肋骨弓，腸骨前上棘への圧迫 ……165
　　6）義足長 ………………………………165
　　7）体重負荷時の股継手と膝継手の
　　　　安定性 ………………………………165
　b．座位時のチェックアウト ……………165
　　1）ソケット上縁部の適合性 …………165
　　2）ソケット下縁部の適合性 …………166
　　3）骨盤の傾斜 …………………………166
　　4）義足の大腿部，下腿部について …166
　　5）坐骨，恥骨，腸骨前上棘への圧迫 …166
　c．歩行時のチェックアウト ……………166
　　1）膝継手の安定性 ……………………166
　　2）伸び上がり歩行の有無 ……………166
　　3）ソケットのピストン運動 …………166
　　4）軟部組織のはみ出し加減 …………166
　d．義肢除去後のチェックアウト ………166
　　1）断端の状態 …………………………166
6．最近の進歩――股義足におけるインテリ
　　ジェント膝継手の応用 …………………166
7．股義足における義足処方の留意点 ……167

7　膝義足　　　小嶋　功・中川昭夫　169

1．膝関節離断の特徴 ………………………169
2．膝義足の種類と構造 ……………………170
　　1）在来式 ………………………………170
　　2）プラスチック製有窓式ソケット …170
　　3）軟ソケット付き全面接触ソケット …170
3．膝義足の継手 ……………………………170
　a．単軸膝ヒンジ，リンク膝継手，モ
　　ジュラー膝継手 ………………………170
　b．多軸膝継手の瞬間回転中心の移動 …172
　c．リンク膝の下腿部の短縮とアライ
　　　メント ………………………………173
4．膝義足歩行の特徴 ………………………174

8　サイム義足　　　吉村　理　176

1．サイム切断の特徴 ………………………176
　a．サイム切断の利点 ……………………177
　b．サイム切断の欠点 ……………………177
2．サイム義足の種類と構造 ………………177

a．在来式サイム義足 ………………178
　　1）利点 …………………………178
　　2）欠点 …………………………179
b．後方開き・後方有窓式：カナダ式合成
　　樹脂製サイム義足 ………………179
　　1）利点 …………………………179
　　2）欠点 …………………………179
c．内側開き式：VAPC サイム義足 ……179
d．軟ソケット付き全面接触式サイム義足…179
　　1）切断術 ………………………179
　　2）義足ソケット ………………179
3．適合とアライメント ………………180

9　足部部分義足　　　　　長尾竜郎　181

1．足部部分切断とは …………………181
2．足部部分切断の分類と特徴 ………181
　a．足根骨部切断 ……………………182
　b．中足骨切断 ………………………182
　c．足趾切断 …………………………183
3．足部部分義足の種類 ………………183
4．足部部分義足の構造 ………………185
5．足部部分義足の処方とチェックアウト …185

Ⅳ部　装具

1　装具総論　　　　　　　　渡辺英夫　190

1．装具と義肢の違い …………………190
2．装具の歴史 …………………………190
3．装具の役割 …………………………190
4．装具の種類 …………………………191
5．装具の名称 …………………………191
6．装具の適応と処方 …………………194
7．下肢装具の構造と継手の位置 ……195
8．下肢装具の継手の種類 ……………195
9．プラスチック短下肢装具の分類と機能 …197
10．上肢装具の機能 ……………………197
11．体幹装具の機能 ……………………197
12．すぐ装着できる装具 ………………198

コラム　廃用症候群と装具 ………川村次郎…200

2　脳卒中片麻痺の装具　　　浅見豊子　201

1．脳卒中片麻痺の特徴 ………………201
2．脳卒中片麻痺における装具療法の意義 …201
3．脳卒中片麻痺の下肢装具の種類と構造 …202
　a．骨盤帯長下肢装具 ………………202
　b．長下肢装具 ………………………202
　c．短下肢装具 ………………………203
　d．膝装具 ……………………………204
　e．足部装具の付属品 ………………206
　f．その他 ……………………………207
　g．機能的電気刺激装置 ……………207
4．上肢装具の種類と構造 ……………208
　a．肩装具 ……………………………208
　b．肘装具 ……………………………208
　c．手関節指装具 ……………………209
5．脳卒中片麻痺の装具の処方方針 …209
6．代表的な片麻痺装具 ………………210
　a．下肢装具 …………………………210
　b．上肢装具 …………………………214
7．片麻痺装具のチェックポイント …215
　a．下肢装具 …………………………215
　b．上肢装具 …………………………216
8．最近の進歩 …………………………216

3　対麻痺の下肢装具　　　　田中宏太佳　217

1．脊髄損傷患者の下肢装具療法の目的 ……217
2．対麻痺患者のリハビリテーションゴール
　（主に移動能力の観点から）………217
3．外側股継手付き長下肢装具システム …218
　a．ParaWalker ………………………218
　b．Reciprocating Gait Orthosis ………218
　c．Advanced Reciprocating Gait
　　　Orthosis …………………………218
4．内側股継手付き長下肢装具システム …220
　a．Walkabout ………………………220
　b．Primewalk ………………………221
5．長下肢装具 …………………………221
6．短下肢装具 …………………………222
7．最近の進歩 …………………………223
　a．Hip and Ankle Linkage System ……223

b．吊り上げ装置付きトレッドミル歩行 …225

4-A　小児装具——股関節装具
　　　　　　　　　　　　　　井上明生　227

1．先天性股関節脱臼の装具 …………………227
　　a．先天性股関節脱臼とは ………………227
　　　　1）特徴 ………………………………227
　　　　2）症状 ………………………………227
　　　　3）診断 ………………………………227
　　b．治療プログラムと装具 ………………227
　　　　1）新生児期 …………………………227
　　　　2）乳児期 ……………………………229
　　　　3）幼児期 ……………………………230
　　c．装具の種類とその特徴 ………………230
　　d．装具の適応 ……………………………230
　　　　1）パブリックバンド ………………230
　　　　2）ぶかぶか装具 ……………………230
　　　　3）バチェラー型装具 ………………230
　　　　4）外転装具 …………………………230
　　e．チェックアウトのポイント …………230
　　　　1）パブリックバンド ………………230
　　　　2）ぶかぶか装具 ……………………231
　　　　3）バチェラー型装具 ………………231
2．ペルテス病の装具 …………………………232
　　a．ペルテス病とは ………………………232
　　b．ペルテス病の治療プログラムと装具 …232
　　c．装具の種類とその特徴 ………………232
　　　　1）免荷装具 …………………………232
　　d．装具の適応 ……………………………234
　　e．観血的治療の適応 ……………………235
　　f．チェックアウトのポイント …………235

4-B　小児装具——二分脊椎に対する
　　　　装具療法　　　　　芳賀信彦　236

1．二分脊椎とは ………………………………236
2．下肢症状と変形拘縮 ………………………236
3．装具療法の適応と実際 ……………………238
　　a．足装具 …………………………………238
　　b．短下肢装具 ……………………………238
　　c．長下肢装具 ……………………………239
　　d．起立補助装具・歩行用下肢装具 ……240

4．最近の進歩 …………………………………240

4-C　小児装具——筋萎縮症の下肢装具
　　　　　　　　　　　　　　鈴木重行　242

1．筋萎縮症の治療プログラム ………………242
　　a．分類 ……………………………………242
　　b．理学療法プログラム …………………242
　　　　1）関節可動域訓練 …………………242
　　　　2）筋力維持訓練 ……………………243
　　　　3）stage 7, 8 への対応 ……………244
2．装具の種類とその特徴 ……………………244
　　a．徳大式バネ付き長下肢装具 …………244
　　b．軽量化長下肢装具 ……………………245
3．装具の適応 …………………………………245
4．チェックアウトのポイント ………………246
　　a．バネ付き長下肢装具 …………………246
　　b．軽量化長下肢装具 ……………………246
5．装具歩行訓練 ………………………………246
　　a．バネ付き長下肢装具 …………………246
　　b．軽量化長下肢装具 ……………………246
6．リスク管理 …………………………………246

5　整形外科的治療装具　　亀山順一　248

1．骨折の機能装具 ……………………………248
　　a．クラビクルバンド ……………………248
　　b．functional brace ……………………249
　　　　1）上腕骨骨折 ………………………249
　　　　2）前腕骨折 …………………………249
　　　　3）大腿骨骨折，下腿骨折 …………249
　　c．cast brace ……………………………249
　　　　1）ギプスによる cast brace ………249
　　　　2）プラスチックによる cast brace …250
　　d．PTB ギプスと PTB 装具 ……………251
　　　　1）PTB ギプス ………………………251
　　　　2）PTB 装具 …………………………251
　　e．大腿骨免荷装具 ………………………252
2．拘縮の装具 …………………………………252
　　a．肩関節 …………………………………252
　　b．肘関節 …………………………………253
　　c．膝関節 …………………………………253
　　d．足関節 …………………………………255

- 1) 尖足 ………………………………255
- 2) 内反足 ……………………………255
- 3) 外反足 ……………………………256
- 3. 肩, 肘の装具 …………………………257
  - a. 肩関節 …………………………257
    - 1) 肩関節の装具 …………………257
  - b. 肘関節 …………………………258
    - 1) 肘装具 …………………………259
    - 2) 肩, 肘保持装具 ………………259

6 靴型装具, 足装具　　加倉井周一　260

- 1. 足部障害の特徴 ………………………260
  - a. ヒトにおける足部の意義 ……………260
  - b. 足部にみる主な変形と病態 …………260
- 2. 靴の基本 ………………………………260
  - a. 靴型 ………………………………260
  - b. 靴の基本構造 ……………………261
  - c. 靴の高さ …………………………261
  - d. 靴の開き …………………………262
- 3. 靴型装具の種類と適応 ………………262
  - a. 定義 ………………………………262
  - b. 靴のアライメント ………………262
    - 1) 正中面でのアライメント ……263
    - 2) 矢状面でのアライメント ……263
  - c. 靴の構造に対する変更 …………264
    - 1) ふまずしんとその延長 ………264
    - 2) 長い月形しん …………………264
    - 3) 補高靴 …………………………264
  - d. 靴の内部での補正 ………………264
    - 1) 中足(骨)パッド ………………264
    - 2) 舟状(骨)パッド ………………264
    - 3) 第1趾の延長 …………………264
    - 4) くり抜きかかと, くり抜き中底 ……265
    - 5) フェルト・クッション ………265
- 4. 足装具の種類と適応 …………………265
  - a. 定義 ………………………………265
  - b. 靴インサート ……………………266
  - c. ふまず支え ………………………268
- 5. 靴型装具の処方とチェックアウトの
   ポイント ………………………………268
  - a. 関節リウマチ ……………………268
  - b. 足部潰瘍 …………………………269
  - c. 後脛骨筋腱機能不全症 …………270
- 6. 使用上の注意点 ………………………270
  - a. 治療用足装具の装着について …270
  - b. 靴型装具の併用 …………………270
  - c. 日常の手入れ ……………………271

7 体幹装具　　瀬本喜啓　272

- 1. 固定用装具と機能装具 ………………272
  - a. 頸部の装具 ………………………272
    - 1) 頸椎装具を必要とする主な頸椎の
       外傷および疾患と頸椎手術 ……272
    - 2) 頸椎装具の種類と構造 ………272
    - 3) 頸椎装具の適応 ………………274
    - 4) 装具装着時のチェックポイント ……274
  - b. 胸郭部の装具 ……………………275
  - c. 胸腰椎部の装具 …………………276
    - 1) 胸腰椎部の装具を必要とする主な
       外傷および疾患と頸椎手術 ……276
    - 2) 胸腰椎部の装具の種類と構造 ……276
    - 3) 胸腰椎部の装具の適応 ………277
    - 4) 装具装着時のチェックポイント ……278
- 2. 矯正装具 ………………………………278
  - a. 側弯症の病因別分類とその特徴 ……278
    - 1) 非構築性側弯症 ………………278
    - 2) 構築性側弯症 …………………278
  - b. 弯曲パターンによる側弯の分類 ……279
  - c. 矯正力の種類と矯正原理 ………280
  - d. 側弯症の治療プログラム ………280
  - e. 装具装着後の経過観察 …………282
  - f. 装具脱の条件 ……………………282
  - g. 側弯症装具の種類 ………………282
    - 1) ミルウォーキー装具 …………283
    - 2) ボストン装具 …………………284
    - 3) 大阪医大型装具 ………………285
    - 4) ウィルミントン装具 …………285
    - 5) ホールディング型装具 ………285
    - 6) その他の装具 …………………285
  - h. 装具製作のチェックポイント ……286
  - i. 装具の役割 ………………………286
- 3. 最近の進歩 ……………………………287

8 脳性麻痺の装具　　江口壽榮夫　288

1. 脳性麻痺の特徴 …………………………288
2. 脳性麻痺の訓練プログラムと装具の
   役割 ……………………………………288
3. 脳性麻痺装具の種類と構造 …………290
   a. 立位保持装具：スタビライザー ………291
   b. 股外転位保持装具 ………………………291
   c. 歩行用下肢装具 …………………………292
   d. 上肢装具・体幹装具 ……………………292
4. 脳性麻痺装具の適応 …………………293
5. チェックアウトのポイント …………293
6. 装着前訓練，装着訓練 ………………294
7. 最近の進歩 ……………………………295
   a. 痙性抑制装具 ……………………………295
   b. その他 ……………………………………296

9 関節リウマチの装具　　伊勢眞樹　297

1. 関節リウマチの特徴 …………………297
2. 関節リウマチにおける装具の役割 ………297
   a. 機能・形態障害に対するアプローチと
      して，関節の保護，二次的障害を予防
      する役割 …………………………………297
   b. 能力障害に対するアプローチとして，
      関節の機能を補助または代償する役割 ·· 298
3. 関節リウマチに使用する装具の種類と
   特徴 ……………………………………298
   a. 目的別装具の種類と特徴 ………………298
      1）固定装具 ……………………………298
      2）免荷装具 ……………………………298
      3）変形予防・矯正装具 ………………298
      4）補高靴 ………………………………298
   b. 部位別装具の種類と特徴 ………………298
      1）上肢装具 ……………………………298
      2）下肢装具 ……………………………299
      3）頸椎装具 ……………………………299
4. 装具の適応 ……………………………299
   a. 上肢 ………………………………………300
      1）肘関節 ………………………………300
      2）手関節と手指関節 …………………300
   b. 下肢 ………………………………………302
      1）膝関節 ………………………………302
      2）足関節と足指関節 …………………303
   c. 頸椎 ………………………………………304
5. チェックアウトのポイント …………304
   a. 上肢装具 …………………………………305
   b. 下肢装具 …………………………………305
   c. 頸椎装具 …………………………………305
6. 装具使用上の注意点のポイント ………305

10 末梢神経損傷の装具　　椎名喜美子・志水宏行　307

1. 末梢神経損傷の特徴 …………………307
2. 末梢神経損傷に使用する装具 ………307
   a. 装具療法の流れと装具の適応 …………307
   b. 適切な評価と医師との連携 ……………307
      1）機能障害とその原因 ………………307
      2）観血的あるいは保存的治療 ………308
      3）患者の知識，意識 …………………308
   c. 末梢神経損傷に対する装具の目的と
      機能 ………………………………………308
      1）末梢神経を保護する目的 …………308
      2）一般的な末梢神経損傷に対する装具
         の目的 ………………………………309
      3）機能再建術が行われる場合の装具の
         目的 …………………………………309
   d. 装具の選択と設計 ………………………309
      1）設計の一般的原則 …………………309
      2）動的か静的か ………………………310
      3）素材の選択 …………………………310
   e. 製作 ………………………………………310
      1）力の加わる部分を広くして圧を
         減らす ………………………………310
      2）適切な回転力の応用 ………………310
      3）縁を曲げる …………………………311
      4）摩擦を減らす ………………………311
   f. 装具療法の実際 …………………………311
      1）正中神経麻痺 ………………………312
      2）橈骨神経麻痺 ………………………313
      3）尺骨神経麻痺 ………………………314
      4）正中・尺骨神経損傷 ………………314
3. 装具のチェックアウト ………………315
   a. チェックアウト …………………………315
      1）チェックアウトの時期 ……………315

2) チェックアウトの基本項目 ……315
　b. フォローアップ ………………………317
　　1) 使用期間別のフォローアップ ……317
　c. 装具療法の効果判定と限界の見極め …317
　　1) 術後の安静や外力からの保護を
　　　目的とする場合 ………………317
　　2) 筋力増強を目的とする場合 ……317
　　3) 機能の代償を目的とする場合 ……317
　　4) 関節拘縮の矯正を目的とする場合 …317
4. 装着訓練 ………………………………317
5. 今後の進歩 ……………………………317
　a. 診療報酬上の位置づけの確立 ………317
　b. セラピストの資質の向上と理論構築 …318
　c. 技術と材料・道具の整備 ……………318
　d. 装具の発展に向けて …………………318
6. 最近の進歩 ……………………………318

11　手の外科の術前・術後の装具
　　　　　　　　　　　木野義武　320

1. 腱断裂縫合後の治療成績の向上 ………320
2. 腱断裂縫合後のハンドセラピィと
　代表的装具療法 …………………………321
　　1) 屈筋腱断裂修復後の早期運動療法
　　　　— Kleinert 法 ………………321
　　2) 伸筋腱断裂後のバランス崩れの
　　　修復過程および術前・術後の
　　　代表的装具療法 ………………321
3. 手の外科手術と装具療法 ………………323
　a. 手の外科術前・術後の治療プログラム …323
　　1) 手の外傷後の拘縮予防と拘縮の治療 …323
　　2) 拘縮の組織別分類，診断，治療法 …326
　b. 手の外科装具の目的と適応 …………326
　　1) スプリントの分類 ……………327
　　2) スプリントの装着時期 ………327
　c. 手の外科装具の種類と構造 …………327
　　1) 伸筋腱損傷に対するスプリント療法 …327
　　2) 屈筋腱損傷に対するスプリント療法 …328
　　3) 関節拘縮に対するスプリント療法 …328
4. チェックアウトのポイント ……………330
5. スプリント使用上の注意点のポイント …330
6. 最近の進歩 ……………………………330

12　頸髄損傷の上肢装具
　　　　　　　　　　　福井信佳　332

1. 麻痺レベルの分類 ………………………332
2. 頸髄損傷装具の種類と適応 ……………332
　a. C4レベル ……………………………333
　b. C5レベル ……………………………334
　c. C6レベル ……………………………335
　d. C7レベル ……………………………336
　e. C8レベル ……………………………336
3. チェックアウトのポイント ……………336
　a. BFO …………………………………336
　b. 手関節駆動式把持装具 ………………336
4. 装着前訓練および装着訓練 ……………337
　a. 装着前訓練 ……………………………337
　b. 装着訓練 ………………………………338
5. 今後の進歩 ……………………………339
　a. FES（機能的電気刺激）………………339
　b. 装具材料の進歩 ………………………340
　c. PSB（ポータブルスプリングバランサー）
　　　……………………………………340

13　スポーツ傷害の装具
　　　　　中江徳彦・小柳磨毅・井上　悟　342

1. スポーツ傷害の特徴 ……………………342
2. 装具の目的 ……………………………342
　a. 分類 …………………………………343
　　1) 予防用装具 ……………………343
　　2) 治療用装具 ……………………343
　　3) 機能的装具 ……………………343
　b. スポーツ用装具の効果 ………………343
3. 装具の種類 ……………………………343
　a. 膝装具 …………………………………343
　　1) 膝靱帯損傷 ……………………343
　　2) Osgood-Schlatter 病 …………345
　　3) 膝蓋骨亜脱臼症候群 …………346
　b. 足装具 …………………………………346
　　1) 足関節捻挫 ……………………346
　　2) 足底挿板（インソール）………347
　c. 腰椎装具 ………………………………348
　d. 上肢装具 ………………………………348
　　1) 習慣性肩関節前方脱臼 ………349
　　2) テニス肘 ………………………349

3）TFCC損傷 …………………………349
　　4）母指MP関節尺側側副靱帯損傷 ……350
4．スポーツ用装具のチェックポイント ……350
5．最近の進歩 ………………………………350
6．テーピング ………………………………350
　a．目的 …………………………………350
　b．用具 …………………………………350
7．スポーツ傷害に対するテーピングの
　　実際 ……………………………………351
　a．足関節外側靱帯損傷 ………………351
　b．内側側副靱帯損傷 …………………351
　c．投球障害肩 …………………………352
　d．野球肘（尺側側副靱帯損傷） ………352
　e．足部に対するテーピング …………352
　f．テーピングの問題点と有効性 ……354

コラム　障害模擬補装具 ………川村次郎…357

V部　その他の補装具

1　車いす　　　　　　　　伊藤利之　360

1．車いすの種類 ……………………………360
　a．手動車いす …………………………360
　　1）後輪駆動(普通型・ユニバーサル型)…360
　　2）前輪駆動(前方大車輪型・トラベラー
　　　型) …………………………………361
　　3）片手駆動 …………………………361
　b．手押し車いす(介助型) ……………361
　c．電動車いす …………………………361
　　1）電動車いすの種類 ………………361
　　2）制御装置 …………………………362
　　3）簡易型電動車いす ………………362
2．車いすの基本構造と基本寸法 …………362
　a．基本構造 ……………………………362
　　1）フレーム …………………………363
　　2）座（シート） ………………………363
　　3）駆動輪 ……………………………364
　　4）自在輪（キャスター） ……………364
　　5）ブレーキ …………………………364
　　6）肘当て（アームレスト） …………364
　　7）背もたれ（バックレスト） ………364

　　8）レッグサポート …………………365
　　9）フットプレート …………………365
　b．基本寸法 ……………………………365
3．処方のポイント …………………………366
　a．評価 …………………………………366
　　1）主な使用目的，使用場所，使用頻度
　　　に関する希望を確認する …………366
　　2）身体機能および精神・心理機能を評
　　　価する ……………………………366
　b．車いすの選択 ………………………368
　　1）自力操作が可能な場合 …………368
　　2）自力操作が困難な場合 …………368
　　3）片麻痺の場合 ……………………368
　　4）座位耐久性が乏しい場合 ………368
　　5）体幹の変形が強い場合 …………368
　　6）手動車いすを操作できない場合
　　　（3肢以上の障害） …………………368
　　7）車いす座面の昇降が有効な場合 …368
4．チェックアウトのポイント ……………368
　a．処方通り作られているか …………368
　b．走行性・操作性・安楽性はよいか
　　　（手動車いす） ………………………368
　c．各種のオプションは適切に取り付けら
　　　れているか …………………………369
5．統一処方箋 ………………………………369
6．操作訓練 …………………………………369
　a．車いすの駆動 ………………………369
　　1）前進駆動 …………………………369
　　2）登坂 ………………………………371
　b．キャスター挙上 ……………………371
7．今後の進歩 ………………………………371
　a．軽量化 ………………………………371
　b．機能分化（用途・障害別車いすの開発）…371
　c．モジュラー化 ………………………373
　d．処方とチェックアウト・システムの
　　　確立 …………………………………373
　e．支給基準の統一 ……………………373

2　座位保持装具　　　　　　君塚　葵　375

1．座位保持装置のめざすもの ……………375
　a．気道トラブルの予防 ………………376
　b．機能の向上と変形予防 ……………376

c．心理的・知的側面での効果 …………377
2．座位保持装置の構造と種類 …………377
   a．工房いす …………………………378
   b．モールド型座位保持装置 ………378
   c．プローンキーパー（バードチェア）……380
3．座位保持装置での姿勢のチェック ……381
4．最近の進歩 ……………………………382
5．まとめ …………………………………382

3　杖，歩行補助具　　飛松好子　383

1．杖，歩行補助具の種類と特徴 …………383
   a．盲人用安全杖 ……………………383
   b．杖 …………………………………383
   c．松葉杖 ……………………………384
   d．ロフストランド杖（エルボークラッチ） ……………………385
   e．その他の杖 ………………………385
   f．歩行器 ……………………………385
2．杖，歩行補助具の適応 …………………385
   a．杖 …………………………………385
      1）T杖 ……………………………385
      2）松葉杖/ロフストランド杖 ……386
   b．歩行器 ……………………………387
   c．杖歩行の種類 ……………………387
3．適合チェックのポイント ………………388
   a．杖の長さの決め方 ………………388
   b．歩行器の高さの決め方 …………388
4．杖，歩行補助具の使用にあたっての注意事項 ……………………………388
   a．杖の使用上の注意 ………………388
5．杖，歩行器研究の最近の進歩 …………389

4　起居移乗用具（ベッド・リフトなど）
　　　　古田恒輔・古川　宏　391

1．起居関連用具 …………………………391
   a．ベッド ……………………………391
      1）ベッドの種類と名称 …………391
      2）ボトム（床板）の枚数と可動機構 ……393
   b．マットレス ………………………394
   c．移乗用手すり ……………………395
   d．寝返り補助用具（スライディングシート） ……………………………395
2．移乗支援用具 …………………………396
   a．座位移乗用具 ……………………396
   b．簡易移乗用具 ……………………396
   c．リフトによる移乗 ………………397
      1）天井走行式リフト ……………397
      2）設置式リフト …………………397
      3）床走行式リフト ………………398
      4）吊具（スリング・シート） ……398

5-A　食事関連用具
　　　　古田恒輔・古川　宏　402

1．食事用具選定のポイント ………………402
2．スプーン，フォーク …………………402
   a．柄の形状が工夫されたスプーン，フォーク …………………………402
   b．すくいやすいスプーン，フォーク ……402
   c．握りの形が変えられるスプーン，フォーク …………………………403
   d．汎用ホルダー ……………………403
   e．箸用補助具 ………………………403
3．食器 ……………………………………403
   a．すくいやすい皿や小鉢 …………403
   b．ノージィカップ …………………404

5-B　排泄・入浴・整容・更衣関連用具
　　　　野田和恵・古川　宏　406

1．排泄関連用具 …………………………406
   a．トイレの便器までの（あるいはトイレからの）移動ができない場合 …………406
      1）ポータブルトイレ ……………406
      2）収尿器 …………………………406
   b．便器への（あるいは便器からの）移乗が困難な場合 …………406
      1）補高便座 ………………………406
      2）簡易昇降便座 …………………407
      3）据置式便座 ……………………407
   c．便器上での座位保持が困難な場合 ……407
   d．後始末が困難な場合 ……………407
2．入浴関連用具 …………………………408

a．浴室への（あるいは浴室からの）移動が
　　　　困難な場合 ……………………………408
　　b．浴室で，立位あるいは床に座ることが
　　　　困難な場合 ……………………………408
　　　1）シャワー椅子 ………………………408
　　c．浴槽の縁をまたいで，浴槽に出入りし
　　　　湯船につかることが困難な場合 ………408
　　　1）バスボード …………………………408
　　d．洗体が困難な場合 ……………………408
　　　1）長柄洗体ブラシ ……………………408
　　　2）足指用ブラシ ………………………408
　　　3）ループ付きタオル …………………409
　3．整容関連用具 ………………………………409
　　　1）台付き爪切り ………………………409
　　　2）長柄ブラシ …………………………409
　　　3）万能カフ ……………………………409
　　　4）ホルダー付きひげ剃り器 …………409
　4．更衣関連用具 ………………………………409
　　a．ボタンの留め外しやジッパーの上下が
　　　　困難な場合 ……………………………410
　　　1）ボタンエイド ………………………410
　　b．足先に手が届かず靴下がはけない
　　　　場合 ……………………………………410
　　　1）ソックスエイド ……………………410

6 障害者スポーツ用補装具
　　　　　田中　理・川村　慶・松田靖史　411

1．障害者スポーツについて …………………411
　　a．障害者スポーツ発祥の歴史 …………411
　　b．障害者スポーツの効果 ………………412
　　c．日本国内の統合機関 …………………412
2．障害者スポーツ用補装具が備えるべき
　　条件 …………………………………………412
　　a．強靱な耐久性 …………………………412
　　b．高度な機能 ……………………………413
　　c．禁忌事項 ………………………………413
　　d．人間の身体とのバランス ……………414
3．障害者スポーツ用補装具の種類と適応 …414

　　a．車いすバスケット ……………………414
　　b．車いすマラソン ………………………415
　　c．チェアスキー …………………………415
　　d．義足 ……………………………………416
　　e．装具 ……………………………………417
　　f．電動車いすサッカー …………………417
4．障害者スポーツ用補装具のチェック
　　ポイント ……………………………………418
　　a．本人のチェック ………………………418
　　b．スタッフによるチェック ……………418
5．最近の進歩 …………………………………419
　　a．記録 ……………………………………419
　　b．機材の進歩 ……………………………419
　　c．両脚義足の陸上競技選手スプリンター…419
6．障害者スポーツ用補装具のまとめ ………420

付録　義肢装具の材料学　　大澤　傑　421

1．義肢装具材料の条件 ………………………421
2．各種材料の特徴 ……………………………421
　　a．金属 ……………………………………421
　　　1）構造 …………………………………421
　　　2）強度 …………………………………422
　　　3）転位 …………………………………422
　　　4）金属加工法 …………………………422
　　　5）金属疲労 ……………………………422
　　　6）金属の性質を変化，強化する方法 …422
　　　7）義肢装具でよく使用される金属 ……423
　　b．プラスチック …………………………423
　　　1）プラスチックの多様化 ……………424
　　　2）プラスチックの加工法 ……………425
　　　3）義肢装具でよく使用される
　　　　　プラスチック ………………………425
　　c．繊維と織物 ……………………………425
　　　1）天然繊維 ……………………………425
　　　2）合成繊維 ……………………………426
　　d．皮革 ……………………………………426
　　e．木材 ……………………………………426

索引 ……………………………………………427

I 部

義肢装具の基礎知識

1 歩行のバイオメカニクス

> **学習のポイント**
> 1. 歩行の1周期はどう区分されているか。
> 2. 歩行1周期の中で重心はどのように移動するか。
> 3. 床反力の大きさ・向き・位置がどう変化するか。
> 4. 歩行1周期で筋群の活動（関節モーメント）がどう変化するか。

1 歩行周期

a 足の接床からみた歩行1周期の区分

歩行中の2歩の動作を歩行の1周期とよぶ。通常は前に出した足が床に接触（接床）した時点を1周期の開始時点とし，次に同じ足が接床した時点を終了時点とする。足部が接床している期間を立脚期，脚部を前に振り出すために足部が床から離

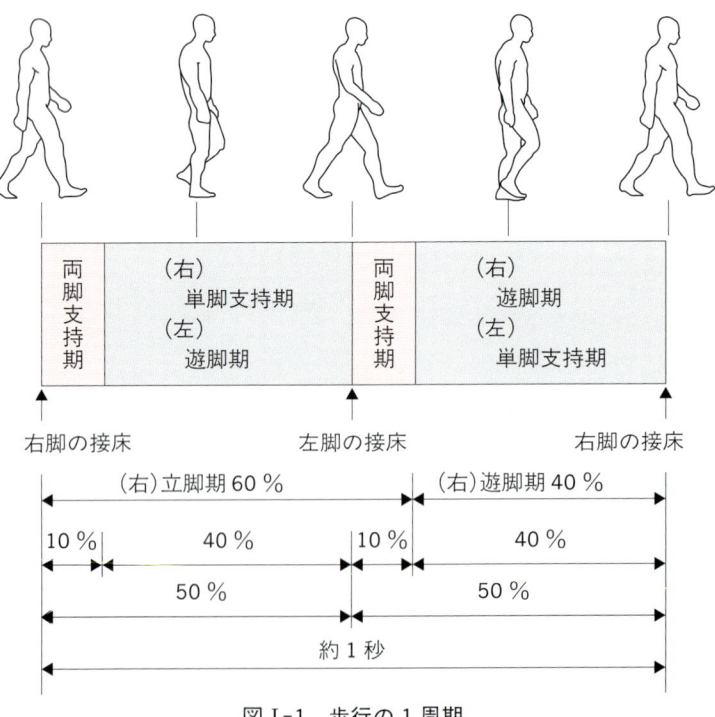

図I-1　歩行の1周期
足と床との接触からみた歩行1周期の区分。数値は健常者が普通速度で歩く場合のおおむねの時間比率

れている期間を遊脚期とよぶ。立脚期のうち反対側の足も接床している期間を両脚支持期，一方の足のみ接床している期間を単脚支持期という（図Ⅰ-1）。

b 足の機能からみた歩行1周期の区分

J. ペリー，ギョッツ・ノイマンらの観察による歩行分析グループでは以下のように歩行の1周期を区分している（図Ⅰ-2）。

①イニシャルコンタクト（IC：足部接床）　足が床に着地した瞬間
②ローディングレスポンス（LR）　ICから反対足が離れるまでの時期
③ミッドスタンス（MSt：立脚中期）　LRの終わりから，踵が浮くまでの期間
④ターミナルスタンス（TSt：立脚後期）　MStの終わりから，反対足が着地するまで
⑤プレスウィング（PSw：前遊脚期）　TStの終わりから，足が離地するまで
⑥イニシャルスウィング（ISw：遊脚初期）　遊脚が反対脚と交差するまで
⑦ミッドスウィング（MSw：遊脚中期）　遊脚の下腿部が鉛直になるまで
⑧ターミナルスウィング（TSw：遊脚後期）　遊脚が地面に接地（IC）するまで

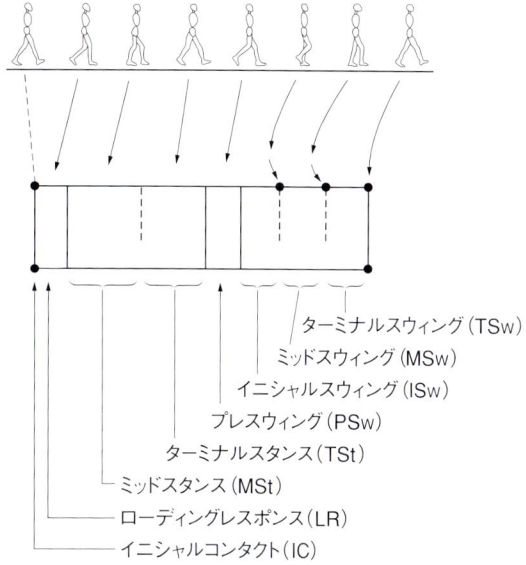

図Ⅰ-2　足の機能からみた歩行1周期の区分
（観察による歩行分析グループ）

2 歩行の力学的要素

a 重心

物体には必ず重心（重さの中心）がある。物体全体の位置や速度などの力学的状態を考える場合に重心は好都合である。形の変わらない物体の場

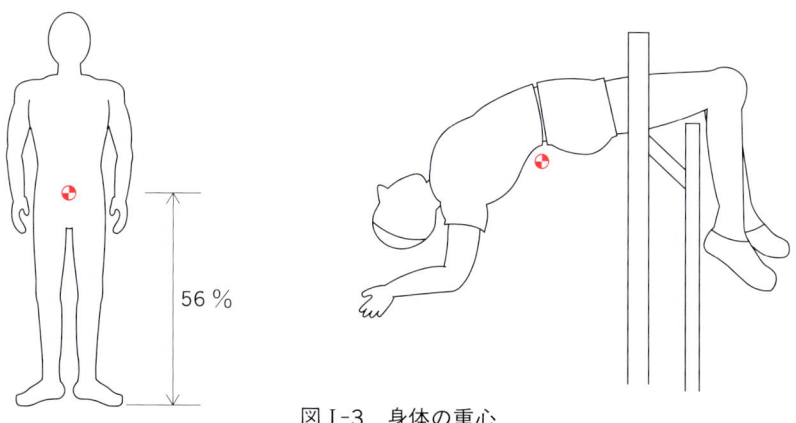

図Ⅰ-3　身体の重心

直立時には重心は身長の約56％の高さのところにある。しかし，姿勢が変われば重心位置は変わり，極端な場合には身体の外に出てしまうこともある

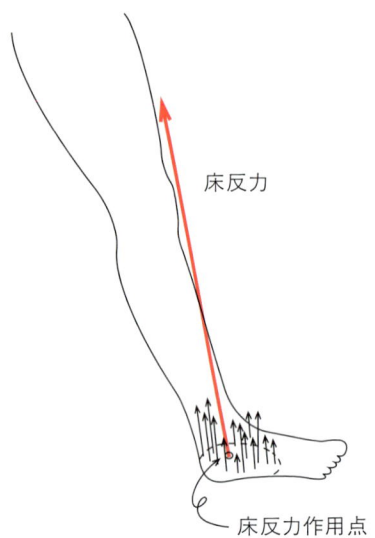

図Ⅰ-4 床反力と床反力作用点

足裏の接触面に無数に存在する反力を1本の線にまとめたものが床反力であり，その作用線が床面を貫く点を床反力作用点という

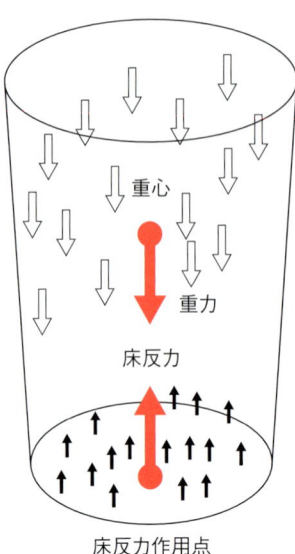

図Ⅰ-5 重心と床反力作用点

合，重心はいつも物体内部の同じ位置にあるが，運動中の人体のように形の変わる物体の場合，形に応じて重心位置は変わってくる．健常成人の直立時には，重心は床から身長の約56％の高さで骨盤中の仙骨の前付近にあるが，姿勢が変われば重心位置も変わってくる（図Ⅰ-3）．

b 床反力と床反力作用点

歩行などの運動中に足部が床面に接触すると，接触した部分には無数の反力が作用する．これらの反力の力学的な作用を一つの力線に代表させた場合，その力線を床反力という．床反力の作用線が床を貫く点を床反力作用点とよぶ（図Ⅰ-4）．

c 関節モーメント

筋は必ず関節からはずれた場所に付着している．これによって筋が収縮すると体節の回転作用が生じる．この状態は，関節が支点，筋の付着部が力点，体節の先端が作用点の「テコ」を構成していると考えられる．支点である関節の回転中心から，筋張力の作用線に下ろした垂線の長さをレバーアームといい，これに筋張力を乗じたものが筋張力のモーメントである．この値を運動力学の分野では関節モーメントとよぶ（図Ⅰ-6）．これは

> **キーワード解説**
>
> **床反力**
> 物体には重力が作用し，これによって物体は床面に押しつけられている．これに対抗するため床面には接触面全面に反力が分布する．これを（広義の）床反力という．通常はこれらの分布する反力を1本の力線に合成したものを（狭義の）床反力とよんでいる．重力と床反力が打ち消し合う場合，物体は静止している（図Ⅰ-5）．
>
> **床反力作用点**
> 物体の重心に加わるとされる（狭義の）重力は，物体内の各部にかかる小さな（広義の）重力を1本の力線に合成したものである．その合成力が作用する点が重心である．それとほぼ同様に床面に分布する小さな（広義の）床反力を1本の力線に合成したものが（狭義の）床反力であり，そのときの床反力が作用する点が床反力作用点である．物体が静止しているとき，床反力作用点は必ず重心の真下にある（図Ⅰ-5）．

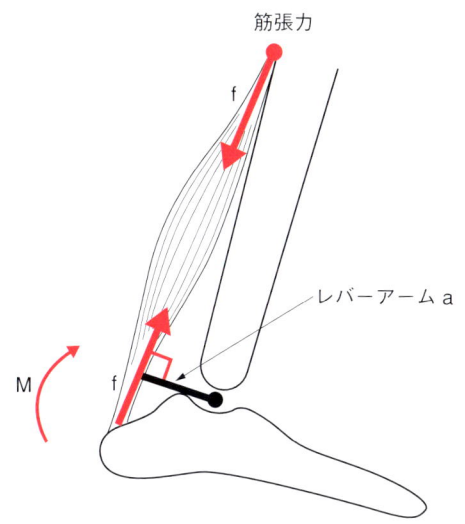

図 I-6 関節モーメント
レバーアーム(関節から筋張力の作用線に下ろした垂線の長さ)に筋張力の大きさを乗じた量を関節モーメントという

日常生活で「筋力」とよんでいるものに相当する。例えば膝関節伸展筋群が膝関節を伸展させるときの筋力が膝関節伸展モーメントである。

　外力が関節から離れた場所に作用するとき，これに対抗するために筋を活動させて関節モーメントを発生させれば，身体はその姿勢を保つことができる。力のモーメントにはレバーアームが関係するため，外力が関節から離れた位置に作用するほど大きな関節モーメントが必要となる。関節モーメントと比較して外力のモーメントが大きければ，体節は外力のモーメントの方向に回転し，関節モーメントのほうが大きければ，関節モーメントの方向に回転する。ただし，歩行運動程度の比較的ゆっくりした身体運動では関節モーメントと外力のモーメントはおおむね釣り合っているとみなしてもよい。

d 関節モーメントと床反力

　床反力は歩行中に身体に加わる外力のうちで最も大きな力である。したがって，床反力のモーメントを知ることにより，各関節まわりの関節モーメント，すなわち筋活動をある程度推測することができる。例えば床反力が足関節の後方を通る場合，これに対抗するために前脛骨筋が活動(足関節背屈モーメント)しており，前方を通れば下腿三頭筋が活動(足関節底屈モーメント)していることがわかる(図I-7)。床反力がある関節の近辺を通過していればその関節まわりの筋活動は低く，遠くを通過すれば筋活動は高いとおおむね考えてよい。

3 健常歩行

　歩行中の重心の進行方向速度を詳細に観察すると，一定ではなく1周期中にわずかに変動していることがわかる(図I-8a)。進行方向の移動速度は単脚支持期で小さく，両脚支持期で大きい。速度変動分は平均歩行速度の20％程度である。一方，上下方向の重心位置の変化は滑らかなサインカーブを描く(図I-8b)。重心は単脚支持期で高く，両脚支持期で低く，その増減は進行方向速度と逆の関係になっている。

　健常歩行の特徴はエネルギー消費が少ないことである。エネルギー消費を少なくするためには身体重心の移動量を抑えることが必要であり，健常歩行ではさまざまなメカニズムでこれを実現している。

a イニシャルコンタクト(IC：接床時)の衝撃吸収とローディングレスポンス

　歩行とは単脚支持期に片方の脚で支えながら，重力を利用して身体が前方に倒れるのを，前に踏み出した反対側の足部で立ち直らせる運動の繰り返しといえる。このとき踏み出した足部を通じて身体には大きな衝撃が加わる。健常歩行ではこの衝撃を吸収する巧みなメカニズムがある。まずイニシャルコンタクト(接床)は必ず踵から行われ

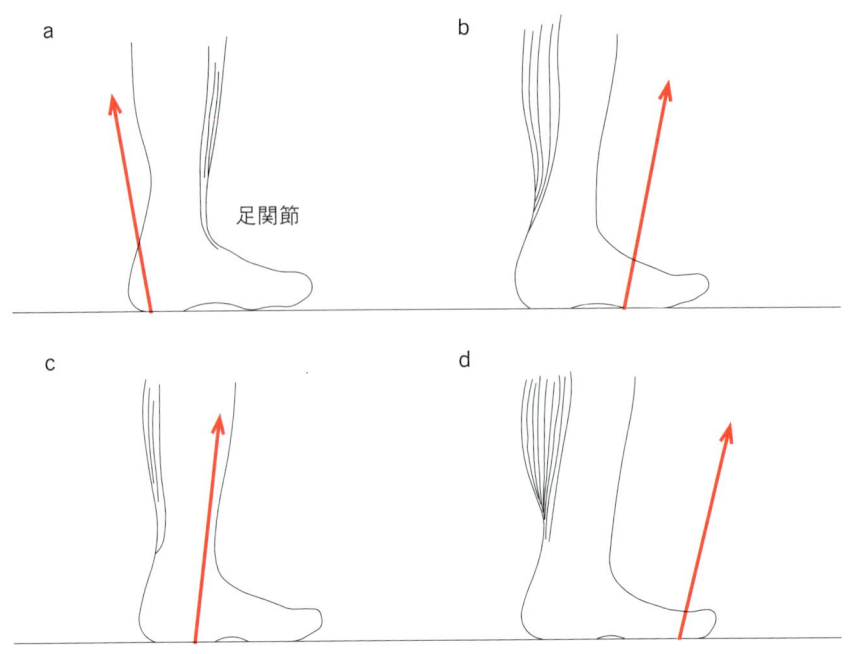

図 I-7　筋活動と床反力

背屈筋が活動しているとき，床反力は踵部にいき(a)，底屈筋が活動すると床反力は前足部に移動する(b)。床反力の作用線が関節の近くを通過するとその関節まわりの筋活動は低く(c)，遠くを通過すると筋活動は高い(d)

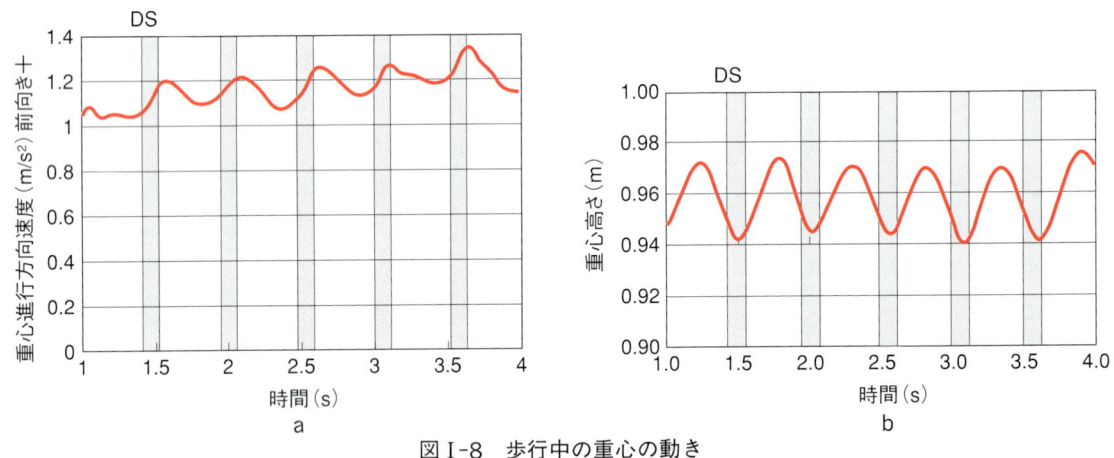

図 I-8　歩行中の重心の動き

a：歩行中の重心の進行方向移動速度。両脚支持期(DS)には速く，単脚支持期には遅くなる
b：歩行中の重心上下方向位置。両脚支持期(DS)には低く，単脚支持期には高くなる

る。このときの関節角度は足関節中立位，膝関節5度屈曲，鉛直基準の大腿部角度(股関節角度)20度屈曲である。

靴の踵部ならびに踵の軟部組織で第1の衝撃吸収が行われる。次に踵を中心に足部が前方に回転して前足部が滑らかに床に接触する。この際，前脛骨筋が引き伸ばされ，遠心性収縮によって第2の衝撃吸収がなされる。さらにこの時期に膝関節が軽度屈曲し，膝伸展筋群が遠心性収縮をすることで第3の衝撃吸収が行われる(図I-9)。この頃に反対足が床から離れる。このような衝撃吸収作用によって接床時の重心移動が極めて滑らかなも

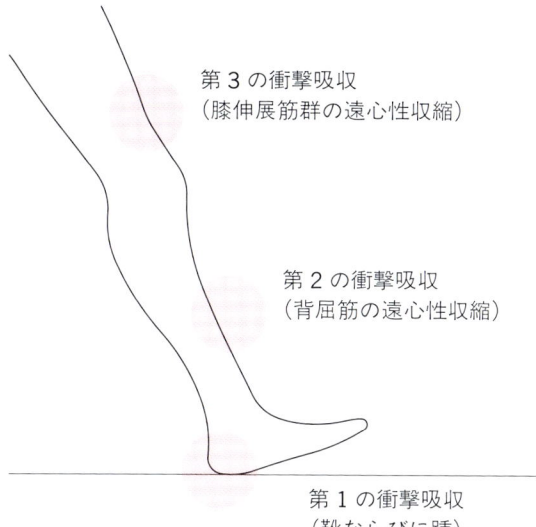

図 I-9 接床時の衝撃吸収

のとなる。そこで接床から反対足が床を離れるまでの区間をローディングレスポンス(直訳すると衝撃反応期，荷重応答期)という。ローディングレスポンスでは足の運動は踵を回転中心とした前方回転である。そこで踵が支点であることに注目してこの現象をヒールロッカーとよぶ。ロッカーとはロッキングチェアのような揺動運動のイメージである。ローディングレスポンスの終わりには，足関節は5度底屈，膝関節は15度屈曲，股関節は20度屈曲となる。

ローディングレスポンスの時期はそれまで高かった重心位置が最低位まで下がる時期であり，重心が山から下る勢いがついて重心の進行方向速度は最も速くなる。

ここでヒールロッカーを衝撃吸収とは別の観点からみてみよう。このときの足部の動きを観察すると，踵が支点であるために回転によって足関節が前方に進行する。仮に踵でなく足先から接地したとすると，足部は足先を回転の軸として後方に回転し足関節は後方に動いてしまう。これによって足部の運動，ひいては全身運動が著しく阻害されることになる。このような不都合は片麻痺者の裸足歩行や腓骨神経麻痺の場合に頻繁にみられる。

ローディングレスポンスの時期に前に出したほうの足の床反力をみると，床反力作用点は踵にあり，床反力はほぼ重心に向かって脚に沿うように後方に傾いている。床反力の後方への傾きは後ろ向きの力が身体に作用していることを表し，身体に対する制動力が働いていることを示している。その結果，床反力の作用線は足関節のやや後方を通過，同時に膝関節のわずかに後方を通過する。これが衝撃吸収を行う足関節の背屈モーメント，膝関節の伸展モーメントと対応している。

同じ時期に後ろに残っている足に着目すると，足関節は底屈し踵が浮いている。一方，前の足では踵接地をして足関節を高い位置に保っている。これによってこの時期の姿勢としては比較的高い位置に重心が保たれている。仮に後ろの足の踵が浮かず，前の足が踵接地でなく足裏全面接地であったとしたら重心はもっと低い位置になってしまう。ミッドスタンスで膝を伸展していると重心位置はどうしても高くならざるを得ないので，イニシャルコンタクトで重心が低すぎると，ミッドスタンスとイニシャルコンタクトで重心の高低差が大きくなってしまう。この時期の姿勢から健常歩行ではこれを巧みに回避していることがわかる。

イニシャルコンタクト直前の時期に反対足の筋活動に着目すると，足関節の底屈筋群が遠心性収縮をしている。これは前方に倒れる身体にブレーキをかけていることを示している。これは，踵接地の衝撃吸収を反対足がすでにサポートしていることになる。義足でこの機能が低い場合や麻痺によって底屈筋の筋力が弱い場合には，前足の接床時の衝撃吸収に大きな負担をかけることになる。

b　ミッドスタンスの足関節の機能

反対足の離地により着目足のローディングレスポンスは終了し，ミッドスタンスとなる。この時期，足関節が回転軸となって下腿部が前方回転する。この現象をアンクルロッカーとよぶ。この時

期の関節角度は，足関節5度背屈，膝関節5度屈曲，股関節は0度である．床反力作用点は踵から徐々に前足部に移行し，筋活動が背屈筋群から底屈筋群に切り替わる．このときの底屈筋群の活動は遠心性収縮である．床反力は鉛直方向を向き，これはこの時期に加速と減速がほとんど行われていないことを示している．膝は伸展しており，重心は最高位に上昇し，重心の上下方向軌跡におけるサインカーブの頂点になる．ローディングレスポンスで得られた重心の進行速度の最高値(勢い)がこの山を登るのに使われ，進行方向速度は最低値になる．サインカーブの頂点であるミッドスタンスで脚が床にほぼ垂直になるので重心位置が高くなり，重心を持ち上げるために運動エネルギーが使われるために速度が小さくなるのである．逆にローディングレスポンスでは，高いところにあった重心が低いところに移るときに運動エネルギーを生み出すので速度が大きくなる．このように健常歩行では位置エネルギーが高い(重心位置が高い)状態と運動エネルギーが高い(速度が大きい)状態が交互に現れている．言い換えれば，重力を利用して位置のエネルギーと運動エネルギーを交互に変換しながら，滑らかな重心移動を実現しているといえる．

ミッドスタンス後半に反対足を振り出すためには着目足で重心を支持しなければならない．このため歩行中は左右方向へ重心移動を繰り返す必要がある．健常歩行では図Ⅰ-10のようにこれを行う．振り出す足は身体正面にまっすぐ振り出し，接床したら，その足に重心が乗るよう骨盤全体を側方にスライドさせる．骨盤は水平のまま，体幹は鉛直を保たれる．このため支持側の股関節は内転する．この歩容により両足の左右方向の距離(歩隔)が最小限になり，かつ体幹の側屈もなく効率的な左右方向重心移動が実現できる．

c　ターミナルスタンスの足部の動き

踵が浮くとミッドスタンスが終了し，ターミナルスタンスになる．健常歩行ではこのときにまだ反対足は接地しておらずターミナルスウィングである．この時期には身体全体が前足部を中心に前方回転する．床反力作用点は前足部にあり，重心は接地している着目足の前足部よりも前方に移行しており，重力が身体を前方回転させているといえる．足関節底屈筋群が遠心性収縮してこの動きに適度にブレーキをかけている．それでも，重心は重力によって前方に加速され，床反力は前方に傾く．この時期に回転軸が前足部にあることに注目して，この現象をフォアフットロッカーとよぶ．関節角度は，足関節10度背屈，膝関節5度屈曲，股関節20度伸展である．

イニシャルコンタクトからターミナルスタンスにかけて健常歩行中の床反力を調べると，どの時点でも左右足それぞれの床反力作用線は各関節の近辺を通過していることがわかる(図Ⅰ-11)．これは，歩行中にどの関節でも大きな筋活動を必要としないことを示している．健常歩行では重力を利用しながら優れた制御機構を活用して，筋活動すなわち筋のエネルギー消費を最小限に抑えているといえよう．

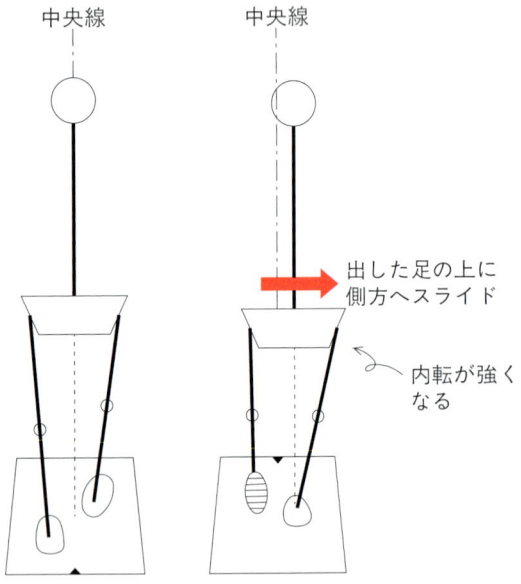

図Ⅰ-10　左右方向への重心移動

体幹は鉛直，骨盤は水平を保ったまま，出した足の上に骨盤を側方へスライドさせる

d プレスウィングの筋活動と遊脚期

遊脚期にかけて脚を前方に振り出す原動力は筋力でなく重力である。筋はむしろ運動にブレーキをかけるために使われる。ターミナルスタンスでは股関節は伸展しており，脚部は振り子のスタート地点にあるといえる。この振り子を振り出すためにはわずかな筋力でよい。あとは重力により大腿部が自然に前に振り出される。反対足が接地してターミナルスタンスが終了し，着目足が離地するまでの期間がプレスウィングである。関節角度は足関節15度底屈，膝関節40度屈曲，股関節10度伸展である。この時期からイニシャルスウィングにかけて下腿部の慣性により膝が屈曲を始める。このときの膝関節は60度屈曲，股関節は15度屈曲である。膝が屈曲しすぎないように膝の伸筋群がこれにブレーキをかける。膝が股関節の真下を通り過ぎてから，その後のミッドスウィングの終了時に足部が股関節の下を通る。このようにすることによって足部が床をすらなくてすみ，トウクリアランスが保たれる。ターミナルスウィングには振り出された大腿部が屈曲しすぎないように股関節伸展筋が働く。同時に膝関節の屈曲筋も働いて膝が滑らかに伸展するようにブレーキをかける。このようにして次の接床が行われる（図Ⅰ-12）。

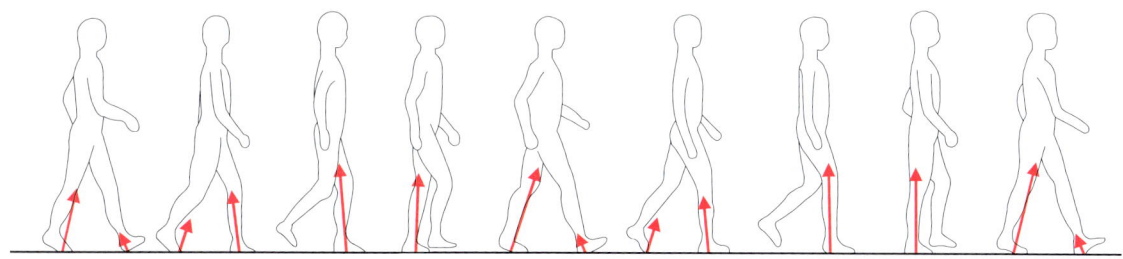

図Ⅰ-11 歩行1周期中の床反力ベクトル
床反力は常に関節の近くを通過している

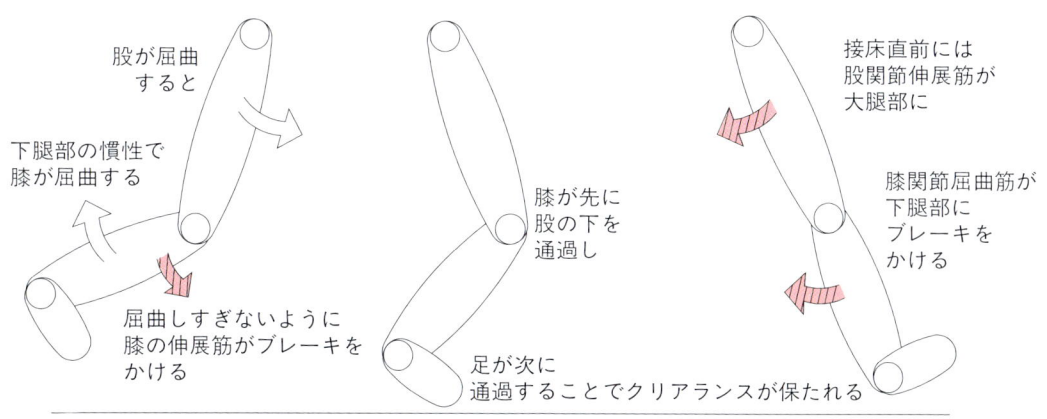

図Ⅰ-12 遊脚期の下肢の制御

4 義肢装具歩行

a 義足歩行

ここでは大腿義足を想定して、歩行に最も影響する矢状面内の膝の動きを中心に述べる。

1）接床時の膝折れ

健常歩行では接床時に膝が軽度屈曲し膝伸展筋群が遠心性収縮をして衝撃を吸収する。このとき床反力は膝関節の後方を通っている。しかし大腿義足では、膝が屈曲しないように固定されていない限りは、床反力が膝軸の後方を通ったとたんに膝が屈曲し、身体を支えることができなくなってしまう。これを膝折れという（図I-13）。膝折れを起こしたくなければ床反力が膝の前方を通るようにする必要がある。そのためには股関節の伸展筋を十分に活動させて床反力を股関節の前方を通すようにする。こうすると結果として床反力が膝軸の前方を通ることになる。

2）膝折れに対する安定性

このように膝の前方を床反力が通るようにすれば、膝折れせずに立脚が保たれる。これを逆にみると床反力の後方に膝軸を設定すればよいことになる（図I-14 a）。一方、離床時には膝を屈曲させるために床反力が膝軸の後方を通るように股関節屈筋を作用させる（図I-14 b）。図I-14 aとbを統合して描くとcのようになり、ハッチングの領域内に膝軸を設定すれば膝が安定して機能することになる。このような考えに基づく安定性を膝のアライメント安定性という。この安定領域は主に股関節の伸筋・屈筋の活動性によって決まる。筋力が不足した切断者ではdのように安定領域が狭くなってしまう。このような場合にも対処できるよう、接床時に瞬間回転軸がこの安定領域に収まるような多軸リンク膝継手が開発されている。最近ではこの考えとは別に、接床時に膝軸に

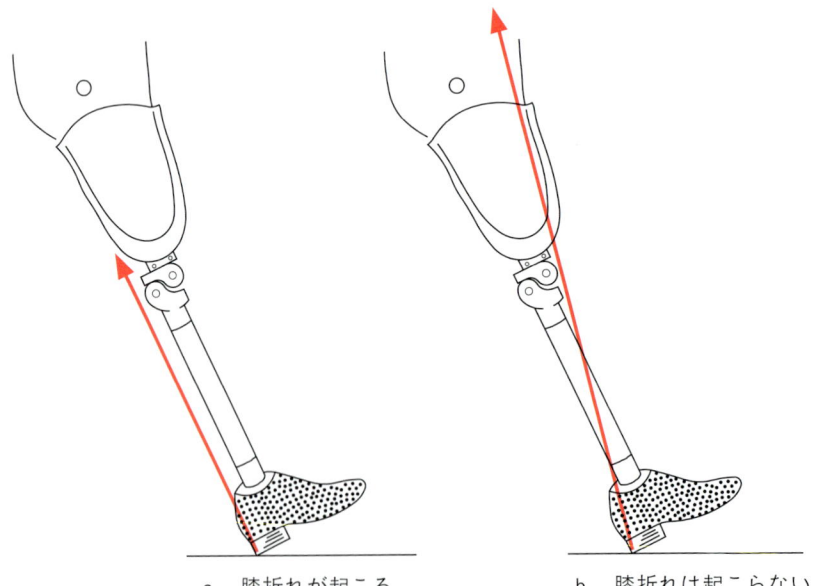

a．膝折れが起こる　　　　b．膝折れは起こらない

図I-13　大腿義足接床時の膝折れ

床反力が膝軸の後ろを通れば膝が折れ、前を通れば膝折れは起こらない。床反力を膝の前に通すためには股関節の前を通す必要がある。そのため股関節伸展筋を働かせる

抵抗をかけて膝折れを防止する機構も改良されている。

3）接床時の衝撃吸収

義足の接床時には，靴の踵，足部の踵，足部の底屈機構により衝撃が吸収される。エネルギー蓄

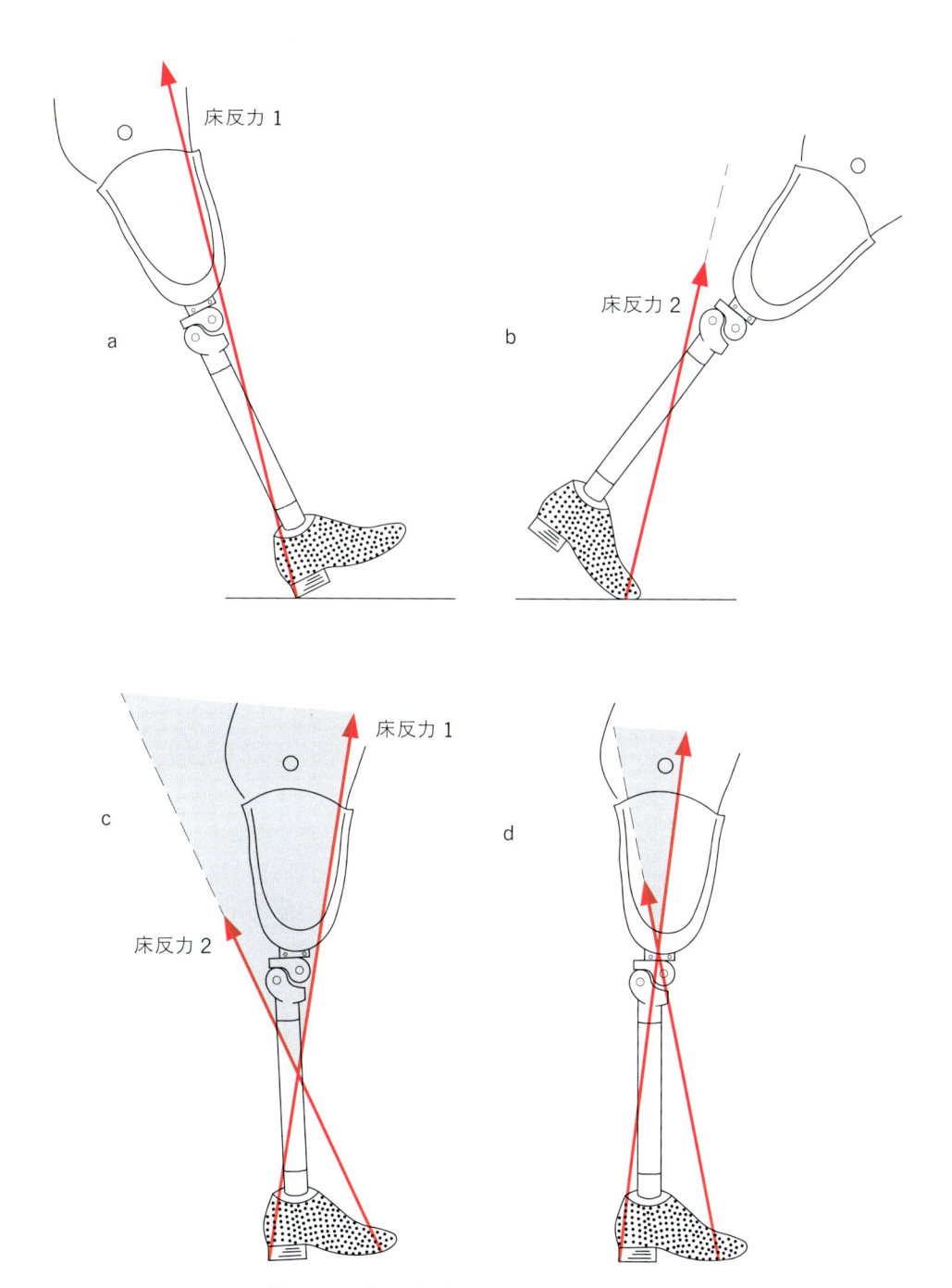

図 I-14 接床時・離床時の床反力と安定領域
cの三角の領域内に膝軸をもってくれば安定に接床でき，かつ楽に離床できる。dは筋力不足の切断者の場合

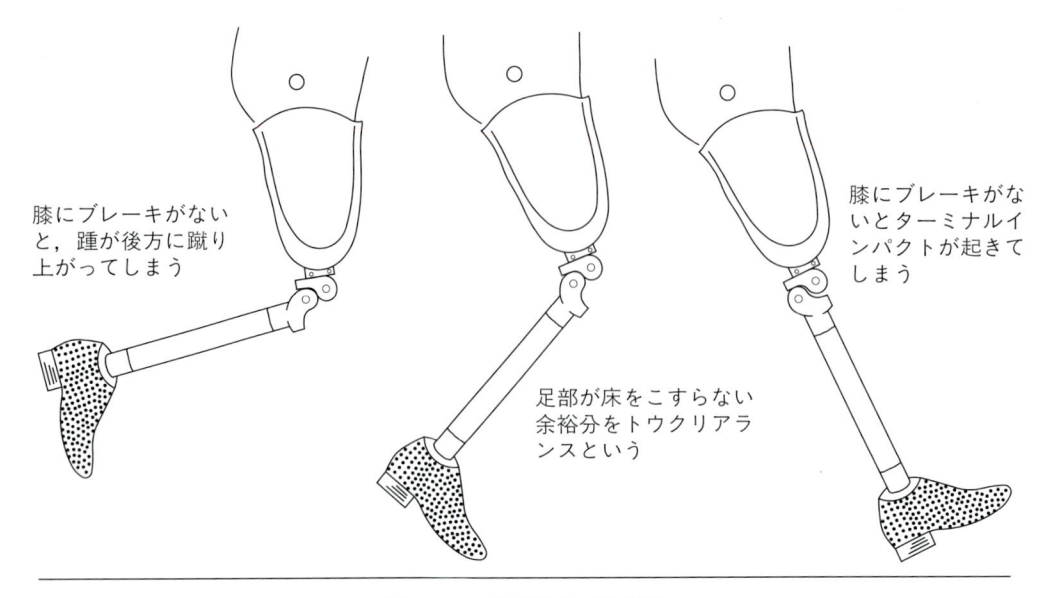

図Ⅰ-15 大腿義足の遊脚期

積型足部では衝撃吸収機能に優れたものも多い。下腿部に衝撃吸収機構をもつパーツも開発されている。膝が軽度屈曲し、これによって衝撃を吸収するものも市販されている。

4) 遊脚期

義足による蹴り出しは身体を前進させるというよりも、義足を前方に振り出すことに寄与しているといわれている。下腿は一種の振り子であり、膝が前方に移動する際、踵が後上方に振り上げられすぎないよう、膝継手には屈曲に対するブレーキが必要である。遊脚期終了時に膝が伸展して下腿部が膝の過伸展制限機構に打ちつけられる衝撃をターミナルインパクトという。これが起きると膝が反発で屈曲し、接床時に膝折れを誘発して危険である。ターミナルインパクトを防ぐためにこの時期、膝継手に伸展に対するブレーキが必要である。油圧・空圧シリンダはこれらのためのブレーキ機構として優れた性質をもっている。遊脚中はつま先などが床面をこすらないよう余裕が必要である。多軸リンク膝継手では遊脚中に下腿実効長が短くなり、トウクリアランスを得やすくなっている(図Ⅰ-15)。

b 装具歩行

ここでは短下肢装具を想定して、片麻痺者の代表的な歩行と装具による改善について述べる。

1) 立脚初期から中期

健常歩行では接床時に踵から接地するが、片麻痺者では痙性による足関節の底屈と内反によって外側の足底全体で接地する。重度の痙性の場合にはつま先から接地する場合もある。踵接地が行われないために、健常者でみられるようなつま先接地にかけての足関節底屈が認められない。麻痺側に体重が加わるにつれて膝を過伸展させて安定を保つようになる。あるいは、膝屈曲位で杖などに頼った不安定な歩行となる。接床直後の膝折れを防ぐために股関節が外旋することもある。

装具歩行では遊脚期の足関節を背屈位に保つことによって踵接地が実現するようになる。装具のバネ機構などによって踵接地直後の衝撃吸収が行われる。この時期の装具による適切な補助によって立脚期の足関節と膝関節の動きをコントロールすることができる。装具による補助が適切な場

合，踵接地からのつま先接地が滑らかに実現できる。しかし，補助が小さすぎる場合はつま先接地時に床反力が膝の前方を通るため膝が過伸展となり，補助が大きすぎる場合には床反力が膝の後方を通るため膝が不安定となる（図I-16）。

つま先接地からの立脚中期では，歩行訓練開始時などで膝が不安定な場合は膝折れを防ぐために足関節背屈制限が必要となる。しかし，膝の伸展筋力がある程度以上ある場合は，足関節背屈制限は体重負荷による足関節の背屈を妨げ，重心の滑らかな前方移動を阻害する。装具による足関節のコントロールが良好な場合，立脚期の膝関節は軽度屈曲位から伸展位となる。

2）立脚後期

片麻痺歩行で立脚中期から引き続いて膝関節の過伸展あるいは不安定が認められるときには，遊脚期に向けて麻痺脚を持ち上げることが困難になる。そのため麻痺側の骨盤を持ち上げたり，骨盤を後方に傾ける，あるいは股関節の過度の屈曲によって麻痺脚を持ち上げる現象がみられる。装具によって立脚中期から後期にかけての膝関節の過伸展や不安定が軽減されると，立脚後期に麻痺脚を持ち上げやすくなる。

3）遊脚期

片麻痺歩行の遊脚期では，下腿三頭筋の痙性による足関節の内反尖足および膝関節の屈曲が不十分なためにトウクリアランスがとりにくくなる。このため，下肢のぶんまわし，麻痺側骨盤の挙上，股関節の過度の屈曲などがみられる。装具装着により足関節を軽度屈曲位に保つとこれらが軽減される。

5 異常歩行のチェックポイント

a 義足・装具歩行に共通のポイント

1）歩行速度をチェックする

全体的な歩行機能を評価するには，歩行速度のチェックが最も適している。歩行に不都合な箇所があると必ず歩行速度が低下する。歩行速度を制限する要素が何であるかを観察する。

2）歩行速度のムラをチェックする

歩行周期中の速度の増減は力学的エネルギーの効率低下の原因となる。速度のムラがあれば原因を観察する。

3）左右対称性をチェックする

ほとんどの疾患では歩行パターンが左右非対称になる。非対称歩行は健側に過重な負担を強いる。接床のタイミング，歩幅，歩容に非対称があれば原因を観察する。

4）体幹の前・後傾，側屈はないか

健常歩行では体幹はほぼ鉛直位に保たれている。体幹の前・後傾，側屈は生理的負担の増大を招く。これらがあれば原因を観察する。

b 義足歩行

以下のような不都合があれば原因を観察する。
①接床時の膝折れの不安はないか。
②接床時に足部の急激な底屈が起こっていないか（フットスラップ）。
③接床直後に踵を中心に義足が外旋していないか。
④健側の伸び上がりはないか。
⑤義足の立脚後期に腰椎前彎が過度でないか。

健常者の接床

片麻痺者の接床

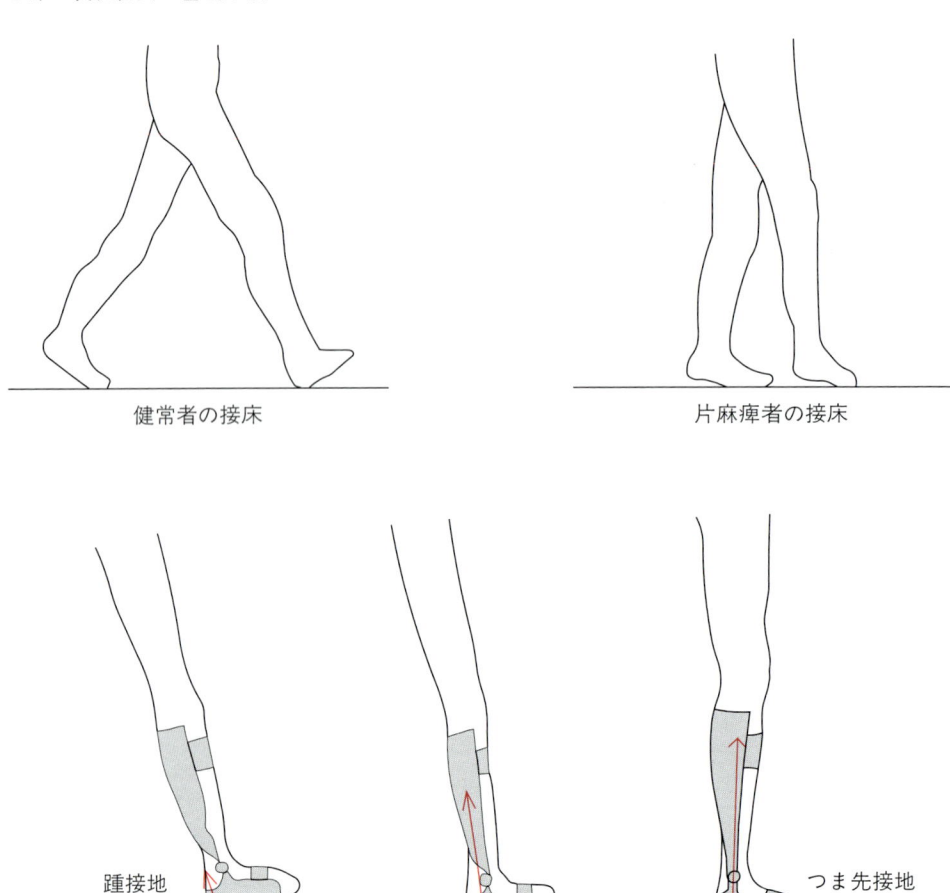

踵接地　　　　　　　　　　　　　　　　　　　　　　　　　　つま先接地

装具の補助が適切な場合の立脚初期の状態

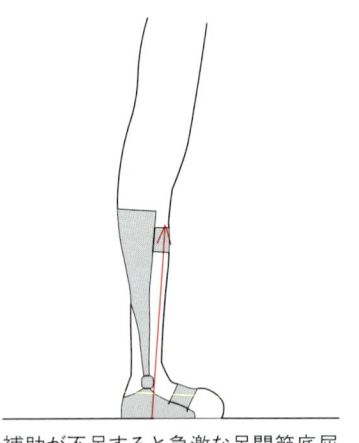

補助が不足すると急激な足関節底屈が起こり，つま先接地時に床反力が膝の前を通り膝過伸展となる

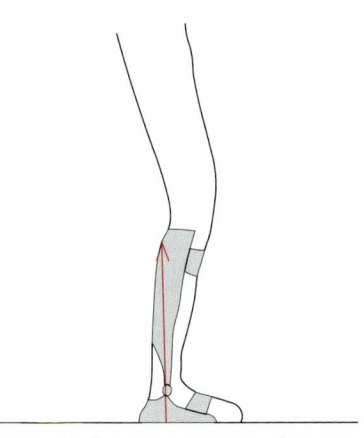

補助が大きすぎると足関節の底屈が妨げられるため，つま先接地時に床反力が膝の後を通り膝が不安定となる

図I-16　片麻痺者の装具歩行の立脚初期の状態

⑥立脚後期から遊脚初期にかけて滑らかに膝が屈曲するか。
⑦義足の離床時に爪先を支点に踵が内側に振れて(内側ウイップ)いないか。外側に振れて(外側ウイップ)いないか。
⑧遊脚初期に踵が跳ね上がりすぎていないか。
⑨義足がまっすぐ振り出されないで，ぶんまわししていないか(ぶんまわし歩行)。
⑩股関節を外転したまま義足を振り出していないか(外転歩行)。
⑪遊脚終期に下腿部が強く膝にぶつかっていないか(ターミナルインパクト)。
⑫遊脚期に股関節の過度の屈曲がみられないか。

c 装具歩行

以下のような不都合があれば原因を観察する。
①踵から接床しているか。
②踵の接床後，滑らかに前足部が接床するか。
③接床時，股関節の外旋・外転はないか。
④接床時に膝に不安定感はないか。
⑤立脚期中に膝の過伸展はないか。
⑥非麻痺足が麻痺足の前に出て，左右の歩幅がほぼ均等か。
⑦立脚終期に麻痺側の骨盤の挙上はないか。
⑧立脚終期に麻痺側の股関節の過度の屈曲はないか。
⑨立脚終期に体幹の後傾はないか。
⑩遊脚期のトウクリアランスが得られているか。
⑪遊脚期にぶんまわしがみられないか。

● 復習のポイント
1. 歩行1周期中の各期の名称が暗唱できるか。
2. 健常歩行各時点での関節角度の値が暗唱できるか。
3. 健常歩行の足部に着目して，回転軸がどう移行するか理解できたか。
4. 1周期中で筋群の活動と床反力の関連が理解できたか。

【文献】
1) Inman VT, Ralston HJ, Todd F: Human Walking. Williams & Wilkins, Baltimore/London, 1981
2) 日本義肢装具学会(編)：まんがバイオメカニクス―義肢装具に役立つ力学入門．南江堂，1994
3) 日本義肢装具学会(編)：まんがバイオメカニクス2―リハビリテーションに役立つ力学入門．南江堂，1995
4) Perry J: Gait Analysis. American Physical Therapy Association, 1973
5) 臨床歩行分析研究会(編)：関節モーメントによる歩行分析．医歯薬出版，1997
6) 土屋和夫(監修)，臨床歩行分析懇談会(編)：臨床歩行分析入門．医歯薬出版，1989
7) Winter DA: Biomechanics and Motor Control of Human Movement. John Wiley & Sons Inc, New York, 1990
8) Gotz-Neumann，月城慶一，山本澄子，江原義彦，他(訳)：観察による歩行分析．医学書院，2005

2 義肢装具のバイオメカニクス

> **学習のポイント**
> 義肢装具を装着したときに生体に作用する力や運動，体内の力の分布について学ぶ。

バイオメカニクスは生体を意味するバイオ(bio)と力学(mechanics)の複合語であり，「生体に作用する力や運動，体内の力の分布などについての科学」である。

1 義肢装具の適合

義肢装具は皮膚などの軟部組織を介して身体の運動器に力を作用させる装置であり，ネジで止めたり接着したりしない自由な着脱が前提となる。このような制約のある義肢装具においては，皮膚や軟部組織を傷つけたり痛みを生じないで快適かつ強固な接合(適合)を得るために，
①身体と義肢装具の接触部分をできるだけ広くし(圧の分散)
②身体の軟らかい部分(S)を大きく，硬い部分(H)を小さくし(圧の均一化)
③強度の弱い部分(L)を小さく，頑丈な部位(T)を大きく押す(強度に応じた加圧)
を行う(図Ⅰ-17)。
また身体の外側から力を加える義肢装具では，
①1点に対する力とその点から離れた逆向きの2点に対する力の3点に働く力によって支持力を得る「3点支持」(図Ⅰ-18)
②相対する2つの面を引き離す方向に押す「牽引」(図Ⅰ-19)
③軟部組織を液体とみなし，身体部位を包み込んで液圧によって支持力を得る「液圧支持」(義肢では全面接触支持ともよぶ)(図Ⅰ-20)
がよく用いられる[1]。

2 義肢装具のアライメント

身体と義肢装具の位置的関係はアライメントとよばれる。身体と義肢装具の間に作用する力は，適合とともにアライメントによっても変化する。例えば下腿義足の足部を内側に移動させると内壁上縁に作用する力が大きくなり，足部を外側に移動させると外壁上縁に作用する力が大きくなる(図Ⅰ-21)[2]。

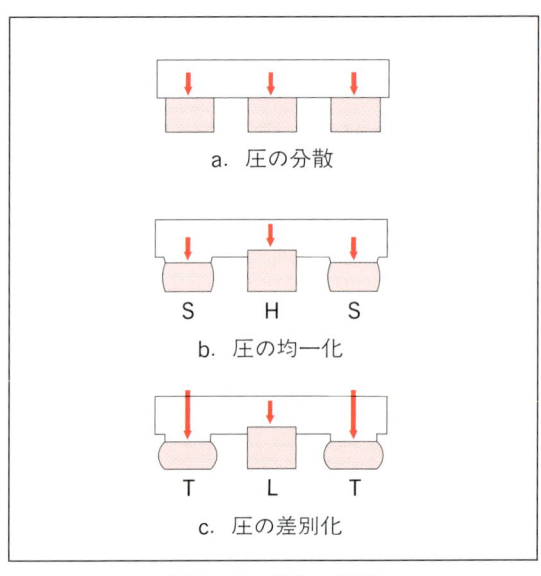

図Ⅰ-17　適合の原則

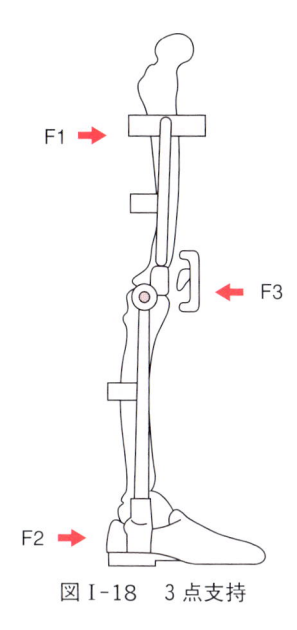

2 義肢装具のバイオメカニクス　17

身体と義肢装具の接合には,「よい適合」と「よいアライメント」の両方ともが不可欠であり,「悪いアライメント」を適合によっては改善できないし,「悪い適合」はアライメントを変えても改善できない。さらに高価な材料や高性能部品の使用,訓練などによって,「悪い適合」や「悪いアライメント」を代償することもできない。一方,大腿義足では荷重線より後方に膝継手を配置するというアライメントによって体重を膝伸展力として利用している(図I-22)。

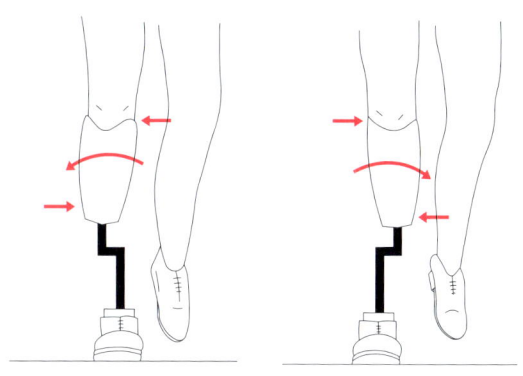

図I-18　3点支持

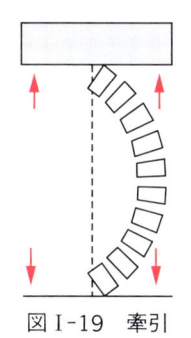

図I-19　牽引

牽引は相対する2つの面を引き離す方向に押すことによって支持力を得る

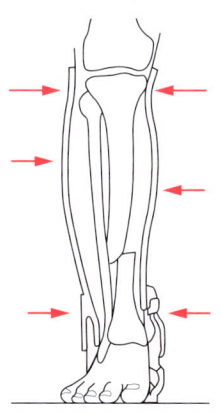

図I-20　液圧支持

液圧支持(義肢では全面接触支持とよぶ)は軟部組織を液体とみなし,身体部位を包み込んで液圧によって支持力を得る

図I-21　アライメントの変化による身体と義肢装具間に作用する力の変化

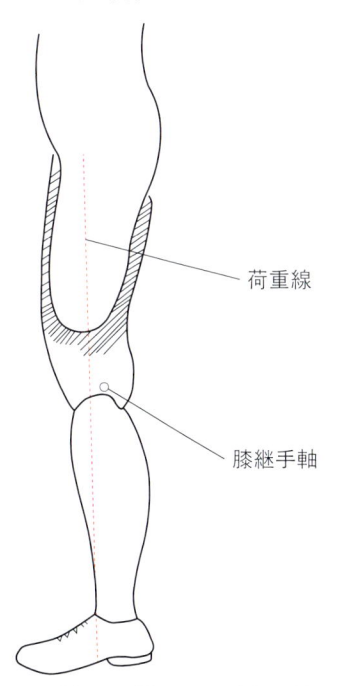

図I-22　大腿義足の膝折れを防止する膝継手軸の後方設置

【文献】

1) 平岡　崇, 他：装具. 千野直一, 他(編)：義肢装具とリハビリテーション, リハビリテーションMOOK, pp 17-32, 金原出版, 2003
2) 川村次郎：下腿義足の進歩. 長尾悌夫(編)：四肢切断術・義肢. Orthopaedics (Monthly Book) 1992；5(6)：75-81

コラム　義肢装具の支給制度

2006年4月に障害者自立支援法が施行された。従来は年齢や障害種別などによって, 身体障害者福祉法, 児童福祉法などと別々の法律に分かれていた義肢装具(法律用語では補装具)の支給制度もこの法律に一本化された。行政の窓口も市町村に一元化され, 支給方法も「補装具の現物支給」から「補装具費の支給」となった。障害者の費用負担についても, 収入に基づく(実際には納税額)「応能負担」から「定率負担(10％)」に変更された。同時に補装具と日常生活用具の定義が新たに表1の通りに定められた。新しい法律によって支給される補装具の種類は表2に示す通りである。

なお補装具の公的支給には障害者自立支援法以外にも災害補償(労災保険)や医療(健康保険), 生活保護などがあるが, 各法の適用優先順位は災害補償, 医療, 障害者自立支援, 生活保護の順に適用される。

表1　補装具と日常生活用具の定義

補装具の定義	日常生活用具の定義
3つの要件をすべて満たすもの。 1) 身体の欠損又は損なわれた身体機能を補完, 代替するもので, 障害個別に対応して設計・加工されたもの 2) 身体に装着(装用)して日常生活又は就学・就労に用いるもので, 同一製品を継続して使用するもの 3) 給付に際して専門的な知見(医師の判定書又は意見書)を要するもの	3つの要件をすべて満たすもの。 1) 安全かつ容易に使用できるもので, 実用性が認められるもの 2) 日常生活上の困難を改善し, 自立を支援し社会参加を促進するもの 3) 製作や改良, 開発にあたって障害に関する専門的な知識や技術を要するもので, 日常生活品として一般的に普及していないもの

(樫本　修：補装具給付制度が変わりました　リハ医が知っておきたい補装具費の支給制度. リハニュース No.31, 2006 より引用)

表2　障害者自立支援法によって支給される補装具の種類

［肢体不自由関係］
1. 義肢
    義手：上腕義手, 肩義手, 肘義手, 前腕義手, 手義手, 手部義手, 手指義手
    義足：股義足大腿義足, 膝義足, 下腿義足, 果義足, 足根中足義足, 足指義足
2. 装具
    上肢装具, 下肢装具, 体幹装具
3. 座位保持装置
4. 車いす
    普通型, リクライニング式普通型, 手動リフト式普通型, 前方大車輪型, リクライニング式前方大車輪型, 片手駆動型, リクライニング式片手駆動型, 手動チェーン型, リクライニング式手動チェーン型, レバー駆動型, 手押し型, リクライニング式手押し型

5．電動車いす
　　普通型(4.5/6.0)，簡易型，リクライニング式普通型，電動リクライニング式普通型，電動リフト式普通型
6．歩行器
　　四輪型(腰掛つき＆腰掛けなし)，三輪型，二輪型，固定型，交互型
7．歩行補助つえ
　　松葉づえ，カナディアンクラッチ，ロフストランドクラッチ，多点杖
[視覚障害関係]
1．盲人安全つえ：普通用，携帯用
2．義眼：普通義眼，特殊義眼，コンタクト義眼
3．眼鏡：矯正眼鏡，遮光眼鏡，コンタクトレンズ，弱視眼鏡
[聴覚障害関係]
　　補聴器：標準型箱形，標準型耳掛形，高度難聴用箱形，高度難聴用耳掛形，挿耳型(レディーメイド＆オーダーメイド)，骨導型(箱形＆メガネ形)
[その他]
　　重度障害者用意思伝達装置
[児童のみ：18歳未満]
　　座位保持いす，起立保持具，頭部保持具，排便補助具

(伊藤利之：補装具の支給．日本整形外科学会，日本リハビリテーション医学会(監修)：義肢装具のチェックポイント．第7版，p38，医学書院，2007より転載)

コラム　義足でなぜ歩けるか

みなさんは義足でなぜ歩けるのか考えたことがあるだろうか。

現在一般に用いられている義足には，モータやエンジンなどの動力装置はいっさい使用されていない。そのような義足でなぜ歩けるのであろうか。歩けるだけではなく，下肢切断者が片麻痺者よりも，健常者により近く，しかも速く歩けるのはなぜであろうか[1]。

このようなことができる最も大きい理由は，切断による障害が局所的であり，全身状態はもちろんのこと，切断された部位以外の身体機能は正常に維持されているからである。第2の理由は義足には長い歴史の間に積み重ねられた膨大な技術的成果が包含されていることであり，第3の理由は現在の義足部品に使用されている最先端の工業技術である。現在の義足には，先人の経験と知恵による盛りだくさんの仕掛けとともに，最先端工業技術の成果がぎっしりと詰まっているのである。立派に歩ける義足を支えているのは，古い技術から最先端までの一連の技術であり，それを学ぶのが義肢学である。

1．義足が体重を支持する方法

義足が体重を支持する方法はソケットである。ソケットは断端を包み体重を支持するが，その方法には，断端支持，全面支持，根元支持の3つの方法がある(図1)。

断端支持は義足を製作する側にとっては最も簡単で，容易な方法であるが，骨の断端部分に圧力が集中するので，膝関節離断のような骨の先端部分の断面積が大きい切断には適するものの，それ以外の一般の切断には用いることができないという制約がある。

現在一般に行われている体重支持の方法は，全面支持と根元支持である。皮膚表面の全体で平均的に体重を支持する全面支持ソケットは，坐骨収納式大腿義足ソケットや全表面荷重式下腿義足ソケットに用いられており，完全な適合を得ることが難しいという難点があるが，断端と義足の広い接触面積による力や感覚の伝達などの機能的に優れたソケットである。根元支持ソケットは断端の根元部分で重点的に体重を支持するもので，坐骨支持式大腿義足ソケットや，膝蓋腱支持式

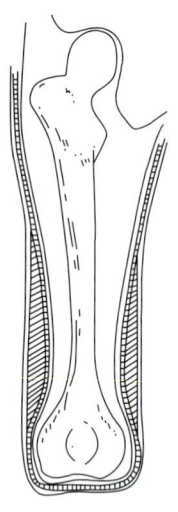

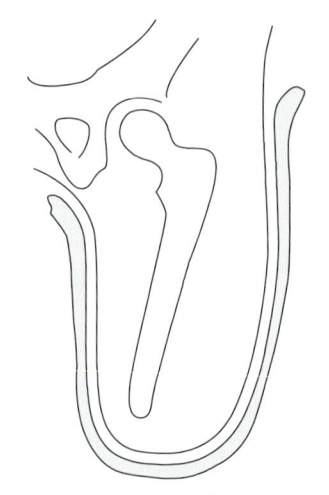

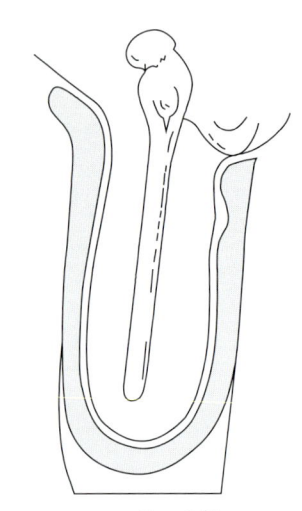

a．断端支持　　　　b．全面支持　　　　c．根元支持

図1　ソケットによる体重の支持方法

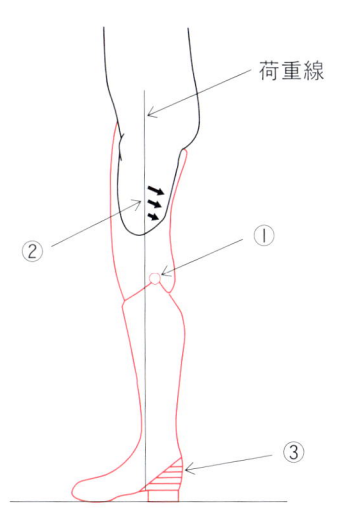

図2 大腿義足が膝折れしないで立てる仕組み
①膝継手軸の後方設置，②股関節伸展筋の筋力，③踵クッションによる衝撃吸収

下腿義足ソケットで用いられ，比較的適合が容易である利点はあるが，近年は機能的に優れた全面支持ソケットに次第に移行する傾向にある。

2．大腿義足が膝折れしないで立てる仕組み

筋力のない大腿義足で膝折れしないで立っていられる仕掛けの第1は，アライメントである。アライメントとは構成要素間の相対的な位置関係のことで(義肢装具のアライメント，16頁を参照)，大腿義足では膝継手軸は荷重線よりも後方に位置するように設計されており，荷重線は膝軸の前方を通過するので，体重が膝の伸筋の役割を果たし，体重がかかればかかるほど，膝継手は伸展方向の力を受けることになり，膝折れを防いでいる。換言すると体重が膝を伸展する大腿四頭筋の代わりをしているのである。

歩行中の膝折れを防ぐためには，アライメント設定に加えて，膝継手に能動的な伸展力を働かせる必要がある。それが第2の仕掛けである股関節伸展筋の利用である。股関節伸展筋の本来の役割はその名前が示すとおり股関節を伸展することであるが，義足足部が地面に接してから収縮すると，大腿を後方に引き，膝継手を能動的に伸展させる働きをする。歩行中の最も膝折れしやすい時期である踵接地時の膝折れを防いでいるのは，この股関節伸展筋の筋力である。

踵接地時の膝折れを防ぐ補助的な働きをしているさらにもう1つの仕掛けがある。足継手が固定されていると踵接地時の衝撃が膝継手に強い屈曲方向の力として作用するので，SACH足部の踵クッションや一軸足部の踵バンパーを柔らかくして，衝撃を和らげているのである。

以上，大腿義足の膝折れを防ぐ働きをしているのは，①膝継手軸位置の後方設定，②股関節伸展筋の能動的な力，③義足足部による踵接地時の衝撃吸収の3つが主なものである(図2)。

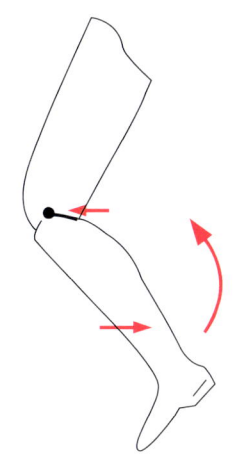

図3 膝屈曲の原動力

3．歩行中に義足膝継手が屈曲伸展する仕組み

歩行中に膝継手が屈曲伸展する原動力としては，まず大腿部が前方に振り出されるときに下腿部が元の場所にとどまろうとする慣性力によって膝継手の屈曲を生じる[2](図3)。遊脚相後期になると下腿部はその重みによって落下し，結果として伸展する。このような膝継手の屈伸運動は，下腿部の慣性と重力によって生じる振り子運動と考えることもできる。

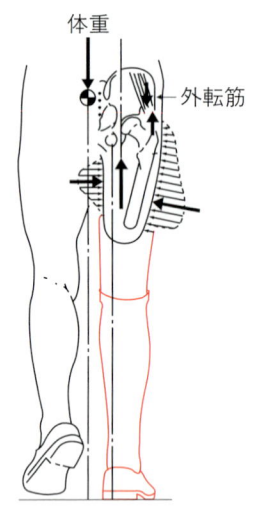

図4　片脚起立時の姿勢保持を可能にする適合とアライメント

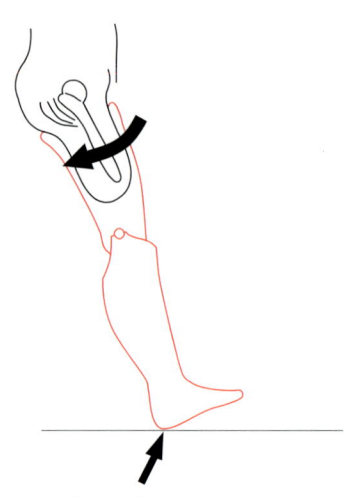

図5　股関節伸展筋力による前方への推進力

4．義足の片脚起立時にまっすぐな姿勢を保つ仕組み

よい歩行は義足で立ったときにまっすぐな姿勢の保持ができることが重要である。そのためには全面支持の適合のよいソケットと適切なアライメント(外転筋力を作用しやすくする初期内転)が不可欠である[3](図4)。

5．義足で前進できる仕組み

健常人の前進力の主な原動力は足関節の底屈筋力であるといわれる。底屈筋力を失った下肢切断者が前進できるのは，健側下肢の底屈筋力と，切断側股関節の伸展筋力によっている[4](図5)。したがって両側下肢切断者の前方への推進力は，片側切断者よりも小さくなると考えるべきである。

6．先端工業技術によって製作される義足部品

骨格構造義足に内蔵されるアライメント調節機構，走ったり跳躍までできるエネルギー蓄積足部，歩行の周期を装着者の意思に合わせて調節できるコンピュータ制御膝などは，先端材料と最新の工業技術に支えられてはじめて可能となったものである。

以上，動力装置を持たない義足が立派に歩ける仕組みは，ソケットの適合とアライメントという長い歴史の間に積み重ねられた経験と知識による技術に加えて，最先端の工学的技術によって製作された部品によって可能となっているのである。しかし，ソケットを使用するために生じるトラブルは現在も臨床的に大きな問題として残されており，いまだ未解明な部分が多く，軟部組織を介するソケットの生体力学的研究や，ソケットを使用しない骨直結義肢のような開発研究(コラム：骨直結義肢，134頁を参照)が注目されている理由でもある。

【文献】

1) 川村次郎：義足歩行の原理―義足でなぜ歩けるのか．リハビリテーション医学 1995；32(3)：168-172
2) プロジェクトM(代表：江原義弘)：まんがバイオメカニクス―義肢装具に役立つ力学入門．南江堂，1994
3) Radcliffe CW：The Knud Jansen Lecture －Above-knee prosthetics. Prosthet Orthot Int 1977；1：146-160
4) Selikar R：Biomechanics of prosthetic gait. Physical Medicine and Rehabilitation：State of the Art Reviews 1994；8(1)：89-107

Ⅱ部

切断

1 切断総論

> ● 学習のポイント
> 1. 切断原因の動向について理解する。
> 2. 切断術の原則を理解する。
> 3. 切断術後の断端管理方法について理解する。

　理学療法士や作業療法士が自ら切断術を行うことはないので，切断の適応や切断時期についての厳しい判断を迫られることはなく，切断手技の詳細を知っている必要もないであろう。しかし，外科医がどのような根拠から切断すると判断し，切断部位の決定や切断手技を選択するかを知っておくことは，治療の一貫性を保って患者の信頼を得るのに役立ち，実際に施行された切断方法の理解は合理的な義肢装着訓練の計画作成に役立つであろう。理学療法士や作業療法士にとって最も必要な知識は，切断後の筋の運命や，知覚，発汗，末梢血行などの切断端の解剖学と生理学であるが，残念ながらこれらの点についてはいまだ明らかにされていないことが多い。

　切断は四肢の運動と感覚という重大な機能の喪失を意味するだけでなく，美容的な喪失と心理的なダメージを生じ，さらに切断によって断端神経腫や幻肢の痛みが新たに生じることを考えると，切断はできる限り避けたい治療法である。かつては切断の原因の大きな部分を占めていた骨髄炎やガス壊疽などの四肢の感染症や悪性腫瘍などは，近年の化学療法や整形外科的手術法の進歩によって，切断以外の方法が選択されることが多くなり，外傷性切断すらも切断肢の破壊が少ないときは再接着が試みられるようになった。このような感染，腫瘍，外傷などを原因とする切断の減少に代わって，最近増加しているのが高齢者の末梢循環障害を原因とする下肢切断である。

　このように最近急激に変化しつつある切断に関して，基本的知識と，理学療法士や作業療法士が臨床現場で切断者に接するために不可欠な事項について述べる。

1 切断者の現況

　近年の欧米では，下肢切断の原因は動脈硬化や糖尿病による末梢循環障害が80％以上を占め，切断時の平均年齢は70歳前後であり，人口10万人に対し年間20人前後の切断者が発生している[1]。

　日本における末梢循環障害による下肢切断の割合は，1970年代より増加傾向を示している。澤村らが行った兵庫県下の調査[2]では，近年切断原因は末梢循環障害によるものが70％を占め，しかもそのほとんどが閉塞性動脈硬化症(arteriosclerosis obliterans；ASO)や糖尿病である。切断時年齢は60歳以上が70～80％である。長島による岡山県下の調査[3]では，末梢循環障害による下肢切断は51％である。また林らが大阪府下で行った調査[4]によると，1990年代において60歳以上の末梢循環障害による下肢切断者人口が急増している。すなわち，最近の日本の下肢切断原因は外傷によるものが減少し，末梢循環障害によるものが急増しており，全切断原因の60％以上を占めるに至っている。しかも切断時年齢分布も

60歳以上がかなりの割合を占めている。しかしながら，人口10万人に対する年間の発生数は1～2人である。

つまり，切断原因と切断時年齢は欧米型に近づいているが，発生の絶対数は欧米の1/10以下の少数というのが，現在のわが国の下肢切断者の現況である[5]。

上肢切断者数は下肢切断に比べて少なく，全切断者の数％から25％程度といわれている[6]。わが国の上肢切断については，労働災害の減少もあってその発生数は年々減少傾向にあるが，切断原因としては労働災害を中心とする外傷が現在も大部分を占め，循環障害などの疾病の増加はみられていない[5,7]。

2 切断の原因と適応

切断の原因には外傷，末梢循環障害，悪性腫瘍，感染，先天性奇形などがあるが，近年，切断の原因と適応は大きく変化してきている。

a 外傷

現在は血管外傷には積極的に血行再建手術が行われ[8]，完全に切断された場合でも再接着手術が試みられるので，切断は救肢の努力が失敗して壊死に陥った場合に限られるようになり，外傷を原因とする切断の絶対数は大幅に減少している[5]。しかし，虚血による広範な壊死が生じた場合に，血行を再開させると筋代謝性腎症候群（myonephropathic metabolic syndrome；MNMS）などを起こして死亡することがあるので，救命のために切断が選択されることがある[9]。また，最近自殺企図による切断の割合が増加していることに注意すべきである。

b 末梢循環障害

切断の原因となる末梢循環障害の主なものは，ASO，糖尿病性壊疽（diabetic gangren），バージャー病（thromboangitis obliterans；TAO），急性動脈閉塞症（acute arterial occlusion）などである。

ASOによる動脈閉塞は腹部大動脈，腸骨動脈，大腿動脈などの大血管に好発し，歩行時の下肢の疼痛（いわゆる間欠性跛行）や安静時疼痛，四肢（主として下肢）の壊死をきたす疾患で，わが国でも人口の高齢化とともに近年著しく増加する傾向にある。本症には，経皮的血管形成術（percutaneous transluminal angioplasty；PTA）やバイパス血行再建術が行われるが，壊死例や疼痛の著しい場合には切断が行われる。

糖尿病患者の壊疽には，大血管閉塞の結果起こる動脈閉塞性壊疽と主幹動脈の閉塞を伴わない糖尿病性壊疽（糖尿病性潰瘍ともよばれる）がある。大血管障害は糖尿病に特異的ではないが，糖尿病では動脈硬化症の進行が速く，動脈閉塞性壊疽の発生率が非糖尿病患者の4～30倍も多いといわれる[10]。糖尿病患者のASOは非糖尿病患者と比べて動脈狭窄が広範囲のことが多いので，血行再建術の適応となることが少なく，切断に至ることが多い。糖尿病性壊疽は糖尿病の罹病期間の長い患者に生じることが多く，末梢神経障害や細小血管症を基盤としており，足底などの荷重のかかる部位に生じやすい（断端の荷重部位にも）。知覚障害があるため痛みを感じずに発見の遅れることが多く，ほとんどの場合に潰瘍部分の感染を生じて排膿と悪臭を伴う。糖尿病性壊疽はインスリン治療，感染部の切開排膿，抗生物質の投与などで治癒することが多いので，切断にまで至ることは少ない[11]。

バージャー病は四肢小動脈に炎症性病変と血栓形成をきたす原因不明の疾患である。初発年齢は20～40歳，男性に圧倒的に多く，喫煙者に好発

する。下肢における閉塞部位は膝窩動脈より末梢が多く壊死の好発部位は足指であるが，上肢の罹患も珍しくない。外科療法として腰部交感神経切除術が広く行われ，罹患血管が広範で細いことが多いので血行再建術が行われることは少ない。

四肢の急性動脈閉塞症をきたす主な疾患は塞栓症と血栓症である。塞栓症は僧帽弁狭窄症，心房細動，心筋梗塞などの心疾患に伴う左心の血栓の流出によるもので動脈の分岐部に好発する。血栓症は下肢の閉塞性動脈硬化症やバージャー病の経過中に，急速に血栓が発生した状態である。両者とも臨床的には突発性の激痛，患肢の蒼白，運動・知覚麻痺などの四肢の急性阻血の症状を呈する。外科的治療としては早急に塞栓除去術が行われるが，閉塞部位が高位で広範な筋壊死を生じたときは，救命のため切断が必要になることがある。

c 悪性腫瘍

骨肉腫や軟骨肉腫などの四肢の骨軟部悪性腫瘍には，これまで切断術が行われるのが普通であったが，近年の化学療法や放射線療法の著しい進歩と整形外科的手術法の進歩によって，今日では切断は患肢温存手術が不可能な場合に限られつつある。四肢の骨軟部悪性腫瘍に対する現在の一般的な治療方針は，術前に化学療法や放射線療法を十分に行い，腫瘍の悪性度，病巣の広がり，術前の化学療法や放射線療法の効果などに基づいて，患肢を温存する広範囲切除術が可能かどうかが検討される。患肢温存手術が不可能と判断されたときにのみ，切断が行われる[12]。

d 感染

かつては慢性の骨髄炎や関節炎で治療に難渋する症例に切断術が考慮されたが，最近は抗生物質の発達と整形外科的治療法の進歩によりそのような症例はほとんどみられなくなった。ガス壊疽も救命のために切断術が施行されていたが，化学療法や高圧酸素療法などの進歩によって切断しないで治療されることが普通になっている。

e 先天性奇形

先天性に四肢が変形しているか，欠損しているものである。これまで，米国ではO'Rahilly，Frantz，Aitkenの分類が一般的に用いられていたが，ヨーロッパでは十分に受け入れられず，1993年に国際的に統一した用語として国際標準規格(ISO)表記が定められた。ISO表記では欠損は横断性と長軸性に分類され，命名は欠損した部位の骨の名前(完全か部分的か)でよばれる[13]。

f その他

二分脊椎などの神経疾患による四肢の高度の変形，脚長差が著しい場合，上腕神経叢損傷のような高度な麻痺，変形部分が日常生活動作の障害になる場合などが切断術の適応になることがある(図II-1)[14]。

3 切断高位の選択と切断部位の名称

原則的には切断端を可能なかぎり長く残すように努力するべきである。近年では義肢適合技術の向上や各種材料学の発達により，さまざまな断端の形状に対しても対応が可能であり，それらの利点を最大限に利用するべきである。図II-2, 3は上肢，下肢の切断部位の選択について示したものである[15]。下肢切断において膝関節を温存することは，歩行能力の再獲得に極めて重要である。下腿切断の利点は，①膝関節機能の温存，②義足歩行時エネルギー消費の軽減，③義足の脱着が容易，④歩行周期の改善，⑤復職の可能性が大きい，などである。特に，末梢循環障害による下肢切断の場合，多くは対象が高齢者であるため，外科医は膝関節を温存するべく最大限の努力を払う

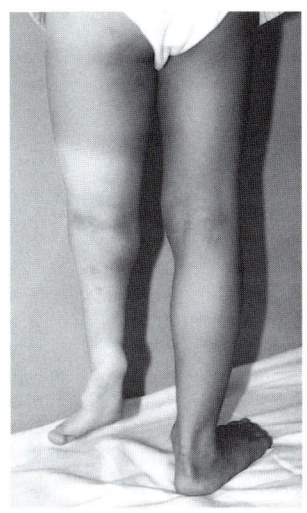

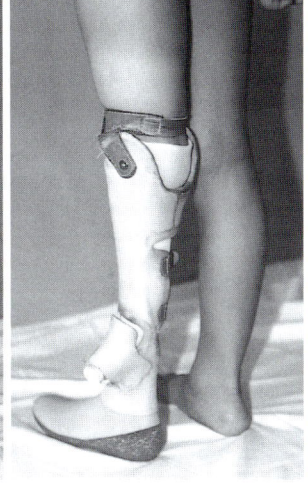

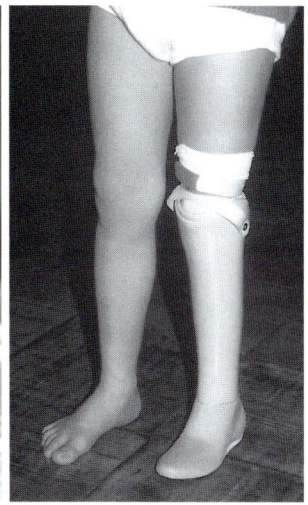

a．切断前の患肢　　b．切断前の義足　　c．サイム切断後に
　　　　　　　　　　　　　　　　　　　　PTB義足を装着

図Ⅱ-1　先天性腓骨欠損に対するサイム切断例

べきである。

　切断は骨の途中で切断するものを切断（amputation），関節で切断するものを離断（disarticulation）とよぶ。わが国では切断の場合も離断の場合も，切断のレベルは解剖学的部位でよばれるのが普通である（例えば大腿切断，膝関節離断）。英語では従来は切断レベルを関節を基準に上か下かでよんでいたが（例えば大腿切断は above-knee amputation ; AK，下腿切断は below-knee amputation ; BK），1993年にISOによって定められた表記法では切断レベルを切断された部位の骨の名称でよぶようになった（例えば大腿切断を trans-femoral amputation，下腿切断を trans-tibial amputation）（表Ⅱ-1）[16]。

　以上の解剖学的な名称と異なり，従来から人名などの名称でよばれる例外的な切断がある。前腕切断の前腕を縦に二分割して断端自身でものを把持させるクルーケンベルグ切断（Krukenberg amputation），断端の筋のトンネルを作って義手の手先具を駆動するシネプラスティー（cineplasty），大腿骨の下端に膝蓋骨をつけて断端に荷重性をもたせるグリッチ・ストークス切断（Gritti-Stokes amputation），脛骨下端で切断して足底

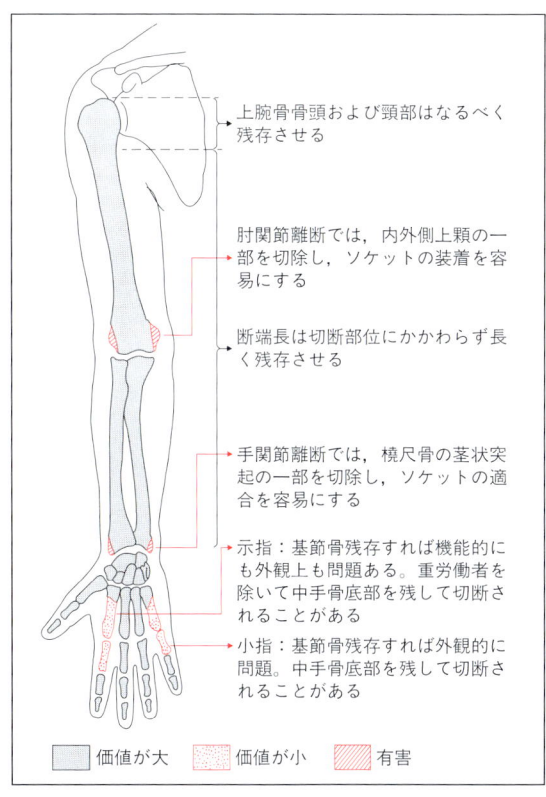

上腕骨骨頭および頸部はなるべく残存させる

肘関節離断では，内外側上顆の一部を切除し，ソケットの装着を容易にする

断端長は切断部位にかかわらず長く残存させる

手関節離断では，橈尺骨の茎状突起の一部を切除し，ソケットの適合を容易にする

示指：基節骨残存すれば機能的にも外観上も問題ある。重労働者を除いて中手骨底部を残して切断されることがある

小指：基節骨残存すれば外観的に問題。中手骨底部を残して切断されることがある

価値が大　　価値が小　　有害

図Ⅱ-2　上肢切断部位の選択（義手装着の立場から）
（文献15より転載）

〔利点〕　〔欠点〕

大腿短断端は股関節離断例より適合感に優れる。ソケットの適合手技の進歩により，大腿切断として十分な機能をもつ

断端の外転屈曲外旋拘縮を起こしやすい。内転筋の骨端部への縫合と，術後早期からの訓練が必要である

3～5 cm

断端負荷切断が理想的，リンク膝継手および回転盤の処方で解決

遊脚相制御機能をもつ膝継手が取り付けられない。回転盤を取り付けるスペースがない

5～8 cm

腓骨は脛骨と同長で切断。腓骨は短断端の一部を除いて切除しない。断端長は長いほどよい

膝蓋靱帯の付着部より上部で膝伸展機能をもたぬときは膝離断を選択

15 cm

欧米に比べ末梢循環障害は少ない

末梢循環障害例，女性には禁忌である

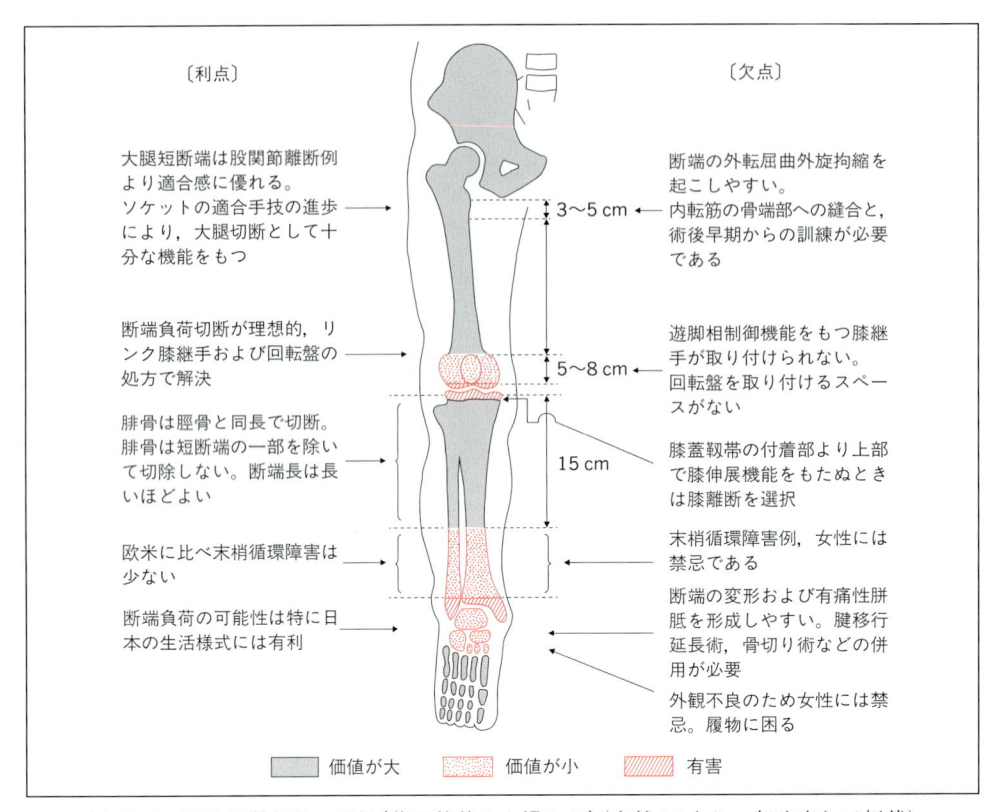

断端負荷の可能性は特に日本の生活様式には有利

断端の変形および有痛性胼胝を形成しやすい。腱移行延長術，骨切り術などの併用が必要

外観不良のため女性には禁忌。履物に困る

▨ 価値が大　▨ 価値が小　▨ 有害

図 II-3　下肢切断部位の選択（義足装着の立場から）（文献 15 より一部改変して転載）

の皮弁により覆い断端に荷重性をもたせるサイム(Syme)切断，踵骨の後半分を回転させて脛骨下端につけるピロゴフ切断(Pirogoff amputation)，距骨を摘出し，踵骨を前方へずらして脛骨下端と踵骨間に骨癒合を起こさせるボイド切断(Boyd amputation)，距骨と踵骨の前方の離断であるショパール切断(Chopart amputation)，足根骨群と中足骨群間の離断であるリスフラン切断(Lisfranc amputation)などである。グリッチ・ストークス切断，ピロゴフ切断，ボイド切断などは，骨癒合を必要とするので，骨癒合が完成して義足歩行できるまでに長時間を要し，偽関節をつくる可能性もあるので，現在では行われることはまれである。

Van Nes 回旋形成術(Van Nes rotation plasty)はさらに特異な切断法である。最初，本法は大腿骨近位部の先天性骨欠損である PFFD (proximal femoral focal deficiency)を下腿切断に相当する状態に形成し，下腿義足歩行を可能にして，機能と外見を改善する手術法であったが[17]，最近はむしろ，大腿骨遠位部の悪性骨腫瘍の患肢温存手術として行われるようになっている。大腿骨遠位部と脛骨の近位部を一塊として摘出し，下部脛骨を 180 度回旋して大腿骨に接合するもので，足関節は膝関節として機能することになる(図 II-4)[18]．

小児では成長に対する配慮が必要で，骨長成育の抑制や過成長を防ぐために，成長軟骨を残す離断術をできるだけ選ぶことが望ましい[19]．

4 切断手技

切断術は破壊的，敗北的な手術では決してない。主として 2 つの主要な役割をもつ。1 つは ablation，すなわち疾患により活力を失った肢の

表 II-1 切断部位の ISO 表記
a. 上肢

ISO による表記	従来の表記
forequarter amputation	forequarter amputation（フォークォーター切断，肩甲胸郭間切断）
shoulder disarticulation	shoulder disarticulation（肩関節離断）
trans-humeral amputation	above-elbow amputation（上腕切断）
elbow disarticulation	elbow disarticulation（肘関節離断）
trans-radial amputation	below-elbow amputation（前腕切断）
wrist disarticulation	wrist disarticulation（手関節離断）
partial hand amputation	trans-carpal amputation（手根骨切断） trans-metacarpal amputation（中手骨切断） finger amputation（手指切断）

b. 下肢

ISO による表記	従来の表記
trans-pelvic amputation	hindquarter amputation（ハインドクォーター切断） hemipelvectomy（半側骨盤切除）
hip disarticulation	hip disarticulation（股関節離断）
trans-femoral amputation	above-knee amputation（大腿切断）
knee disarticulation	knee disarticulation（膝関節離断）
trans-tibial amputation	below-knee amputation（下腿切断）
ankle disarticulation	Syme's amputation（サイム切断）
partial foot amputation	Chopart amputation（ショパール切断） Lisfranc amputation（リスフラン切断） trans-metatarsal amputation（中足骨切断） toe amputation（足指切断）

注）太字は変更になったもの　　　　　　　　　　　　　　　　　　　　　　　　　（文献 16 より転載）

除去である．もう1つは reconstruction，機能再建である．したがって，切断術により義肢装着に適した断端を獲得する必要がある．よい断端の条件は，①痛みなく関節が動かせること，②十分な軟部組織により被覆されていること，③有痛性の神経腫がないこと，④十分な血流の供給があること，などである[20]．

a 皮膚の切開線

皮膚の切開線はできるだけ根元の部分を広くとり，長さを短くするのが原則である．特に末梢循環障害では血行状態を考慮して，大腿切断では前方の皮膚弁を長目にし，膝離断では左右に皮弁をつくり，下腿切断では後方の皮弁を長くする（図 II-5）．断端は過不足のない軟部組織で覆われることが望ましく，骨の遠位端から 2 cm 程度の軟部組織があれば十分であり，断端部の過剰の軟部組織は有害無益である．

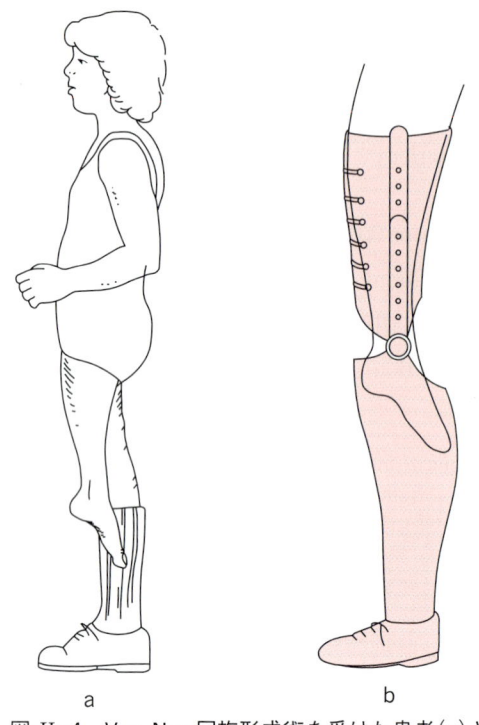

図 II-4 Van Nes 回旋形成術を受けた患者(a)と下腿義足(b)
(文献14より一部改変して転載)

b 骨の切断

切断した骨端部は滑らかになるようにやすりで丸くしておく。骨膜は一般的には骨の切断部位と同レベルで切断する。下腿切断の場合，脛骨の前下端を斜めに切断しておくことがソケットの適合上重要である（図 II-6）。このことをなおざりにすると，必ずといっていいほど断端に創を形成する。

c 筋の処理

切断端の成熟過程で最も重要な手技である（図 II-7）[21]。

(1) 従来の方法：切断端で筋肉群を切り離したままで，筋膜どうしのみを縫合する。この場合断端末の筋肉は萎縮し，循環障害を起こし良好な断端とならない。義肢装着にとって不利である。

(2) 筋肉縫合法(myoplasty)：拮抗筋肉群どうしを縫合し，骨端を覆う方法。

(3) 筋肉固定法(myodesis)：骨端にドリル孔を形成し，その孔に筋肉群を固定する方法。

(4) 筋肉縫合固定法(myoplastic myodesis)：筋肉群の末端の内層を骨端末にあけたドリル孔に固定し，さらに筋肉を縫合し骨端を覆う方法。

現在では(2)から(4)の手技が推奨されているが，筆者は(4)筋肉縫合固定法をを採用している。

d 神経，血管の処置

止血は確実に行うことが大切である。術後に血腫が形成された場合，創の遷延治癒や感染の原因となるからである。大血管は二重結紮を行う。神経は切断時には軽く引っ張り出し，鋭利なメスで切断する。太い神経（坐骨神経など）の場合，神経を結紮してから切断する。神経と伴走する血管からの出血を防止するためである。切断術後には必ずドレーンを挿入留置する。

5 術後ケア

術後ケアは全身管理，断端管理，早期義肢装着訓練に分けられる。

a 全身管理

全身管理は原疾患の治療，合併症の予防と治療，廃用症候群の予防，心理的問題への対応などであり，切断者の高齢化とともに重要性が増している。

1) 原疾患の治療

外傷や感染症に対する抗生物質，循環障害に対する血管拡張薬や抗凝固薬の投与，悪性腫瘍例の化学療法や放射線療法が行われる。最近の外傷性

a．大腿切断　　　　b．膝離断　　　　c．下腿切断

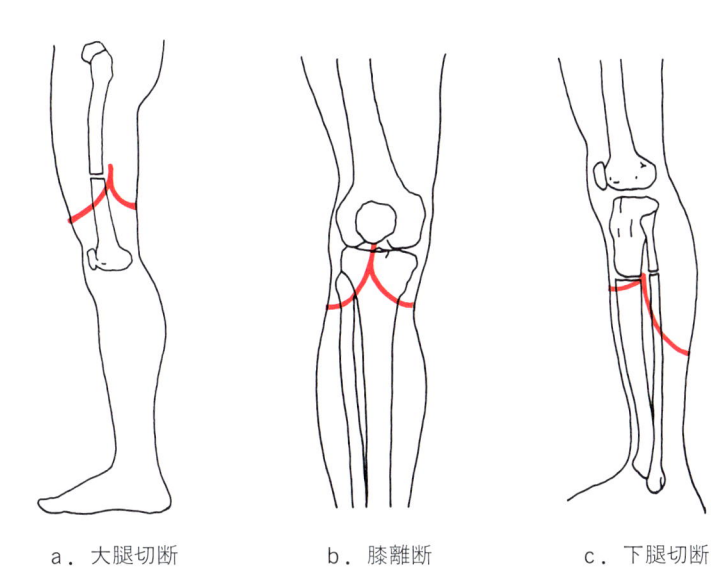

図 II-5　末梢循環障害例の皮膚切開例

切断には前述したように自殺企図によるものが相当数含まれているので，神経症や精神疾患に対する精神科医の治療が必要なことがある[22]。

2）合併症の予防と治療

高齢者，特に循環障害による切断患者は，虚血性心疾患や呼吸器疾患，糖尿病を合併していることが多いので内科的治療が続行される。

3）廃用症候群の予防

早期離床が最も効果的であるが，健側肢や体幹の筋力や関節可動域の維持も忘れてはならない。

4）心理的問題

切断は心理的ダメージの大きい障害であるから，心理的アプローチが重要である。

b　断端管理

断端ケアの重要な目的は，義足装着に適した良好な断端を早期に獲得させることである。具体的には，切断端の浮腫や循環障害，さらには創痛，幻肢痛といった合併症を予防することである。断端ケアの過程は，断端が刻々と成熟へと変化して

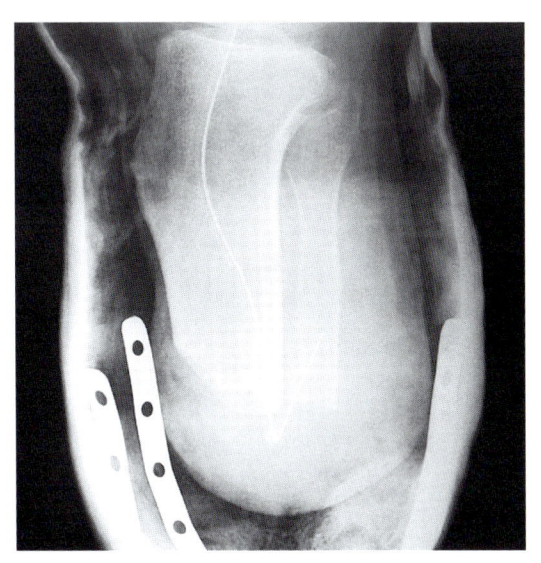

図 II-6　下腿切断時における骨の処置
脛骨前下端を斜めに切断することがソケットの適合上重要である

いく過程であると同時に，切断を受けた患者が身体的にも，精神的にも最も多く苦痛を有する時期でもある。ここでは現在主に行われている方法について述べる。

a．従来の切断法　　　b．筋肉縫合法

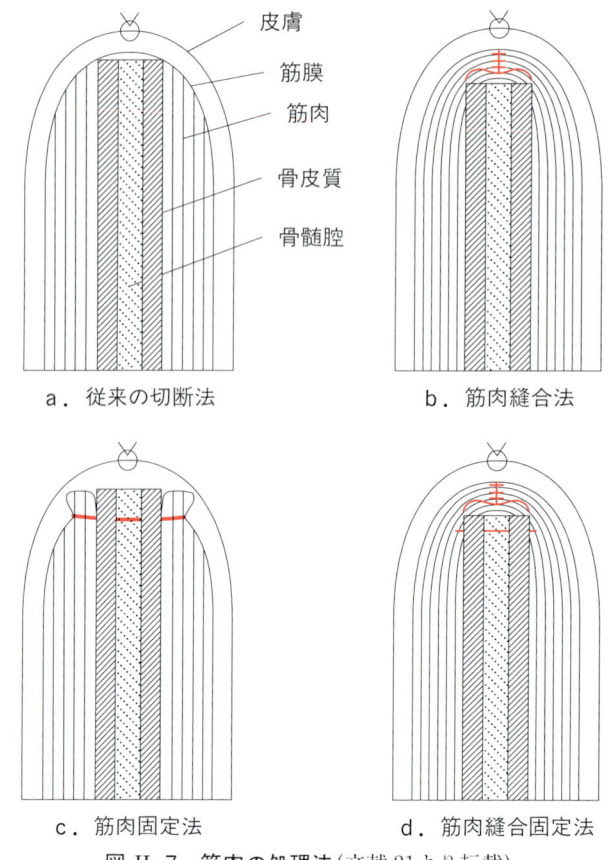

c．筋肉固定法　　　d．筋肉縫合固定法

図 II-7　筋肉の処理法（文献21より転載）

皮膚
筋膜
筋肉
骨皮質
骨髄腔

1）soft dressing

従来より行われている方法で，切断端にガーゼを重ねて，さらにその上から弾力包帯を巻いて圧迫するものである．弾力包帯による圧迫は断端が成熟するまで行う．断端が成熟すれば，義足を作製し義足装着訓練を行う．長所は比較的簡便であり，切断端創のチェックが容易であることである．一方短所としては，断端浮腫の予防効果が不十分で，断端の成熟が遷延し，切断後の断端痛，幻肢痛が強い．さらに弾力包帯の巻き方には熟練を要し，その巻きなおしが頻回に必要である．不良肢位をとりやすく，関節拘縮の誘因にもなる．

2）semirigid dressing

現在行われているのはエアバッグを用いる方法である．エアバッグの長所は特別な技術を要しないで均一な圧迫を断端に加えることができ，断端の周径などの変化にも自動的に追随して，完全な全面接触が得られることである．実際にはエアバッグの周囲と下部を金属で補強したエアバッグ義足が用いられ，soft dressing や rigid dressing を行った後，仮義肢を装着するまでの中間的な義肢としても使用できるものである（77頁，図III-6参照）[23]．

3）環境コントロール法（controlled environment treatment；CET）

断端をビニール袋に入れて清浄な空気を循環させ，均等な圧をかける方法である．この方法は rigid dressing の長所を備えながら，常に創を観察できる理想的な方法であるが，特殊な装置が必要なため，切断者の絶対数が少ないわが国では普及していない[24]．

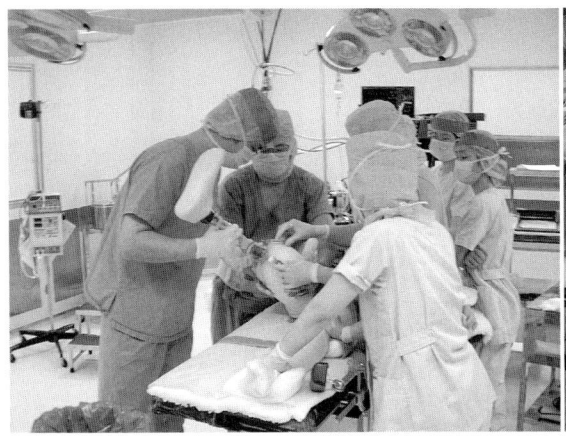

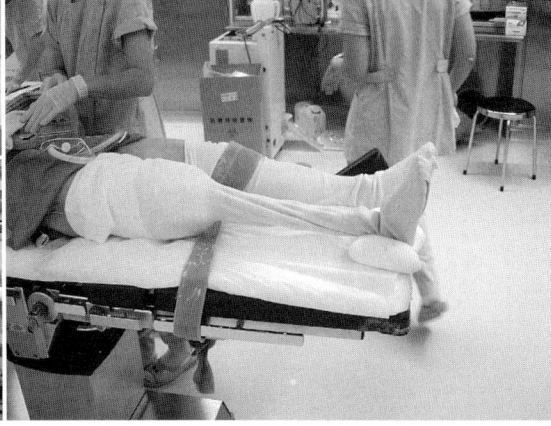

a．術直後，麻酔のかかっている間に仮義肢を装着する　　　　　　　　b．仮義肢装着完了

図Ⅱ-8　術直後義肢装着法（大腿切断例）

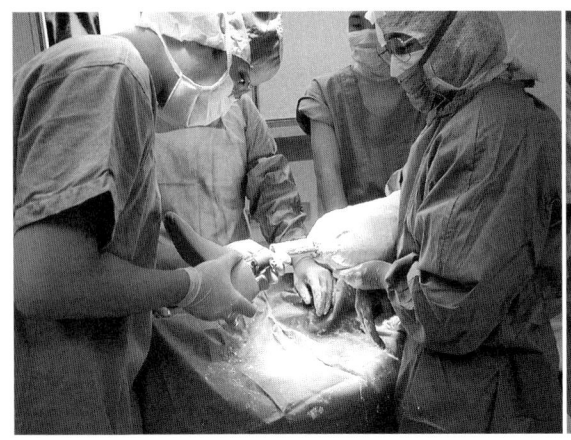

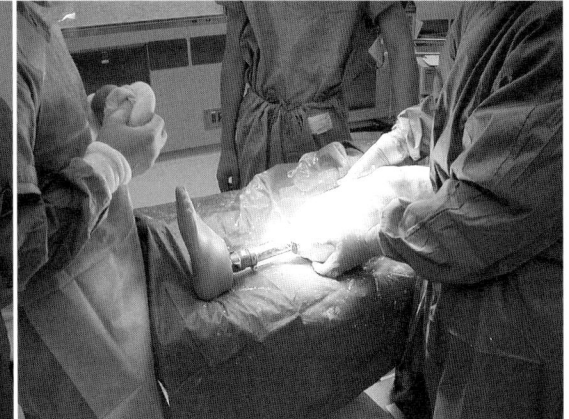

a．術直後，麻酔のかかっている間に仮義肢を装着する　　　　　　　　b．仮義肢装着完了

図Ⅱ-9　術直後義肢装着法（下腿切断例）

4）切断術直後義肢装着法

1969年にBerlemont[25]，Weiss[26]らによって報告された。生理学的切断術（筋肉固定，筋肉縫合固定術）を行った直後に，手術室にて切断端に厚手の滅菌断端袋をかぶせて，その上にギプス包帯を巻いてソケットをつくり（rigid dressing），仮義足を装着するものである（図Ⅱ-8大腿切断後，図Ⅱ-9下腿切断後）。早期より立位，可能であれば歩行訓練を開始する。長所は，創の治癒や断端の成熟が早期に獲得でき，術後の断端痛や幻肢痛が抑制される。切断術後早期に離床，訓練が開始できる（図Ⅱ-10）ため，精神的負担が軽減される。一方短所としては，ギプス包帯を巻いてソケットをつくる（rigid dressing）ため，術後の創チェックができないことである。さらに義肢について専門的な知識と熟練した製作技術が必要であるため，切断前と切断直後より，チームアプローチが実施できる体制がないと成功しない。

5）切断後早期義肢装着法

切断端創の治癒が得られるまではギプス包帯による断端管理（rigid dressing）を行い，切断端創の治癒が得られたならば，できるだけ早期に仮義

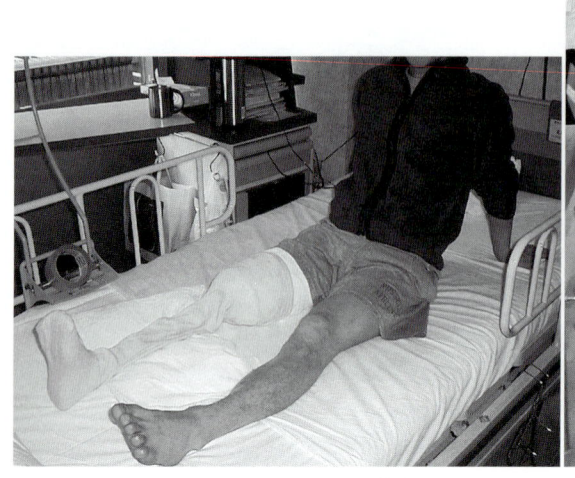

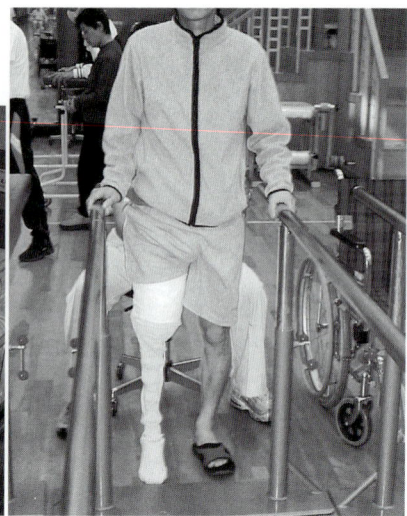

a．早期にベッドから離床　　　　　　　　　b．起立訓練

図 II-10　早期離床，訓練

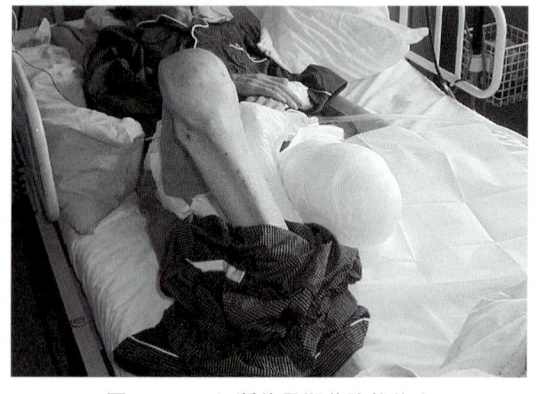

図 II-11　切断後早期義肢装着法
高齢者で体力低下している場合，仮義肢の装着（場合によってはギプスの重み）はベッド上でのADLの障害となることがあるので，注意を要する

肢を装着し，訓練を行う方法である．外傷や腫瘍など創の治癒が比較的よい場合には，切断術直後義肢装着法は優れた結果をもたらす．しかし，血行障害に起因した切断例では，早期荷重，負荷により創の治癒遷延がみられる．血行障害例では，創の治癒最優先とすべきであり，本法が第1選択となる．長所と短所は前述（切断術直後義肢装着法）とほぼ同様である．本法施行対象は当然，高齢者が多く，仮義肢をつけない状態であっても，ギプスソケット自体の重みでベッドサイドのADLが阻害されることがあるので，注意が必要である（図 II-11）．

6）ギプスソケットを除去して切断端の創チェックが必要な場合

切断術後，患者が高熱を発したとき，さらに切断端痛を持続して訴えたとき，さらにギプス上に出血汚染がみられたとき，ギプスがきついあるいはゆるいとき，このような場合は，ギプス除去が必要である．

7）シリコンライナーを用いた断端管理方法

主として下腿切断者に対して提唱されている断端管理法である．切断術後の断端にシリコンライナーを装着し，断端の早期成熟をはかろうとするものである．従来の soft dressing よりも有効であるといわれている．Vigerら[27]やJohannessonら[28]の報告がある．

6 切断後早期の合併症

切断後早期の合併症には，皮膚創部の壊死，皮膚縫合部の遷延治癒，感染，浮腫などがある．

a 皮膚創部の壊死

末梢循環障害による切断の場合に起こりやすい．皮膚の壊死を予防するためには，手術時にできるだけ愛護的に組織を扱うことである．末梢循環障害例では駆血帯は使用しないことはもちろんのこと，皮膚をピンセットでつまむことも慎まねばならない．いったん皮膚が壊死に陥ると，皮膚の切除と再縫合，またはより高位での再切断が必要となる．近年では，末梢循環障害であっても下腿切断に成功する可能性が高くなっていることに注目するべきである．Burgess ら[29]は，末梢循環障害による切断で，75％は下腿切断に成功したと報告している．Kihn ら[30]は，膝か動脈を触れない例であっても，51.5％は一次治癒し，最終的には72％が下腿切断に成功したと報告している．

b 皮膚縫合部の遷延治癒と創の哆開(裂開)（dehiscence）

皮膚縫合部の遷延治癒も循環障害による切断の場合に起こりやすく，そのうえに早すぎる抜糸や荷重，さらに感染が加わると創の哆開を生じる．循環障害例では，創にかかる緊張を最小にするような手術操作をし，さらに接着テープなどで緊張を減少させ，抜糸は術後3週以後より遅くし，荷重開始も遅くする．

c 感染

感染を防ぐためには，良好な全身状態の確保，無菌的な手術，愛護的な手術操作によって組織の損傷を最小限とし，完全な止血とドレーンを入れて血腫を防止することである．感染を発見したら即時の切開排膿と，感受性のある抗生物質を投与する．

d 浮腫

切断手術による外部刺激や循環障害は断端に浮腫を生じさせるが，浮腫は循環障害の原因となり悪循環となって，創の治癒過程を障害するとともに，早期の義肢装着を妨げる要因となる[31,32]．切断の術後管理では浮腫を予防し，義肢装着に適した断端をできるだけ早く獲得することが非常に重要であり，断端に圧迫を加えて浮腫の予防と治療をはかろうとする soft dressing 法や環境コントロール法などの断端管理法が行われる最も大きな理由である[31,33]．

e 心理的問題

自殺企図の背景に統合失調症やうつ病，精神的な不安定があることが多いことに加えて，切断による心理的なダメージが精神的な不安定を生じることがある[22]．

7 切断の合併症（義肢装着後の合併症）

a 断端神経腫

神経線維は切断されるとその末梢部に神経線維の絡み合った腫瘤を形成し，断端神経腫とよばれる．断端神経腫の形成は神経切断のむしろ自然の経過であり，切断方法にかかわらず形成され，断端神経腫自体は自発痛を生じず，圧迫などの刺激を受けたときにのみ痛みを発するのであるから，切断手術時に神経断端に特別の操作は必要でない．皮膚の直下やソケットの辺縁などの刺激を受けやすい部位で神経を切断することを避け，筋肉などの軟部組織の奥深い箇所に埋まるようにすることが痛みを予防することになる．

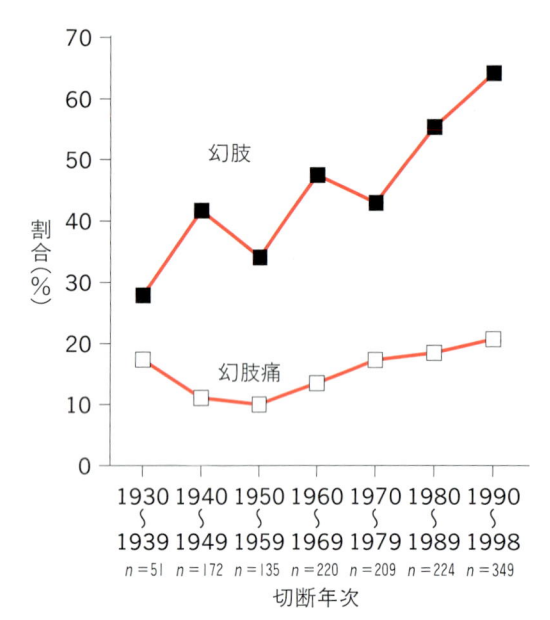

図 II-12 切断年次と幻肢・幻肢痛の出現率の関係
（文献35より転載）

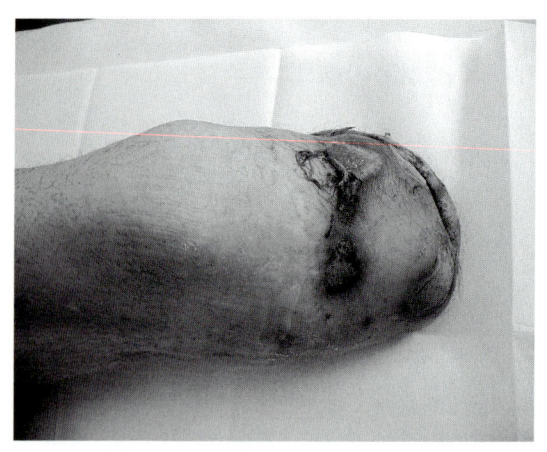

図 II-13 切断端の潰瘍（糖尿病合併例）

b　幻肢と幻肢痛

　幻肢とは切断された手足が残っているかのような感覚であり，痛みを伴うと幻肢痛という．幻肢痛の原因については，大脳や脊髄に原因を求める中枢説，断端神経腫を原因とする末梢説，心理的要因とする精神説などがあるが，合意は得られていない．幻肢の出現率は報告によってかなりの差があるが，筆者のこれまでの経験でも，切断直後にはほとんど全例が正常の手足の位置に同じ大きさの幻肢を感じ（実大型），時間の経過とともに先端部分を残して中間部が短縮または消失し（遊離型または断端密着型），最終的には先端部分が断端の中に入り込む（断端嵌入型）ことが多い[34]．幻肢の消失時期は6か月から2年程度といわれるが，数十年以上も持続している場合も多い（図II-12）[35]．しかし4～6歳以下の小児切断例には幻肢は出現しないとされている．

　幻肢痛の発生頻度も報告者によって大きな差があるが，特に著しい幻肢痛の出現率は2～20%程度である[35,36]．上肢切断の幻肢痛は下肢より出現率が高く，消失しにくいといわれている．痛みの性質はズキズキ，ジンジン，ピリピリなど多様に表現され，鋸で切られているような痛みと表現する切断者もある．幻肢痛の起こり方も，常時存在するものから，間欠的に激痛を生じるものまである．筆者の経験では，1年に1～2度激痛を生じ，数日持続するのでその間は仕事を休むというものが多い．幻肢痛を誘発する因子としては，天候，精神的ストレスのほか，排便，性交時などを訴える切断者がいる．

　治療法としては，通常の鎮痛薬は無効のことが多い．間欠的に激痛を訴える患者には，激痛の期間に三環系抗うつ薬を投与すると効果のあることが多い．持続的な痛みを訴える場合には，対側肢の幻肢痛を感じている部位に相当する部位への経皮的電気刺激が効果があるとする報告がある[37]．そのほか，断端神経腫の切除，局所麻酔薬ブロックや超音波照射，温熱療法なども行われているが，確実な効果を期待できる治療法ではない．

c　断端皮膚の合併症

　義肢装着後に起こる断端皮膚の合併症で多いのは，傷と皮膚のかぶれである．

1）断端の傷

　断端の傷は擦過傷，または水疱形成であること

が普通であり，通常は潰瘍にまで至ることはまれである。しかし糖尿病を有している例では，末梢神経障害による断端部の知覚障害がみられ，さらに末梢循環障害もあいまって潰瘍に至るケースも経験する（図Ⅱ-13）。傷の原因はソケットの適合不良であることが多いが，アライメント不良のこともある。適合不良によるときは，ソケットが緩いために断端がソケットの中に落ち込んだり，ソケットが窮屈なため断端がソケットの中に十分に入りきれなくて生じる。ソケットの適合が緩いためや，懸吊帯（サスペンション）が不良のため，断端とソケットの間の相互運動（ピストン運動）を生じて起こることもある。傷ができやすい部位には大腿切断では義足のソケットの上縁（ソケット上縁から少し離れた部位）や，下腿切断では断端の遠位端付近があるが，これらの部位はソケットからの圧迫が強い部位ではなく，むしろ皮膚が引っ張られる部位であることに注意する必要がある（図Ⅱ-14）[38]。したがって，その対策はソケットが断端に当たらないようにすることではなく，むしろその部位を全面接触（total contact）として圧迫するか，ソケットの辺縁に丸みをつけるか柔軟な材質にして，皮膚が引っ張られるのを防ぐほうが効果的である。

2）皮膚のかぶれ

皮膚のかぶれの多くは，接触性皮膚炎か湿疹である[33,39,40]。接触性皮膚炎はソケットの素材に対する過敏性によって生じるので，素材に過敏性がないかどうかのチェック（パッチテスト）を行う。湿疹には副腎皮質ホルモンの外用薬が効果があるが，断端の清潔を普段から保つこと，清潔な断端袋を使用するなどの注意も重要である。断端の皮疹がなかなか消退せずに治癒が遷延する場合には，皮膚科専門医にコンサルトすることも忘れてはならない。

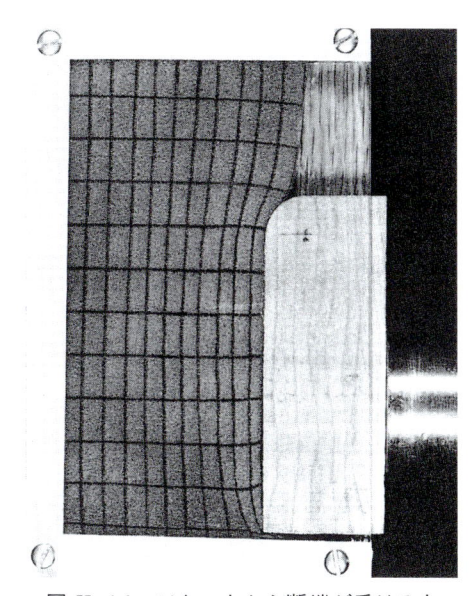

図Ⅱ-14　ソケットから断端が受ける力
断端の傷は圧迫が強い部位ではなく，むしろ皮膚が引っ張られる部位に生じやすい（文献38より転載）

8　義肢の非適応例

わが国の上肢切断者は装飾義手の装着を希望する場合が多いが，義手の選択に当たっては，切断端の状態，患者の全身状態，職業，周囲の環境などを考慮するとともに，近年の電動義手の進歩も視野に入れて結論を導き出すことが重要である[41,42,43]。

下肢切断者の大部分は義足によって歩行可能になるが，少数ではあるが，義足の適応とならない切断者が存在する。義肢装着が適応となりにくい症例には下記のようなものがある。

1）切断前から歩行できなかった患者

切断以前から長期間にわたって歩行が不能であった症例は，その原因にかかわらず実用的な義足歩行の獲得は困難と考えたほうがよい。

2）体力低下例

高齢切断者は，糖尿病や全身の動脈硬化性病変

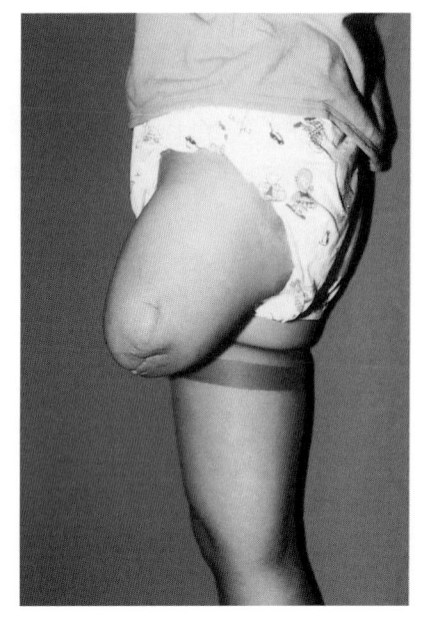

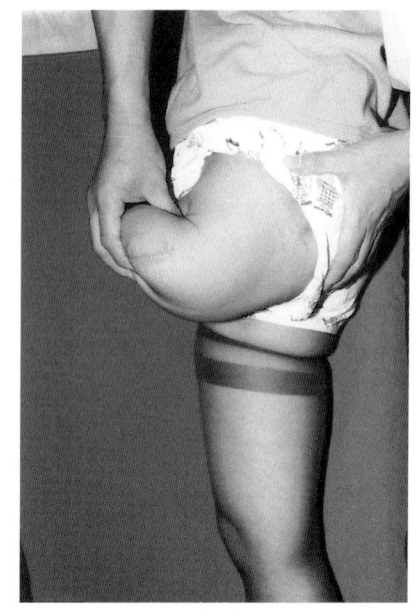

a．力を加えない状態　　b．力を加えると屈曲する軟部組織
図 II-15　骨性成長が抑制された大腿断端

に基づくいろいろな併存疾患(虚血性心疾患，腎症など)を有している場合が多く，体力の低下を伴っている場合がほとんどである．特に高位切断者(大腿切断や股関節離断)では，義足歩行に要するエネルギー消費が著しく大きくなり，身体がその負担に耐えられないために義足装着訓練が困難な場合がある．筆者らが行った調査では，高齢大腿切断者が義足歩行を行うために必要な体力は $50～60\%\dot{V}O_2max$ である[44,45]．

3）精神障害によるもの

認知症や統合失調症などの精神障害のため，義肢装着訓練に対する意欲がないか訓練を拒否する患者．

4）片麻痺の合併例

片麻痺と切断のどちらが先か，罹患側が同側か反対側かによっても，義足歩行の可能性は異なる．片麻痺が先にあって，後に非麻痺側の切断を生じたときが最も困難であり，切断が先で，同側の片麻痺を生じたときが最も義足歩行の可能性が高い[46,47]．

5）高齢の両側大腿切断

高齢者の両側下肢切断は循環障害によるものが多く，2回目の切断で両側切断になったものが大部分である．このような症例では，初回切断後に義足歩行ができなかった人は，2回目の切断後もまず歩行は困難である．初回切断後に義足歩行をしていた人や，両側をほとんど同時に切断した人には，本人の意欲があれば，義足装着訓練を行うべきである．しかし，両側大腿切断者の歩行能力は低く，半面，消費エネルギーが大きいので，最終的には障害者のQOLを中心に考え，車いすも選択肢の一つであることを忘れてはいけない[48]．

6）人工透析中の患者

人工透析中の患者は，透析のためと透析後の全身倦怠感のために訓練時間が短くなること，断端容積の日差が大きいこと，糖尿病合併例では傷をつくりやすい，全体的に生命予後が短いなどから困難な場合が多い．しかし良好な結果の得られることもあり，義足装着訓練を実施するかしないかは，最後は本人の意欲があるかどうかにかかって

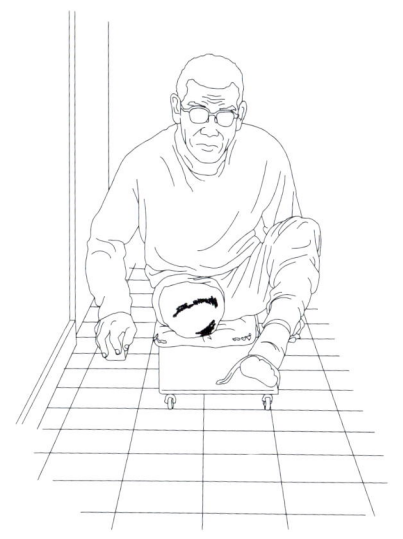

図Ⅱ-16　キャスターを用いた屋内移動
（文献52より転載）

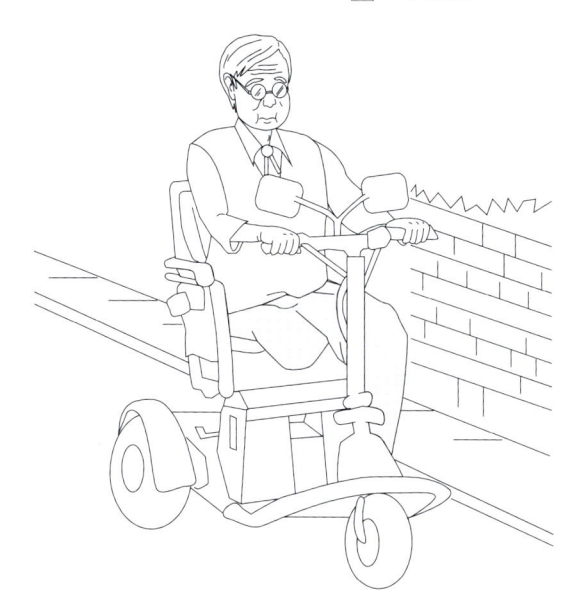

図Ⅱ-17　電動三輪車による屋外移動

いる[49]。

9 小児・高齢者切断の特徴と処方上の留意点

a 小児切断の特徴と処方上の留意点

　小児切断は体力があり，全身状態には問題が少なく，断端神経腫，幻肢痛などによる痛みも少ない。しかし成長に伴って，長管骨の長軸成長の抑制や過成長を生じやすいので，切断よりも関節離断が望ましい（図Ⅱ-15）[19]。先天性切断はもちろん，悪性腫瘍の比率が高いことも小児切断の特徴である。また成長による義肢の不適合を生じるので，定期的な適合検査と，義肢の作り直しが必要であるだけでなく，成長に合わせて処方する義肢の機能を高めていくことも必要である。

b 高齢者切断の特徴と処方上の留意点

　高齢下肢切断者は全身の動脈硬化や糖尿病に起因した併存疾患の存在やそれに起因した体力の低下，義足歩行に要するエネルギー消費の増大，そして生活習慣により体力の個人差が大きいなどの理由により機能予後の予測が困難であり，そのリハビリテーションは極めて難渋する。一般に認識されているように，年齢層が若い切断者や若年時に切断を受け高齢化した切断者の場合，よほどのことがない限り義足歩行は自立するため，義足処方の適応はほぼ全例にあり，義足処方のいかんが自立歩行獲得に影響することはない。一方，高齢時切断者のリハビリテーションはこれらとは全く異質なものである。高齢時切断者のリハビリテーションは義足装着前評価に始まり，ある程度のゴール設定を予測したうえで，適応のある対象に対して義足処方を行い，義足装着，歩行訓練が行われるべきである。すなわち義足処方は，多方面的な慎重な評価の結果なされる重要な決定事項であり，切断者の機能予後を左右するものである。決して単に切断者にあてがいぶちに義足を与えるためのものではない。Steinbergら[50]は，義足歩行を阻害する因子として，認知症，重度の神経内科疾患，うっ血性心不全，重度の閉塞性肺疾患，高度の股関節屈曲拘縮を挙げている。筆者らが行った調査[51]では，片脚起立能力がよく，併存疾患が少なく，体力が比較的良好に保たれていること

が，義足歩行に有利な条件であった．

　実用的な歩行が見込まれる場合は，積極的に義足を処方するべきである．その際，義足は軽量な骨格構造型とし，膝継手は立脚相制御を重視したものを選択し，足部もなるべく軽量なものがよい．一方，実用的な歩行が望めない場合は，義足歩行にこだわることなく，QOLを重視した生活スタイルを確立すべきである．例えば，屋内ではキャスターによる移動（図Ⅱ-16），屋外では電動三輪車の使用（図Ⅱ-17）などである．

● 復習のポイント

1. 近年の傾向として下肢切断の原因として末梢循環障害が増加していることを理解する．
2. 切断術の原則を，切断レベルの選択，骨と筋肉，神経，血管の処置に分けて理解すること．
3. 近年ではrigid dressingはあまり施行されず，soft dressingが主流である．しかし最近の傾向としてシリコンライナーを使用した断端管理が提唱されている．

【引用文献】

1) Ebskov B : Trends in lower extremity amputation (Denmark, 1978-1983). In Murdoch G, Donovan RG (eds) : Amputation Surgery and Lower Limb Prosthetics. pp 3-8, Blackwell Scientific Publications, Oxford, 1988
2) 澤村誠志，他：切断の動向．総合リハ　1998；26：797-799
3) 長島弘明，他：虚血性下肢切断―岡山県民の実態調査．リハ医学　1991；28：495-500
4) 林　義孝，他：下肢切断者に関する疫学的研究．日本義肢装具学会誌　1999；15：163-170
5) 澤村誠志，小嶋　功，中川昭夫，他：我が国における切断者のプロフィール―兵庫県における疫学調査．Monthly Book Orthopaedics 1992；5(6)：83-89
6) Gregory-Dean A : Amputations ; statics and trends. Ann Roy Coll Surg Engl 1991 ; 73 : 137-142
7) 川村次郎，福井信佳，中川正己，他：上肢切断者の現状と動向―近畿地区におけるアンケート調査から．リハ医学　1999；36：384-389
8) 勝村達喜，正木久男：血管外傷と救肢．外科　1991；53：391-395
9) 星野俊一：急性動脈閉塞による虚血と救肢．外科　1991；53：357-363
10) Bild DE, Selby JV, Sinnock P, et al : Lower-extremity amputaion in people with diabetes―epidemiology and prevention. Diabetes Care. 1989 ; 12 : 24-31
11) 松田文子：糖尿病性壊疽の治療．阿部正和，平田幸正（監修）：糖尿病―外来診療のポイント，pp 151-155，日本医師会，1990
12) 井上　治：手術療法―切断と分節状切断．富田勝郎（担当編集委員）：骨・軟部腫瘍および類似疾患，新 図説臨床整形外科講座 13, pp 110-116, メジカルビュー社，1995
13) 澤村誠志：先天性奇形・切断．切断と義肢．第4版，pp 94-106，医歯薬出版，1999
14) 川村次郎，林　義孝，田中秀積：小児切断．山室隆夫，井上駿一（監修）：骨・軟部腫瘍，切断，臨床整形外科手術全書 4, pp 265-298，金原出版，1994
15) 陳　隆明，澤村誠志：切断術．義肢装具のチェックポイント．第7版，pp 41-82，医学書院，2007
16) 高橋守正：切断．千野直一（編）：現代リハビリテーション医学．pp 420-432，金原出版，1999
17) Van Nes CP : Rotation-plasty for congenital defects of the femur―Making use of the ankle of the shortened limb to control the knee joint of a prosthesis. J Bone Joint Surg 1950 ; 32-B : 12-16
18) Kotz R, Salzer M : Rotation-plasty for child-food osteosarcoma of the distal part of the femur. J Bone Joint Surg 1982 ; 64-A : 959-969
19) 福沢玄英：小児切断―下肢を中心として．理・作・療法　1973；7：165-168
20) 陳　隆明：切断術．日本義肢装具学会誌　2002；18：13-15
21) 陳　隆明：切断術直後の断端ケア．理学療法MOOK 義肢装具．pp 3-10，三輪書店，2000
22) 北尾　進，安藤徳彦，木下　潤：精神障害を合併した切断者のリハビリテーション．総合リハ　1981；9：183-186
23) 神田昭光，松矢正利，林　誠二，他：エアーバッグ訓練用義足の使用経験―P.P.A.M.-Aidを使用して．日本義肢装具学会誌　1992；8：9-13
24) Readhead RG, Snowdon C : A new approach to the management of wounds of the extremities ;

25) Berlemont M, et al : Ten years of experience with the immediate application of prosthetic devices to amputees of the lower extremities on the operating table. Prosthetics International 1969 ; 3 : 38 Controlled environment treatment and its derivatives. Prosthet Orthot Int 1978 ; 2 : 148-156

26) Weiss M : Physiologic amputation, immediate prosthesis and early ambulation. Prosthetics International 1969 ; 3 : 38

27) Viger S, et al : Healing of open stump wounds after vascular below-knee amputation : plaster cast socket with silicone sleeve versus elastic compression. Arch Phys Med Rehabil 1999 ; 80 : 1327-1330

28) Johannesson A, et al : From major amputation to prosthetic outcome : a prospective study of 190 patients in a defined population. Prosthet Orthot Int 2004 ; 28 : 9-21

29) Burgess EM, et al : Amputation of leg for peripheral vascular insufficiency. J Bone Joint Surg 1971 ; 53-A : 874-890

30) Kihn RB, et al : "Geriatric" amputee. Ann Surg 1972 ; 176 : 305-314

31) 大川嗣雄, 佐鹿博信：切断術後の断端管理. 別冊整形外科, No. 4, pp 18-23, 1983

32) McCulloch JM, Hovde J : Treatment of wounds due to vascular problems. In Kloth LC, McCulloch JM, Feedar JA (eds) : Wound healing ; Alternatives in Management. pp 177-195, Davis, Philadelphia, 1990

33) McCollough III NC : Complications of amputation surgery. In Epps CH (eds) : Complications in Orthopaedic Surgery, pp 1159-1190, Lippincott, Philadelphia, 1978

34) 大塚哲也：幻肢痛. 総合リハ 1977 ; 5 : 139-152

35) 林 義孝, 森 義明, 川村次郎：下肢切断者に関する疫学的研究. 日本義肢装具学会誌 1999 ; 15 : 163-170

36) 水間正澄：幻肢痛. 臨床リハ 1997 ; 6 : 356-359

37) Carabelli RA, Kellerman WC : Phantom limb pain ; Relief by application of TENS to contralateral extremity. Arch Phys Med Rehabil 1985 ; 66 : 466-467

38) Bennett L : Transferring load to flesh. Bull Prosthetics Res 1974 ; 10-22 : 133-143

39) 佐藤和男：義肢装着による合併症. 総合リハ 1974 ; 2 : 379-383

40) Levy SW : Skin problems of the amputee. In Bowker JH, Michael JW (eds) : Atlas of Limb Prosthetics : Surgical, Prosthetic, and Rehabilitation Principles, pp 681-688, Mosby, St. Louis, 1992

41) 川村次郎, 青山 孝, 古川 宏：動力義手の最近の進歩と臨床応用―筋電義手を中心に. リハ医学 1997 ; 34 : 70-76

42) 陳 隆明, 他：筋電義手の有用性と実用性―実際の症例から. 日本義肢装具学会誌 2001 ; 17 : 243-248

43) 陳 隆明, 他：当センターの訓練用筋電義手システムの紹介とその問題点―従来の訓練用仮義手システムと比較して. 総合リハ 2002 ; 30 : 947-952

44) 陳 隆明, 他：血行障害性大腿切断者の義足歩行能力に影響を及ぼす因子―5症例についての検討から. 総合リハ 1999 ; 27 : 1149-1153

45) Chin T, et al : %VO_2max as an indicator of prosthetic rehabilitation outcome after dysvascular amputation. Prosthet Orthot Int 2002 ; 26 : 44-49

46) 栢森良二：高齢者の下肢切断―合併症への対策. 臨床リハ 1993 ; 2(1) : 18-22

47) Varghese G, Hinterbuchner C, Mondall P, et al : Rehabilitation outcome of patients with dual disability of hemiplegia and amputation. Arch Phys Med Rehabil 1978 ; 59 : 121-123

48) 佐鹿博信：両下肢切断. 臨床リハ 1996 ; 5 : 930-934

49) Czyrny JJ, Merrill A : Rehabilitation of amputees with end-stage renal disease; functional outcome and cost. Am J Phys Med Rehabil 1994 ; 72 : 353-357

50) Steinberg FU, et al : Prosthetic rehabilitation of geriatric amputee patients. Arch Phys Med Rehabil 1985 ; 66 : 742-745

51) 陳 隆明：高齢下肢切断者の prosthetic rehabilitation outcome に影響する因子. リハ医学 2003 ; 40 : 13-17

52) 陳 隆明, 大藪弘子, 他：四肢切断. 兵庫県立総合リハビリテーションセンター(編)：チームアプローチによる総合的リハビリテーション. pp 351-404, 三輪書店, 2000

2 切断者のリハビリテーション

■ 学習のポイント
1. 術前・術後の評価方法を学ぶ。
2. 装着前・後訓練の目的と方法を学ぶ。
3. 義肢適合，アライメントに関する基本知識を学ぶ。
4. 適切な義肢構造の判断を学ぶ。
5. 異常歩行の原因と解決方法を学ぶ。

下肢切断者リハビリテーションにおける理学療法士の役割は，義肢の優れた性能を理解し，どのような状態の切断者であっても最大限に残存機能を生かし，最短期間で最高の日常生活活動レベルを獲得させ，早期に社会復帰を可能にすることである。これらは決して容易なことではなく，実際の臨床の場では教科書の内容と大きく隔たったような症例や，理想的な義肢の装着などとても困難と思われる症例を多く経験する。

このような状況の中で理学療法士は，切断者リハビリテーションに精通した医師，看護師，義肢装具士，ソーシャルワーカーなどの専門家とともにチーム医療の一員として，切断者リハビリテーションの全過程(図II-18)で重要な役割を担う。

本章では主に下肢切断者のリハビリテーションを中心に，理学療法士の視点から習得しておくべき知識を記載する。

1 評価

a 術前評価

術前評価の目的は，切断術後の義足装着および装着訓練を阻害する因子をあらかじめ把握し，それらに対し術前から早期リハビリテーション・プログラムを実施することである。

しかし術前評価の実施にあたっては，患者の症状や主科における手術実施前の検査などで実施が困難な場合が多い。術前評価では実施可能な必要最小限の評価のみ実施すればよく，理学療法士が実際的な評価を開始できるのは断端創部の抜糸がすべて完了(症例によっては，数回に分けて行われる)してからとなる。理学療法士が実施すべき

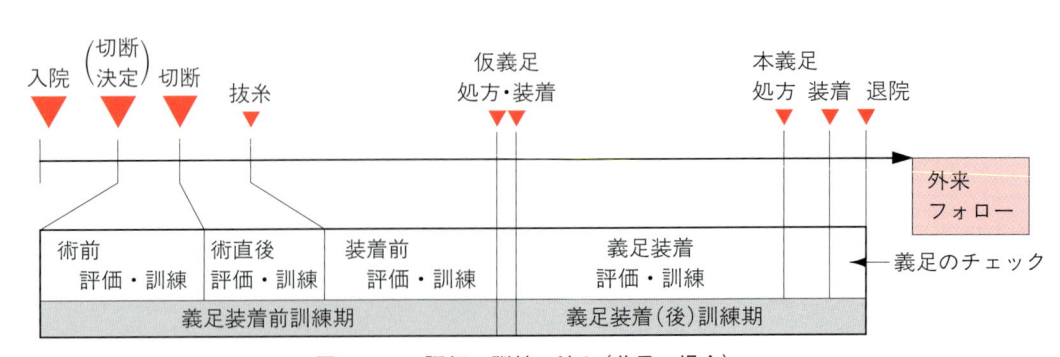

図II-18 評価・訓練の流れ(義足の場合)

表 II-2 理学療法士が実施すべき術前評価の項目

1. 身長・体重
2. 下肢長
3. 下肢周径
4. 関節可動域
5. 徒手筋力検査
6. 歩行(移動)能力
7. 疼痛
8. 感覚
9. 姿勢の観察

術前評価の項目を表 II-2 に示す。

b 術後評価

術後評価は，担当した切断患者に最も適した義足装着前および装着後訓練プログラムを作成し，到達目標を設定するために実施する。また実施中の装着訓練プログラムが適切であるか，義足の処方内容の決定や義足作製を行う適切な時期を知る目的で実施しておく。

理学療法士は実際に患者と接して，術後評価・訓練を開始する前に必ず主科カルテに，目を通さなければならない。重要なことは，まず切断原因は何か，その予後はどうなのかなど，疾病とその病態を正確に把握することから始める。これらの把握が十分でなければ，適切な理学療法プログラムの作成も目標設定も可能にならない。理学療法を実施するうえで必要となる事項を主科カルテから読み取り，その内容を正確に把握し理解しておく。

当然のことであるが，主科のカルテには投与中の薬物，臨床検査値，あるいは手術所見や主科治療計画などが英語やドイツ語などの専門用語を用いて記載されている。理学療法士にとって関係ある事項については，それらを解読できる能力が求められる。切断患者の理学療法をこれから進めていくうえで必要に応じて随時，十分な情報を把握していかなければならない。

1) 面接前

切断患者に接する前に理学療法士が主科(依頼科)のカルテから把握しておく必要事項を表 II-3 に示す。

表 II-3 理学療法士が主科のカルテから把握しておく必要事項

1. 切断原因
2. 切断の目的
3. 切断部位
4. 主科による原疾患の治療計画
5. 手術後の断端管理法
6. 断端の骨・筋肉の処理方法
7. 断端創部の状態
8. 術後日数
9. 合併症の有無
10. 予定入院期間
11. 年齢
12. 職業
13. 生活環境

2) 断端の評価

実際の断端は，理想的な部位で切断され健康な皮膚で覆われているとは限らない。また，関節拘縮を有していたり，筋力のアンバランスが存在したり，腫脹や分泌物を残していることも多い。このような断端では，標準的な義足装着訓練が可能であるのか，訓練プログラムの重要な変更を要するのか，あるいは今後の断端処置について医師に考慮を依頼したほうがよいかなどの判断基準として，断端の評価は極めて重要となる。

a) 断端長

断端長の計測は，2つの方法を実施しておく必要がある。1つの方法は，大腿切断では坐骨結節から下腿切断は膝関節裂隙より，それぞれ断端の先端まで外観的な断端長を計測する。もう1つの方法は断端のX線写真を用いて，大腿切断では坐骨結節から下腿切断は膝関節裂隙より，骨先端までの機能的断端長を計測する。義足を操作する際の力源としては，断端の骨長がテコの長さとして重要となるので，この機能的断端長が実質的な断端長となる(図 II-19)。

b) 断端筋力

手術創部の抜糸が終了するまでは，断端の自動運動による筋力3のレベルが維持できているかを測定しておく。断端に抵抗を加えて行う筋力4以上の測定は，手術創部の抜糸後から実施する。大腿切断では股関節周囲筋と腹背筋を，下腿切断で

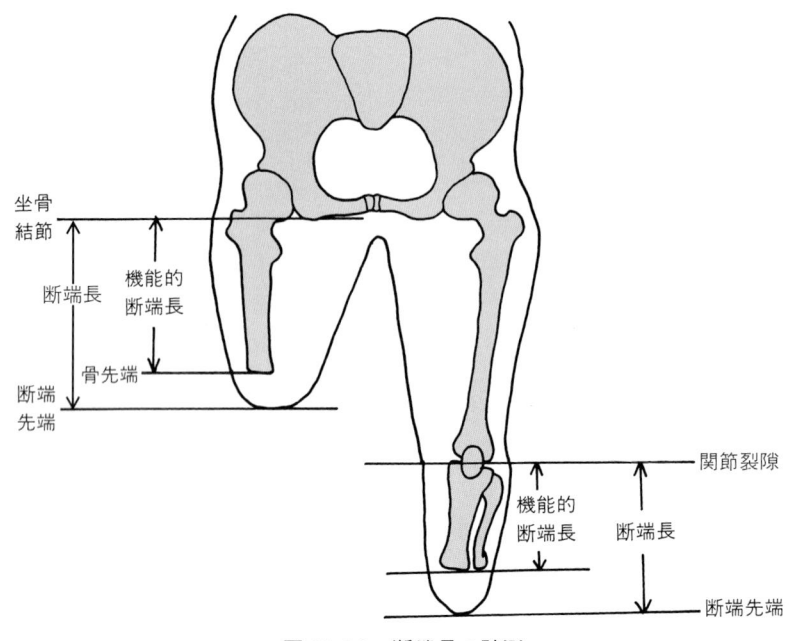

図 II-19 断端長の計測

は膝関節筋と股関節の筋力を測定する。

c）断端の可動性（関節拘縮の有無）

断端創部の抜糸が終了していない場合では，創部に強い筋緊張や疼痛を与えない範囲で，抜糸完了後は他動的に力を加えて測定する。

大腿切断では，股関節の可動性を計測するが，特に股関節の屈曲拘縮の有無をトーマス法を用いて正確に評価しておく必要があり，内外旋の計測は困難であるので，大転子の動きを目安にする。下腿切断では，膝関節と股関節の可動性を評価しておく。

高齢切断者では，短期間の臥床で上肢や体幹の可動性が制限され，日常生活活動の支障になることが多く，全身の可動性を計測しておく必要がある。

d）断端周径

断端の浮腫や腫脹による断端周径の変化を把握し，周径の安定が得られた場合が義足ソケットの採型時期になる。断端周径の計測は，1週間に1～2回の頻度で実施し，その変化を経時的に把握できるよう一覧表にして記載しておく。断端周径の安定は，成熟断端の最も大きな要素である。

大腿切断では，坐骨結節から 2.5 cm 間隔で断端の先端まで周径を計測する。下腿切断は，膝関節裂隙から大腿周径を 5 cm 間隔で，下腿部は 2.5 cm 間隔で断端の先端まで計測する。しかし，術直後から抜糸終了までは手術創部の外科的処置が行われているので，抜糸終了までは計測可能な部位の周径でよい。周径の計測は健側下肢も行っておくが，この場合は 5 cm 間隔でよい。

大腿切断では，計測ごとに坐骨結節を触知しなければならないが，特に若い女性の切断者では配慮を要する。そこで，筆者らは臨床上の便法として，上前腸骨棘を計測基点とし，坐骨結節部に相当する大腿部前面から 2.5 cm 間隔で断端の先端部まで計測している。

e）断端痛

義足装着に支障となる断端の痛みを評価する。

f）幻肢

幻肢の評価には大塚の分類が用いられることが多く，実大型・遊離型・断端密着型・痕跡型・断端嵌入型のどれに該当するか，切断者の訴えとともにスケッチで記録しておく。

g）断端の循環状態

理学療法士による断端の循環状態を評価する方法として，皮膚温や皮膚の色，浮腫などを常に観察しておくとともに，これらは運動によって変化することがあるので，それらの状態も記録する。

h）断端皮膚の状態

断端の皮膚がどのような状態であるかは，義足装着時の適合面から極めて大切なことである。特に義足を装着した際に体重の支持部になる部位の皮膚に，疼痛の原因となる瘢痕や傷などがないかを確認しておく。

2 装着前訓練

義足装着前訓練期間は，切断手術前と，切断手術後から訓練用仮義足による装着訓練開始までに区別される。切断前訓練は術前評価に基づいて，術後の理学療法プログラムの実施に支障となる運動機能障害の改善を目的に実施するが，術前の訓練は患者の病状により実施が困難な場合が多く，必要最小限の範囲にとどめる。

a 術前訓練として，できるだけ実施しておきたい訓練

①術後を想定したベッド上での体位変換訓練
②術後を想定した良肢位保持訓練
③ベッド上での関節可動域，筋力の維持訓練
④肺機能訓練
⑤松葉杖歩行，車いす操作訓練

b 術後訓練

術後訓練の目的は，早期に仮義足を用いた義足装着訓練が可能となる身体条件を獲得することである。そのために断端痛の除去や筋力の強化，周径の安定，関節可動域の改善を促進することで成熟断端の獲得に努めるとともに，片脚跳びやバランス訓練など全身調整訓練を積極的に行う。

1）ベッド上での良肢位保持

理学療法士は手術直後から，病室で適切な良肢位保持の指導を行い，拘縮や不良肢位の予防を行うが，これには切断患者自身および看護師の協力と理解が不可欠である。

大腿切断では股関節屈曲・外転・外旋拘縮が，下腿切断では膝関節屈曲・伸展拘縮が生じやすい。大腿切断患者の良肢位は，断端側股関節を伸展・軽度内転・内旋位で保持し，特に屈曲拘縮の予防には頻回に腹臥位をとることが効果的である。下腿切断では，主に膝関節の屈曲拘縮が生じやすいので，膝関節をできる限り伸展位にしておく。しかし，膝関節の伸展拘縮や股関節の拘縮発生にも注意を怠ってはならない。

2）断端訓練

断端訓練の目的は，断端の筋力強化や可動性の改善，周径の安定性を獲得し，早期に断端の成熟を得るため，術後できるだけ早期から開始する。

a）断端筋力の強化

術直後より抜糸終了までは，手術創部の癒合が十分得られていないので，創部に強い張力がかからない自動運動，自動介助運動，等尺性収縮運動（muscle setting）を行うが，抜糸後は徒手や滑車を用いた抵抗運動を積極的に実施する。

大腿切断では股関節の伸展，外転，内転の筋力強化を行うが，股関節屈曲筋は特に低下を認めなければ訓練の必要はない。下腿切断では膝関節の

屈伸筋力と，股関節周囲筋の筋力強化を実施する。

b）断端拘縮の除去

術直後から断端拘縮の予防を目的に断端訓練を開始するが，高齢や断端痛の強い切断患者では，術後早期に断端拘縮の発生をみることがある。そのため早期より良肢位保持の実施と組み合わせ，拘縮の発生に対して有効な訓練を実施する。

拘縮除去訓練を実施する場合の留意事項として，他動的に拘縮筋の伸張を行う際に過剰な矯正力を加えると，断端痛のため筋が過緊張をきたし満足な伸張効果が得られない。矯正力は強い痛みを与えない範囲にし，むしろ伸張時間を長くする長時間伸張法が効果的である。これらの訓練を行う前に，拘縮筋に対する超音波療法，アイスマッサージなどの実施は，疼痛や筋緊張の軽減に有効である。特に断端拘縮の発生がよくみられる，大腿切断の断端屈曲拘縮に対する訓練の実施時には，以下の注意事項に留意する。

(1) 断端の屈曲拘縮を除去する訓練は，腹臥位をとらせ股関節を過伸展位にし，胸郭部と腹部へクッションを入れ胸部への圧迫軽減と，腰椎の過伸展を防いだ肢位で行う。

(2) 断端を過伸展位にするため断端と治療台の間に砂袋を入れるが，その際に切断側の骨盤が浮き上がると短縮筋の伸長が効果的にできない。反対側の上前腸骨棘の下に砂袋を入れて，断端側の骨盤が浮き上がることを防ぐ。

(3) 拘縮筋を伸張するため骨盤の上に砂袋や重錘ベルトなどを置くが，その重さは経験的に，断端に強い痛みや循環障害を生じさせない範囲にする。重さを増すよりも，伸張時間を長く設定した方がより多くの効果が得られる。

次に，下腿切断では膝関節の屈曲拘縮が一般に多くみられるが，短断端や断端痛が強い場合には伸展拘縮の発生も決して少なくない。この場合の断端屈曲拘縮の矯正は，切断患者を腹臥位にし骨盤を固定し，大腿部と治療台の間に砂袋を入れて股関節を軽度過伸展にし，重錘バンドや滑車を用

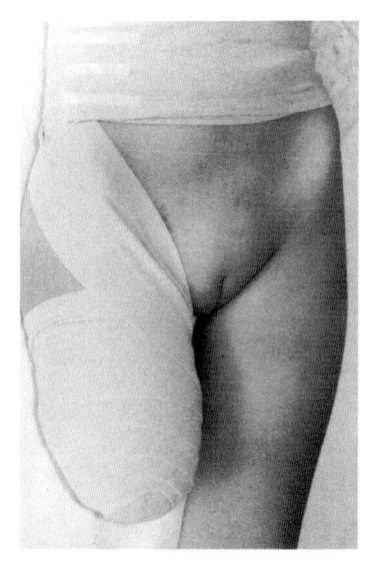

図 II-20　弾性包帯を巻いた大腿切断患者

いて膝屈筋に伸長を加える。伸展拘縮の矯正は，背臥位で断端の伸筋を重錘ベルトや砂袋，滑車などを用いて伸長する。しかし，短断端や断端痛が強い場合は，理学療法士が徒手で矯正を行う。

切断患者の関節拘縮は，断端に限らず体幹や両側上肢，健側下肢にも発生し，切断患者の日常生活動作を困難にするので，早期からこれらの予防と矯正に努めておくことが重要である。

c）断端包帯

断端を円錐形に整え，過度の脂肪組織を少なくし血腫形成の予防と，浮腫の軽減を目的に術直後より断端に弾性包帯を巻く（図 II-20）。

断端に巻く包帯は，縦糸にゴムを使用して織り込んでいる弾性包帯 (elastic bandage) を用いる。弾性包帯以外にも伸縮する包帯はあるが，それらは縦糸にゴムを使用しておらず繊維の織り方で伸縮性をもたせているのみで，圧迫力が弱く数回の洗濯で伸縮性が失われるので，断端包帯としては適していない。

(1) 断端包帯の準備

大腿切断には 5 号 (12.5 cm 幅×4.5 m) が，下腿切断には 4 号 (10 cm 幅×4.5 m) が適してい

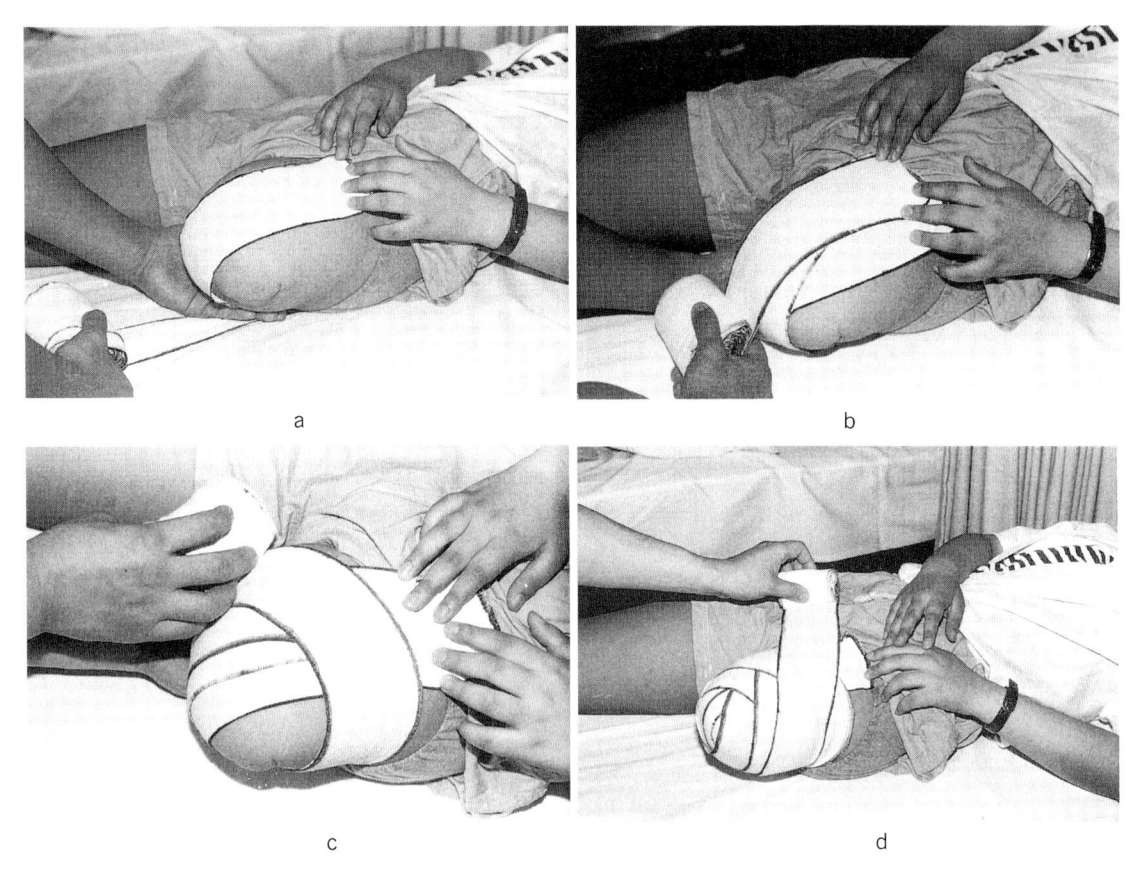

図 II-21　大腿切断の断端包帯の巻き方

る。断端に使用する包帯の長さは，大腿切断では4～5巻を，下腿切断は3～4巻を継ぎ合わせて1本の包帯にする。包帯を継ぎ合わせる場合に，弾性包帯の端と端を重ねて縫い合わせるが，その結び目があまり硬いと断端を圧迫するので，継ぎ目はできる限り平らに縫い合わせる。

（2）弾性包帯の巻き方

大腿切断では，背臥位で健側下肢を屈曲し，殿部と断端を浮かして股関節はできるだけ伸展，内転位にするよう切断者にも協力してもらいながら巻く。下腿切断は座位で膝伸展位にし，大腿の中央までをベッドや椅子から出して巻く。

巻く順序は図 II-21 に示すように，大腿切断では弾力包帯の端を断端前面の鼠径靱帯の高さぐらいで切断患者の両母指で固定し，長軸方向に2～3回巻く。後は断端末梢部から中枢部へ斜めに8の字を描くように，必ず骨盤まで巻く。下腿切断では，脛骨粗面の高さで包帯の端を切断患者の両母指で押さえ，長軸方向に2～3回巻き，後は末梢部から中枢に向かって8の字を描く要領で巻き上げていく（図 II-22）。短断端や標準断端では大腿中央部まで巻くことが原則である。これら巻き方の実際は，大腿・下腿断端の陽性ギプスモデルを用いて実習授業で経験しておくことが重要である。

断端包帯の圧迫の程度は，中枢より断端末梢部にいくほど強く巻き，大腿切断では断端が円錐形になるように圧迫を加える。術直後で断端創部の痛みが強い時期に，あまり強い圧迫をして巻くと創部痛を増すことになるので注意を要する。断端包帯は義足を装着していないときは必ず巻き，日に2～3回は巻き直しを行い，成熟断端が完全に

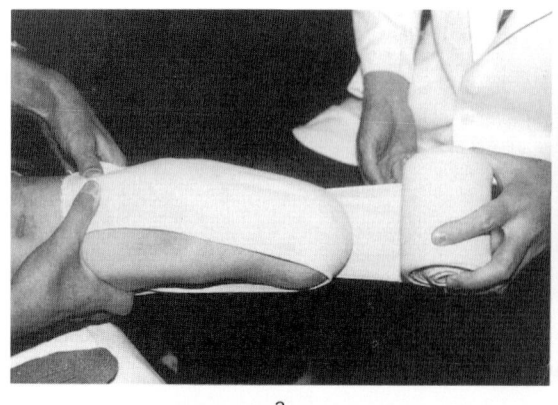

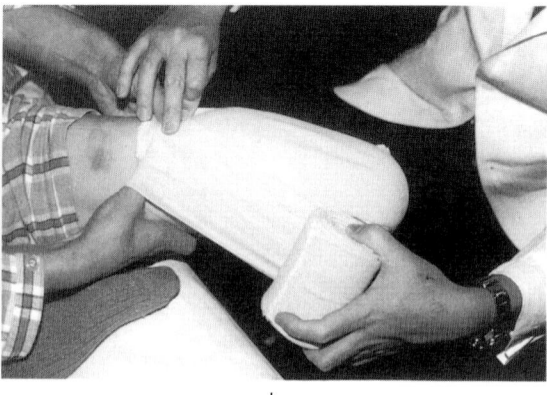

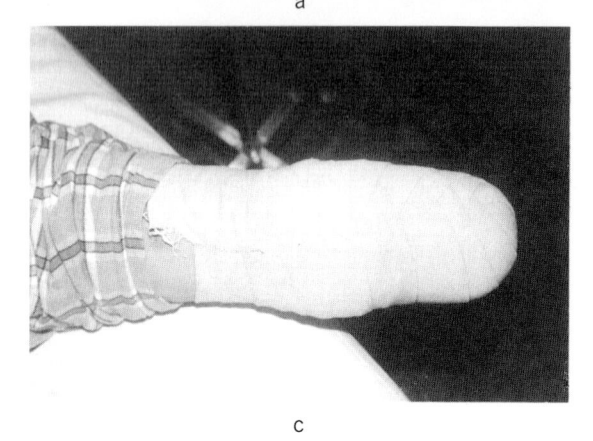

図 II-22 下腿切断への弾性包帯の巻き方

得られ本義足を装着するまで用いる。種類の異なった弾力包帯や、通常の包帯と合わせて使用すると弾力包帯の効果を得ることができない。

退院時には、弾性包帯の洗濯方法を正しく切断患者や家族に指導しておく。包帯を洗濯機で洗ったり、竿に干したりすると包帯はすぐ弾力性を失うので注意を要する。包帯は常に2組は用意しておき、交互に使用することが弾力性の維持や衛生面で好ましい。

d）肺機能訓練

高齢切断者の場合や、手術前から呼吸機能に問題を有していた症例では、術直後のできるだけ早期から肺機能訓練を開始する。

e）上肢・健側下肢の訓練

術後できるだけ早期に、両上肢ならびに健側下肢の筋力強化と、関節可動性の維持を目的とした訓練を開始する。特に高齢の切断患者では術後の比較的短期間の臥床で著しく運動機能が低下するので、早期から適切な訓練を実施しておかなければ義足装着そのものが危ぶまれる。

上肢の運動は術前訓練と同様に、ゴムかプラスチック製の亜鈴、エクササイズ・ゴムバンドなどを用いて松葉杖使用に必要な肩甲帯筋を主に、各関節筋の筋力維持と強化を行う。

健側下肢は、屋内で義足を装着しない傾向が強いわが国の切断患者にとって、屋内動作における実用的な支持脚となる。義足装着のいかんを問わず、術後早期からの健側下肢訓練が極めて重要である。

f）ベッドサイドでの座位保持訓練

拘縮予防のためには、長時間の座位保持は避けなければならないが、良肢位保持を組み合わせれば拘縮の原因にはならないので、臥床状態をできるだけ避け、座位姿勢を積極的にとらせることが必要である。

g）全身調整訓練

術後の合併症による全身状態の不良や原疾患に対する治療のため、早期離床が困難であった症例や高齢切断患者では、全身調整訓練が必要である。有効な方法としては、起立ベッドに腹臥位で寝させ、断端の伸展位保持をしながら起立角度を

増していくと同時に，上肢の訓練を徐々に負荷させていく。

h）平行棒内訓練

立位による平衡感覚の再獲得や健側下肢の支持性強化を目的に実施するが，最初は上肢で平行棒を支持しながら立位の保持に始まり，患者同士でボールを投げ合うことや理学療法士とメディシンボールを用いてのバランス訓練，さらに片脚跳びなど切断者の状態に合わせ実施する。

i）平行棒外訓練

平行棒外訓練の目的は，義足歩行に備え平衡感覚と健側下肢の持久性をより向上させるためである。訓練内容は平行棒内におけるものとほぼ同じである。

j）マット上での訓練

断端や脊椎の変形予防を目的に実施するが，高齢切断者には特に必要である。

（1）体幹の運動

腹背筋の筋力強化と，脊椎の可動性を獲得する目的で，体幹筋の強化訓練を実施する。

（2）起立訓練

マット上で家庭内での畳生活を想定して，できるだけ何も持たずに立位や座位ができるようにする。わが国ではほとんどの切断患者が家屋内では義足を装着しない傾向が強いので，高齢者や健側下肢に合併症のある切断患者では，家庭で実際に役立つ方法を指導することが必要である。

3　装着（後）訓練

切断患者はこの装着訓練期で義足を装着し，歩行や日常生活活動訓練を行い，退院後の社会復帰に備える。理学療法士の役割は，できる限り短期間で最も高い水準の義足歩行が獲得できるように切断患者を訓練することである。

a　装着訓練を実施する前に必要な義足の知識

理学療法士は装着訓練を実施するにあたって，次の事項について十分把握しておく必要がある。

1）義足のもつ機能を理解しておく

義足の機能に関する正しい認識をもっていなければ，質的に高い装着訓練を実施することは困難となる。まず，担当した症例に用いる義足の各パーツ（ソケット，継手，足部）の長所，短所を含めこの義足がどのような考えと目的に基づき処方されたかを理解しておくことが重要である。

2）義足が担当症例に適しているかの判断能力を備えておく

義肢クリニックで各専門職種の意見をもとに義足処方を最終的に判断し，決定するのは義足処方に精通した医師の役割である。しかし，理学療法士が担当した症例に最適な義足は何かを判断できなければ，質的に高い切断者リハビリテーションを実施することはできない。特に装着訓練期に用いる仮義足についての知識を十分にもっていなければ，訓練の実際に著しい支障をきたす。

3）アライメントと適合の適性を判断し，修正する技術を備えておく

装着訓練が進むにつれて，義足のアライメントと適合の修正が必要となってくるが，理学療法士は異常歩行や適合の原因についての知識とともに，その修正ができるようにしておく必要がある。特に異常歩行時のアライメント修正は，装着訓練時に理学療法士がアジャスタブル・カップリングの操作を行いながら実施する必要がある。このためカップリング操作の理論と実際について，実習を通じて十分理解しておく必要があるが，これらにはベンチアライメント，静的アライメントについての知識が基本となる。

ソケット適合の修正に関して，まず適合不良の原因とその適正な修正方法を，理論的に理解することが最も重要である．日本の病院の多くは院内に義肢工房を有していないので，適合不良が生じた場合は装着訓練の中断を避ける目的で，理学療法士がソケットの修正を応急的にしなければならないときがある．

しかし，ソケットに革を貼ったりヒートガンで形状を変えるなどの技術は理学療法士にも必要ではあるが，これにはかなりの技術的熟練が必要で，これが可能となるまでの技術教育を限られた実習授業内で習得することは困難である．これらは，むしろ卒後教育に委ね，卒前教育では基本的理論の理解に努めるべきである．臨床において実際に適合修正を本格的技術をもって行う必要がある場合は，義肢装具士や製作技術者に委ねるべきである．

b 装着訓練の実際

1）平行棒内での基本訓練

切断患者にとって最も効率のよい義足歩行を獲得するためには，義足を装着して単に歩く練習を量的に多くすれば目的が達せられるというわけではない．平行棒内で義足への重心移動や断端の運動で義足を操作するなど，基礎的訓練を十分に実施しておくことが高いレベルの義足歩行が獲得できる最も着実で早い方法である．

a）義足を正しく装着する訓練

吸着式大腿義足の装着は，まず断端をソケットに挿入するため断端挿入布（洋服の裏地に用いるサテンやキュプラなど，薄くてよく滑る生地）とパウダーを用いて行う．断端挿入布の大きさは，成人の大腿切断者では横幅が60～70 cmで縦幅は断端上縁の鼠径部から，断端先端までの長さに20～30 cmを加えた長さが目安となる．

(1) 義足装着は立位か座位で，断端とソケット内面にパウダーを塗りよく滑るようにし，断端の鼠径部と坐骨結節まで断端挿入布で巻く（図 II-23 a）．

(2) 断端挿入布の先端をバルブ孔から外に出し，断端を1/3程度までソケット内に挿入する．

(3) 切断患者は立位になり体幹を前屈し，義足を健側下肢よりも前方に出し，断端挿入布を徐々に引き抜くとともに，断端をソケット内に挿入していく（図 II-23 b）．

(4) 断端がソケット内に正しく（この場合では長内転筋腱が内転筋腱チャンネルにきているかをみる）納まっていることを確認して，バルブ孔を閉じる．

(5) 断端挿入布の引き抜き方は，前後部，内外側部をまんべんなく均等に引き抜くことが大切で，抜きやすい部分ばかりを引き抜くと断端は正しくソケット内に納まらない．

(6) 装着後の適合状態は，次の項目をチェックする．

ⅰ）長内転筋腱がソケット内壁の長内転筋腱チャンネルに正しく納まっているかを，長内転筋腱を等尺性に収縮させ適合状態を確認する．

ⅱ）坐骨結節がソケット後壁の位置に正しく乗っているかを確認するには，切断患者に立位で体幹を前屈してもらい，ソケット後壁の坐骨支持点（内壁より外側に約2.5 cmの点）に理学療法士の指を置く．次に切断患者に直立位になってもらい，適合がよければ，理学療法士が置いた指の上に坐骨結節がのり，指は強く圧迫される．

(7) 下肢切断に一側上肢切断を合併している症例では，断端挿入布を使用しての装着は困難である．このような場合には，通常の断端挿入布の代わりに2～3 cm幅の弾力包帯を用いて装着する．これは片手で断端に弾力包帯をらせん形に巻き，断端をソケットに入れ弾力包帯の先端をソケットのバルブ孔から出し，弾力包帯を引っ張りながら断端をソケットに挿入していく．この方法だと，片手で装着が可能である．

下腿義足（PTB下腿義足）の装着方法は，座位

図 II-23 吸着式大腿義足の装着方法

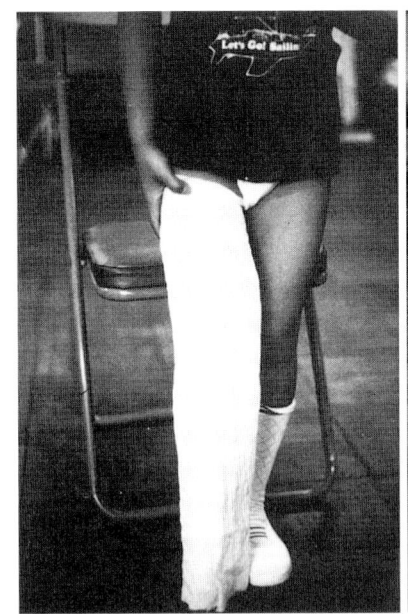

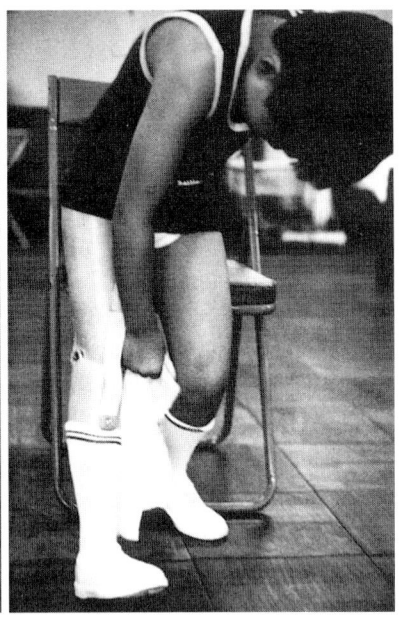

で断端に薄地の断端ソックスを履き，ソフトライナーに断端を挿入する。この際，断端とソフトライナーが底部で全面接触になっているか，指でソフトライナーの先端を押して確認する。次に義足本体のソケット（ハードソケット）にソフトライナーに挿入した断端を，膝屈曲位の状態で徐々に体重をかけながら立位になり挿入する。

b）膝継手を伸展位で保持する訓練

理学療法士が膝継手を軽度屈曲位にし，断端でソケット後壁を強く押させて膝継手を完全に伸展位で固定させる。短断端や高齢切断患者では，理学療法士が膝継手の屈伸操作に介助をしながら訓練を進めていく。

c）平行棒内でのバランス訓練

平行棒を両手で持ち，両下肢を約 10 cm 程度開き，体幹を側屈することなく両肩と骨盤を常に水平にして，骨盤の動きで体重を左右交互に移動する（図 II-24 a）。訓練が進めば，平行棒を持たないで行う。前後へのバランス訓練は，上体を前後に倒すと同時に，上肢で平行棒を持ち支持をす

る（図 II-24 b）。

d）両下肢へ均等に体重をかける訓練

平行棒内で静止した状態で義足の膝継手を伸展位に保持し，健側下肢と義足側へ交互に重心を移動させる訓練を両足の下に体重計を置き，体重の移動を切断患者が確認できるようにして行う。

e）義足側を支持脚にして健側下肢を踏み出す訓練

平行棒内で前後左右への重心移動が十分可能になってくれば，より義足側へ体重をかける訓練へと移行する。立脚期で義足の膝継手が中折れを起こさないように，膝継手を伸展位の状態で体重を支持できるようにする（図 II-24 c）。

切断患者は静止時における正しい立位姿勢に近い状態で，体重を義足側にしっかり乗せて健側下肢から一歩を踏み出す。最初は平行棒を両上肢で持って行うが，最終的には上肢の支持なしで可能になるまで訓練を進めていく。この訓練で注意を要する点は，切断患者が健側下肢を踏み出し着地をする際に，骨盤を義足側へ回旋し，踵からではなくつま先から接地する誤った方法をとることで

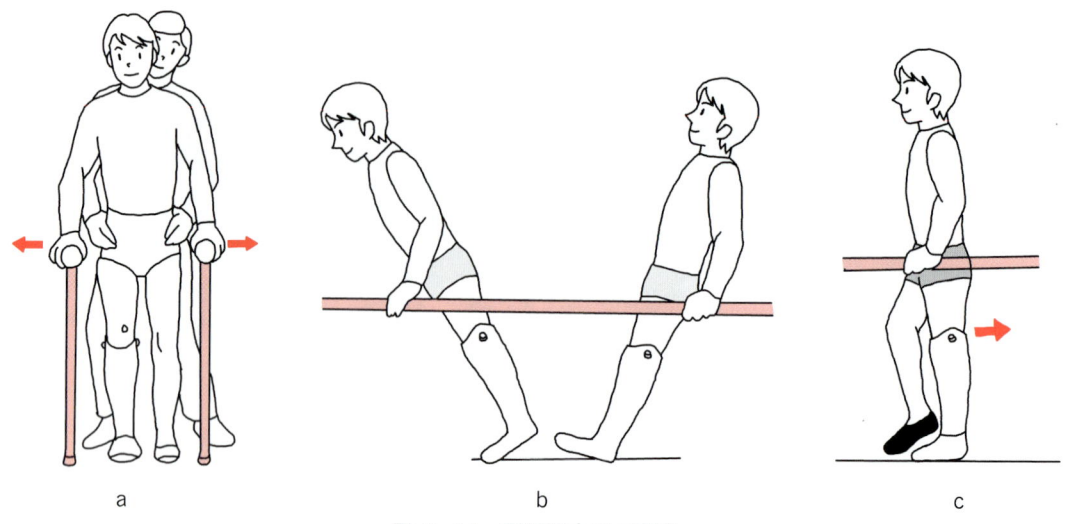

図 II-24　平行棒内での訓練
a：肩，骨盤を水平にしての両下肢への体重移動，b：前後への
バランス訓練，c：膝継手を伸展位で保持する訓練

ある。正しい踵接地ができるようにするために，理学療法士が切断患者の骨盤を両手で持ち骨盤の回旋を防ぎ，義足側の骨盤を軽く前方に押し出すようにする。

切断者は最初の一歩を義足から振り出す傾向にあるが，異常歩行に結びつく原因になるので，必ず健側下肢から第一歩を振り出すよう指導する。

f）平行棒内での足踏み訓練

義足での立脚期支持の訓練と並行して，断端で義足膝継手の屈伸操作をする目的で健側下肢と交互に足踏みの訓練を行う。

g）平行棒内での義足歩行訓練

平行棒内で立位姿勢のバランスや義足での体重支持，交互足踏みなどが可能となってきたら，平行棒内での義足歩行訓練へと訓練プログラムを進める。

最初の歩行は2～3歩程度から始め，歩幅の取り方や歩行のリズムを覚えていき，徐々に歩行距離を増やしていくとともに，上肢の支持を両手から片手支持にしていく。前述したように義足歩行では，必ず健側下肢から第一歩を振り出して歩行を開始することを，切断患者に習慣づける。訓練初期では，理学療法士が切断患者の骨盤を後方から両手で持ち，正しい下肢の振り出し方をコントロールし，姿勢矯正鏡を用いて歩行時の姿勢を切断患者に確認させながら義足歩行の指導を行う。

h）歩幅を均等にして歩行をする訓練

義足歩行では，義足側の歩幅が健側下肢よりも長く，これに比べて健側下肢の振り出しは短い傾向がある。歩幅を均等にして歩行をするためによく用いられる訓練に，義足側に比べ健側下肢を多く前方に振り出し，逆に義足をあまり前に振り出させない方法で歩行をさせる。

2）平行棒外で実施する装着訓練

平行棒内で実施してきた基本訓練から，より実用に即した義足歩行や日常生活活動の獲得を目的に実施する。

通常の大腿切断患者では，初期に杖を用いて平行棒外での義足歩行訓練を実施するが，最終的には独歩での義足歩行の獲得が目標となる。下腿切断患者では，最初から杖を用いないで義足歩行訓練と日常生活活動訓練を合わせ進めていく。

切断患者にとって平行棒外で義足歩行訓練を開始すると，最初は転倒に対する恐怖心から円滑な義足歩行や日常生活活動訓練に，強い不安を抱くことが多い。理学療法士は当初から高いレベルの訓練を実施するのではなく，切断患者に自信がもてるような訓練内容を考慮し，徐々に高いレベルの訓練へと進めていくことが必要である。

a) 杖を用いた義足歩行訓練

通常の大腿切断や下腿切断では，杖を用いないで義足歩行を行うのが一般的である。しかし平行棒外での訓練初期には，転倒などに対する不安感を除去する目的で，杖を用いて義足歩行の訓練を短期間実施する。T杖で二点一点歩行を訓練するが，不安感や恐怖心が強い場合や平衡感覚が不十分な症例については両松葉杖を用いる。訓練初期では，転倒への不安や訓練量の不足による異常歩行がみられるが，この時点で厳密な異常歩行の矯正を行うことは困難な場合がある。まず基本的な義足歩行を獲得し，徐々に質的に高い歩行能力の獲得を目指した訓練へとプログラムを進めていく。

異常歩行の矯正は，切断患者に歩容を姿勢矯正鏡で見せながら行う。標準的な大腿切断では少なくとも約2週間以内に，膝離断や下腿切断では約1週間程度で，杖を用いない歩行訓練に移る。

b) 杖なしでの義足歩行訓練

杖を用いて義足歩行が可能となれば，早期に独歩での義足歩行訓練へとプログラムを進める。どのような切断患者であっても最初はある程度の不安を訴えるが，理学療法士が杖の代わりに切断患者の非切断側上肢を手で支持し安心をさせ，訓練の進展状況に合わせ徐々に介助を減らしていく。

c) 義足異常歩行の観察

理学療法士は平行棒内外で，常に異常歩行の観察を行い，その原因が切断患者によるものか義足に起因しているものかを判断し，切断患者が異常歩行の習慣を覚えてしまわないうちに原因を除去する。異常歩行の原因が，訓練不足や指導方法の誤りによるものであれば，すべて理学療法士の責任である。

異常歩行の観察は次のようにして行えば，比較的よく把握することができる。

(1) 歩行訓練や義肢クリニックなどで異常歩行を観察する際には，切断患者にあらかじめ短いトランクスやショートパンツを着用してもらっておき，少なくとも骨盤と義足全体が見えるようにしておく。ズボンやスカートを着用した状態では異常歩行を正確に観察することは困難である。

(2) 異常歩行の観察は理学療法士が切断患者の前方，側方，後方から観察することが必要である。観察をする姿勢は理学療法士の視線が，切断患者の骨盤や義足とほぼ一致する高さがよい。

(3) 義足歩行の観察は常に問題意識をもって行わなければ，異常歩行の有無とその原因を明確に把握することが困難である。異常歩行の観察に際しては，以下の事項について留意しておくことが必要である。

i) 異常歩行の名称：切断患者にみられる異常歩行の名称を理解する。

ii) 異常歩行の特徴：義足歩行では，種々の異常歩行パターンが同時に出現することが多く，どのような異常歩行が複合しているかを判断する。

iii) 観察のタイミング：異常歩行にはそれぞれ最も出現しやすい歩行周期があるので，どの歩行周期にはどのような異常歩行が観察しやすいかをよく理解しておく。

iv) 観察の方向：異常歩行を最も観察しやすい方向を見極める。一方向のみからの観察では他の異常歩行を見落とすことになる。

v) 異常歩行の原因：異常歩行の原因は決して単一ではなく，義足にその原因がある場合もあれば，切断者自身に原因の要素が多く備わっているなど，多くの因子が重なり合っている場合が多い。このことは，異常歩行の原因除去を目的に，義足を修正する場合に慎重な対応が必要となる。

図 II-25　床からの起立訓練

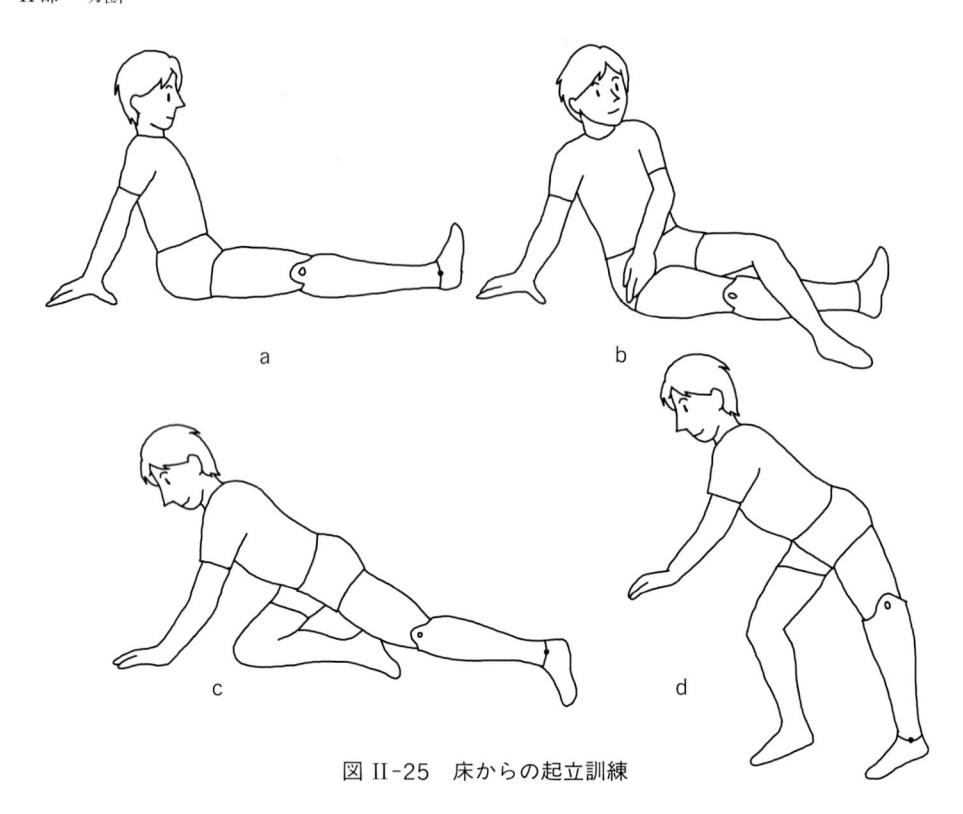

vi）異常歩行を的確に把握できるようになるためには，できる限り正常歩行に近い義足歩行をより多く見ておき，観察力を養っておくことが必要である。

d）応用動作訓練

基本的な義足歩行の獲得が可能になれば，それと並行して階段昇降や屋外歩行など応用動作訓練を開始する。

(1) 床からの立ち上がり訓練

長座位から義足側に体幹を回旋させ，四つ這い姿勢になり義足を後方に伸ばし健側下肢を軸足にして起立をする（図II-25）。

(2) 障害物をまたぐ訓練

大腿義足装着者では，15～20cm程度の高さの障害物や，30～50cm程度の幅の溝をまたぐ訓練を行う。

断端が比較的長い大腿切断者や，下腿切断者では障害物や溝に対して正面に向かい，義足を持ち上げ，大きく外側に回して障害物や溝の向こう側に下ろし，続いて健側下肢をまたぐ。断端が短い大腿切断者では，障害物に対し側方に向かって障害物を越える（図II-26）。

(3) 床の物を拾い上げる訓練

義足側を健側下肢より後方に引き，健側下肢を軸足にして膝屈曲と体幹を前屈しながら拾い上げる（図II-27）。

(4) 階段の昇降訓練

昇るときは健側下肢から，降りるときは義足側を先に出して行う。階段の昇降練習は危険を伴うので，転倒などに備えて介助ができるようにしておく（図II-28）。

(5) 斜面の昇降訓練

緩やかな斜面を昇る場合は，正面から健側の歩幅を通常より長く，義足側の踏み出しは短めにして，健側下肢より義足が前方にこないようにする。

降りるときは先に義足の歩幅を長めに出し，接地時に踵を強く後方に押しておき，次に健側下肢を義足よりも後方で止める程度に踏み出す。急な斜面の昇降は身体を横にして行うのが安全で，そ

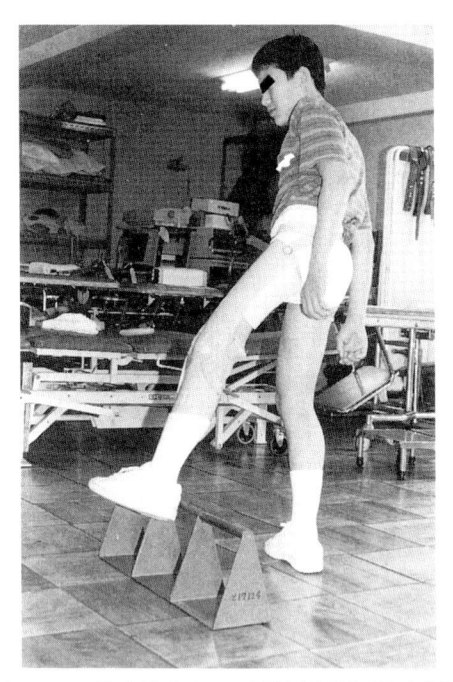

図 II-26　障害物をまたぐ訓練（大腿短断端症例）

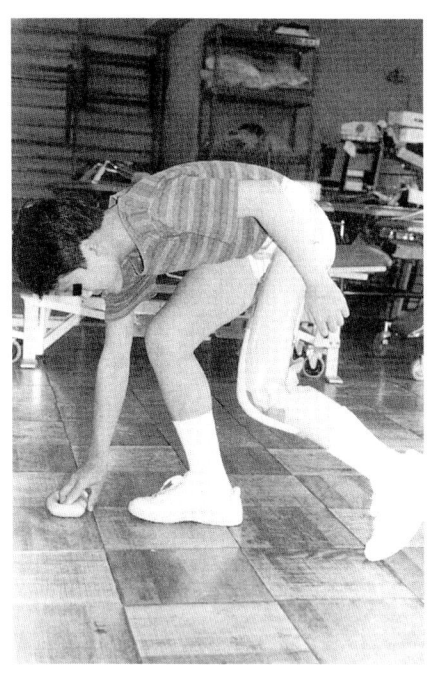

図 II-27　床の物を拾い上げる訓練

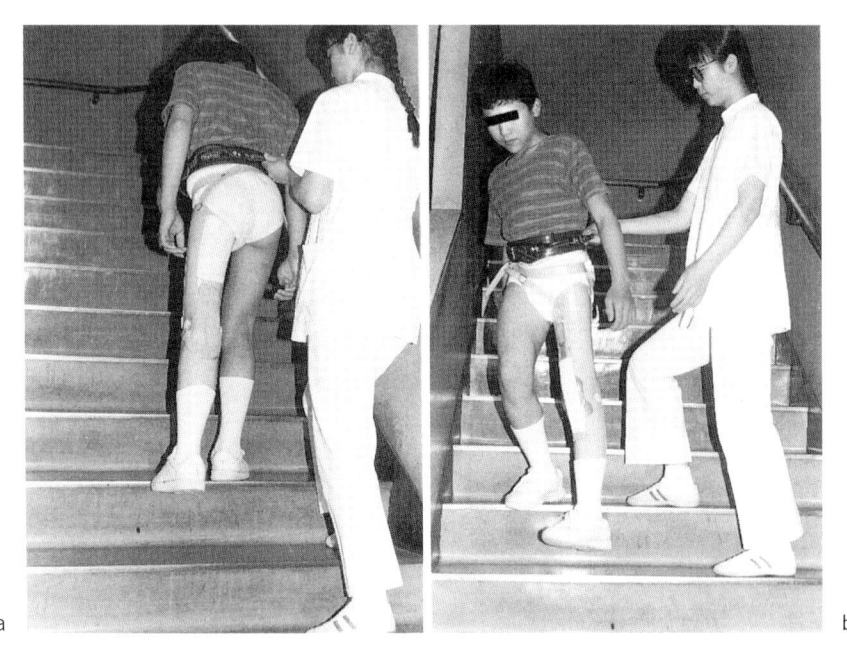

図 II-28　階段昇降の訓練

の場合では昇るときは健側から，降りるときは義足側からにする。

（6）横断歩道を渡る訓練

実際の横断歩道を使った訓練を，退院までに実施しておきたい。横断歩道では，青信号が点灯し

ている中途では渡らず，次の赤信号を待って，再び青信号になってから横断するように指導する。また，幅の広い道路の横断歩道では，途中の緑地帯で信号を1回見送って，再び青信号になってから横断するなどを指導する。

（7）一般道路の歩行訓練

道路を横断面で見れば，中央が高く両端が低いカマボコ型になっているので，切断患者は道路の端を歩くと脚長差が生じるので，歩行が不安定になりがちである。これら道路の特徴をよく切断患者に理解させ，それに対応できる歩行の方法を指導する。

これらの訓練を院外で実施する場合には，必ず医師の許可を得ることが必要である。実施する場合は，切断患者1人に理学療法士が最低2人は付き添う必要があり，多くの切断患者を院外での訓練に参加させることは，安全面から避けるべきである。

（8）不整地での歩行練習

未舗装や砂利道を歩く練習をできれば実施しておきたいが，このような条件の場所は限られているので，退院後の生活や職業環境がこれら不整地での歩行を必要とする場合では実施しておく。病院内の芝生や樹木を植えている所を歩行することで，ある程度の不整地での歩行に近い訓練ができる。

（9）エスカレーターの乗降訓練

最近は多くの建物でエスカレーターが設置されているので，退院後に切断患者が利用する機会は多い。乗降は健側下肢を先に踏み出して行う。しかし，入院期間中にエスカレーターの乗降訓練をするためには，院外の施設を訓練目的に使用することになり，種々の制約が加わってくる。

退院後に生活環境への適応が進むにつれて，義足歩行の熟度も得られてくれば，これらの応用動作は可能になってくることが多いので，入院期間中の訓練として積極的に実施する必要はない。

c 小児下肢切断の義足装着訓練

小児切断の義足装着訓練は，切断原因（先天性四肢欠損，後天性切断）の違い，知的発達，筋骨格系の発育および運動発達段階を考慮した義足装着訓練プログラムの実施が必要である。

この項では，小児切断において成人の切断症例と異なる評価ならびに装着訓練実施における留意事項を述べる。

1）評価

小児切断においても成人切断者とほぼ同じ評価を実施すればよいが，断端の筋力低下や拘縮の発生は比較的少なく，幻肢・幻肢痛が問題になることはまれである。最も重要な評価は，知的および運動の発達段階と筋骨格系の発育についてである。特に骨成長については，定期的な身長の計測，健側下肢の大腿および下腿長の計測，医師の断端X線による骨成長の経過観察の状況を理学療法士が把握しておく。義足歩行における異常歩行の観察は，患児が自由に活動している様子から評価する。

2）装着訓練

小児切断の義足作製時期は，運動発達段階が歩行可能レベルに達していない症例では，切断原因の違いに関係なく，つかまり立ちの時期になれば処方されるのが一般的である。装着訓練の実際では，患児の親に装着訓練を正しく理解してもらい，積極的に協力してもらうことが極めて重要である。これには2つの目的があり，1つは患児の医療従事者に対する恐怖心や不安感を取り除く方法として，理学療法士は訓練プログラムの一部について親を通じて実施することで効果的に進めることができる。小児切断の訓練は，成人切断者のプログラムとは異なり，遊びの要素を多く取り入れる必要があるが，その内容が訓練の効果に結びつくことが重要で，単なる遊びに終始してはなら

ない．もう1つは，退院後の家庭における義足装着に関するケアを親に担ってもらうことで，通院による学校の欠席を極力少なくすることである．

小児切断の義足歩行の到達目標は，患児に同じ年齢の子供たちと同じ程度の移動能力を獲得させることである．少々の異常歩行が認められていても，子供同士の集団生活でハンディキャップがないように行動できるようにすることが重要となる．訓練に対する理解が可能な年齢になってから，夏休みなどを利用して歩容の質的獲得を目標とした再訓練を実施する．

d 高齢切断者の義足装着訓練

わが国における高齢者切断の原因は，欧米と同様に血管原性によるものが増加傾向を示している．義足歩行の到達目標は，若年者の場合と違い高い目標設定は困難なことが多い．若い年代で切断し高齢になった場合と，高齢になって切断に至った症例とでは，義足歩行能力の獲得レベルは大きく異なる．高齢者切断では，義足歩行がすべての症例で可能になるとは限らず，義足非装着で車いす生活レベルにとどまることも比較的多い．

1）評価の要点

断端の機能的断端長，筋力，拘縮の有無，断端筋肉の収縮状態，片脚起立能力，上肢筋力などとともに，義足歩行に対する意欲の有無が義足歩行獲得の可否に大きく影響する．特に合併症について，それが及ぼす装着訓練への影響についての評価が重要であり，血管原性の切断では健側下肢における発症の可能性について，医師から詳しく説明を受けておくことが，適切な訓練到達目標の設定につながる．

高齢切断者の義足装着訓練に必要な体力の指標として，心肺機能の評価を用いる．一般的な臨床の指標として40〜50％ VO_2max 程度の運動遂行能力が維持できていることが目安となる．

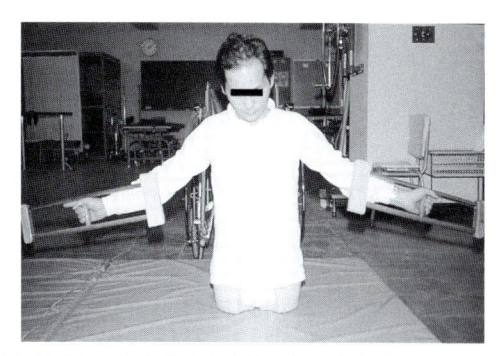

図 II-29 カナダ式股義足ソケットを装着することで立位保持が可能

2）装着訓練の要点

高齢切断者の場合は，目的とする訓練効果を得るまでに極めて多くの時間を要し，かつ十分な効果が得られるとは限らない．訓練目標は，実用的で最小限の日常生活活動の獲得を当面の目標にすべきである．義足歩行時の杖使用や車いすの併用を積極的に取り入れることも必要である．

e 両側下肢切断者の義足装着訓練

両側下肢切断は，両側の切断部位が同じの場合と，一側が大腿切断で他側が下腿切断のように，両側の切断部位が異なる症例とがある．

1）両側股離断

通常の臨床でみる，最も高位の下肢切断部位といえる．義足歩行の到達目標は，年齢，切断原因，合併症の有無，残存能力などにより慎重に検討されなければならない．まず第1段階として必要な訓練目標は，屋内生活を想定した日常生活活動における体幹の支持である．実際の方法として，カナダ式股義足のソケットに準じてソケットの底部を平らに作製して骨盤全体を包み，体幹を床に対して垂直に維持できるようにする（図 II-29）．これにより動作時に上肢を体幹の支持に用いることなく，種々の動作を可能にする．

義足作製については，必ずしも実用的な歩行が

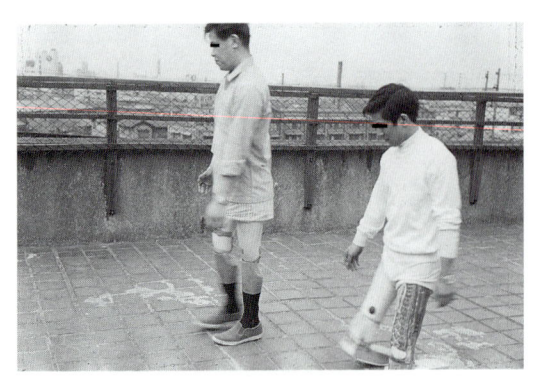

図 II-30 短義足と通常の長さにした義足を装着した両下肢切断症例

可能にならなくても，車いすを用いて外出する際の装飾的な機能を果たす目的で処方されてもよいと考えられる．

2）両側大腿切断

早期から断端の筋力増強および拘縮と肥満の予防，平衡感覚の獲得を目的にした訓練プログラムの実施が必要である．そのためには，できる限り早期に短義足(stubbie)を用いた装着訓練の実施が不可欠となる(図 II-30)．短義足はあくまでも，平衡感覚の獲得や肥満の予防を目的に一時的に用いる訓練用仮義足の一種であり，この義足による義足歩行の獲得が本来の目的ではない．できるだけ早期に，短義足から切断前の身長に近づけた仮義足による義足装着訓練に移行することが望ましい．

両側大腿切断者の装着訓練では，特に床や椅子からの立ち上がり訓練が必要であり，義足歩行の目標は実用的な屋外生活の適応を考えると，一側にT杖を用いて約1km程度の持続歩行が可能になればよい．

4 義足異常歩行のチェックアウト

義足異常歩行の原因は，アライメントやフィッティングの問題のみではなく，断端の長さと筋力，非切断側下肢の運動機能，装着訓練内容の是非，義足製作技術のレベルなど，1つの異常歩行には多くの原因がかかわっている．

一般的に，臨床の実際ではアライメントの問題よりも，フィッティングの不良と基本的義足装着訓練の不足に起因することを，比較的多く経験する．このような場合，ソケット壁が当たって痛いと訴えたり，断端皮膚の発赤が認められるソケット箇所を，すぐ削ったり修正用の材料を貼り付けるなど，安易な修理をしないことが重要となる．フィッティングの不良が原因と考えられた場合であっても，異常歩行を問題意識をもって観察することで，その解決方法がアライメントを調整することで得られることは少なくない．

異常歩行を極力抑え，安定した義足歩行を早期に獲得する方法は，義足装着訓練において，平行棒内で義足への重心移動や断端の随意制御機能を活かした膝継手操作など，基本的訓練が重要性であることを再認識したい．

正常歩行に近い歩容の獲得は，正しく作製された義足を用いて，基本的装着訓練を十分行うことに尽きる．

a 義足異常歩行を観察する際の留意点

・観察は問題意識をもってすべきで，漠然と義足歩行を見るだけでは問題を解決する糸口を見いだすことはできない．
・切断者に何回も義足歩行の繰り返しを求め，心身を疲れ果てさせてはならない．
・異常歩行の有無については，毎日の義足歩行訓練のなかで観察する．
・高性能な歩行解析装置を用いても，即座に異常歩行の原因と解決方法が判明するとは限らない．
・切断者リハビリテーションチームは，患者本位で異常歩行の改善に取り組むことを最優先すべきであり，その目的には職種や職階の違いが障害になってはならない．

図 II-31　側方傾斜

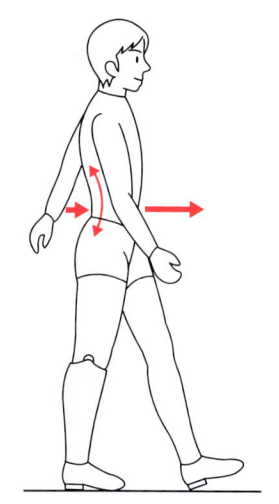

図 II-32　過度の腰椎前弯

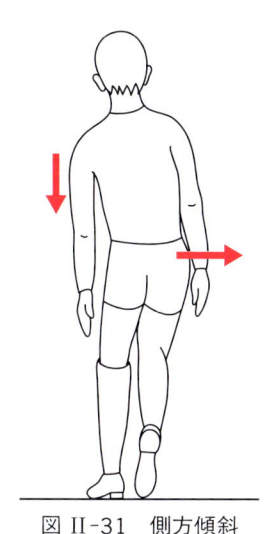

・切断者リハビリテーションに関与するすべての専門職種は，その各々の分野における理論と技術が，高い水準で確保されておくべきである。

1）大腿義足の異常歩行のチェックアウト

臨床で比較的多くみられる大腿義足の異常歩行と，その主な原因を義足側と切断者側によるものに大別して述べる。

a）義足側への体幹の側方傾斜(lateral bending of the trunk)（図 II-31）

〈観察の要点〉

・義足側が立脚中期になったとき，体幹が義足側に側方傾斜する（後方から観察）。
・義足側の肩が同側に落ちる（下垂）ことを伴う。

〈義足における主な原因〉

・義足の長さが反対側下肢に比べて短すぎる。
・ソケット初期内転角が不足している（特に短断端の場合）。
・ソケットに対して，足部が外側に寄りすぎているアライメント設定となっている（foot outset）。

〈切断者における主な原因〉

・切断側股関節に外転拘縮や外転筋力の低下が認められる。
・ソケット内壁上縁部分に接する断端に，疼痛（擦過傷，化膿など）がある場合。
・基本的義足装着訓練が不十分な段階で，義足歩行に移行した場合。

b）過度の腰椎前弯(excessive lumbar lordosis)（図 II-32）

〈観察の要点〉

・義足側が立脚期のとき，腰椎前弯が過度に増強する（義足側の側方から観察）。
・特に義足側立脚中期のとき，過度な腰椎の前弯が腹部の突出を伴ってみられる。

〈義足における主な原因〉

・ソケットの初期屈曲角度の不足を，腰椎を過度に前弯することで代償するため。
・前壁のスカルパ隆起の押さえが不十分なため，坐骨結節が後壁坐骨支持面からソケット内に滑り落ち，それによる痛みを避けようと骨盤を前傾するため。
・ソケット後壁の坐骨支持面の形状が不良で，坐骨を乗せると痛みを生じるときに，それを避けようとするため骨盤を強く前傾することで腰椎の前弯が増強する。

〈切断者における主な原因〉

・切断側の股関節に屈曲拘縮がある。

図Ⅱ-33　外転歩行

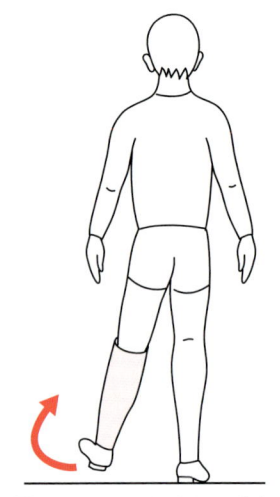

図Ⅱ-34　ぶんまわし歩行

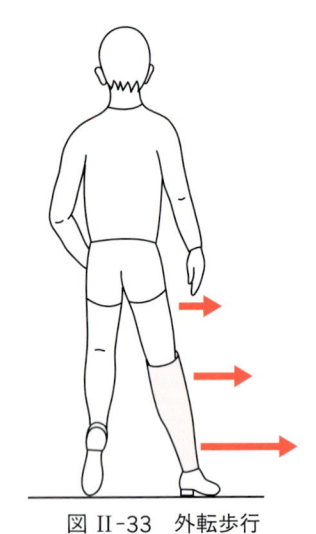

・切断側の股関節伸展筋筋力が不十分。
・腹筋筋力の低下。

c）**外転歩行**（abducted gait）（図Ⅱ-33）
〈観察の要点〉
・義足を立脚期および遊脚期を通して，常に外転位にして歩く（後方から観察する）。
・多くの場合，体幹の側方傾斜を伴う。
・ぶんまわし歩行と見誤らないこと。
〈義足における主な原因〉
・義足の長さが反対側下肢に比べ長すぎる。
・ソケット内壁の高さが高すぎる場合。
・ソケット外壁の高さが低すぎるなど支持が不十分。
〈切断者における主な原因〉
・切断側股関節に外転拘縮がある場合。
・ソケット内壁上縁に相当する，内股部周辺に擦過傷，内転筋ロールなどによる疼痛がある場合。
・基本的な装着訓練が不十分で，義足歩行が不安である場合。

d）**ぶんまわし歩行**（circumduction gait）（図Ⅱ-34）
〈観察の要点〉
・義足を遊脚相で外側に円弧を描くように振り出す（後方から観察する）。
・義足は立脚期で正常な歩幅に戻る。
・外転歩行と見誤らないこと。
〈義足における主な原因〉
・義足の長さが反対側下肢に比べ長すぎる。
・膝継手の安定性が過剰で，義足を振り出す際に膝継手の屈曲が困難な場合。
・ソケットの適応不良で，十分な懸垂が確保されていない場合。
〈切断者における主な原因〉
・切断側の股関節に外転拘縮がある場合。
・基本的な装着訓練が不十分で，義足を正しく振り出す動作が未熟な場合。
・義足歩行に不安があり，膝継手を屈曲することなく振り出そうとする場合。

e）**歩幅の不均等**（uneven length of steps）（図Ⅱ-35）
〈観察の要点〉
・義足側は長く，反対側下肢は義足側に比べ短い歩幅（step）で歩く（義足側の側方から観察する）。
・義足側の踵が，反対側下肢の踵に比べ過剰に高く上がっていないかを観察する。
・義足側と反対側下肢の立脚期時間の不均等を確認すると理解ができる。

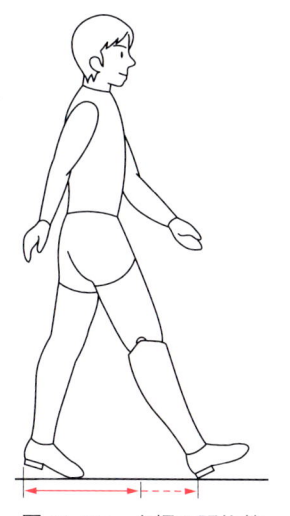

図 II-35　歩幅の不均等
（義足側を長く前に出す）

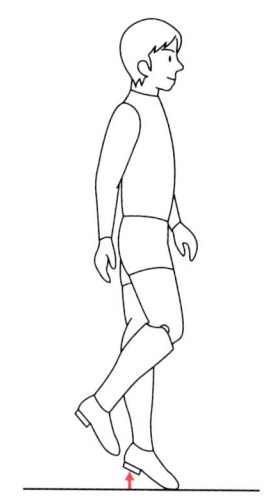

図 II-36　伸び上がり歩行

〈義足における主な原因〉
・ソケットの初期屈曲角度が不足している場合。
・膝継手の摩擦が弱い場合には，踵が過剰に高く上がるため（膝継手の屈曲角が大きくなる）踵接地までの時間が通常よりも多く必要となり（遊脚期が長くなる），義足側の歩幅を長くせざるを得なくなる。

〈切断者における主な原因〉
・切断側の股関節拘縮がある場合。
・切断者がなんらかの理由で，義足側への荷重を十分することができない場合。
・意識的に歩幅を均等にして歩行をする指導が，十分されていない場合。

f）伸び上がり歩行（vaulting gait）（図 II-36）
〈観察の要点〉
・義足を前に振り出すとき，反対側下肢で尖足位をとり伸び上がって義足のつま先が地面に当たらないようにして踏み出す（後方か非切断側下肢の側方から観察する）。
・義足側ではなく，非切断側下肢の足部に認められる異常動作である。

〈義足における主な原因〉
・義足の長さが反対側下肢に比べ長すぎる。
・膝継手の摩擦が強すぎて，屈曲が困難な場合。
・ソケットの適合が不良で，懸垂の確保が不十分な場合。

〈切断者における主な原因〉
・義足歩行に必要な基本的な装着訓練が不十分な場合。
・断端で随意的（筋力，関節可動性の利用）に膝継手を円滑に屈曲させることが困難な場合。
・在来式大腿義足を長い期間使い慣れてきた大腿切断者の場合。

g）膝継手の伸展終期時の衝撃音（terminal swing impact）（図 II-37）
〈観察の要点〉
・遊脚終期に発生する膝継手の異常音の有無を聴き分ける。

〈義足側における主な原因〉
・膝継手の摩擦が弱い場合。
・膝伸展補助バンドを取り付けている場合は，そのバンドが強すぎる。

〈切断者側における主な原因〉
・義足の振り出しを必要以上に強く行うと，膝継手の伸展止めに強い力が加わり衝撃音が発生する。

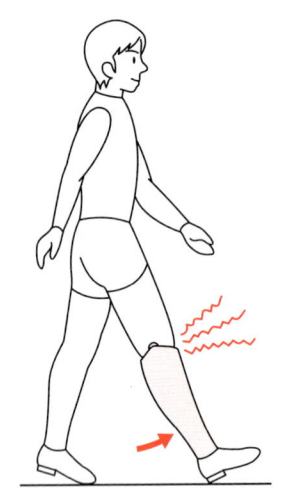

図 II-37　膝継手の伸展終期時の衝撃音

内側ホイップ　　　　　外側ホイップ
図 II-38　内側・外側ホイップ

h）内側・外側ホイップ(medial・lateral whip)
（図 II-38）
〈観察の要点〉
・義足のつま先離れの際に，踵が内側に振れる場合を内側ホイップ，逆に踵が外側に振れる場合が外側ホイップである（後方から義足足部の踵の動きを観察する）。
〈義足側における主な原因〉
・膝継手軸の設定が不適切で，軸位が過度に外旋している場合は内側ホイップが，逆に過度な内旋の場合は外側ホイップが出現する。
・足部のトウブレークが進行方向に対して直角になっていない。
・ソケットの適合が必要以上にきつすぎて，断端の回旋が起こる。
〈切断者側における主な原因〉
・断端の筋力が不十分で，義足の内外旋方向の動きを制御できない場合。

i）フットスラップ(foot slap)（図 II-39）
〈観察の要点〉
・義足の踵接地期に，足底が急に強く床に叩きつけられると同時に，その衝撃音が生じる（義足側の側方から観察するが，衝撃音も聴き分けること）。

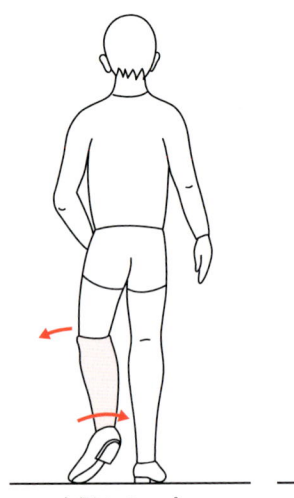

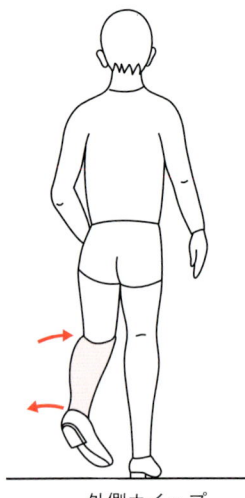

〈義足側における主な原因〉
・足部の踵バンパーが，体重に比べて軟らかすぎて前脛骨筋の役割を果たし得ない。
〈切断者側における主な原因〉
・特になく，体重に適した踵バンパーを用いることで改善ができる。

j）踵接地時の足部の回旋(foot rotation)
（図 II-40）
〈観察の要点〉
・義足が踵接地したときに，義足足部が内外側に小幅な回旋を起こす（前方から観察する）。
〈義足側における主な原因〉
・足部の踵バンパーが固すぎる。
・ソケットの適合が緩い場合。
〈切断側における主な原因〉
・断端筋力が弱く，踵接地期に義足を床に十分安定させることができない。

2）下腿義足の異常歩行のチェックアウト

　下腿切断は，切断側下肢の残存機能が高いので，義足装着訓練を十分に実施しなくても義足歩行が可能となるが，正しい義足歩行訓練の不足から得られる義足歩行のレベルは，決して高くない。
　下腿義足（PTB式下腿義足）の異常歩行を観察

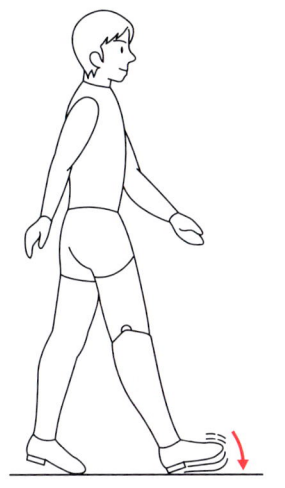

図 II-39　フットスラップ

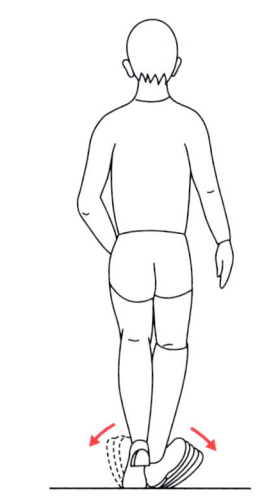

図 II-40　踵接地期の足部の回旋

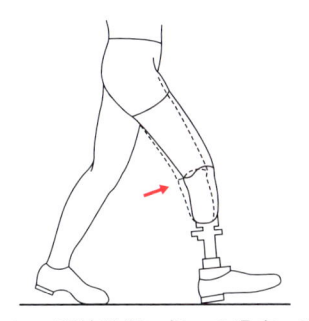

図 II-41　踵接地期に起こる過度の膝屈曲

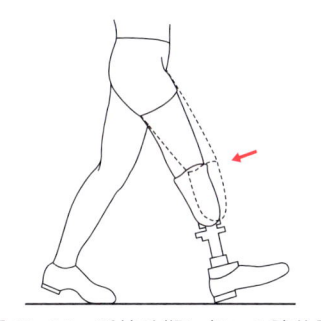

図 II-42　踵接地期に起こる膝伸展

する際も，その原因が切断者によるものか，義足におけるフィッティング（適応）とアライメントの，どちらの不具合に起因することかを，義足歩行の観察から見極めなければならない。

【立脚初期から立脚中期の観察】
a）過度の膝屈曲がある場合（図 II-41）
〈観察の要点〉
　義足踵接地時に，膝関節が過度に屈曲し膝折れ様となり骨盤の低下と体幹が前のめりになることがあり，義足接地が不安定となる（義足側の側方から観察する）。
〈義足側における主な原因〉
・踵バンパーの弾力性が不適切である
　　踵バンパーの弾力性が硬すぎる場合に，踵バンパーの圧縮が不十分となり，義足足部の底屈が得られず，その代償として膝関節を過剰に屈曲することで足底接地に移行する。
・アライメントが不適切である
①足部に対して，ソケットが前方にありすぎると，踵接地の際に膝が急激に屈曲する。
②ソケット全体が過度に前傾した状態で組み立てられている。
③単軸足部では，足部が過剰な背屈角度に設定されている。
〈切断者における主な原因〉
　特になく，義足側の原因を取り除けばよい。

b）膝関節の屈曲が不足し膝伸展傾向が認められる（図 II-42）
〈観察の要点〉
　PTB下腿義足は，膝屈曲位にアライメントが設定されていることが特徴の一つであるが，その膝関節屈曲が不足の場合がある（義足側の側方か

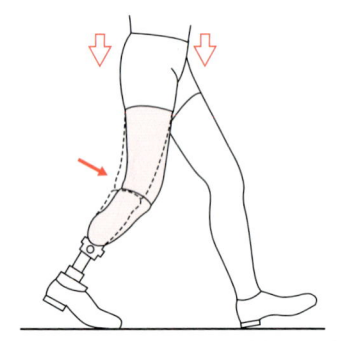

図 II-43　踏み切り期に起こる膝折れと骨盤低下

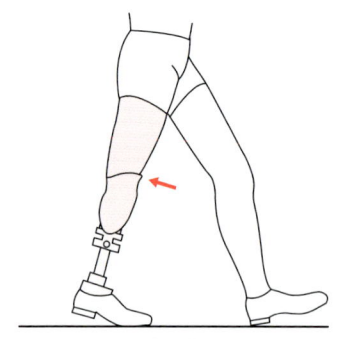

図 II-44　膝関節が伸展する

ら観察する)。

〈義足側における主な原因〉
- ソケット前面の適合不良
  踵接地期には，ソケット前面で断端との接触圧が強くなるが，ソケット前面部の適合不良があると，断端前面に不快感や痛みが生じ，膝関節を伸展して逃れようとする。

〈切断者における主な原因〉
- 義足歩行訓練の際，踵接地期にソケット内でハムストリングを強く収縮させて，膝関節屈曲を意識する指導が不十分な場合。
- 大腿四頭筋の筋力低下がある場合
  ポリオなどによる，大腿四頭筋弛緩性麻痺と同じメカニズムである。

c) 膝関節屈曲の遅れ

〈観察の要点〉
踵接地の際に，膝関節は屈曲位をとるが，このタイミングが踵接地の瞬間より遅れることがある(義足側の側方から観察する)。

〈義足側における主な原因〉
- 踵バンパーの弾力性が不適切である
  踵バンパーの弾力性が軟らかすぎる場合では，踵接地と同時に踵バンパーに力が吸収され，膝関節屈曲が少し遅れ足底接地期に近いタイミングで起こる。
- 足部に対して，ソケットが後方にありすぎると，踵接地の際に膝関節屈曲のタイミングが遅れる。

〈切断者における主な原因〉
特にない。

【立脚中期からつま先離れまでの観察】

a) 急激な膝折れと骨盤低下(drop off)を伴う体幹の前傾(図 II-43)

〈観察の要点〉
足底接地から踵離れに移り，つま先離れの直前のタイミングで，急激な膝関節の屈曲と骨盤の沈み込みが起こり，体幹が前に倒れるような姿勢をとる(義足側の側方から観察する)。

〈義足側における主な原因〉
- アライメントの不具合
① ソケットが足部に対して前方にありすぎる
  トウレバーアーム(toe lever arm)が短くなる結果となり，体重心が義足足部のトウブレーク(toe break)の前方に移動した際に，この現象が生じる。
② ベンチアライメント設定時に用いた靴の踵より，高い踵の靴を履いている。

〈切断者における主な原因〉
特にない。

b) 膝関節の伸展(図 II-44)

〈観察の要点〉
踏み切り期のあたりで，急な膝関節伸展が起こる(義足側の側方から観察する)。

〈義足側における主な原因〉
- アライメントの不具合
① ソケットが足部に対して後方にありすぎる
  トウレバーアームが長くなることになり，

トウブレークで義足足部の屈曲のタイミングが遅れることになる。
②足部が尖足位になっている。
〈切断者における主な原因〉
特にない。

5 上肢切断者のリハビリテーション

　上肢切断のリハビリテーションにおいても，療法士の役割が残存機能を最大限に活かし，短期間に最大の日常生活レベルまで引き上げることを目標とすることはいうまでもない。しかし体重を支持して2足歩行を行う義足に対し，巧緻動作を多く行う上肢の機能喪失に対する代償機能を担う義手では，いまだに機能性と装飾性などに問題が残る。

　加えて上肢切断者が片手動作に慣れてしまうことで，義手が使用されなくなるケースも認められることから，上肢切断のリハビリテーションでは，術前・術後の評価・訓練に際し，リハビリテーション医療チームとして密接なかかわりが必要となる。

a 上肢切断の評価

1）術前評価

　実施すべき術前評価項目と情報収集項目は基本的には下肢切断時と同じであるが（表Ⅱ-2, 3），さらに上肢切断では上肢長，上肢周径，上肢関節可動域，上肢筋力などの評価が必要となる。

2）術後評価

　術後の評価項目は下肢切断と同様に，断端の性状，断端長，断端の可動性，断端周径，幻肢・幻肢痛の有無，感覚障害の有無，循環状態，断端皮膚の状態などを測定する。さらに義手コントロールするために不可欠となる対側肩甲帯周囲の評価も必須といえる。

a）断端長

　一般に上腕切断では肩峰より断端末梢部まで，前腕切断では上腕骨外側上顆から断端先端部までを断端長として測定するが，上腕切断では肩峰から上腕骨骨端まで，前腕切断では上腕骨外側上顆から前腕骨骨端までを有効断端長として測定する方法もある。

b）断端周径

　ソケットの採型や義手と断端の良好な適合性を得るため，断端の成熟度合いを判定することは術後評価において重要な評価項目である。断端の成熟度を判定するためには，断端周径の定期的な測定が必要となる。上腕切断における測定部位は腋窩部より2.5 cm間隔で断端先端部までを測定し，前腕切断では肘関節伸展位にて上腕骨外側上顆より2.5 cm間隔で断端尖端までを測定する。

　切断原因や断端管理方法の違いで，術後断端浮腫が著明な症例では，成熟断端を的確に判断するために，頻回な断端周径の測定が必要である。

b 術後断端管理

　上肢切断術直後の断端管理として，断端の血腫や浮腫を予防するsoft dressing法とギプス包帯で断端を包み，浮腫や血腫の予防と断端の早期成熟を促進させるrigid dressing法がある。上腕切断に対するsoft dressing法は断端部から胸部までを，前腕切断では断端から上腕まで弾性包帯を用い巻き上げる（図Ⅱ-45）[1,2]。さらに断端管理の観点より，療法士だけでなく患者自らが弾性包帯を用いてsoft dressing法を施行する必要があるため，同法の患者指導も大切なプログラムといえる。

　切断術直後，断端に装着したギプスソケットに仮義手を装着する術直後義肢装着法は，術後失った上肢のボディーイメージの再獲得，義手の重要

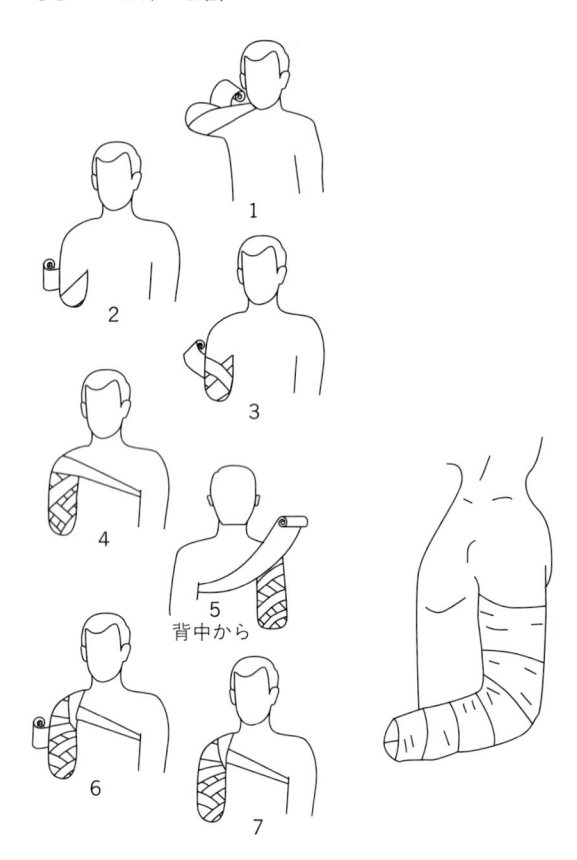

上腕切断(胸部まで)　　前腕切断(上腕まで)

図II-45　上肢断端訓練法

性の認識が得られやすく，仮義手から本義手への円滑な移行を可能とする有効な断端管理法といわれている[3]。

c 上肢切断における断端拘縮と機能的喪失

上腕短断端例は肩外転位拘縮と上腕における回旋可動域の減少を生じやすく，前腕極短断端例では前腕の回外位拘縮が起こりやすく，肘関節屈曲可動域と前腕回旋の可動域が低下しやすい。前腕短断端例では前腕回旋可動域が低下し，前腕中長断端例では回内位での拘縮が生じやすい[4]。切断部位により術後起こりやすい断端拘縮や機能的損失が異なるため，手術記録より詳しい情報を収集し，断端拘縮と機能的損失の両面に対する理学療法アプローチが重要となる(図II-46)。

d 義手装着訓練

「III部　義肢　2 義手」(80頁)参照。

e 筋電義手装着訓練

「III部　義肢　3 筋電義手」(106頁)参照。

● 復習のポイント

1．術前・術後評価を理学療法プログラムに反映する方法を学べたか。
2．装着前・後訓練の基本プログラムが理解できたか。
3．ソケットとアライメントに関する基礎知識が理解できたか。
4．異常歩行の観察と原因の理解ができたか。
5．切断部位と義足構造の適応が理解できたか。

【引用文献】

1) Lorraine Williams Pedretti（宮前珠子監訳）：身体障害の作業療法．第4版，pp 637-649，協同医書出版，1999
2) 金子 翼(編)，日本作業療法士協会(監修)：作業療法学全書，第4巻 作業治療学1「身体障害」．p 189，協同医書出版，2002
3) 澤村誠志：切断と義肢．pp 403-476，医歯薬出版，2007
4) 陳 隆明，澤村誠志：切断術．日本整形外科学会，日本リハビリテーション医学会(監修)：義肢装具のチェックポイント．第7版，pp 41-82，医学書院，2007

【参考文献】

1) 山下隆昭：小児下肢切断の理学療法．理・作・療法　1973；7(3)：117-184
2) 鈴木康三：両下肢切断の理学療法．理・作・療法　1974；8(4)：261-266
3) 長尾竜郎：両股離断患者のリハビリテーション．日本災害医誌　1974；22(7)：452-459
4) 加倉井周一，他：小児切断者のリハビリテーション．総合リハ　1974；4(3)：183-190

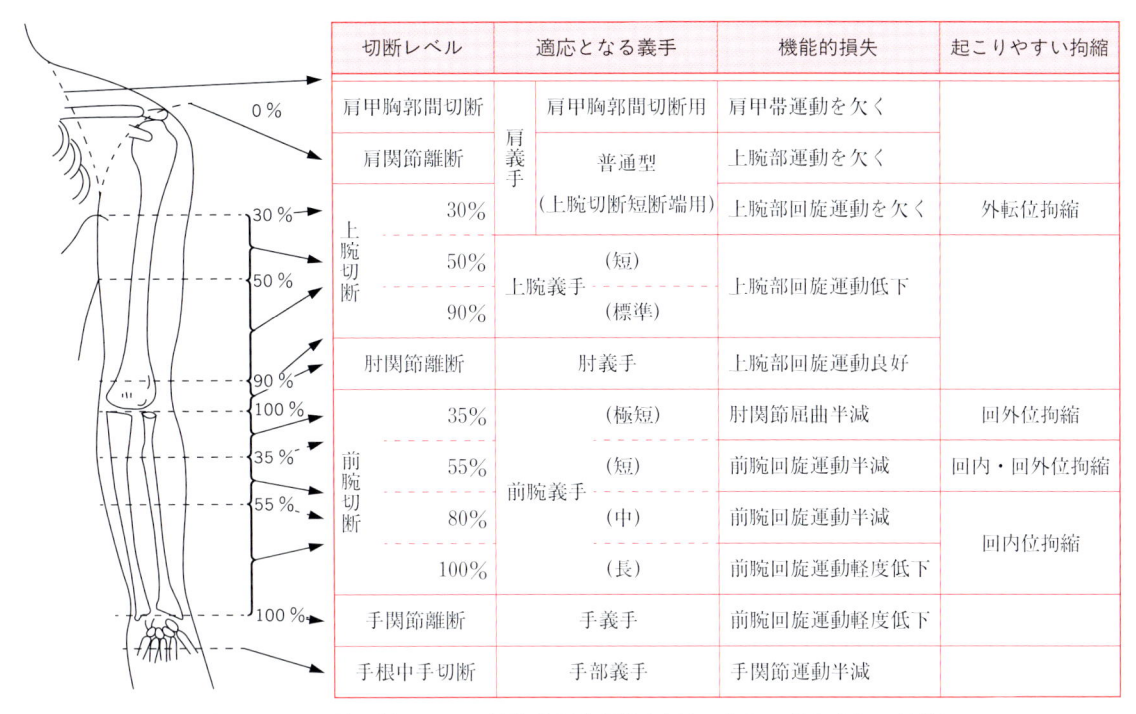

切断レベル		適応となる義手		機能的損失	起こりやすい拘縮
肩甲胸郭間切断			肩甲胸郭間切断用	肩甲帯運動を欠く	
肩関節離断		肩義手	普通型 (上腕切断短断端用)	上腕部運動を欠く	
上腕切断	30%			上腕部回旋運動を欠く	外転位拘縮
	50%	上腕義手	(短)	上腕部回旋運動低下	
	90%		(標準)		
肘関節離断		肘義手		上腕部回旋運動良好	
前腕切断	35%	前腕義手	(極短)	肘関節屈曲半減	回外位拘縮
	55%		(短)	前腕回旋運動半減	回内・回外位拘縮
	80%		(中)	前腕回旋運動半減	回内位拘縮
	100%		(長)	前腕回旋運動軽度低下	
手関節離断		手義手		前腕回旋運動軽度低下	
手根中手切断		手部義手		手関節運動半減	

図 II-46　上肢切断レベルと機能的損失(引用文献4より一部改変して転載)

5) 林　義孝, 川村次郎：義足装着期間が長びく因子. 日本義肢装具研究会会報　1976；10：13-20
6) 林　義孝, 川村次郎, 他：両側股離断義足の経験. 日本義肢研究会会報　1977；2(11)：11-15
7) Batzdorf J : Initial gait training of the patient with an above-knee amputations. Physical Therapy 1978；58：575-578
8) 大川嗣雄, 他：老人の血管原性切断―歩行の可能性について. 総合リハ　1979；7(2)：115-120
9) 林　義孝, 川村次郎, 他：抗腫瘍剤使用例の義足装着訓練について. 総合リハ　1979；7(5)：375-380
10) 長尾竜郎, 他：両下肢高位切断者の歩行と歩行能力の検討. 総合リハ　1979；7(2)：97-106
11) 林　義孝, 川村次郎, 他：周径を調節できる義足ソケットの使用経験. 日本義肢装具研究会会報　1981；19：24-30
12) 川村次郎, 他(訳)：下肢切断者のリハビリテーション. 医歯薬出版, 1981
13) New York University : Lower-Limb Prosthetics, 2nd ed. Postgraduate Medical School, New York, 1981
14) Persson BM, et al : Measurement of maximal end-weight-bearing in lower limb amputees. Prosthe Ortho Int 1982；6(3)：147-151
15) 川村次郎, 林　義孝, 他：訓練用仮義足の検討. 日災医誌　1983；31：289
16) 林　義孝, 川村次郎, 他：超軽量化大腿義足―その構造と使用経験. 日本義肢装具研究会会報　1983；2(23)：17-24
17) 大川嗣雄：血管原性切断のリハビリテーション―その過程における問題点の検討. 総合リハ　1985；13(10)：763-766
18) 加倉井周一(訳)：小児切断と義肢. パシフィックサプライ, 1987
19) 川村次郎, 林　義孝, 他：訓練用仮義足について. 日本義肢装具学会誌　1987；3(1)：37-44
20) 林　義孝：大腿切断の理学療法―臨床実習において教えるべきこと. 理・作・療法　1987；21(8)：518-521
21) American Academy of Orthopaedic Surgeons : Atlas of limb prosthetics, surgical and prosthetic. Mosby, St. Louis, 1992
22) 井上　悟：大腿切断による異常歩行―小児大腿切断症例への義足適合と異常歩行. 理学療法　1996；13(5)：379-383
23) 磯崎弘司, 他：下腿切断による異常歩行. 理学療法　1996；13(5)：385-392

24) 大井淑雄, 他：運動療法. 第2版, リハビリテーション医学全書7, 医歯薬出版, 1996
25) 長島弘明, 他：血行障害性下肢切断者の予後. 日本義肢装具学会誌 1996；12(1)：41-45
26) 隆島研吾：血管原性切断による下肢切断者に対する理学療法. 理学療法 1998；15(4)：261-266
27) 長倉裕二, 他：外傷による下肢切断者に対する理学療法. 理学療法 1998；15(4)：267-273
28) 和才嘉昭, 他：測定と評価. 第2版, リハビリテーション医学全書5, 医歯薬出版, 1998
29) 澤村誠志：切断と義肢. 第4版, リハビリテーション医学全書18, 医歯薬出版, 1999
30) 林　義孝, 森　義明, 川村次郎：下肢切断者に関する疫学的研究. 日本義肢装具学会誌 1999；15(2)：163-170

Ⅲ部

義肢

1 義肢総論

> ● 学習のポイント
> 1. 義肢の概念・歴史について。
> 2. 義肢の構成要素，名称・種類について。
> 3. 義肢の実用性について。
> 4. 仮義肢について。

1 義肢の概念

　義肢とは四肢の物質的な欠損(切断)を代償するものである。切断を対象とする義肢は，四肢の疾病や機能的障害を対象とする装具とは明確に区別するべきである。しかし切断を代償するものすべてが義肢ではなく，義肢とよばれるものは，さらに以下の4条件を備えている。

　①断端に密着する。
　②複数の機能をもつ。
　③ヒトの四肢に近い外観をもつ。
　④連続的に装着・使用される。

　まず義肢は断端に密着しているものであり，その部分をソケットという。次に義肢はヒトの四肢の形に多少でも近い外観に作られる。つまりソケットのないものや，四肢の形とは全く異なったものは，たとえ切断の代償として用いられても義肢とはよばない。例えば下肢切断者に車いすが処方されても，車いすは義肢とはよばない。さらに義肢は全くの単一機能ということはなく，何種類かの機能をもち，日常生活のなかである程度連続的に装着・使用される。単一の機能のみをもち，そのつど装着される自助具を義肢とはよばない。

　切断者が義肢に希望することは，第1に四肢の運動機能の回復であるが，外観や感覚の回復への期待も大きく，さらに装着時に使いやすいもの，快適なもの，疲れないもの，軽いもの，壊れにくいものを望んでいることも忘れてはならない。

2 切断と義肢の概略史

　現在から6000年以上前の新石器時代には欠損した四肢は死後の精神生活に影響すると信じられ，かつ恐れられており，治療目的以外に儀式や刑罰としても麻酔なしの斧による切断がされていたといわれる。一方，切断による出血や感染によって死亡する例も少なくなかったと考えられる[1,2]。現在の四肢切断法と義肢の技術的基礎を築いたのは，16世紀のフランスの外科医アンブロワーズ・パレである[3]。

　近年の切断の原因と切断時年齢は，その国がおかれている状況と発展状態に左右される。2度の世界大戦中までは，多くの国において戦傷と労働災害などの外傷による青壮年男子の切断が多数を占めていたが，大戦後の西欧先進諸国では動脈硬化や糖尿病などの末梢循環障害が下肢切断の最も多い原因となっている。わが国では，第二次世界大戦後も下肢切断の主な原因は労災や交通災害を中心とした外傷によるものが多いとされ，切断年齢も若年者や労働年齢に多く，欧米とは異なるとされてきたが，最近は高齢化が進み，切断原因も外傷が減少し，糖尿病性のものと血行障害が多数を占める欧米型に移行している[4,5]。

　義肢の研究開発は，第一次世界大戦以前は切断者自身によって行われることが多かったが，第一次世界大戦後に一般の工業製品と同じように科学

的に義肢の構造，設計や科学的研究が行われるようになった．第二次世界大戦後にアメリカを中心にソケットの解剖学的適合とアライメントの概念が導入され，それと並行して，PTB下肢義足，吸着式大腿義足，能動義手などの近代的義肢が開発された[6]．

現在の義肢は，従来の外観を構成する殻が義肢に働く力も支持する殻構造義肢から，外観は柔らかい発泡樹脂で覆い，力は工業製品の部品（モジュール）で支持する骨格構造義肢（モジュラー義肢）が主流となり，各種機能を有する多種類の継手が開発され，使用されるようになっている．さらに先端医学を応用する骨直結義肢や再生医学へ進もうとしているのが現在の義肢である．

3 義肢の基本的（機能的）構成要素

義肢は機能的に，ソケット，支柱部，ターミナルデバイス（手先具または足部）の3つの基本的要素から構成される（図III-1）．ソケットを除いた支柱部以下の部分を狭義の義肢とよぶことがある．

ソケットは，断端と義肢を機械的に結びつけるところであり，断端は軟部組織で覆われているので，適合という義肢独特の方法が用いられる（「I部 義肢装具の基礎知識 2 義肢装具のバイオメカニクス」，16頁を参照）．ソケットの最も重要な機能は，断端の運動を義肢に忠実に伝達することである．逆に義肢に加わった力を断端に伝達すること（感覚機能）もソケットの重要な機能である[7]．能動義手では力源であるハーネスの固定点の働きをし，義足では体重支持の機能ももつ．

支柱部はソケットとターミナルデバイスを連結する部分であり，ヒトの関節に相当する継手を含む．支柱部には殻構造（exoskeletal construction）と骨格構造（endoskeletal construction）とがある（図III-2）．殻構造は甲殻類の体や航空機の機体のように機械的強度を外側の殻で得ようと

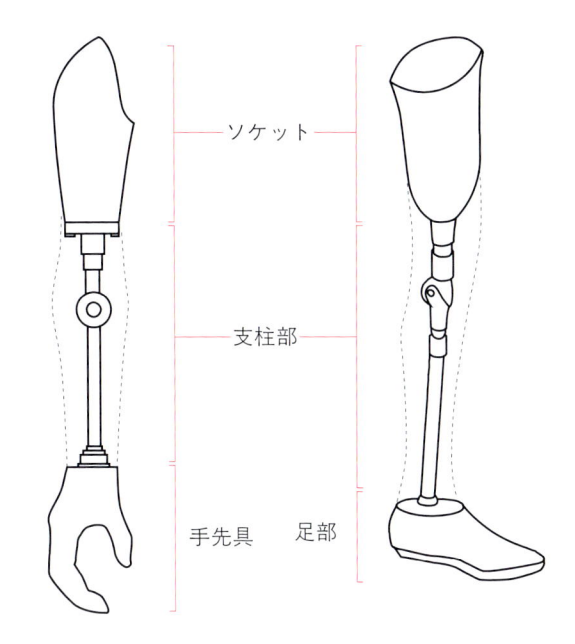

図III-1 義肢の基本的構成要素

するもので，同時にこの殻が義肢の外観を整える役割も果たすものである．殻構造の特徴は同一材料を使用すると同一強度で骨格構造よりも重量を軽くすることができることである．骨格構造は内骨格構造ともよばれ，人間の四肢と同様に内部の支柱によって機械的な強度を得るもので，外観はフォームラバーなどの柔らかい材料で覆われ，外観と感触に優れる．モジュールとは，工業製品などで部品交換などを容易にするを目的として規格化された構成単位のことである．ほとんどの骨格構造義肢は規格化されたモジュールで作られているので，モジュール化（ないしはモジュラー）義肢ともよばれる．モジュール化された骨格構造義肢は，義肢製作時間の短縮をはかれ，軽量化されており，完成後もアライメント調節が可能であるなどの特徴から，最近では殻構造に代わって最もよく用いられている．

ターミナルデバイスは義肢が外界に働きかける重要な部分で，義手の場合は手先具，義足では足部とよばれる．義手の手先具には自然な手の形をしたハンド，鉤型のフック，ハンドとフックの両方に固定式，能動式，電動式などがあり，手先具

a. 殻構造義肢   b. 骨格構造義肢

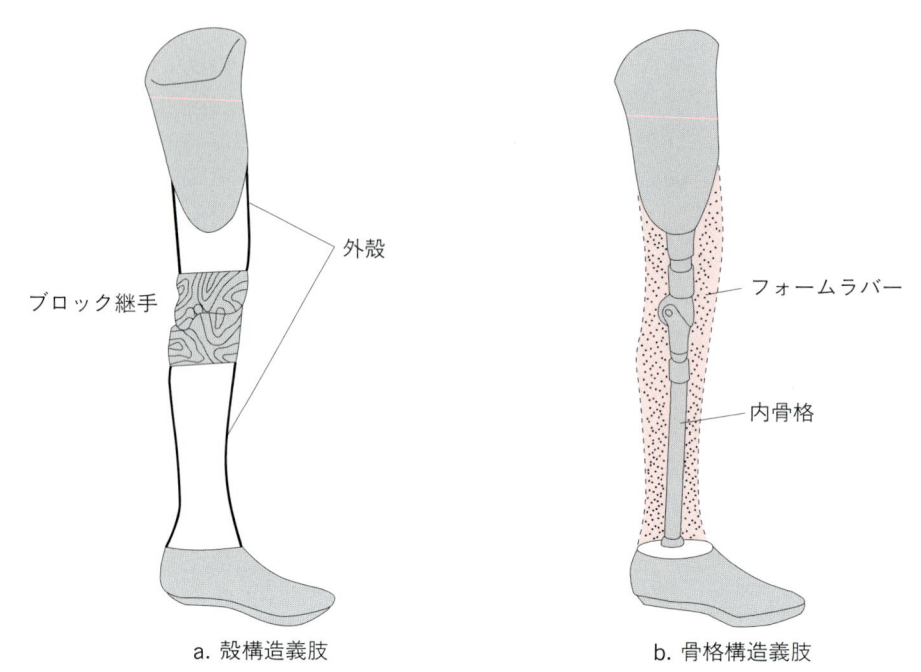

図Ⅲ-2　殻構造と骨格構造

は義手全体の性格を代表するものといえるであろう。義足の足部も，単なる外見の補いではなく，歩行周期の各瞬間において重要な役割を果たすものである[8]。

4 義肢の名称と種類

義肢の"義"は義父・義兄弟のように，実物の代用品を意味する用語であり，義歯・義眼とともに人体の欠損部分の代用品であることを示す。英語でも，"代用の手足"という意味で"artificial limb"という言葉があるが，臨床的な言葉としては"prosthesis（複数はprostheses）"がよく用いられる。上肢欠損に対する義肢の総称として上肢義肢，下肢欠損に対する義肢の総称として下肢義肢とよぶのが理論的には正しいが，実際にはそれぞれ義手，義足と短くよばれることのほうが多い。英語でも，義手は"upper-limb prosthesis"，または簡単に"hand"，義足は"lower-limb prosthesis"，または"leg"である。

わが国では切断部位をだいたいそのまま上腕義手や大腿義足のように義肢の名称とし，関節離断の場合は，離断された関節名で，肩義手，肘義手，股義足，サイム義足などとよぶ。切断部位の診断名と実際に装着される義肢の名称が異なるときがある。その理由は極端に短いか長い断端の場合，実際には切断部位名に相当する義肢より高位または下位の義肢が処方されるからである。例えば，非常に短断端の上腕切断には実際には肩義手が処方され，非常に長断端の大腿切断に膝義足が処方される（図Ⅲ-3，上肢については図Ⅱ-46，67頁を参照）[9]。

英語では以前は上腕義手をabove-elbow（AE）prosthesis，大腿義足をabove-knee（AK）prosthesisのように，関節を基準にその上か下かでよんでいたが，最近のISO表記では，上腕義手をtrans-humeral prosthesis，前腕義手をtrans-radial prosthesis，大腿義足をtrans-femoral prosthesis，下腿義足をtrans-tibial prosthesisのように，切断部位の骨の名称でよぶようになってきている[10]。しかし，現在も上腕義

1 義肢総論 73

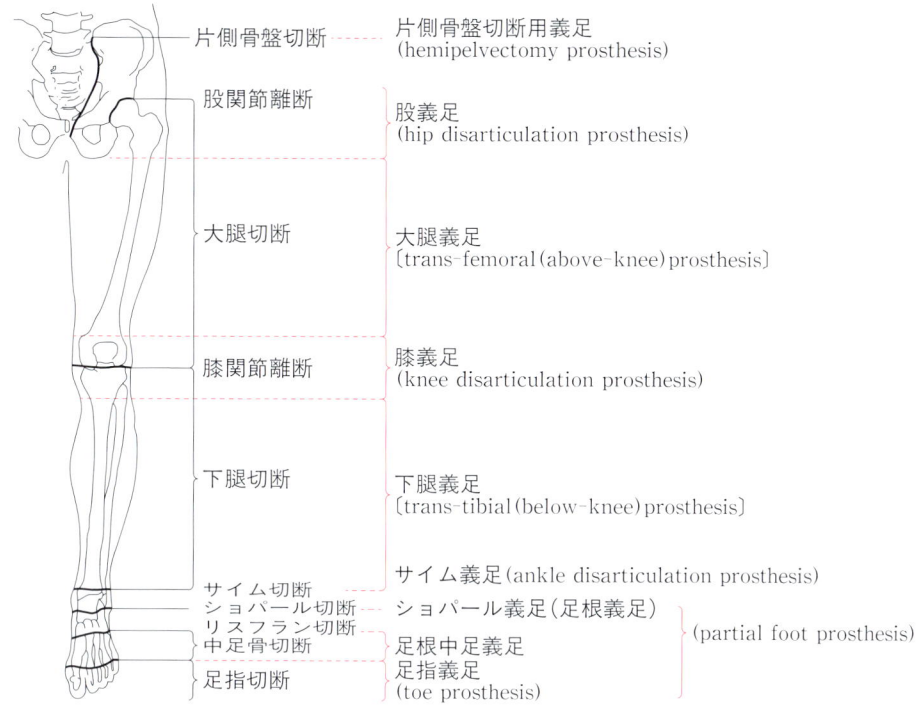

図Ⅲ-3 下肢切断部位と義足の名称

- 片側骨盤切断 ─ 片側骨盤切断用義足 (hemipelvectomy prosthesis)
- 股関節離断 ─ 股義足 (hip disarticulation prosthesis)
- 大腿切断 ─ 大腿義足〔trans-femoral (above-knee) prosthesis〕
- 膝関節離断 ─ 膝義足 (knee disarticulation prosthesis)
- 下腿切断 ─ 下腿義足〔trans-tibial (below-knee) prosthesis〕
- サイム切断 ─ サイム義足 (ankle disarticulation prosthesis)
- ショパール切断 ─ ショパール義足（足根義足）
- リスフラン切断
- 中足骨切断 ─ 足根中足義足
- 足指切断 ─ 足指義足 (toe prosthesis)
- (partial foot prosthesis)

手を above-elbow (AE) prosthesis, 大腿義足を above-knee (AK) prosthesis と記載している人も多く, 当分の間は新旧両方の呼称が並行して使用されるものと思われる。

義肢の種類は用途によって, 日常生活全般における使用を目的とする常用義肢, 作業を主目的とする作業義肢, 主として外観の補いを目的とする装飾義肢, 切断後の訓練目的に使用される訓練用義肢などがある。義手では駆動方式によって, 切断者の残存筋力を力源とする能動義手, 可動部分を備えていない固定式義手, モーターを駆動源とする電動義手がある。実際に使用されている義肢は, 義足では装飾性と実用性を兼ね備えた常用義肢が大多数の下肢切断者に使用され, 義手はわが国では装飾義肢が多いが, 能動義手や電動義手（主として筋電義手）も用いられている[11]。

一時的に短期間使用する義肢を仮義肢とよび, 永久的に使用する義肢を本義肢または永久義肢とよぶ。仮義肢は実際上, 訓練用義肢が大部分であり, 訓練用仮義肢ともよばれる。

5 適合とアライメント

「Ⅰ部 義肢装具の基礎知識 2 義肢装具のバイオメカニクス」(16頁) 参照。

6 義肢統一処方箋

義肢装具などの処方・適合判定・装着訓練は医師, 理学療法士, 作業療法士, 義肢装具士などのリハビリテーション・チームで行うことが原則である。各チームメンバーのコミュニケーションを簡単にしかも確実にとることを目的に, 日本リハビリテーション医学会と日本整形外科学会が合同で作成したのが, 義肢装具の統一処方箋であり, 義手, 義足, 上肢装具, 下肢装具, 体幹装具, 手動車いす, 電動車いす, 座位保持装置の8種類がある（表Ⅲ-1, 2）[12,13]。これら統一処方箋は,

表Ⅲ-1　義手処方箋（新規交付・再交付・修理）

義手処方箋（新規・再交付・修理）

氏名		男・女　明治・大正・昭和・平成　年　月　日生（　）歳
住所（〒　　）		TEL　（　）
		職業

切断部位：右・左　　　　　　　　　　断端長　　cm　（左・右　　　　　　　　　）

医学的所見：異常　・無　・有→

交付区分：・身障・労災・児童・健保・生保・戦傷・年金・自費・その他（　　　　　　　　　）

〈処方義手〉　・殻構造　　・骨格構造［使用システム］＿＿＿＿＿
　　　　　　・装飾用　・作業用　・能動式　・手先交換式　・電動式

	肩	上腕	肘	前腕	手	手根中手	指
ソケット	フォークォーター用 普通用	差込式 吸着式 オープンショルダー オープンエンド	差込式 在来式	差込式 ミュンスター ノースウェスタン スプリット式 オープンエンド	差込式 キャップ式 スプリット式 有窓式	手袋式 前腕式	キャップ 部分ハンド 差込式
（材質）	・熱硬化性樹脂・熱可塑性樹脂・セルロイド・金属・皮革					内ソケット：有・無	
支持部材	（殻）・合成樹脂・セルロイド・皮革						

手先具　　装飾用：・装具ハンド・装飾手袋式・部分ハンド式［使用部品］＿＿＿＿＿
　　　　　作業用：・曲鉤・双嘴鉤・鎌持金具・鍬持金具・物押さえ・その他（　　　　　　）
　　　　　能動式：能動フック・能動ハンド　　　　［使用部品］＿＿＿＿＿
　　　　　電動式：［使用部品］＿＿＿＿＿　　〈制御方式〉＿＿＿＿＿

手継手　　・固定（回旋付き）・面摩擦式・迅速交換式・屈曲式・回旋式（・電動式）
　　　　　（軸）　　　　　　　　　　　　　　　　［使用部品］＿＿＿＿＿

肘継手（殻）　ヒンジ肘継手　：・たわみ・単軸遊動・単軸ロック・多軸・倍動・能動式
　　　　　　ブロック肘継手：・単軸遊動式・手動ロック式・能動式・電動式
　（骨格）　・遊動式・手動ロック式・多軸式・能動式・電動式
　　　　　　　　　　　　　　　　　　　　　　　［使用部品］＿＿＿＿＿

肩継手（殻）　・隔板式・屈曲外転式・屈曲式・ユニバーサル・固定（モノリス型）
　（骨格）　・ユニバーサル・屈曲外転式　　　　　［使用部品］＿＿＿＿＿

懸垂装置　・胸郭ベルト式・8字ハーネス・肩たすき式・9字ハーネス・上腕カフ

外装（仕上）　・硬性合成樹脂・軟性合成樹脂・皮革・塗装・骨格外装
調整部品　　　・ターンテーブル・その他（　　　　　　　）
特記事項

医師の所属						
医師	年　月　日	㊞	仮合せ	年　月　日	良・不良	㊞
義肢装具士	年　月　日	㊞	適合判定	年　月　日	良・不良	㊞

表Ⅲ-2　義足処方箋（新規交付・再交付・修理）

義足処方箋（新規交付・再交付・修理）

氏名			男・女　明治・大正・昭和・平成　年　月　日生（　）歳			
住所（〒　）				TEL　（　）		
				職業		

切断部位：右・左　　　　　　　　　　断端長　　cm　（左・右　　　　　　　　　　）

医学的所見：異常　・無　・有→

交付区分：・身障・労災・児童・健保・生保・戦傷・年金・自費・その他（　　　　　　　　　　）

〈処方義足〉　・殻構造　・骨格構造［使用システム］＿＿＿＿＿＿＿＿＿

		股	大腿	膝	下腿	サイム	足根中足	足指
ソケット		カナダ式 受皿式	吸着式 差込式	差込式 吸着式 在来式	差込式 PTB式 KBM式 PTS式	有窓式 差込式 在来式	足袋式 下腿式	
（材質）		・熱硬化性樹脂・熱可塑性樹脂・木製・アルミニウム・セルロイド・皮革						
ソフトインサート		・皮革・軟性発泡樹脂・皮革＋軟性発泡樹脂・皮革＋フェルト						
股継手		ヒンジ継手：・伸展制限付遊動式・伸展制限付外転式 　・カナダ式・ロック式						
膝継手	（殻）	ヒンジ継手　：・大腿遊動式　・下腿遊動式　・横引固定式　・前止固定式 ブロック継手：・遊動式　・固定遊動切替式　・安全膝　・鉄脚						
	（骨格）	単軸膝：・遊動式　・ロック式 多軸膝：・遊動式　・ロック式 その他：・安全膝　　　　　　　　　　［使用部品］＿＿＿＿＿＿						
足継手		・遊動単軸足用・遊動多軸足用・多軸足部・固定式（SACH足部用） 　　　　　　　　　　　　　　　　　　［使用部品］＿＿＿＿＿＿						
足部		（殻）　・SACH足部・単軸足部・多軸足部・サイム用足部 （骨格）・固定足部・単軸足部・多軸足部・SACH足部 　・ドリンガー足部・装飾足部　　　［使用部品］＿＿＿＿＿＿						
懸垂装置		股義足用：・懸垂帯一式 大腿義足用：・シレジアバンド・肩吊帯・腰バンド・横吊帯・義足用股吊り 下腿義足用：・腰バンド・横吊帯・大腿コルセット・PTBカフ						
調整部品		・ターンテーブル　　［使用部品］＿＿＿＿＿＿＿＿ ・トルクアブソーバ　［使用部品］＿＿＿＿＿＿＿＿ ・伸展補助装置　　　［使用部品］＿＿＿＿＿＿＿＿						
外装仕上げ 特記事項		・皮革・合成樹脂・塗装・表革・裏革・リアルソックス・骨格外装						

医師の所属			
医師	年　月　日　　㊞	仮合せ	年　月　日　良・不良　㊞
義肢装具士	年　月　日　　㊞	適合判定	年　月　日　良・不良　㊞

1989年に作成されてから約20年が経過して義肢装具の実態と一致しなくなった部分を生じており，実際にも必ずしも使用されているわけではないが，義肢装具の処方を理解し，処方に含まれるべき最小限の事項の基準と考えることができる．

7 義肢の実用性

下肢切断者の大部分（9割以上）が義足を装着して日常生活を行っているのに対して，上肢切断者のかなりの割合（4割程度）は義手を使用しないで生活していることが知られている[14]．下肢切断者においても，両側大腿切断者や高齢切断者のように義足歩行以外の移動手段を用いている人たちが存在する．義肢を装着すると，できるようになることと，逆にできなくなることがあるので（義肢のメリットとデメリット），すべての切断者に義肢使用によるADL自立を固執するよりも，個々の切断者のQOLを高めることを考えて，義肢の適応を判断することが実際的である[15]．

下肢切断者の歩行能力は年齢や切断部位などの影響を受けるが，義足を処方するときや装着訓練をするときは，自分で義足を装着して立ち上がり，片杖を使用してまたは使用しないで10mを10秒程度の歩行速度，連続歩行距離を1km，日中は持続して装着できるレベル程度に目標をおくべきであろう[16]．逆の言い方をするならば，上記のような最小限の目標も到達困難と予想される症例には，義足の実用性は低いと考えられるので，車いすのような義足以外による移動動作の獲得も選択肢に加えるべきである．

上肢切断の場合の義手の適応は，年齢や切断部位のほか，切断者の生活環境，職業，切断者自身の生活態度などに強く影響されるので，個々の切断者の職業や生活パターン，ニーズなどを十分に把握したうえで，装着の可否，義手のタイプなどを慎重に判断すべきである．

上肢，下肢にかかわらず，切断者が実際に装着している義肢は切断後最初に装着した義肢のタイプであることが多い．例えば最初の義足が固定膝であった大腿切断者は一生涯の間固定膝に，最初の義手が装飾義手であった上肢切断者は装飾義手に固執することが多い．このことは切断後最初の義肢の重要性と，最初の義肢処方者の責任が重大であることを示すものである．一方，タイプとしては装飾義手を装着していても，実際には作業目的にも，時にはかなりの重作業にさえも使用し，これなしには日常生活や職業的作業に支障をきたすと主張する上肢切断者が少なくないことも事実である．

8 仮義肢

a 仮義肢とは

仮義肢の本来の意味は一時的に使用する義肢の総称で，本義肢（永久義肢）に対する言葉である．仮義肢は，義足歩行の実用性に不安がある高齢切断者の場合に試行的に使用されたり，悪性腫瘍による切断後に化学療法が継続されるため本義肢の装着までに長期間を要する症例などにも使用されるが，現在の多くの仮義肢は切断後最初の装着訓練の目的に使用されている．仮義肢という言葉は訓練用義肢や訓練用仮義肢とほとんど同じ意味で用いられている．

b 仮義肢にはどんな種類があるか[17,18]

仮義肢は，①基本的構造が本義肢と同一のものと，②本義肢とは構造が異なるものとに大別できる．

①のタイプは現在わが国で最も普及している仮義肢と考えられ，典型的なものは本義肢に予定している処方と同一構造であり，個々の切断者に合わせて製作されることも本義肢と同様であるが，外装は省略されることがある．アライメントは，

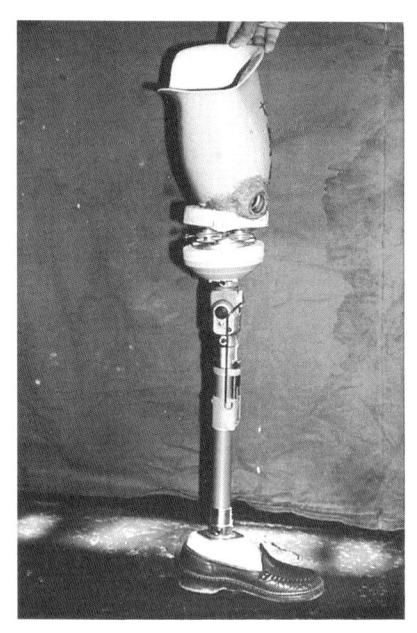

図 III-4　わが国で使用される最も普通の仮義足
ソケットと足部は本義足と同様のものを使用し，支柱部にも骨格構造を採用し，ソケットと支柱部の間にアジャスタブル・カップリングを挿入している

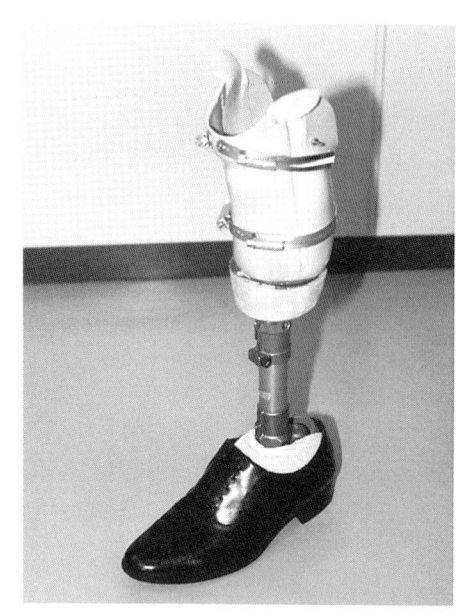

図 III-5　周径を調節できる調節ソケットを使用した下腿切断用仮義足

骨格構造に内蔵されている調節機構によるか，アジャスタブル・カップリングなどの調節機構を組み込んで調節する（図 III-4）。断端の変化に対するソケット適合は，断端袋の厚さや枚数を調節したり，ソケット内面に皮革などを貼ったりして対応するが，ソケット全体を交換することが必要なこともある。周径を調節できるソケット（調節ソケット）（図 III-5）は，義肢装具士の手を借りなくても現場でソケット適合の調節が可能になるので，悪性腫瘍による切断後に長期間にわたって化学療法が継続されている症例に使用すると，義肢装着訓練の中断を減らして訓練を継続できる利点がある[19,20]。しかし，調節ソケットでは全面接触の維持は困難であり，切断後早期の断端の変化の大きいときは調節の範囲を越えてソケット全体の交換が必要になることもある。

②のタイプの仮義肢は，市販の既製品または各医療機関独自のものが医療機関に備えられてい

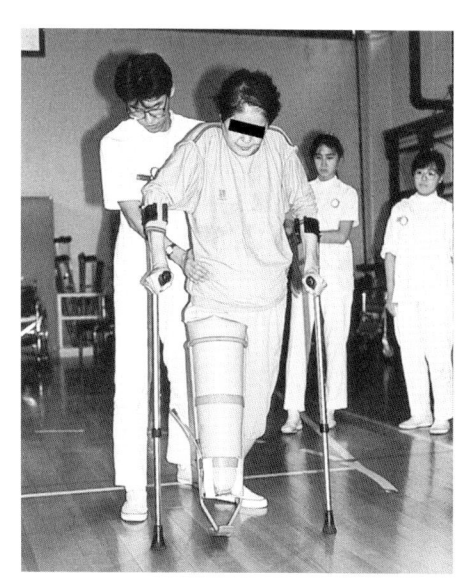

図 III-6　エアバッグ義足

て，不特定の切断者に装着されるのが普通である[21,22]（図 III-6）。このタイプの特徴は，必要とする時点でその場で即座に適合できるから，早期義肢装着訓練に適し，断端の変化が大きくても問題なく使用できる。反面，使用のたびに適合を調節する必要があり，長時間の装着が困難なことが

多く，獲得できる機能も通常の義肢より低いので，訓練時以外の日常生活における使用には適さない．したがって，使用期間は切断後早期の短期間（2～3週程度）に限定され，断端の変化がある程度落ち着けば，①のタイプの仮義肢に移行するのが普通である．

■ **謝辞** 本項の執筆にあたってご指導と資料のご提供をいただきました労災リハビリテーション工学センターの森本正治氏，国立障害者リハビリテーションセンター・研究所の相川孝訓氏，積水ハウス株式会社総合住宅研究所の後藤義明氏に感謝いたします．

復習のポイント

1. 義肢が備えるべき4つの条件は？
2. 義肢の基本的構成要素を3つ挙げよ．
3. 切断部位と適合する義肢についてまとめよ．
4. 仮義肢の種類と特徴についてまとめよ．

【文献】

1) Padula PA, Friedmann LW : Acquired amputation and prostheses before the sixteenth century. Angiology 1987 ; 38(2 Pt 1) : 133-141
2) Fiegel O : Historical development of lower-extremity prostheses. Arch Phys Med Rehabil 1966 ; 47 : 275-285
3) Mustapha NM : Artificial limbs, past, present and future. NATNEWS 1985 ; 22(2) : suppl 18-20
4) 林 義孝，他：下肢切断者に関する疫学的研究．日本義肢装具学会誌 1999 ; 15 : 163-170
5) 藤田あおい，他：高齢下肢切断者の最近の動向．MB Med Reha 2002 ; 16 : 1-7
6) Wilson AB : Limb prosthetics today. Artificial Limbs 1963 ; 7 : 1-42
7) 川村次郎：義足歩行の原理—義足でなぜ歩けるのか？リハ医学 1995 ; 32(3) : 168-172
8) 川村次郎：下腿義足の進歩．Monthly Book Orthopaedics 1992 ; 5(6) : 75-81
9) JIS T0101；福祉関連機器用語［義肢・装具部門］．1997
10) ISO9999 : Technical aids for disabled persons-classification. 1992
11) 川村次郎，青山 孝，古川 宏：動力義手の最近の進歩と臨床応用―筋電義手を中心に．リハ医学 1997 ; 34(1) : 70-76
12) リハビリテーション機器委員会：義肢装具・車椅子・座位保持装置一統一処方せん(案)について．リハ医学 1989 ; 26(4) : 290-294
13) 日本整形外科学会，日本リハビリテーション医学会(編)：義肢装具処方マニュアル．医学書院，1990
14) 高野国夫，小宮忠義：義肢需要者の実態．科学技術庁計画局(監修)，加藤一郎(編)：リハビリテーションと技術開発．pp 51-57，医歯薬出版，1973
15) 米津 浩，日比信行：閉塞性動脈硬化により下肢切断を施行した65歳以上の症例についての検討．臨整外 1997 ; 32(3) ; 265-267
16) 澤村誠志：下肢切断者の歩行能力．切断と義肢，第4版．pp 485-489，医歯薬出版，1999
17) 川村次郎，辻本正記，土井照夫，他：訓練用仮義足の検討．日本災害医学会会誌 1983 ; 31 ; 289-298
18) 川村次郎，林 義孝，米田稔彦，他：訓練用仮義足について．日本義肢装具学会誌 1987 ; 3 : 37-44
19) 林 義孝，川村次郎，水島哲也：抗腫瘍剤使用例の義足装着訓練について．総合リハ 1979 ; 7 : 375-379
20) Kawamura J, Hayashi Y, Yoneda T, et al : Temporary above-knee prostheses and training programme during chemotherapy. Prosthet Orthot Int 1985 ; 9 : 87-91
21) 神田昭光，松矢正利，林 誠二，他：エアーバッグ訓練用義足の使用経験―P.P.A.M.-Aidを使用して．日本義肢装具学会誌 1992 ; 8(1) : 9-13
22) 前川昭次，今井 至，平岩康之，他：エアーバッグ訓練用義足の使用経験とその臨床的意義．PTジャーナル 1996 ; 30 : 208-211

コラム

義足ができるまで

1. 医師との相談 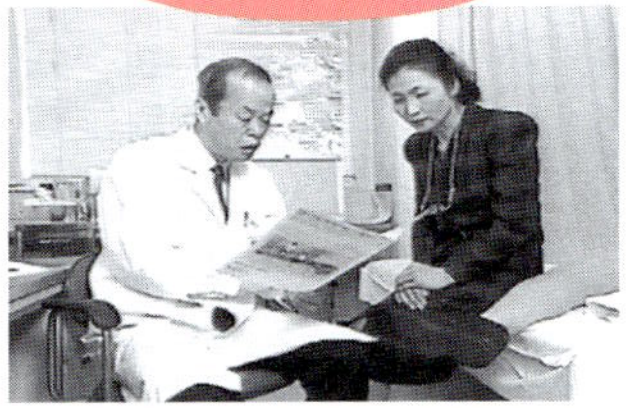
使用者から医師に要望を伝え、医師は最適な義足の処方を決定します

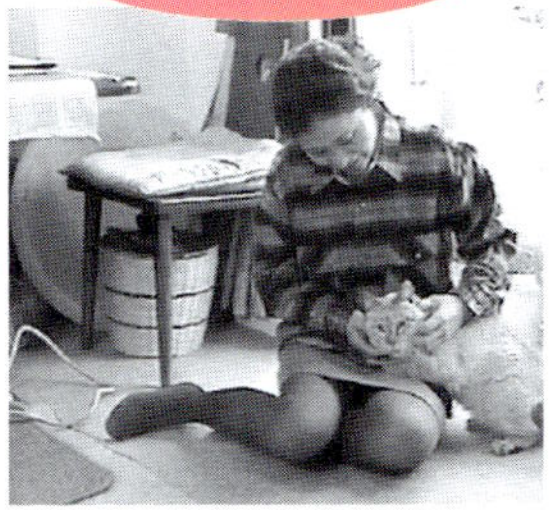

2. 採寸と型どり 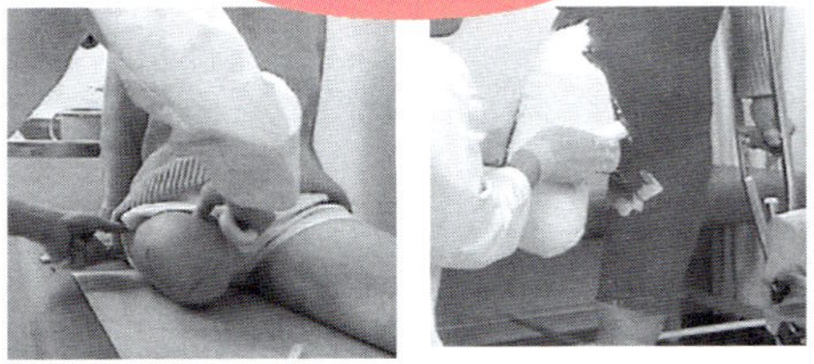
義肢装具士により採寸と型どりを行います。採寸と型どりは義足製作に際しとても重要な作業です

3. ギプスモデルの修正 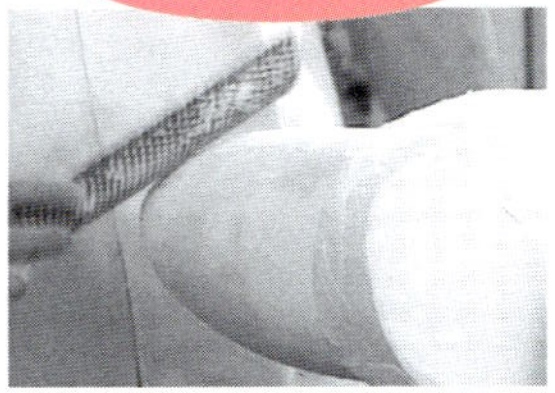
熟練を積んだ義肢装具士により個々に微妙な調整がほどこされます

4. ソケットを作る 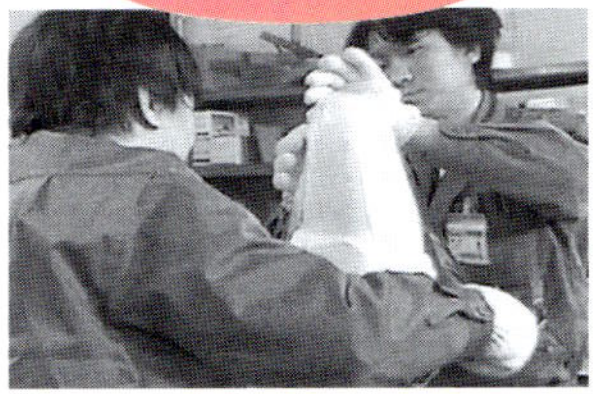
ギプスモデルにプラスチック板を熱成形し、ソケット部分が製作されます

5. 義足の仮組立て 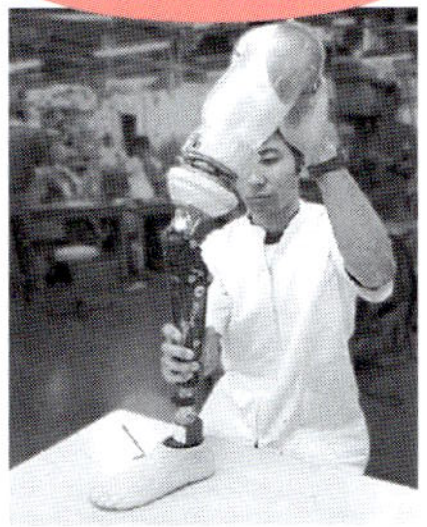
ソケット部分と膝や足部のパーツを仮義足部分を組み立てます

6. 仮合わせ 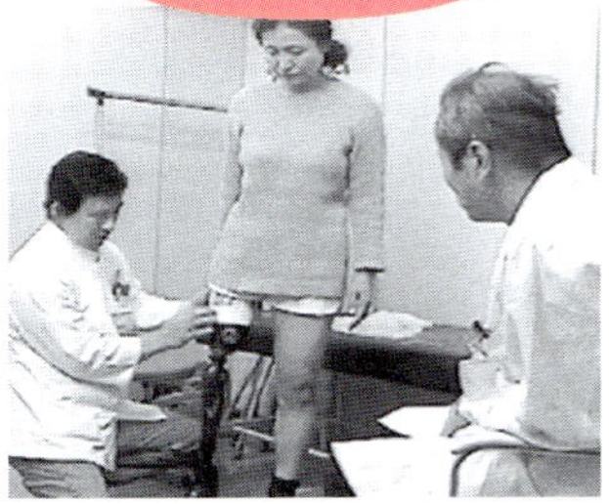
義足が満足できる機能を備えているか、身体にフィットしているかなどを十分チェックします

7. できあがり 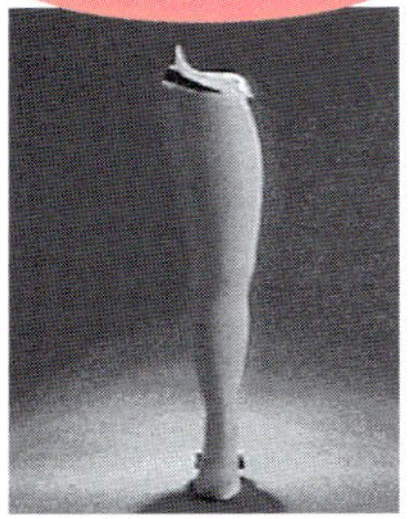
フォームカバーなどを仕上げて義足ができあがります

8. 最終チェック 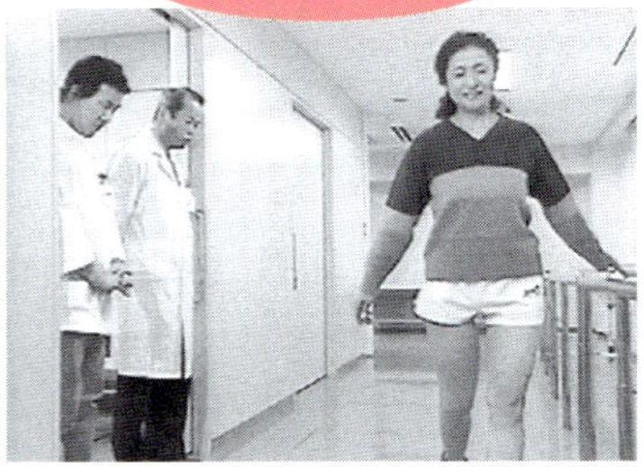
できあがった義足の最終チェックをします。再度十分なチェックをして義足が納品されます

9. 日常生活
外に出るのが楽しくなった、座りやすくなったなど、今まで以上に、活動的な日常生活が送れるようになりました

＊写真は（財）労災年金福祉協会製作のビデオ「義足と上手に付き合う方法」から提供を受けました

2 義手

学習のポイント
1. 義手の分類とその特徴を知る。
2. 切断部位と義手の特徴を知る。
3. 義手の構造を知る。
4. 義手の訓練およびチェックアウトを知る。
5. 最近の義手開発(筋電義手を除く)を知る。

1 義手の分類

　義手とは，外傷，疾病，奇形などの原因で全部または一部を切断，欠損した上肢の機能と形態を補うために装着する人工の手である。機能的な分類としてわが国では身体障害者福祉法の補装具交付基準に基づいた次の分類が用いられている(図III-7)。

a 装飾用義手(cosmetic upper-extremity prosthesis)

　外観を中心に考えられた義手で手先具に合成樹脂性の装飾用手袋(cosmetic glove)を使用している。1年間に製作される義手総数の約80％以上が装飾用義手である。機能的には，ものを押さえる，軽く他動的に保持する程度である。最近は外観が非常に健側手に似たシリコンの装飾用手袋や他動的に指が曲がるコスメチックハンドが開発されている。また，装飾用義手を軽量化するために軽金属パイプを幹部として，スポンジで外形を覆い継手を簡略化した骨格構造タイプが実用化している(図III-8)。

b 作業用義手(work arm prosthesis)

　外観にとらわれず作業に適するように工夫され

```
        ┌── 装飾用義手
        ├── 作業用義手
義手 ──┼── 能動義手(体内力源義手)
        └── 動力義手(体外力源義手)
                 ├── 筋電・電動義手
                 ├── ガス義手
                 └── ハイブリッド式義手
```
図III-7　義手の分類

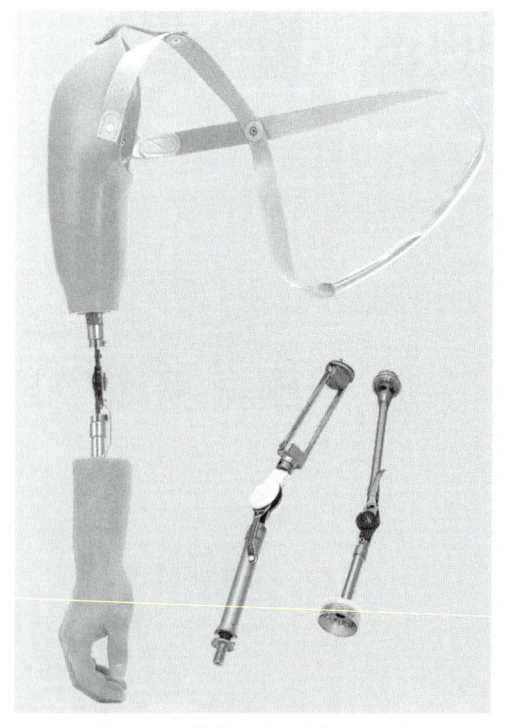

図III-8　装飾用義手(骨格構造)
〔日本義肢協会(編):「義手」のカタログの"骨格構造"より引用〕

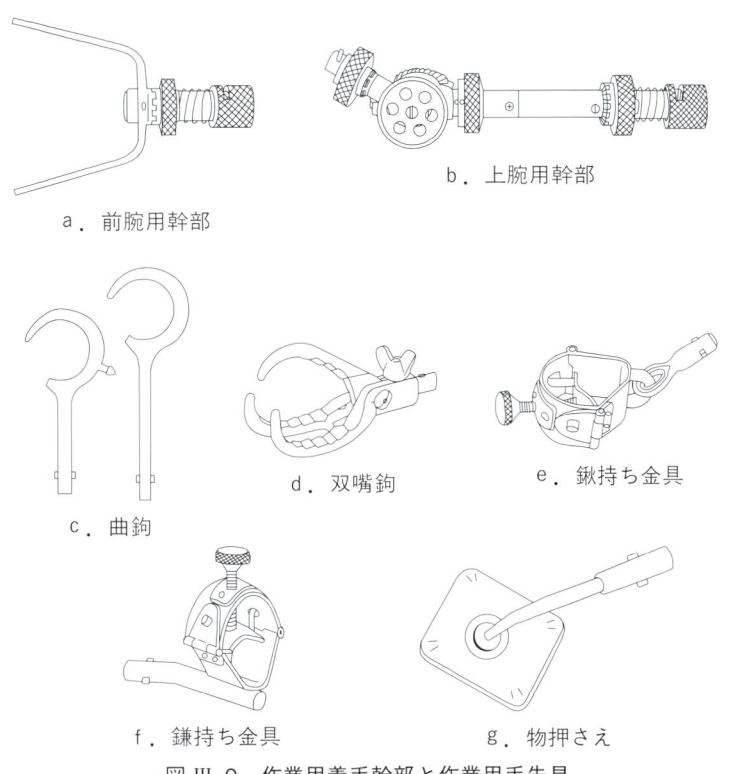

a．前腕用幹部
b．上腕用幹部
c．曲鉤
d．双嘴鉤
e．鍬持ち金具
f．鎌持ち金具
g．物押さえ

図Ⅲ-9　作業用義手幹部と作業用手先具

た義手である．肘継手，手継手を組み込んだ骨格構造で手先具交換式である．手先具は，曲鉤，双嘴鉤，物押さえ金具，鎌持ち金具，鍬持ち金具などをバヨネット構造の手継手によって自助具のように作業ごとに交換する．農業，林業，木工作業などに従事する切断者に有用されている（図Ⅲ-9）．

c　能動義手 (functional upper-extremity prosthesis)

上肢帯の運動を，ケーブルを介して継手のコントロールや手先具の開閉に使う．義手のメカニズム，チェックアウト，訓練とは，一般に能動義手（主として体内力源義手）を対象としている．

d　動力義手（体外力源義手）(externally powered upper-extremity prosthesis)

力源として，液体炭酸ガスを利用したガス義手と電気を利用した電動義手に分かれる．ガス義手はドイツや英国で実用化されているが，わが国ではガスボンベの携帯，および充填が難しいため実用化されていない．電動義手として制御をスイッチで行うものと，筋電制御で行うものがある．上肢用電動義手としてわが国のワイムハンド，ドイツのMyobock，英国のSteeper Electric hand，その他，欧米諸国，中国などにおいて実用化されている．リハビリテーション工学の進歩で開発が進んでいるが，わが国では法的な対応や高価なこと，メンテナンスの点で今後解決すべき問題点も多い．筋電義手については次項「**3** 筋電義手」を参照のこと．

2　切断部位と義手

上肢切断の場合，健側上肢長と断端長の比率によりパーセントで切断部位を表す．切断部位と適用する義手は図Ⅱ-46（67頁）を参照されたい．

a 断端長計測の基準点

断端長については，従来より AAOS の分類を使用してきた。その後，ISO が制定された。臨床場面では AAOS が使用されていることが多いので併記して紹介する。

1) ISO (International Organization for Standardization：国際標準機構，1992 年制定)
   腋窩，上腕骨内側上顆，尺側茎状突起
2) AAOS (American Academy of Orthopaedic Surgeons：米国整形外科学会)
   肩峰，上腕骨外側上顆，橈骨茎状突起，母指

b 断端長の計算方法百分率（％）（図 II-46）

百分率（％）は AAOS のみの基準である。

上腕切断 (%) =
$$\frac{断端長（肩峰－断端末端部）}{健側上腕長（肩峰－上腕骨外側上顆）} \times 100$$

前腕切断 (%) =
$$\frac{断端長（上腕骨外側上顆－断端末端部）}{健側前腕長（上腕骨外側上顆－橈骨茎状突起）} \times 100$$

c 切断部位と義手の特徴

1) 肩義手（肩甲胸郭間切断またはフォークォーター切断）

肩甲骨および全上肢を欠くので断端側を動かす筋はない。義手コントロールは健側の肩甲帯と体幹の動作を利用する。

2) 肩義手（普通型）

肩甲帯による患側の動き，または健側で義手のコントロールを行う。ソケットの安定性は肩甲胸郭間切断用に比べてよいが，能動義手の効率は劣る。プーリー付きブロック肘継手で効率を高める。

3) 上腕義手

肩関節の筋力および可動域は保たれている。上腕短断端の場合，内旋・外旋や義手の手先具に重い物を持ったときの空間支持力は弱い。義手は二重コントロール式上腕義手でブロック肘継手またはプーリー付きブロック肘継手を使う。ソケットは，差し込み，吸着および肩関節の可動域を生かすオープンショルダー式ソケットが使われる。

4) 肘義手

機能的には上腕義手と同じであるが，上腕長の長さから能動肘ヒンジ継手を使う。

5) 前腕義手（極短断端用）

肘関節屈曲が 100 度程度まで，回内・回外が不可で，断端は回外位をとっている。顆上部支持型自己懸吊式ミュンスター型ソケット，ノースウェスタン型ソケットを利用した義手，またはスプリットソケット，倍動肘継手を使用した義手が適応となる。

6) 前腕義手（短断端用）

肘関節の動きは残るが，前腕の回内・回外はほとんどできない（回旋範囲 60 度以下）。上腕二頭筋が働くので回外位をとるが，回外筋は中央部で切断されているので回旋運動は有効でない。ソケットは二重ソケットまたは顆上支持式ソケットが適応である。

7) 前腕義手（中断端用）

円回内筋，回外筋が残存し，回内・回外の可動域は 1/2 程度可能である。ソケットは差し込み二重ソケットが普通であるが，一重ソケットでもよい。たわみ式肘継手と三頭筋カフが適応となる。

8) 前腕義手（長断端用）または手義手

手関節離断を含む。回内・回外運動は完全に行え，ソケットは断端部が扁平となるため楕円形ソ

ケット(二重ソケット)が多いが,一重ソケットでもよい.時には先端部に窓を開けて断端遠位部を入れやすくする場合もある.たわみ式肘継手,三頭筋カフも使用する.

9) 手部義手

手部切断は,手関節より遠位で複数指または全指が中手骨から基節部で切断されたものをいう.例外として母指のMP離断または中手骨切断は単指切断であるが,手指の中で最も重要な機能の欠損による障害のため手部切断に含める.手部義手は装飾用が多いが,症例によっては手指の把持機能の代償としての機能的作業義手(パーシャルハンド)の適応となる.この場合,残存指や断端の状況,機能再建術との関係,職業,日常生活の具体的な障害,知覚などを考えデザインを定める.

d 両側上肢切断

両側上肢切断の場合,義手の長さは,切断者の身長に係数(Carlyle Indexs)を乗ずることにより決定する.

　　上腕長＝0.19×切断者の身長
　　前腕長＝0.21×切断者の身長

Carlyle Indexs は米国において,身長,上腕長,前腕長を計測し,その比を求めた値である.

e 特殊な切断(上肢)

1) クルーケンベルグ切断(Krukenberg amputation)

視覚障害切断者,両上肢先天性奇形例などに有用な切断で,感覚がそのまま残ることおよび把持機能保持が特徴である.手関節離断,前腕長断端切断(円回内筋の橈骨停止部が残っていれば可能)において,橈骨,尺骨間を縦に二分割して,前腕の回内・回外で断端の開閉を行い,物を把持する.

3 義手の構造

a 前腕義手の名称

図 III-10 を参照.

b 上腕義手の名称

図 III-11 を参照.

c 義手の部品

1) 手先具(terminal device)(図 III-12)

手先具を選ぶ場合,切断者の職業,使用場面,年齢,性別などを参考にして決定する.機能面を重視すればフックが最適であり,両側切断や工場内作業,主婦の家事労働に使用している例が多い.しかし,わが国の場合,機能面より外観を重視する傾向が強いこと,片側切断の場合,健側手でほとんどの動作は困らないことが多いことから装飾用手先具を使う例が80％を占めている.フックをつけている切断者の場合も通勤時および営業,事務作業時は能動ハンド型,装飾用と交換して使用することが多い.能動ハンド型を希望してくる例が多いが現状では重さが非常に重いこと,把持機能がフックに比べて劣ることなどを切断者に体験させて選ばせることが望ましい.

手先具には随意開き式(Voluntary Opening；VO)と随意閉じ式(Voluntary Closing；VC)がある.随意開き式は,移動フックに取り付けられたコントロールケーブルを引くことでフックが随意的に開きコントロールケーブルをゆるめることによりゴムまたはスプリングの力でフックが閉じる形式である.随意閉じ式は,スプリングの力で開いている移動フックをコントロールケーブルを引くことにより随意的に閉じる形式である.

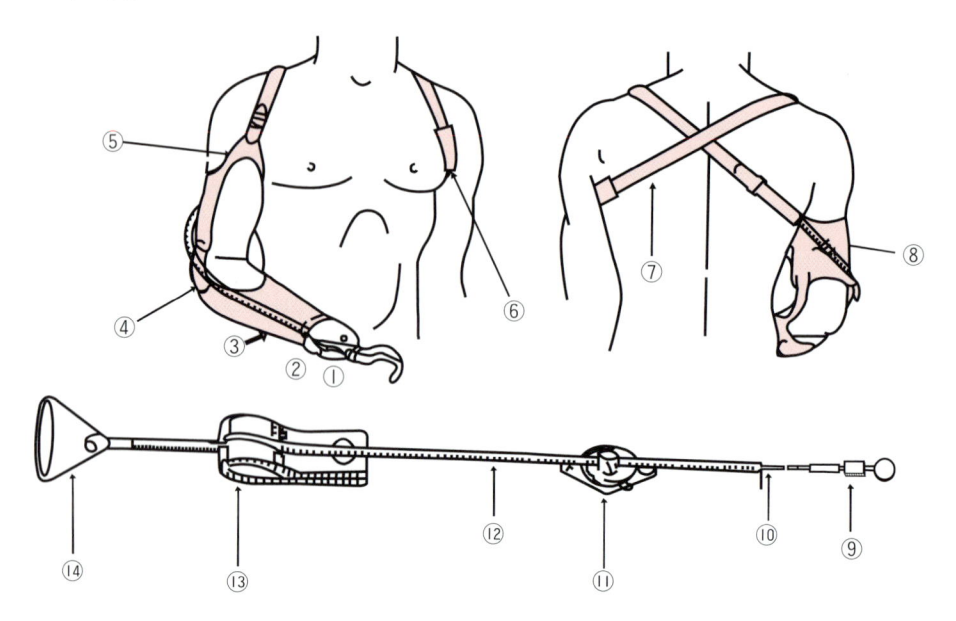

① 手先具，② 手継手，③ 前腕ソケット，④ 肘継手，⑤ 前方支持バンド，⑥ 腋窩ループ，⑦ ハーネス，⑧ 上腕カフ(三頭筋カフ)，⑨ ターミナル(回り端子)，⑩ ケーブル，⑪ リテーナー・プレート，⑫ ケーブルハウジング，⑬ クロスバー，⑭ ケーブルハンガー

図 III-10　前腕義手の名称

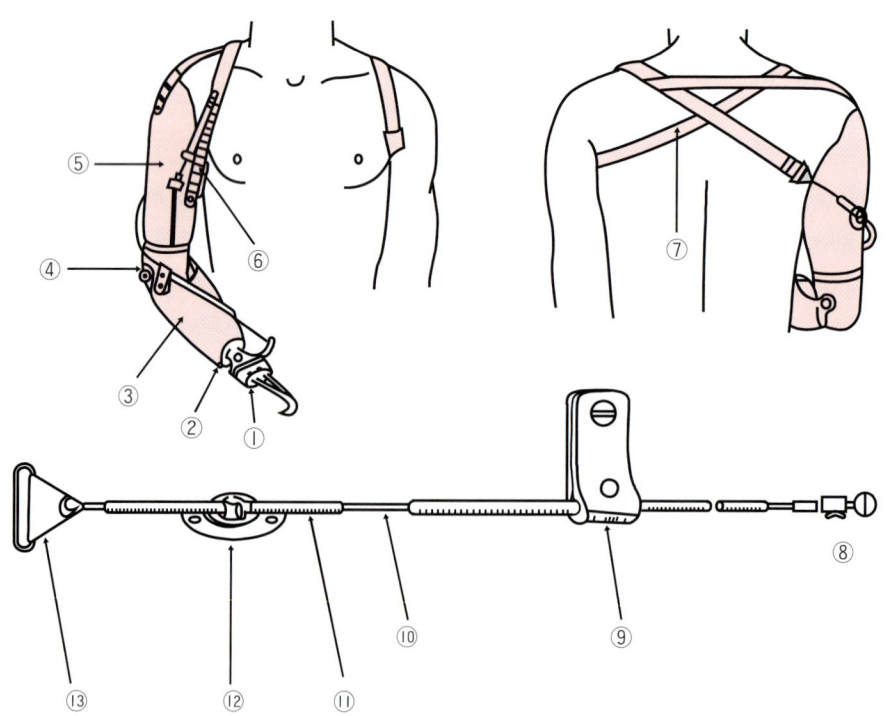

① 手先具，② 手継手，③ 前腕ソケット，④ 肘継手，⑤ 上腕ソケット，⑥ 肘コントロールケーブル，⑦ ハーネス，⑧ ターミナル(回り端子)，⑨ 前腕リフトレバー，⑩ ケーブル，⑪ ケーブルハウジング，⑫ リテーナー・プレート，⑬ ケーブルハンガー

図 III-11　上腕義手の名称

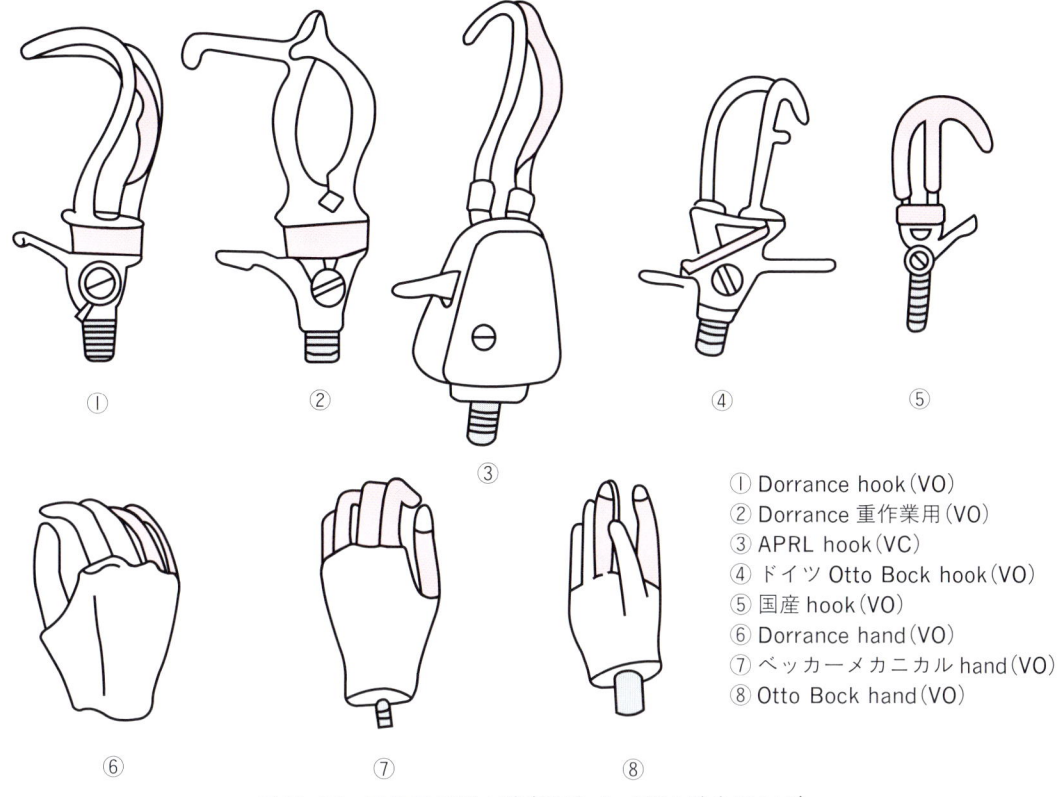

① Dorrance hook(VO)
② Dorrance 重作業用(VO)
③ APRL hook(VC)
④ ドイツ Otto Bock hook(VO)
⑤ 国産 hook(VO)
⑥ Dorrance hand(VO)
⑦ ベッカーメカニカル hand(VO)
⑧ Otto Bock hand(VO)

図 III-12　手先具(VO：随意開き式，VC：随意閉じ式)

　わが国で使われているフックはAPRLフックを除いてすべて随意開き式を使っている。市販されているフックではDorrance hookが性能がよく，アルミ合金製とステンレス鋼製がある。また，フックのフィンガー(部分)の内面にネオプレインゴムが付いていて滑りにくくなっている。フックのフィンガー(部分)の形状によって標準型(5 X, 88 X, 99 X)，小児用(12 P)，重作業用などに分類されている。Otto Bock hookは力源にスプリングを利用し，レバーの切り換えで強さを2段階に調節できる。標準型，小児用，重作業用があるが，わが国での使用例はほとんどない。国産能動フックはすべてDorrance型の模倣で力源はゴムである。滑り止めのためにフィンガー(部分)にゴムをかぶせていることが多いが，そのためフックの先端で針，クギのような精巧なものをつまむのが困難になったり，白い紙が黒くなったりする欠点がみられ，Dorrance型に比べ精度が劣っている。

　随意閉じ式のAPRLフックはゼンマイバネを力源とし，把持力を任意にコントロールできる。またフィンガー(部分)の開き幅を2段に切り換えられる。フィンガー(部分)の形状はDorranceと同じであるが，機構が複雑で重いこと，入手がやや容易でないなどの理由で使用例は少ない。

　能動ハンドは，手の形をしていて把持機能をもつ手先具である。母指のみが動く形式，母指，示指，中指の3指が動く形式，5指が動く形式があるが，機能的には能動フックより劣り，重いという問題点がある。能動フックと同様に随意開き式と随意閉じ式がある。

　Otto Bock hand(VO, VC)：母指，示指，中指の三点つまみ型，示指・中指間も内転・外転ができて大きな物をつまむことが可能，また指がロックできる型もある。

　Dorrance hand(VO)：母指，示指，中指の三点つまみ型，構造が簡単で故障も少ない。

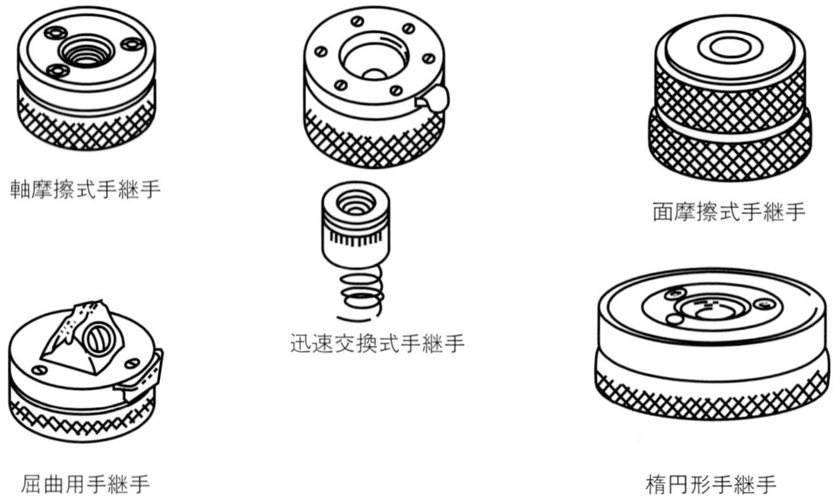

軸摩擦式手継手　　　　　　　　　　　　　　面摩擦式手継手

迅速交換式手継手

屈曲用手継手　　　　　　　　　　　　　　楕円形手継手

図 III-13　手継手

APRL hand(VO, VC)：母指，示指，中指の三点つまみ型，VC 型は物を把持した位置で指をロックできる。

国産能動ハンド(VO)：母指のみが動く型，Otto Bock hand とほとんど同じ三点つまみ型がある。

電動ハンドは内蔵した小型電動モーターにより義手の指を駆動させ把持機能をもつ．わが国で入手可能な前腕用電動義手はドイツの Otto Bock の Myobock hand，英国の Steeper hand，スウェーデンの Systemteknik 小児用ハンド，カナダの VASI 小児用ハンド，中国の電動ハンド，国産のワイムハンドなどがある．上腕用電動義手として米国の Utah arm，ドイツの Otto Bock hand，わが国の東京電気大学の電動義手などがある(過去にはサリドマイド禍による先天性四肢欠損児のための徳島大学式電動義手，東京大学式電動義手，ドイツの Heiderberg ガス義手などが実用化された)．

制御システムからみると，筋電制御システム(オン-オフ制御，比例制御)，およびスイッチ制御システムで制御されている．

2) 幹部

ソケットと継手を連結して手先具の位置決めを行い，その把持機能をもたせる．殻構造(exo skeletal type)と骨格構造(endo skeletal type)がある．

3) 継手(joint)

各関節の機能を再現する．

a) 手継手(wrist unit)(図 III-13)

手継手の機能は，①手先具を義手に取り付ける，②フックとハンドを交換できる，③回内・回外を他動的に行い，手先具の位置を適切な位置に固定する，④手先具の角度調節ができる．

(1) **摩擦式手継手**(friction type wrist unit)

面摩擦式(plate friction type)：手継手の中にゴムワッシャを挟み込んでゴムワッシャの弾力で手先具の位置を固定する．

軸摩擦式(axial friction type)：ネジを穴の中に差し込み，バネでロックし機械的に固定し，手先具の交換および位置決めをする．

(2) **迅速交換式手継手**(quick disconnect wrist unit)

手先具の交換を容易にする機構である．ロックを外すとスプリングの力で手先具および手先具取り付け部が飛び出す．両側切断時に使用することが多い．

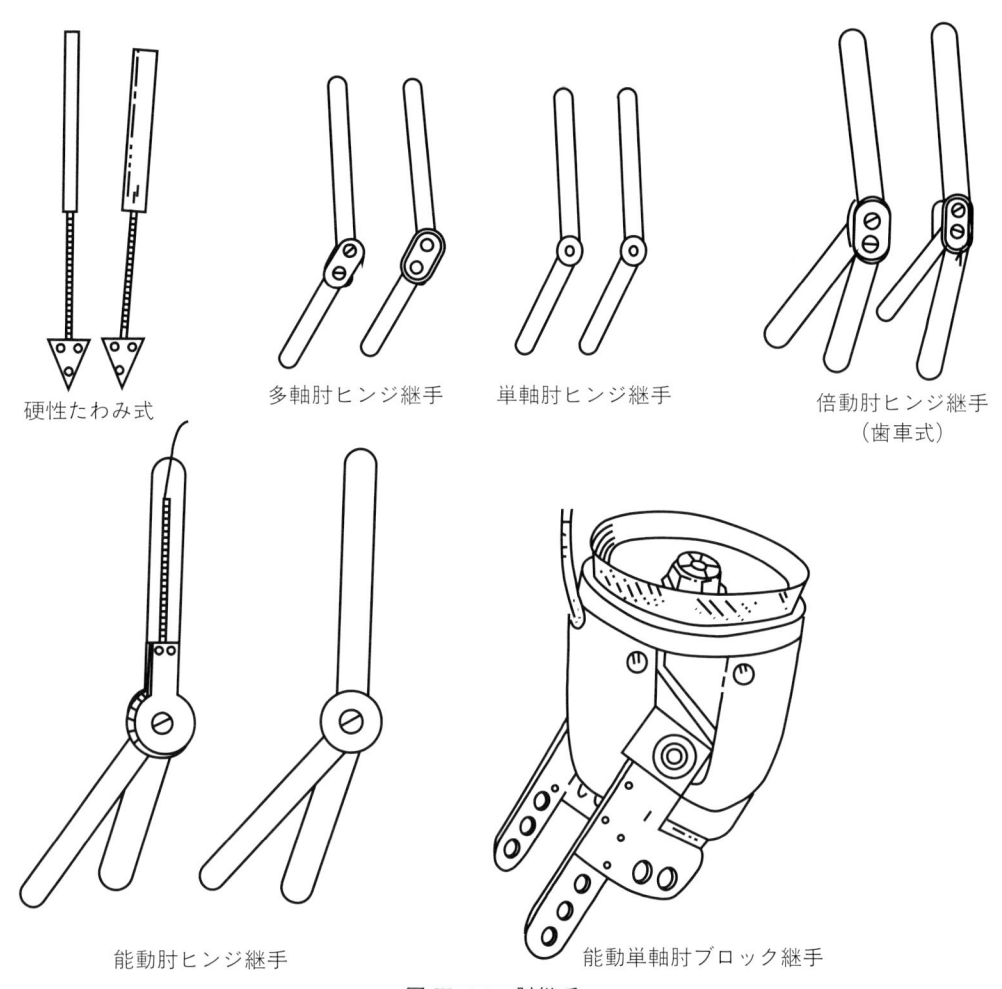

硬性たわみ式　　多軸肘ヒンジ継手　　単軸肘ヒンジ継手　　倍動肘ヒンジ継手
　　　　　　　　　　　　　　　　　　　　　　　　　　　　　　　　　　（歯車式）

能動肘ヒンジ継手　　　　　能動単軸肘ブロック継手

図III-14　肘継手

(3) **屈曲用手継手**(wrist flexion unit)

屈曲角度0度，30度，50度の3段階を他動的に固定できる。食事，書字，トイレ動作などに有効である。両側能動義手の利き手側の手継手に屈曲用手継手を90度角度を変えて取り付けて手関節橈屈用に使い，両手切断者の正中線動作（例：ズボンの前ジッパー閉め，外し）に利用する。

(4) **自在式手継手**(universal wrist unit)

球面に摩擦力を加え，手先具の位置を他動的に任意の向きに固定する。使い込んでいる間に摩擦力が緩んでくる欠点がある。

(5) **楕円形手継手**

手関節離断，前腕長断端切断用で断端の回内・回外運動を有効に伝える楕円形ソケットに使う。

(6) **手部コネクター**

手先具と手継手とを接続する部品で，ネジ式，差し込み式，バヨネット式がある。

b) **肘継手**(elbow joint)（図III-14）

肘継手の機能は，上腕ソケットと前腕部の連結および上腕カフと前腕部の連結を行い義手を懸吊する。肘ブロック型と肘ヒンジ型に分類できる。

【ブロック型】

(1) **手動単軸肘ブロック継手**(manual locking elbow unit)

肘屈曲の固定と解除を他動的に行う継手である。

肩隔板継手

屈曲・外転肩継手

外転肩継手

ユニバーサル肩継手

図 III-15　肩継手

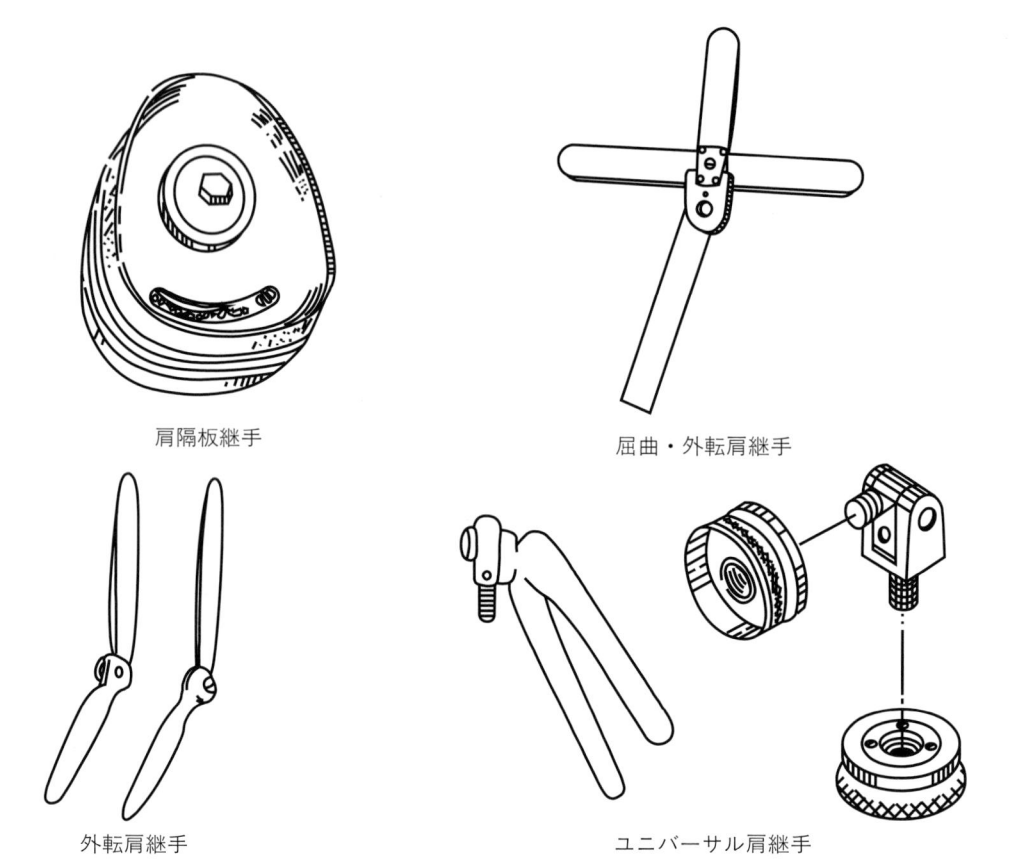

(2) 単軸肘ブロック継手(single axis elbow unit)

装飾用義手に使用される肘継手で肘屈曲の固定はできない。

(3) 能動単軸肘ブロック継手(functional elbow unit)

上腕義手，肩義手，肩甲胸郭間切断用義手に用いるもので，肘コントロールケーブルを操作することによって肘屈曲位の固定・解除を行う。Hosmerブロック肘継手が代表的なので，能動単軸肘ブロック継手のことをHosmer肘継手ともいう。

(4) 電動肘ブロック継手(electrical elbow unit)

Boston elbow, NY-Hosmer elbow, Motion control Utah armなどの電動肘が市販されているが，重さ，音，速度，トルク不足など問題点が多い。

【ヒンジ型】

(1) 単軸肘ヒンジ継手(single pivot axis elbow hinge joint)

2本の筋金の単軸蝶番継手で前腕屈曲・伸展を行う。前腕中断端，短断端などに使われる。

(2) 多軸肘ヒンジ継手(polycentric elbow hinge joint)

二軸性の支柱式肘継手で屈曲しやすく屈曲が大きくできる。作業用前腕義手のソケットと上腕カフの連結に多く用いられている。

(3) 倍動肘ヒンジ継手(step-up elbow hinge joint)

前腕極短断端に用い，断端の屈曲範囲の制限されている場合，前腕部と断端ソケット(スプリットソケット)を別々に結び，断端の運動で前腕

一重ソケット　二重ソケット　スプリット・ソケット　　　　　　　ミュンスター型ソケット
　　　　　　　　　　　　（split socket）

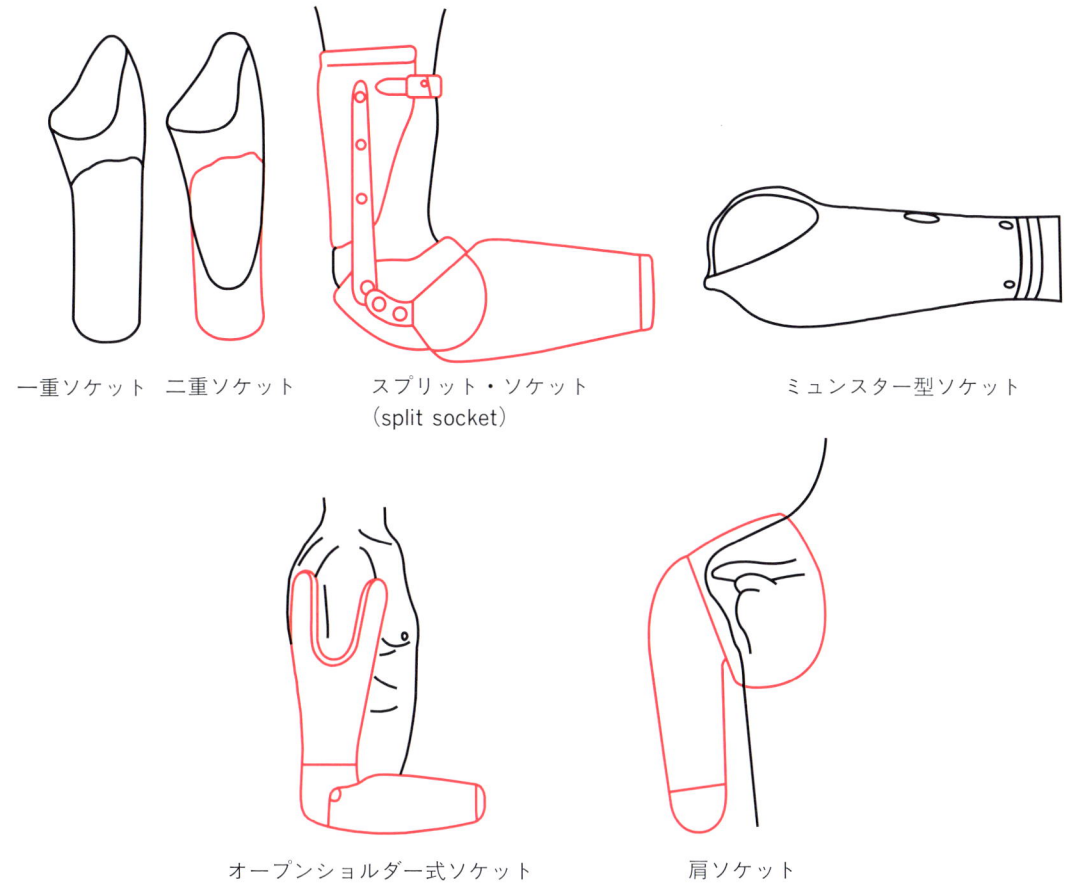

オープンショルダー式ソケット　　　　　肩ソケット

図 III-16　ソケットの種類

部・手先具の屈曲角が2倍の角度に増幅する継手である。歯車式，リンク式がある。

（4）能動肘ヒンジ継手（outside locking elbow hinge joint）

上腕長断端，肘関節離断に用いる。肘コントロールケーブルを操作すると肘の固定，解除ができる。

（5）たわみ式肘継手（flexible elbow hinge joint）

前腕中断端，長断端，手関節離断で断端の回内・回外の残存機能を十分義手に伝えるための可撓性の継手で，コイル状金属製の硬性たわみ式と布，革，ナイロンベルトの軟性たわみ式がある。

c）肩継手（shoulder joint）（図 III-15）

肩継手の機能は，肩義手，肩甲胸郭間切断義手のソケットと上腕部を連結する。

（1）肩隔板継手（sectional plate shoulder joint）

2枚の板を重ねた構造によって義手上腕部の屈曲・伸展を行わせる継手である。

（2）屈曲・外転肩継手（flexion-abduction shoulder joint）

義手上腕部の屈曲・伸展，外転・内転の2方向に他動的運動ができるようにした二軸性の継手である。

（3）外転肩継手（abduction shoulder joint）

義手の外転・内転運動を他動的にできるようにした継手である。衣服の着脱に便利である。

（4）ユニバーサル肩継手（universal ball shoulder joint）

肩関節の可動性と同じ動作が他動的にできるようにした義手の継手で，球状のものとユニバーサル式のものがある。

4）ソケット（socket）（図III-16）

断端長により，肩，肘の関節可動域，回内・回外の機能が異なり，それに応じて最適なソケットを作製する。基本型として，一重ソケット（断端の形そのままを覆う），二重ソケット（断端にトータルコンタクトソケットを作り，その外側に義手の外観を整えるためと，継手を取り付ける外筒を作る）がある。

a）前腕義手のソケット

（1）差し込み式ソケット（conventional socket）

在来式のソケットである（長断端＝一重ソケット，中断端＝二重ソケット）。

（2）吸着式ソケット（suction socket）

吸着バルブを用いて懸垂性をもったもの。

（3）スプリット・ソケット（split socket）

前腕極短断端切断に用いられる。断端をトータルコンタクトにして肘屈曲制限を補う倍動肘継手と併用する。

（4）顆上部支持式自己懸垂ソケット

ソケット自体に懸垂機能をもたせたもので，上腕カフが不要である。

ミュンスター型ソケット（Münster socket）：前腕極短断端～短断端に適用する。ソケットは初期屈曲角度をもち，肘伸展制限がある。

ノースウェスタン型ソケット（North-Western socket）：前腕中断端～長断端に適用する。開口部を広くとった自己懸垂ソケットである。ミュンスター型に比較して屈曲角度制限が少ない。

（5）楕円形ソケット

前腕長断端～手離断に用いるソケットで橈骨-尺骨の形に沿ってソケットを作り，回内・回外の動きをそのまま義手ソケットの回旋力に生かす。手離断の場合は断端がソケットに入りやすいように穴をあけて，ふたを付ける場合もある（有窓式ソケット）。

（6）断端キャップ・ソケット

手根部，中手骨部，および指を含めた手根中手部の切断に適用。手関節の動きを制限しないように断端に帽子をかぶせた形のソケットである。

b）上腕義手のソケット

（1）差し込みソケット（conventional socket）

在来式のソケットで断端袋を付けて装着する。

（2）吸着式ソケット（suction socket）

差し込み式に吸着バルブを取り付けて，吸着性を高めたもの。

（3）オープンショルダー式ソケット（open shoulder socket）

自己懸垂性の全面接触式ソケットである。衣服の着脱など肩外転動作がしやすいようにソケット外側上部を切り取ってある。

（4）肘関節離断用ソケット（elbow disarticulation socket）

断端をソケットに挿入するとき上腕骨内側上顆・外側上顆の隆起部を収納しやすくしたソケットである。

c）肩義手のソケット

肩甲胸郭間切断，肩関節離断，上腕骨頸部切断の切断部位ごとに全面接触式のソケットを用いる。通常ソケットと上腕部は別々に製作するが，上腕部は肩継手の種類ごとに形が異なる。継手なしでソケットと上腕部が一体化したものをモノリス（monolith）構造という。

5）コントロールケーブル・システム

義手を操作するシステムのことで，能動義手，電動義手の違いにより，操作方法が異なる。

a）単式コントロールケーブル・システム（single control cable system）

前腕義手に用いる。手先具の開閉による把握動作をコントロールする。ハーネスで得られた力の伝達はハンガーを通してケーブルに伝わり，ケーブルはケーブルハウジングの中を通って手先具を

9字ハーネス　　　　　　　　　　　　　　　　8字ハーネス

胸郭バンド式ハーネス
図 III-17　ハーネス

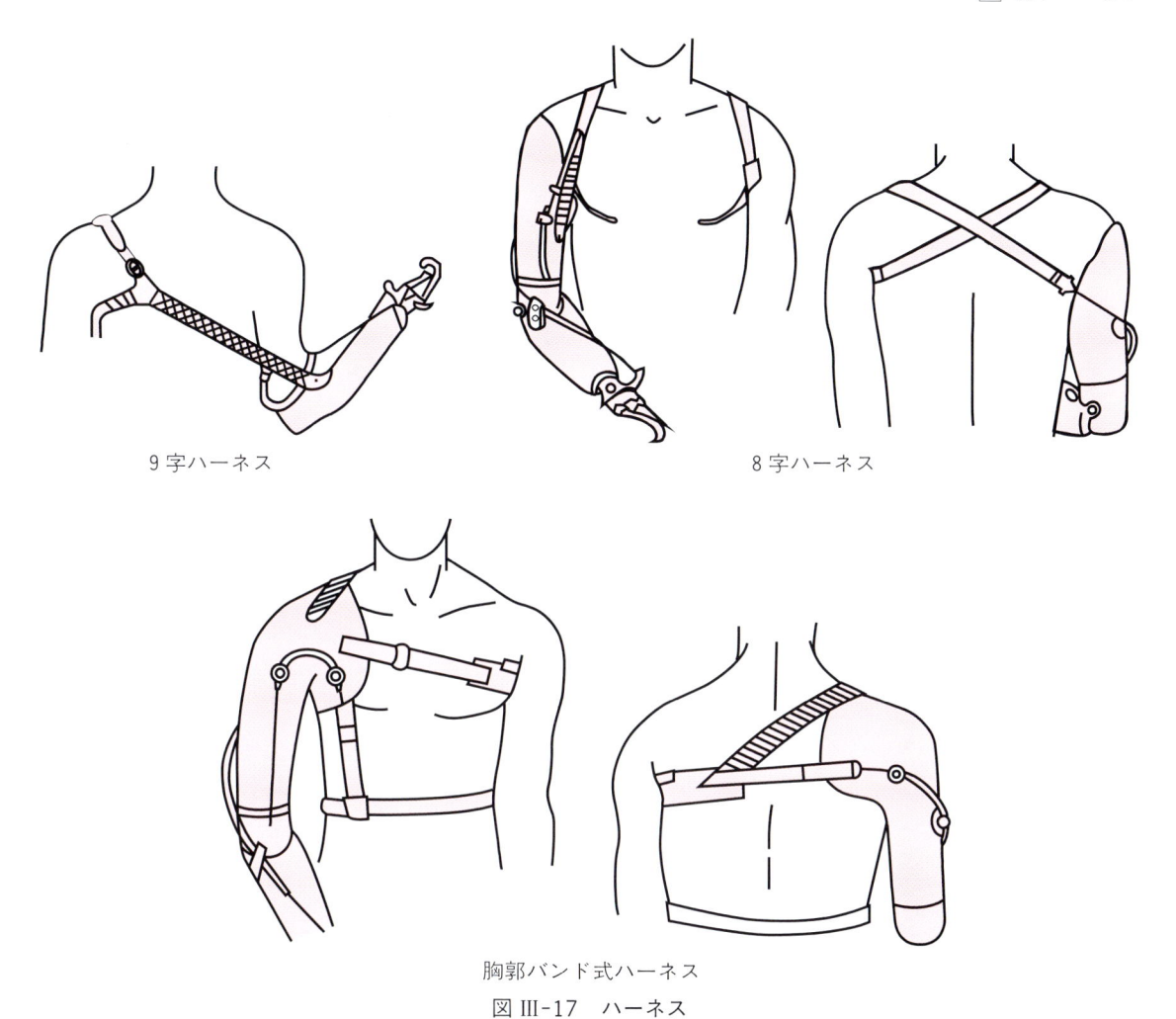

操作する。ケーブルハウジングは上腕カフのクロスバー，前腕ソケットのリテーナー・ベースプレート部で固定されている。そのため，肘関節の動きに影響を受けずにケーブルがケーブルハウジング内でたるまずに力の伝達ができる。

b）複式コントロールケーブル・システム（dual control cable system）

肩義手や上腕義手，肘義手に用いる。手先具の開閉と肘継手の屈曲操作を1本のケーブルで行う。ケーブルハウジングが二分割されて各々上腕ソケットとリテーナー・ベースプレートで固定され，前腕リフトレバーで前腕ソケットに固定される。肘継手をロックした状態でケーブル操作をすると手先具の開閉に働き，肘継手をロックしない状態（フリー）でケーブル操作をすると，肘を屈曲する力として働く。前腕リフトレバーがケーブルハウジングの固定と，前腕を屈曲させる運動の力点になっている。また肘継手にプーリーユニットを取り付けて肩義手，上腕義手の高位切断の効率を高める試みがなされ（HRC方式），松田らにより報告されている。そのほか，肩義手や上腕義手で三重コントロールケーブルシステムを使う場合もある。

6）ハーネス（図III-17）

ハーネスの機能は，①義手を懸吊する，②手先具の開閉，肘のコントロールなどケーブルシステムの力源を取り出す，であり材質としてダクロン

テープ，ナイロン，革，木綿紐などを使う。

a) 9字ハーネス(figure 9 harness)

前腕義手(自己懸垂型ソケット)に使用する。健側肩部に回して懸垂する。後方から見ると9の形をしている。

b) 8字ハーネス(figure 8 harness)

前腕義手，上腕義手，肩義手の一部に使用する。健側肩部に回したハーネスを背部で交差し，一方のベルトをコントロールケーブルにつなぎ，もう一方のベルトを義手の懸垂または肘継手コントロールケーブル操作に使う。

後方から見ると8の形をしている。両側義手の場合は，両側の肩甲骨の動きを両側のコントロールケーブル操作に使い，前方に回ったループは義手の懸垂，または肘継手コントロールケーブル操作に使う。

c) 胸郭バンド式ハーネス（chest strap harness)

作業用など重量のかかる義手や高位切断のソケットの支持性を高めるために使われる。

d) リュックサック・ハーネス(double axillar loop harness)

手義手，手根中手義手に使用する。リュックサックをかついだ形である。

4 義手の訓練

上肢切断のリハビリテーションには，大きく分けて2つの流れがある。1つは一般的な従来のリハビリテーションの流れであり，1つは訓練用仮義手を使った新しいリハビリテーションの流れである。作業療法士の立場からいえば，後者の訓練用仮義手を使った訓練のほうが訓練期間の短縮，能動義手の使用頻度の増加につながり望ましい方法である。しかし，病院の在院期間，スタッフ，パーツ入手の問題，医療費・補装具給付制度など経済的問題などによってこの方法がなじまない病院が多い。そこでは，義手装着前訓練をしっかり行い，義手作製，訓練については次の施設に委ねるシステムをとっている。わが国の大多数の病院はこの方法なので，ここでは，作業療法士にとって基本であり仮義手システムにも普遍性のある従来の上肢切断の流れの義手訓練について述べる。

仮義手システムの特徴は，①ギプスソケットによるrigid dressingの効果と早期より断端を使用することにより早く成熟断端をつくれる。②早期から義手訓練が可能(術後2日)。③従来の装着前訓練と装着訓練を同時に行う。④本義手までに義手の役割が理解でき，受け入れが良好である。また，義手なしの期間が短いため切断前のパターン，幻肢の利用ができる。⑤仮義手で患者のニーズに対応した試み，部品，長さ，手先具の検討ができるので，本当のニーズに合った本義手が処方できる。⑥治療，訓練期間の短縮ができる。⑦部品を準備しておけば訓練室内で容易に組み立てられ，1～2時間で製作から訓練開始までできる，などの利点がある。

上肢切断から社会復帰までを時期ごとに区切り，そのときのチームメンバーのかかわり方と訓練の内容を示すと表Ⅲ-3のとおりとなる。

a 義手装着前訓練

1) 義手訓練全過程のプログラムおよび義手のオリエンテーション

切断者は切断のショックで現在どうしたらよいか，また将来の不安で混乱している。そこで医師，作業療法士の適切なオリエンテーションによる方向づけを行う。

2) よい断端をつくるための断端形成

切断後の断端の浮腫の予防と，浮腫の除去，過度の脂肪の除去，また円錐型の望ましい成熟断端を得るため弾性包帯を巻く。周径値が一定して変化しなくなってからソケットの採型へと進む。

表III-3 義手訓練

時期	切断	義手装着前訓練 (断端・処方前訓練)	義手処方, 採型, 初期適合	義手装着訓練	社会復帰
チームメンバーのかかわり方	Dr：手術 Ns：術後管理 OT：仮製作 義肢装具士｝義手	Dr：処方 Ns：術後管理, 病棟指導 PT：訓練 OT：訓練 (必要に応じSW, 工学士・心理士)	本人：希望 Dr：チームリーダー, 処方 Ns：病棟情報 PT：訓練評価情報 OT：訓練評価情報 義肢装具士：ソケット, 義手製作 SW, 心理士・工学士：社会, 経済情報	チームカンファレンス	チームメンバーでのフォローアップ
従来の場合（作業療法士のかかわり方・訓練内容）		①義手訓練全過程のプログラムおよび義手のオリエンテーション ②よい断端をつくるための断端形成 ③断端機能訓練（PTと協同または PTに依頼） ④利き手変換訓練（必要に応じて） ⑤義手を使用しない状態でのADL訓練 ⑥全身状態の調整	①装着前評価報告 ②義手装着の見通し検討 ③義手型式, 部品の意見 ④仮合わせ, 初期適合チェック	義手処方 型式設計 →チェック 1) 義手の訓練時間 |	義手	前腕	上腕	肩離断
---	---	---	---	---
装飾				
能動フック型, 能動ハンド型, 動力義手, 随意開閉フック他	2時間 10 25	2時間 20 30 40	3時間 25	| 両側の場合義手は1.5倍 2) 訓練開始（義手の機能, 名称を教える, 義手装着方法注意など） 3) 訓練開始時評価（上肢機能, ADL, 義手など） 4) 基本動作訓練（手先部, 肘部の操作方法, 訓練） 5) つまみ動作訓練 　①大きさの違うもの, 質の違うもの 　②いろいろな高さでの訓練 　③ブロック積み重ね, 力の調節 　④紙コップ, スポンジ 　⑤その他 6) 両手操作訓練, 場合により足との協同訓練 7) 応用動作訓練 8) ADL評価, 訓練 9) 職業前評価, 訓練, 職業訓練 10) 最終評価 11) フォローアップ：（家庭, 職場へ出張指導） 終了	①家庭, 職場へ出張指導 ②巡回相談, 修理 ③「切断者友の会」の紹介
仮義手の場合		①術後訓練, オリエンテーション ②仮義手製作, 調整 ③仮義手訓練（基本・応用訓練） ※従来の義手装着前訓練も併せて行う	①仮義手による訓練からの意見, 処方 ②本義手の仮合わせ, 適合チェック		

3）断端機能訓練

断端機能訓練の目的は，義手を操作するための廃用萎縮を防止し，拘縮を予防および除去し，循環を改善し，疼痛や異常感覚を取り除くため筋力強化，関節可動域の改善をはかることである．義手操作時に必要な肩甲帯，肩関節，肘関節など上肢の残存部の筋力増強，関節可動域を保つことも重要である．

4）利き手変換訓練

利き手側が切断した場合，本人の同意を得て利き手変換訓練を行う．両側切断の場合，断端長が同じ程度では利き手変換訓練は行わないが，極端に断端長に差があり，利き手側の残存長が短い場合，本人の了解のもとに利き手変換訓練を行う．

5）義手を使用しない状態でのADL訓練

片側切断の場合，残存手で日常生活活動の約80％以上は行うことができるので，一部の項目（例：爪切り，手洗いなど）を除けば切断者自身不自由を感じていないことが多い．本人が不自由を感じている項目に限り訓練，自助具作製を行う．両側切断の場合，トイレ，入浴，更衣動作を残存上肢，下肢，体幹，口を利用して訓練を行う．切断直後から断端に自助具（万能カフ）を付けてスプーンで食事を自立させる．

6）全身状態の調整

断端の状態ばかりでなく，体幹，肩甲帯，頸椎など全身状態も考えなければならない．体幹の筋を強化することにより側弯症の予防，呼吸機能の保持，義手重量の保持能力増大ができる．

b 義手装着訓練

1）義手のオリエンテーションと着脱訓練

部品の名称と機能およびその取り扱い方を教える．これは訓練時の理解を増すことと，退院後の故障時の対処の仕方，補装具給付システムでの修理，再交付について知識をあらかじめ得ておくことにつながる．また，義手の禁忌事項，装飾用義手コスメチックグローブの管理，断端の衛生について指導する．義手の着脱訓練も行う．

2）訓練開始時チェック

義手のチェックアウト（後述），作業療法一般の評価などを行い，訓練目標の明確化とプログラム作成をする．

3）基本動作訓練

前腕義手の場合，肩関節屈曲，肩甲骨外転，肘関節屈曲・伸展，前腕回内・回外で手先具の開閉を行い，上腕義手の場合，肩甲帯および上腕の動きで，肘継手のコントロールと手先具の開閉を行うので，随意のまま行えるようになるまで訓練する．

4）つまみ動作訓練

大きさの違うもの，質の違うものの把持訓練，肘継手を操作していろいろな高さでの把持訓練，ブロックの積み重ね，紙コップ，スポンジをつぶさないように保持する巧緻訓練などで，ハーネスの緊張による力の調節を体で覚える．

5）両手操作訓練

片手切断の場合，義手はあくまで補助手の役目を練習する．両側切断の場合，主動作側の義手と補助側の義手の役割による手先具の位置ぎめを練習し，時には足との協同動作を練習する．

6）応用動作訓練

木工，手工芸，将来の仕事に役立つ作業などを通じて義手の巧緻性訓練，応用訓練を行う．

7）ADL評価，訓練，家事動作

ADLの実際場面における義手の使い方訓練を

行う。必要に応じ，自助具の製作を行う。女性や単身者では家事動作が重要な訓練である。

8） 職業前評価，訓練，職業訓練

原職復帰が可能な切断者は義手処方・訓練がすべてこの目標に向かって行われるが，その場合でも職務分析，必要な補助具製作が行われる。一方，義手訓練後，新たに就労活動を行う場合は，職業カウンセラーなど，他の専門家とチームを組んで職業訓練に入る。

9） 最終評価

初期評価と同様な評価を行う。

10） フォローアップ

家庭，職場に出張し援助する。必要に応じ補助具の作製や修理，再交付指導を行う。

5 義手のチェックアウト

a 前腕義手のチェックアウト（表Ⅲ-4）

1） 義手装着時および除去時の肘屈曲度

ROM測定法で計測する。屈曲度は装着時も除去時と同程度であるべきで，屈曲度の差がある場合はソケットの成型に問題がある。

2） 義手装着時および除去時の肘の回旋度

前腕中断端より長断端で，たわみ式肘継手を使用している場合，肘90度屈曲位で回内・回外を計測する。装着時は除去時の1/2は必要である。

3） 操作効率

肘90度屈曲位で，ケーブルをフックより外し秤をつけ，フックに1.5cmの木片を挟みケーブルの方向に引っ張り，木片がフックから離れる瞬間の秤を読む。次に同じ木片をフックに挟み，フックにケーブルを取り付け，ケーブルハンガーに秤をつけ，ハーネスの方向に引っ張り，木片がフックより離れる瞬間を読む。

$$効率 = \frac{フックにかけた力}{ハンガーにかけた力} \times 100$$

効率は70％以上あるべきで，効率が悪いのはケーブルの走行の不適，ケーブルハウジングの長さ，ハーネスの調整不適などが原因である。

4） 肘90度屈曲位でのフックの開大（閉鎖）

他動的開大程度まで自動的にできること。

5） 口および肘伸展位でのフックの開大（閉鎖）

肘90度屈曲位での開閉の70％以上が必要である。率が悪いときはケーブルの走行の不適，リテーナー・プレートなどの位置の不適，ハーネスの調整不適，ケーブルハウジングの長さなどが原因である。

6） 張力安定性

義手を肘伸展位で手先に秤を取り付け，約20kgで下方へ引っ張るときの義手の移動を肩峰から上腕カフまで，または上腕骨外側上顆からソケット上縁までの距離で測る。2.5cm以上のずれとハーネスの破損があってはならない。

7） 圧迫適合と快適さ

肘90度屈曲位で，手先具に下方，後方方向へ力を加え，痛みや不快感を調べる。

b 上腕義手・肩義手のチェックアウト（表Ⅲ-5）

1） 義手除去時の断端の可動範囲

ROM測定法で計測する。

2） 義手の肘屈曲範囲

肘継手を他動的に最大屈曲させ角度を測定する。135度以上可能かどうかをみる。

表 III-4 前腕義手の検査表

No.		氏名		（男・女）	年齢	
切断側		長さ		手先具		ソケット
検査日		月　日		検査者名		

	検査項目		成績		標準	通常の欠陥
1	肘屈曲範囲	装着時 除去時	装着時 除去時		自動屈曲は装着時も同程度でなければならない	・ソケットの適合不良 ・トリミング不良 ・肘継手のアライメント不良
2	義肢装着時および除去時の肘の回旋範囲	装着時 除去時	回内 回外 回内 回外		装着時の自動回旋範囲は除去時の1/2はできなければならない	・ソケットの適合不良 ・継手の適合不良 ・継手の締めすぎ
3	操作効率			%	効率は70％以上あるべきである	・ケーブルの走行不適 ・ケーブルとハウジングの太さが不適応 ・ケーブルやハウジングが長すぎる
4	肘90°屈曲位でフックまたはハンドの開大あるいは閉鎖			cm	他動的開大または閉鎖の程度まで自動的にできなければならない	同上 ・ハーネスの調整不適 ・当事者の関節に障害あり
5	口元あるいは前ボタン位での手先具の開大あるいは閉鎖	口元 前ボタン		cm cm	肘90°屈曲位の自動開閉の70％以上は必要	同上
6	張力安定性				約20kgの牽引力で断端からソケットが2.5cm以上ずれるか、ハーネスが破損してはならない	・ソケットの適合不良 ・ハーネスの調整不適 ・ハーネスの材質不良
7	圧迫適合と快適さ		良　普通　不良		加圧力が不適合、不快感、痛みなどの原因となってはならない	・ソケットの適合不良（きつさ、緩さ、押さえ、チャンネルの確保など） ・トリミング不良
8	義肢の重さ			kg		

（文献2より転載）

表Ⅲ-5 上腕義手・肩義手の検査表

No.	氏名		（男・女）		年齢	
切断側		長さ		手先具		ハーネス
検査日	月 日			検査者名		

	検査項目	成績		標準	通常の欠陥
		上腕	肩離断		
1	義手除去時の断端の可動範囲	外転 ° 回旋 ° 屈曲 ° 伸展 °	○ ○ ○ ○	外転（健180°）90° 回旋（健90°）45° 屈曲（健180°）90° 伸展（健60°）30°	・拘縮、筋力低下、断端長が短いなど断端や肩関節そのものの障害
2	義手の肘屈曲範囲			義手肘屈曲 135°	・前腕幹部のトリミング不良 ・肘装置の適合不良
3	義手装着時の断端の可動範囲	外転 ° 回旋 ° 屈曲 ° 伸展 °	○ ○ ○ ○		・ソケットの適合不良 ・ソケットのトリミング不良
4	義手装着時の肘の自動的屈曲範囲	°	○	肘完全屈曲 135°	・ケーブルハウジングが長すぎる ・前後のフェアリードの間隔が狭い ・ハーネスの調整不適 ・ケーブルの走行不適 ・義手操作の動きが拘束されている
5	肘完全屈曲に要する肩の屈曲角	°		肩の屈曲角は45°を越えてはならない	・ハーネスの調整、ケーブルの走行不適 ・肘装置の調整不良
6	肘を（90°から）屈曲するのに必要な力	kg		4.5kgを越えてはならない	・レバーループの位置、高さが不適 ・コントロールケーブルの走行不適
7	操作効率	％	％	効率は少なくとも50％以上であること	・ケーブルの走行不適 ・ケーブルとハウジングの大きさが不適応 ・ハウジングが長すぎる ・レバーループの位置、高さが不適

2. 義手の肘屈曲範囲

5. 肘完全屈曲に要する肩の屈曲角チェック

6. 肘90°屈曲するのに必要な力

7. コントロールケーブル・システムの効率チェック

1.5cm

90°

90°

（続く）

98　III部　義肢

表III-5（続き）

8	肘90°屈曲位のフックまたはハンドの開大あるいは閉鎖	cm	肘90°屈曲位での手先具は完全開大あるいは閉鎖すること	・同上 ・ハーネスの調整不適 ・力源となる肩甲帯の障害 ・義手操作運動が異常に束縛されている
9	口元および前ボタン位置でのフックまたはハンドの開大・閉鎖	口 cm 前ボタン位 cm	手先具の開大あるいは閉鎖は最小限度50%はできなければならない	・同上
10	肘固定の不随意的動き		歩行時または側方60°挙上時または急に肘固定装置が作動してはならない	・肘コントロールケーブルの締めすぎ ・肘コントロールケーブルの走行が不適
11	義手回旋時のソケットの安定性		ソケットは断端の周囲でスリップしてはならない	・ソケットの適合不良
12	トルクに対するソケットの安定性		肘軸より約30cmの先端部で内外旋両方向ともに1kgの引っ張りに抵抗できなければならない	・ソケットの適合不良 ・ハーネスの調整不適 ・ターンテーブルの締めつけ不適
13	張力安定性	cm	約20kgの牽引力に対し断端からソケットが2.5cm以上ずれるか、ハーネスが破損してはならない	・ハーネスの調整不適 ・ハーネスの材質不適 ・ソケットの適合不良
14	圧迫適合および快適さ	良 普通 不良	加圧力が不適合、不快感、痛みなどの原因となってはならない	・ソケットの適合不良（きつさ、緩さ、押さえ、チャンネルの確保など） ・トリミング不良
15	義手の重さ	kg	kg	

9. 口元・前ボタン位置での手先具操作チェック

12. 回旋力に対する安定性チェック

13. 下垂力に対する安定性チェック

14. ソケットの適合チェック

→：加えた力　⇔：抵抗する力

（文献2より転載）

3）義手装着時の断端の可動範囲

義手除去時の断端の可動範囲と同じ程度必要である。

4）義手装着時の肘の自動的屈曲範囲

義手を装着して，能動的に肘最大屈曲をさせる．135度以上が必要である．異常の原因として，ケーブルハウジングが長すぎる．ハーネス，コントロールケーブル・システムの調整不良，前腕ソケットのトリミング不良などが挙げられる．

5）肘完全屈曲に要する肩の屈曲角

能動的に肘最大屈曲させるとき，肩の屈曲角は45度を越えてはならない．異常の原因としてハーネスの調整不良，コントロールケーブル・システムの不良などが挙げられる．

6）肘を90度から屈曲するのに必要な力

手先具をテープで開かないようにして，肘継手をフリーにする．コントロールケーブルのハンガーに秤をつけ，肘90度屈曲位から引っ張ると肘屈曲するが，引っ張る力が4.5 kgを越えてはならない．異常の原因として，レバーループの位置，長さが不良，コントロールケーブルの走行が不良などが挙げられる．

7）操作効率

前腕義手の操作効率測定と同じ方法である．効率は少なくとも50％以上が必要である．異常の原因として，コントロールケーブルの不良，リフトレバーの位置，長さの不良，ケーブルハウジングの長さの不良などが挙げられる．

8）肘90度屈曲位でのフックの開大（閉鎖）

前腕義手と同じ測定方法である．

9）口および肘伸展位でのフックの開大（閉鎖）

前腕義手と同じ測定方法である．肘90度屈曲位の50％開大しなければならない．

異常の原因も前腕義手と同様なことが考えられる．

10）肘固定の不随意的動き

歩行時または側方60度挙上するとき固定してはならない．

異常の原因は肘コントロールケーブルの不良である．

11）義手回旋時のソケットの安定性

ソケットは断端の周囲でスリップしてはならない．

12）トルクに対するソケットの安定性

肘90度屈曲位で肘軸より約30 cmの先端部で内外両側ともに1 kgの引っ張りに抵抗できる．そのときターンテーブルがゆるまないかどうかを調べる．

異常の原因は，ソケットの適合不良，ハーネスの調整不良，ターンテーブルの締め付け不足が挙げられる．

13）張力安定性

下垂力に対する安定性を判定する．ソケット上縁でのずれが2.5 cm以上移動してはならない．

異常の原因は，ハーネスの調整不良，ソケットの適合不良などが挙げられる．

14）圧迫適合および快適さ

いろいろな方向に加圧して，不適合，痛みがないこと．

15）義手の重さ

できるだけ軽量であること．

6 義手の問題点

a 能動義手を継続して使用しない

ニーズに合った義手を処方，製作したうえで実用的な訓練で「自分の一部になっている義手」まで実感させて退院させないと，徐々に使用頻度が減り装飾用義手になっていく．フォローアップで修理，再交付まで指導する必要がある．

b 片側動作に慣れると義手の必要性が減る

片側切断の場合，義手なしの期間が長引くと片手動作に慣れ，ADLの80％は健手で行える．速度，巧緻性はやや劣っても不自由と感じないで，一部の動作をあきらめてしまうことがある．仮義手訓練を早期から行う必要がある．

c 義手の機能面，重量，感覚，装飾面に限界がある

義手の限界をよく知ったうえで義手で不可能なことは残存肢，体幹で代償すること，場面に応じて手先具を交換し，工夫をしながら有効に使い分けないと限界点ばかり不満となり，義手を使わなくなる．義手はいろいろな場面で使える自助具と考えて工夫する必要がある．

d 小児切断の問題点

①部品の入手が困難，②成長に従って継続的に対応が必要，③義手訓練と学校，塾などの時間調整，④両親，周囲の教育方針，⑤環境の変化，教師，友人の言動が心理面，義手使用に影響する，⑥病院に慣れること，訓練耐久性が低い．

7 最近の義手開発

義手開発においては，外部動力義手に関する試作，製品を含めても近年劇的な進歩がみられた開発品は少ない．そのなかで，装飾用手袋の外観性の向上は，切断者ニーズの高まりとともに進歩した数少ない義手部品である．本節では，装飾用手袋をはじめとする最近の義手開発の現状について概説する．義手開発における現状のキーワードは，素材，色彩，デザイン，アクチュエータ，骨直結義肢および感覚フィードバックである．

a 手先具と手継手

1）外観性に優れた装飾用手袋

近年外観性に優れたコスメチックカバーへのニーズが高まり，義手のみならず義足の外観も非常に優れた製品が開発されている．義手では，従来広く使用されていた塩化ビニール製の装飾用手袋に代わるものとしてシリコン樹脂製の装飾用手袋が普及しつつある．塩化ビニール製の装飾用手袋は義手に柔軟性をもたせるため可塑剤が多く添加され，それがインクなどの汚れを取り込む主な要因となっている．これに対し，シリコン樹脂製の装飾用手袋は，物質が付着しにくい性質から，汚れに強く優れた外観性が長期間にわたり維持されるという特長がある．しかし，この性質のため，接着が難しく，色づけが困難であることが欠点であった．さらに滑りがよくないことから衣服の着脱の際，袖を通しにくく，摩擦などによる破損（すり減りや引き裂け）が生じること，一度裂け始めると破損が進み修理が難しいこと，さらには加工の困難さから製品が高額になること，厚さにもよるが塩化ビニール製よりも重くなることなど多くの問題があった．しかし，近年になり，色づけ[3]，接着，引き裂き強度の向上，加工性の向上

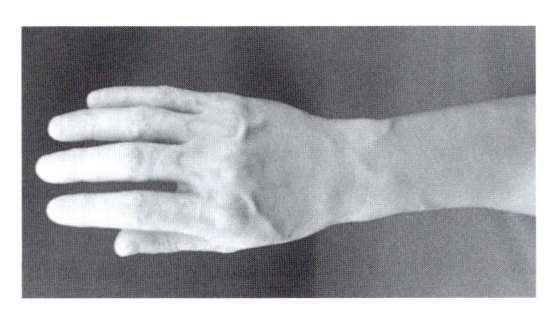

図III-18 シリコン製装飾用手袋

などがはかられ，汚れにくいという特長を生かしながら耐久性などに優れた製品が流通するようになっている（図III-18）。

また，グローブ内は，従来の針金に綿を巻き付けた構造に代わりプラスチックおよび金属からなる継手を有する構造となっており，パッシブハンド[4]と呼ばれる指の各関節の屈曲角度を自由に変えることができる装飾用手袋が主流となっている（図III-19）。

2）新デザインの能動フック

能動義手手先具ではDorrance hookが処方される場合が多い。同フックはさまざまな対象物を把持することに優れているが，球状のものや円筒状の長いものの保持には不向きである。そこで，そのような対象物の把持機能を高める改良，開発が行われている。フック把持面積を向上される試み[5]などがあるが，実用化されたフックは現状ではコンターフック（Contour hook）とよばれるものの程度にとどまっている。

3）迅速交換式継手ユニット
（Quick-disconnected unit）

上肢切断者が特定の作業を実施する場合，専用の手先具を使うことが作業効率の点で有利な場合が多い。このためには，さまざまな工具などのツールが手継手に簡単に着脱できるシステムがあれば，作業に応じたツールの選択が可能となり非常に便利である。ツールには，レンチやプライヤなどの工具，包丁などの調理用品，スプーンや

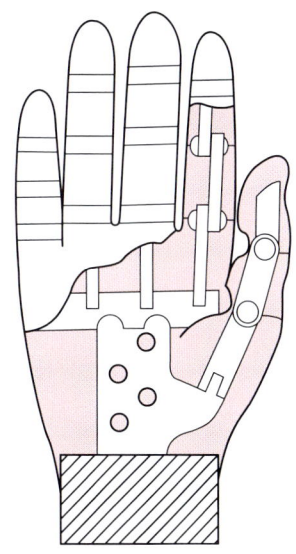

図III-19 パッシブハンド（佐藤技研提供）

フォークなどの食事用具などさまざまなものがある[5]。同システムには，ホスマー社のTexas Assistive Devices（TAD）（図III-20）とUSMC社の専用フックがある。日本での使用例は少ないが，次のレクリエーションツールとともに試みられるべきシステムである。これらの適合には，切断者のニーズ，機能，生活環境，経済面など総合的な判断が要求され作業療法士などの専門スタッフの関与が求められる。

4）スポーツ，レクリエーション用義手

切断者のスポーツやレクリエーションに対応する義手部品は，ホスマー社（米国），TRS社（米国）などの各社から販売されており，これを用いた卓球，野球，アーチェリー，釣り，カメラ撮影などさまざまなスポーツ，レクリエーションへのチャレンジ事例がある[5]。図III-21のようなゴルフ用グリップアダプタなど海外製品の国内での使用事例は少ない現状にあるが，今後，使用経験を増やすことが積極的に進められるべきである。

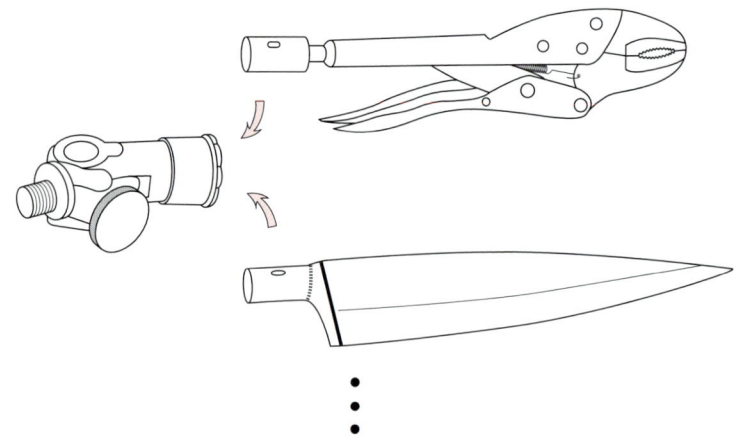

図Ⅲ-20　迅速交換式継手ユニット

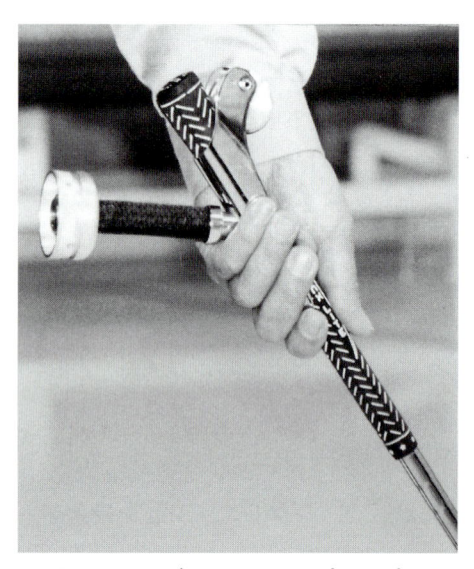

図Ⅲ-21　ゴルフ用グリップアダプタ

| b | 肘継手 |

1）オットーボック社ロック肘継手

　上腕義手で使用されるブロック肘継手は，切断者によってはコントロールケーブルでロックアンロックすることが難しい場合がある．このためには，ナッジコントロール（Nudge control）などを使用することができる．また，オットーボック社のErgoArm（12K44）を使用してもよい．同肘継手は，前腕に荷重がかかっている状況であっても，すべてのポジションでロックアンロックが可能である．前腕部への23 kgの負荷に耐える強度を有している．

| c | 肩継手 |

1）新開発の肩継手

　能動義手の肩継手は，手先具にかかる荷重により大きなモーメントが継手にかかるため，高い固定性能が要求される．能動義手の肩継手は，ホスマー社屈曲・外転継手が使用される．また，装飾義手では，オットーボック社のユニバーサル肩継手（ball-and-socket joint）が使用される場合がある．

　さらに，最近では，電動肘継手のボストンエルボーを販売しているLiberating Technology社のLTIロッキング肩継手が開発され，肩継手のロックアンロックがケーブルでコントロールできるようになった．この肩継手の特長は，143 gと軽量であること，ロックを外すと歩行中手を前後に振る自然な上肢の動きが実現できることにある．肩の回旋は10度ごとに36か所の位置でケーブル操作により固定することができ，また，肩の外旋と内旋は摩擦式の蝶番で任意の位置にポジシ

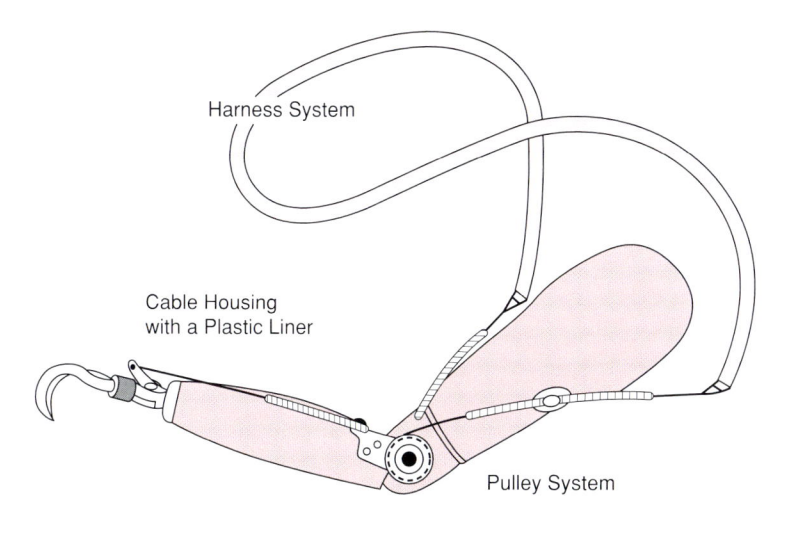

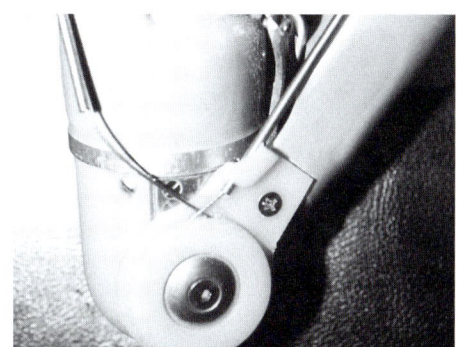

図 III-22　プーリーを使用したコントロールケーブル・システム

ョンをとることができる。ケーブル操作はナッジコントロールを使用することができ，電動ハンドなどを手先具として使用することもできる。電動によるロックアンロックの機構も市販化される予定である。

d　コントロールケーブル・システム

1）プーリーを活用したコントロールケーブル・システム

　能動義手では適合するコントロールケーブル・システムの処方が重要で，システムの可不可が能動義手の継続使用の正否を決めることも少なくない。同システムは主にハーネスとケーブルで構成されている。ハーネスについては，義手装着初期では比較的体幹に沿った設定とし，切断者が能動義手の使用に慣れてくると多少ゆるい状態でもうまく操作することができるので，ハーネスによる動作の制約を減らすようにすることが一般的である。

　前腕義手では，一般的なハーネスとケーブルで手先具を操作できる場合が多いが，一方，肩切断やフォークォーターなどの高位切断では，義手操作に必要なケーブルの引張り長さを得ることが難しい場合が多い。通常の義手では肘を最大屈曲するためには80 mm程度のケーブルの引張り幅が必要で，そこでさらにフックを全開させるためにさらに80 mm程度の引張り幅が必要となる。高位切断では，引張り力を得ることができてもこれらの引張り長さを得ることが難しい。

　この課題を解決するため，滑車（プーリー）を使

用した新しいケーブルシステムが考案されている（図Ⅲ-22）[6]。これを使用した場合の利点は，肘を屈曲するためのケーブルの引張り幅が短いことであり，ハーネスの引張り量が少ない高位切断者や女性の上腕切断者に有効である。一方，重い手提げ鞄のようなものを前腕部や手先具に掛けた状態で肘を屈曲させる場合，能動フックが開きやすくなることが欠点といわれているが，肘継手は固定状態で使う場合が多く大半の切断者において実用上ほとんど影響がない。

e 期待されている事項

1）骨直結義肢

最近の義肢開発の一つのキーワードは，骨直結義肢である（図Ⅲ-23）。スウェーデンなどで研究が始まった osseointegration とよばれるこの方式は，金属などを骨に接続し皮膚から体外に突出した形で義肢を固定するベース（fixture）を作製することから始まる。骨と金属などの融合がみられると，皮膚から突出した金属端に直接義肢部品を接続する。

このような方式は歯科のインプラントから始まり，鼻や耳の整形などにも応用が進んでいる。義肢では指の接続をはじめ，大腿切断者への応用が徐々に進んでいる。細菌感染などを防ぐこと，義足歩行で繰り返しかかる荷重への耐久性など問題も少なくなく事例の増加も進んでいるという状況ではないが，技術の進展に注目すべき事項の一つである[7]。

2）感覚フィードバック

義手に要求される機能のうち，必要性が訴えられているものの実現していないものに感覚フィードバックがある[8]。義手でペグボードなどを用いた作業などでフィードバックの有効性が示されている（図Ⅲ-24）が，製品として実用化された例はない。フィードバックのための刺激は，機械的な振動刺激，電気刺激，皮膚を圧迫する圧刺激をはじめ光刺激，音刺激，針による痛覚刺激などがあるが，いずれも一長一短であることや，システムが複雑となることなどが実用化を妨げる要因となっている。有効な感覚フィードバックシステムの実現は，外部動力義手の進展にも影響すると考えられる。

8 まとめ

国内で処方されている義手の大半は装飾用義手であり，一部が能動義手，症例は少ないが最近は電動義手の使用が徐々に増加している。米国では，部品が低価格，軽量，シンプルであることによる高い信頼性から能動義手が多く使用されてい

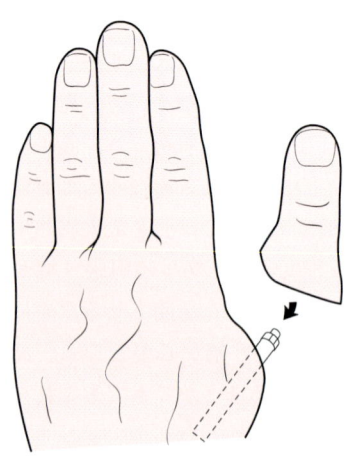

図Ⅲ-23　骨直結義肢の事例

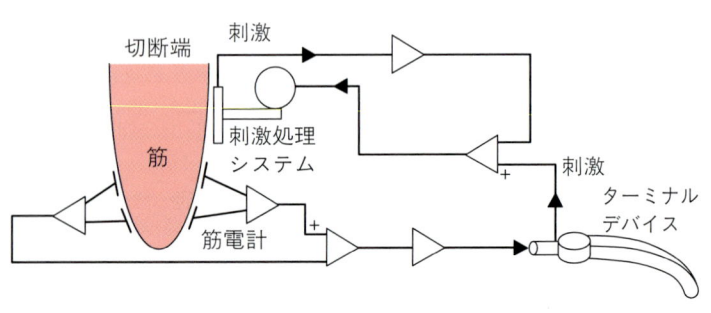

図Ⅲ-24　感覚フィードバック

る[5]。一方，ドイツやイギリスなどでは公的支援のシステムの影響もあり，日本とは比較にならないほど多くの電動義手が処方されている。

しかし，比較的対象者が多い米国においても，最近義手研究への資金が少なくなる傾向にあり[5,9]，電動義手も含め先進的な成果がしばらく生まれていない現状にある。このような状況でも，一部の大学や研究所において，対象物に応じて手の形状が変化する研究，感覚フィードバック，生体に近い外観と質感を有した装飾手袋などの研究は継続して実施されている[10]。

このような環境ではあるが義肢研究の明るい側面はある。それは，特に義手における現状の素材や電子技術の内容は技術には初期のものであることであり，今後ロボットの研究などの技術をうまく活用することで劇的に進歩する大きな可能性を有している。

復習のポイント

1. 前腕極短断端切断に適する義手の名称と特徴を述べることができる。
2. 上腕義手の名称とその機能を述べることができる。
3. 上腕義手のチェックアウト項目を5つ挙げ，その検査方法，標準値，標準値以下の場合の修正すべき点を記述できる。
4. 義手の問題点を説明できる。
5. 最近の義手開発(筋電義手を除く)の例を2つ挙げ，その特徴を説明できる。

【文献】

1) 中島咲哉：義手．日本整形外科学会，日本リハビリテーション医学会(監修)：義肢装具のチェックポイント．第7版，pp 4-119，医学書院，2007
2) 松田美穂，古川　宏：切断．石川　齋，古川　宏(編集主幹)：図解作業療法技術ガイド．第2版，pp 586-603，文光堂，2003
3) Leow MEL, et al：Colourfast pigments in silicone hand and maxillofacial prostheses. Prosthet Orthot Int 2002；25：124-134
4) 加倉井周一，他：パッシブハンド(カラーコスメチックグローブ付き)．第4回日本義肢装具学会抄録集，p 8，1988
5) Bowker JH, et al：Atlas of Limb Prosthetics：Surgical, Prosthetic, and Rehabilitation Principles, Mosby Year Book, 1992
6) Kitayama I, et al：Improvement of control cable system of trans-humeral body-powered prostheses, Prosthet Orthot Int 1999；23：123-129
7) Branemark R, et al：Osseointegration in skeletal reconstruction and rehabilitation. J Rehabil Res Dev 2001；38(2)：175-181
8) Meek S, et al：Extended Physiologic Traction：Design and Evaluation of a Proportional Force Feedback System. J Rehabil Res Dev 1992；26(8)：53-62
9) Atkins D, et al：Research Priorities in Upper Limb Prosthetic Design as Reported by 2200 Amputees, Abstract of 8th World Congress of ISPO, 89, 1995
10) 澤村誠志，他：労災による上肢切断者が使用する義手への感覚フィードバック機能の付加．労働省災害科学に関する委託研究，1997

3 筋電義手

● 学習のポイント
1. 筋電義手の一般的適応について理解する。
2. 筋電義手の構成部品について理解する。
3. 筋電義手の訓練手法について十分に理解する。

日本における上肢切断者のリハビリテーションでは，欧米においてすでに広く普及している筋電電動義手（以下筋電義手）が臨床の現場にほとんど取り入れられていない現状である。その証拠に，日本で年間に作製される義手は，その約9割が装飾義手である[1,2]。上肢切断者の大半が見た目を重視するため，機能性をもたない装飾義手を装着しているともいえるが，従来の能動フック式義手とは異なり，外観にも優れ，機能性を備えた筋電義手に対しては，多くの切断者が期待すると予想される。事実，近畿地区の上肢切断者の調査では，切断者の7割以上が筋電義手の装着を希望している[2]。

日本において筋電義手が普及していない理由として，メンテナンス不備，筋電義手自体の重量などが従来より指摘されている。しかしながら，川村らも指摘しているごとく[3]，現在，普及している筋電義手はその装飾性，機能性，耐用性，騒音や重量面において十分に実用的である。公的支援制度の未整備（前腕切断者にとっては，自立支援法における特例補装具としての申請が必要）も，筋電義手普及の障壁になっている。しかし，普及を妨げている最も重要な要素は，筋電義手を本義手として処方するための装着訓練と適正評価を行える体制が全国の主要な施設，病院で整っていないことである。

本項では主として前腕用筋電義手パーツの紹介，適応や訓練方法について述べる。

1 筋電義手の普及状況

米国，ドイツ，イギリス，カナダなどの筋電義手の普及状況について調査した報告によると[4]，義手全体に占める筋電義手の割合はおよそ20〜40％である。一方，日本の場合は1〜2％以下であった[1,2]。欧米の筋電義手の年間支給数は平均するとおよそ人口10万人あたり0.3〜2具であり，この値を日本に置き換えれば，年間360〜2,400具となる。日本においてこれまでに支給された筋電義手の本数をみてみると，中島の報告[1]では，公的給付制度による筋電義手の支給は1986年に1本，1996年に8本であった。青山ら[5]が1979〜1994年の16年間における筋電義手の国内販売総数を調べたところ，その数は349本であり，販売数は以後減少傾向にあるという。しかし，近年では筋電義手が普及する傾向もみられており，全国更正相談所の資料では2004（平成16）年度の交付状況は（交付申請35件に対して）31件であった。

2 筋電義手の適応

70症例以上の自験例から判断した場合，筋電義手訓練を始めるのに適した切断者の好ましい条件は以下のごとくである。
①片側の前腕切断者であること
②前腕断端長が10 cm以上あること
③近接する関節可動域に著しい制限がないこと
④訓練を理解し再現できるだけの知的能力があること

⑤意欲を継続して維持できること
⑥残存する側の片手動作が自立しており，ADLのほとんどが可能であること
⑦従来の能動式義手（フック式）操作に習熟していること

である。

一方，筋電義手訓練を始めるにあたって，不利な条件としては

①断端に持続して痛みを訴える
②先天性の上肢切断者で長期間義手を装着せず経過した者
③すでに長期間なんらかの義手を用いており，生活パターンが確立してしまっている者
④断端皮膚に問題がある場合(植皮や瘢痕)(筋電信号が採取困難)
⑤短断端などである。

ただし，われわれはこれまでに上記①～⑤を有する切断者に訓練を実施し，成功した実績があるので，訓練スタッフの技量が向上すれば，適応を広げていってもよいと考える。

3 筋電義手パーツの紹介

筋電義手も正確に表現すると，体外力源義手の1種類で，電動モータを力源とした電動義手である(ちなみにその他の体外力源義手の力源として圧縮ガスなどがある)。この電動モータは付属のバッテリーによって駆動される。筋電は電動モータをコントロールするために用いる。決して筋電自体で電動モータを動かしているわけではない。

筋電は人が筋肉を収縮すると発生する微弱な電位差のことをいう。わかりやすくいうと，人が筋肉を動かすとその筋肉の中に少しだけ電気が流れ，これを電動モータのコントロールに用いるのである。

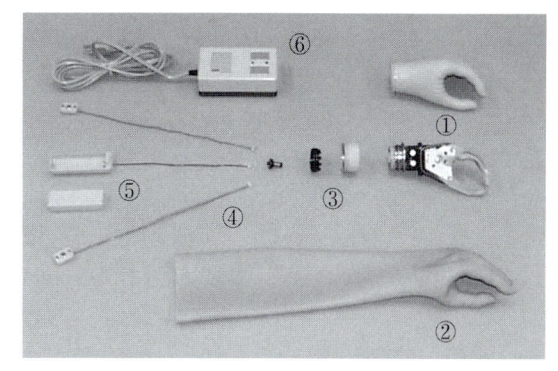

図 III-25　筋電義手の構成部品
①電動ハンド，②装飾用グローブ，③リスト，④電極，⑤バッテリー，⑥充電器

a　販売メーカー

筋電義手を販売しているメーカーは世界的にはいくつかあるが，現在，日本で手に入れることができる筋電義手は主として下記の3社と思われる。

・Otto Bock(オットーボック)：ドイツ
・Motion Control(モーションコントロール)：アメリカ
・Steeper(スティーパー)：イギリス

筆者はオットーボックの製品を主に使用しているため，以下はオットーボックの製品に基づいて説明する。

b　部品構成

筋電義手の部品構成は図III-25のようになり，大きく分けて以下のごとくである。

・電動ハンド
・装飾用グローブ
・リスト
・電極
・バッテリーおよび充電器

c 電動ハンド

　手の形をしたパーツを電動ハンドといい，ほとんどのメーカーが示指と中指，母指が向かい合っている対立位となっている．この電動ハンドの中に電動モータが入っており，対立位にある3指を閉じたり開いたりさせている．このため基本的に筋電義手の把持動作は示指と中指，母指の3指によるピンチである．

　電動ハンドにはさまざまな種類があり，断端長やサイズ，制御方法によって選択する．種類および選択基準は後述する．

d 装飾用グローブ

　電動ハンドは最終的には装飾用のグローブをかぶせて使用する．グローブには男性用と女性用があり，色も数種類用意されており，選択が可能である．経済的に問題がなければ日焼けする夏と，そうでない冬とでグローブだけ交換するという選択肢も考えられる．また，オットーボック社は世界中で販売しているため，グローブの色のバリエーションは多数用意されており，さまざまな人種に対応することが可能である．また最近では，オットーボック社製のハンドにかぶせることが可能な他社のグローブも販売されており，選択肢は多い．例えば日本製のシリコン製のグローブをかぶせることも可能で，外観は非常に優れている．しかし，既製品に比べ高価という問題がある．

e リスト

　電動ハンドと義手本体をつなげる部品であり，前腕部の回内外の動きを再現する部品でもある．オットーボック社製のリストには大きく分けて2種類用意されており，摩擦を利用した回内外の角度が無段階のものと回内外の角度が約20段階に分かれているものがある．段階に分かれているものは，Quick Disconnectとなっているようにハンドの交換が簡単でユーザー自身で可能であり耐久性も高いが，義手長が長くなってしまう．逆に無段階のものはある程度の期間ごとに摩擦力を調整する必要があり，ハンドの交換はユーザー自身では不可能だが，義手長が短くできるという利点がある．断端長に応じて選択する必要がある．

f 電極

　筋電義手では筋電を電動モータのコントロールに用いるのだが，筋肉に電気が流れたかどうかを判断するために用いるものを電極という．この電極は皮膚に接触している状態で筋電を計測する．電極が皮膚から離れてしまうと電動ハンドが誤動作を起こすことがあるため，電極と皮膚の安定した接触が重要となる．

g バッテリーと充電器

　バッテリーはリチウムイオンが主流である．オットーボック社では容量で2種類の製品を有するが，ほとんどの場合，容量が小さいほうで1日持続する．容量よりはバッテリーの厚みが問題になることが多く，細い袖口の服が着られなくなるなどの問題が生じることがある．

❹ 選択基準

a 電極の数

　筋電義手は筋電の発生を電極で計測し，電動モータをコントロールするが，多くの場合は電極を2つ使用する．電動モータつまり電動ハンドの3指を，"開く"と"閉じる"を別々の信号でコントロールするのである．しかし，切断原因や断端の状況によっては1か所しか筋電が計測できな

③ 筋電義手　109

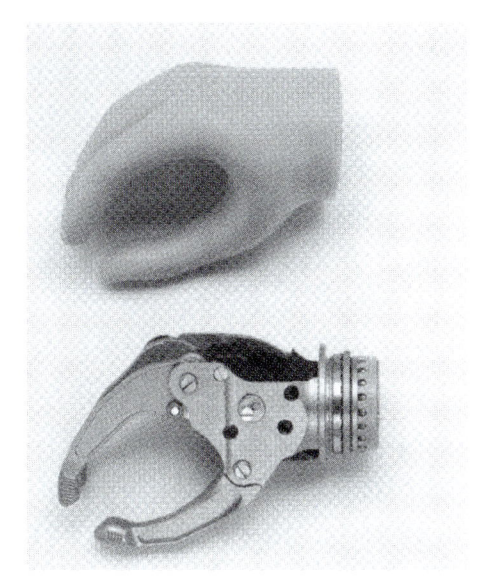

図Ⅲ-26　サイズ7のハンド（通常ハンド）
（引用文献8より転載）

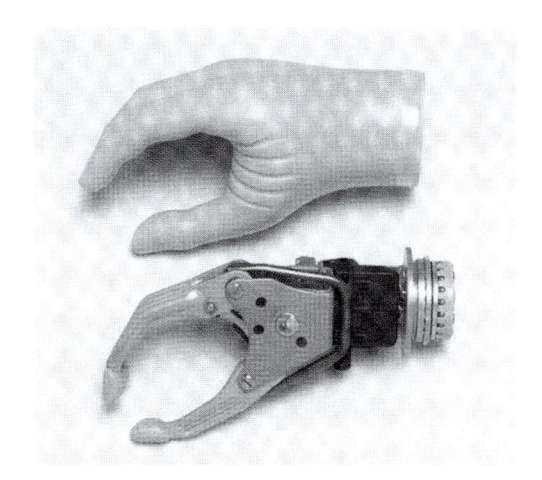

図Ⅲ-27　サイズ7 1/4のハンド（通常ハンド）と
Quick Disconnect（引用文献8より転載）

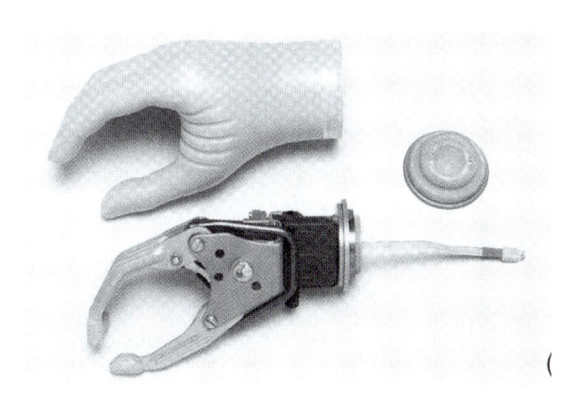

図Ⅲ-28　通常ハンドとLamination Ring
（手関節離断用）（引用文献8より転載）

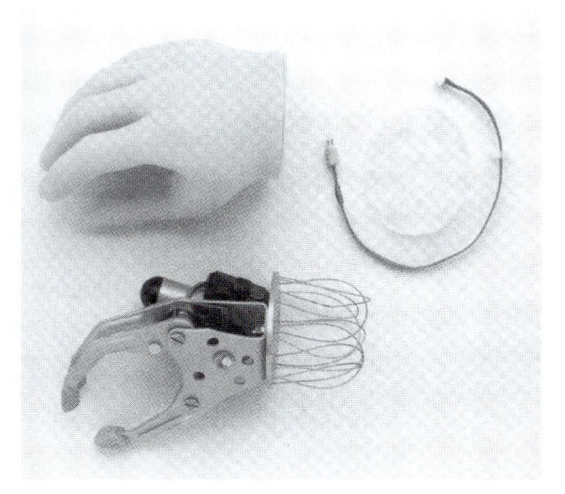

図Ⅲ-29　Transcarpalハンド（リストなし）
（手部切断用）（引用文献8より転載）

かったり，2か所計測できても随意的に分離して筋電を発生できなかったりする場合がある。この場合，電極1つで電動ハンドの開閉を行う。可能な限り2電極を選択するが，断端の状況によっては1電極を選択する。

b　ハンドの選択

1) ハンドサイズ

　手の形状をした通常のハンドにはサイズがいくつか用意されている。オットーボック社製のハンドは成人用に3種類用意されているが，西洋人の大きさが基準になっているので，ほとんどの場合，一番小さいサイズのハンドを使用する。この一番小さなハンドでも女性には大きすぎるため，現在ではアジア人用に一回り小さいハンド（サイズ7）が開発された。サイズ的には非常に好評であるが，3指の最大開閉幅が少し小さくなってしまい，2リットルのペットボトルなどの把持は不可能である。このため，ハンドのサイズを選択する際には，外観上の問題と生活環境による用途の違いなどを考慮して決定する必要がある。

【最大開き幅】
サイズ7（図Ⅲ-26）　79 mm

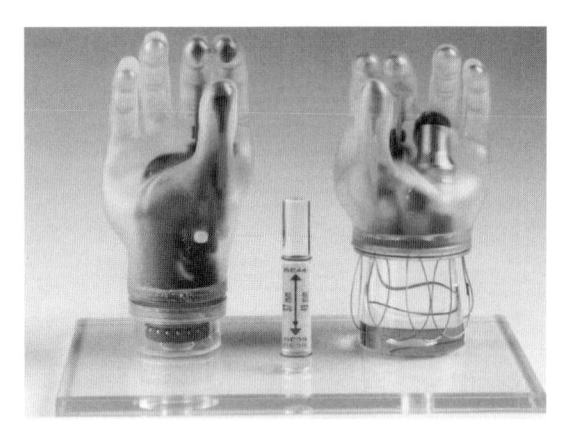

図Ⅲ-30 通常ハンドとTranscarpalハンドの長さの違い(引用文献8より転載)

サイズ7 1/4(図Ⅲ-27)　100 mm
サイズ7 3/4, 8 1/4：大きすぎてほとんど使用しない

2) 断端長とハンドおよびリストの種類

断端長に応じて以下の3種類から選択する。
　ハンド　リスト
・標準断端 → 通常ハンド ＋ Quick Disconnect (図Ⅲ-27)
・長断端および手関節離断 → 通常ハンド ＋ Lamination Ring (手関節離断用)(図Ⅲ-28)
・手部切断 → Transcarpal(図Ⅲ-29) ＋ リストなし

　注意しなければならないのは，手部切断など断端長が長い場合に義手長の問題からTranscarpalを選択するケースが出てくるが，Transcarpalは電動ハンドをソケットに直接固定するため，リストが存在しない。つまり，ハンドの回内外が不可能となる。このため，ソケット形式などを考慮する必要がある。

　実際には，作業用電動ハンドGreifer(後述)と通常のハンドを交互に使用したいため，多少義手長が長くなってもQuick Disconnectを選択する場合や，逆にハンドの回内外ができないことを不便と感じても，外観上の問題から義手長を優先しTranscarpalを選択する場合もある。選択においてはユーザーと話し合い使用環境や本人の受け入れなどを考慮する必要がある。ちなみに通常ハンドとTranscarpalの長さの違いは図Ⅲ-30のごとくである。

3) ハンドの制御方法

ハンドの制御方式として以下の2種類がある。
・Digitalハンド：ON, OFF制御
　利点・制御が容易
　　　・発生する筋電位が小さくてすむ
　欠点・細かな制御が困難
　　　・DMCに比べ開閉速度が遅い
・DMC(Dynamic Mode Control)ハンド：比例制御
　→　発生する筋電が小さいとハンドの開閉速度が遅い
　　　発生する筋電が大きいとハンドの開閉速度が速い
　利点・細かな制御が容易
　　　・Digitalに比べ開閉速度が速い
　欠点・制御に熟練を要する
　　　・発生する筋電位に一定以上の大きさが必要で，小さいと速い開閉が行えない

　また，同じDMC制御でも，さらに開閉速度が速い"センサーハンドスピード"というハンドも販売されている。このハンドは，開閉速度が速いだけでなく，母指の指先にセンサーが内蔵されており，把持している物体がずれ落ちそうになると自動で把持力を強める機能をもっている。さらに，"マイオセレクト"という調整器を用いることで，"センサーハンドスピード"はDigital制御や通常のDMC制御として利用することも可能である。

　どの制御方法を用いるかに関しては，ユーザーの筋電発生能力に応じて選択する必要がある。

4) ハンドの重量

　筋電義手の場合，義手先端に一番重い電動ハンドが位置するため，ハンドの重量も大きな問題となる。ハンドの重量として一番軽量なのはTrans-

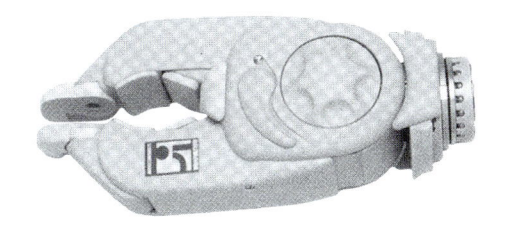

図 III-31　Greifer ハンドと Quick Disconnect
（引用文献 8 より転載）

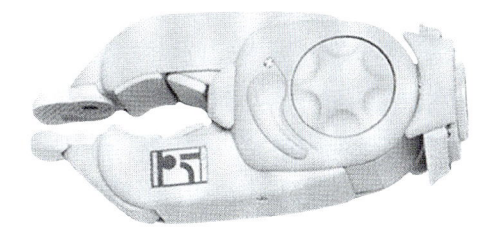

図 III-32　Greifer ハンドと Lamination Ring
（引用文献 8 より転載）

carpal（308 g）であるが，回内外ができないという欠点がある．リスト形式やハンドサイズによっても重量は異なる．ハンドに要求される機能や身体状況を考慮して選択する必要がある．

	重量
Transcarpal	308 g
通常ハンド　サイズ 7	355 g
通常ハンド　サイズ 7 1/4	457 g

5）作業用ハンド

オットーボック社製のハンドには通常の手の形状をしたハンドと作業用のフックの形状をした Greifer の 2 種類がある．Greifer にも Digital と DMC があり，リストの種類も Quick Disconnect（図 III-31）と Lamination Ring（図 III-32）があるが，サイズは 1 種類のみである．用途に合わせて選択する必要がある．

以上 5 つの点を考慮してハンドを選択する必要がある．

5　筋電義手訓練システムの実際

訓練システムは11の過程で構成される．①切断者の医学的評価，②筋電義手についてのオリエンテーション，③筋電信号検出と分離の評価，④筋電信号発生と分離の訓練，⑤訓練用仮義手作製と適合評価，⑥仮義手を用いての基本操作訓練，⑦応用動作訓練，⑧日常生活活動訓練，⑨在宅や職場での自己評価，⑩最終評価と本義手処方，⑪追跡調査，である．以下それぞれの項目について具体的に説明する．

a　医学的評価

切断者が初診時に医師が行うものである．主な評価項目は，①切断レベル，②片側性か両側性か，③断端の状態（長さ，成熟度，皮膚の状態，断端痛の有無，筋収縮の有無），④近接関節の可動域，⑤筋力，⑥インテリジェンス，⑦意欲，⑧片手動作が自立しているかどうか（片側切断者の場合），である．

b　筋電義手についてのオリエンテーション

義肢装具士（以下 PO），作業療法士（以下 OT）と医師が共同して行う．まず筋電義手の実物を紹介する．そして，義手の値段，公的支援制度の現状，メンテナンスにかかる費用や注意点，さらに従来の能動義手（主にフック式）との差異について説明する．可能であれば筋電義手ユーザーを紹介し，ピアカウンセリングを行う．そのうえで，筋電義手訓練に対する本人の意欲の再確認を行う．

c　筋電信号検出と分離の評価

主として OT によって行われる．ドイツのオットーボック社製のマイオボーイという専用の機器を用いて，筋電信号の検出と分離の評価を行う．われわれのこれまでの経験では，ほとんどの症例が 2 週間以内に筋電信号の検出と分離が可能と

なる。

d 筋電信号発生，分離訓練

主としてOTとともに行う。筋収縮の分離（弁別）を確実にし，誤動作をなくすことが最大の目的である。同時に筋疲労をできるだけ少なくするような筋収縮の弁別法を体得することも大事である。マイオボーイを見ながら，あるいはモニター用筋電ハンドを用いて筋収縮訓練を行う。

e 訓練用筋電義手の作製と適合評価

切断者に最適な義手を選択する。筋電ハンドは大きく分けて3つのタイプがある。すなわち，

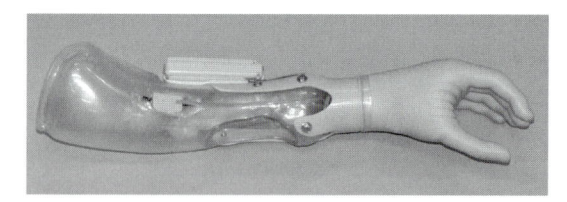

図III-33 訓練用筋電義手

① 2つの筋電センサーでハンドの開閉を操作するもの
② 2つの筋電センサーでハンドの開閉を操作するが，筋電信号を強弱させることにより開閉スピードが変化させられるもの
③ 1つの筋電センサーでハンドの開閉を操作するもの

である。できれば②を選択することが望ましいが，切断者の状況に応じて判断する。

今回紹介している筋電義手はドイツのオットーボック社製前腕用筋電義手（MYOBOCK）である。この筋電義手はモジュラー化されたパーツにより構成されており，ソケットの採型，作製以外はパーツの組み立てが中心となる。ソケットは適合評価が行いやすいチェックソケット（透明な熱可塑性プラスチック）を用いている（図III-33）。ソケットの作製，適合チェック，電極の位置調整などはPOによって行われる。

f 筋電義手の基本操作訓練

最初は目的物を使用せずに，ハンドの開閉を確

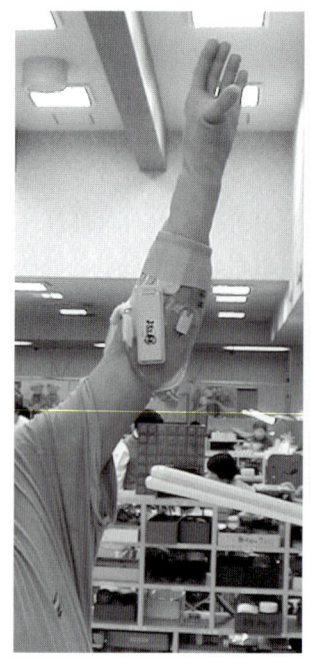

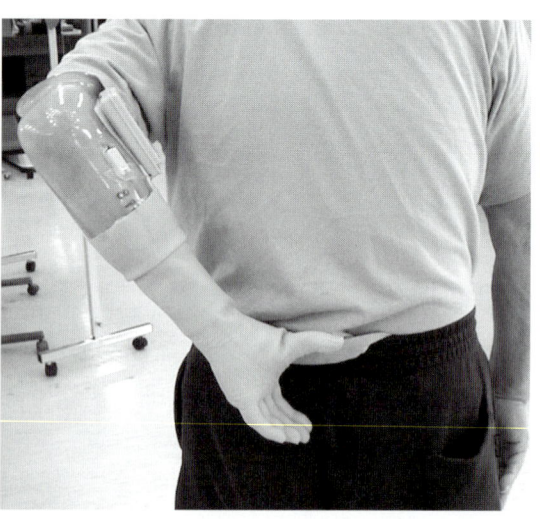

図III-34 基本操作訓練
いろいろな肢位でのハンドの開閉
a：上肢挙上位，b：上肢を後ろでに回して

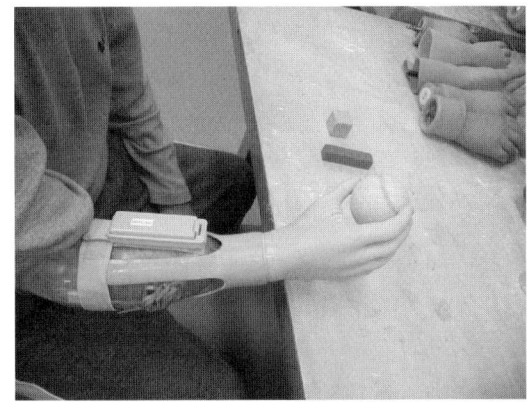

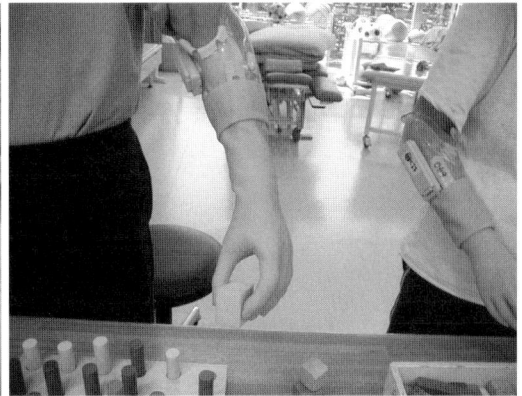

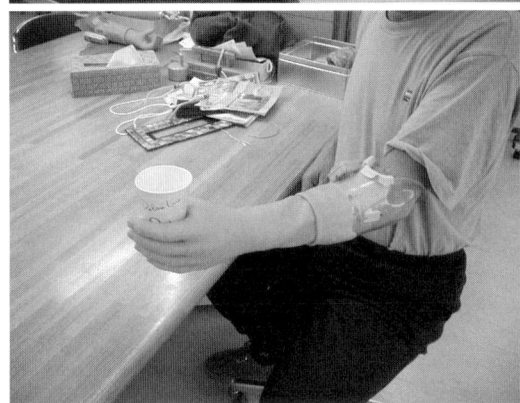

図Ⅲ-35 基本操作訓練
いろいろな形状や硬さのものを握る
a：ボール，b：積木，c：紙コップ

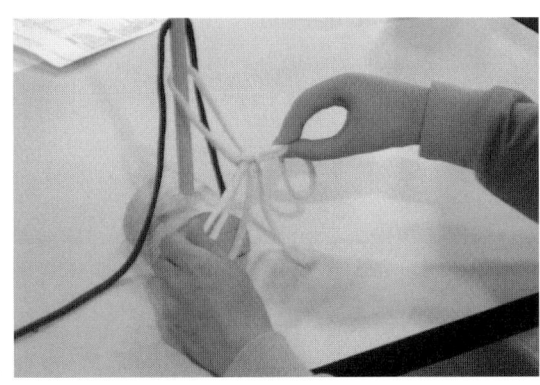

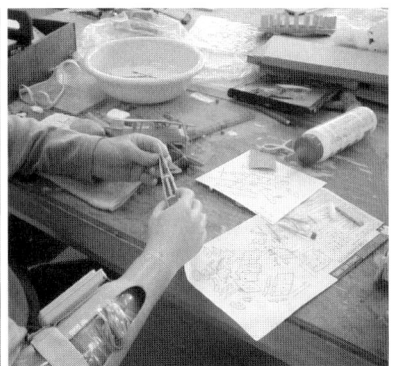

図Ⅲ-36 応用動作訓練
両手動作に習熟する
a：紐結び，b：工作

実に誤動作なくできるようにする。いろいろな上肢肢位での開閉操作の訓練を行うことが重要である（図Ⅲ-34）。次に目的物（いろいろな形状のもの，大きさの違うもの，硬いもの，柔らかいものなど）を使用し，物体のつかみ方とその持ち運びの訓練をしてもらう（図Ⅲ-35）。義手をその物体に近づけ（リーチ），つかみ，運び，放すといった一連の動作を習得してもらう。

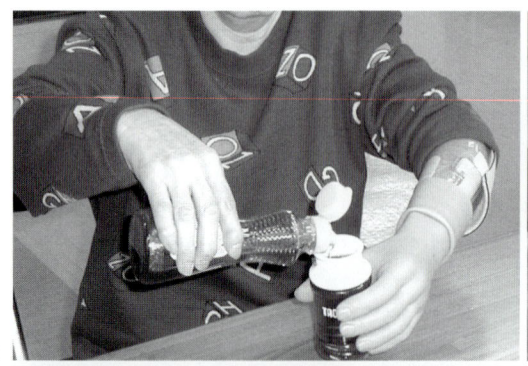

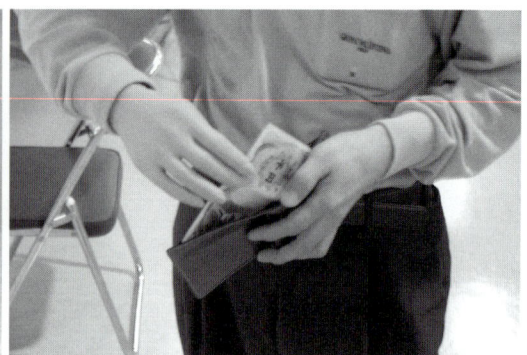

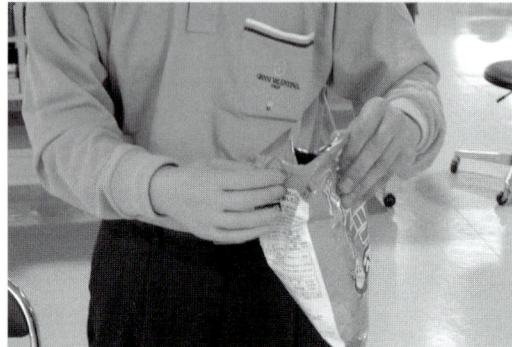

図Ⅲ-37 日常生活活動訓練
a：液体を瓶へ移す，b：財布からお金を取り出す，c：菓子袋をあける

g 応用動作（両手動作）訓練

　非切断側手が主体であり，補助手としての筋電義手の役割を学ぶことが目的である。筋電義手の利点は，他の関節運動とともにハンドの開閉操作が自由に行え，それゆえ非切断側手の機能を十分に引き出すことができることである。ここでは，紐結びや手工芸など両手を使わねばならないような作業を主として行う（図Ⅲ-36）。

h 日常生活活動訓練

　日常生活を送るうえで必要な動作や職場で実際に必要な動作に重点をおいて行う（図Ⅲ-37）。

i 在宅や職場での評価

　上記一連の訓練過程を終了した者に対し，一定期間（約6か月間）筋電義手を貸与している。在宅や職場で実際に義手を使用してもらい，その必要性，有用性について自己評価してもらうものである。筋電義手を実生活上で継続して使用してもらうためには，絶対に必要な過程である。

j 追跡調査

　筋電義手使用継続者に対して，外来で定期的に経過観察を行うとともに，スタッフにより随時住宅や職場の訪問を行う。継続使用を断念した者に対してはその理由を詳しく調査する。

おわりに

　上肢切断者におけるリハビリテーションの最大の目的は，切断者が社会生活に復帰するための自信を回復することである。その手段の一つに義手訓練が存在するのである。筋電義手はその中の選択肢の一つであることを銘記すべきである。しかしながら，筋電義手は最先端技術を駆使した義手

であることには疑いなく，実生活においては極めて有用なものである．筋電義手使用に影響する因子について自験例で検討した結果[6]，筋電義手使用に影響を与える因子として唯一抽出されたものは，筋電義手操作に関する習熟度であった．この結果が意味するものは何か．つまり筋電義手の適正を評価・判断し，適切な訓練を提供できる環境(施設)が必要だということである[7]．そのためには，熟練した訓練スタッフが不可欠である．切断者が十分な訓練を提供されず，その有用性を認識できないまま筋電義手が支給された場合，筋電義手はやはり役に立たないといった誤認識が生まれてしまう．このような誤認識を取り除くことこそが，今後の日本における筋電義手の普及の鍵を握っているといえる．

復習のポイント

1. 肘関節離断以上の高位上肢切断者への適応は慎重に考慮すべきである．
2. 筋電義手は切断部位に応じてハンドの選択が重要である．今日ではモジュラータイプが主であり，故障時のトラブルシューティングは容易となった．
3. 筋電義手をユーザーに使ってもらうためには，ユーザーが上手に扱えるようになることである．訓練の適切な提供が何よりも大切である．

【引用文献】

1) 中島咲哉，古川　宏：義手の処方，製作状況からみた実態－10年間で何が変わったか．日本義肢装具学会誌　1999；15：349-353
2) 川村次郎，福井信佳，中川正巳，他：上肢切断者の現状と動向－近畿地区におけるアンケート調査から．リハ医学　1999；36：384-389
3) 川村次郎，陳　隆明，古川　宏，他：筋電電動義手の適合性の判断と訓練方法について．平成12年度厚生労働省災害科学に関する委託研究報告書，2001
4) 川村次郎，中川昭夫，澤村誠志，森本正治：諸外国における筋電義手の公的支援制度．日本職業災害医学会会誌　2001；49：501-508
5) 古川　宏，北山一郎，川村次郎，青山　孝：最近の義手の動向－動力義手を中心に．OTジャーナル　1999；33：682-688
6) 陳　隆明：義肢装具のEBM，筋電義手処方の判断基準．日本義肢装具学会誌　2005；21：166-170
7) Datta D, Kingston J, Ronald J：Myoelectric prostheses for below-elbow amputees：the trent experience. Int Disabil Stud 11(4)：167-170, 1989
8) OttoBock社カタログ．MYOBOCK Arm Components 2006

【参考文献】

1) 陳　隆明，澤村誠志，中村春基，他：筋電義手の有用性と実用性－実際の症例から．日本義肢装具学会誌　2001；17：243-248
2) 陳　隆明，澤村誠志，司馬良一，他：筋電義手への取り組み－片側前腕切断者を対象として．臨床リハ　2003；2：270-275
3) 大塚　博：兵庫リハにおける筋電義手サポートシステム．POアカデミージャーナル　2000；8：203-209
4) 陳　隆明，澤村誠志，司馬良一，他：当センターの訓練用筋電義手システムの紹介とその問題点－従来の訓練用仮義手システムと比較して．総合リハ　2002；30：947-952
5) 陳　隆明(編)：筋電義手訓練マニュアル．全日本病院出版会，2006

コラム

義肢の感覚装置

1965年の秋にわれわれは最初の感覚装置（図1）を試作した。当初はすぐにもこのような感覚装置を実用化できると考えていた。しかし以後30年間以上にわたって義肢の感覚装置に関する基礎的および臨床的研究を続けたが実用的な感覚装置を完成できず，むしろ研究をすればするほど実用化から遠ざかっていくようにすら感じられた[1,2]。本コラムではわれわれ自身の経験に基づいた「体験的感覚フィードバック装置論」を中心として，最近における内外の研究開発状況についても紹介する。

1．義肢の感覚装置とは

義肢の感覚装置は義肢が対象を把持している力や関節角度などの情報を装着している切断者に伝達する機構であり，その基本的構成は，①感覚の検出器，②信号処理回路＋増幅器，③刺激器の3つまたは4つの要素からなる（図2）。

2．義肢になぜ感覚が必要か

整形外科の一分野である手の外科の専門家の常識の一つとして，「感覚のない手は運動機能を再建しても実用的な手にはならない」というものがある。感覚と運動の両者が失われた手で運動のみを回復させても，患者はその手を実際の動作には使おうとしないことがわかっている。正常の手では対象物をつかむまでは視覚に頼っているが，いったんつかんでしまえば落とさないように保持したり，使いやすい位置に対象物を持ち換えるのは感覚の補助によって遂行される。義手においても感覚がなければ対象物をつかんだのちも絶えず視覚による監視が必要になり，切断者の負担は大きく，把持したものを持ち換える動作も困難になる。義足においては視覚によるコントロールが義手よりも困難であるので，感覚装置の必要性はむしろ高いものと考えられる（図3）。

3．義肢にはどのよう感覚が役に立つか

人の手足にある感覚のすべての種類と分布を義肢に備えることは不可能に近いから，義肢に適する感覚の種類と分布を選択する必要がある。感覚装置を研究開発する過程において，義足の足底に検出器を置き，義足と地面の接触状態の情報を切断者にフィードバックできる試作機は，切断者に安心感を与えることはできたが，客観的な効果を実証することはできなかった（図4）。一方，能動義手の鉤が物体を把持する部分に発光体を，それと向かい合うもう一方の鉤に光電素子を埋め込み，光がさえぎられるとスイッチが入って切

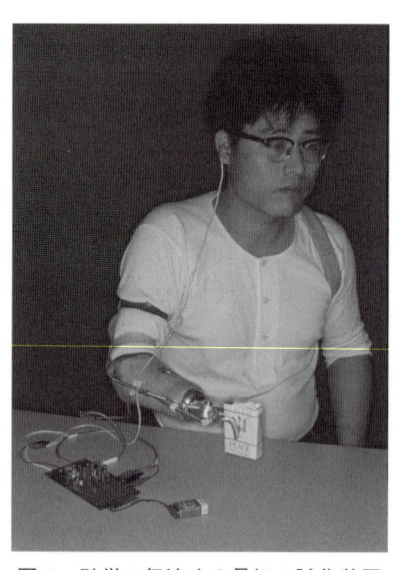

図1　聴覚に伝達する最初の試作装置

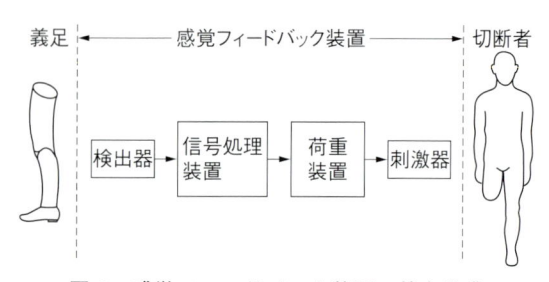

図2　感覚フィードバック装置の基本構成

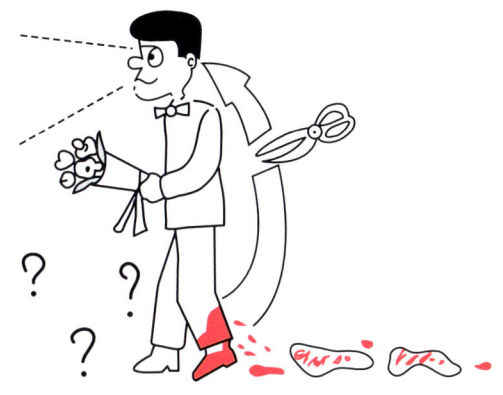

図3　義足では視覚の補助が困難

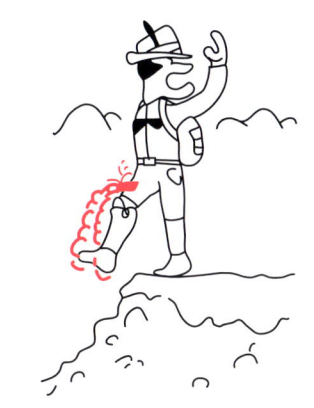

図4　切断者の利用が困難な感覚フィードバック

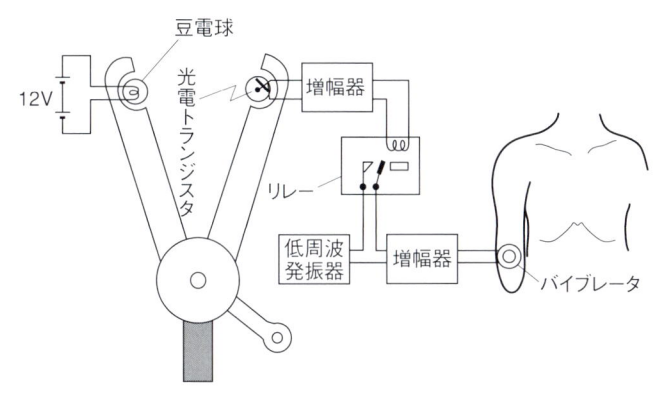

図5　光遮断を検出する感覚フィードバック装置

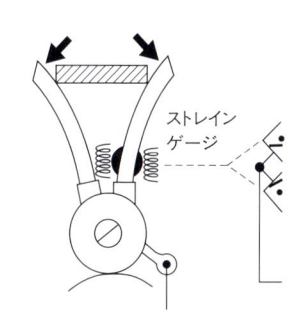

図6　ストレインゲージによる把持力の検出

断者に知らせる試作機(図5)は性能は向上しても，通常の感覚とはかけ離れすぎているという理由から切断者に受け入れられなかった．

4. 感覚をどのように検出するか

対象に接する部位に圧検出器を置き，数gの力でタバコを把持したことを感ずる検出器は，数十kgの力で把持するときに壊れやすい．義手の鉤の根元や，義足の下腿の支柱部分にストレインゲージを貼って，対象物から離れて力を検出すれば上記の欠点は除かれるが，どの部位で対象物に接触したかは不明であり，接触した部位によって検出感度が異なる欠点もある(図6)．理想的には人間の指先のように柔らかくて，敏感であり，しかも数十kgの力を受けても破損しない極小型の検出器が義肢に必要である．

5. 感覚情報を人体にいかに伝達するか

人体への情報伝達は感覚装置実用化の最大の難関である．われわれの研究経過においても，最適の情報伝達方法を求めるために大部分の努力が費やされた．

最初に試みた方法はすでに述べたごとく，聴覚を利用して音として伝えるものであった．聴覚は敏感な感覚器官であり，音の周波数や振幅，波形などの微妙な変化を判別できるから，簡単な装置でも大量の情報を伝えることができる．しかし，情報の経路が1つに限られることで，多チャンネルの情報伝達を必要とする義肢の情報伝達には適していないと考えられ，また日常生活に必要な聴覚を利用するこの方法は，実験室内か義肢の装着訓

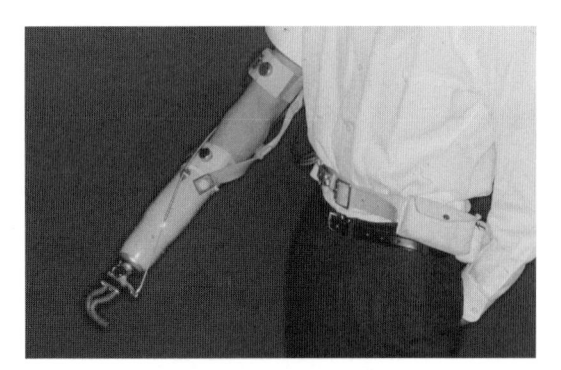

図7 機械的振動を伝達する感覚フィードバック装置

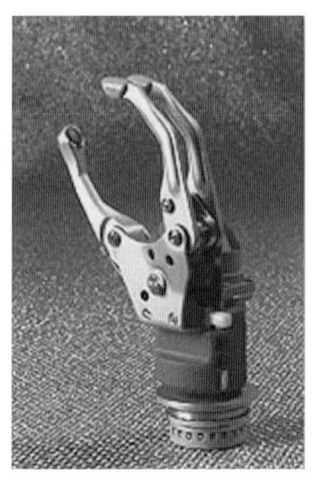

図8 センサーハンドスピード
(オットーボック社)

練の補助に使用することは可能であるが，日常生活用に実用的に使用することは困難であると考えられる。

聴覚の代わりに皮膚感覚を情報伝達手段に選べば，日常生活を妨げるおそれもなく，皮膚は面積が広いから情報伝達の経路も多数を確保できると考えられ，義手の感覚装置では皮膚に機械的振動を加える方法を用いた(図7)。機械的振動の長所は不快感のないことで，振幅を変化させて強弱の情報を伝達することも可能になったが，短所は振動子の大きさと重いこと，振動子を駆動するための大出力の増幅器とエネルギー源が必要になることと，振動子から発する雑音であった。

義足の感覚装置では装置全体が簡単でよい表面電気刺激を用いた。電気刺激では不快感をいかに減らせるかが大命題になり，刺激強度は閾値を大きく超えることはできなかった。1つの電極が伝達できる情報量が小さい欠点を複数の電極を用いることによって克服しようとしたが，一般に皮膚表面の複数箇所を刺激しても，感覚の投写またはphantom sensation(幻肢)とよばれる現象が生じて[3]，刺激されている表面ではなく，皮膚から離れた空間の1点の刺激として感じてしまうので情報伝達の経路を増加させることにはならな

いことが判明した。さらに聴覚はもちろん，皮膚感覚を介する振動刺激や電気刺激などのいずれの情報伝達法も，通常の手足の感覚とは全く異なった刺激として切断者に感じられることも大きな問題であった。

義肢の感覚装置の実用化を妨げている因子のうち，最大の問題は人体への情報伝達手段が未解決なことである。

6．最近の内外研究の状況と今後の展望

冒頭に述べたように，現時点で感覚装置を備え，日常生活に実用的に使用できる義手は製品化されていない。義足を対象とするものを含めて感覚装置の研究は少なくないが，多くは実験室内の基礎的な研究であるか，臨床的には義肢の装着・訓練期間中の感覚装置の使用である。義肢の装着・訓練期間中に感覚装置を使用して訓練効果が向上したとする報告は内外から行われている[4,5]。

一方，義手が対象物を把持する指先部分にセンサーを備え，指先と対象物間のすべりを検知すると把持力を大きくして対象物の落下を防止する機構を組み込んだ筋電義手が「センサーハンドスピード」として，ドイツ・オットーボック社から発売されている(図8)。「センサーハンドスピード」は切断者への情

報伝達機構は備えていないが，把持する対象物のすべりを検出すると自動的に把持力が増加し，把持を維持する機能がある。厳密には感覚装置とはいえないが，このような方法は把持力の決定を義手自体の自動処理に任せ，切断者の負担や情報伝達法の負担を軽減させる可能性があり，現実的な解決法であると考えられる[6]。すでに日本でも数例の切断者によって実際に使用されているといわれ，今後は使用実績を重ねて改良され，実用装置として完成度を高めていくことが期待される。

おわりに

義肢の感覚フィードバック装置の実用化を妨げている最大の因子は，情報伝達手段が未解決なことである。感覚情報の伝達経路を確保するためには，末梢神経を直接刺激することが必要であると考えられ，将来的には永久接着義肢の技術と平行して開発が進められることが望ましいと考えられる。しかし，当面は実用的には，装着訓練を補助する機構としての感覚フィードバック装置か，またはセンサーハンドのような自動把持機構の2つが用いられるであろう。

義肢の感覚フィードバックに関するわれわれの研究は，医学，工学，心理学，義肢，理学療法，作業療法など，職種や領域を越えた多くの方々や，自身が切断者の方々に支えられて行うことができたことを付記して，謝意を表する。

本研究を通じて痛切に実感したことは，現在の義肢は手足の機能のごく一部を代償しているにすぎず，本物の手足と比べて感覚機能のみならず，運動機能，外見性などすべての点で途方もなく劣っているということである。これから義肢について学ぼうとする人は，このような現状をよく理解して，謙虚な気持ちを失わずに切断者のために力を尽くしてほしいと思うものである。

【文献】

1) 川村次郎：義手の感覚装置について．日本整形外科学会雑誌　1971；45(9)：755-768
2) 川村次郎：義肢の感覚フィードバック装置．バイオメカニズム学会誌　1984；8(2)：56-60
3) Bekesy GV（勝木保次監訳）：体外への感覚の投射．In：感覚と抑制．pp 182-188，医学書院，1969
4) Agnew PJ, et al：Training program for a myo-electrically controlled prosthesis with sensory feedback system. Am J Occup Ther　1981；35(11)：722-727
5) 板垣亮太：筋電義手の操作訓練における感覚フィードバックの有効性．POアカデミージャナル　2006；14(Suppl.)：112
6) Puchhammer G：The tactile slip sensor：integration of a miniatuterized sensory device on an myoelectric hand.　[Online]

4 下腿義足

学習のポイント

1. 近年あるいは近い将来の世界的傾向として下肢切断者の中に占める下腿切断者の割合はますます大きくなることを認識する。
2. 下腿切断(膝温存の有用性)の利点について十分理解する。
3. 下腿義足のそれぞれのソケットのデザインと特徴について理解する。
4. 下腿義足の適切なアライメントを理解する。

下腿義足は今日において義足の中で最も多く処方・製作されているものである。下腿切断の全国的な疫学調査はないが、兵庫県下(神戸市を除く)を対象に、1968年から1997年の30年間に身体障害者手帳を発行された全切断者5,527人に基づいて述べる[1]。一肢切断者が全切断者の94%を占め、そのうち一側下肢切断者は28%である。一側下肢切断部位では、下腿切断が最も多く49%、大腿切断36%、サイム切断6.4%であった。切断原因の様相は近年著しく変化しており、1980年代を境として外傷が1/3に減少し、末梢循環障害が3倍に増加している。末梢循環障害に起因した切断の多くが下腿切断であるという(後述)世界的な傾向を考えると、臨床の現場における下腿義足の適応や処方、訓練といったことがますます重要となってくる。一方では、高活動な下腿切断者におけるレクリエーションやスポーツに対するニーズの高まりがある。さらに、1990年代初めより、全面荷重式下腿義足が日本においても処方されるようになり、下腿切断者を取り巻く環境は多様化してきている。

1 下肢切断者の中に占める下腿切断者の割合

末梢循環障害における下腿切断の成功率についてのまとまった報告は1970年代にみられる。Burgessは193例の調査において、その75%は下腿切断に成功したと報告している[2]。Kihnは427例の調査から、膝窩動脈を触れない例であっても51.5%は一次治癒し、成功率は最終的には72%であったと報告している[3]。近年では、血管内治療や血管外科の進歩により末梢循環障害が原因となり大切断に至る症例は減少した[4,5]。1980年代[6]と1990年代[7]の報告によると、末梢循環障害により大切断に至った患者の2/3は下腿切断者であった。大腿切断者に対する下腿切断者の割合のゴールデンスタンダードといわれる2.5[8]に近づいたといえる。

2 下腿切断の重要性

下腿切断の利点は、①膝関節の温存、②正常な歩行周期に近い歩容が得られる、③義足歩行に伴う身体的負担が少ない、④義足が脱着しやすい、⑤社会復帰あるいは復職に有利、などである。高齢切断者のリハにおいて成功の鍵となるのは膝の温存である。ただし、切断側膝関節の著しい屈曲拘縮がある場合は例外である。

高齢下肢切断者では、下腿切断者のリハビリの成功率は大腿切断者より著しく高い。諸家の報

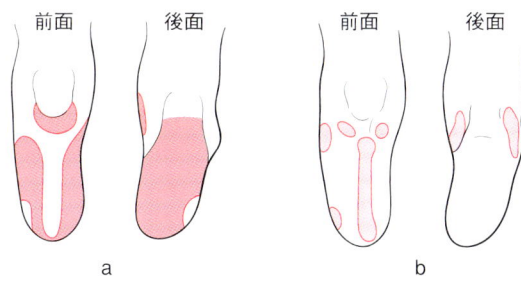

図III-38　断端の体重支持部と非支持部
a：体重支持に適当な部位
b：体重支持に不適当な部位

告[9〜12)]では下腿切断者のリハビリの成功率は66〜76％であり，大腿切断者の場合は46〜53％である。当センターにおける成績では，杖を使用して歩行することを成功と定義した場合，下腿切断者のリハの成功率は86％であり，大腿切断者で60％であった。義足歩行時エネルギー消費は，一般的には切断レベルが高位になるほど大きくなる。外傷性切断の場合，エネルギー消費は健常者に比べて，下腿切断においては16〜33％大きくなり[13〜16)]，大腿切断においては56〜65％大きくなる。一方，血行障害性切断の場合，下腿切断で62％，大腿切断では実に120％の増大となる[14)]。

3　下腿切断の解剖学的特徴

極短断端の場合を除けば，下腿切断では膝屈筋群や膝伸展筋群は温存されているため，膝関節の機能はほぼ完全に残存している。下腿切断端は，大腿切断端と異なり軟部組織が少ないため，断端で全体重を支えることが可能である。ただし，体重を支持するのに適当な部位と不適当な部位が存在する。このことを知っておくことは，PTB式下腿義足の採型や陽性モデルの修正に役立つ。

体重支持に適当な部位：膝蓋靭帯，脛骨内外面，下腿背面（図III-38 a）

体重支持に不適当な部位：脛骨結節から脛骨稜，脛骨先端まで，腓骨頭と腓骨末端部，脛骨果部の隆起部，ハムストリングの腱部（図III-38 b）

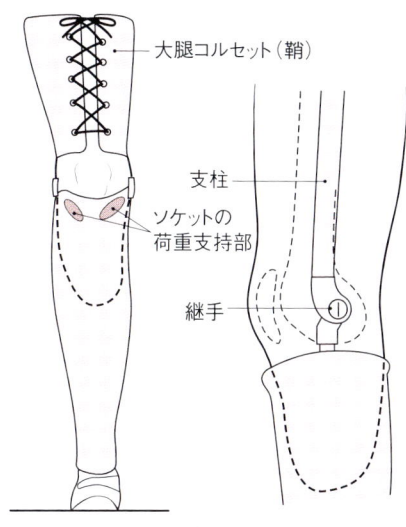

図III-39　在来式下腿義足

4　下腿義足ソケット

a　在来式下腿義足（conventional type trans-tibial prosthesis）

アルミニウムなどを素材とした底のない差込式ソケット，大腿コルセットと膝継手よりなる（図III-39）。大腿コルセットによる締め付けで大腿四頭筋の萎縮が生じる。また，膝継手と膝関節運動軸が一致しないため，ソケット内における断端のピストン運動は避けられない。このような義足は，下腿切断の利点を十分に発揮できない。処方の対象となるのは，従来からの使用者に限られる。

b　PTB式下腿義足（patellar tendon bearing trans-tibial prosthesis）

PTB式下腿義足は1959年米カリフォルニア大学で開発されたものであり，現在なお主流となっている。下腿切断の場合，断端末荷重ができないため，体重支持を得るために膝蓋靭帯部とそのカ

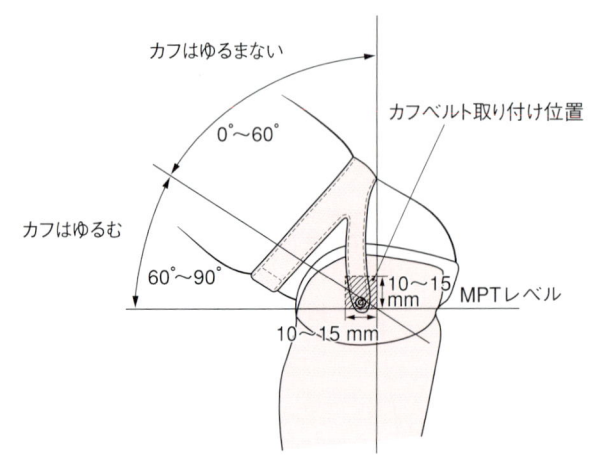

図Ⅲ-40　PTBカフの取り付け位置

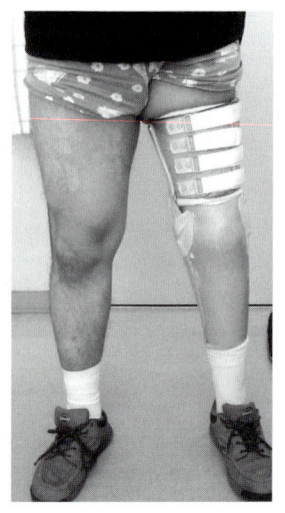

図Ⅲ-41　PTS式下腿義足と大腿コルセットを組み合わせた短断端例

ウンターとして膝窩部，さらに脛骨内外側面に圧迫をかけてソケットを採型し，解剖学的適合を重視した陽性モデルに修正を加えたものである．軟性内ソケット付き全面接触式プラスチックソケットからなり，体重支持部と非支持部が存在する．自己懸垂作用がないために膝カフが必要である．膝カフの機能は，膝過伸展の防止，懸垂である．座位時にカフによる膝窩部の圧迫がないよう，また歩行時の膝屈曲時（0〜60度）にカフがゆるまず，60度以上の屈曲時にはゆるむように取り付けることが重要である（図Ⅲ-40）．懸垂作用が不十分なため，ソケットと断端の間でピストン運動が生じ，皮膚のトラブルを生じることがある．膝カフを常時装着しているため，大腿四頭筋の萎縮を生じることが欠点である．

5 自己懸垂性を有する下腿義足（PTB式のバリエーション）

a　PTS式下腿義足（Prothese Tibiale a Emboitage Supracondylien）

PTS式下腿義足は1964年にフランスのFajalによって発表された．ソケットデザインが大腿骨内外果部を包み込み，膝蓋骨を完全に覆い，適合面を広くして安定性をもたせている．自己懸垂性を有するため懸垂装置としてカフは不要である．本ソケットは適合面が広いため，側方安定性がPTB式に比べて優れており，短断端例にはしばしば有効であり，必要に応じて大腿コルセットとの組み合わせも有効である（図Ⅲ-41）．また，外観がよいため女性には有利であり，膝を屈曲させるにつれて断端がソケットより脱出し，膝の完全屈曲を可能とするため，和式上の生活や座位での仕事が必要な切断者には利点がある．その反面，膝を過屈曲することによりソケットが脱落するので注意が必要である．PTB式ソケット装着時に，断端皮膚を引き上げると断端末に痛みを有する例のも有用である．

b　KBM式下腿義足（Kondylen Bettung Münster）

KBM式下腿義足はPTS同様に側壁を高くし，内外果を包み込み，自己懸垂性を有しているが，膝蓋骨が完全に露出している点で異なる．本ソケットは適合面が広いため，側方安定性がPTB式に比べて優れているが，膝過伸展は予防できない．ソケット上縁内外側の適合が厳密なため，装着には内側果部プラスチック状のくさびや内側翼

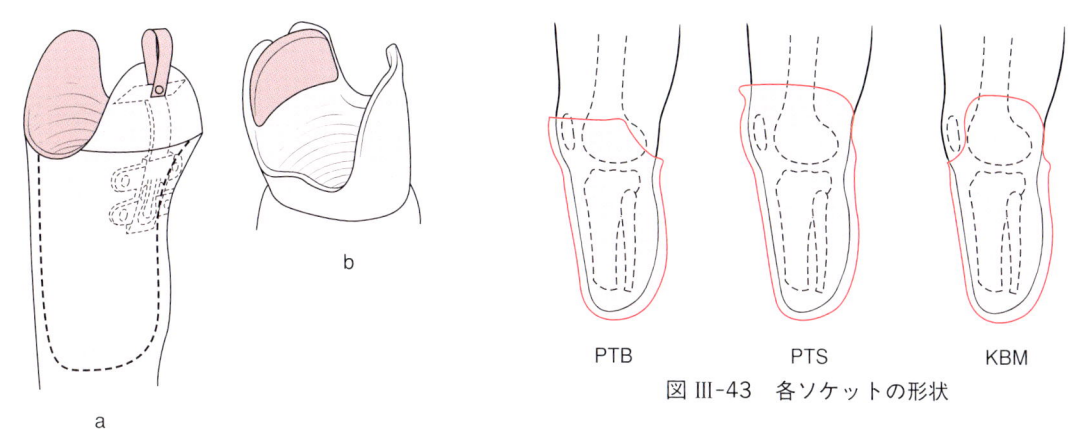

図 III-42　KBM ソケット装着のための工夫

図 III-43　各ソケットの形状

表 III-6　PTS と KBM ソケットの特徴と適応（引用文献 19 より転載）

	PTS ソケット	KBM ソケット
利点	①カフベルトによる問題点がない ②膝関節の側方安定性がよい ③荷重面積が広い ④着脱が容易，外すと正座が可能 ⑤PTB ほど断端中枢部を圧迫しない―適合が緩い	①PTS と同じ ②PTS より側方安定性がある ③前壁が低いので形がよい
欠点	①膝を 60 度以上曲げると抜け落ちる―自転車，階段下りに問題 ②前壁が高いので椅子に掛けるとズボンの外からわかる	①くさびの圧迫による大腿骨顆部の痛み ②膝の過伸展を防止できない ③PTB より製作が難しい
特に対応の高いケース	①軽作業従事者，特に女性の短断端で正座を必要とする人 ②断端皮膚を引き上げると端末部に痛みがある人	①カフベルトを嫌う人 ②膝の側方安定が必要な人 ③老人―サーモプラスチックのソケットと軽量義足の組み合わせで

の切り離しなど工夫が必要である（図 III-42）。膝屈曲位でソケット前縁が目立たないため，外観に優れる。ただし，長時間座位などにより膝を過屈曲していると内外果の不快感を呈する。

PTS と KBM ソケットの特徴と適応は表 III-6 にまとめた。

PTB，PTS，KBM のソケットの形状を図 III-43 にまとめた。

6　全面接触式下腿義足（Total Surface Bearing trans-tibial prosthesis；TSB）

1987 年に Staats らは解剖学的形状を保ち，断端全表面で荷重する全面接触式下腿ソケットを考案した[17]。しかし，骨ばった下腿切断端では，ソケット形状の改良だけでは断端に加わる負荷には対応しきれなかった。1984 年にアイスランドの Ossur Kristinsson がシリコン性の筒状のライナーを開発した[18]。この素材は衝撃吸収性や圧分散性に優れ，また皮膚と密着し，優れた懸垂性を発揮する。従来の内ソケットに取って代わり，シ

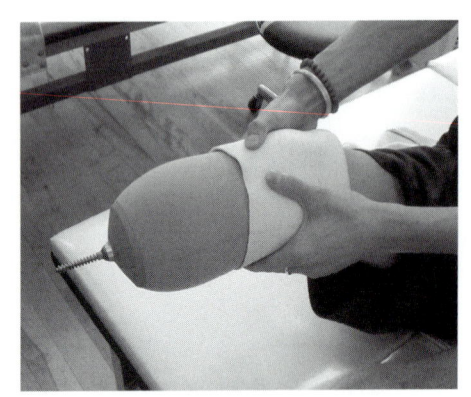

図Ⅲ-44　断端末より筒状のライナーを転がすように装着（ロールオン）

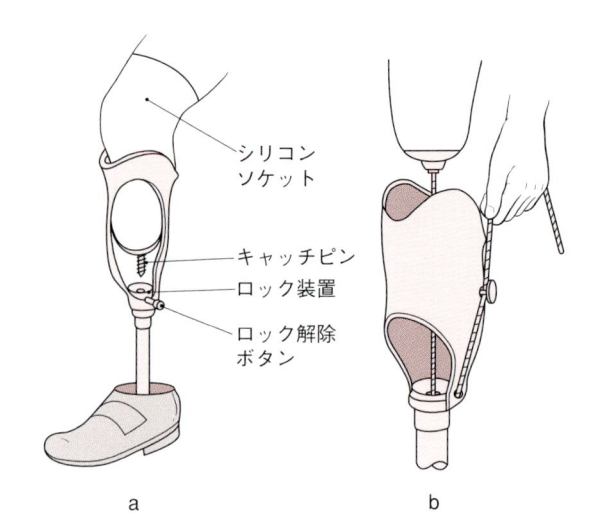

図Ⅲ-45　ライナーとソケットの接合方法
a：シャトルロック機構
b：引きひも式

リコン性の筒状のライナーを全面接触式ソケットの内ソケットとして用いるようになり，全面接触式下腿ソケットが普及した。

TSB式ソケットはPTBソケットとは異なり，体重支持を断端表面全体で分散させるものである。したがって解剖学的形状を保つために，陽性モデルにほとんど修正を加えない。通常は内ソケットとして柔軟性と伸縮性に富んだ筒状のライナーを使用する。ライナーはシリコン以外にもポリウレタンゲルなどがあり，オズール社，アルプス社，オットーボック社などから既製品が使用可能である。断端末より転がすように装着（ロールオン方式）することにより（図Ⅲ-44），断端皮膚とライナーが密着し懸垂作用を発揮する。ライナーと義足ソケットの接合（懸垂）方法によって大きく2つのタイプに分けられる。

a　ピンを用いた接合（ピン懸垂）

ライナーの端末についたキャッチピンを義足ソケットに設けられた接合部に差し込むことで，義足の懸垂をするものである。接合方法として，シャトルロック機構（図Ⅲ-45 a）と引きひも式（図Ⅲ-45 b）などがある。よく用いられているのがシャトルロック機構であり，ピンを義足ソケットに設けられた差し込み口に挿入することにより機械的にロックされ（図Ⅲ-46），ピンを差し込んだ後は，ボタンを押すことによって容易にロックが解除される仕組みである。

b　吸着式

1）膝スリーブ使用

従来より大腿切断に使用されていたが，下腿切断にも応用され実用化している。義足ソケットの端末に一方向性バルブを取り付け，ライナーを装着した断端を挿入し，ソケット内部の空気を排出し，陰圧（低圧）を発生させ懸垂するものである。そして最後にソケット近位部から大腿にかけて膝スリーブで覆い密閉する（図Ⅲ-47）。

2）膝スリーブなし

2つの方法が可能である。

a）オズール社のシールイン・システム

一方向性バルブを有するソケットを用いる。上記膝スリーブ使用と異なる点は，ライナーに全周性に膜構造（HSM：Hypobaric Sealing Membrane）を有していることである（図Ⅲ-48）。このライナーを装着しソケットに断端を挿入すると，

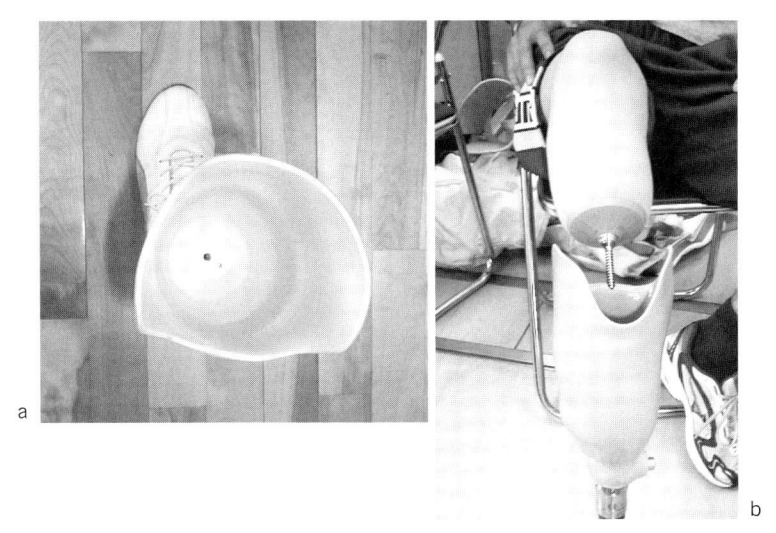

図Ⅲ-46 TSB式ソケット（ピン懸垂）
a：ソケットに設けられた差し込み口，b：ピンを差し込み口に挿入する

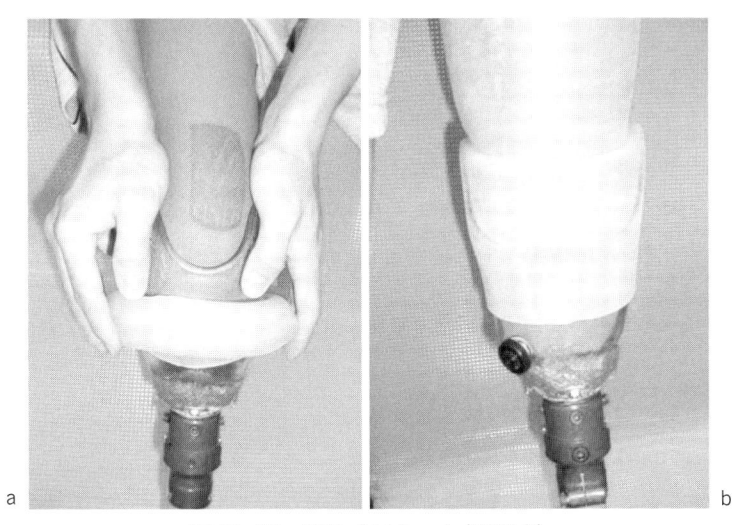

図Ⅲ-47 TSB式ソケット（吸着式）
a：ライナーを装着した断端をソケットに挿入
b：ソケット内部の空気を排出し低圧を発生させ，膝スリーブで覆う

ソケット端末のバルブから空気が排出され，HSMの下方で低圧による吸着が得られる。

b）オットーボック社のハーモニーシステム

ショックアブソーバがポンプの役割を果たし，これを使用して，ソケット内より空気を排出させ陰圧を他動的に生じさせるものである（図Ⅲ-49）。このことにより，圧力は分散され断端にかかる負担を減少する。さらに，血流のバランスを改善し，断端ボリュームの変化が抑制される。

適応は，ソケット装着が可能なものであればよいと考える。ただし，ライナーロックアダプタースペースが必要なため，長断端には禁忌である。注意を要する症例は，未成熟断端，周径変動のある断端，過剰な軟部組織を有する断端などである。

7 足部

義足足部に求められる機能は，踵接地時の衝撃吸収（前脛骨筋の働きの代償），スムーズな体重移動，踏み切り期の前方への推進力（下腿三頭筋の働きの代償）である．図III-50は立脚相前期から後期にかけての足部の機能，エネルギー吸収・放出についてまとめたものである．

a 単軸足部

距腿関節に当たる単軸の継手で，足関節の底背屈を行う．前方のバンパーで背屈を，後方のバン

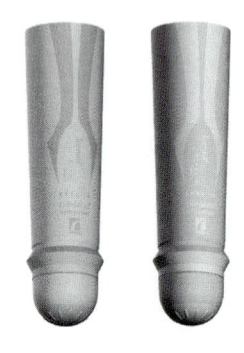

図III-48　Iceross シールイン・ライナー
〔パシフィックサプライ㈱パンフレットより〕

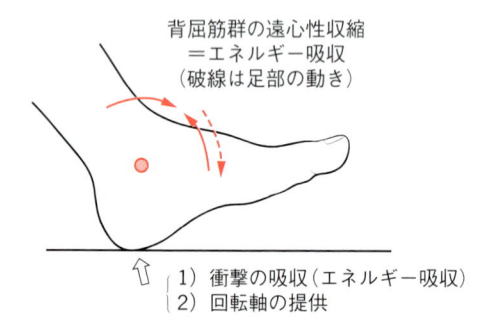

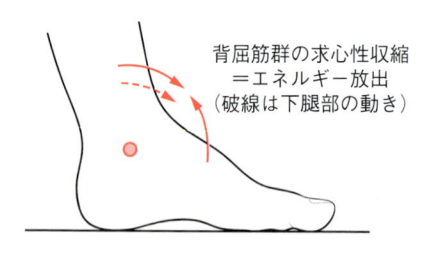

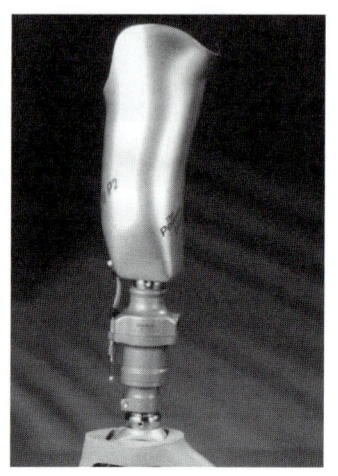

図III-49　ハーモニーシステム
（オットーボック社パンフレットより）

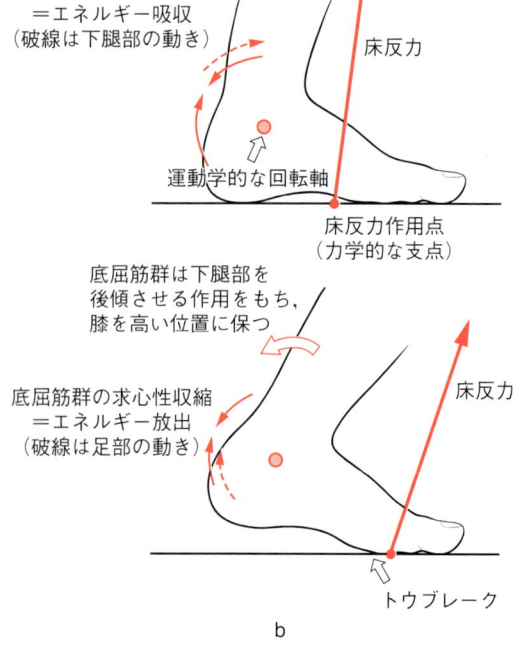

図III-50　足部の機能（引用文献20より転載）
a：立脚相前期，b：立脚相後期

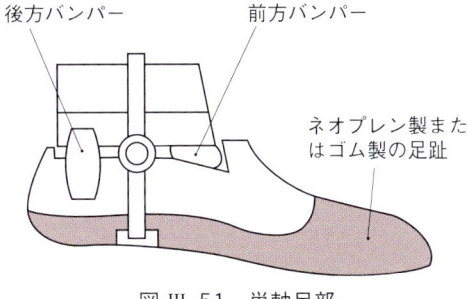

図 III-51　単軸足部

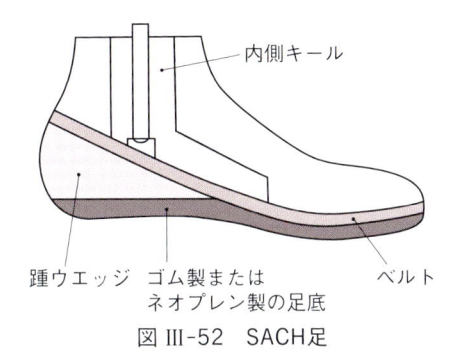

図 III-52　SACH足

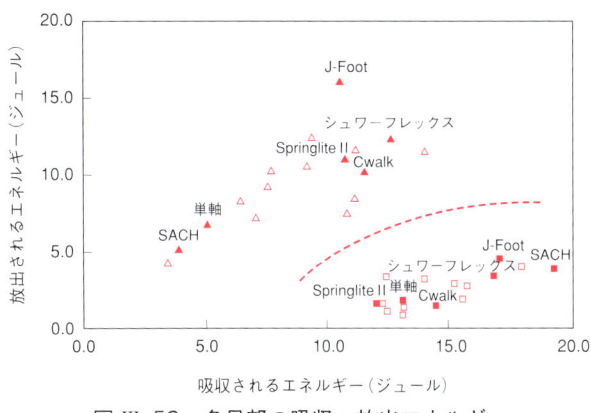

図 III-53　各足部の吸収・放出エネルギー
（引用文献19より転載）

パーで底屈を制動する。安全に歩く場合を最優先とした場合やバンパーの調節によりアライメントが変更しやすく，履物が変わるといった日本の生活様式を考慮した場合は最適の足部である（図III-51）。

b　SACH足（Solid Ankle Cushion Heel）

足部は継手をもたない。キールと合成ゴム製の足部，クッションをもった踵からなる（図III-52）。継手がないため軽量である。

c　多軸足部（multi-axis foot）

底背屈，内外反や回旋の動きを伴ったものである。不整地の歩行に適している。上記と異なり，アライメントの調節性がないため，履物が変わるといった日本の生活様式を考慮した場合は不便である。

d　エネルギー蓄積型足部

足部に内蔵されたバネなどの弾性体が立脚期に荷重により変形し，弾性体が元に戻ろうとする反発力を利用して前方への推進力を発揮するものである。すなわち，立脚中期から踵離れ期蓄積（吸収）したエネルギーを立脚相の踏み切り期に放出し，足継手が底屈方向に向かい元に戻ろうとする。足部より放出されるエネルギーには差がみられる。もともとはスポーツ活動愛好家など活動量の多い切断者のニーズに応えて開発したものであるが，高齢者や体力虚弱者など低活動者に対してもより軽量なエネルギー蓄積型足部が考慮されてよい。現在，実に多くの足部が各社より販売されているが，確固とした適応基準はないといえるが，各社の足部のエネルギーの吸収・放出を示しておくので，足部選択の参考になるかもしれない（図III-53）。ただし，使用者のライフスタイルやニーズを考慮することが足部選択のうえで最も大切である。

8　下腿義足のアライメント

下腿義足のアライメントを調整するには，次の

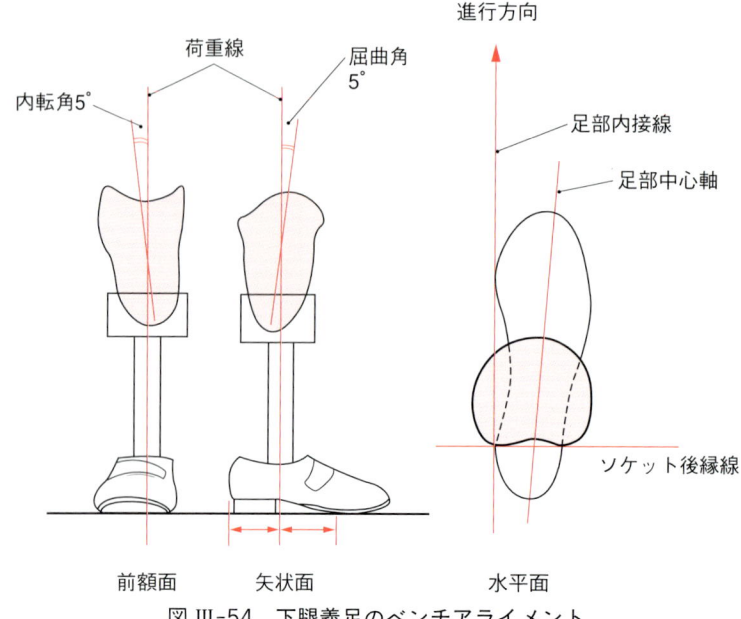

図Ⅲ-54 下腿義足のベンチアライメント

3つの段階をふんで行う。主として，義肢装具士が行うべきであるが，義足訓練中は理学療法士がアライメントの異常に最初に気づくことが多く，知識を得ていることは重要である。

a ベンチアライメント

作業台において靴をはかせた状態での義足パーツ（ソケットと足部）の相互位置関係である。前額面では，ソケット中心線は5度の内転角を有し，MPT（Mid Patellar Tendon）レベルでソケットの中心から垂直におろした基準線が踵の中心を通るように設定する。矢状面では，MPTレベルでソケットの中心から垂直におろした基準線が，踵とトウブレークとの中間点を通るように設定する。ソケット中心線は屈曲5度（初期屈曲角）に設定されている。水平面では，ソケットの後壁と直角に交わる線を進行方向とし，足部の方向を決定する。通常はソケットの進行方向が位置するようにする（図Ⅲ-54）。

b スタティックアライメント

実際に切断者に義足を装着してもらい，静止立位でのアライメントが適切かどうかチェックする。チェックは，切断者に両踵の間が約10 cmとなるようにして，両足に均等に荷重して立った状態で行う。このときには，断端のソケットへの収納状態，義足長，ソケットのトリミングライン，足部の大きさや向きが適切かどうかチェックする。主な前額面と矢状面でのアライメントの異常は以下に示すとおりである。

前額面
内外側方向への不安定性（図Ⅲ-55）

（1）ソケットの外側上縁にゆるみがあり，内側近位部と外側遠位部に圧迫感がある。靴底が平らに接地している場合であれば，原因はソケットに対して足部が内側に位置している（図Ⅲ-55 a）。

（2）ソケットの内側上縁にゆるみがあり，外側近位部と内側遠位部に圧迫感がある。靴底が平らに接地している場合であれば，原因はソケットに対して足部が外側に位置している（図Ⅲ-55 b）。

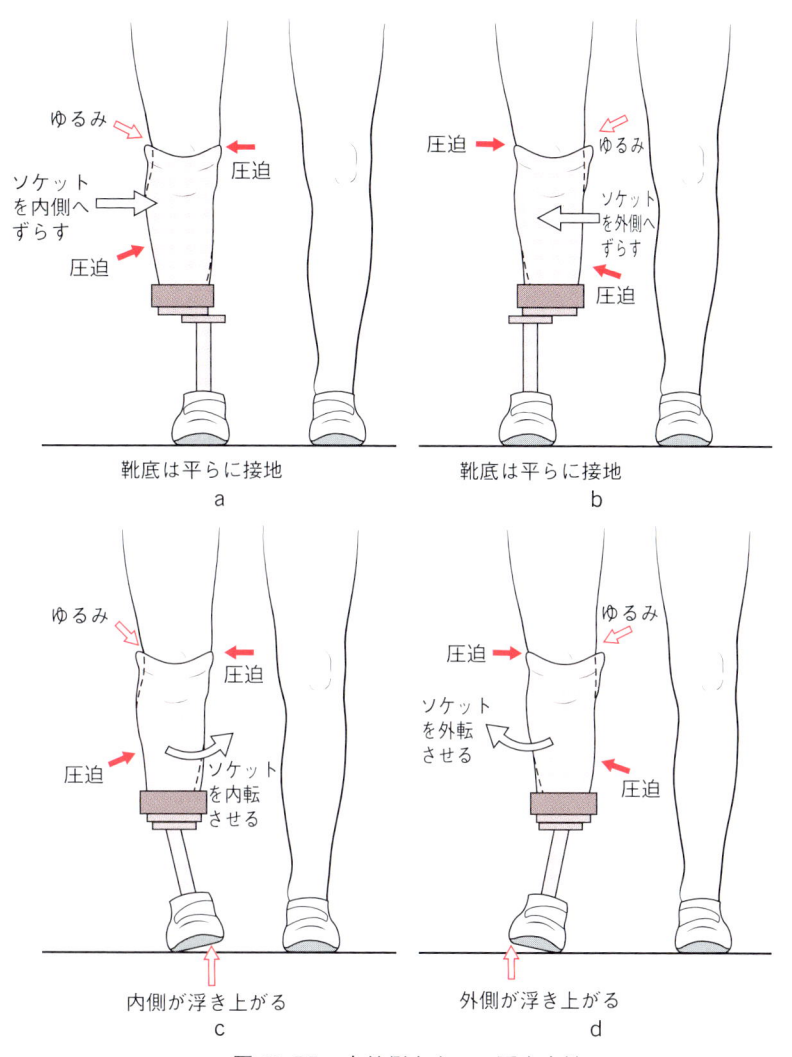

図 III-55　内外側方向への不安定性
a：外側方向への不安定性(靴底が平らに接地)
b：内側方向への不安定性(靴底が平らに接地)
c：外側方向への不安定性(靴底の内側が浮き上がる)
d：内側方向への不安定性(靴底の外側が浮き上がる)

(3) ソケットの外側上縁にゆるみがあり，内側近位部と外側遠位部に圧迫感がある。靴底の内側が浮き上がっているようであれば，原因はソケットの内転角が不足している(図 III-55 c)。

(4) ソケットの内側上縁にゆるみがあり，外側近位部と内側遠位部に圧迫感がある。靴底の外側が浮き上がっているようであれば，原因はソケットの内転角が過大である(図 III-55 d)。

矢状面

前後方向への不安定性(図 III-56)

(1) 膝が前方へ押し出され膝折れ感がある。靴底が平らに接地している場合であれば，原因はソケットに対して足部が後方に位置しているか，足部のトウブレーキの位置が近位すぎる，足部の踵が硬すぎる(図 III-56 a)。

(2) 膝が後方へ押される感がある。靴底が平らに接地している場合であれば，原因はソケットに対

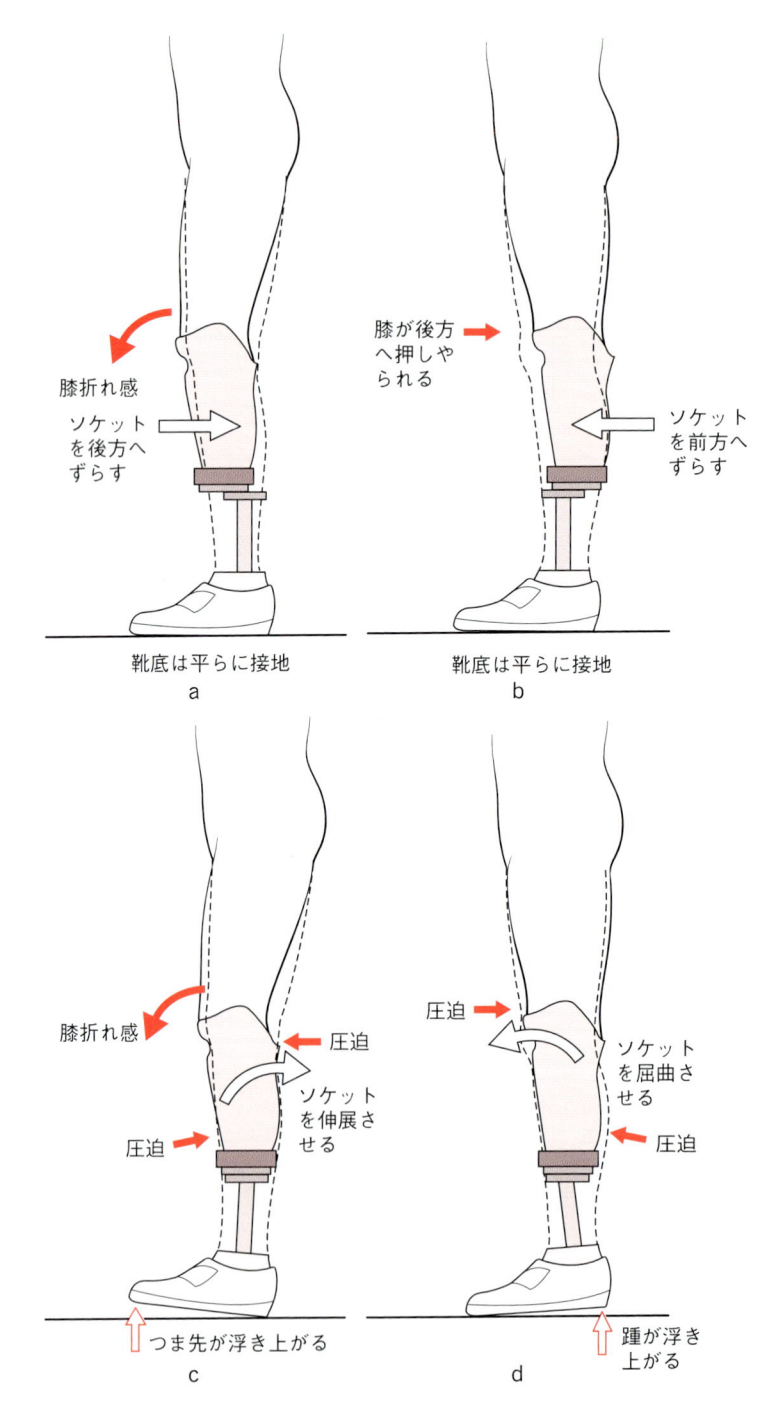

図 III-56　前後方向への不安定性
　a：前方向への不安定性（靴底が平らに接地）
　b：後方向への不安定性（靴底が平らに接地）
　c：前方向への不安定性（つま先が浮き上がる）
　d：後方向への不安定性（踵が浮き上がる）

表 III-7 下腿義足の異常歩行と原因(引用文献 20 より転載)

	異常の形	異常の原因
踵接地から立脚中期の間	膝の曲がりすぎ	1. 足部が背屈位にセットされている。または、ソケットの前傾角度が大きすぎる 2. ソケットの位置が足部に対して前すぎる 3. カフベルトのソケットへの取り付け位置が後ろすぎる 4. 後方バンパーが硬すぎる 5. 靴が窮屈すぎる(SACH 足)
	膝の曲がり不足	1. 足部が底屈位にセットされている。または、ソケットの前傾角度が不足 2. ソケットの位置が足部に対して後ろすぎる 3. 後方バンパーが柔らかすぎる 4. 大腿四頭筋の筋力が弱い 5. 断端前面の末端部に痛みがある(この部分のソケットの適合不良) 6. PTB 義足に不慣れ(大腿コルセット付き下腿義足から変更したとき)
	踵接地時につま先が外旋する	1. 後方バンパーが硬すぎる 2. 足部の位置がソケットに対して内側すぎる(インセットしすぎ)
	断端前面の末端部に痛みがある	1. ソケットの前傾角度が大きすぎる 2. ソケットの適合不良がある
立脚中期	ソケットの外壁と断端の間に隙間がある(内壁の上縁が膝の内側に当たる)	1. 足部の位置がソケットに対して内側すぎる(インセットしすぎ) 2. ソケットが外転している(義足が外倒れし、足底の内側が浮く)
	ソケットの内壁と断端の間に隙間がある(外壁の上縁が膝の外側に当たる)	1. 足部の位置がソケットに対して外側すぎる(アウトセットしすぎ) 2. ソケットが内転しすぎている(義足が内倒れし、足底の外側が浮く)
	ソケットの前壁の上端部が膝蓋骨に当たる	1. 足部が底屈しすぎている 2. ソケットが足部に対して後ろすぎる 3. ソケットの前傾角度が不足している
	ウォーキングベースが広すぎる	1. 義足が長い 2. 足部の位置が外側すぎる(アウトセット)
	上体が義足側へ倒れる(体幹の側屈)	1. 義足が短い 2. ソケットの適合が悪い
立脚中期からつま先離床の間	早い時期に膝が曲がる(drop-off)——膝折れ	1. ソケットの位置が足部に対して前すぎる 2. 足部の踏み返しの位置が後ろすぎる 3. 足部が背屈位に付いている。または、ソケットが前傾しすぎている
	膝の曲がりが遅れる	1. ソケットの位置が足部に対して後ろすぎる 2. 足部の踏み返しの位置が前すぎる 3. 足部が底屈位についている。または、ソケットの前傾が不足している
	上体が義足に傾く	1. 足部のトウアウト(toe-out)が不足
	上体が内側へ倒れる	1. 足部のトウアウト(toe-out)が過大
遊脚相	義足と断端の間のピストン運動がある	1. 膝カフの形が悪い 2. 膝カフの取り付け位置が悪い 3. ソケットの適合が悪い

して足部が前方に位置しているか，足部の踵の弾性が不十分(図Ⅲ-56 b)．

(3) 膝が前方へ押し出され膝折れ感があり，ソケット前方遠位部と後方近位部に圧迫感がある．靴のつま先が浮き上がるのであれば，原因はソケットの屈曲角が過大である(図Ⅲ-56 c)．

(4) 膝が後方へ押される感があり，ソケット前方近位部とソケット後方遠位部に圧迫感がある．靴の踵が浮き上がるのであれば，原因はソケットの屈曲角が不十分である(図Ⅲ-56 d)．

c ダイナミックアライメント

実際に義足歩行を行わせたうえでアライメントのチェックを行う．この場合，異常歩行が観察されることがある．ダイナミックアライメントやソケットの不適合があれば表Ⅲ-7に示されるような異常が出現する．

復習のポイント

1. 近年の切断原因として，末梢循環障害が増えていることを認識する．
2. 下腿切断では，リハビリの成功率は大腿切断に比べて著しくよいことに注目する．
3. 切断者の身体特性とニーズに応じて適切なソケットデザインを選択する．
3. 異常なアライメントに気づくように，正しいアライメントをよく理解しておく．

【引用文献】

1) 陳 隆明，澤村誠志：切断術．日本整形外科学会，日本リハビリテーション医学会(監修)：義肢装具のチェックポイント，第7版．pp 42-44, 医学書院，2007
2) Burgess EM, Romano RL, Zettl JH, et al：Amputations of leg for peripheral vascular insufficiency. J Bone Joint Surg [Am] 1971；53：874-890
3) Kihn RB, Warren R, Beebe GW："Geriatric" amputee. Ann Surg 1972；176：305-314
4) Lindoholt JS, Bovling S, Fasting H, et al：Vascular surgery reduces the frequency of lower limb major amputations. Eur J Vasc Surg 1994；8：31-35
5) Hallett JW Jr, Byrne J, Gayari MM, et al：Impact of arterial surgery and balloon angioplasty on amputation：a population-based study of 1155 procedures between 1973 and 1992. J Vasc Surg 1997；25：29-38
6) Clark SG, Blue B, Bearer JB：Rehabilitation of the elderly amputee. J Am Geriatr Soc 1983；31：439-448
7) McWhinnie DL, Gordon AC, Collin J, et al：Rehabilitation outcome 5 years after 100 lower-limb amputations. Br J Surg 1994；81：1596-1599
8) Dormandy J, Belcher G, Broos P, et al：Prospective study of 713 below-knee amputations for ischemia and the effect of a prostacyclin analogue on healing. Br J Surg 1994；81：33-37
9) Steinberg FU, et al：Prosthetic rehabilitation of geriatric amputee patients：a follow-up study. Arch Phys Med Rehabil 1985；66：742-745
10) Moore TJ, et al：Prosthetic usage following major lower extremity amputation. Clin Orthop 1989；238：219-224
11) Pohjolainen T, et al：Prosthetic use and functional and social outcome following major lower limb amputation. Prosthet Orthot Int 1990；14：75-79
12) Campbell WB, et al：Predicting the use of prostheses by vascular amputees. Eur J Vasc Endovasc Surg 1996；12：342-345
13) Gaily RS, et al：Energy expenditure of transtibial amputees during ambulation at self-selected pace. Prosthet Orthot Int 1994；18：84-91
14) Waters RL, et al：Energy cost of walking of amputees：the influence of the level of amputation. J Bone Joint Surg 1976；58：42-46
15) Gonzalez EG, et al：Energy expenditure in below-knee amputees：correlation with stump length. Arch Phys Med Rehabil 1974；55：111-119
16) Ganguli S, et al：Metabolic cost of walking at

17) Staats TB, Lundt J：The UCLA total surface bearing suction below-knee prosthesis. Clin Prosthet Orthot 1987；11：118-130
18) Kristinsson O：The ICEROSS concept：a discussion on a philosophy. Prosthet Orthot Int 1993；17：45-50
19) 江原義弘：エネルギー蓄積型足部．大橋正洋，木村彰男，蜂須賀研二（編）：リハビリテーションMOOK，義肢装具とリハビリテーション．pp 61-121，金原出版，2003
20) 青山　孝：下腿義足．川村次郎（編）：義肢装具学．第3版，pp 61-85，医学書院，2004

different speeds with patellar tendon bearing prosthesis. J Appl Physiol 1974；36：440-443

【参考文献】
1) 澤村誠志：切断と義肢．第1版，医歯薬出版，2007
2) 川村次郎，竹内孝仁(編)：義肢装具学．第3版，医学書院，2004
3) 日本整形外科学会，日本リハビリテーション医学会(監修)：義肢装具のチェックポイント．第7版，医学書院，2007
4) 越智隆弘，菊池臣一(編)：NEW MOOK　整形外科，リハビリテーション．金原出版，2007
5) 大橋正洋，木村彰男，蜂須賀研二(編)：リハビリテーションMOOK，義肢装具とリハビリテーション．金原出版，2003

コラム　骨直結義肢

　断端の骨に金属棒を差し込んで皮膚を貫いて外に出し，直接に義肢に連結するのが骨直結義肢である．現在のすべての義肢に用いられているソケットは軟部組織を介するために機械的に強固な連結が困難なことと，断端の皮膚に傷をつくりやすいという欠点があるのに対し，骨直結義肢はソケットの弱点を根本的に解決する方法である．わが国では矢野らのヤギを用いる動物実験があるけれども，スウェーデンのBraeunemarkは歯科領域のインプラントの成果に基づき，チタン金属棒を四肢の切断者に臨床応用している．金属棒が皮膚を貫通する箇所に感染を生じやすいことや，骨と金属との間の"ゆるみ"の問題もまだ完全には解決されていないが，2004年に名古屋で開催された第20回日本義肢装具学会にBraeunemark自身が実施症例を伴って来日し，症例の歩行デモと招待講演を行ったので，2002年に京都観光のため来日したもう一人の症例と併せて紹介する．

【文献】
1) 矢野英雄：骨直結義足．日本義肢装具学会誌　1997；13(3)：234-244
2) 小宮山彌太郎：オッセオインテグレイションの概念に基づく修復．日本義肢装具学会誌　1997；13(3)：245-253

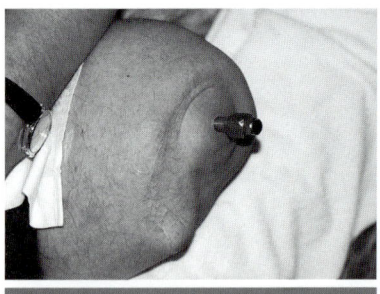

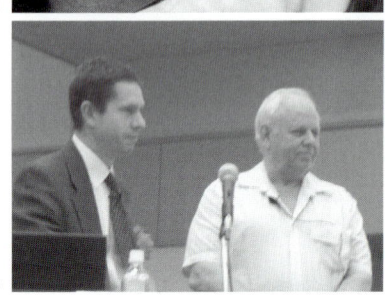

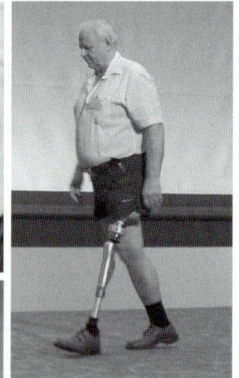

a：2002年に京都観光のため来日した症例の大腿断端(皮膚を貫通する金属棒)
b：第20回日本義肢装具学会(2004年)にて，実施症例を伴って講演するBraeunemark氏(左)
　（第20回日本義肢装具学会学術大会大会長　高見健二氏のご厚意による）
c：学会演壇上を歩行する実施症例
　（第20回日本義肢装具学会学術大会大会長　高見健二氏のご厚意による）

図　来日したスウェーデン人症例

5 大腿義足

● 学習のポイント
1. 大腿切断者の身体的特性について学習する。
2. 大腿義足の基本的な各構成要素（ソケット，膝継手，足継手）とその機能について学習する。
3. 大腿義足の適合とアライメントのチェックアウトについて学習する。

1 大腿切断の特徴

大腿切断は全切断のおおよそ8.6％であり，下腿切断よりもやや少ない。切断原因として閉塞性動脈硬化症や糖尿病などの血行障害が増加し，高齢切断や重複障害なども多くなり，治療はより複雑になってきた。

大腿切断では膝関節機能を喪失しており，円滑な歩行を獲得するには，立脚相で膝が安定し，遊脚相では速やかに屈曲および伸展できることが大切である。体重支持に関しては，断端長軸で体重を支持することは困難であり，通常は坐骨結節で支持する。断端の形状は，大腿骨を中心にした円柱状であり，下腿義足に比して回旋を生じやす

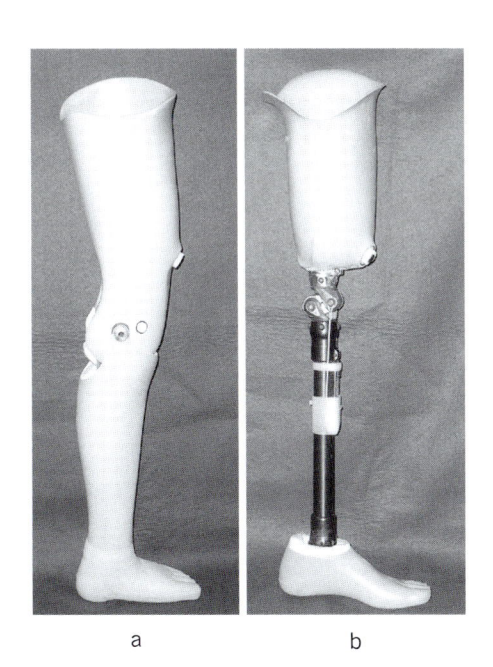

図 III-57 A　吸着式大腿義足
殻構造式(a)と骨格構造式(b)

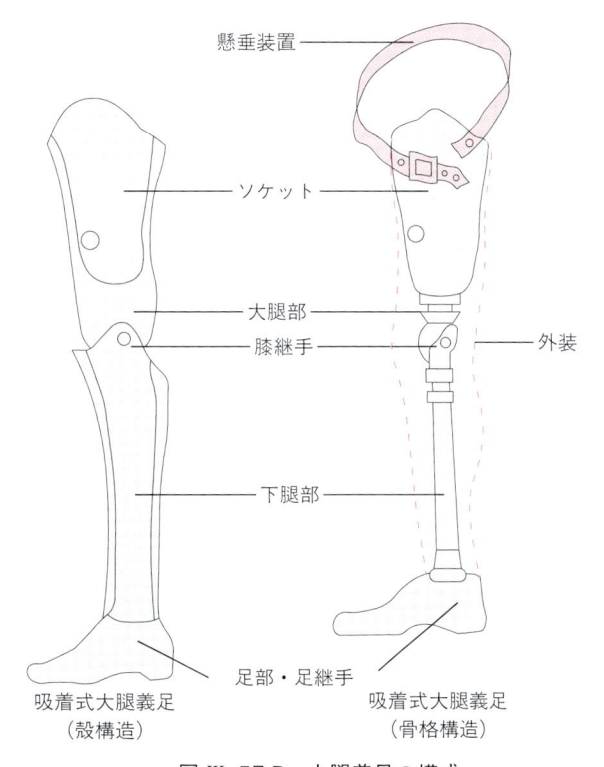

図 III-57 B　大腿義足の構成

い。また，短断端では屈曲，外転，外旋拘縮を生じやすい。これは，腸腰筋，中殿筋，大殿筋は温存されるが，内転筋群(大内転筋，長・短内転筋)，伸筋群(半膜様筋，半腱様筋，大腿二頭筋)，内旋筋群(大内転筋，半膜様筋，半腱様筋)が切断されるので，筋力のアンバランスを生じやすくなるためである。拘縮は一度生じると改善は容易ではなく，義足のアライメントにも特別の配慮が必要となってしまう。

2 大腿義足の構成

大腿義足の構造には，殻構造(外骨格義肢)と骨格構造(内骨格義肢)の2種類が使用されており，骨格構造では中心部に生体の骨格に相当する支持構造があり，表面は外装とよばれるカバーで下肢の形状を整える(図Ⅲ-57)。

3 大腿義足ソケット

大腿切断者に使用されるソケットは，差し込み式ソケット(plug fit type)，四辺形吸着式ソケット(quadrilateral suction socket，図Ⅲ-58 a)，坐骨収納型ソケット(ischial-ramal containment socket：IRC，図Ⅲ-58 b)に大別できる。

a ソケットの機能

ソケットは切断端と義足とを直接結びつける役割があり，生体力学的には，①体重支持，②運動伝達，③義足懸垂，などの機能が要求される。さらに快適なソケットは，①発汗が少ない，②悪臭がない，③皮疹やアレルギーがない，④擦過傷ができない，などが重要である。

b 四辺形ソケット(quadrilateral socket)の形状と解剖学的構造

断端を包み込むソケットの形状は四辺形の壁面構成をもち，体重はソケット後縁の坐骨受けで支持する(図Ⅲ-59)。四辺形ソケットの機能的役割には，①筋走行に一致する深く広いチャネルによって筋の機能を損なわない，②効果的な筋力を得るために筋をわずかに伸張した状態にする，③断端との広い接触面により安定性と局所圧の分散化をはかる，④神経，血管への圧迫はゆるやかな丸みを帯びた面で押さえるなどの原則が適用される。

1) ソケット前壁

スカルパの三角に適切な圧を加え，坐骨結節がソケット内へ滑り落ちるのを防ぐ。

前壁の高さは坐骨支持面よりも約6 cm高いが，内側1/3から内壁にかけて徐々に低くする。座位で股関節を屈曲しても違和感がないように調整する。短断端の場合は，通常よりもやや高くする。

前壁内側に長内転筋が入る半径約3～4 mmの深さのチャネルを作る。前壁の内側1/3はスカルパ三角のくぼみがあり，くぼみの頂点は坐骨受けに相対し，内壁側から約2.5 cm外壁側に寄ったところである。前壁の外側2/3は大腿直筋の筋量と大転子の位置に応じて前方へ膨らませる。

> **キーワード解説**
>
> **スカルパの三角**
> 解剖学的には上部の鼠径靱帯，内側部の長内転筋と外側部の縫工筋とで構成される大腿前面三角部を指す。この部分には大腿神経，大腿動・静脈などが通っており，大腿義足ソケットの適合において注意を要する。前壁の押さえによって坐骨の支持性を確保するためには，この部分へのある程度の圧迫はやむを得ないが，ゆるやかな丸味をもたせる必要がある。

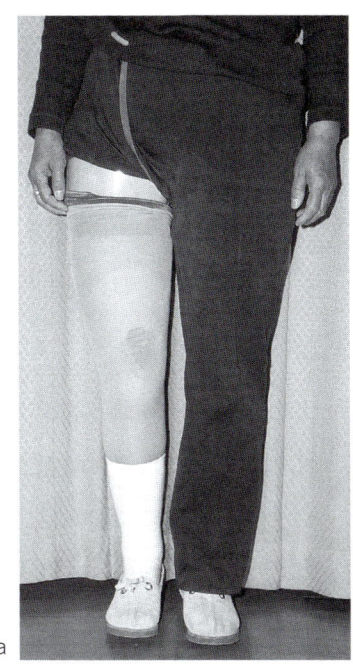

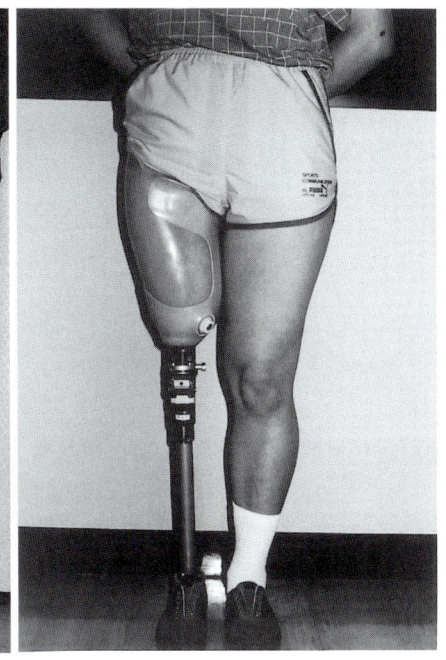

図 III-58　大腿義足ソケット
a：四辺形吸着式ソケット
b：坐骨収納型ソケット(フレキシブル・ソケット)
ソケットの形状とアライメントが異なる

2) ソケット内壁

　ソケット内壁には長内転筋，大内転筋，短内転筋，薄筋およびハムストリングスが接し，特に長内転筋は適合が悪いとしばしば疼痛を生じる。

　原則的には坐骨受けと同じ高さで水平とする。屈曲拘縮がある場合は，恥骨下枝と内壁上縁との圧迫を避けるため多少低くする(3～6 mm以内)。内転筋の盛り上がり(内転筋ロール)がある場合は上縁を広げて(フレアをつける)，やや高めにする。

　内壁の内側面の方向は矢状面と平行で足部の内側縁と一致させる。内壁の前後の長さは坐骨結節の中央から長内転筋腱までの長さから1～1.2 cm引いた長さとする。

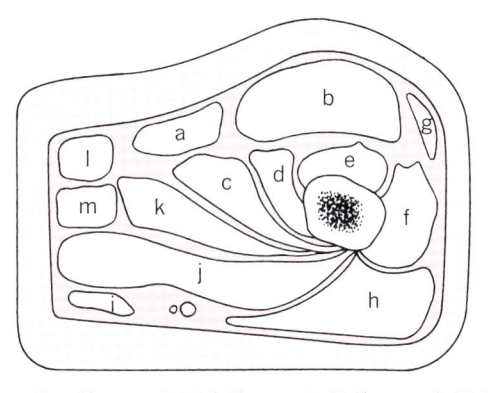

a：縫工筋，b：大腿直筋，c：恥骨筋，d：内側広筋，e：中間広筋，f：外側広筋，g：大腿筋膜張筋，h：大殿筋，i：ハムストリングス，j：大内転筋，k：短内転筋，l：長内転筋，m：薄筋

図 III-59　坐骨結節の高さでのソケット横断面と各筋の解剖学的関係
(澤村誠志：切断と義肢．医歯薬出版，2007，p 261，図 4-88 より一部改変して転載)

3) ソケット外壁(図 III-60)

　断端をできる限り内転位に保持して股関節外転筋力の効率を高め，立脚相の骨盤安定をはかる。

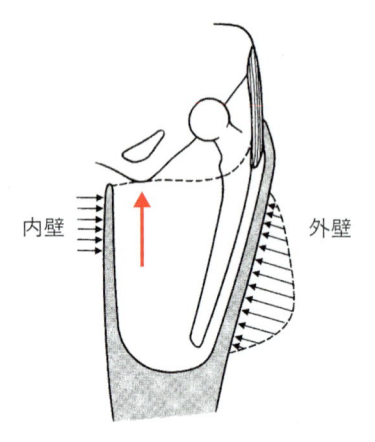

図III-60　ソケット外壁の機能

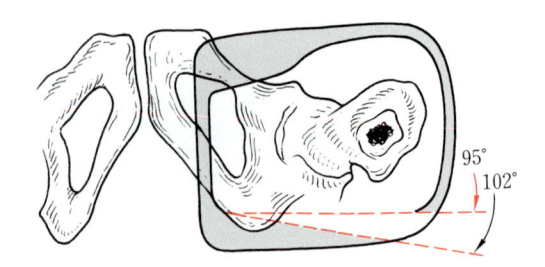

大殿筋が軟らかいとき：5〜7°
大殿筋が普通のとき：8〜9°
大殿筋が硬いとき：10〜12°

図III-61　大殿筋の発達と後壁の内壁とのなす角度
(澤村誠志：切断と義肢．医歯薬出版，2007，p 268，図4-97より転載)

原則として前壁と同様に坐骨受けより6 cm高くするが，短断端の場合はより高くする。外側壁は初期内転角に一致する平面とし，大転子よりも上方では内方へ弯曲させる。外壁後方には大殿筋が入るチャネルを作る。

4）ソケット後壁

坐骨結節や大殿筋を介して体重を支持する。

後壁の高さは坐骨受けを通る水平面であり，坐骨受けの高さが義足長の基準となる。後壁は初期屈曲角度に5度を加えた扁平な面であるが，ハムストリングスを圧迫する場合は浅いチャネルを作る。後壁上縁は坐骨受けとなり，坐骨結節と大殿筋を支持する。内壁と後壁のなす角度（内壁への垂線と後壁のなす角）は，大殿筋が硬いときは10〜12度，普通は8〜9度，軟らかいときは5〜7度とする（図III-61）。

c 坐骨収納型ソケット(ischial-ramal containment socket：IRC)（図III-62）

標準的には四辺形ソケットが用いられているが，時に以下の問題を生じることがある。①立脚相後期に坐骨結節が坐骨受けにより突き上げられ不快感を生じる，②断端がやや外転位をとるため側方不安定性が残り，立脚相に上体が切断側に傾く，③ソケット前後径を狭くしてあるので断端に圧迫感があり，またスカルパ三角部で大腿動脈を圧迫する，などである。坐骨収納型ソケットはこれらの問題点を解決する可能性があり，わが国では1980年代後半頃より製作が試みられてきた。坐骨収納型ソケットは，前後径が広く内外径が狭く，さらに坐骨支持部（四辺形ソケットほど明確でない）がソケット上縁ではなくソケット内にあるのが特徴である。ソケットの内外径を小さく前後径を大きくすることにより，外転位をとりがちであった断端のアライメントをやや内転位に保持することができる。そして，坐骨結節をソケット内に収納することで坐骨下枝による骨性の固定を確保し，ソケットの外側移動を防ぐことができる。

坐骨収納型ソケットの適応については基本的にはすべての大腿切断者に適応があり，特に立脚期に側方動揺がある症例，立脚期に坐骨結節部に疼痛や圧迫感を訴える症例，短断端，末梢循環障害の症例では，四辺形ソケットよりもよい結果が得られる。

一方，未成熟断端，周径が変動する断端，大腿骨先端に骨棘のある断端は，頻回にソケットを修正したり，確実に坐骨結節で体重支持をするなど特別な配慮が必要となり，むしろ四辺形ソケットのほうが適している。両側大腿切断は禁忌ではないが，坐骨収納型ソケットは内壁がやや膨らむの

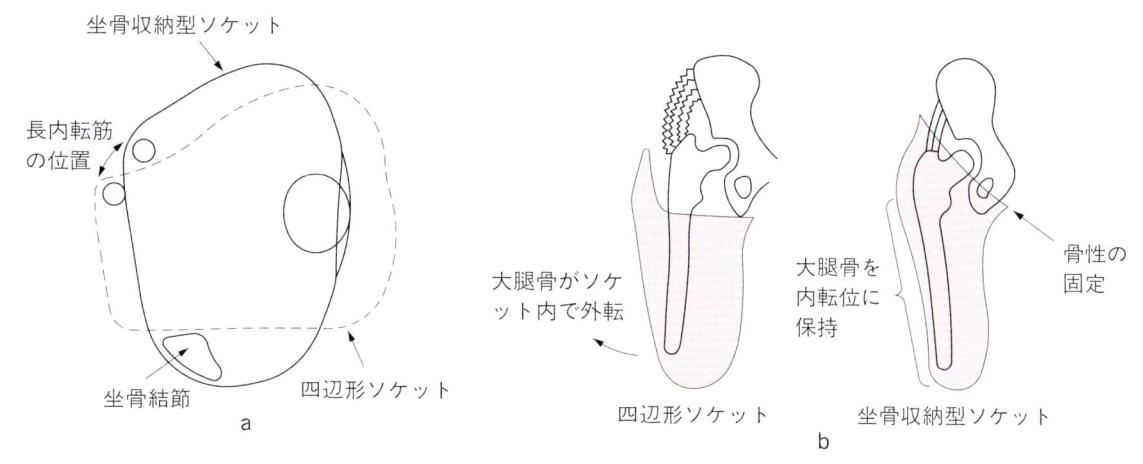

a：四辺形ソケットと坐骨収納型ソケットとの比較，坐骨結節高位
　　同一大腿切断者におけるソケットパターン
b：四辺形ソケットと坐骨収納型ソケットとの適合比較

図Ⅲ-62　大腿四辺形ソケットと坐骨収納型ソケット
（澤村誠志：最近における義足の進歩．リハ医学　1994；31：572，図5より一部改変して転載）

で陰部に当たらないことを確認する必要がある。

d　ソケットの種類

1）差し込み式ソケット（plug fit socket）

　高齢者や重複障害者でソケットの吸着操作が困難なものには，四辺形ソケットの形状をした差し込み式ソケットが処方される。このソケットは入り口が広く先が狭くなっており，断端を差し込むようにして装着する。ソケット自体に懸垂作用がないので，懸垂装置を併用しなければならない。このソケットは装着が容易という利点があるが，歩行時のピストン運動は避けられず，長距離を安定して歩行することは困難である。

2）吸着式ソケット（suction socket）

　吸着式ソケットは断端と密着し，ソケットと断端先端との間には死腔があり，この死腔は遊脚相で陰圧になり自己懸垂作用を生じる。ソケットの装着は断端に滑りやすい布をかぶせ，バルブ穴からこの布を引き抜きながらソケット内に滑り込ませて装着する。利点は，歩行時に義足を軽く感じ，一体感があり，ピストン運動が少なく，回旋も生じない。しかし，装着が面倒であり，ソケットの発汗や死腔の陰圧による浮腫・うっ血などが問題となる（open end socket の場合）（図Ⅲ-63）。

3）全面接触式ソケット（total contact socket）

　吸着式ソケットの欠点を改善するために，断端先端もソケット底部で密着するようにしたのが全面接触式ソケットである。足底からの感覚がわかりやすく，断端先端に浮腫やうっ血を起こさない利点がある（図Ⅲ-64）。

4）枠型ソケット（frame socket）

　金属枠でかご状に作製した四辺形ソケットであり，前壁を開閉して装着を行う。腰バンドなどの懸垂装置が必要である。利点は，通気性に富み，断端の周径変化にある程度対応できることである。

5）ギプス・ソケット（plaster of Paris socket）

　ギプス包帯を使用して作るソケットであり，義足作製までの仮ソケットとして使用される（図Ⅲ-65 a）。

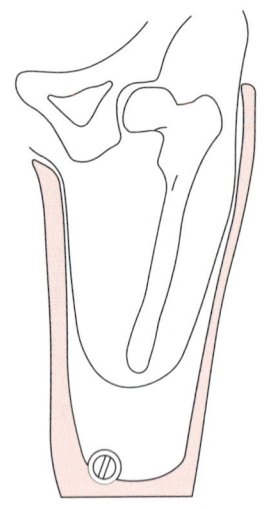

図 III-63　大腿吸着式ソケット(open end socket)

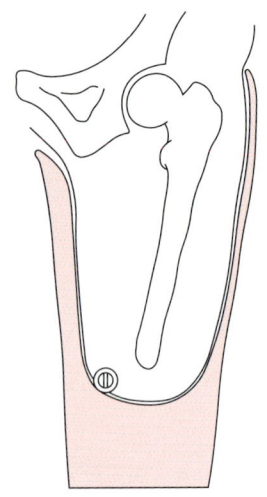

図 III-64　大腿吸着式ソケット(全面接触式ソケット：total contact socket)

6) チェック・ソケット(check socket)

透明度の高い材質(ポリカーボネイト，FRP，サーリンなど)で製作し，断端の適合状態をチェックする目的で使用される．利点は，ソケットを装着した状態で圧迫部位や疼痛部位を直接観察でき，修正も容易であることだが，耐久性はない(図 III-65 b)．

7) 調節ソケット(adjustable socket)

周径が変化する断端に用いられ，通常，訓練用仮義足に使用される．ポリプロピレンやサブオルソレンの素材で作製したソケット壁に，割や涙滴型切痕を入れマジックベルトや留め金を用いて周径を調節する(図 III-65 c)．懸垂装置が必要である．

8) フレキシブル・ソケット(flexible socket)

可撓性のある素材(サーリン，EVAコポリマー)で作製した内ソケットと，体重を支持するフレーム状の硬性外ソケットよりなる．装着感や放熱性に優れ，床からの接触感覚が断端に伝わりやすいなどの利点をもっている．スカンジナビア・フレキシブル・ソケット(SFS)，ISNYソケット(Icelandic Swedish New York)などがある(図 III-65 d)．

9) TC 二重ソケット(TC double socket)

内ソケットと外ソケットに分割できる．まず内ソケットを外して，断端に吸着させて内ソケットを装着し，その後で内ソケットを外ソケットの中に挿入して固定する．吸着操作は通常の義足よりも容易であり，高齢者でも全面接触式ソケットが装着できることがある．また，内ソケットは柔軟な材質を用いるので，フレキシブル・ソケットの利点があり，さらに吸着バルブが内ソケットの真下に付いているので汗の処理が容易であり，取り外して洗浄もできる(図 III-65 e)．

10) シリコンライナーを用いたソケット

シリコン製のライナーを断端に装着して外ソケット内に差し込み，ソケット底部にあるピンロック機構により外ソケットとの固定を行う．外ソケットは四辺形ソケットでも坐骨収納型ソケットでもよい．シリコンの吸着特性を生かし吸着式ソケットと同様の効果を得ることができる(図 III-65 f)．

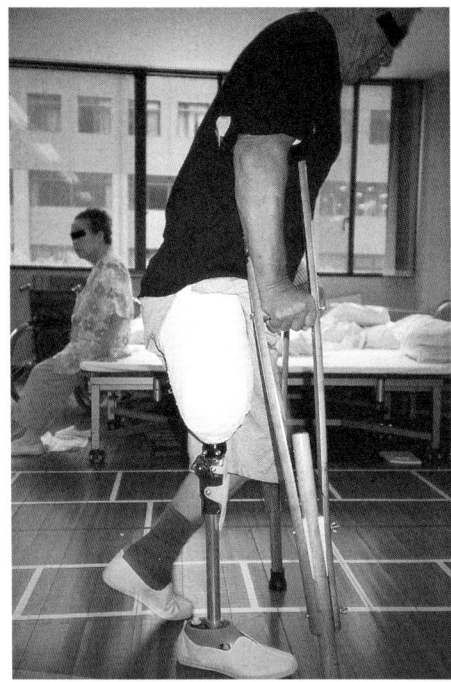

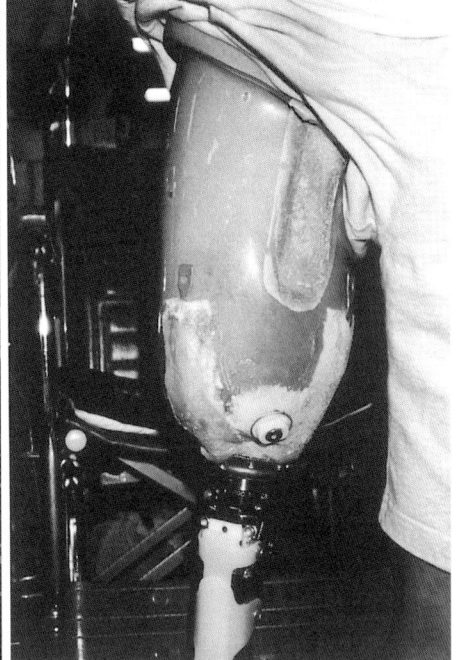

a．ギプスソケット　　　　　　　　　b．チェック・ソケット

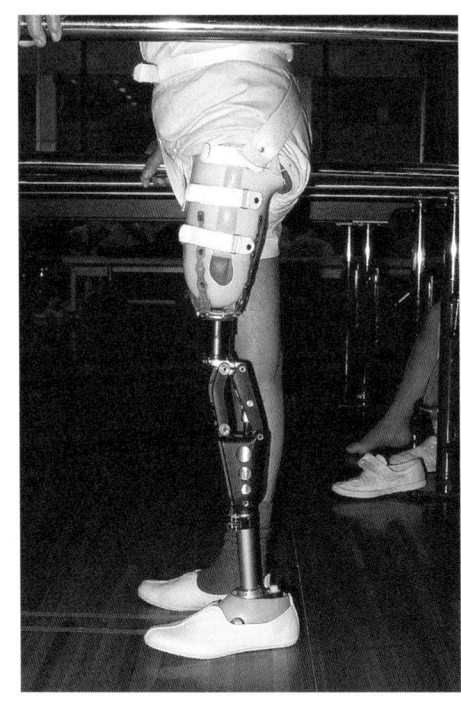

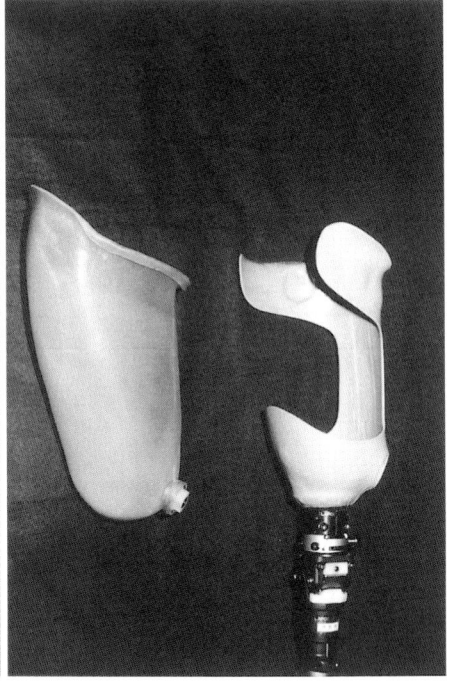

c．調節ソケット　　　　　　　　　d．フレキシブル・ソケット

図 III-65　ソケットの種類 (1)

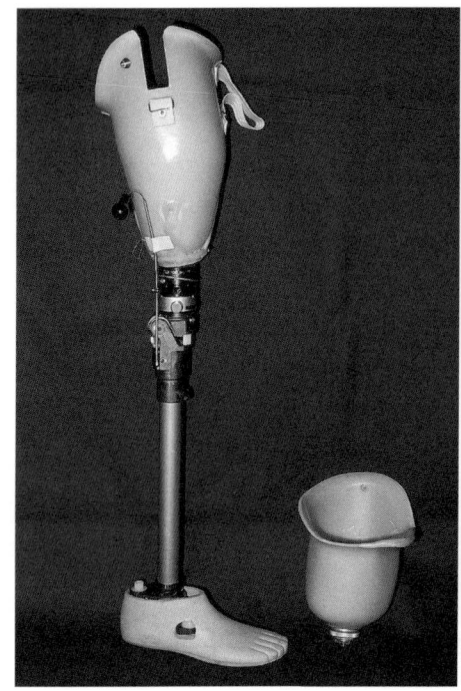

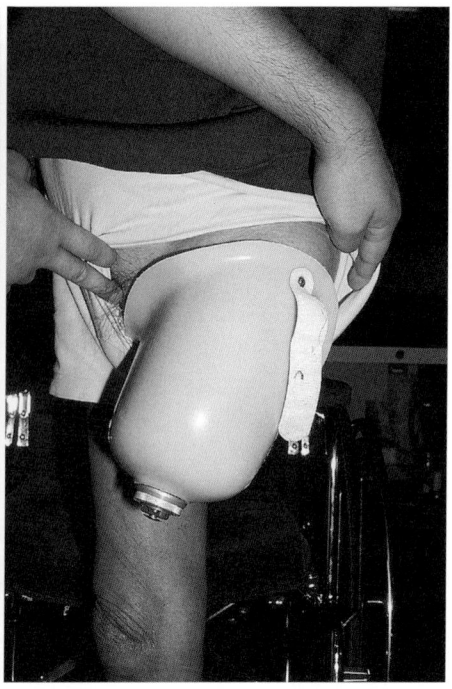

142　Ⅲ部　義肢

e．TC二重ソケット

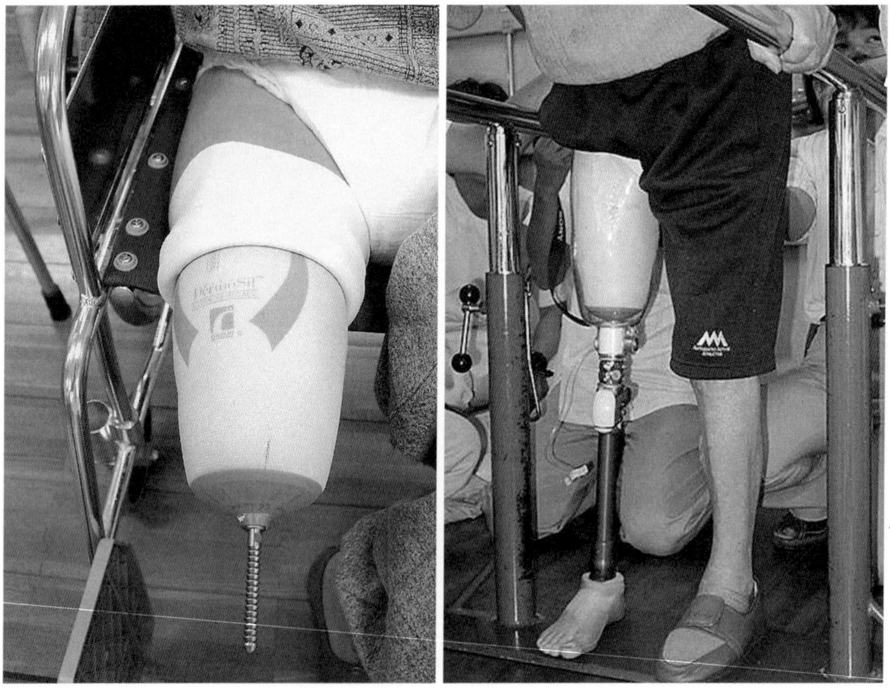

f．シリコンインナーソケット

図Ⅲ-65　ソケットの種類(2)

e　懸垂装置

吸着式ソケットでは，通常は懸垂装置は不要であるが，差し込み式ソケットや短断端ではソケットが抜けたり回旋するので懸垂装置を用いる。

1）肩吊り帯(shoulder suspension strap)(図III-66)

健側の肩から斜めにかけ，股吊り革によってソケットに連結する。腋窩-大腿動脈バイパス術を施行した患者では，この肩吊り帯を処方するが，肩が凝るなどの欠点がある。

2）腰バンド(pelvic belt)

金属製の股継手と軟性あるいは硬性のベルトからなる。股継手は多軸のものがあるが，通常は単軸性のものが使われる。ソケットの回旋を防止し断端を内外方向に安定化させる。

3）シレジア・バンド(Silesian bandage)

シレジア・バンドは，幅広い布ベルトあるいは革ベルトで作られ，健側の腸骨稜と大転子との間を通ってソケットに連結し，ソケットを吊り上げる。吸着式ソケットの懸垂の補助として用いられる。シレジア・バンドは3つの型(標準型，ウエスト・ベルト付き，前方取り付け位置1か所)がある(図III-67)。股関節運動を制限せず，座位や股関節屈曲時でソケットが抜けるのを防止できる利点があるが，懸垂力は強力ではなく，大きく義足を振り出すと内旋する欠点がある。

4）TES(total elastic suspension)ベルト(図III-68)

伸縮性のある素材(ネオプレーン)で骨盤から大腿部までを覆うサポーターであり，十分な懸垂力が得られ，圧迫感も少なく，座位や股関節屈曲位でもソケットが抜けにくいなどの利点がある。

4　膝継手

膝継手には以下の内容が要求される。①立脚相で膝折れしない，②遊脚相で下腿部の振り出しが容易である，③歩行速度に応じて膝の屈曲と伸展が制御できる，④和式生活を考慮すると膝屈曲角度は120度以上が必要である，⑤軽量で耐久性に優れ，外観にも違和感がないこと，⑥高価ではなく，⑦切断者に適合するサイズや機能が選択できること，などである。

膝継手には多くの種類があるが，切断者の身体要因(年齢，性別，断端長，残存筋力)や生活要因(仕事，余暇，スポーツ，活動性)などを念頭において選択する必要がある。

a　膝継手の分類

膝継手は，軸機構により単軸と多軸に分けられ，補助装置により立脚相制御と遊脚相制御に分類できる。

1）遊脚相制御

大腿切断者の歩行では膝屈伸筋がないために，随意的な下腿部の振り出しは不可能である。遊脚相制御はこれらの屈伸筋の働きを代償して，遊脚相初期の加速，後期の減速を行い，自然な動きに近づける。遊脚相制御には機械抵抗，流体抵抗，伸展補助装置などの機構をもつものに大別される。

a）機械的制御膝(mechanical control knee)
膝継手軸の周囲を締めつけ，摩擦抵抗で下腿部の振り子運動を制御する方法であり，屈曲，伸展の両方向に作用する(図III-69a)。

（1）定摩擦膝(constant friction knee)
膝継手の軸を調節ネジで締めつけて，常に一定の滑り摩擦を与える。定摩擦抵抗のため歩速応答

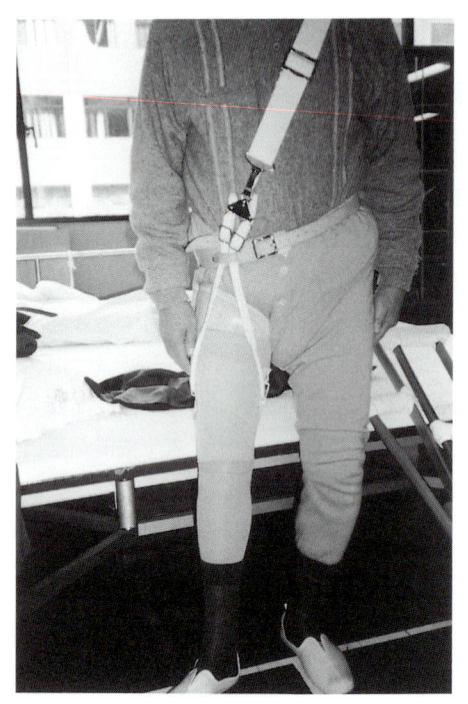

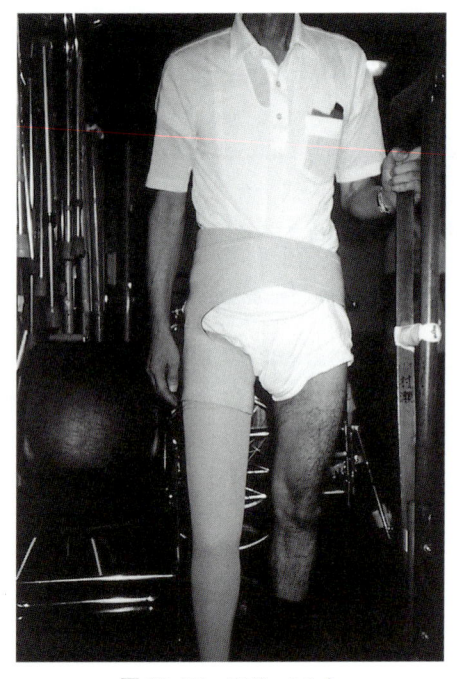

図 III-66　肩吊り帯

図 III-68　TES ベルト

b. 前方取り付け
　位置が1か所
　のもの

a. 標準型

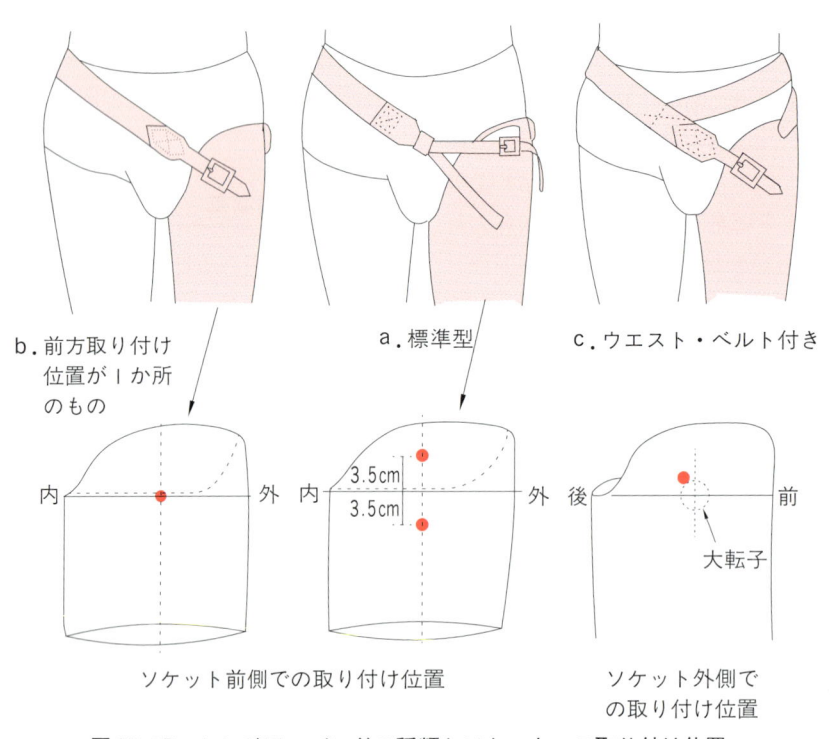

c. ウエスト・ベルト付き

内　　　外
内　3.5cm　3.5cm　外
後　　　前
大転子

ソケット前側での取り付け位置

ソケット外側での取り付け位置

図 III-67　シレジア・バンドの種類とソケットへの取り付け位置

⑤ 大腿義足　145

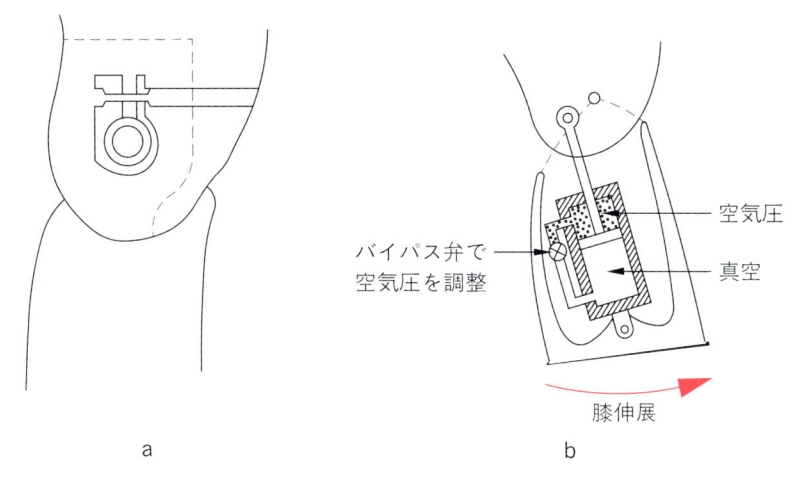

図 III-69　遊脚相制御膝継手
a．定摩擦膝：膝の屈曲伸展の動きに対し，常に同じ摩擦量を負荷する機構を備えた継手
b．流体制御膝：空気または油を用い，膝の動きのスピードに応じて抵抗量を変化させる機構を備えた継手

cadence responsible（歩調の変化に追従しない）でないので，一定の速度でしか歩けない．利点は，構造が簡単で調節も容易であり，耐久性に優れていることである．

（2）可変摩擦膝（variable friction knee）

膝屈曲角度に応じて摩擦抵抗が変化する機能があり，遊脚相初期は摩擦抵抗が強く過度の踵上がりを防止し，中期は摩擦抵抗を少なくして円滑な振り出しを保ち，後期には再び摩擦抵抗を強くしてターミナル・インパクトを防ぐ．歩速応答はない．代表的なものとして Northwestern disk friction system，Vari-Gait 膝などがある．

b）流体制御膝（fluid control knee）

空気やシリコンオイルの流体抵抗により，膝の動きと連動しているシリンダー内のピストンの動きが調節され，下腿部の振り出しが制御される．遊脚相初期では，膝を屈曲するとピストンの動きにより流体はバイパスを通ってシリンダーの反対側へ押し出される．バイパス通過の流体抵抗により，膝屈曲はゆるやかとなり踵の過度のはね上がりは抑制される．膝を伸展すると，流体の圧縮力でピストンを押し戻し伸展が補助されるが，さらに伸展すると今度は膝伸展に対して抵抗が加わりターミナル・インパクトが調節される（図 III-69 b）．これらの機構により，膝を交互に曲げて坂道や階段昇降が可能となり，日常生活がより自然になる．

（1）油圧制御膝（hydraulic control knee）

油圧シリンダーには，シリコンオイルなどの非圧縮性流体が使用され，膝屈伸の開始とともに直ちに流体抵抗が発生する．油圧シリンダーは大きな力や瞬間的な力を発揮するのに有利であり，速い歩行や走行に適している．膝の伸展補助装置としてスプリングを用いることが多い．

（2）空圧制御膝（pneumatic control knee）

空圧シリンダーには密閉封入された空気が入っており，この流体抵抗によりその機能を発揮する．空圧シリンダーは動きが滑らかであり，日常生活に適しており，インテリジェント義足にもこの空圧制御膝が用いられている．ただし，瞬間的に大きな力を生じることはできないので，スポーツなどには油圧制御膝のほうが適している．

c）伸展補助装置（extension aids）

コイルスプリングやゴムバンドを力源として伸

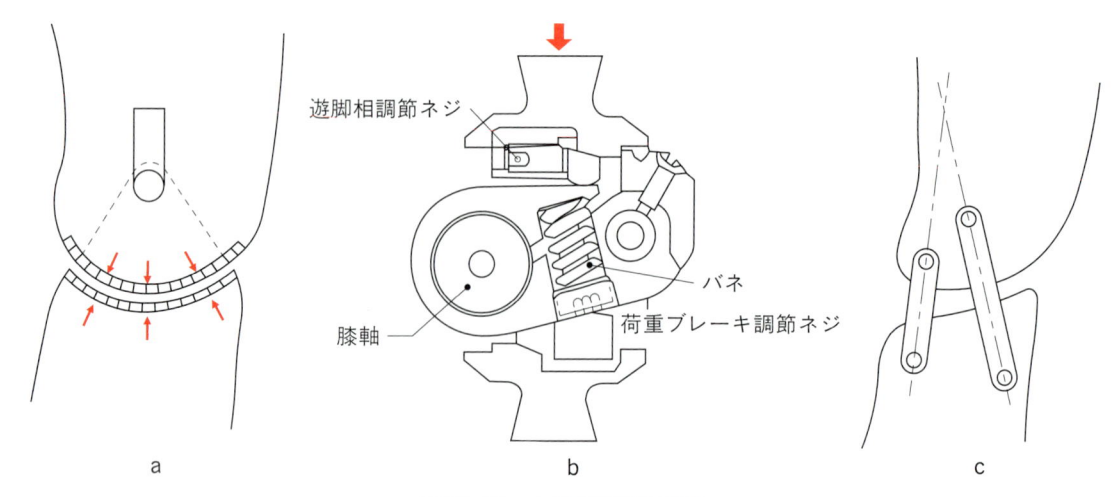

図Ⅲ-70 立脚相制御膝継手
a．面摩擦膝，b．軸摩擦膝：体重負荷を利用した摩擦機構を備えた継手
c．多軸膝：膝角度によって膝軸の位置が変化する機構を備えた継手

展を補助する装置である。コイルスプリングの場合，膝屈曲時には抵抗として作用し，伸展時には下腿部の振り出し補助として作用する。抵抗力はバネ定数と膝屈曲角度に依存し，屈曲速度には影響されない。この装置は遊脚相制御膝と併用される。

2）立脚相制御(図Ⅲ-70)

立脚相を制御する機構は，断端を随意的に伸展して膝折れを防ぐ随意的制御と，機構上の特性により膝折れを防ぐ機械的制御に大別される。随意的制御には単軸膝と多軸膝があり，機械的制御には固定膝と荷重ブレーキ膝(安全膝)がある。

a）単軸膝(single axis knee)(図Ⅲ-70 a)

回転軸が1本の膝継手で下腿部が回転する構造である。運動軸が1つであるために生理的な膝関節運動を再現することは難しい。荷重線が膝軸の前方を通過するようにアライメントを調整する。構造的に機構が単純で故障しにくく，廉価である。

b）多軸膝(polycentric knee)(図Ⅲ-70 c)

回転軸が2本以上あり，膝の屈曲角度に合わせ回転中心が変化する(瞬間回転中心)構造の膝継手である。単軸膝に比して，より生理的な膝関節運動の再現が可能である。立脚中期の回転中心を重心線より後方にしてアライメント安定性(alignment stability)を高めることができ，さらに回転中心をリンクの機械軸よりも上方に設定して弱い股関節伸展力でも膝の安定性を得ることができる。膝が屈曲すると回転中心は急激に下降して下腿は機能的に短縮し，遊脚相での振り出しが容易となる。多軸膝としては，二軸膝，四節および六節リンク機構膝が用いられる。機構的に構造が複雑で各種の膝継手の特性に応じてアライメントを調整しなければならず，アライメントの決定が難しく，重量も大きくなるなどの不利な点もある。

c）固定膝(manual locking knee)

歩行時には膝継手を固定し，座位時には固定を外して膝を屈曲させる。前止め固定膝と横引き固定膝とがある。高齢者や重複障害者で安定性をより必要とする症例に処方される。

d）荷重ブレーキ膝(安全膝)(load-activated friction knee, safety knee)

義足に体重をかけると，荷重により生じる摩擦

抵抗で膝継手を固定する。摩擦抵抗のかけ方には，面摩擦とブレーキ・ドラムによる軸摩擦がある（図Ⅲ-70 b）。荷重ブレーキ膝は，膝安定性に全く支障のない切断者や高度の不安定性を有する切断者を除き，ほとんどすべての切断者に適応がある。

b 膝継手に求められる機能

立脚相の膝安定メカニズムには，アライメントスタビリティ，静的安定機構(static stabilizing)，動的安定機構(dynamic stabilizing)がある。

アライメントスタビリティとは，立脚中期で荷重線を膝軸よりも前方に設定して膝の安定性をはかることである。静的安定機構とは作用時に膝の角度を一定に保つもので，positive locking と non-positive stabilizing がある。Positive locking では，大腿部と下腿部の機械的なかみ合わせやシリンダー弁を完全に閉鎖して膝折れを防止する機構である。Non-positive stabilizing では，摩擦ブレーキなどで膝折れを防ぐシステムである。

動的安定機構は膝屈曲を許しながら膝折れを防止する機構である。Bouncing 機構とは軸近傍のゴムの圧縮により一定の角度まで膝屈曲を許すシステムである。代表的な継手に，Blatchford stance-flex 機構，Otto Bock 3 R 60，Century 22 total knee などがある。Yielding 機構は立脚相で非常に大きな抵抗を受けながらゆっくりと膝屈曲を許すもので，油圧シリンダーの弁をわずかに開けることで可能となる。これには，Mauch シリンダー，Otto Bock 3 R 80 などが挙げられる。これらの機構により立脚相で荷重しながら体重を支えることができるようになった（図Ⅲ-71）。

一方，従来の膝継手では歩速応答がないので，一定の速度でしか歩けないことが欠点であった。インテリジェント膝継手は，歩行速度に応じた下腿部の振り出しをマイクロコンピュータで制御する機能を備えており，歩調に追随した振り出しが

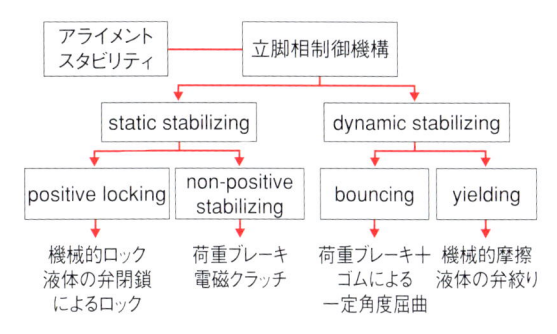

図Ⅲ-71 膝継手の立脚相制御の分類
〔中川昭夫：新しい膝継手（1）総論 義肢装具パーツの最新情報2．PTジャーナル 1998；32：127，図1より一部改変〕

可能となった。作動原理は，まず切断者の歩行速度を検出して，直ちにマイクロコンピュータで歩行速度に応じた空気圧シリンダー内の弁開度を調節して制御力を変化させる。これにより，下腿の振り出し速度が変化し，ゆっくりとした歩行から速い歩行まで歩調に合わせた振り出しが可能となる。歩行速度の設定は10段階まであり，年齢も若年から高齢まで適応があり，大腿切断ばかりではなく股離断にも使用できる。

5 足継手および足部

義足の足部には，踵接地時の衝撃吸収や速やかな立脚期への移行，立脚時の立位安定性，離床期の体幹を前進させるなどの機能が要求される。足継手には①単軸足部(single axis ankle)，②サッチ足部(SACH：solid ankle cushion heel)，③多軸足部，④エネルギー蓄積型足部(energy storing feet)などの種類があり，臨床的には単軸足部，サッチ足部が主に処方されている。現在，新しい機能や構造をもつ足継手や足部の開発が多数なされており，これらの適応などについての客観的臨床評価も行われている。しかしながら義足装着者の主観的評価と必ずしも一致しない点や膝継手とのマッチングなどの問題があり，十分な配慮が必要である（足継手および足部の役割や種類な

図III-72　TKA線（義足外側面で設定）

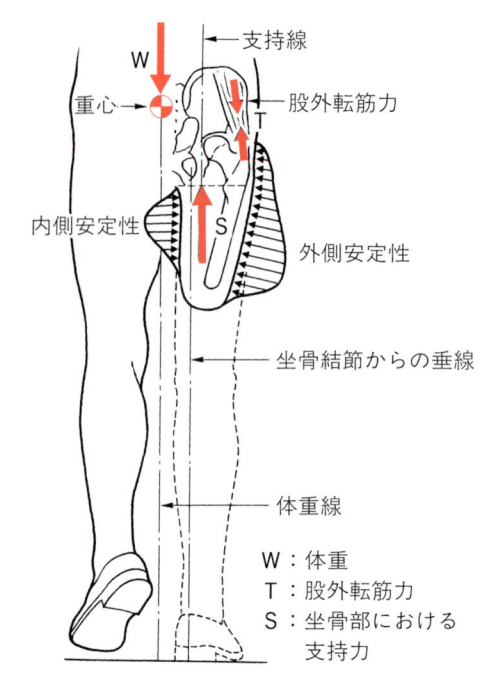

図III-73　側方安定性への股外転筋の働き
（澤村誠志：切断と義肢．医歯薬出版，2007，p 276，図 4-111 より転載）

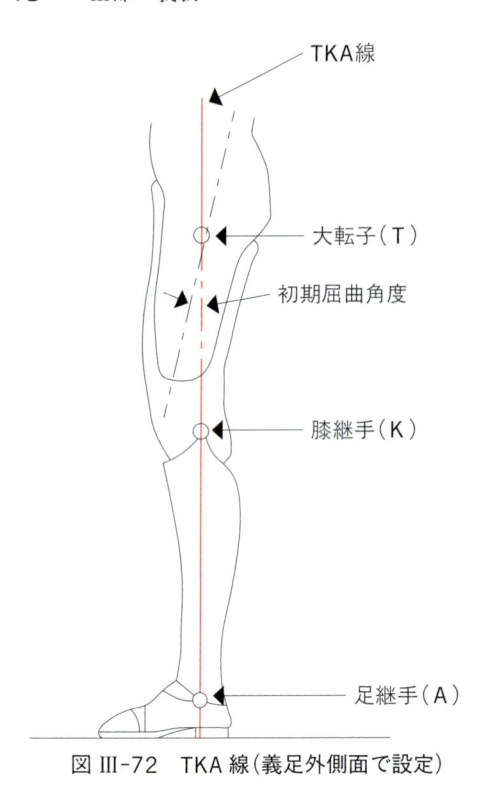

どの詳細については「III部　義肢　4下腿義足」，120頁を参照）。

6 大腿義足のアライメント

アライメントとは義足の構成要素である大腿ソケット，パイプ，膝継手，足継手および足部のトウブレークなどの位置関係を指している。このアライメントが不適切であれば，歩きにくくなり異常歩行を生じる。義足のアライメントには，ベンチアライメント，静的アライメント，動的アライメントがある。

a ベンチアライメント

義足の膝継手，足継手の軸位を作業台上で正常軸位に一致させる。このベンチアライメントはあくまでも標準的な軸位であり，最終的に静的あるいは動的アライメントの調整を経て切断者に適したアライメントを決定する。

1）TKA 線（図III-72）

これは大転子（T）・膝（K）と足（A）継手を結ぶ線のことで，このTKA線よりもKの位置が前方にあると膝が不安定となり膝折れしやすくなる。また，Kの位置が後方にあると膝の安定性は増加するが，屈曲が困難となって膝が後ろに押し戻される感じがする。通常Kの位置はTA線よりも10 mm程度後方に設定し，断端長が短いほどTA線よりも後方へ，また，長断端ほど前方へくるように調整する。

2）初期屈曲角

ソケット後壁は断端の角度に5度を加え初期屈曲角をつけるが，短断端ではやや大きく，長断端では少なくする。

3）初期内転角

ソケット外壁から大腿骨外方へ圧迫力を加え，断端を内転位に保持するために初期内転角をとる（図Ⅲ-73）。

4）ソケット内壁の方向

ソケット内壁の方向は，足部内側を通り進行方向に平行な線とする。

5）膝継手軸の位置

進行方向に対して直角で床面に対して水平に設定する。

6）下腿軸の位置

床面に対して直角である。切断者が日常使用する履き物を使用した状態で設定する。

7）足部

立位時に，足底と床面に隙間がなく安定している。

8）踏み切り部（トウブレーク）

トウブレークは進行方向に直角とし，足部の前1/4にあればよい。後方すぎると膝折れしやすくなり，前方すぎると膝屈曲が困難になる。

b 静的アライメント

切断者が義足を装着し，静止立位の状態でアライメントの調整を行う。ソケットの適合，義足の長さ，初期屈曲角，その他立位での下肢全体のアライメントの確認を行う。

c 動的アライメント

実際に歩行させて動的アライメントをチェックする。異常歩行，歩行の安定性，装置や機構の作動状況を観察し，問題があればその原因の究明と修正を行う。

7 大腿義足の適合とアライメントのチェックアウト

a 切断端の状態

軟部組織が多いと義足の回旋を生じたり，断端のピストン運動が大きくなる。痛みがあれば十分な配慮が必要であり，疼痛の種類や範囲，圧痛部位の入念な観察が欠かせない。義足装着により疼痛が強くなる場合は，ソケットの工夫や断端形成が必要となる。周径変動も見逃せない重要なポイントである。ソケットのゆるみは未成熟断端に起因することが多く，弾力包帯を用いた断端形成指導と定期的な周径計測が必要である。また，血液透析中の患者では，透析前後で周径変動があり，適合が困難となる。

> **キーワード解説**
>
> **血液透析前後の断端の周径変動**
> ソケットとの適合において，腎機能障害による血液透析を施行している切断者では，透析前後の断端周径の変動が問題となる。透析前後の周径変動の差については，除水量などによって影響を受けるが，透析後で約1.5 cmから2.5 cm程，周径は小さくなるために，ソケットの採型は透析前に行う。透析前後の変動は，シリコンライナーや断端袋の厚みや枚数で調整する。

b 四辺形吸着式ソケットの適合

1）装着前のチェック

義足やパーツが処方どおりであるかをチェックし，高齢者の場合は重量も確認する．ベンチアライメントは，まず正面から見て，ソケット内外径の中央線が膝継手の中央を通り，踵の中央を通るか，また，側面から見て，ソケット前後径の中央線が膝軸の5～10 mm前方を通り，踵とトウブレーク部のほぼ中央に落ちるかを確認する．

2）義足装着時のチェック（静的アライメント，スタティックアライメント）

a）装着操作

実用的な時間内に適切に吸着操作ができ，ソケットを装着できるかを判定する．少なくとも数分以内に装着できる必要があり，片麻痺や上肢切断などの重複障害切断者，高齢者などでは，ソケット形状や懸垂装置に特別の配慮を要する．

b）義足長

足底を床面につけ，膝継手を伸展位に保ち，約10 cmの歩隔で立位をとらせる．患者の後方より両側腸骨稜に手を当て，両方の高さが等しいかを確認する．

c）全面接触

吸着バルブ孔の内部に5～6 mm程度，軟部組織が膨隆しているぐらいが適切であり，バルブ孔から指を差し入れソケット底部に隙間がないかを確認する．

d）疼痛部位

装着時や歩行時に疼痛を生じないかを確認する．ソケットの不適合の部位を容易に探し出すことができる．また，おじぎをしたり，足を交差させたときに痛みが生じないかなどの確認も併せて行う．

e）断端とソケットとの適合

長内転筋腱と坐骨結節の適合状態を特に確認する必要がある．四辺形ソケットの場合，スカルパ三角の適切な圧迫により坐骨結節が坐骨受けに乗っているかを確認する．両足をこぶし一つぐらいの幅で開き，患者におじぎをさせ，検者が指を坐骨受けの上に置き，そのまま上体を起こさせる．この際，検者の指に痛みを強く感じたら坐骨が正しく体重支持をしていることを示す．

f）懸垂

義足側が抜ける感じがする，力を入れて持ち上げる，義足との一体感がないなどの訴えがあれば，懸垂が不十分である．

g）踵バンパーの固さ

義足を一歩前に出し，踵に体重をかけ，足底部がつくか，つま先と床面が1 cm以内であればよい．

h）膝の不安定性

安静立位時に後方より膝継手を軽く押して，膝折れが生じないかを確認する．膝折れが容易に起こればアライメントに問題がある．

i）シレジア・バンドの取り付け位置

ソケットの大転子の位置から後方を回って健側の腸骨稜と大転子との間を通り，ソケットの前面中央線上に取り付ける．

j）座位時での適合

いすに腰掛けたときにソケットが抜けない，膝継手が十分に屈曲できる，ソケットの前壁上縁の圧迫や恥骨の圧迫がない，坐骨支持面でのハムストリングスの圧迫がない，あるいは膝継手の高さや大腿部の長さが健側と同じであるかなどの確認を行う．

⑤ 大腿義足　151

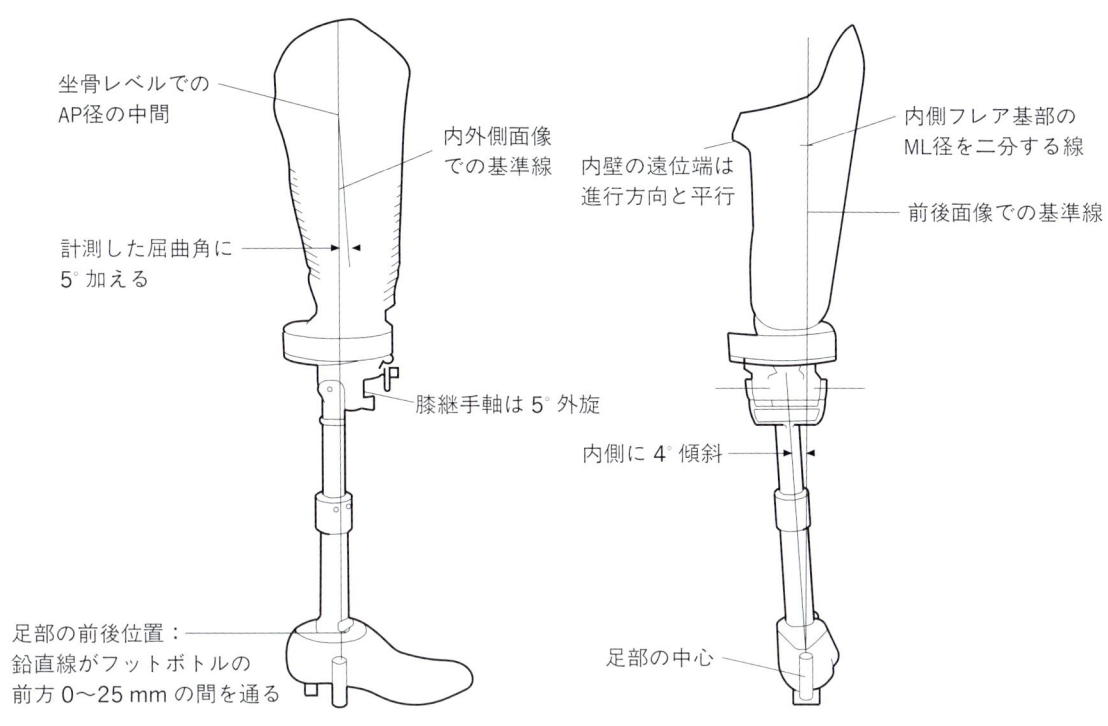

坐骨レベルでの
AP径の中間

内外側面像
での基準線

内壁の遠位端は
進行方向と平行

内側フレア基部の
ML径を二分する線

前後面像での基準線

計測した屈曲角に
5°加える

膝継手軸は5°外旋

内側に4°傾斜

足部の前後位置：
鉛直線がフットボトルの
前方0〜25 mmの間を通る

足部の中心

図Ⅲ-74　大腿義足のベンチアライメント（坐骨収納型ソケット）

3）動的アライメント（ダイナミックアライメント）

実際に義足歩行を行い，主に異常歩行の出現とその原因についてのチェックを行う。ここでは，特に立脚期における膝の前後方向や側方での安定性が重要になる。

4）歩行後の断端チェック

歩行後にソケットを除去して断端の状態をチェックすることは重要である。断端とソケットの微細な適合を判定することができ，特に発赤，擦過傷，出血，腫脹，チアノーゼなどに注意する。

c　坐骨収納型ソケットの適合

1）ベンチアライメント（図Ⅲ-74）

図は坐骨収納型ソケットの大腿義足の基本的なベンチアライメントを示しており，この位置関係で組み立てられているかを確認する。

2）坐骨収納型ソケットの静的アライメント（表Ⅲ-8）

義足を装着して立位をとらせ，以下の点を観察する。

(1) ソケットは適切な内転位をとり，ロングの基準線が踵の中央を通る（図Ⅲ-74）。
(2) ソケットの吸着は良好である。
(3) ソケットは全体的に適合している。
(4) 立位，椅子座位での義足の長さは適切である。
(5) 座位時でも違和感がない。椅子座位時に，前縁部や外側部に隙間がなく，ソケット後縁が椅子座面により突き上げていないか，ソケットが回旋していないかなどを確認する。
(6) ソケット内壁：坐骨結節と坐骨枝がソケット内に正しく収納され，一方，内壁上縁にV字状の切れ込みがあり，坐骨枝と内転筋に十分なスペースを確保していることを確認する。

表 III-8 坐骨収納型ソケットの適合評価と主な適合上の愁訴とその原因

1．長内転筋の確認	断端を内転させ，長内転筋腱および薄筋がソケット前内側コーナーで適切に収納され生殖器を挟んでいない 　a）長内転筋，薄筋への過剰な圧迫：①前内側部のフレアが横断面において小さすぎる，②坐骨が十分に収納されていないため，ソケットの外側動揺が生じている，③大転子後部がきつすぎる 　b）生殖器への圧迫：ブリム断面形状が幅広い
2．坐骨結節の確認	坐骨結節と坐骨枝の後面および内側面はソケット内に収納されている 　a）坐骨が内壁で過剰に支持されている：①骨内外径が小さい，②後大転子部の修正が過大 　b）坐骨と後縁との間に過剰の軟部組織がある：①坐骨レベルでの前後径が大きすぎる，②後縁のフレアが大きい 　c）坐骨が後内縁から浮いている：①過大なコンプレッション値，②ソケットが短い 　d）坐骨，坐骨枝と内壁の間に余分な軟部組織がある：①骨内外径が大きすぎる，②内縁の傾斜が広すぎる
3．内転筋ロール	内転筋ロールへの圧迫：①内側壁が低い，②コンプレッションがきつい，③内側縁の形状が不適切
4．内側上縁部	内側上縁部痛がある 　a）会陰部への突き上げ：①内側壁上縁のRが小さい，②ブリムが狭い 　b）恥骨下枝への突き上げ：①内壁上部の形状が不適当，②コンプレッションが緩すぎる，③内側縁が高い，④十分な体重支持機能が得られていない，⑤内転しすぎ
5．前壁	a）腹部への突き上げ：前縁が高すぎるか，フレアが不十分 b）上前腸骨棘への突き上げ：前外側縁が高すぎる c）立位時に隙間が生じる：①前後径が不適切，②ソケット近位部のフレアが大きすぎる
6．外壁	a）立位時，外側部に隙間が生じる：①坐骨がソケット内に収納されていない，②腸骨-大腿骨角度の修正が十分でない，③軟部組織あるいは骨の内外径が大きすぎる，④内転角が大きすぎる b）大転子への過大な圧迫：①大転子付近のソケット形状が適切でない，②内外径が小さすぎる，③大転子後部がきつい c）大転子後部の隙間：①削り修正が不十分，②ソケットの過大な内転 d）大転子後部の軟部組織の過大な歪み：削り修正が極端 e）外側上縁部の軟部組織のロールが過剰：腸骨-大腿骨角度の修正が過大
7．後壁	a）殿筋部の過剰な歪み：①後部近位のトリミングラインが高い，②削り修正が過大 b）後内側近位部に痛みがある：圧迫を和らげるためのソケットのロール／フレアが不十分

〔Staatas TB, et al：The UCLA CAT-CAM above-knee prosthesis, 3rd ed.（日本語版），U.C.L.A. Prosthetics Education and Research Program, Los Angeles, California, 1987 より転載〕

(7) ソケット前壁：前壁の上縁は鼠径靱帯よりも1横指下方にし，座位のときも腹部に当たらない高さとする．四辺形ソケットとは異なり，スカルパ三角の押さえは不要である．

(8) ソケット外壁：外壁上縁の高さは大転子の上方3横指であり，大転子よりも遠位では内方へ押さえ込まれており，大転子後方も遠位では長軸に沿って押さえられている．

(9) ソケット後壁：後壁の上縁は坐骨結節部より2横指上方にあり，中央付近から曲線を描いて高くなり外壁に移行する．後壁内面にゆるやかに傾斜した坐骨受けに相当するくぼみがある．

3）坐骨収納型ソケットの動的アライメント

(1) 踵離れ時のホイップおよびソケットの回旋：原因としては，坐骨結節がソケット内に収納されていない．

前外側および大転子後部がきついかあるいはゆるい．坐骨に対する長内転筋と薄筋の収容が不十分などである．

(2) 踵接地時にソケットが外旋する：遠位部のコンプレッション値が過大である．

(3) ソケットの回旋：軟部組織が多いか，吸着固定が不十分である．

8 大腿義足歩行の特徴とその歩行能力

大腿切断者では，歩行時の力源が股関節周囲筋に限られているので，歩行時のエネルギー消費量は大きくなり，歩行速度も遅くなる．膝・足関節の機能を損失し，感覚入力も損なわれるので，異常歩行が出現しやすくなる．

a 歩行の特徴

大腿切断者の義足歩行の特徴を示す．
(1) 体幹の側屈がみられる．
(2) 義足側の歩幅(step length)は健側よりも長くなる．
(3) 歩隔(step width)は健常者平均5～10 cmに比べて15～30 cmと広い．
(4) 義足側の片脚支持時間は減少し，健足側は増加する．
(5) 歩行時の膝屈曲角度は踵離れより膝屈曲が始まり，遊脚中期に最大となる．立脚相で膝は伸展位を保ち，その結果重心の垂直移動が大きくなる．正常歩行では立脚相と遊脚相で膝角度は屈曲を示す．
(6) 推進力は主として健足側で行われる．
(7) 体幹の回旋は非対称となる．

b 歩行能力

大腿切断者の歩行能力は年齢や切断原因により異なる．高齢者の歩行速度は若年者よりも遅く，エネルギー消費量は高くなり，また，血管原性切断者の方が外傷性切断者よりもエネルギー消費量は高くなる．Boonstraらによれば，大腿切断者の歩行速度は最適歩行速度で健常者の71％，速歩で60％と述べられている．澤村は，大腿切断者の歩行速度は100 mあたり65秒から115秒程度であり，都市の信号灯の点滅時間を考慮して訓練目標を100 mで1分30秒程度に設定している．Czerrnieckiによれば，大腿切断者の歩行距離に対する酸素消費量の割合は(metabolic cost VO_2 ml/kg/m)，外傷性大腿切断では68％，血管原性では100％健常者よりも高くなると報告されている．切断者の歩行能力も義足の機能の向上とともに改善される傾向にある．

山崎らは，歩速応答のあるインテリジェント大腿義足を用いて約20週間の訓練を行い，歩行から走行までの移動能力を獲得できたと報告している．

> **キーワード解説**
>
> **metabolic cost**
> 歩行時のエネルギーコストを評価するための指標の一つである。一般的に歩行時のエネルギーコストは，同一作業時の酸素消費量（VO_2ml/kg/min）で比較される。切断者の義足歩行時のエネルギーコストを比較する場合，切断原因（外傷性あるいは血管原性）や切断部位などによって酸素消費量が異なるために，単位時間当たりの酸素消費量よりも単位歩行距離当たりの酸素消費量，metabolic cost（VO_2ml/kg/m）で比較するほうがより臨床的である。

9 大腿義足の処方方針

大腿義足は，①年齢，性別，疾患，断端，全身状態などの身体的特性，②職業，生活環境，経済状態などの社会的特性，③意欲，障害受容，満足度など精神・心理的特性などを考慮に入れて処方する。

a 切断者の身体的特性

高齢者や片麻痺などの重複障害者は一般に吸着操作が困難であり，差し込み式四辺形ソケットを処方する。内ソケットを取り外せば吸着操作が可能となるのであればTC型ソケットでもよく，また，シリコンライナーが装着できればこれを用いてもよい。

通常の切断者には，坐骨収納型ソケットまたは全面接触式四辺形ソケットを処方する。膝継手は安全膝または多軸膝が基本であるが，活動性のある切断者には動的安定機構のある膝継手やインテリジェント膝継手がよい。高齢者などで立位がやや不安定である場合や重複障害者では固定膝を用いることが多い。

足部は単軸足とSACH足が基本であるが，滑らかな歩行を得るにはSeattle足がよく，活動性の高い切断者にはその他のエネルギー蓄積性足部が用いられる。

b 社会的背景

職場で重作業や立ち仕事の多い切断者であれば膝の安定性を考慮して固定膝が適応となる。日常生活で座位をとることが多い切断者は膝屈曲角が大きいものを選択し，ターンテーブルを取り付ける。

c 精神・心理的背景

切断者のニーズや希望を十分に把握して，義足の機能に関して十分な説明を行い，QOLも考慮して処方すべきである。

10 大腿義足の最近の進歩

ソケット・デザインの改良と，高機能パーツや素材の開発により，義足は大きく進歩し，切断者のスポーツ参加などに役立ってきた。

ソケット・デザインの最近の進歩には，坐骨収納型ソケットのモデル修正とトリミングラインの変更を行い，優れた外観，関節の可動性，快適性，サスペンション，歩容の改善を目的とするMAS®（Marlo Anatomical Socket）デザインが挙げられる。

MAS®デザインの主な特徴は，従来の坐骨収納型ソケットと比較して，坐骨枝の収納と坐骨枝の対角線上の骨MLにより重点をおいた採型を行い，大腿骨を内転位に保持するモデル修正が強調されていること，さらに前壁と後壁とのトリミングラインを低く設定していることなどである（図Ⅲ-75）。このために側方動揺の少ない美しい歩容の獲得が可能である。従来型の坐骨収納型ソケットの場合，後壁のトリミングラインは，坐骨結節を収納して大殿筋部を被うのに対し，

5 大腿義足

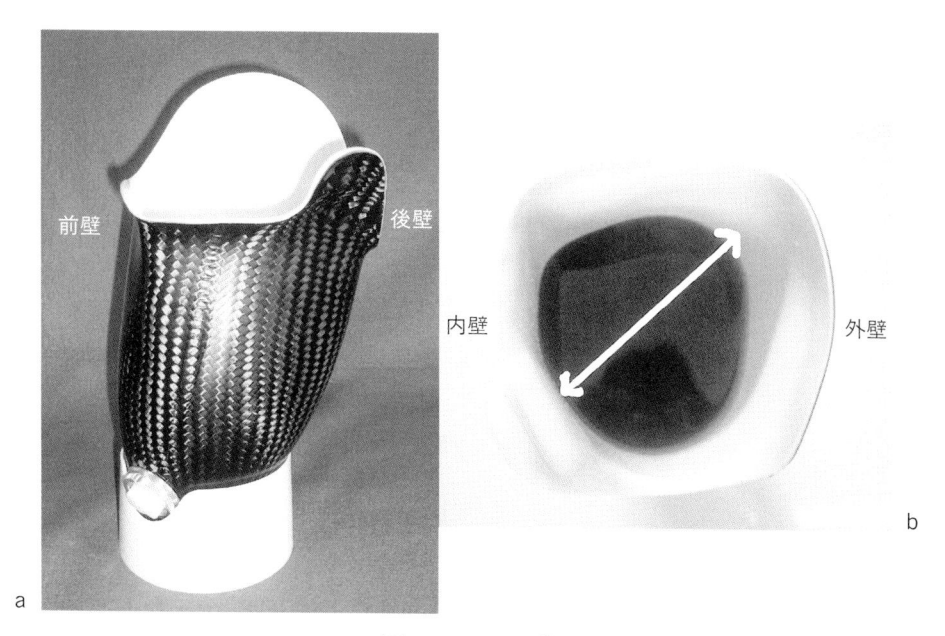

図 III-75 MAS®

坐骨枝の収納と坐骨枝の対角線上の骨ML(b 矢印)に重点をおいたソケットの形状と，前・後壁部分のトリミングラインを従来の坐骨収納型ソケットよりも低く設定している(a)．
(写真は大坪義肢製作所　大坪政文氏，有薗製作所　狩野綾子氏のご厚意による)

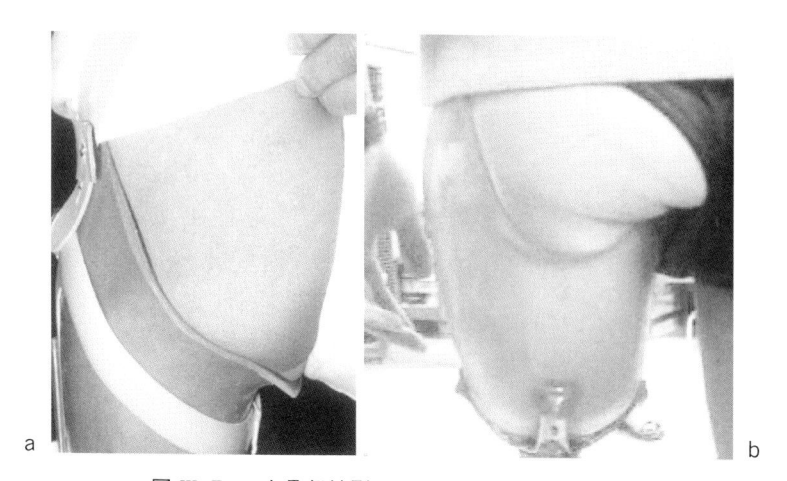

図 III-76 坐骨収納型ソケットと MAS®(b)の後壁

従来の坐骨収納型ソケット(a)と比べてMAS®では，後壁のトリミングラインがU字状であり大殿筋を収納していないために，衣服を着た状態での外観上の問題を気にしなくてすむようになり，特に若い女性切断者には都合がよい．
(写真は大坪義肢製作所　大坪政文氏，有薗製作所　狩野綾子氏のご厚意による)

MAS®では大殿筋下部までU字状にトリミングラインを低くし，大殿筋部分を被わないようにしている(図III-76)．また，前壁部分も従来の坐骨収納型ソケットよりも低くトリミングされている(図III-77)．このために股間節の屈曲・伸展時のソケットによる制限がなく大きな関節可動域を得ることができ，胡坐や正座が容易となり，ソケット後壁による突き上げや衣服を着たときの外

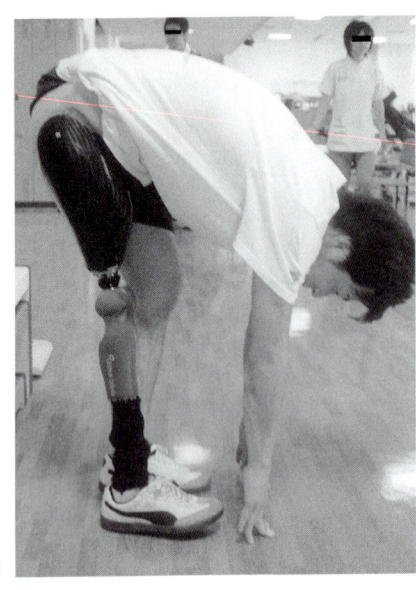

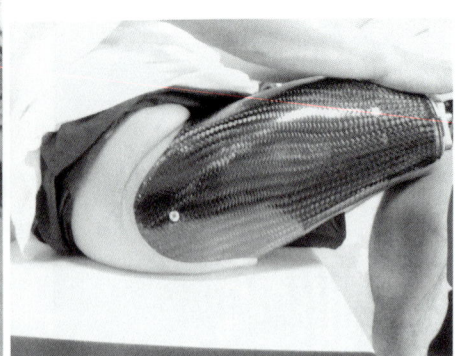

図 III-77　MAS®と股関節屈曲

MAS®は前壁と後壁のトリミングラインを坐骨収納型ソケットよりも低く設定し，大殿筋部を覆わないようにしているために，椅子座位での臀部への圧迫がなくなり(b)，より快適な座位が可能となっている。また，体幹の前屈時にも前壁が当たることなく，十分な可動性の確保が容易となっている(a)。
(写真は大坪義肢製作所　大坪政文氏，有薗製作所　狩野綾子氏のご厚意による)

観上の問題を気にしなくて済むようになり，義足の装着も容易で機能的な歩行が可能となる点などが利点として挙げられる。また，欠点としては，適合が難しく，良好な適合を得るためにはチェックソケットによる十分な修正と調整が必要となることである。

膝継手，足継手の進歩についても，マイクロコンピュータを組み込み，立脚相および遊脚相の制御を行う膝継手や足部の多軸運動を可能とする義足足部など切断者のニーズにより合致した製品開発が盛んに進められており，切断者のQOLを高めるための大きなツールとなっている。

復習のポイント

1. 大腿切断者の機能解剖学的特徴と残存筋による影響について理解する。
2. 四辺形ソケットの解剖学的構造と各壁の機能的役割について理解する。
3. 坐骨収納型ソケットの解剖学的構造ならびに適応を理解し，四辺形ソケットとの相違について確認する。
4. 各種ソケットの種類とその特徴について理解する。
5. 膝継手における遊脚相制御と立脚相制御の機構と機能について理解する。
6. 大腿義足のアライメントと四辺形ソケットおよび坐骨収納型ソケットの適合について理解する。
7. 大腿切断者の歩行の特徴と歩行能力について理解する。

【文献】

1) 澤村誠志：切断と義肢．pp 191-233, 258-323, 医歯薬出版，2007
2) 大石曉一，赤居正美：大腿義足．日本整形外科学会，日本リハビリテーション医学会(監修)：義肢装具のチェックポイント．第7版，pp 133-153, 医学書院，2007

6 股義足

学習のポイント
1. 股義足のソケットについて、その種類を理解する。
2. 股義足のアライメントのチェックの概要について理解する。
3. 股義足の歩行の特徴について理解する。

1 股離断の特徴

股義足を処方すべき解剖学的切断高位としては、片側骨盤切断、股関節離断、大腿切断(極短断端)が挙げられる。以下それらの特徴について簡単に記す。

a 片側骨盤切断(hemipelvectomy)

片側の骨盤の腸骨、恥骨、坐骨の全部もしくは一部を切除されたものである。骨性要素が失われるため、体重負荷は軟部組織を介して仙椎、患側坐骨結節、さらに腹部内臓器へ伝達される。この高位における義足の処方はカナダ式股義足の適応となる。しかし、このレベルでの義足装着成功例は少ない。その原因としてソケットの適合が困難な点が挙げられる。典型的なX線写真を示す(図Ⅲ-78 a)。

b 股関節離断(hip disarticulation)

股関節から大腿骨以下を切離されたものである。片側骨盤切断と異なる点は骨盤骨がすべて温存され、坐骨結節や骨盤壁での荷重が可能であることである。この場合はもちろんカナダ式股義足の適応である。典型的なX線写真を示す(図Ⅲ-78 b)。

c 大腿切断(極短断端)

小転子より近位で大腿切断されたものである。この場合、大腿差し込み吸着式ソケットを試みることがまず第一である。腸骨稜、大転子間での懸垂を利用できることは、この切断高位の大きな利点である。しかしながら、股関節の屈曲、外転拘縮が強い場合や、断端周辺の軟部組織の状態が悪い場合などカナダ式股義足の適応となることもある。典型的なX線写真を示す(図Ⅲ-78 c)。この症例の場合、股関節の屈曲外転拘縮が強くカナダ式股義足を処方した(図Ⅲ-78 d)。

2 股義足のソケット

a 受け皿式股義足(saucer-type prosthesis)

大腿部の上部がスープ皿のようなソケットになっていて、断端部を乗せるようになっている。断端の義足への固定は不十分で、腰バンド、肩吊り帯などの懸垂装置が必要である。股継手、膝継手は歩行中はロックされ、座位のときは遊動にする(図Ⅲ-79 a)。

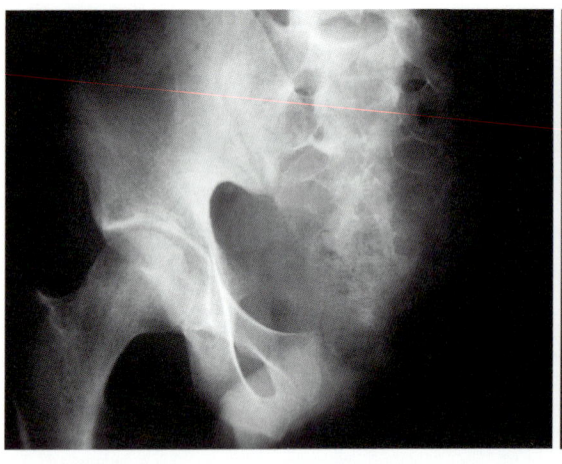

a. 片側骨盤切断

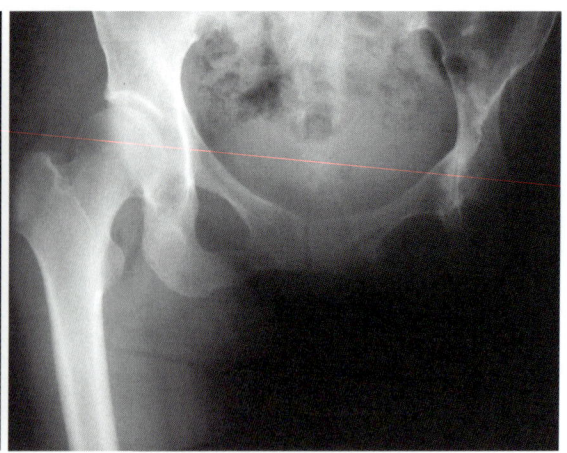

b. 股関節離断

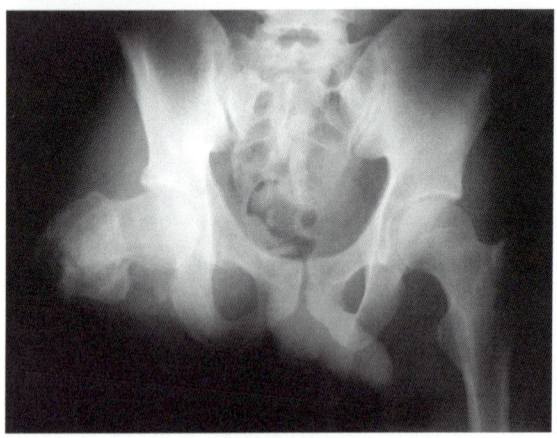

c. 大腿切断（極短断端）

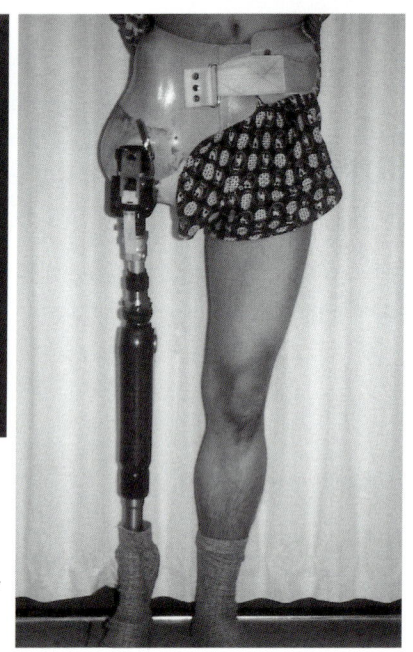

d. c の症例がカナダ式股義足（骨格構造）を装着したところ。インテリジェント膝継手を使用

図 III-78　股離断と義足

b ティルティングテーブル式股義足（tilting-table prosthesis）

患側腸骨稜を納めるソケットで，多くは皮革で製作されている。生理的股関節軸に相当するところに股継手が付けられている。懸垂はソケットとソケットから健側腸骨稜に回したベルトで行う。歩行中は股継手，膝継手はロックされ，座位のときは遊動にする（図 III-79 b）。

以上2つの形式の股義足は現在ほとんど用いられておらず，以前から使用している切断者が変更を好まない場合にのみ限られる。

c カナダ式股義足

1954年にトロントでカナダ式股離断用義足（Canadian type hip disarticulation prosthesis）

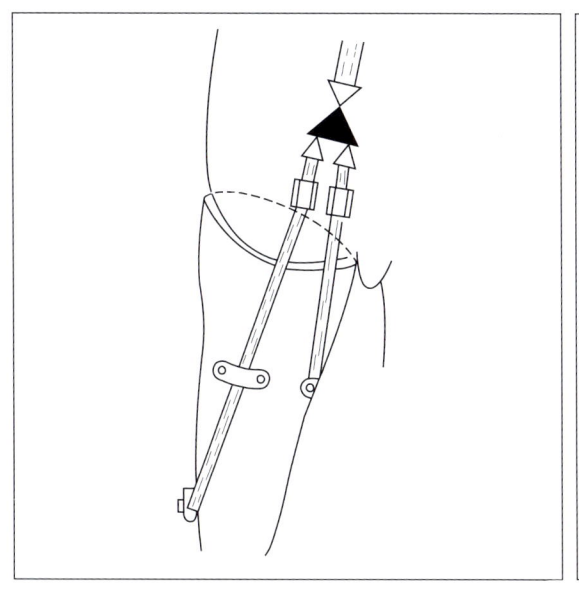

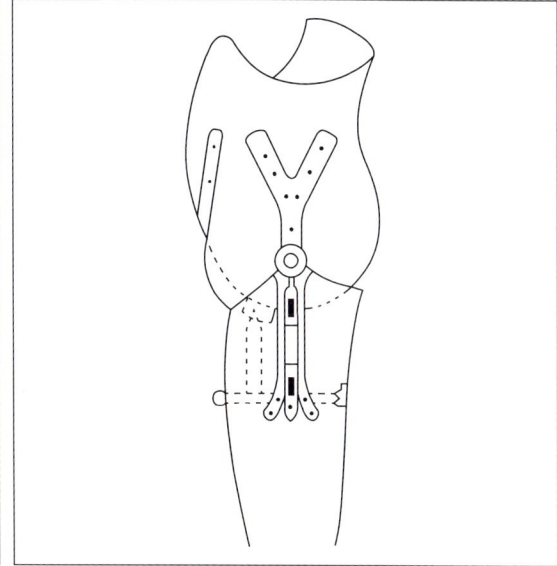

a．受け皿式ソケット　　　　　　　　　　b．ティルティングテーブル式

図Ⅲ-79　股義足のソケット（引用文献1より転載）

股関節離断　　　　　　　　　　片側骨盤切除

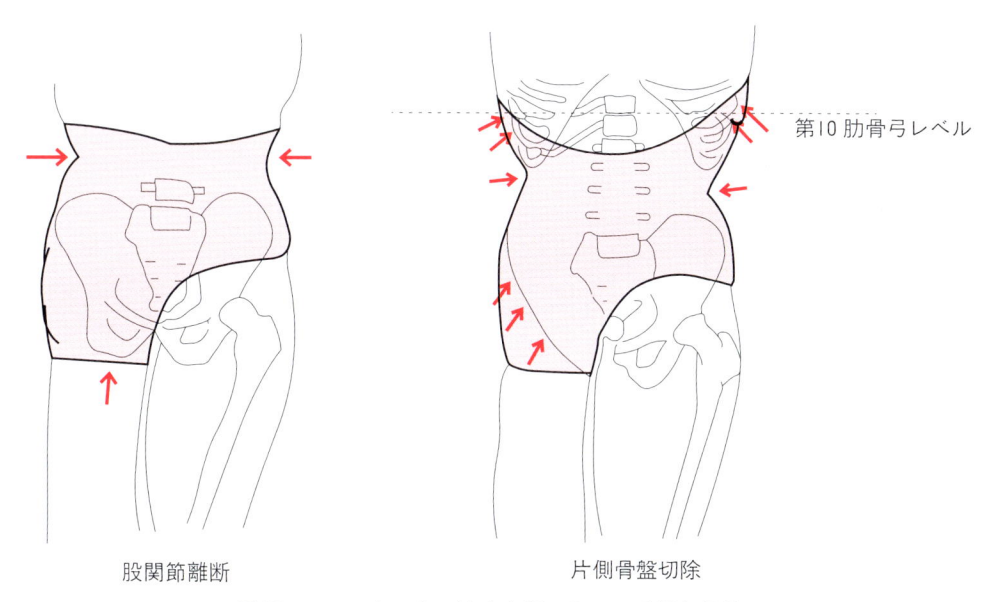

図Ⅲ-80　ソケットの適合を得るための重要な部位

が開発された．ソケットの固定，懸垂は両側腸骨稜の上部，断端下部の坐骨結節，大殿筋部より行われる（図Ⅲ-80）．すなわち，ソケット上縁は腸骨稜を越えて断端部を収納して骨盤をしっかり固定する．これによりソケットと断端の良好な適合が得られ，ソケット内での断端のピストン運動は最小となる．体重支持は主として坐骨結節とその周辺の殿筋である．股義足では腰椎部での前彎の増減により，義足歩行に必要な振り出しの力源を獲得している．したがって，ソケットにおける前後面の適合は極めて重要となる．

第10肋骨弓レベル

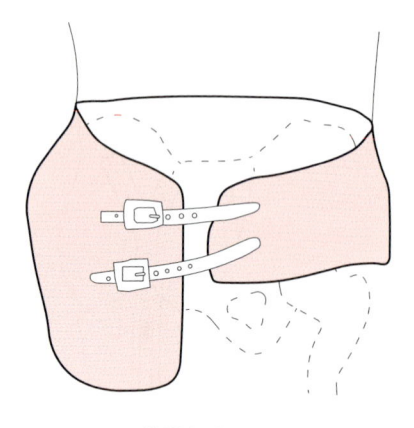

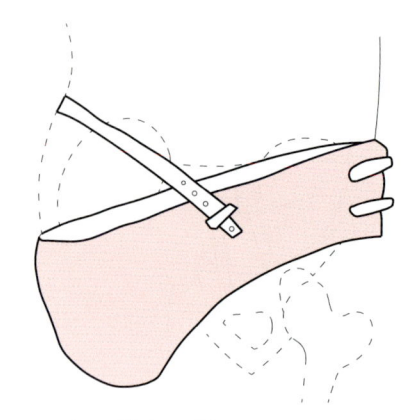

a．前開き式ソケット　　　b．ダイアゴナル・ソケット

図 III-81　カナダ式股義足のソケット

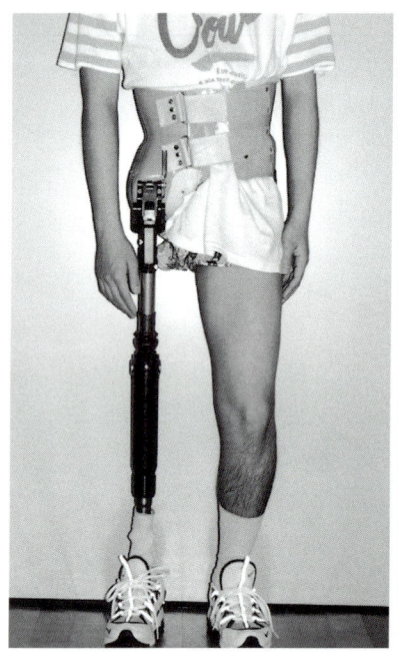

図 III-82　片側骨盤切断用股義足
インテリジェント膝継手を使用。ソケット上縁は第10肋骨の深さである

の脱着を容易にする。懸垂は両側腸骨稜の上まで延ばしたソケット部を腰部にくい込ませることにより可能となる。この形状によりソケット内での断端の回旋が防止できる。時にソケット開口部は健側の横開きのこともある。

2）ダイアゴナル・ソケット（図 III-81 b）

図のように，切断側の腸骨稜のソケット部分を大きく除去して，ベルトによる懸垂に代えたものである。カナダ式ソケットより軽量で涼しく，外観上も優れるが，腸骨稜上部の懸垂が困難な肥満者に対しては処方に際し注意を要する。

d　片側骨盤切断用ソケット（図 III-82）

股義足ソケットは，体重を負荷しうる骨性の支持部がないため適合が困難となる。そこで，断端自体に体重の負荷性をもたせるため，ソケットの形状は断端より健側の肩に向かう方向に負荷面を設けるようにする。この場合，腹部内臓器に不要な圧迫が加わらないようにしなければならない。負荷性の獲得については，必要であればソケットの上縁は胸郭下部まで伸ばすことも可能である。一般的にはソケット上縁は第10肋骨以上の深さが必要といわれている（図 III-80）。しかしこの場合はソケットが深くなり，体幹の前屈を制限す

1）前開き式ソケット（図 III-81 a）

ソケットの開口部は前面におき，側方への支持を損なわないようにするのが一般的である。体重支持部や股継手取り付け部ではソケットに強度をもたせ，健側や後面では柔らかくして，ソケット

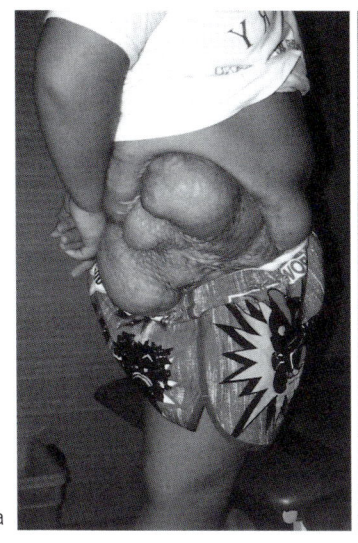

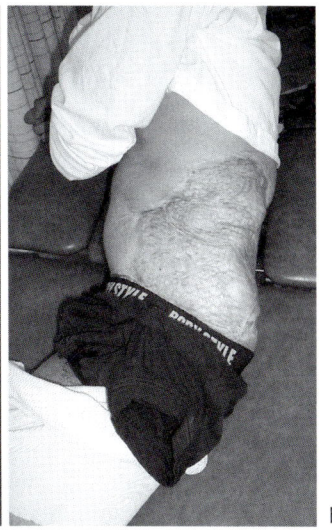

図Ⅲ-83 外傷性片側骨盤切断の症例
断端の状態はよくなく,易損傷性である

るためソケット前面のトリミングを低くするなどの工夫が必要である。また,夏季における発汗による不快感も大きな問題である。片側骨盤切断症例の多くは腫瘍によるものであるが,外傷性片側骨盤切断症例の場合は断端部に問題を残すことがある。図Ⅲ-83 a,bの症例は断端部に皮膚移植が行われ,なおかつ瘢痕形成が著しく易損傷性であるため,通常のソケットではよい適合が得られず,flexible socket(軟弾性の材質)を内ソケットとして併用することにより解決をはかったものである。

このように,腫瘍以外の原因では重篤な外傷によるものが多く,断端の皮膚に問題を残すこともまれではない。

3 股義足の構成とアライメント

股継手の位置は矢状面では正常股関節軸より45度前下方に取り付けられている。この場合,股継手はできるだけソケットに接するように,さらに床面に平行にソケット底部から3.5cm上部に取り付けられねばならない。大腿義足の膝継手の位置は,普通なら健側膝関節裂隙(medial tibial plateau；MTP)の+20mmであるが,カナダ式股義足の場合は椅子に座ると,膝が健側より10mm前へ出る。この欠点を補うため,カナダ式股義足の場合の膝継手の高さはMTP+30mmにおく。股義足歩行の安定性の獲得のために,最も大切な点はアライメントである。股継手は矢状面では荷重線の前方に位置する。一方,膝継手は荷重線より後方に位置する。股継手の後方にある伸展防止股バンパーは,立位における安定性に影響する。股バンパーは立脚後期に十分圧縮されて,大腿部が前方へ押し出されて膝継手を屈曲させ遊脚期に入る。

a 矢状面でのアライメントの要点(図Ⅲ-84)

(1) 股継手と膝継手を結ぶ線の延長が踵の後方の約25〜40mmのところを通る。
(2) 正常股関節軸(矢状面では坐骨結節がソケット内面と接するところから2.5cm前)からの垂線は,靴の踵前縁とそれから1cm前との間に落ちる。この線より膝軸は少し後方にあり,膝の安定性が保たれる。

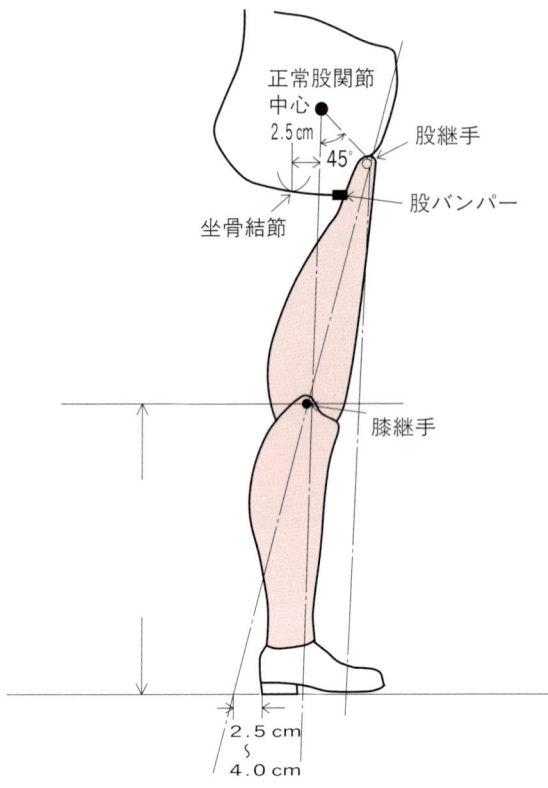

図 III-84　カナダ式股義足のアライメント(矢状面)

(3) 股継手中心より下ろした垂線はトウブレークのやや後方に落ちる。

b 前額面でのアライメントの要点

(1) 股継手中心より下ろした垂線が，膝継手，足継手の中央を通る。
(2) 左右下肢の長軸が体中心に対して左右対称になるようにする。

近年では股義足のほとんどは骨格構造義足となっている。Otto Bock，Hanger など多くの股継手が使用されている。当センターで実際に使用している骨格構造型股義足の例を示す(図 III-85)。

c 片側骨盤切断用義足のアライメント

股継手の位置は股関節離断の場合と同様に，健側の大転子の位置を基準にして，これより45度前下方に取り付ける。アライメント設定は基本的にはカナダ式股義足の場合と同様であるが，以下の点に注意が必要である。前方から見て股継手の位置を股関節離断の位置よりも若干外側に設定し，安定性を確保する。体重支持は軟部組織が主となるため，ソケット内で断端の沈下が起こり，その結果として義足の内転を生じる。したがって，股継手で外転角5度をつけて側方の安定性を増すようにする。

d 義足長

基本的には健側と同長である。しかし実際問題として10〜20 mm 程度の短縮も時として必要である。特に片側骨盤切断例では，患側腸骨稜での適切な懸垂が得られない場合は20〜30 mm 短くしないと，膝の振り出しに支障をきたすため注意が必要である。

4　股義足歩行の特徴

股関節離断(片側骨盤切断も含む)患者は，股関節を欠失しているために，義足の振り出しは腰椎の前弯の増減によって行わねばならない。つまり腰椎の過度の前弯より始まり，その前弯を減少させるという動作である。

股義足における各歩行周期の特徴は，以下のようである(図 III-86)。

a 踵接地期

膝は完全伸展位で踵が接地し，股バンパーはソケットに接触していない。このとき股継手の屈曲角度は制限される(約15度)。床反力Fは踵後部から股継手へ向かうが，膝継手はそれより後方に位置するため，膝の安定性は良好である。

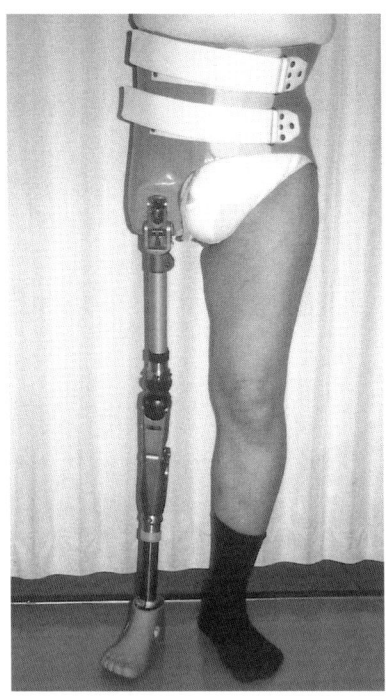

a. Otto Bock 7E7 股継手
　Otto Bock 3R60 膝継手

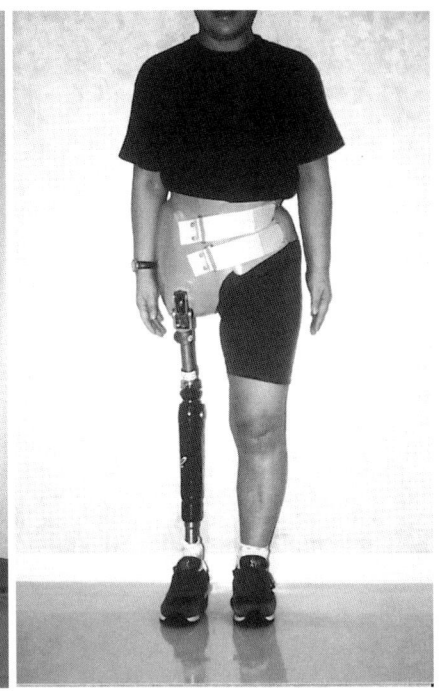

b. Otto Bock 7E7 股継手
　インテリジェント膝継手

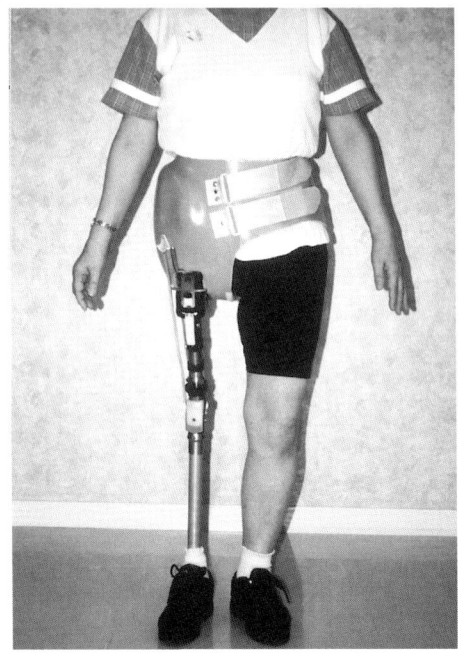

c. Hanger 股継手
　Otto Bock 3R17 膝継手

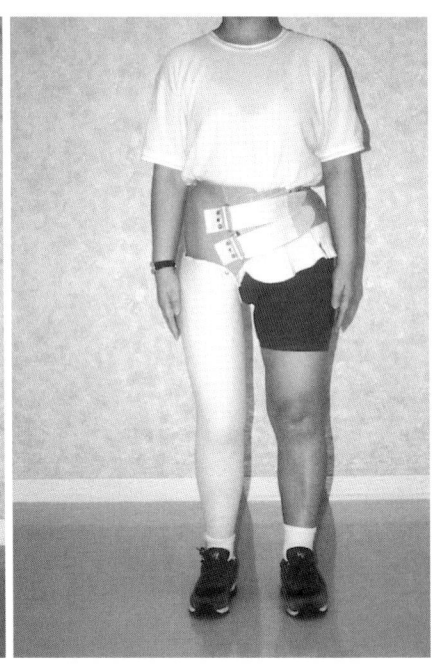

d. 骨格構造型股義足にフォームカバーを付けたもの

図 III-85　骨格構造型カナダ式股義足

a．踵接地期　　　　b．足底接地期　　　　c．立脚中期

d．踏み切り期　　　　e．遊脚前期　　　　f．遊脚後期

図Ⅲ-86　カナダ式股義足の歩行周期

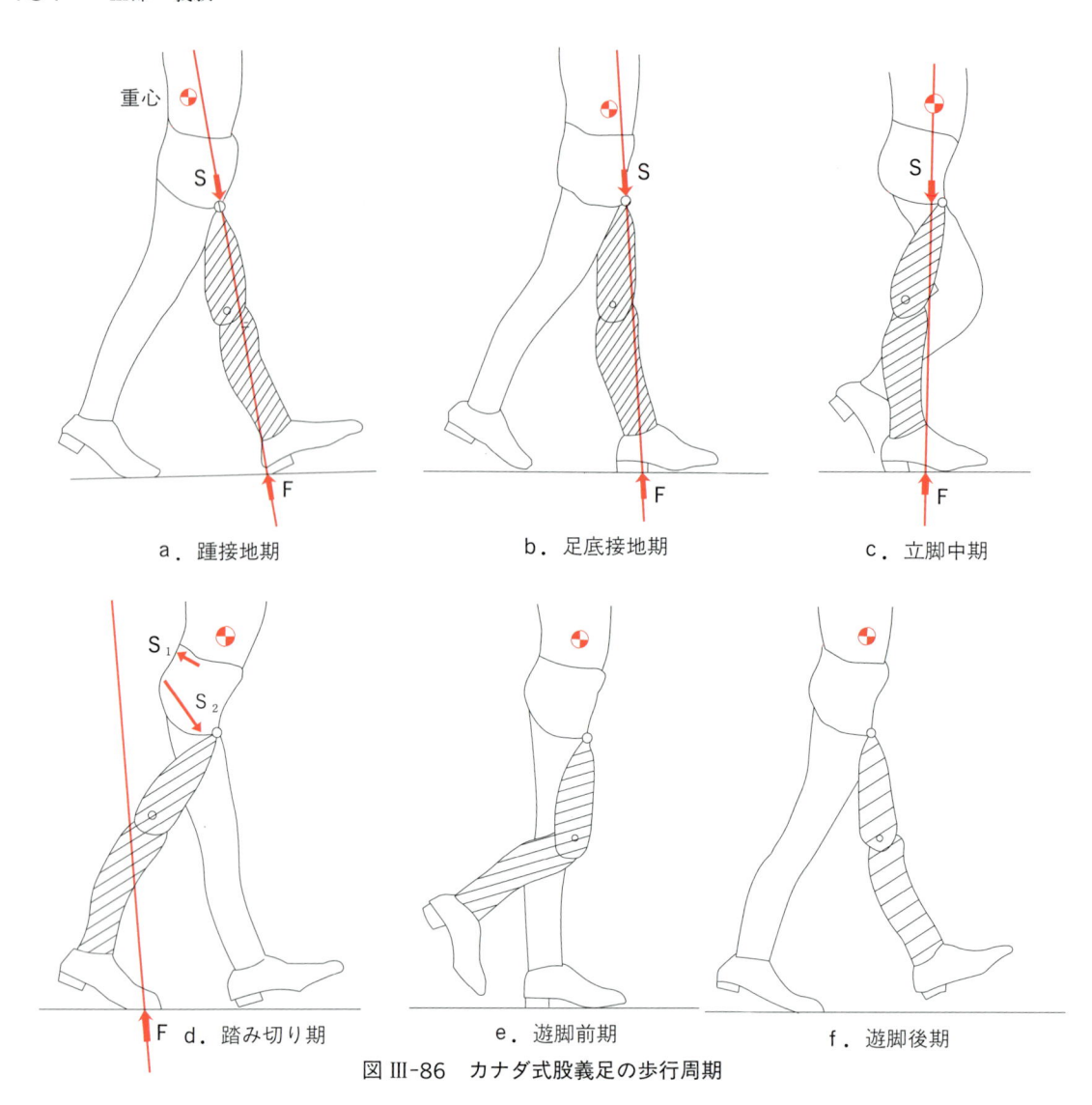

b　足底接地期

足底接地が安全に行われるためには，踵バンパーは軟らかいものを用いるのが普通である。床反力は少し前方へ移動するため，膝継手軸がさらに荷重線より後方に位置するため，膝の安定性はさらに増大する。

c　立脚中期

股バンパーとソケットが接触し始める。体が前方へ進み，体重が前方へ移るにつれて，荷重線が前寄りに移り，膝の安定性はますますよくなる。このとき義足には全体重がかかっているので，膝継手は過伸展位で固定される。

d　踏み切り期

体を前方に移動していくと，床反力がソケットの後方を通るようになる。ソケットから義足にかかる力 S は S_2 の方向に働き，股バンパーの圧縮力が増大する。これにより膝継手を屈曲させ遊脚相へ移行する。

e 遊脚前期

圧縮された股バンパーの反動により,膝継手の屈曲角が大きくなる。このとき,腰椎の過前弯が元に戻ろうとする作用も働き,大腿部分の振り出しを容易にする。この相において大切なことは,義足足部が床面につまずかないことである。そのためには,脊柱をまっすぐに伸ばし,股継手の位置をできるだけ高く前方にあるようにすること,さらにソケットに十分体重をかけて股バンパーをしっかり圧縮し,義足を前方へ振り出すことが肝要である。足部のクリアランスをよくしようと義足側骨盤の挙上,さらに健側下肢の伸び上がり歩行など異常歩行を生じやすいので注意が必要である。

f 遊脚後期

膝は完全に伸展し,股継手の屈曲が起こる。このとき,股継手の過度の屈曲は制限され,歩幅が一定に保たれる。

5 適合とアライメントのチェックアウト

a 立位時のチェックアウト

患者に両側踵の内側間の距離が5cmになるように立位をとらせチェックする。

1) 義肢の装着感

痛みの有無,坐骨結節,腸骨前上棘,さらに会陰部についてチェックする必要がある。

2) 断端のソケット内での収まり

断端がソケット内にゆるみなく収まっているかどうか,隙間がないかどうかチェックする。股義足では義足の振り出しの力源が腰椎であるため,特にソケットにおける前後面の適合の確認は重要である。

3) 坐骨結節の位置

患者に体重負荷をしてもらい,坐骨結節の位置のずれがないかどうか,特にソケット内側へのずれがないかどうかチェックする(坐骨結節周辺のソケットの形状が適当かどうか)。

4) 懸垂性

患者に体重の力を抜かせて,ソケットと断端の隙間の有無をチェックする。さらに両側腸骨稜の上部の圧迫が十分かどうかもチェックする。

5) 肋骨弓,腸骨前上棘への圧迫

これらの部位における痛み,不快感の有無についてチェックする。

6) 義足長

義足は通常健側よりも10ないし20mm短くする必要がある。しかし十分に訓練を積み,膝の振り出しがスムーズになれば健側と同長でも支障とならない場合もある。

7) 体重負荷時の股継手と膝継手の安定性

矢状面で股継手軸と膝継手軸を結ぶ線の延長が,踵の後方2.5cmほどにくることをチェックする。前額面では,坐骨結節を通る垂線が踵の中心のやや内側を通ることをチェックする。

b 座位時のチェックアウト

患者を固い,平らな椅子に座らせてチェックする(図III-87)。

1) ソケット上縁部の適合性

肋骨弓,胸郭部への圧迫,不快感の有無をチェックする。さらに体幹部の運動制限(特に前屈制限)があってはならない(食事などの諸動作の妨げに

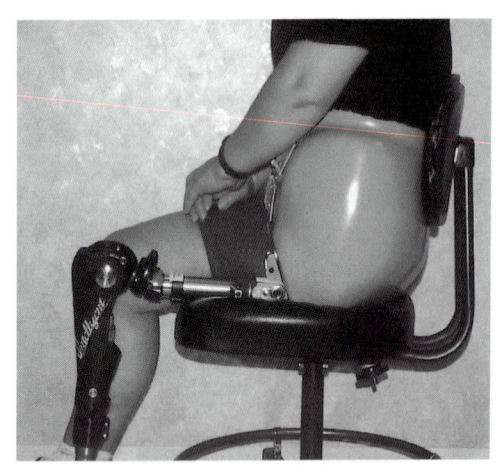

図 III-87　股義足患者を椅子に座らせたところ

なるため)。

2）ソケット下縁部の適合性

健側大腿部への圧迫，不快感の有無をチェックする。

3）骨盤の傾斜

骨盤が水平位にあることをチェックする。

4）義足の大腿部，下腿部について

義足の大腿部が健側大腿とほぼ同長かどうかチェックする（膝軸の中心が MTP より 3 cm 上方になっているかどうか)。下腿部が床に対して垂直になっているかどうかチェックする。

5）坐骨，恥骨，腸骨前上棘への圧迫

これらに対する異常な圧迫は，主としてソケットの後方傾斜で生ずる。後方傾斜は坐骨結節部への異常な体重負荷や坐骨結節がソケット内側へずれたときなどに起こりやすい。

c 歩行時のチェックアウト

患者を平らなところで歩かせてチェックする。

1）膝継手の安定性

踵接地時の膝継手の安定性のチェックが重要である。股バンパーが厚すぎると，膝屈曲を起こしやすく転倒する。反対に股バンパーが薄すぎると骨盤の沈下を招き，膝屈曲がスムーズに行えない。踵を軟らかくすることも膝の安定性を得るうえで大切である。

2）伸び上がり歩行の有無

義足側の骨盤を強く上げたり，健側の踵を挙上して歩行していないかどうかチェックする。

3）ソケットのピストン運動

股義足ではソケット内での断端のピストン運動は，できれば 0.6 cm 以下にしたい。ソケットの懸垂，適合不良が主因として起こる。

4）軟部組織のはみ出し加減

通常の股義足では，ソケットの上縁以外ははみ出しがないようにしなくてはならない。

d 義肢除去後のチェックアウト

義肢を除去してから直ちに行うことが大切である。

1）断端の状態

断端に色調の変化，創形成，浮腫などが生じていないかどうかチェックする。

6 最近の進歩──股義足におけるインテリジェント膝継手の応用

股離断患者（片側骨盤切断も含む）における義足装着率，リハビリテーション成功率がよくない原因の主たるものは，義足の重さと易疲労性が挙げられる。股義足歩行に要するエネルギー消費の著しい増大が，義足使用によるリハビリテーション

の成功を妨げているのである。従来の殻構造型股義足から骨格構造型股義足へ移行するに伴い，股義足の軽量化がはかられ，義足歩行時の負担は減少した。さらに骨格構造型の普及により，切断者個々の能力に応じて種々の膝継手の選択が可能となった。筆者らのセンターでは比較的身体能力のよい股離断者に対してインテリジェント膝継手を処方し，体力アップトレーニングを含めた義足歩行訓練を入院のうえで行っている。本項では，最近，筆者らが経験した股離断者を通して，若干の文献的考察を加え，股義足におけるインテリジェント膝継手の有用性について言及したい。

インテリジェント膝継手を使用したある壮年男性の股離断患者では，酸素コストは歩行速度が増加するにつれて下降し，70 m/分で最低値となっている(本症例の場合，歩行速度が70 m/分を超えるとインテリジェント膝継手の機能に股継手が追随できなくなるため，それ以上の歩行速度は不可能であった。今後の股継手の開発が待たれるところである)。この場合，70 m/分あたりが快適歩行速度と推測され，やはり健常者と同等と考えられた。諸家の報告[2,3]によると，大腿切断者の快適歩行速度は40～50 m/分，下腿切断者で50～70 m/分であるという。これらの報告をみても明らかなように，股離断者といえどもインテリジェント膝継手を使用し，適切なリハビリテーションを入院のうえ行うことによって，健常者の歩行に近づける可能性があるのである。健常者に近い歩行能力を獲得することは，股離断者が地域社会の一員として復帰する際の大きな自信となり，QOLの向上にもつながるのである。

7 股義足における義足処方の留意点

切断原因が悪性腫瘍や重篤な外傷である場合がほとんどであり，切断者の術後の体力の消耗が著しい。義足歩行に要するエネルギー消費は，大腿切断と比べても格段に大きいことから，体力的な要因で義足歩行を断念せざるを得ない場合も少なくない。

切断者が比較的若年で，体力的にあまり問題がない場合は，すべての症例に義足処方の適応があると考えてよい。義足はもちろん骨格構造型であり，膝継手には立脚相制御に優れたものを選択するのが一般的だが，前述のように遊脚相制御に優れた膝継手も症例によっては考慮してよいと思われる。

義足処方の問題となるのは，高齢切断者である。体力が比較的よく保たれている場合は，義足歩行獲得の可能性が大きく，全例義足処方の適応と考えられる。義足はもちろん骨格構造型であり，膝継手には立脚相制御に優れたものを選択するべきである。非切断下肢の著しい機能障害や重篤な心肺疾患を有している場合は，義足歩行を断念し，車いすを使用した移動と環境調整を行うべきである。筆者らの調査では[4]，高齢股離断者の義足歩行時エネルギー消費は，車いす駆動に要するエネルギー消費の約3～4倍であった。

■ 復習のポイント

1. ソケットの種類について理解できているか。
2. 股義足のアライメントのチェックアウト項目を列挙できるか。
3. 股義足の歩行の特徴を十分に理解しているか。

【引用文献】

1) 武智秀夫:股義足.日本整形外科学会,日本リハビリテーション医学会(監修):義肢装具のチェックポイント.第5版,pp 134,医学書院,2002
2) Gonzalez EG, Corcoran PJ, et al : Energy expenditure in below-knee amputees ; Correlation with stump length. Arch Phys Med Rehabil 1974; 55 : 111-119
3) Waters RL, Perry J, et al : Energy cost of walking of amputee ; the influence of level of amputation. J Bone Joint Surg, 1976; 58 : 42-46
4) 大藪弘子,他:股関節離断者の義足歩行と車いす移動における酸素消費量の検討-60歳以上の切断者を対象に.総合リハ 2008;36:579-583

【参考文献】

1) American Academy of Orthopedic Surgeons : Atlas of Limb Prosthetics ; surgical and prosthetic principles. Mosby, St. Louis, 1981
2) 澤村誠志:切断と義肢.医歯薬出版,1999
3) 澤村誠志(編):義肢学.医歯薬出版,1988
4) McLaurin CA : The Canadian Hip Disarticulation Prosthesis ; Prosthetic and orthotic practice. Edward Arnold, 1969
5) 日本整形外科学会,日本リハビリテーション医学会(監修):義肢装具のチェックポイント.第7版,医学書院,2007

7 膝義足

学習のポイント
1. 断端末端での体重負荷が可能。
2. 長断端（てこの長さ）。
3. 義足装着なしでの膝立ちや膝歩きが可能（和式生活）。
4. 大腿骨顆部の膨隆によるソケットの良好な懸垂機能。

1 膝関節離断の特徴

膝関節離断は図Ⅲ-88に示すような利点と欠点をもっている。断端末端での体重負荷が可能な長い断端を有していることは、義足を装着しない状態での膝立ちや膝歩きが可能であるとともに義足歩行の観点からも大きな利点となる。

従来から一般的に用いられてきた単軸膝ヒンジ継手に起因する、ターミナルインパクト時の伸展衝撃や耐久性が劣る、立脚相・遊脚相制御機構を取り付けるスペースがないことなど、主に義足側の問題点が大きく指摘されてきた。しかし、膝離断の利点を生かしながら義足ソケット、膝継手の改良により、現在これらの問題点は解決されてきた。

> **キーワード解説**
>
> **ヒンジ**
> ちょうつがい。義肢装具の場合、2つの部材が単軸でつながれ、回転は自由であるような機構。ヒンジ継手。

利点
①外科的に出血量が少なく、筋腱損傷も少ない。腱再縫合による筋収縮が可能
②大腿長・テコの長さが長い
・内外、前後の良好な適合が得やすい
・立脚相での安定性が良好
③大腿骨顆部の膨隆のため、ソケットの懸垂が可能
④断端全負荷が可能
proprioceptive sensation の獲得

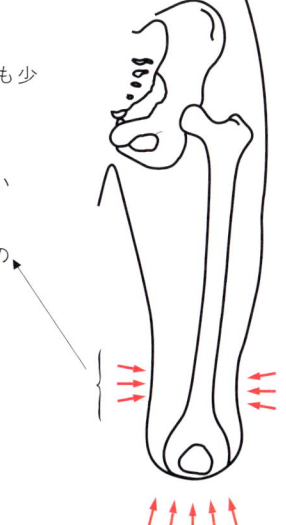

欠点
①大腿骨顆部の膨張のため
・外観に問題
・ソケット製作上に問題がある
②大腿部の筋萎縮が起こる

図Ⅲ-88 膝関節離断の特徴

2 膝義足の種類と構造

1）在来式

ソケットは前開き式の革・合成樹脂で作られている。断端をソケットに挿入した後、ひもで固定する。膝継手は単軸膝ヒンジ継手を用いている（図III-89 a）。

このソケットの利点と欠点については、

利点：締め具合による調整が可能

欠点：①耐久性に劣る、②外観が悪い、ことである

2）プラスチック製有窓式ソケット

プラスチック製のソケットで、前方あるいは内側に断端顆部の膨隆部分をソケットに挿入するための窓が設けられている（図III-89 b, c）。

3）軟ソケット付き全面接触ソケット

軟ソケットと硬ソケットからなる軟ソケット付き全面接触ソケットである（図III-89 d, e）。

軟ソケットは軟性スポンジゴムを大腿骨顆部の膨隆部と同一周径になるところまで厚みをたす。これにより顆上部および膝蓋骨上部を含めて断端の輪郭に沿ってソケットを全面接触させ、懸垂することができる。

膝継手は単軸膝ヒンジ継手、あるいはリンク機構の膝継手を用いている（図III-90）。

■利点　他のソケットに比べ、①全面接触による適合感と懸垂機能の改善により義足のコントロールが容易で軽く感じる、②耐久性がよい、③二重ソケットであるので、あぐら座り・横座りが可能となり日本人の生活様式に最適である。

■欠点　①ソケットが円柱形になり、外観に問題が残る、②通気性が悪い。

膝義足ソケットの選択に際しては、断端末端の皮膚の状態や荷重量、懸垂性、着脱の容易性などを考慮して決定する。

膝関節離断の大きな欠点の一つとして考えられ

> **キーワード解説**
>
> **モジュラー義肢**
> 義肢の継手や足継手、足部、接続部品など、単機能の部品について互換性をもつように準備しておいて、そこから選択して組み立てた義肢。
>
> **有窓式ソケット**
> 大腿部、下腿部、上腕部、前腕部などをソケットに挿入する場合に、顆部を通過させやすくするためにソケットの細い部分に窓をあけるように切り取る方式のソケット。一般には挿入後はソケットと同じ材料で作った部材で窓をふさぎ、ベルトなどで固定することによって懸垂させる。

ていた、膝継手に遊脚相・立脚相制御機構を取り付けるスペースがないということは、リンク機構をもった膝継手の開発により解消されてきている。

3 膝義足の継手

a 単軸膝ヒンジ、リンク膝継手、モジュラー膝継手

膝離断では、生理的な膝の回転中心が残存する大腿骨顆部内にあり、義足の膝継手の回転中心をこれに近づけるために、図III-89 a, b のようなソケットの内外側に筋金をもつ単軸膝ヒンジ継手が使われてきた。

しかし、この継手を用いた膝義足では、ソケット内外側に筋金が取り付けられるために、外径が大きくなり外観が不良になるほか、衣服を傷めやすい、筋金の耐久性が低い、各種の膝継手の制御装置が組み込みにくく、良好な歩容を得にくいことなどの問題点があった。これらの問題点に着目して OHC（Lyquist、図III-89 c）が開発されて以来、図III-90 のようなリンク機構を応用した各種の膝義足用の継手が開発されてきた。これらの継手を使用すると、単軸膝ヒンジ継手によるソケット内外側の筋金が不要となるため、外観が良好

7 膝義足　171

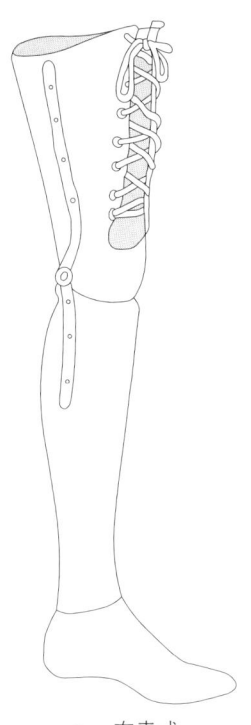

a．在来式

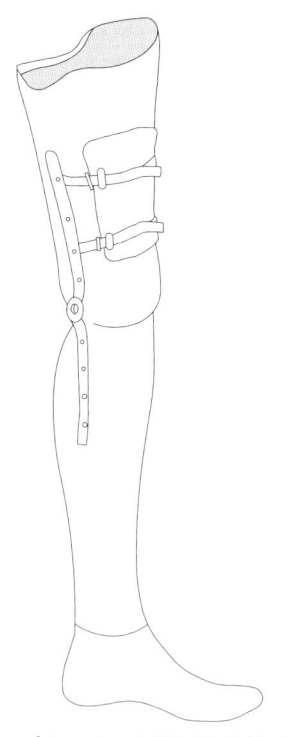

b．プラスチック製有窓式（前方）ソケット

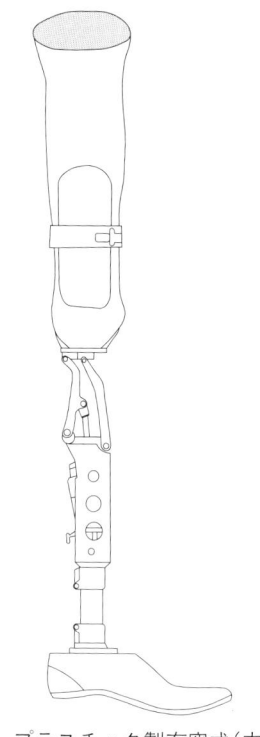

c．プラスチック製有窓式（内側）ソケット

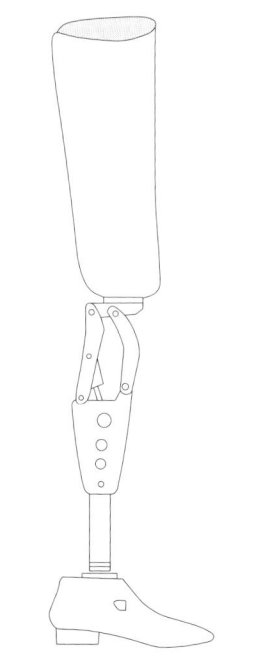

d．軟ソケット付き全面接触ソケット
HRC 4本リンク膝継手

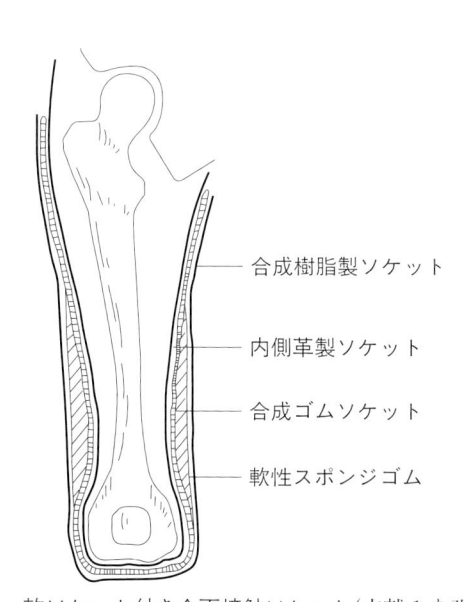

合成樹脂製ソケット
内側革製ソケット
合成ゴムソケット
軟性スポンジゴム

e．軟ソケット付き全面接触ソケット（文献1を改変）

図 III-89　膝義足の種類

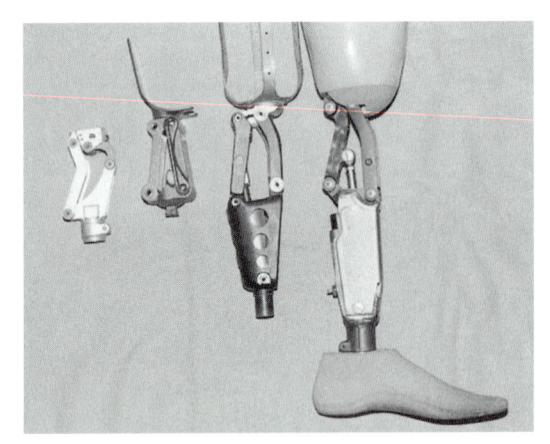

図Ⅲ-90　代表的な四節リンク膝継手
左よりHanger, Otto Bock(バネ), LAPOC(空圧), OHC(油圧)

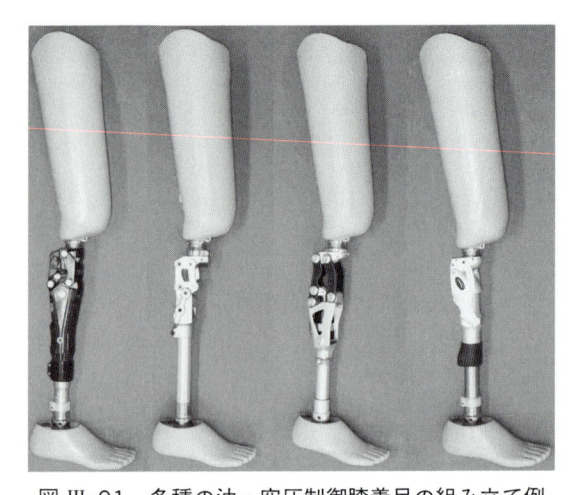

図Ⅲ-91　各種の油・空圧制御膝義足の組み立て例
左よりナブテスコ NI-C421, Ossur Total Knee, LAPOC M0755, Otto Bock 3R106
注）この図では膝離断用のソケット取り付け部品を使用していない

になりソフトカバーによる仕上げが可能となることに加えて，膝の固定装置や制御機構の組み込みが容易になる。また，膝継手の耐久性が向上することによってアライメントの経時変化がなくなり，歩行時の膝の伸展衝撃音や，衣服を汚したり傷めたりすることが解消されるようになった。

　膝義足用に開発された四節リンク膝機構は，当初は椅子への座位姿勢の外観や膝立ちの姿勢を重視していたが，近年はこれまでの遊脚相制御に加えて立脚相での軽度屈曲による踵接地時のショック軽減や膝折れ防止機能などを備えた，歩行機能に優れた大腿義足用リンク膝継手が多数開発されるようになった。従来の膝義足用膝継手として，座位をとったときの外観を重視した膝継手との歩行機能の差が大きくなるにつれて，多少の外観は犠牲にしても歩行機能を重視して，これらの膝継手を使用することが多くなり，図Ⅲ-91に示すような各種の膝義足が使用されるようになってきた。これらの膝継手には，大腿長断端や膝離断の切断者にも使用できるように，膝継手上部のソケット接続部品として，専用の部品を用意している場合がある。これらのなかには，遊脚相制御として，義足としては初めての電子制御を採用したインテリジェント大腿義足膝継手の四節リンク版であるナブテスコ NI-C 421 も使われるようにな

って，ようやく膝義足でも広い範囲の歩行速度変化への対応が可能になり，インテリジェント大腿義足と同等の歩行機能と比較的良好な外観を確保することが可能となった。Ossurトータルニーでは，立脚相での膝ロック機構とともに，膝の最大屈曲角を大きくとることが可能であるが，座位での膝の突出は比較的大きい。女性などで外観を重視して，椅子への座位での膝の突出を少なくしたい場合には，LAPOC M0755を用いるなど，膝継手とソケット取り付け部品の適切な選択が必要である。ただし，高齢者や筋力が弱い切断者のように，歩行中は膝を固定することが義足の主たる目的であったり，義足重量を著しく軽量化しなければならない場合には，単軸膝ヒンジ継手を用いた在来式の外骨殻構造の義足が適する場合もある。

b　多軸膝継手の瞬間回転中心の移動

　多軸膝継手では，膝の回転中心がその屈曲に従って移動する。各瞬間の回転中心を瞬間中心という。四節リンク膝の瞬間中心は，前部と後部リンクを上方へ延長した交点であり，四節リンク膝の瞬間中心軌跡とは，膝の屈曲に伴うこれらの点

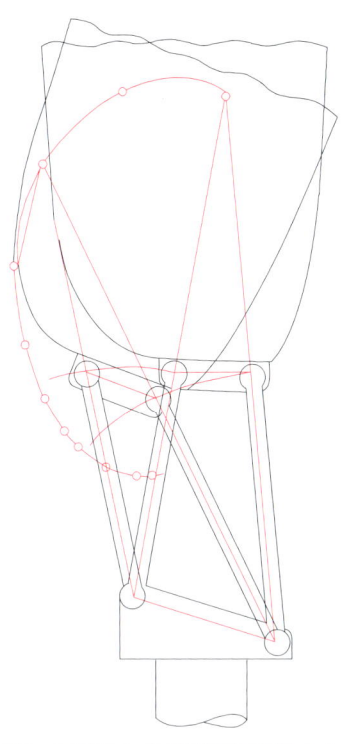

図 III-92 四節リンク機構膝と瞬間中心の移動

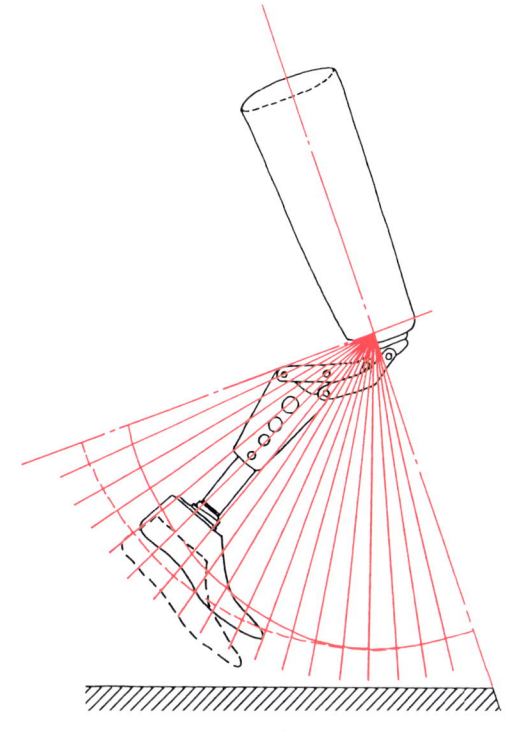

図 III-93 リンク機構膝による下腿の短縮

を結んだ線をいう．図 III-92 のようなリンク配置の四節リンク機構膝では，その瞬間中心は，図の曲線のように上後方から前下方へ移動する．この瞬間中心は，単軸膝継手でしばしば説明されるTKA(Trochanter-Knee-Ankle)ラインのK点(膝軸)に相当すると考えると，膝のアライメントスタビリティの解釈が容易になる．図 III-91 の各リンク膝継手についても，膝屈曲時に関しては四節リンク機構と同等に扱うことによって，同じ方法で瞬間中心軌跡を求めて，膝の安定性を求めることができる．

キーワード解説

多軸膝継手
単軸膝ヒンジ継手のように，回転の中心軸が単一のものでない膝継手．古くは2軸のものや，ソケット上に取り付けたレールをスライドするものなども考えられた．リンク膝継手は多軸膝継手の一種．

c リンク膝の下腿部の短縮とアライメント

四節リンク機構を用いた膝義足では，図 III-93 のように膝が屈曲するに従って，見かけ上，下腿が短縮し足部が背屈する．この効果により遊脚中期での伸び上がり歩行やつまづきの減少が期待できる．ただし，この効果は膝継手上部の前後の軸位置や前部リンクと後部リンクの長さの関係により変化する．また，この効果が大きいほど，椅子への座位での下腿部の短縮が大きくなり，健側と義足側の下腿部の長さの差が大きくなることには注意を要する．

前述のように，膝義足としての外観の改善を目標として設計されたリンク膝継手では，座位での大腿部の伸長をできるだけ少なくするように設計されており，多くの例では，上部の2本の軸は体重線に対して直交するように配置されている．Radcliffeによれば膝継手は上方にあるほど，断

> **キーワード解説**

リンク機構

部品が組み合わさって相対運動をするときに，その運動をする部品を節（リンク）とよぶ。この節のうち，比較的細長い棒状の節を主に用い，回転運動やすべり運動を組み合わせたものをリンク機構という。代表的なものに，4つの棒のそれぞれの両端を回転運動で組み合わせた運動機構があり，これを四節リンク機構とよぶ。軸の配置（リンクの長さ）を変えることにより，さまざまな運動を設計することができる。

リンク膝継手

リンク機構を応用した膝継手。近年は，5節以上のリンクを使った膝継手も製品化され，立脚相での膝屈曲などが実現されているが，遊脚相での屈曲伸展は，そのうちの主たる4節が働くことで，4節リンク機構と同等の機構として考えることができる。生理的な膝の運動を再現した義足膝継手も試作されたが，有効とは考えられなかった。現在のリンク膝継手の瞬間中心軌跡は生理的な膝とは異なり，別の機能を追求している。

端で任意に膝の制御を行いやすいので，膝義足でも伸展時の瞬間中心は，生理的な膝の回転中心付近よりも上部後方にくるように設計されることが多く，膝継手ユニットをソケット直下に取り付けても，立位での瞬間中心はソケット内部のやや後方に位置する。このようにして，膝義足にリンク機構の膝継手を用いると，単軸膝ヒンジ継手のような内外側の筋金を使用せずに継手を用いることができ，十分な膝の制御機構を使用することができるモジュラー義足の一つとすることができる。

4 膝義足歩行の特徴

単軸膝ヒンジ継手を用いた在来型の膝義足の場合は，一般に軸摩擦や立脚相，遊脚相制御装置を組み込むことが困難なため，これらの装置を全くもたないか，伸展補助バンドが用いられてきた。立脚相では股関節の伸展力が必要であり，遊脚相では義足使用者が随意に義足の下腿部を制御することができず，一定のリズムで振動することになるので，歩行速度を変化させて歩行することが困難で，義足に合わせて低速で歩行しなければならない。さらに，単軸膝ヒンジ継手では筋金の狭い面積で膝の伸展ストッパを構成して全体重を支え，しかも繰り返し衝撃的に受けるため，衝撃音が発生し耐久性も低い。そのため短期間のうちに過伸展になりやすく，このための異常歩行がみられることが多かった。

膝義足に適したリンク機構の膝継手には，軸摩擦，伸展補助スプリング，油圧や空気圧などの遊脚相制御装置や立脚相制御装置を組み込んだものもあり，さまざまな機構が応用されている大腿義足と同等の機能を使用することが可能となった。ある程度以上の筋力がある膝離断者に対して，適切な遊脚相や立脚相制御装置を使用して，十分な訓練と調整を行うと，通常の歩行では健常者と同等の歩容と歩行速度を得ることが可能である。

> **復習のポイント**
> 1．膝関節離断の利点と欠点。
> 2．在来式膝義足からモジュラー義足へ。
> 3．リンク膝継手の利点と欠点。

【文献】

1) 澤村誠志：切断と義肢．pp 324-329, 医歯薬出版, 2007
2) McCollough NC, et al : Knee Disarticulation. Atlas of Limb Prosthetics. pp 326-340, Mosby Year Book, St. Louis, 1981
3) Krieger W : Internationaler Passteilst und für Oberschenkelprothesen (Teil II). Orthopadie Technik 1976 ; 26 (9) : 128-134
4) Lyquist E : The knee unit dilemma with respect to the knee disarticulation procedure. In : Murdoch G (ed) : Amputation Surgery and Lower Limb Prosthetics. pp 192-196, Churchill Livingstone, New York, 1988
5) Radcliffe CW : Prosthetic-knee mechanisms

for above-knee amputees. In : Murdoch G (ed): Prosthetic and Orthotic Practice. pp 225-249, Edward Arnold Ltd, London, 1969
6) Radcliffe CW : A Biomechanical Basis for the Design of Prosthetic Knee Mechanism. Proceedings of the Rehabilitation Engineering International Seminar-1980. pp 68-88, Society of Biomechanisms, Tokyo, 1980
7) Michael J : Component selection criteria : Lower limb disarticulations. Clinical Prosthetics & Orthotics 1988 ; 12 : 99-108
8) 田沢英二：離断用義足ソケットの動向．日本義肢装具学会誌 1994；10(3)：200-203
9) 中川昭夫：離断用義足継手の現状と将来．日本義肢装具学会誌 1994；10(3)：204-208
10) Gard SA, Childress DS, Uellendahl JE : The Influence of Four-Bar Linkage Knees on Prosthetic Swing-Phase Floor Clearance. J of Prosthetics and Orthotics 1996 ; 8(2) : 34-40

8 サイム義足

● 学習のポイント
1. サイム切断 trans-ankle (Syme) disarticulation の特徴。
2. サイム義足の特徴。

1 サイム切断の特徴

足関節部の離断には，サイム切断，ボイド切断，ピロゴフ切断，スピッツィ切断があるが，通常はサイム切断が行われる。1842年エジンバラ大学の Syme は，足関節の内・外果を残した足関節離断術を発表し，断端末での体重負荷が可能，正常に近い歩行能力を有するなどの特徴を述べた。サイム切断は断端末端部の膨隆のため，①外観が不良で女性には禁忌である，②義足への装着が困難，③適合に問題があるなどの欠点を有するが，支持性からみて機能的に優れた切断部位であり推奨される。

サイム切断術は足関節離断であるが，歴史的にサイム切断と称される。皮膚切開は脛骨外果の遠位端から足底に向かって垂直に下ろし，足底の長軸に対して直角に進め，内果の 2 cm 下方に至る。足背部で皮膚切開に一致して骨まで達し，足背動静脈を結紮し，背屈筋・伸筋を切断する。踵骨を剝離するときに踵皮膚弁のパッドを傷つけないように，また内顆後方の後脛骨動静脈を損傷しないことが"コツ"である。皮膚弁を反転し内・外果を露出し，足関節まで骨膜を剝離し，脛骨下端の軟骨が指頭大に残るように，立位時の切断面が床面に平行になるように脛骨・腓骨下端を切断する（図Ⅲ-94）。

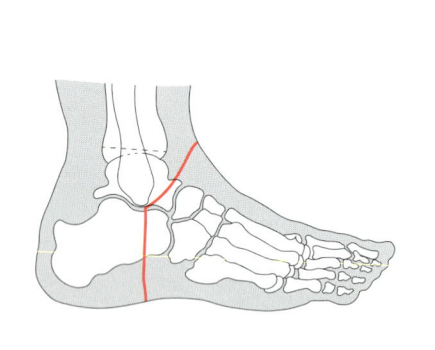

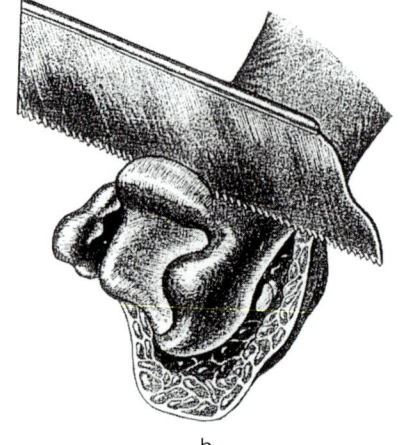

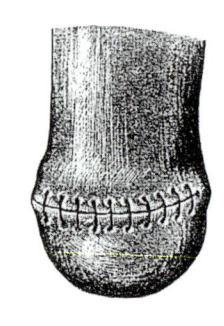

図Ⅲ-94 サイム切断術
a：皮切，b：骨切り，c：皮膚縫合

a サイム切断の利点(図III-95)

(1) 断端末での体重負荷が可能で、脚長差はあるが義足なしでも歩行できる。和式生活、特に入浴時・夜間就寝時の排泄動作時の義足なしでの歩行は便利である。

(2) 断端長が正常とほとんど変わらないから、正常に近い歩容・歩行能力があり、歩行時のエネルギー消費も正常に近く疲れない。

(3) 断端末の膨隆により、ソケットの懸垂が得やすい。

(4) 厚い踵皮膚弁が荷重部位であり、断端の状態が安定しており、創をつくることが少ない。ただし閉塞性動脈硬化症、閉塞性血栓性血管炎(ビュルガー病)、糖尿病性壊疽などの末梢循環障害を原因とするサイム切断では、足関節部位の軟部組織が少ないため、創の治癒が得られないことがある。

b サイム切断の欠点(図III-95)

(1) 断端末端部が膨隆し、足首の部分(球根部)が太く外観が悪い。女性には切断部位の選択として禁忌とされる。

(2) 義足への装着が断端末の膨隆のため困難で、ソケットに開窓部をつくるなど装着を容易にする工夫がいる。このため、満足のいく適合を得られにくい。

> **キーワード解説**
> **サイム切断が女性に禁忌の理由**
> 切断端が膨隆し、サイム義足の足首の部分(球根部)が太く、外観が悪いためとされている。

2 サイム義足の種類と構造

サイム切断では義足なしで歩行できるが、脚長差や、歩行時の踏み切りができないなどの問題を生じる。サイム義足に要求される条件として、①断端末端での体重負荷、②距骨・踵骨がないことによる脚長差を補う、③下腿部の回旋安定性、④遊脚期の懸垂、⑤立脚期で踵接地の衝撃吸収、踏み返しから踏み切りへの円滑な底背屈、⑥容易な着脱、⑦良好な外観、⑧軽量、⑨ソケット内での断端の快適さである。サイム義足ソケットは、体重支持と同時に断端末の固定、骨突起部の保護、

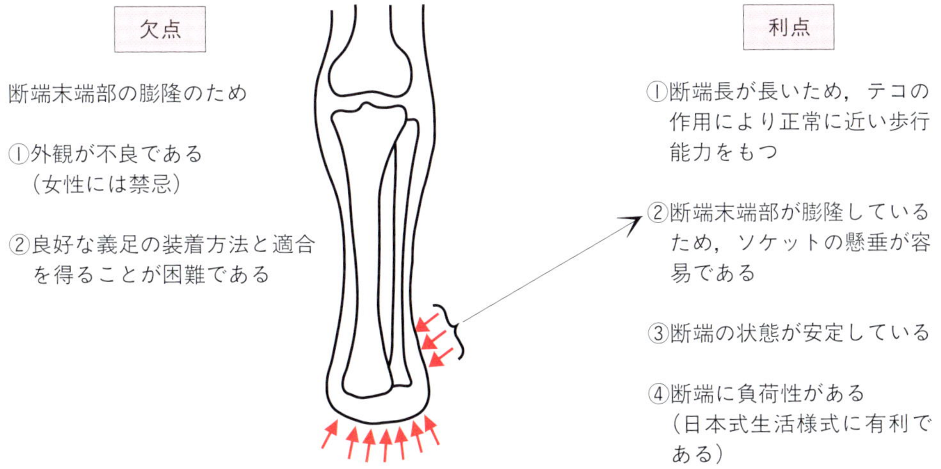

欠点
断端末端部の膨隆のため
① 外観が不良である
　(女性には禁忌)
② 良好な義足の装着方法と適合を得ることが困難である

利点
① 断端長が長いため、テコの作用により正常に近い歩行能力をもつ
② 断端末端部が膨隆しているため、ソケットの懸垂が容易である
③ 断端の状態が安定している
④ 断端に負荷性がある
　(日本式生活様式に有利である)

図III-95 サイム切断の利点と欠点

足部の接続の役割がある。近年糖尿病性壊疽など末梢循環障害を原因とするサイム切断では，従来のPEライト，シリコンではなく，シリコン樹脂液を用いた手作りのインナーソケットでの対応が試みられている。サイム義足の足部は断端長が長く，従来サッチ足かLAPOCサイム用足部などに限定されていたが，最近カンタムフット，シアトルフット，カーボンコピーなど新たに改良されたエネルギー蓄積型足部も使用可能となった。

a 在来式サイム義足 (conventional type Syme prosthesis)

両側の筋金，革製のソケット，木製足部からなる(図III-96 a)。ソケットは前開き式か後開き式の革かセルロイド製で，球根状の断端末を装着し，前方を紐で締めつけて固定する。

1) 利点

締め具合いの調節がある程度可能である。

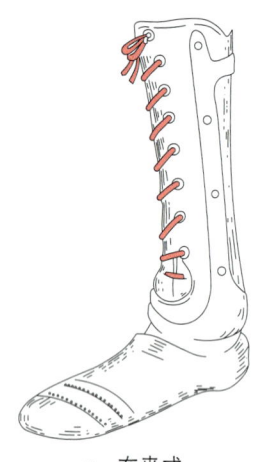

a. 在来式
b. カナダ式合成樹脂製 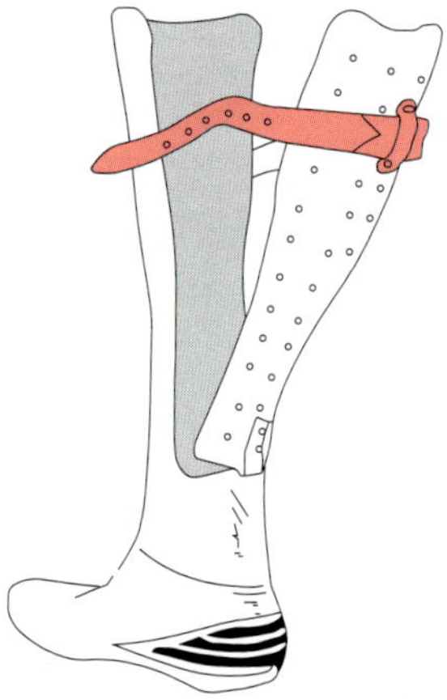
c. ノースウェスタン式（後方有窓式） 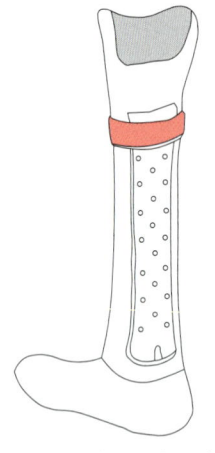
d. VAPC（後方有窓式） 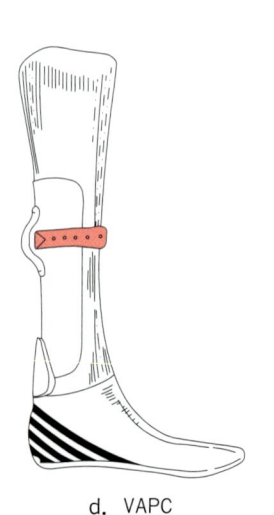
e. VAPC（内側開き式） 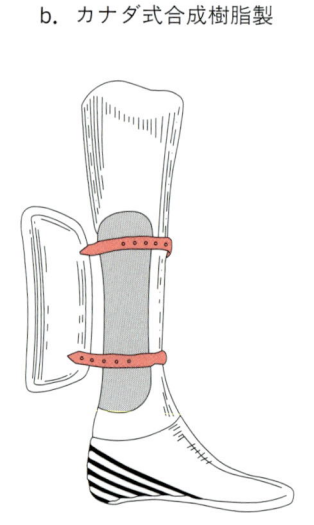

図III-96　サイム義足

2) 欠点

筋金が破損しやすく耐久性がない，外観が不良，革のソケットが発汗・湿気のため変形し不潔になる，着脱が面倒，足継手をつけると健側に補高が必要，重いなどの問題がある。

b 後方開き・後方有窓式：カナダ式合成樹脂製サイム義足（Canadian type plastic Syme prosthesis）

1954年，在来式サイム義足の欠点を補う合成樹脂ソケットとサッチ足からなるカナダ式合成樹脂製サイム義足が開発された（図Ⅲ-96 b）。下腿後方のソケット後半部が切り離された後ろ開き式で，継手で固定されている。断端を押入した後に下腿後方の革紐で固定し，ソケット底部は負荷のため合成ゴムを敷き，ソケット前上部にスポンジゴムを当てる。

1) 利点

軽量，外観が良好，発汗・湿気の耐久性向上，着脱が容易，サッチ足の使用により健側補高が不要，適合がよい，歩きやすい。

2) 欠点

耐久性に劣る，革紐・ベルトを使用するなどである。

カナダ式サイム義足と同様の原理で，後方有窓式のノースウェスタン式，VAPC式が追試，改良されている（図Ⅲ-96 c, d）。

c 内側開き式：VAPCサイム義足（Veterans Administration Prosthetic Center plastic Syme prosthesis with medial opening）

カナダ式サイム義足は，ソケットの後半部が開くのに対してソケット内側に有窓部が設けられている。ダクロン・フェルトとナイロン・ストッ

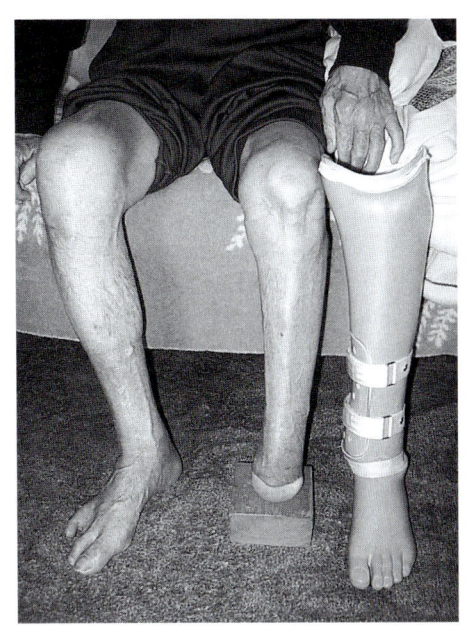

図Ⅲ-97 サイム切断とサイム義足（内側開き式）

キネットの使用により耐久性が増し，製作方法も簡単になった（図Ⅲ-96 e，Ⅲ-97）。

d 軟ソケット付き全面接触式サイム義足（HRC）

サイム切断の欠点は，断端末の膨隆による外観と義足の装着・適合である。サイム切断の断端末荷重できる最大の利点を生かし，欠点を補い適応を広げるために，澤村らは切断術とソケットの同時改良による有窓部のない全面接触式サイム義足を開発した（図Ⅲ-98）。

1) 切断術

内・外果の一部を切除する。多少損なわれる負荷の減少は全面接触で補う。切離された腱を生理的緊張下に骨・骨膜に縫合し，下腿の萎縮を防止し断端末膨隆部との周径差を少なくする。

2) 義足ソケット

軟・硬二重ソケットで外観がよい。開窓部は作らず全面接触し適合感がよい。PTB下腿義足と同じ適合でソケット上部，特に脛骨顆・膝蓋靱帯

義足

① PTBと同様の適合方法で負荷面を増し、脛骨顆および膝蓋腱にも負荷をさせる
② ソケットの後壁を低くして膝関節屈曲角度を増す
③ total contact fitingによって適合性が改善され、懸垂をよくする
④ 開窓部を作らず、外観と耐久性をよくする

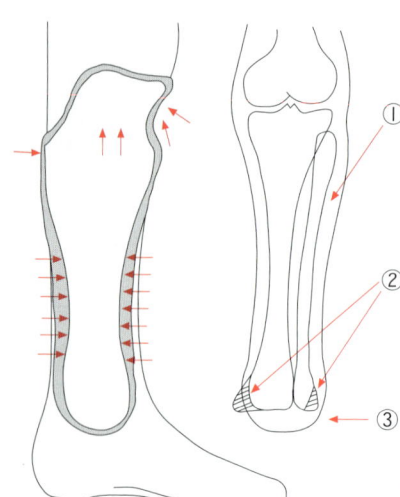

切断手技

① 下腿部の筋萎縮を防ぐため tenodesis を行う（断端末梢部の膨隆部と下腿中央部の周径との差を防ぐ）
② 両側果部を少し切除し、断端末の膨隆部を少なくする
③ 切断術直後の義足装着法によって踵皮膚弁の安定性をよくする

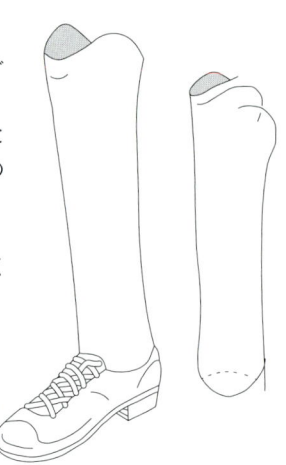

図 III-98　澤村の行っているサイム切断と軟ソケット付き全面接触式サイム義足
（澤村誠志：切断と義肢．医歯薬出版，2007，p 374，図 4-276 より一部改変して転載）

にも負荷させる。この軟ソケット付き全面接触式サイム義足は、耐久性・外観が優れ、適合感・懸垂もよいが、通気性が悪い。

3 適合とアライメント

サイム義足の処方は、断端末端部の形状と体重の負荷の程度を考慮して選択する。サイム義足の適合とアライメントは、基本的に下腿義足と同じである。

サイム義足のチェックアウトは、下腿義足に準じてベンチ・静的・動的アライメントおよび義足除去後の断端のチェックを行う。

(1) 断端末荷重が可能なら、下腿近位部での体重支持目的の圧迫は不要で、ソケットと断端の回旋の防止に断面形状が三角形になるように留意する。断端末の支持、懸垂、ソケット中間部の緩み、有窓部の位置と大きさを確認する。

(2) 断端末荷重が不十分なら、下腿近位部はPTB義足と同じであるが、体重支持面が多いのでPTBソケットほどの圧迫は必要ない。有窓式サイムソケットで腓骨下の圧迫が強すぎると、義足装着の際、断端末球根部が通過できない。

義足装着訓練、歩行訓練は、下腿義足に準じて進める。

● 復習のポイント
1. サイム切断の特徴、利点・欠点。
2. サイム義足の種類と構造。
3. サイム義足の適合とアライメント。
4. サイム義足の義足装着訓練、歩行訓練。

【文献】

1) American Academy of Orthopaedic Surgeons : Atlas of Limb Prosthetics, 2nd ed. pp 326-340, Mosby, St. Louis, 1981
2) American Academy of Orthopaedic Surgeons : Orthopaedic Appliances Atlas. vol. 2, Artificial Limb. pp 212-217, 282-284, JW Edwards, Michigan, 1960
3) 日本整形外科学会，日本リハビリテーション医学会(編)：義肢装具のチェックポイント．第7版，pp 182-184，医学書院，2007
4) 澤村誠志：切断と義肢．pp 372-377，医歯薬出版，2007
5) Slocum DB : An Atlas of Amputation. pp 193-205, Henry Kimpton, London, 1949

9 足部部分義足

● 学習のポイント
1. 正常の足部(足関節から足趾まで)の構造と機能の知識をもとに，多様な足部断端の構造と機能を評価できるようになる。
2. 足部切断の原因となる病態や医療ケアの概略を理解し，チームとして実践できるようになる。
3. 一見多様な義足の構造と機能を理論的に理解し，足部の使命を可能な限り義足で代償できるようになる。

キーワード解説

切断後の感染予防

糖尿病や血行障害による足部切断後，感染などによる創治癒遷延，再切断に至ることが多い。その予防に，抗生物質投与など一般的な対策のほか，愛護的手術，ギプス包帯(rigid dressing)による創部の安静がはかられる。創部Kritter灌流法も推奨されている[注]。

症例(図III-99)の概要：61歳男，糖尿病。心臓カテーテル検査後に足趾壊死をきたし，中足骨切断施行。術後，Kritter法に従い，抗生物質を含む生理的食塩水を点滴で創部に注入し，縫合部からの廃液を包帯に吸収させ，6時間ごとに包帯表層のみの交換を3日間行い，創一次治癒を得た。

注：Kritter AE : A technique for salvage of the infected. diabetic gangrenous foot. Orthop Clin N Amer 1973 ; 4 : 21-30

1 足部部分切断とは

足部部分切断とはpartial foot amputationの訳である(以下特定しない場合は，離断を含めた広義とする)。この部の切断による断端は，原則として完全な末端支持が可能である。

抗生物質などの薬物がなかった時代においては何よりも創治癒が重視され，このために多くの手術法が工夫された。現在の高齢化社会においては，糖尿病などにおける切断後の感染予防や早期創治癒をはかる一方，寝たきり予防を考慮した諸対策が必要であろう。

機能にかかわる要因として，①断端軸長，②足関節の状態(変形拘縮や固定の有無)，③重要な筋の機能温存，④断端痛の有無，⑤断端皮膚の状態などが挙げられる。

切断部が中枢側に移るほど，テコの腕となる断端軸長が短くなって前方に倒れやすく，腰椎前弯を強めて膝折れを防ぐ姿勢をとったり[1]，倒れないように踏んばろうとすると，テコの原理により断端前下端に力がかかりやすくなる。

足関節が温存される場合は，その可動域の維持が重要となる。しかし強力なアキレス腱が温存され，かつ背屈筋・腱が切断されることが多く，また前足部を失うと(内側)縦アーチが崩れるため尖足をきたす場合が多い(図III-100)。尖足になると，立位で断端痛や皮膚損傷をきたしやすく(図III-101)，歩行時，ロッカー[2]が起こりにくくなるから，切断術直後から背屈位ギプス固定(rigid dressing)を行うべきである。

2 足部部分切断の分類と特徴

足根骨部切断，中足骨切断および足趾切断に分けて考える(図III-102)。

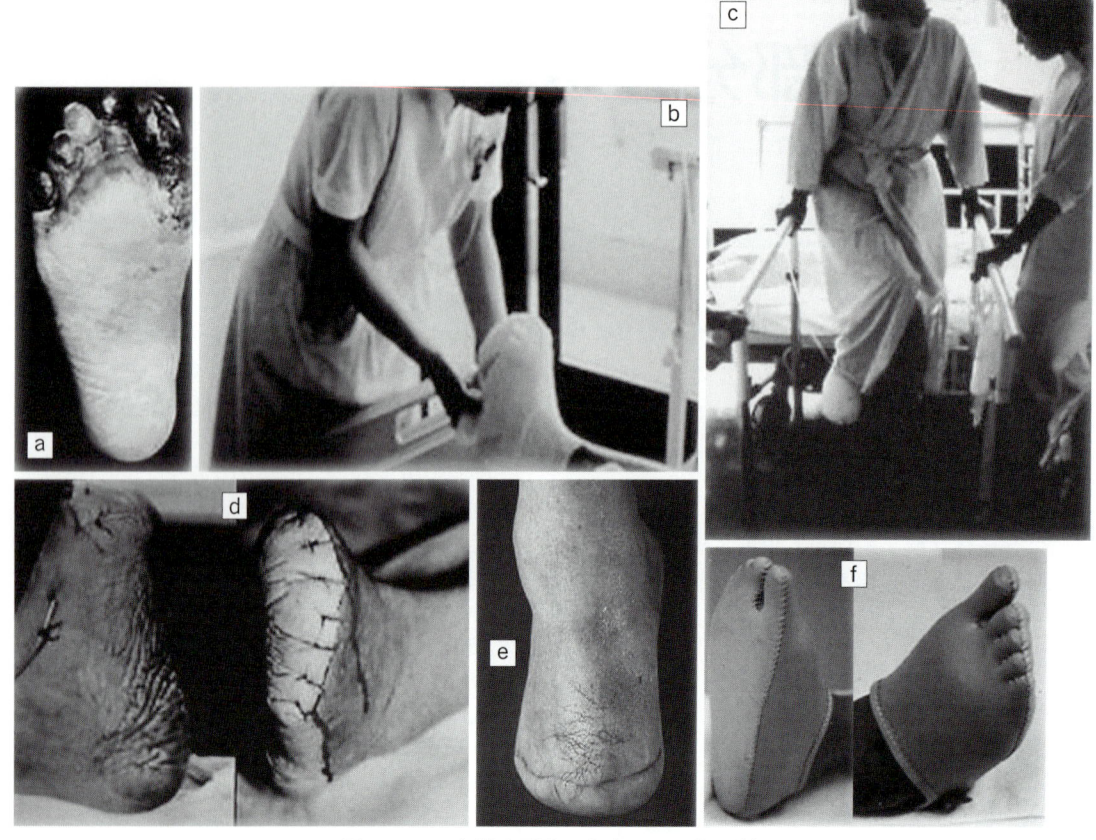

図Ⅲ-99　合併症予防を考慮した足部切断
a：糖尿病による多趾壊死，b：クリッター(Kritter)灌流法*注，c：切断翌日からの早期離床，
d：切断3日後，e：切断6週後，f：装着義足

a 足根骨部切断

　足関節を固定する場合としない場合があり，前者には，①ピロゴフ(Pirogoff)切断(図Ⅲ-102 a)，②ボイド(Boyd)切断(図Ⅲ-102 b)がある。①，②とも足関節が固定されているため，二次変形を生じない。②では荷重面が広く，よい末端支持が得られるが，①では踵骨を90度背屈して固定するため，踵後部のやや薄い皮膚で荷重することになる点が問題である。

　一方，足関節を固定しない方法に，③ショパール(Chopart)離断(図Ⅲ-102 c)，④リスフラン(Lisfranc)離断(図Ⅲ-102 d)がある。③，④ともアキレス筋腱を除いて，足関節を越えて足部に付着するほぼすべての腱が切断されるため，尖足がほぼ必発である。その予防策として足関節底屈筋と背屈筋との縫着をしたり[1]，足関節を固定したり[1]，ボイドやサイム切断に切り替える場合もある。

　なお，創治癒力の弱い血行障害に対する切断の場合には，複雑な操作を要する足根骨部切断術は避け，サイム切断を選ぶべきであろう。足根部の切断では脚長差が生じるが，ピロゴフで3〜5 cm，サイムで6〜10 cmとされる[1]。

b 中足骨切断

　図Ⅲ-102のように，全足趾・中足骨を含む横切断(図Ⅲ-102 f)と一部の足趾のみを含む趾列切

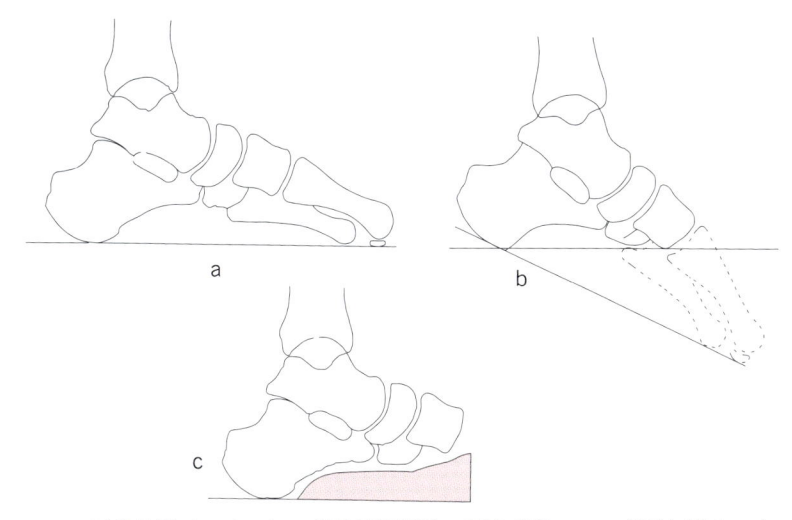

図III-100　a：正常足縦アーチ，b：前足部切断後の荷重状態，c：必要な縦アーチ・サポート

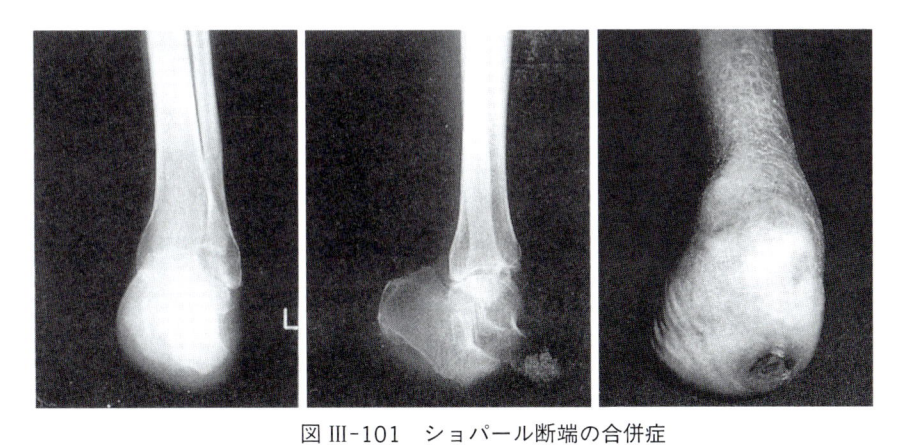

図III-101　ショパール断端の合併症
45歳，男性。外傷切断後3年にて内反足により難治性足底潰瘍を形成し，サイム切断となる
(広島市総合リハビリテーションセンター，吉村　理氏より写真提供)

断(ray resection，図III-102 g)がある。運動学的には足関節機能が温存できれば立位保持や歩行周期の前半(ヒールロッカー，アンクルロッカー[2])には問題がない。しゃがみや爪先立ち[3]，歩行後半の踏切(前足部ロッカー)には残存前足部の骨・関節・皮膚の状態により問題が起こる。特に，踏切期に体重のほぼ半分の荷重がかかる母趾骨頭が失われるとよい断端を得にくい(図III-103)。

c 足趾切断

母指を含む多指切断では，速歩や走行がやや困難となる(図III-102 h)。第2指切断では外反母趾をきたすおそれがある。これらの問題を除けば普通，臨床的な問題を生じることはない。

3 足部部分義足の種類

歴史的にみると，戦前からの金属支柱を用いた在来式，戦後の装具技術を利用したもの(足継ぎ手付き支柱式，プラスチック靴べら式，ノースウェスタン式，トイフェル式)[4]，簡易型(足袋式，塩化ビニル製装飾用)，足底の精密な採型技術を

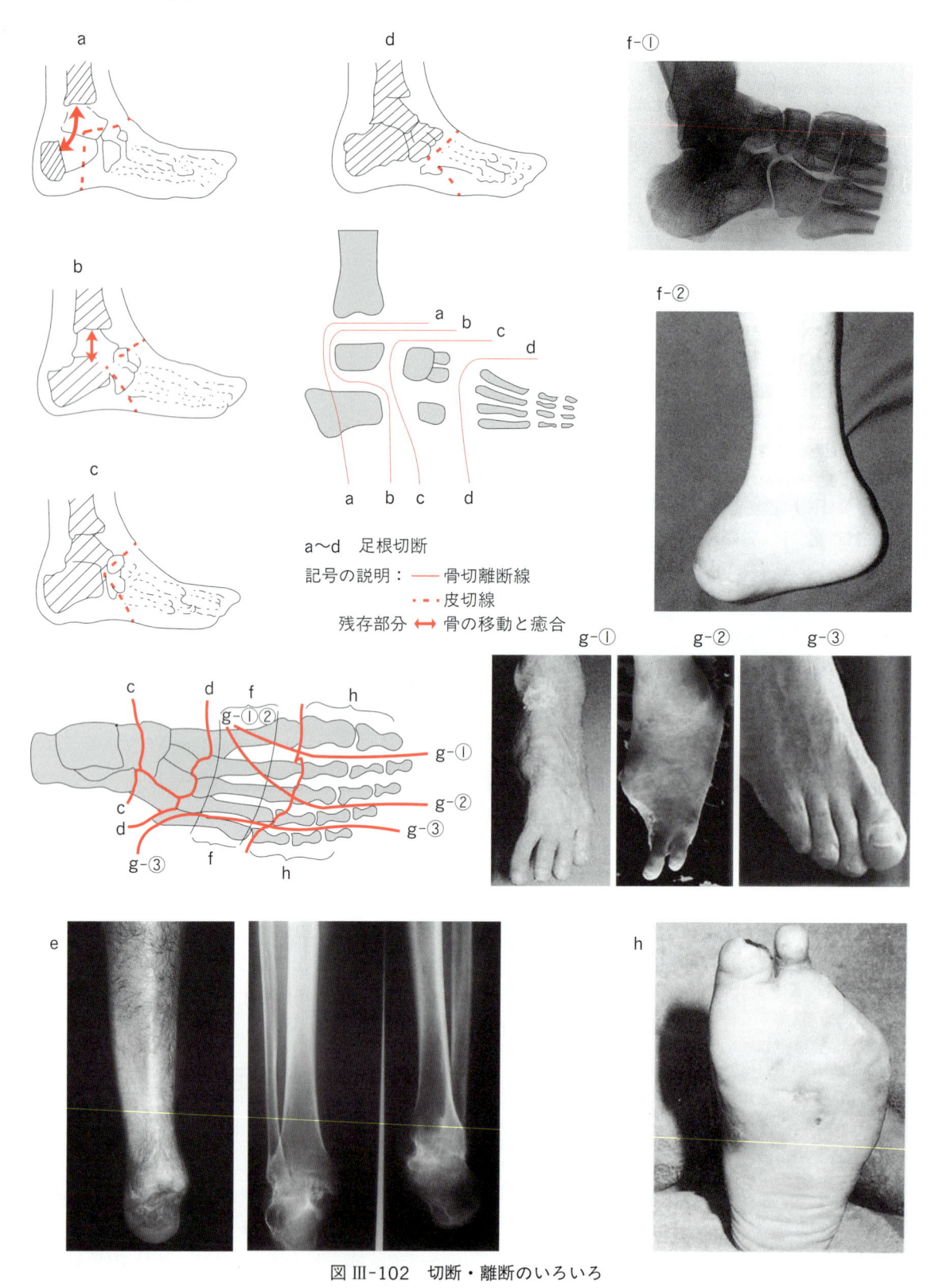

a〜d 足根切断
記号の説明： ―― 骨切離断線
　　　　　　 ---- 皮切線
　　　　　　 残存部分　⟷　骨の移動と癒合

図Ⅲ-102　切断・離断のいろいろ

a：ピロゴフ，b：ボイド，c：ショパール，d：リスフラン，e：ピロゴフ切断とそのX線写真，f-①：中足骨切断のX線写真，f-②：中足骨切断，g-①：第1趾列切断，g-②：第1〜3趾列切断，g-③：第5趾列切断，h：足趾切断

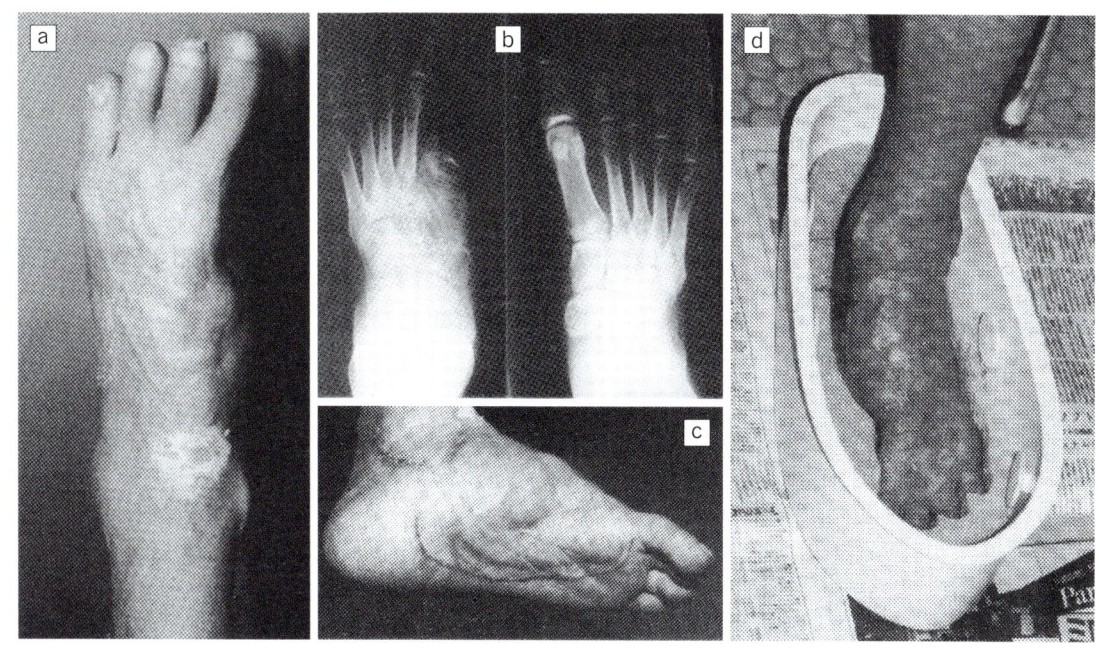

図 III-103 第1趾列切断(first ray resection)
塩化ビニル製義足では歩行時疼痛著明であったが，Impedo-Technik による義足で歩行能力が大幅に改善した(長尾竜郎，他：有痛性足部切断に対する Impedo-Technik の小経験．日本義肢装具学会誌 1986；2：173 より転載)

活かしたもの(Impedo-Technik など)(図III-104)，最近の高機能パーツを用いたもの(図III-105)などがある。

4 足部部分義足の構造

足部部分義足の構造として，
①ソケット内部で断端に接し，余分の空間を満たし，断端を安定させ，できれば足の(特に内側)縦アーチを得るための構造(ソケット，フィラー，バンド，足底パッドなど)
②外部で歩行面と接し，適度の柔軟性や弾力性を与えて歩行を円滑にする構造(クッション・ヒール，ヒールフレア，トウブレーク，桟など)
③義肢の内部の補強構造(ふまずしん，金属支柱など)
などが必要となる(これらの構造と機能との関係を図III-106によって理解されたい)。

5 足部部分義足の処方とチェックアウト

家庭内では人目が気にならず，特に和室内では裸足で歩けるため，義足が不必要なことが多い。しかし外出時には，①歩行機能改善，②外観の向上，③外傷や汚れから断端を保護する(覆い)，などの目的から，何らかの義足が必要となる。そして，足関節機能が残っている場合は，その機能を生かすかどうかも義足の処方上考慮すべき点となる。例えば，縫製工，ジャズドラマー[5]は足関節運動を活かすことを考えるが，立位作業者，重労働従事者，登山家なら足関節の安定を求めるであろう。足関節運動を活かすならば，足袋式に代表される短く柔軟なものを，足関節を安定させたいならば，ノースウェスタン式のような長く頑丈なものを処方すればよい。

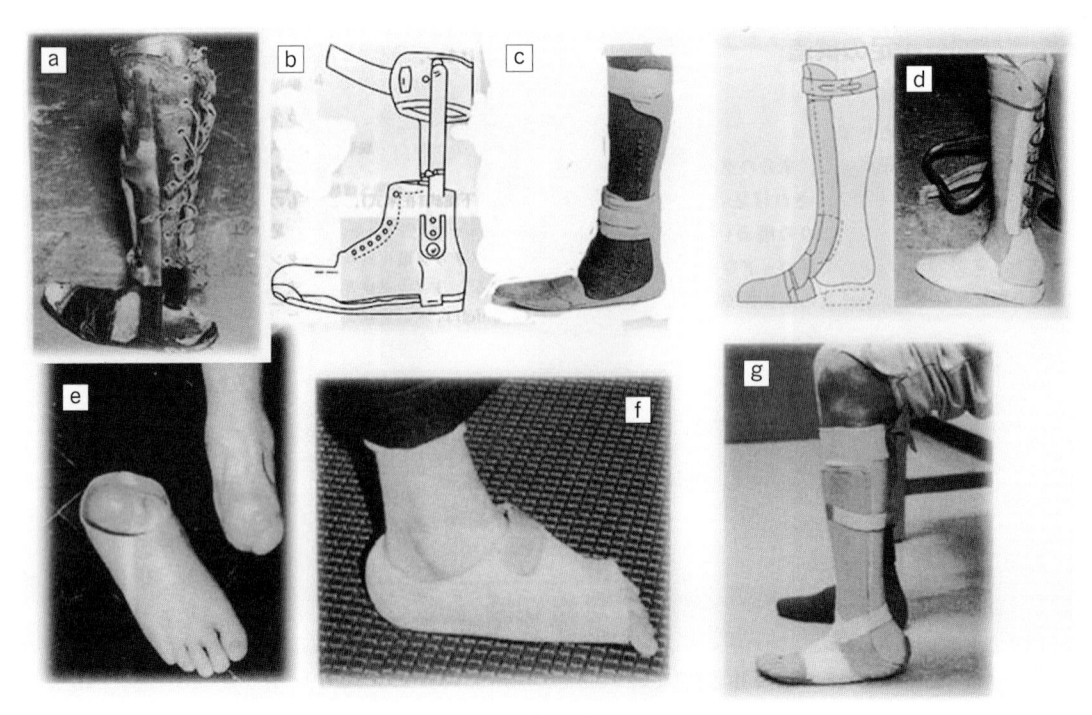

図Ⅲ-104 足部部分義足のいろいろ

a：在来型，b：足継ぎ手付き支柱型，c：靴べら式(Rubin G, ICIB, 11：3, 1972)，d：トイフェル式，e：塩化ビニル装飾用，f：Impedo-Technikによる足袋式，g：ノースウェスタン式

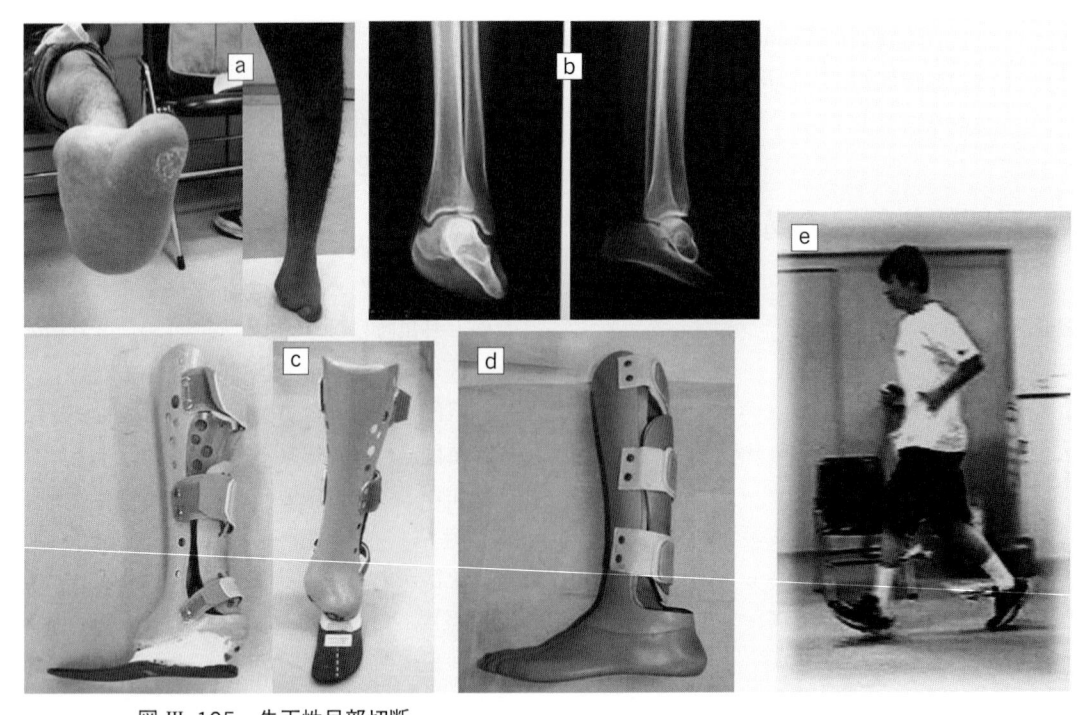

図Ⅲ-105 先天性足部切断
(国立障害者リハビリテーションセンター 赤居正美，佐々木一彦両氏の厚意による)

a：断端の状況，b：断端X線写真，c：オットーボック社ショパール断端用スプリングライトL700使用した仮義足，d：本義足，e：走行中のクライエント

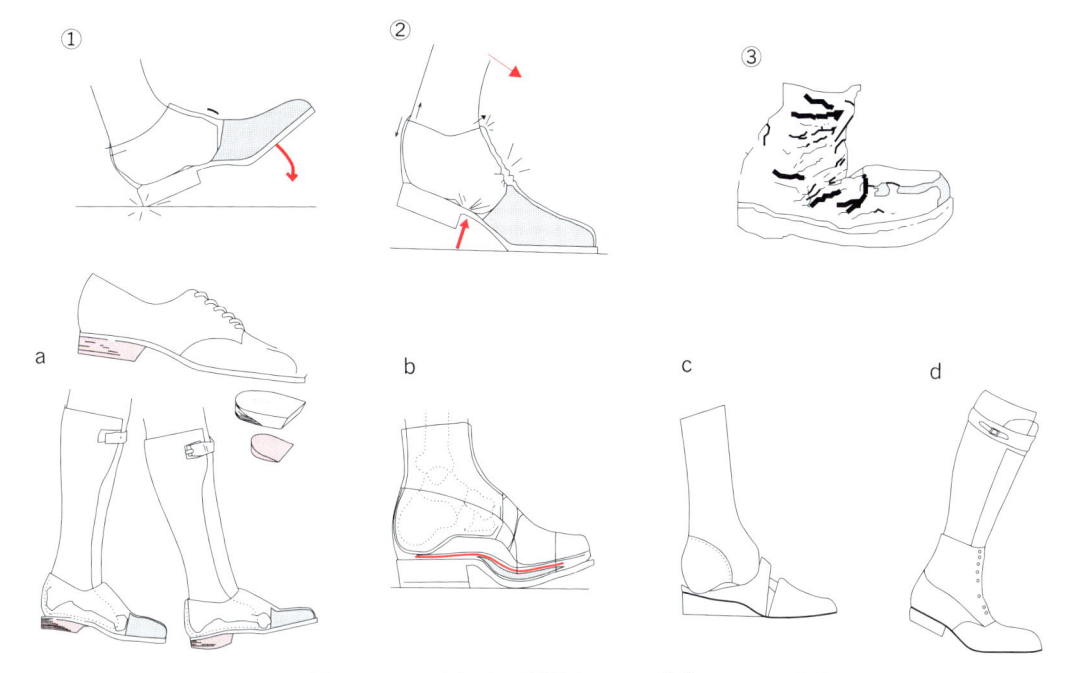

図 III-106　歩行時の問題点とその改善のための構造
①：踵接地時の衝撃と靴前部足背の逸脱，②：踏み切り期の断端前部の衝突と靴後部踵の逸脱，③：靴前部の折れ変形　a：クッション・ヒール，b：ロッカーバー(桟)，長いふまずしん，長い月形を有するハイトップシューズ，c：トウブレークを許す前足部背側の柔構造，d：踏み切り時に前面の圧分散が得られるトイフェル式義足

　足関節安定型には，金属支柱式，ノースウェスタン式，シューホーン式，PTB式，トイフェル式[8,9]などがあり，踏み切り期の強い力によるソケットと断端との間の"ずれ"を少なくし，圧の分散がはかられる。
　靴型義足においても，靴内で断端がずれないためのフィラー，踏み切り期の強い屈曲力に負けず，かつ円滑な転がり(前足部ロッカー，図 III-106)を妨げないような構造が必要(ふまずしん，桟，トウブレーク)である。
　立位・歩行作業の多い者のほか，両側切断，糖尿病などによる感覚鈍麻，断端痛・皮膚損傷・皮膚移植・末端骨突出などで末端支持が困難な者には，足関節安定型にすることが多い。
　足関節非固定の断端では，背屈可動域が温存されている切断後早期から断端下部の荷重面を前方高(図 III-100，踵足位)になるようにする。縦アーチの前方を欠く断端の水平位は，実は外反尖足位をとっている。残念ながら，足関節非固定断端がすでに尖足となっていることが多く，この場合には義足の底屈可動域を失い，踵接地時の衝撃吸収が困難で膝が不安定となるから，クッション・ヒールなどの工夫がいる(図 III-106 a)。同様に，足関節固定の断端でも踵接地時の衝撃吸収が悪い。なお，ヒールで患側が高くなれば，健側下肢にも補高が必要となる。
　中足骨切断者に対して，職場などでは足関節安定型義足が，屋内ではスリッパ式，足袋式が併用されることもある[5]。足趾切断では必要に応じ，フィラーを挿入した普通の履物を使用すればよい。
　チェックアウトについては，①処方が守られているか，②装着・歩行させて，痛みがないか，脱げないか，跛行が少ないか，踵接地期の衝撃が少なく，踏み切り期が円滑であるか，③外観がよいかなどをチェックする。

復習のポイント

1. まず本章の図をざっと見てイメージを再現する。
2. 足部切断を分類し，機能的特徴（喪失機能と残存機能）をいってみる。
3. 切断後の二次的合併症とその予防策を想起する。
4. 各足部切断者のニーズを配慮し，対応する義足を考えてみる。

【文献】

1) Soderberg B, Wikman A, Schaarschuch R, et al : Partial foot amputation, 2nd ed. pp 23-53, Scandinavian Orthopedic Laboratory, 2001
2) Perry J : Gait Analysis. p 33, Slack, 1992
3) Mueller MJ, Sinacore DV : Rehabilitation factors following transmetatarsal amputation. Phys Ther 1994 ; 74 : 1027-1033
4) Marquardt W（加倉井周一訳）：靴型装具のすべて．pp 142-152, パシフィックサプライ，1983
5) Parziale JR, Hahn KK : Functional considerations in partial foot amputations. Orthop Review 1988 ; 17 : 262-266

IV部

装具

1 装具総論

> ● 学習のポイント
> 1. リハビリテーション医学における装具の役割。
> 2. 装具の種類。
> 3. 装具の名称。
> 4. 骨盤帯長下肢装具の構成。
> 5. 下肢装具の継手の位置。

1 装具と義肢の違い

　JIS用語[1]によると義肢(prosthesis)は「切断によって四肢の一部を欠損した場合に，元の手足の形態または機能を復元するために装着，使用する人工の手足」であるが，装具(orthosis)は「四肢・体幹の機能障害の軽減を目的として使用する補助器具」と定義されている。したがって考え方によっては，装具は機能低下した四肢が存在し，それに装着して用いるものだけに，義肢より工夫が必要なこともあるといえる。

2 装具の歴史

　装具の歴史は古く紀元前2700年頃エジプトで骨折に用いられたと考えられる副木が最初ではないかといわれている。以来Hippocrates, Galenus, Ambroise Paré, Nicolas Andry, Hugh Owen Thomas，その他の歴史上の人物によって，主に整形外科的疾患に対して独創的な装具が開発された。第二次世界大戦後はリハビリテーション医学の進歩・発展に伴い，バイオメカニクスや人間工学的研究が盛んになり，優れた素材の開発や製作技術の進歩も加わり装具学(orthotics)の著しい発展があった。わが国でも義肢装具の関連職種が参加しての日本義肢装具学会の隆盛，国家資格を有する義肢装具士の増加，専門職養成校の増加などもあり，わが国の義肢装具は発展を続けてきており，義肢装具の国際水準の引き上げにも貢献している。

3 装具の役割

　装具の目的は，①変形の予防，②変形の矯正，③病的組織の保護(炎症や障害のある組織を安静・固定し，病勢の進行を止め，治癒を促進する)，④失われた機能の代償または補助(弱化した筋力や，構築的に不安定な関節などに対してそれを代償または補助する)，である。

　リハビリテーション医学において，装具には以下のような役割がある。

　(1) 歩行機能を向上する(歩行の安定性，支持性，歩容などを改善する)。

　(2) 変形を予防，矯正する(例えば尖足，反張膝，X脚，手指の拘縮，側彎症などに対して，予防，矯正ができる)。

　(3) ADLが向上する(例えば対立装具や手関節駆動把持装具などで物が把持しやすくなる)。

　(4) 病気の治癒を促進できる(例えば骨折，神経麻痺，内反足などの治療に用いる)。

　(5) 傷害を予防できる(例えば頭部保護帽，二分

脊椎の腰仙椎装具，病的骨折予防装具などは，起こりやすい傷害を予防できる）。

4 装具の種類

装具の種類は装着部位によって，上肢装具，下肢装具，体幹装具に大別される。

使用目的によっては，治療用装具（医学的治療が完了する前に使用する装具，または医学的治療の手段の一つとして使用する装具），更生用装具（医学的治療が終わり，変形または機能障害が固定した後に日常生活活動などの向上のために使用する装具），固定保持用装具，矯正用装具，免荷装具（下肢にかかる体重を減少させるために使用する装具），歩行用装具，交互歩行用装具（対麻痺患者が交互歩行できるように股継手部を工夫した装具），立位保持装具，スポーツ用装具，夜間装具，牽引装具，即席装具（簡単な材料を用いて短時間で作ることのできる治療用装具），組立式装具（必要な部品を組み合わせて短時間で完成させる装具），機能的骨折装具（骨折治療に用いる装具で，関節運動が可能なもの），筋緊張緩和装具（脳性麻痺や脳卒中片麻痺などの痙性を柔らげる工夫をした装具），機能的電気刺激装置（FES：神経を電気刺激し，筋を収縮し動作をさせる装置。電極，刺激発生装置，スイッチなどからなる）などがある。

また主として用いられる材料により金属支柱付き装具（一般にプラスチック装具に対してコンベンショナル装具とよばれる），プラスチック装具，ハイブリッド装具（2種以上の異なった系統の装具などを組み合わせて用いる装具）などがある（図IV-1）。

5 装具の名称

装具の名称はわが国ではJIS用語を使用することが多い（図IV-2～4）。

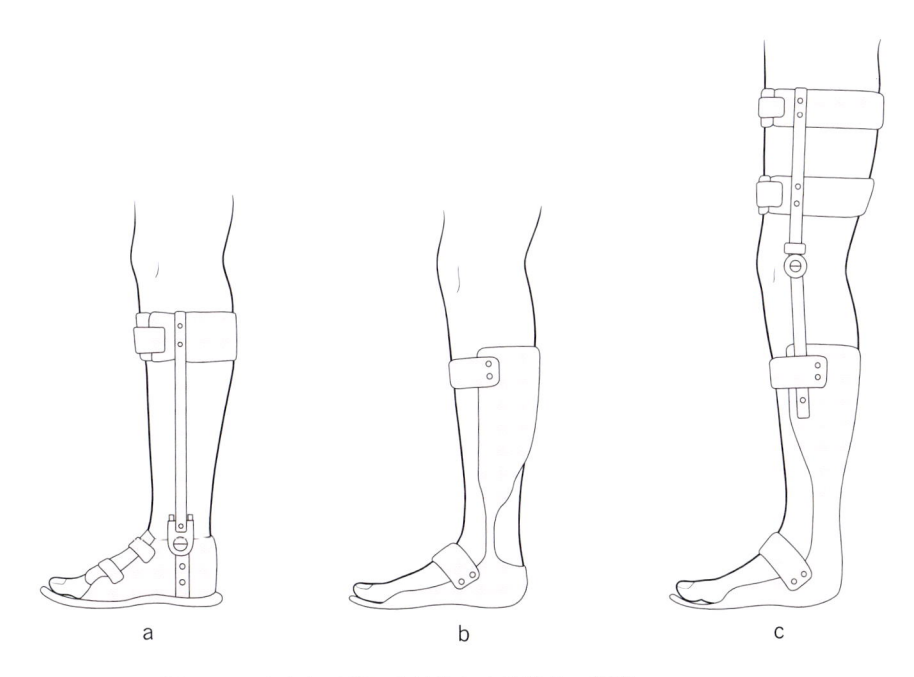

図IV-1 主として用いる材料による装具の種類
a：金属支柱付き短下肢装具，b：プラスチック短下肢装具，
c：ハイブリッド長下肢装具

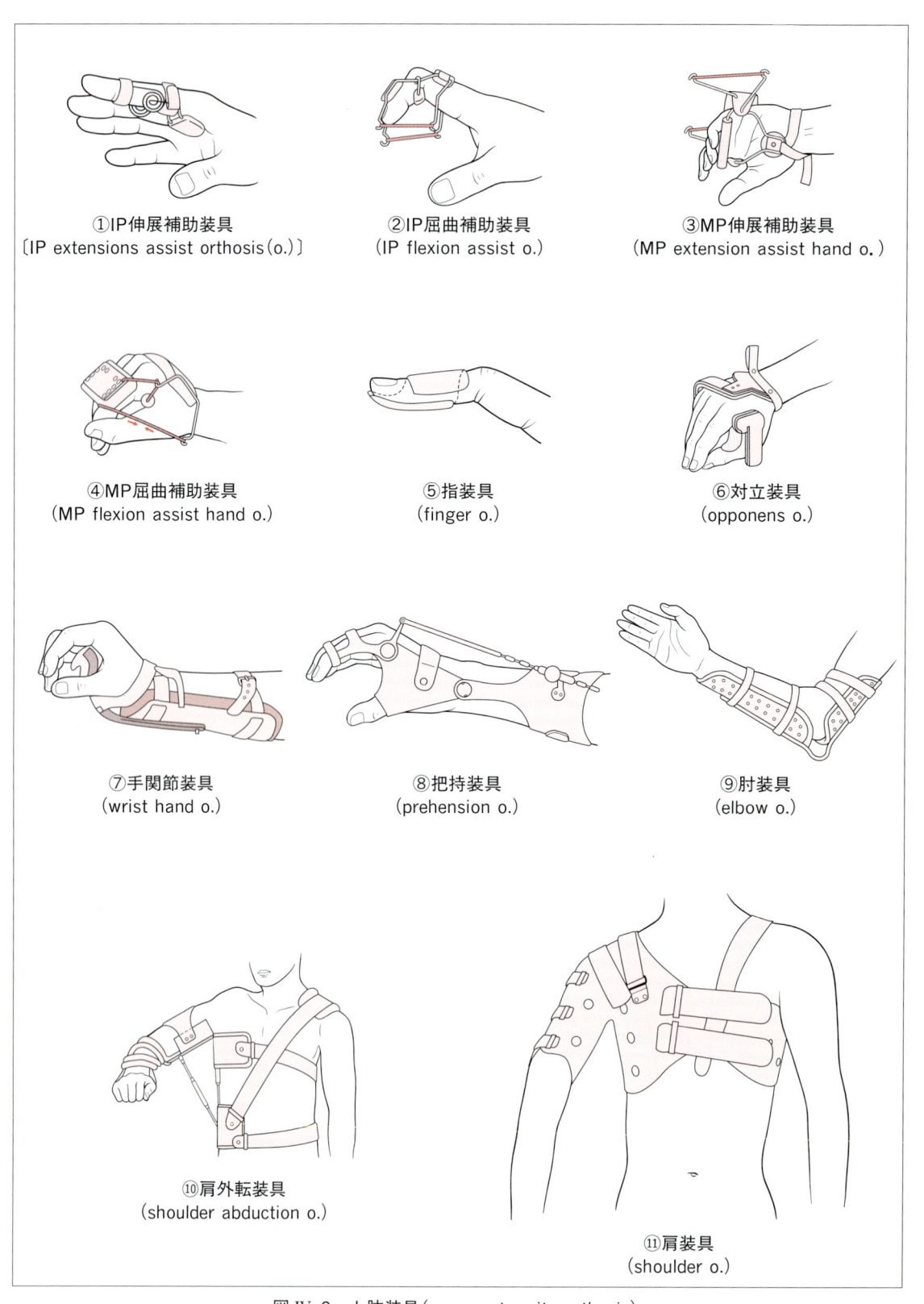

① IP伸展補助装具
〔IP extensions assist orthosis (o.)〕

② IP屈曲補助装具
(IP flexion assist o.)

③ MP伸展補助装具
(MP extension assist hand o.)

④ MP屈曲補助装具
(MP flexion assist hand o.)

⑤ 指装具
(finger o.)

⑥ 対立装具
(opponens o.)

⑦ 手関節装具
(wrist hand o.)

⑧ 把持装具
(prehension o.)

⑨ 肘装具
(elbow o.)

⑩ 肩外転装具
(shoulder abduction o.)

⑪ 肩装具
(shoulder o.)

図Ⅳ-2　上肢装具(upper extremity orthosis)

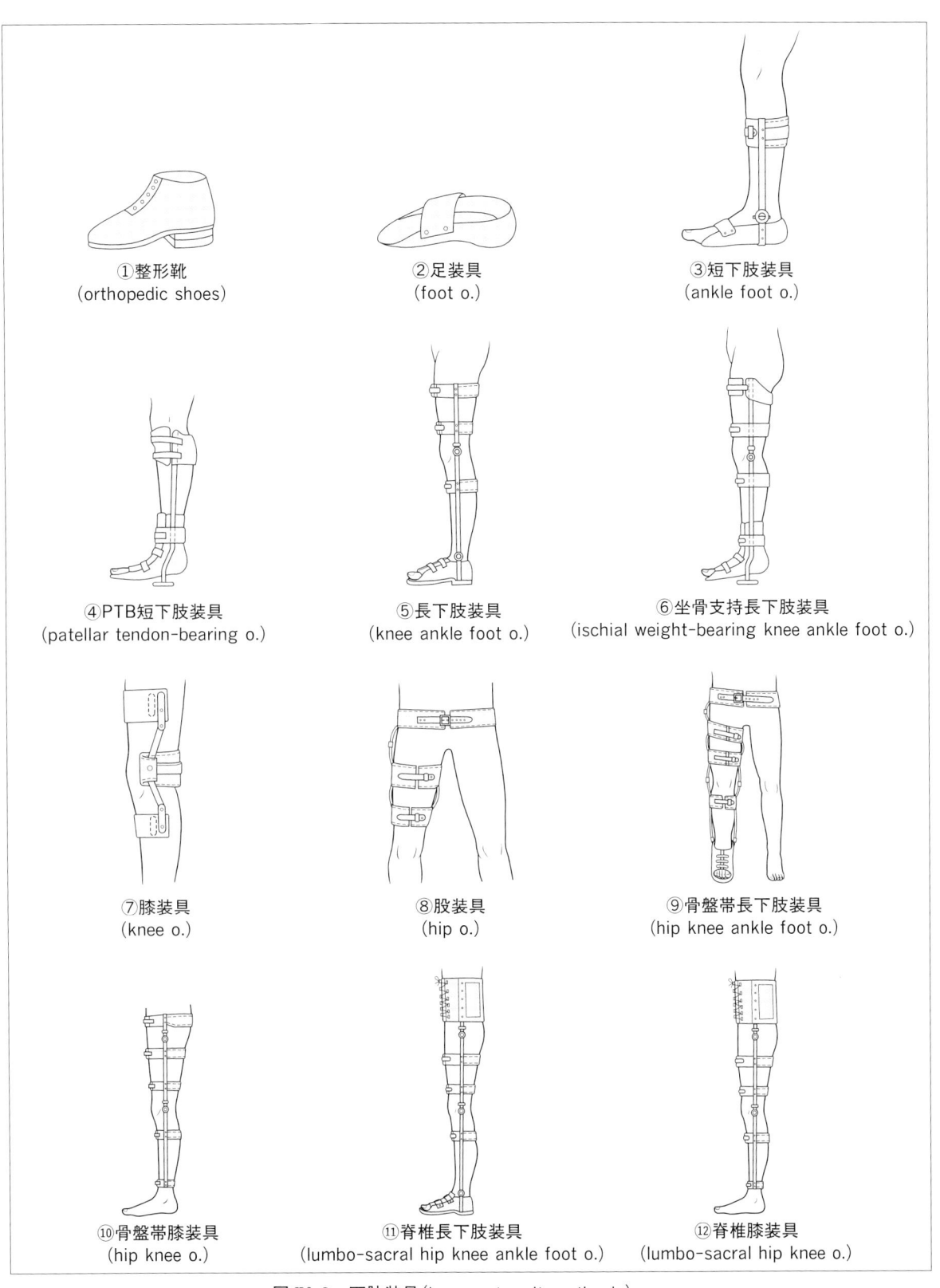

① 整形靴 (orthopedic shoes)
② 足装具 (foot o.)
③ 短下肢装具 (ankle foot o.)
④ PTB短下肢装具 (patellar tendon-bearing o.)
⑤ 長下肢装具 (knee ankle foot o.)
⑥ 坐骨支持長下肢装具 (ischial weight-bearing knee ankle foot o.)
⑦ 膝装具 (knee o.)
⑧ 股装具 (hip o.)
⑨ 骨盤帯長下肢装具 (hip knee ankle foot o.)
⑩ 骨盤帯膝装具 (hip knee o.)
⑪ 脊椎長下肢装具 (lumbo-sacral hip knee ankle foot o.)
⑫ 脊椎膝装具 (lumbo-sacral hip knee o.)

図 IV-3 下肢装具 (lower extremity orthosis)

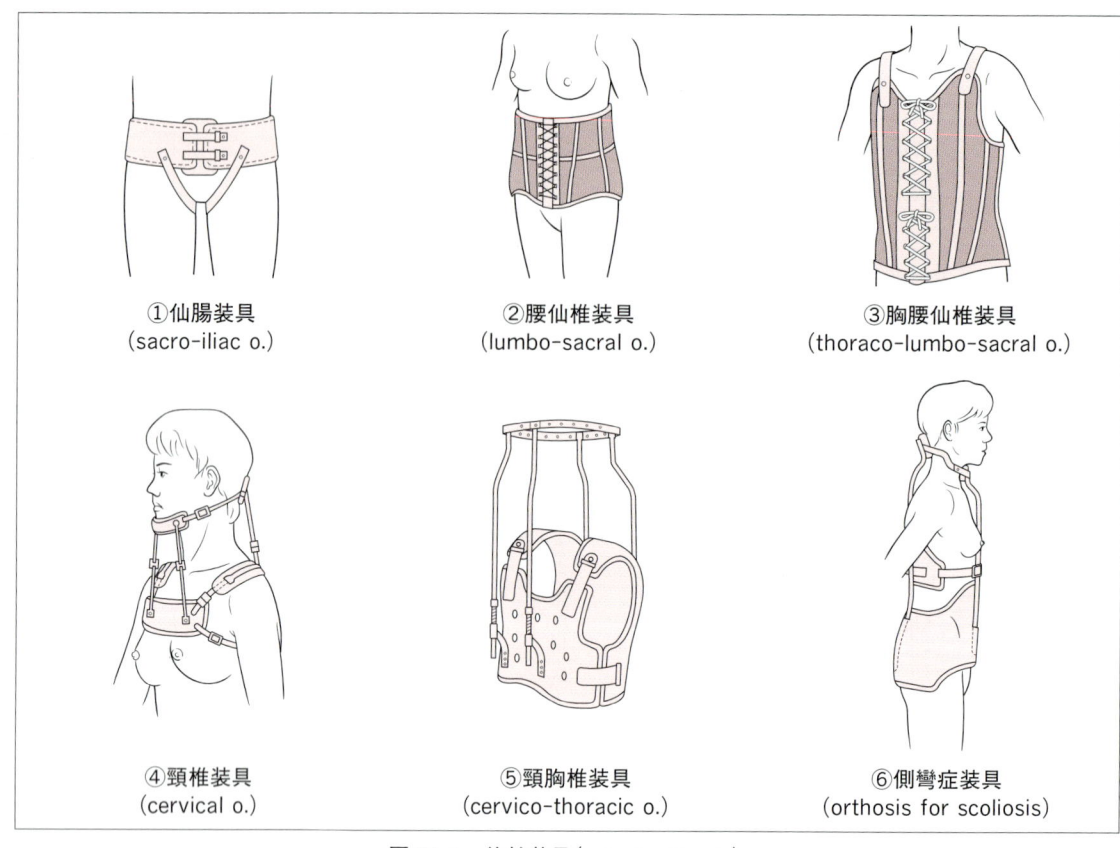

①仙腸装具 (sacro-iliac o.)　②腰仙椎装具 (lumbo-sacral o.)　③胸腰仙椎装具 (thoraco-lumbo-sacral o.)

④頸椎装具 (cervical o.)　⑤頸胸椎装具 (cervico-thoracic o.)　⑥側彎症装具 (orthosis for scoliosis)

図IV-4　体幹装具 (spinal orthosis)

6 装具の適応と処方

　装具の適応を決め，最適の装具を選択し，処方するのは医師の役目であるが，これらは必ずしも簡単ではない。患者の病態，機能障害の程度，経過，性別，年齢，職業，生活様式，心理状態，経済状態など多くの因子を検討する必要がある。

　実際には装具の適応を決める場合には，次のような事柄を検討する。

(1) 装具を作る目的は何か。患者に対してどのような利益が期待できるか。

(2) 装具が患者に与える不利益は何か。

(3) 患者の病態や機能障害はどの程度か。またそれは変化しつつあるのか，固定しているのか。

(4) 患者は装具をうまく使ってくれそうか。

(5) 患者は経済的に装具の代金を支払えるか。

　また，装具を選択する際には以下の項目について考慮する。

(1) 静的装具がよいか，動的装具がよいか。

(2) 装具を用いる期間はどれくらいか。

(3) 装具は屋内で装着するのか，それとも屋外や職場で使用するのか。

(4) 選択しようとしている装具について，装具製作者の知識や製作技術は十分か。

　装具処方箋については1982年に日本リハビリテーション医学会と日本整形外科学会が義肢装具の統一処方箋を制定し，障害者自立支援法などの正式な書類として採用されている。これにはJIS用語が使用されており，わが国の標準的な処方箋である。

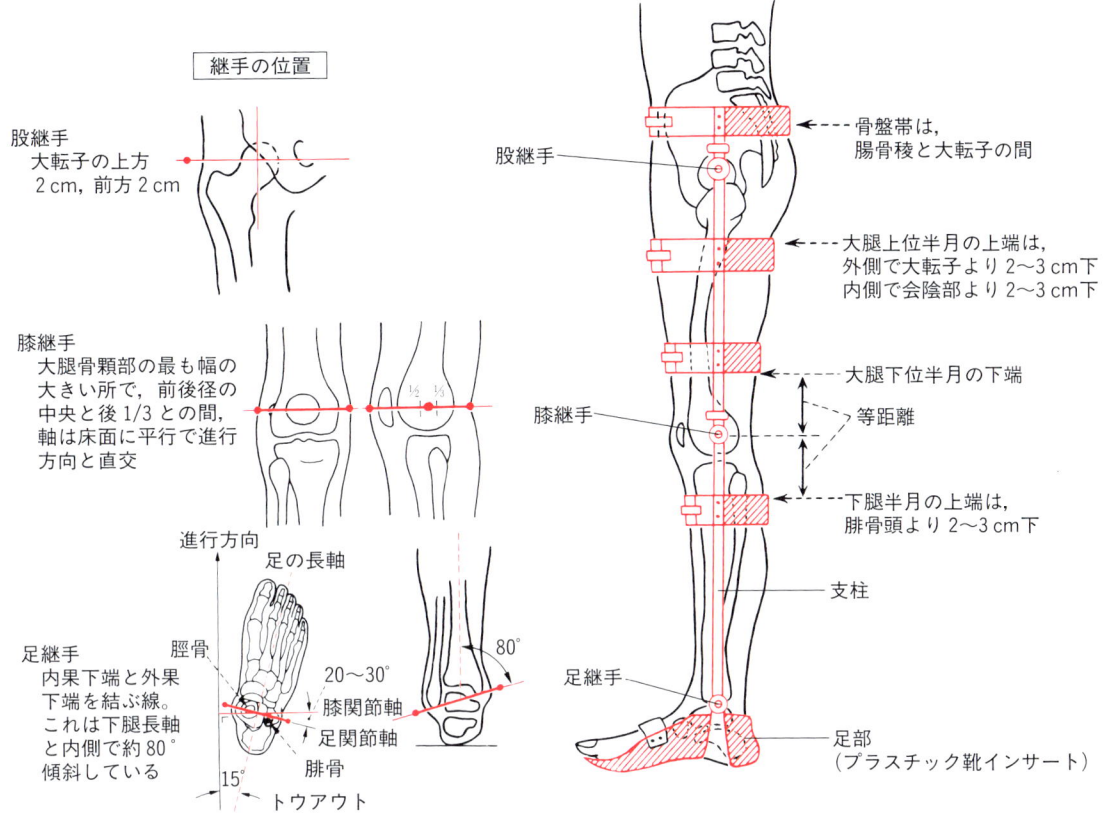

図 IV-5　骨盤帯長下肢装具の構成と部品の取り付け位置（文献2より転載）

7　下肢装具の構造と継手の位置

　装具の構造は種類やデザインにより異なるが、いずれも装着目的を達成するのに必要な構造になっている。そのための素材としては一般に金属、プラスチック、皮革、織布などが用いられる。装具の構成要素には支柱、半月、バンド、継手、足部、パッド、その他があり、それぞれ好ましい形状、大きさ、取り付け場所などがある。

　身体の関節部に相当する場所には通常継手が取り付けられるが、この継手は関節の生理的な運動軸に一致させて取り付ける必要がある。骨盤帯長下肢装具を例にとって、構成要素の取り付け位置を図 IV-5 に示す。

8　下肢装具の継手の種類

　継手は各関節の動きに協同して動くものであり、多くの種類がある。その機能を知り、目的に最も適したものを選択する必要がある。特に下肢装具における股継手（図 IV-6 a）、膝継手（図 IV-6 b）、足継手（図 IV-6 c）、さらにプラスチック短下肢装具の足継手などに多くの種類があり、特徴的な機能があるので、目的の機能を発揮できるものを選ぶ必要がある。

　脳卒中の下肢装具に用いられる膝継手、足継手は種類が豊富で、病態に応じて適切なものを選択する必要がある[4]。

a. 股継手

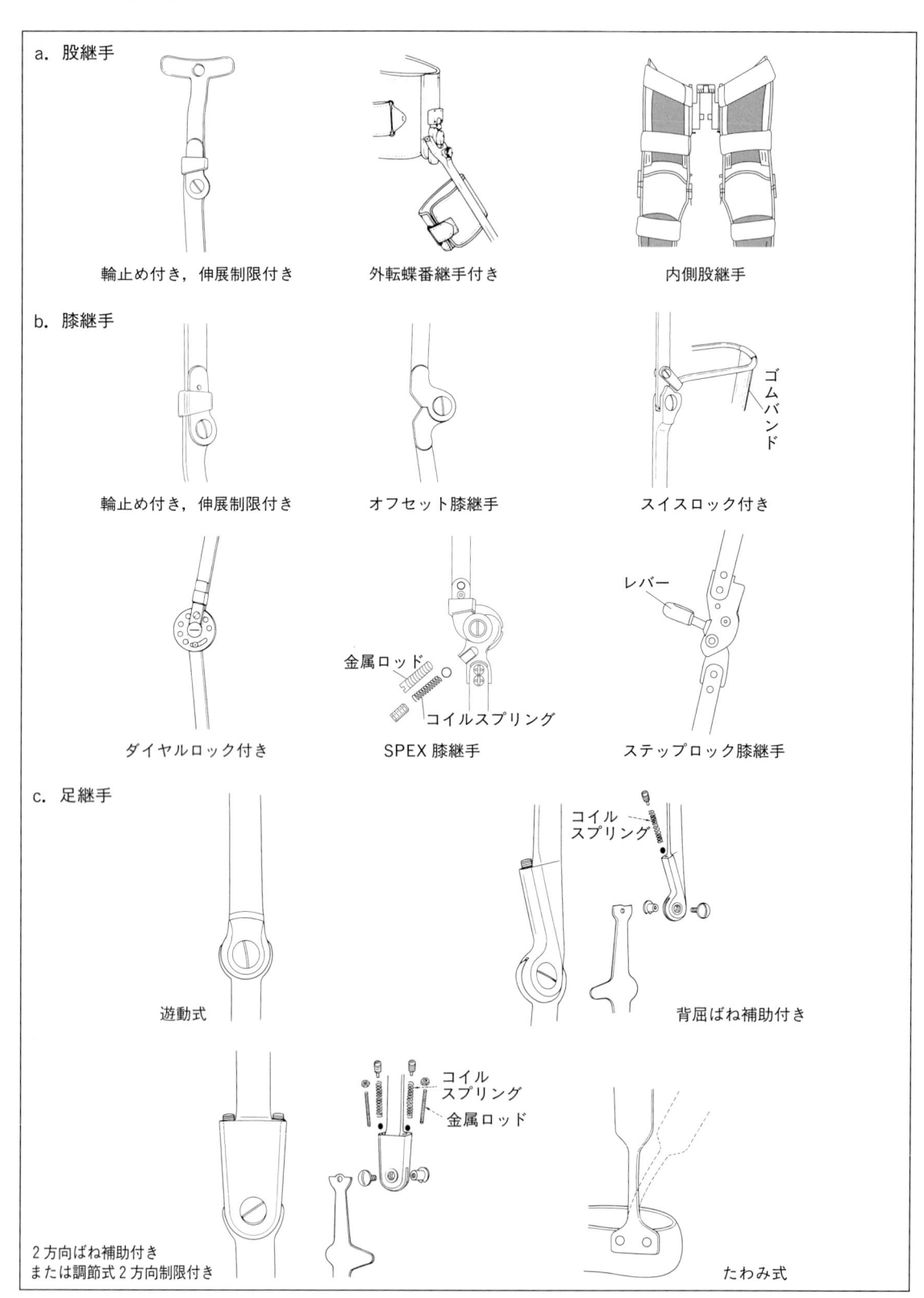

- 輪止め付き，伸展制限付き
- 外転蝶番継手付き
- 内側股継手

b. 膝継手

- 輪止め付き，伸展制限付き
- オフセット膝継手
- スイスロック付き（ゴムバンド）
- ダイヤルロック付き
- SPEX膝継手（金属ロッド、コイルスプリング）
- ステップロック膝継手（レバー）

c. 足継手

- 遊動式
- 背屈ばね補助付き（コイルスプリング）
- 2方向ばね補助付きまたは調節式2方向制限付き（コイルスプリング、金属ロッド）
- たわみ式

図 IV-6　継手の種類

9 プラスチック短下肢装具の分類と機能

装具にはそれぞれ特徴的な機能があるが、プラスチック短下肢装具では表IV-1のごとく分類できる。プラスチック短下肢装具は足関節の運動(底・背屈，内・外がえし)を制御するだけでなく、膝関節の運動をも制御することができる。例えば短下肢装具装着で下腿の矢状面での下腿長軸と垂直線とのなす角度(SVA：下腿前傾角)がプラス角度であれば膝関節には屈曲への力が働き、マイナス角度であれば膝関節には伸展への力が働く(図IV-7)。

10 上肢装具の機能

上肢装具は上肢の外傷や末梢神経麻痺，頸髄損傷，関節リウマチ，脳卒中などで用いられることが多いが、関節を目的の肢位に保持する静的装具(static orthosis)と関節運動を制動したり補助したりする動的装具(dynamic orthosis)に分けることができる。病態に応じてではあるが、なるべく動的装具を選択したほうがよいと考える。治療目的で一時的に用いる場合に手のスプリントと慣用的によばれることがある。

11 体幹装具の機能

体幹装具には多くのデザインや種類があるが、支柱の長さ・位置、バンドの位置、パッドの取り付け位置により体幹の屈曲・伸展、側屈、回旋のそれぞれの運動を制御することができる。装具ご

表IV-1 プラスチック短下肢装具の機能的分類

1．足関節固定タイプ
　1）背屈・底屈運動：固定
　2）内がえし・外がえし運動：固定
　3）膝折れ防止または反張膝改善
　4）膝関節の側方不安定の防止

2．足関節可動タイプ
　1）背屈運動：遊動，制限，制動，補助
　2）底屈運動：遊動，制限，制動，補助
　3）内がえし・外がえし運動：制限，制動
　4）膝折れ防止または反張膝改善
　5）膝関節の側方不安定の防止

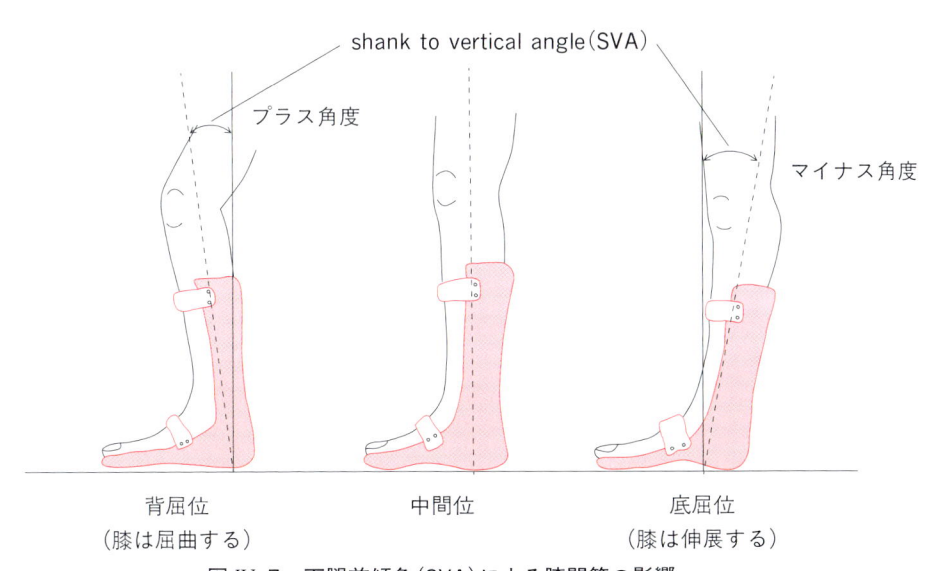

図IV-7 下腿前傾角(SVA)による膝関節の影響

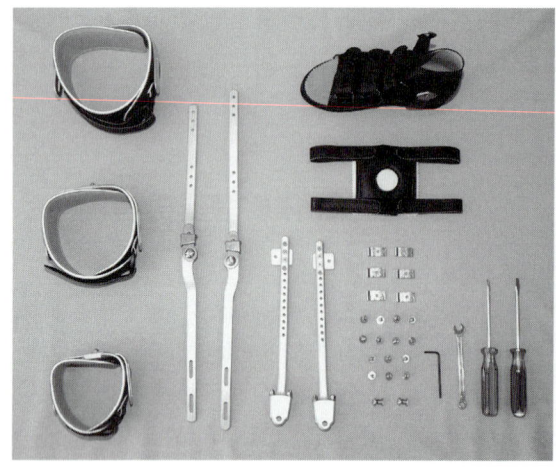

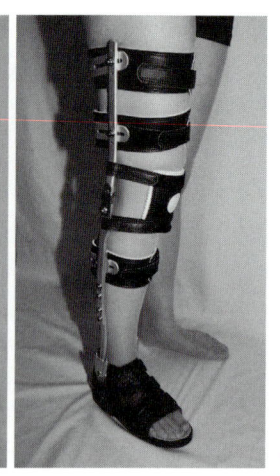

図IV-8 組立式下肢装具
a：モジュール化した部品
b：長下肢装具に組み立てる

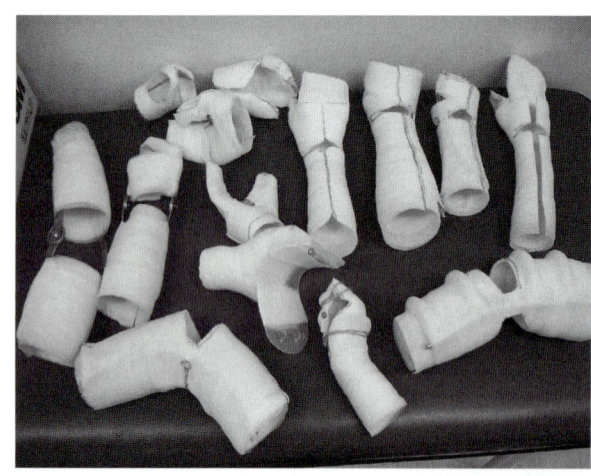

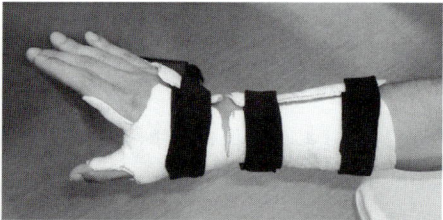

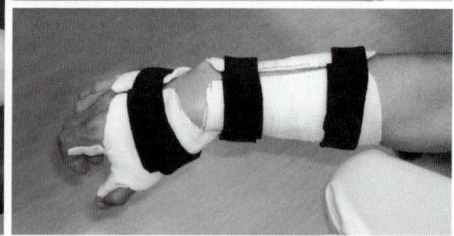

図IV-9 即席装具
a：可撓性プラスチックキャストで作製した即席装具
b：橈骨神経麻痺のために作製した動的な即席上肢装具

とに運動制御の方向と程度を理解しておくことが重要である。支柱，バンド，パッドを用いての変形の予防や矯正は3点圧迫の原理に基づいてなされる。

12 すぐ装着できる装具

一般に装具製作は専門業者に依頼するので，処方から完成までに数週間を要し，装具治療の必要な患者を待たせることがあり好ましいことではない。装具が適応と判断された場合にすぐに装着できる装具が有用である。この用件に合うすぐ装着できる装具としては次の4種類がある。

1）既製品の装具

頸椎カラー，腰椎コルセット，膝サポーター，足関節固定具，手関節固定装具などの市販品があ

るが，種類やサイズがまだ不十分であり，また体格によっては適合が不満足なこともある．

2) 訓練室に常備の装具

主に歩行訓練のために短下肢装具や長下肢装具が幾種類か常備されていることがある．しかし種類やサイズはまだ不十分と考えられる．

3) 組立式装具(図Ⅳ-8)

材料や部品をモジュール化，キット化し，患者の病態や体形に応じて適当な部品を選んで組み立てて完成させるものである．まだ普及は十分ではない．

4) 即席装具(図Ⅳ-9)

可撓性プラスチックキャストを用いて，病院内で短時間で望ましい機能の装具を作製するものである．耐久性や外観は正式の装具に劣るが，病態の変化に対応できる．トライアルの装具として，また正式の装具ができてくるまでのつなぎとして有用である．

● 復習のポイント

1. 装具はどんなに役立つか？
2. 装具にはどんな種類があるか？
3. 短下肢装具は膝関節を制御できるか？
4. 静的装具と動的装具の違いは何か？
5. すぐ装着できる装具にはどんなものがあるか？

【文献】

1) 日本規格協会：福祉関連機器用語［義肢・装具部門］JIS T 0101-1997．日本規格協会，1997
2) 渡辺英夫：装具．津山直一(監修)：標準リハビリテーション医学．第2版，pp 239-264，医学書院，2000
3) American Academy of Orthopedic Surgeons : Atlas of othoses and assistive devices, 3rd ed. Mosby, St. Louis, 1979
4) 渡邉英夫：脳卒中の下肢装具．病態に対応した装具の選択法．医学書院，2007

コラム　廃用症候群と装具

　廃用症候群は運動不足病ともいい，運動をしないことによって生じる一群の症状である。廃用による症状は，局所的，全身的，精神的なものに大別できるが，装具は関節の動きを制限または固定するため，局所的な廃用症候群の原因となりうる。

　例えば膝関節の伸展筋力が低下している場合には，体重をかけると膝が折れてしまうので，そのままでは体重支持も歩行もできず，結果として下肢骨の萎縮を生じる。しかしながら，装具によって伸展位に固定すると荷重と歩行が可能になり，骨萎縮を防止できることになる。それによって日常生活活動は改善され，結果として全身的・精神的にもよい効果が得られる。

　装具のメリットを生かしデメリットを最小限に抑えるためには，当初の装具を処方する段階から，装具の使用目的を明確にして使用時間や使用期間を計画的に定め，本来の目的以外には漫然と装着しないようにすることが肝要である。さらに1日に1回は装具を外し，関節の全可動範囲にわたって他動的な関節運動を行うことで，関節拘縮の発生を予防できる。

表　廃用症候群

A．局所性廃用症候
  1．関節拘縮
  2．肩亜脱臼（逆拘縮）
  3．筋廃用萎縮
  4．骨廃用萎縮
  5．皮膚萎縮（短縮）
  6．褥瘡
  7．静脈血栓症
B．全身性廃用症候
  1．心肺機能低下
    a．1回心拍出量減少
    b．頻脈
    c．最大換気量減少
  2．起立性低血圧
  3．消化器機能低下
    a．食欲不振
    b．便秘
  4．利尿，ナトリウム利尿，脱水，血液濃縮
  5．易疲労性
C．精神神経性廃用症候
  1．知的活動低下
  2．うつ傾向
  3．自律神経不安定
  4．姿勢・運動調節機能低下

〔上田　敏：障害学．津山直一（監修）：標準リハビリテーション医学．第2版，医学書院，2000，pp 74-88 より一部改変して転載〕

2 脳卒中片麻痺の装具

学習のポイント
1. 脳卒中片麻痺の装具療法の意義。
2. 脳卒中片麻痺に用いる上肢装具の目的と種類。
3. 脳卒中片麻痺に用いる下肢装具の目的と種類。

1 脳卒中片麻痺の特徴

　脳卒中片麻痺は，病変の部位や範囲によってその程度に差が生じるが，急性期の治療いかんによってもその予後は大きく左右されるといわれている。このことが，近年早期リハビリテーションが重要視される理由である。これは，保険診療上においても反映され，急性期のリハビリテーションには手厚く，急性期を過ぎるとなんらかの制限がかかるようになってきている。つまり，このような医療体制のなかでは，脳卒中片麻痺の装具療法においても，早期処方・早期装着，そしてよりよいコストパフォーマンスへの対応が求められている。

　脳卒中片麻痺の装具療法で留意しなければならない点に，脳卒中の病態をよく理解することがある。脳卒中では，中枢性麻痺の一つの側面である随意運動の障害や筋緊張の異常を伴うが，これは時期により変化するものである。つまり，急性期においては弛緩性麻痺を示し，その後痙性麻痺へ移行するという過程を経て回復していく。さらに，随意運動のパターンも連合反応や共同運動，分離運動と変化し，この運動麻痺以外にも知覚障害や高次脳機能障害などの種々の障害を有する場合がある。つまり，この多様な病態に応じた装具を処方することが重要となるのである。したがって，脳卒中片麻痺の装具療法を行うにあたっては，より早期より的確に病態を把握し，その病態に応じた適切な装具療法を早期から開始することが肝心である。

　また，予後を予測することも大事である。この予後予測によりリハビリテーションのゴールを設定することが可能となり，そのゴールに応じた装具療法のプランを立てることで，コストパフォーマンスもよくなるものと考える。

　そして何よりも，装具療法を含めた治療に関連する情報を，リハビリテーション医療にかかわるスタッフが患者や家族と共有すること，そしてそれをもとに関係者間で協力してリハビリテーション治療を前進させることが，リハビリテーション医療にとっては重要なことである。

2 脳卒中片麻痺における装具療法の意義

　脳卒中片麻痺に対する装具療法の目的は，従来は「能力低下(disability)＝活動の制限」に対しての使用が主体であったが，今では急性期より積極的に，「機能障害(impairment)＝機能・構造の異常」に対しても用いる方向となってきており，装具療法の意義は拡大してきている。装具の処方目的として，下肢装具一般については，Deaverの①体重支持，②変形予防，③変形矯正，④不随意運動のコントロール，という処方目的が古典的なものとして知られている。これを脳卒中片麻痺に限れば，脳卒中片麻痺の病態が弛緩性麻痺の時

キーワード解説

脳卒中の早期リハビリテーション(リハ)と装具(プログラム・保険上の問題)

脳卒中の早期リハの有効性についてのエビデンスが論じられるようになり，早期リハがさらに重要視されている。これは，保険診療上においても反映され，平成18年度の診療報酬改定においては，脳血管疾患等の患者で発症後60日以内の患者の場合は，1日9単位という集中的なリハの施行も認められるようになった。また，平成19年度の診療報酬改定においては，前年度の診療報酬改定により脳血管疾患等の患者の算定日数上限が180日に定められた点が，改善の見込みがあると判断された場合は算定日数上限の適用除外対象となった。しかし，その代わりに，140日以後は点数が逓減された。平成20年度の診療報酬改定においては，施設基準が，Ⅰ，Ⅱ，Ⅲに分けられ，Ⅰは15点の引き下げとなった。しかし，早期リハ加算が発症から30日に限り30点加えられた。また，180日以後の延長時の点数逓減はなくなったものの，1日13単位までに制限が設けられた。入院期間に関しては，病院では2週間を境界とし入院料の逓減化がはかられており，そのことが在院日数の短縮に拍車をかける状態となっている。このように，保険診療において，急性期のリハ医療には手厚く，急性期を過ぎると制限がかかる現在の医療体制のなかでは，脳卒中片麻痺の装具療法においても，早期処方・早期作製・早期装着，そしてよりよいコストパフォーマンスへの対応が求められる。

期か痙性麻痺の時期かによっても異なるが，大川らの，①立脚期の安定，②つま先離れを容易にする，③正常歩行パターンに近づける，④変形の予防，が処方目的として理にかなっている。一方，上肢装具の処方に関しては，矢崎らがEllisにより発表されたものを改変し，①疼痛，②動揺性，③変形の可能性，④術前評価，⑤特殊訓練，⑥治癒の促進，⑦創造性，⑧その他の8項目を適応として挙げている。このなかで脳卒中片麻痺に対する適応を考えた場合，①変形予防，②疼痛予防，③動揺関節の保持があてはまると思われる。しかしながら，実際的な脳卒中片麻痺に対する装具療法の現状をみると，下肢装具が使用により約70％程度に歩行改善が得られるという実用性を伴うために継続的に使用されるのに対し，上肢装具のほうは使用しても約70％程度が非実用的であるために継続的に使用されることは少ない。

3 脳卒中片麻痺の下肢装具の種類と構造

a 骨盤帯長下肢装具(hip knee ankle foot orthosis；HKAFO)(図Ⅳ-10)

下肢の三大関節である股関節，膝関節，足関節を含む骨盤から足底に及ぶ構造であり，これらの関節運動がコントロール可能である。つまり，股関節部分にも著明な筋力低下や拘縮があり，起立位保持が困難な場合に用いる。しかし，脳卒中片麻痺の場合の立位・歩行訓練において，股継手による股関節運動のコントロールには利点が少ないため，処方頻度としては多いものではない。

b 長下肢装具(knee ankle foot orthosis；KAFO)

大腿より足底に及ぶ構造であり，膝関節と足関節の動きを制御することができるため，脳卒中片麻痺では，下肢全体の支持性が低下している重度弛緩性麻痺や著しい下肢屈筋共同運動パターン，あるいは重度感覚障害，または半側空間無視などの高次脳機能障害，その他膝関節拘縮などに対しても用いられる。両側金属支柱付きのものが多いが，片側金属支柱付きもある。下腿部については金属支柱のコンベンショナル型とプラスチック製のハイブリッド型があり，足部については整形靴，足部覆い付き，プラスチック靴インサートがある。これらの種類は，痙性や拘縮の程度などの病態や生活様式を考慮し，予後もみすえたうえで選択することが望ましい。

図IV-10　骨盤帯長下肢装具

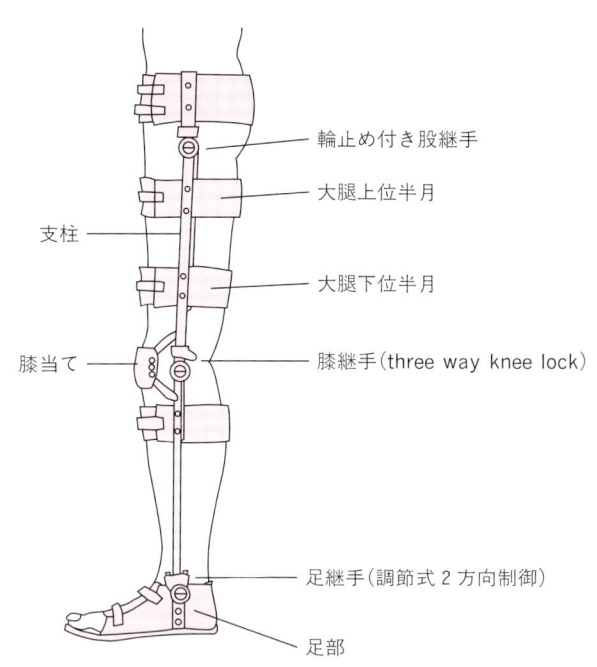

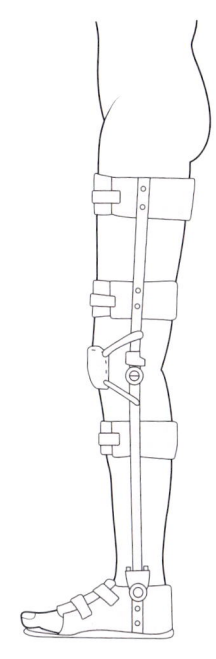

図IV-11　両側金属支柱付きコンベンショナル型長下肢装具
（足部：足板に足部覆い付き）

a）両側金属支柱付きコンベンショナル型
（図IV-11）
b）両側金属支柱付きハイブリッド型（図IV-12）
　プラスチック短下肢装具に大腿部を連結したものである。

c 短下肢装具（ankle foot orthosis；AFO）

　下腿より足底に及ぶ構造であり，足関節の動きを制御することが可能である。よって，脳卒中片麻痺においては，足関節の内外反不安定や尖足などの足部変形，膝関節の不安定，重度感覚障害の場合に，立脚期の安定化と歩容の改善，膝伸展筋の賦活化などの目的などで用いる。

1）両側金属支柱付き短下肢装具（コンベンショナル型）（図IV-13）

　痙性や拘縮が強いタイプに用いられる。両側の支柱にストラップなどの付属品も取り付けやすく，内反変形の矯正も可能である。また，種々の調節式継手を使い分けることにより，病態に応じた足関節の運動コントロールも可能である。しかし，重量の点や足部が整形靴の場合は和式の生活に支障がある点などが問題となることがある。

2）プラスチック短下肢装具（図IV-14，15）

a）固定型（rigid ankle type）
　足関節が固定されるタイプであり，脳卒中片麻痺においては，足関節の弛緩性麻痺や足関節バランス不良例に用いる。後面支柱式，EngenのTIRR（改変型），湯之児式，KU Halfの継手なし型などがある。

b）可撓型（flexible ankle type）
　足関節に可動性があるタイプである。このなかで生理的距腿関節部に足継手があるタイプをarticulating AFOという。

（1）プラスチック支柱部可撓型（図IV-15）：後面支柱式（深いトリミング型），オルソレンドロップフットブレース，オルトップAFO，

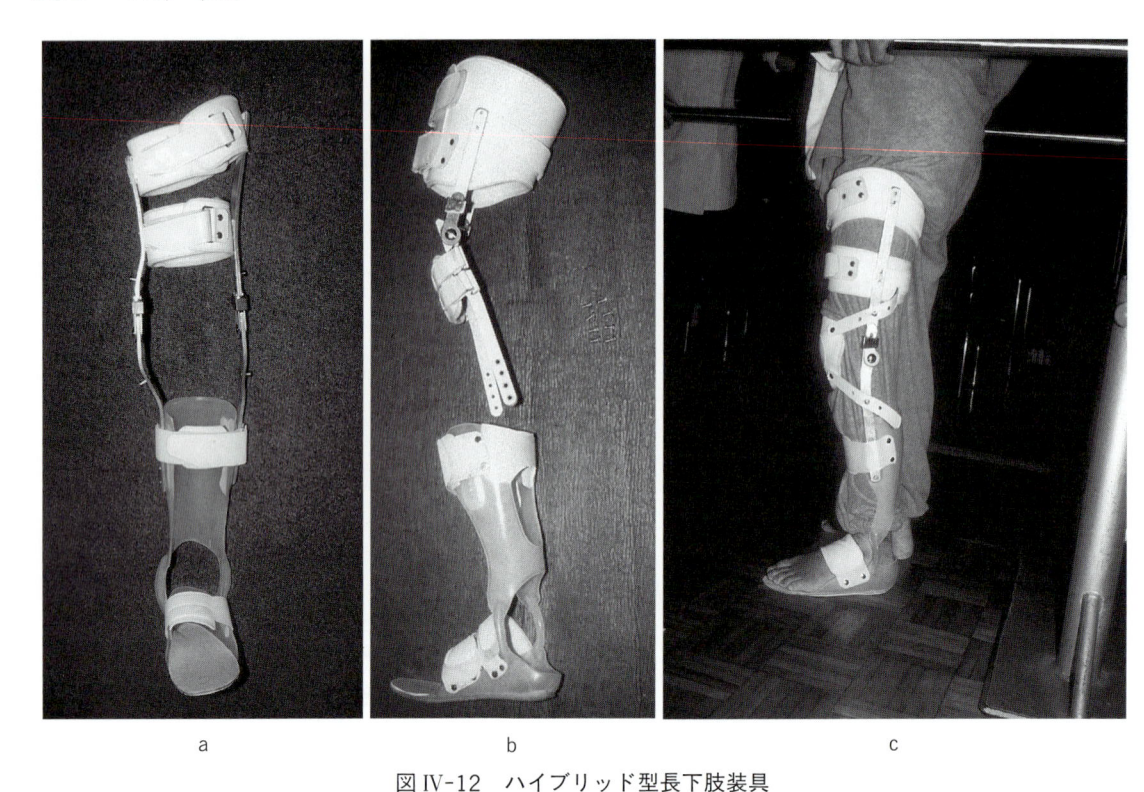

図Ⅳ-12　ハイブリッド型長下肢装具
a：全体像(Saga plastic AFO を使用)，b：分離後(KAFO から AFO への変更)，c：症例装着(膝当て使用)

EngenのTIRRポリプロピレン型，Spiral型，Hemi-spiral型などがある。肢位保持機能はあるが，足関節運動において，装具の足関節運動軸が生理的軸と一致しない点が問題である。

（2）**金属足継手付き**(articulating AFO)：装具の足関節運動軸が生理的軸に一致している点が利点である。脳卒中片麻痺において下腿三頭筋の痙性例や反張膝傾向の場合には足継手を底屈止めに設定し，逆に背屈筋痙性例や膝折れ傾向の場合には背屈止め設定する。FlapのC.C.AD足継手，FillauerのPDC ankle joint，Trulite Seattle社のSelect ankle joint，Gaitsolution Designなどがある。

（3）**プラスチック足継手付き**(articulating AFO)：足継手の部分がプラスチック製のものである。Saga plastic AFO，BeckerのGillette ankle jointやTamarack足継手，KU half AFOの足継手型，DACS AFOなどがある。

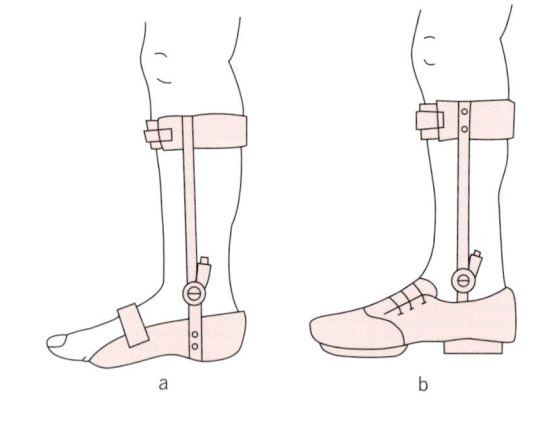

図Ⅳ-13　両側金属支柱付きコンベンショナル型
a：短下肢装具(足部：プラスチック靴インサート)
b：短下肢装具(足部：整形靴)

d　膝装具(knee orthosis；KO)

大腿部から膝関節を挟んで下腿部へ及ぶ構造で

足継手の機能	対応する金属継手（調節式2方向制御）	対応するプラスチック短下肢装具				脳卒中片麻痺での適応
固定	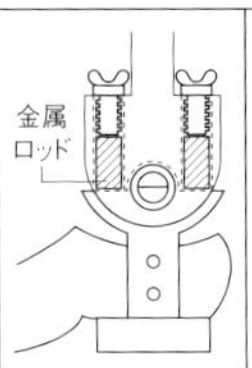 金属ロッド	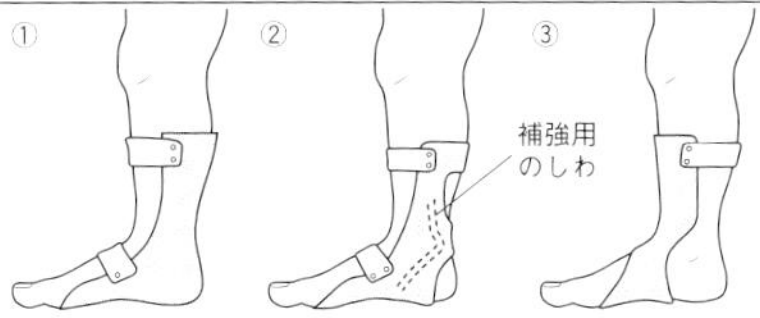 ① 後面支柱式AFO (rigid)	② TIRR AFO (rigidに改変) 補強用のしわ	③ 湯之児式AFO	（その他） KU-half AFO（継手なし） C.C.AD足継手付きAFO Select足継手付きAFO PDC足継手付きAFO	○足関節筋力ゼロの例 ○足関節バランス不良例 ○frail ankle例 ○足関節を固定したい例
遊動	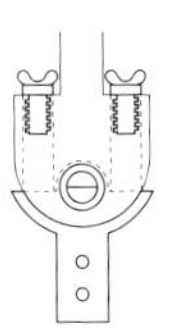	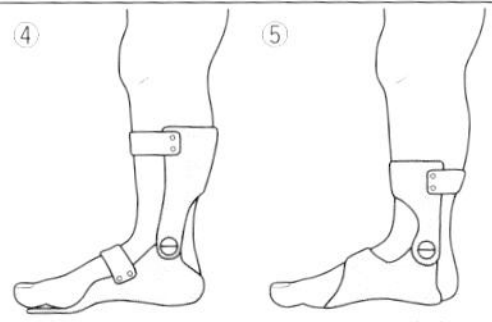 ④ 重ね継手付きAFO	⑤ KU-half AFO（継手付き）		（その他） Oklahoma足継手付きAFO Scotty足継手付きAFO Gaffney足継手付きAFO COD足継手付きAFO	○底・背屈の筋力バランスはよいが、内・外がえしにアンバランスがある例 ○足関節捻挫 ○外反扁平足
底屈制限・制動	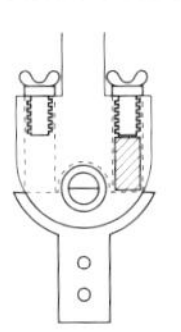	⑥ KU-half AFO ストラップ	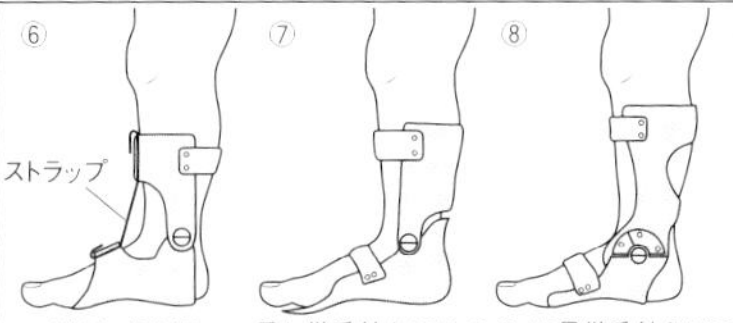 ⑦ 重ね継手付きAFO	⑧ C.C.AD足継手付きAFO	（その他） Select足継手付きAFO Oklahoma足継手付きAFO Scotty足継手付きAFO PDC足継手付きAFO Gait Solution Dream Brace	○下腿三頭筋の痙性例 ○背屈筋力低下著明例 ○尖足傾向例 ○反張膝傾向例 ○腓骨神経麻痺
背屈制限	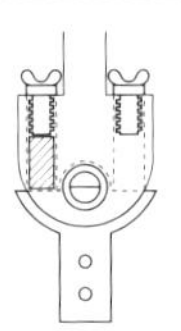	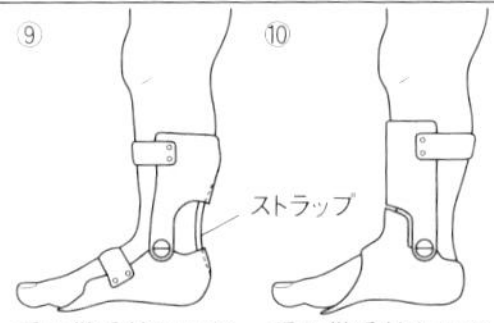 ⑨ 重ね継手付きAFO	⑩ 重ね継手付きAFO ストラップ		（その他） C.C.AD足継手付きAFO Select足継手付きAFO PDC足継手付きAFO	○背屈筋の痙性例 ○膝折れ傾向例 ○踵足変形の傾向例 ○底屈筋力著明低下例 ○脛骨神経麻痺 ○L4対麻痺
底・背屈部分的制限（制限可動）	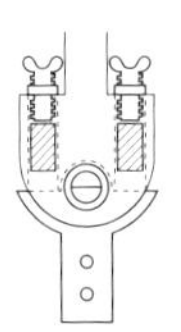	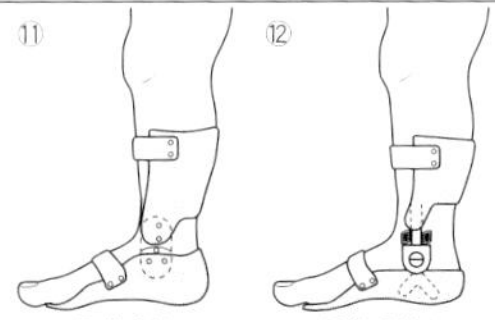 ⑪ Select足継手付きAFO	⑫ PDC足継手付きAFO		（その他） C.C.AD足継手付きAFO Camber足継手付きAFO	○足関節筋力著明低下例 ○frail ankle例 ○坐骨神経麻痺 ○L3対麻痺
背屈補助（底屈弾力制動）	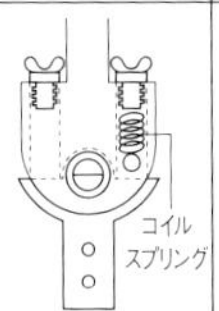 コイルスプリング 俗称 クレンザック	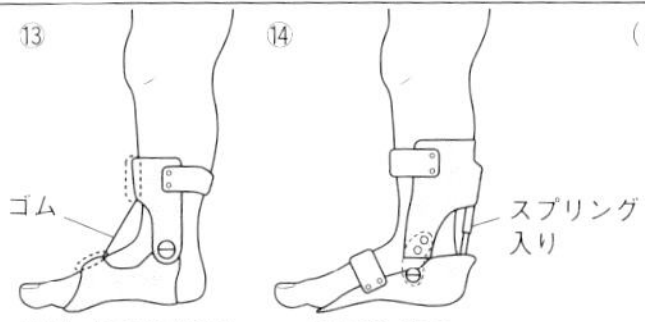 ⑬ KU-half AFO (DA) ゴム	⑭ DACS AFO	⑮ スプリング入り	（その他）後面支柱式AFO (flexible) TIRRポリプロピレンAFO 大川原式AFO 愛媛大式AFO 福井医大式AFO オルトップOMC AFO Gillette背屈補助足継手付きAFO Tamarack背屈補助足継手付きAFO PDA足継手付きAFO	○下垂足例 ○背屈筋力低下例 ○腓骨神経麻痺 ○反張膝
底屈補助（背屈弾力制動）	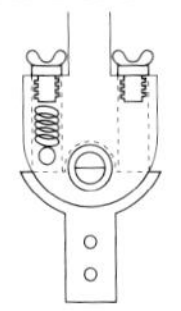 俗称 逆クレンザック	⑮ KU-half AFO プラスチックバネ	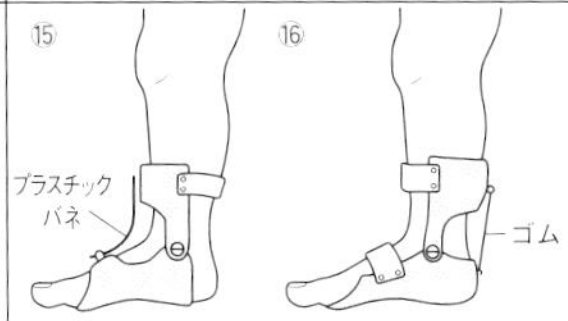 ⑯ 重ね継手付きAFO ゴム		（その他） Saga plastic AFO（底屈位） PDA足継手付きAFO	○踵足例 ○底屈筋力低下例 ○腓骨神経麻痺 ○L4対麻痺 ○膝折れ
底・背屈補助（背・底屈弾力制動）	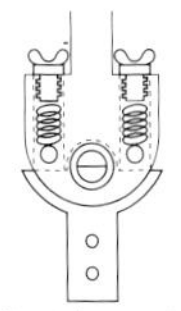 俗称 ダブルクレンザック	⑰ Saga plastic AFO	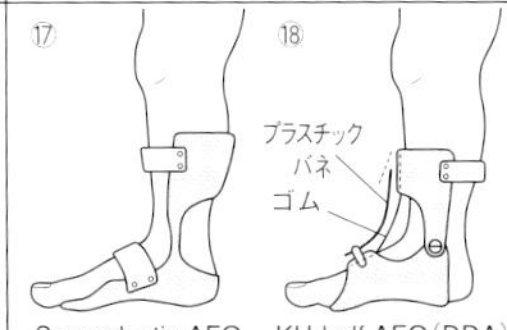 ⑱ KU-half AFO (DDA) プラスチックバネ ゴム		（その他） Tamarack flexure joint AFO Spiral AFO PDA足継手付きAFO	○底屈・背屈筋力ともに弱い例 ○frail ankle例 ○足関節初期設定角度を変えることにより種々の病態に適応する ○坐骨神経麻痺 ○L3対麻痺

図 IV-14　プラスチック短下肢装具の機能と適応

〔渡辺英夫：片麻痺の下肢装具．川村次郎，竹内孝仁（編）：義肢装具学．第2版，p 182，医学書院，2000より一部改変して転載〕

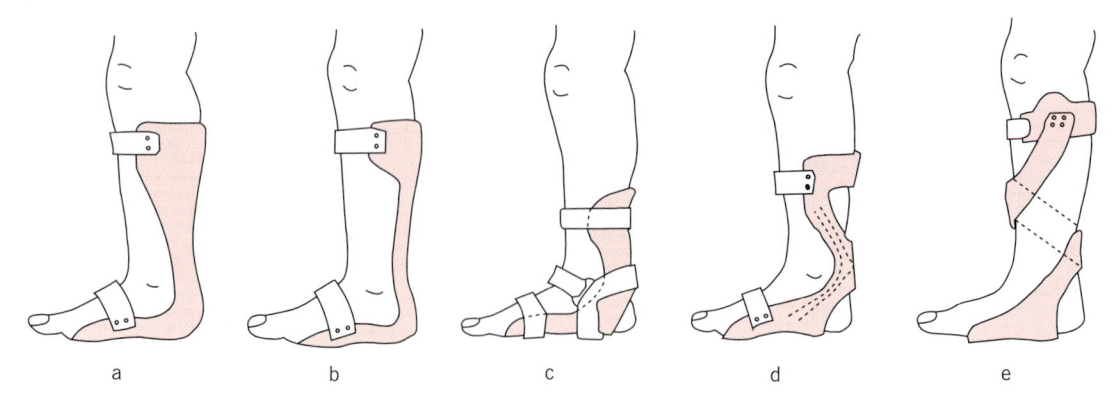

図 IV-15　プラスチック支柱部可撓型短下肢装具

a：後面支柱式 AFO，b：オルソレンドロップフットブレース，c：オルトップ AFO，d：TIRR ポリプロピレン AFO，e：Spiral AFO
(渡辺英夫：片麻痺の下肢装具．川村次郎，竹内孝仁(編)：義肢装具学．第2版，p184，医学書院，2000 より一部改変して転載)

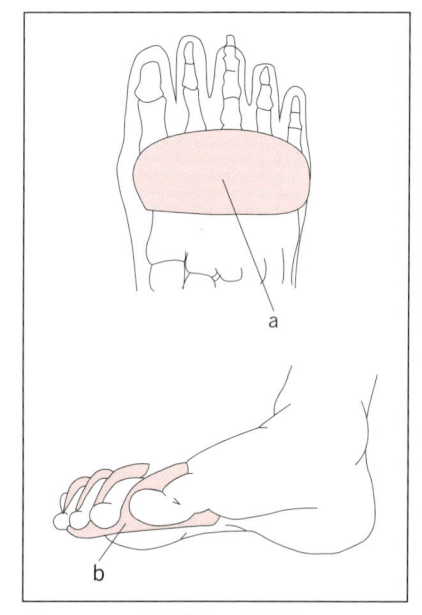

図 IV-16　足部装具の付属品

a：Inhibitor bar
b：Toe spreader
(Lohman M, Goldstein H：Alternating strategies in tone-reducing AFO design. JPO 1993；5：21-24 より転載)

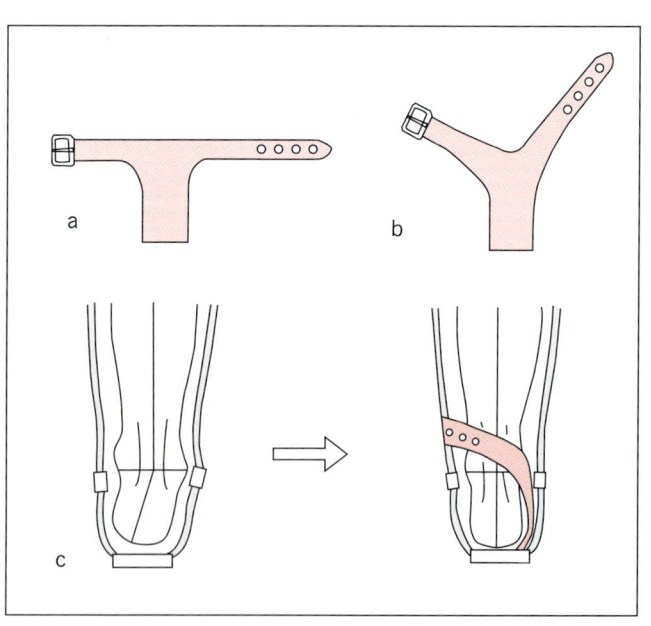

図 IV-17　ストラップ

a：T ストラップ，b：Y ストラップ
c：ストラップの装着方法

ある．膝関節の動きを制御できるため，反張膝をはじめとした膝関節不安定性や膝関節屈曲拘縮を改善する目的で使用される．脳卒中片麻痺の場合では，早期に短下肢装具へ移行できそうな症例に短下肢装具との組み合わせで一時的に使用される

ことがある．

e 足部装具(図 IV-16)(foot orthosis；FO)の付属品

外側中足骨パッドを挿入し前足部を回内位にすることや足趾を開排位にし足趾底部に荷重するこ

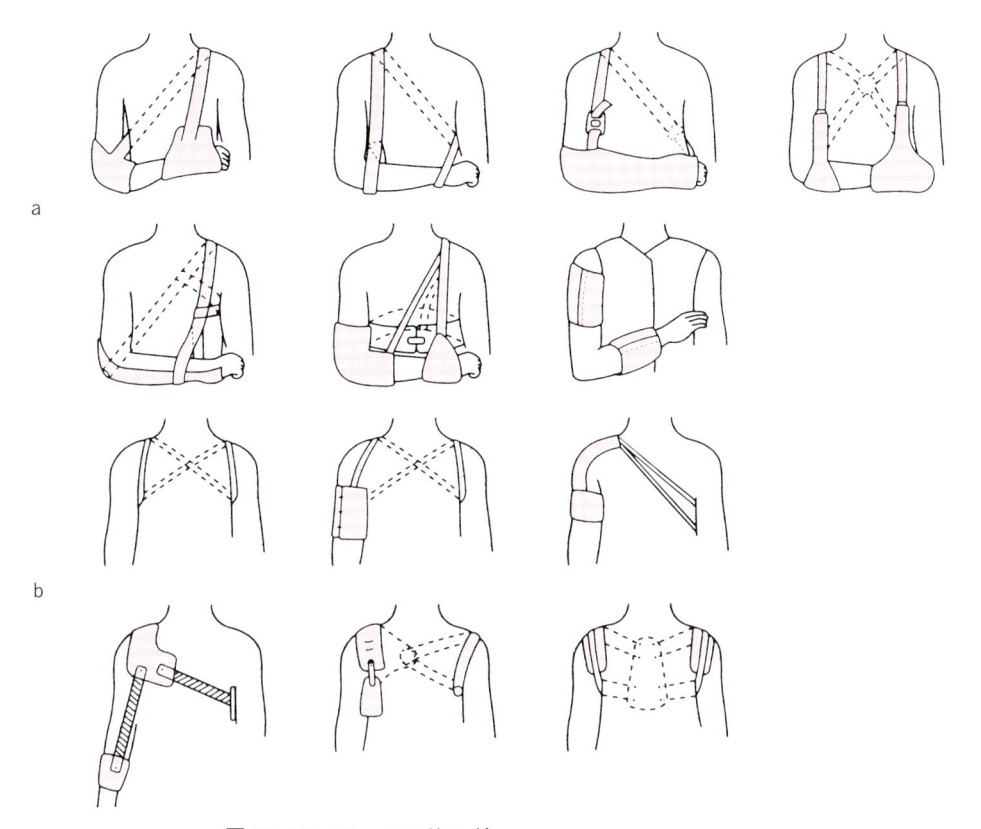

図IV-18　アームスリング
a：肘屈曲型，b：肘伸展型
(田村　茂，他：脳血管障害のアームスリングとスプリント．
理・作・療法　1984；18：379-386 より一部抜粋して転載)

となどが痙性を抑制する刺激入力となる。このようなものが痙性抑制足装具といわれている。これらは，片麻痺患者が土踏まずに荷重することにより誘発される足指屈曲反射による疼痛や指腹部の鶏眼や潰瘍を改善する目的で用いられる。

a) Inhibitor bar
b) Toe spreader

f　その他

下肢装具の付属品としてストラップ(図IV-17)がある。ストラップを内反変形の矯正目的で外側部に取り付け，外果部を内側支柱に向かって引き寄せて矯正する。種類としてはTストラップ(T strap)とYストラップ(Y strap)がある。

g　機能的電気刺激装置(functional electrical stimulation；FES)

上位運動ニューロン障害に対する麻痺筋に対し，20～80 Hzの電気刺激を加え筋収縮を起こさせる装置も広い意味で装具の範疇に入ると考えられる。脳卒中片麻痺患者に対しては，腓骨神経を刺激して足を背屈させ，歩容を改善させる場合に用いる。

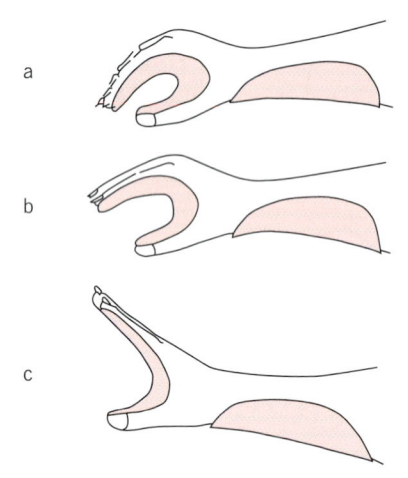

図 IV-19　手指関節肢位パターン
a：標準型（機能的肢位）
b：やや伸展位型（脳卒中の場合）
c：全伸展位型（熱傷の場合）
（矢崎　潔，他：脳卒中片麻痺患者の上肢装具．日本義肢装具学会誌　1991；7：351-356 より転載）

4 上肢装具の種類と構造

a 肩装具

　脳卒中片麻痺の場合では，肩関節の不安定性を防ぐことにより，二次障害の一つである肩関節麻痺性亜脱臼予防およびそれに伴う疼痛を軽減させる目的で使用される．

1）アームスリング（arm sling）（図 IV-18）

a）肘屈曲型
　上腕骨を上向き方向に挙上し，上腕骨頭を安定させるものである．

b）肘伸展型
　自然肢位をとるが，牽引方向が一定しないため上腕骨頭が安定しにくい．

b 肘装具

　脳卒中の場合では，肘関節屈曲拘縮や前腕回内

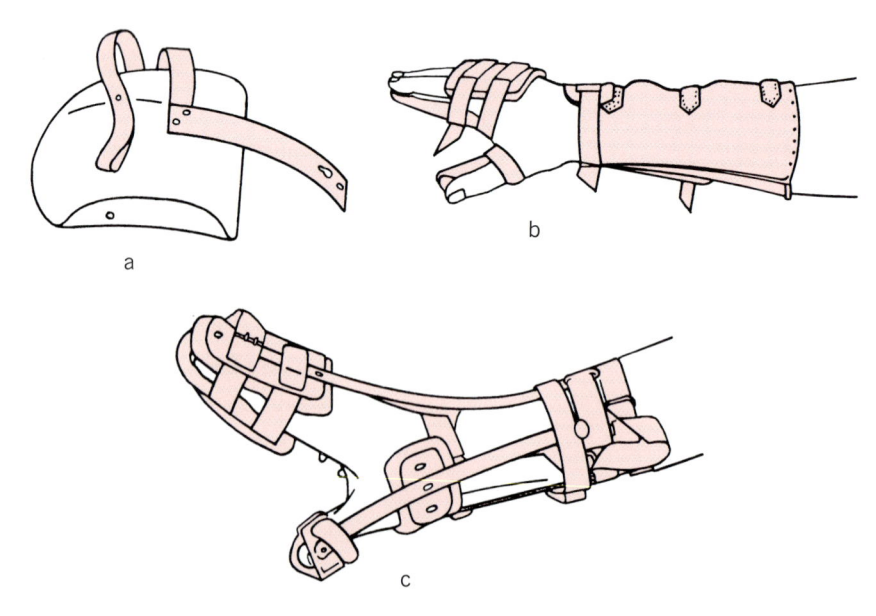

図 IV-20　手関節指固定装具
a：プラットホーム型（platform type），b：サンドイッチ型（hand sandwich type），
c：パンケーキ型（pancake type）

肢位の矯正などの目的で，ダイヤルロック式肘継手を用いたものやウルトラフレックス前腕回内/回外治療用装具(図IV-28, 213頁)などが使用される。

c 手関節指装具(wrist hand finger orthosis)

手関節や指関節の動きの制御や拘縮予防の目的で使用される。一般的な手指関節装具の良肢位は機能的肢位，安静肢位などといわれる屈筋と伸筋，外来筋と内在筋などといった筋のバランスのとれた肢位となるが，脳卒中片麻痺の場合は筋緊張に応じて伸展位にする場合が多い(図IV-19)。

1) 手関節指固定装具(wrist hand immobilization orthosis)(図IV-20)

全指を一定の肢位に固定する装具で，通常手関節固定装具と組み合わせて用いる。手指関節拘縮の予防や矯正目的で使用される。
　（a）プラットホーム型(platform type)
　（b）サンドイッチ型(hand sandwich type)
　（c）パンケーキ型(pancake type)

2) 対立装具(opponens orthosis)

母指を対立位に保持するために用いる。手指の共同運動のコントロールにも用いることができる。

a) ハンドロール

装具の代用として，タオルなどをまるめて握らせることにより手指の拘縮を予防するものである。

b) 3点つまみワイヤー式(図IV-21)

ピアノ線と3つのカフよりなり，母指，示指，中指をカフでピアノ線に固定し，3指の動きをコントロールする目的で使用される。安静時が3点つまみ肢位となる随意開き式と安静時が3指伸展位となる随意閉じ式とがある。

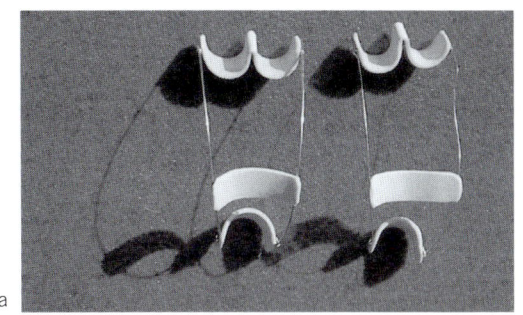

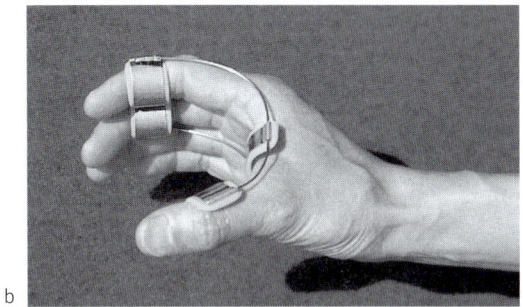

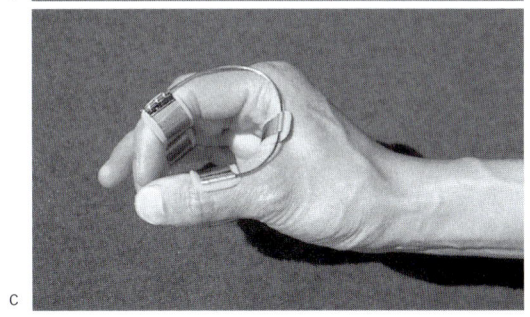

図IV-21 3点つまみワイヤー式装具(随意閉じ式)
a：完成した対立装具，b：装着にての安静時(母・示・中指は伸展位)，c：装着にての能動的つまみ時(手指は屈曲位)

5 脳卒中片麻痺の装具の処方方針

脳卒中片麻痺は時期により麻痺の状態も変化し，障害の程度も異なってくるため，それぞれの状態に応じて適切な装具を直ちに処方することが大事となる。また装具療法は，筋拘縮，連合反応・共同運動，関節拘縮，運動麻痺の範囲，感覚障害などによっても影響を受けるので，これらの点にも留意し処方を行わなければならない。必要なときにすぐに装着できる装具や状態に合わせて

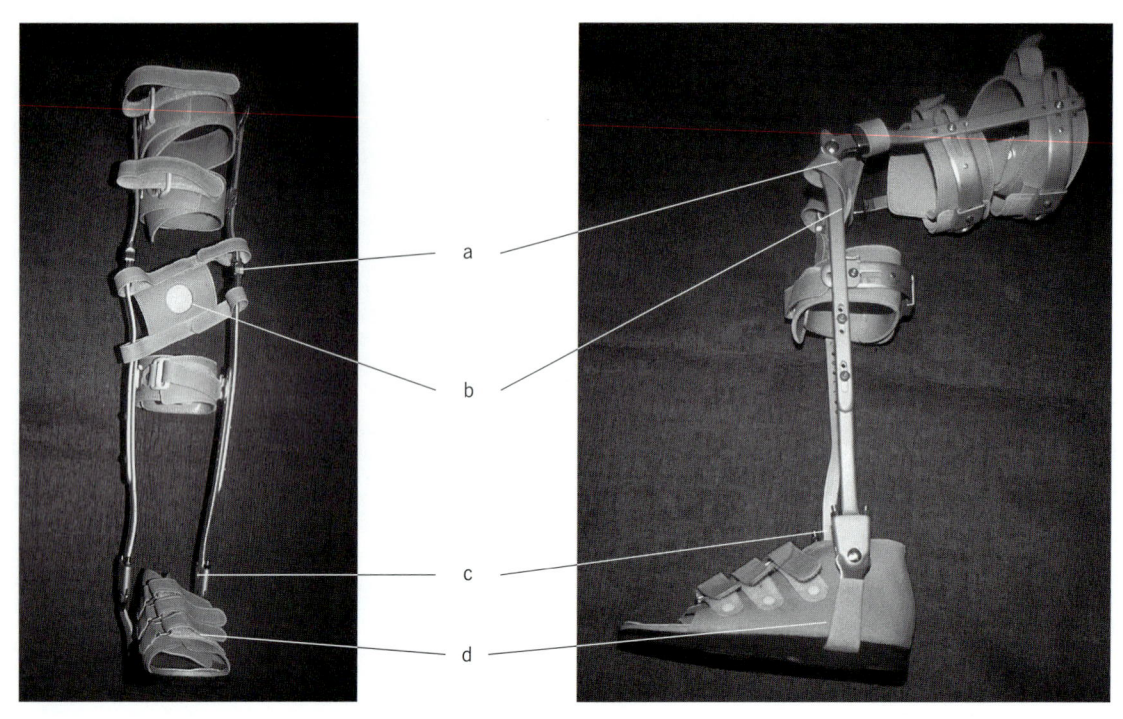

図 IV-22　両側金属支柱付き長下肢装具
a：膝継手。輪止め式，b：膝当て，c：足継手，調節式 2 方向制御，d：足部。足板に足部覆い付き

装具機能の調整が容易にできる装具を選択することは，その点で重要であるだけではなく，医療経済的な面からみても有用であると考える。

6 代表的な片麻痺装具

a 下肢装具

1）両側金属支柱付き長下肢装具（図 IV-22）

　足部はコンベンショナル型が多いが，なかでも足板に足部覆い付きのタイプがよく用いられる。膝継手は輪止め式を用い，膝関節を伸展位 0 度で固定して使用するのが一般的であるが，膝関節を屈曲 10〜20 度で固定し，起立・歩行時に大腿四頭筋や大殿筋の収縮を促通させる働きをもつ three way lock や step lock，SPEX などの膝継手もある。また，膝関節に屈曲拘縮の傾向がある場合には膝当てを使用する。足継手の種類は多いが，ネジにより背屈と底屈の可動域を自由に調節できる金属製の調節式 2 方向制御足継手（double adjustable ankle joint；DAAJ，BiCAAL）を用いることが多い。麻痺の回復に応じて短下肢装具に変更できるように下腿部で分離できるようにしておくことも有用である。

2）組立式長下肢装具（assembling orthosis）（図 IV-23）

　両側金属支柱付き長下肢装具と同様の構造をモジュール化し，患者の病態や装着部の体形に応じて適当なサイズのユニットを選んで順次組み立て完成させる装具である。治療の必要な時期に直ちに装着させることができ，また麻痺の回復に応じて長下肢装具から短下肢装具に変更することも容易に可能である。

2 脳卒中片麻痺の装具 211

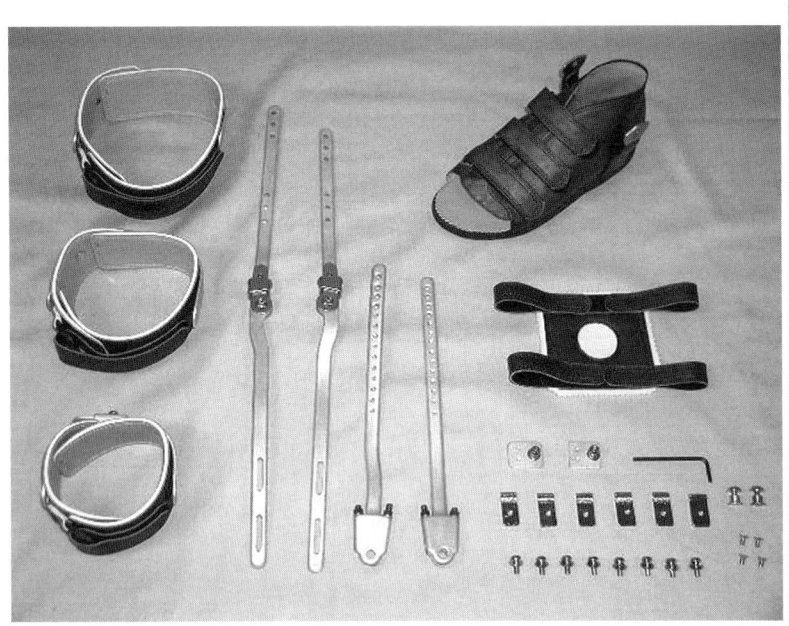

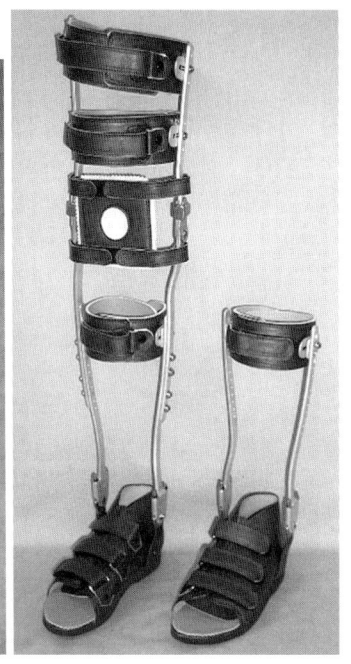

図 IV-23 組立式長下肢装具
a：各種ユニット
b：完成後の長下肢装具と短下肢装具

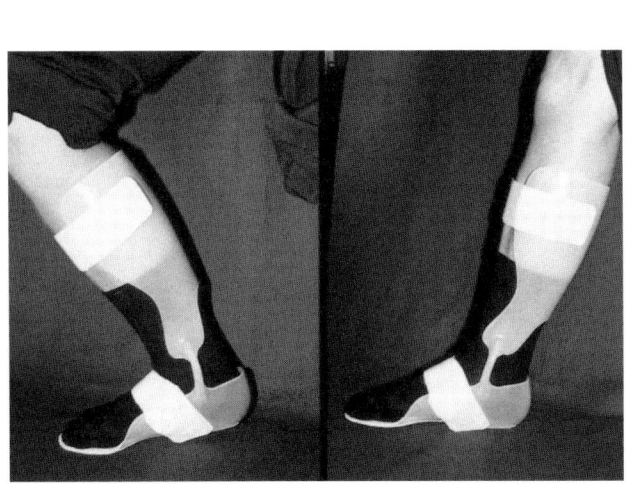

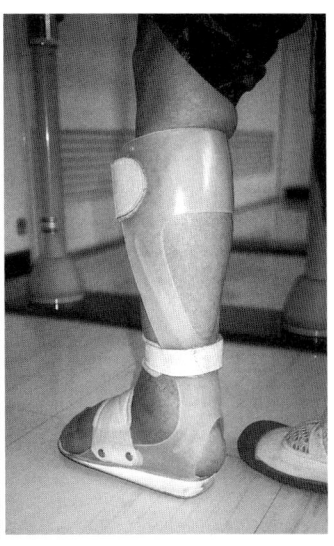

図 IV-24 プラスチック短下肢装具
a：Saga plastic AFO．たわみ足継手により，足関節の生理的底・背屈運動が可能
b：TIRR(Engen)改変型．rigid ankle タイプで側方の安定性に優れ，踵部の開窓により履物との適合性もよい

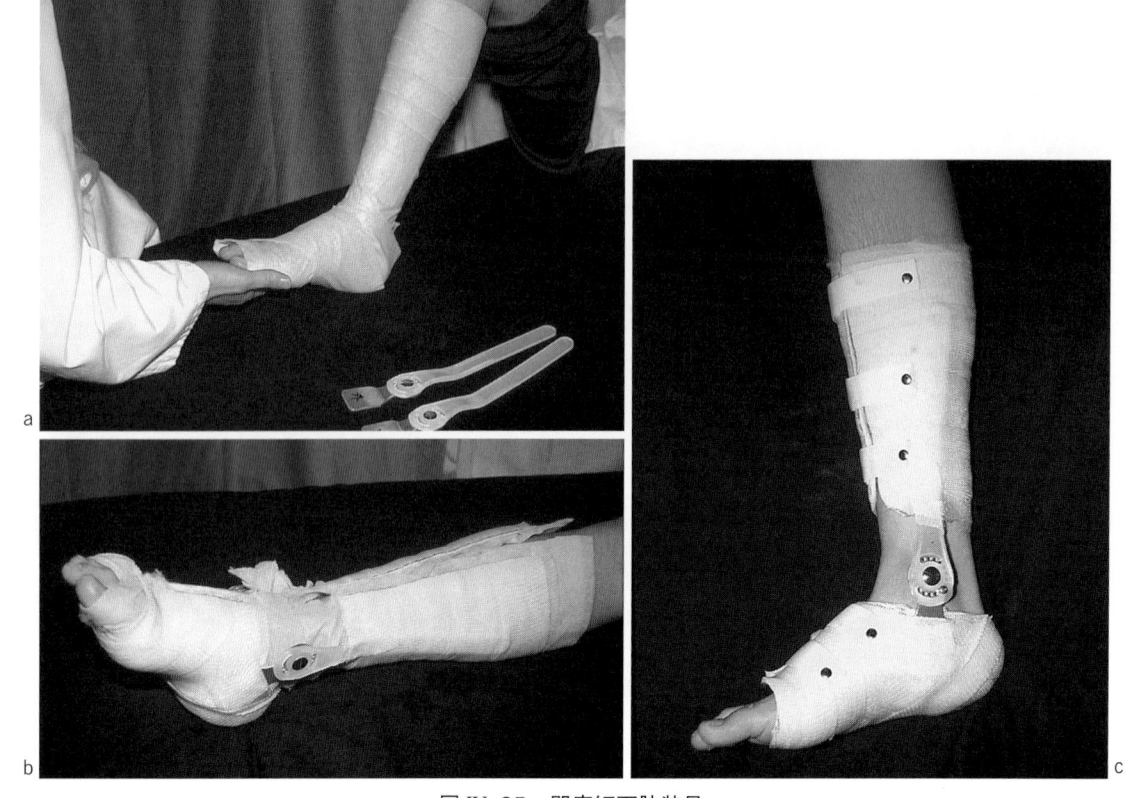

図IV-25 即席短下肢装具
a：水硬性プラスチックキャスト材と足継手を使用
b：キャスト材を巻いた後でカットおよびトリミング施行
c：完成像

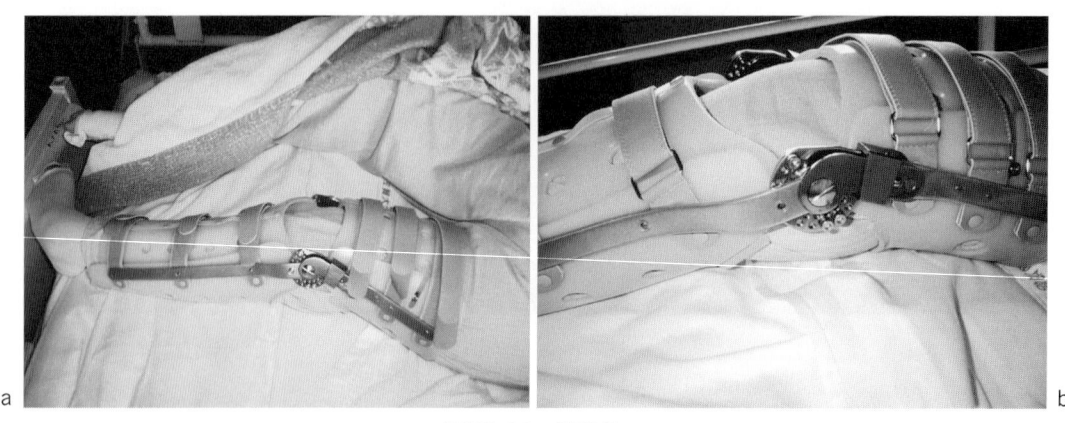

図IV-26 膝装具
ダイヤルロック式膝継手を用いた膝装具

3）両側金属支柱付きハイブリッド型長下肢装具（図IV-12）

両側金属支柱付き長下肢装具の下腿部以下をplastic AFOにしたものであり，将来plastic AFOに変更できると予測される症例に処方する。plastic AFOのデザインには前述したような多種類のものがある。

4）両側金属支柱付き短下肢装具

足継手として調節式2方向制御足継手を用いることが多いが，膝折れがある場合には背屈制御とし，下腿三頭筋の痙性が強く尖足傾向があったり，下垂足がある場合は底屈制御とする。また，病態により底屈制御足継手や背屈制御足継手を使用する場合もある。

5）プラスチック短下肢装具

a）Saga plastic AFO（図IV-24 a）

flexible ankleタイプであり，両側のたわみ足継手により生理的な足関節軸に沿った背屈，底屈

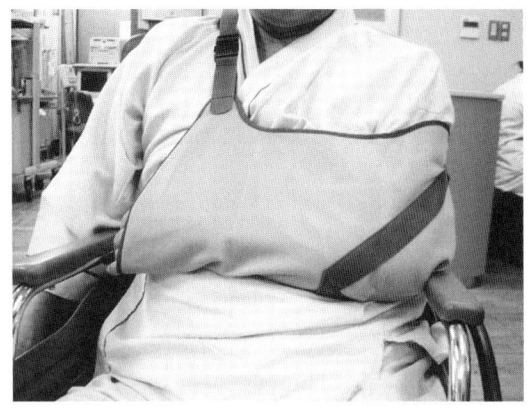

図IV-27 アームスリング
市販のアームスリングにより，肩関節の良肢位(肘屈曲位型)を保持する

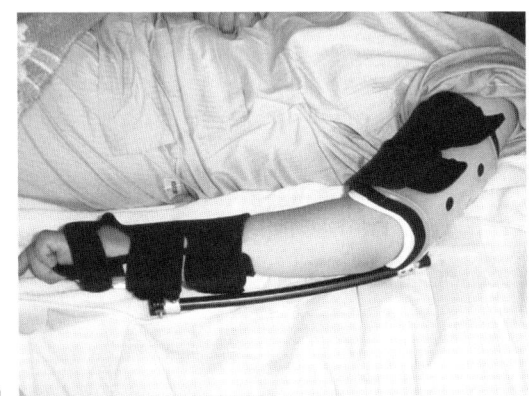

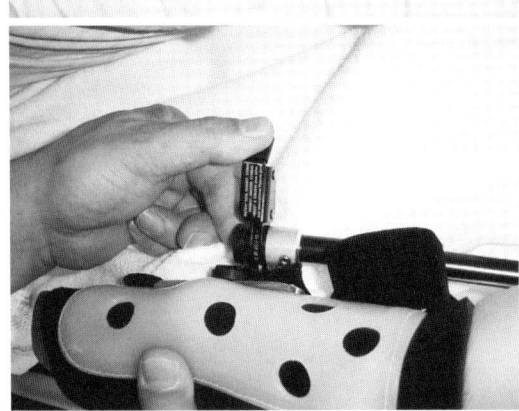

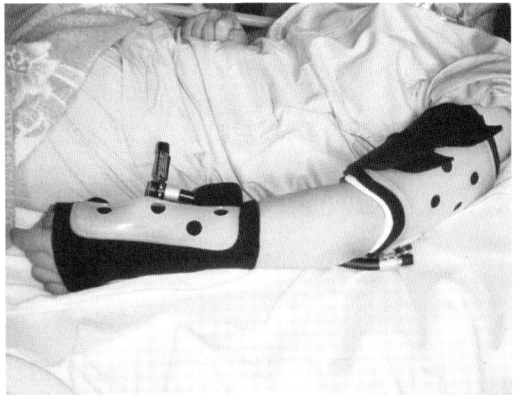

図IV-28 肘・手関節装具
ウルトラフレックス前腕回内/回外治療用装具
a：前腕回内位
b：前腕中間位
c：継手部分のレバー操作で容易に回旋方向の調整が可能である

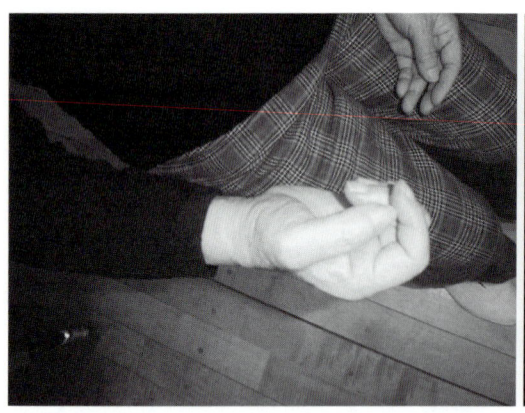

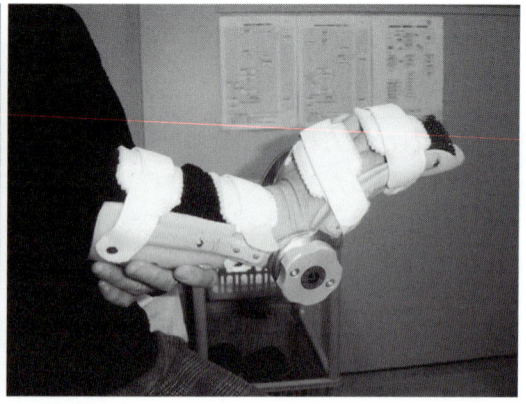

図 IV-29　手関節指固定装具
a：安静時は指屈曲位である
b：タウメル継手付き手関節指固定装具の装着により，手指関節の伸展位保持が容易に可能である

運動が可能となる。側方への安定性もよく，内反矯正用のストラップを取り付けることもできる。

b）TIRR(Engen)改変型(図IV-24 b)

flexible ankleタイプであるEngenのTIRRポリプロピレンAFOの内・外果部のトリミングを少なくしてrigid ankleタイプに改変したものである。側方の安定性に優れ，踵部の開窓により履物がはきやすい。

6）即席短下肢装具(図IV-25)

水硬性の可撓性プラスチックキャスト材と足継手を用いて必要なときに短時間で作製する短下肢装具である。

7）膝装具

痙性著明で膝の屈曲拘縮をきたしている場合に，ダイヤルロック式膝継手やタウメル継手を用いた膝装具により，拘縮の増悪予防と改善をはかる（図IV-26）。

b　上肢装具

1）肩装具

片麻痺の二次障害の一つである肩関節麻痺性亜脱臼の予防目的で使用される。

a）アームスリング(arm sling)(図IV-27)

三角巾を使用することも多いが，麻痺の改善に時間を要する場合は，着脱や良肢位保持が容易な市販品を使用する。

2）肘装具(図IV-28)

前腕回内拘縮の改善には，ウルトラフレックス前腕回内/回外治療用装具を使用する。この継手はレバーによる調整操作が容易である。

3）手関節指固定装具(図IV-29)

手指関節拘縮の予防や矯正目的で使用される。手関節屈曲位，指関節伸展位で装着し，徐々に手関節，指関節とも伸展位に矯正していくものである。継手をタウメル継手にすると，操作が容易である。

4）対立装具

a）3点つまみワイヤー式(図IV-21)

麻痺の回復過程において，手指の集団屈曲は可能だが集団伸展が不可能な場合に対して随意閉じ式に作製し，安静時は指伸展位に保持する。これにより手指の集団伸展を補助することが可能となる。

表 IV-2　Smith の適合チェックリスト

		望ましい条件
肢位	1	肩関節内への骨頭の保持
	2	上腕骨外転，外旋，肘伸展の可能性
	3	手関節の中間位保持
	4	手指の外転
	5	肩甲骨の前上方への位置の保持
維持	6	着心地
	7	外見
	8	着脱のしやすさ
	9	選択のしやすさ
製作	10	半既製品
	11	製作の容易さ
	12	低価格
その他	13	浮腫の減少
	14	座位・立位での肢位
	15	姿勢の補助としての上肢の動き
	16	上肢の動き
	17	上肢の保護
	18	上肢の重さの均等な配分
	19	静的・動的な上肢の支持能力

		望ましくない条件
	20	上腕骨頭の外側偏位の傾向
	21	循環障害
	22	知覚，身体像のフィードバックの低下
	23	歩行の妨げ

○：はい　　×：いいえ　　△：時々適応する

キーワード解説

ロッキング機構
Basmajian が述べた，健常者が立位で肩関節の上腕骨骨頭を求心位に保持している機構のことである。健常者の肩甲骨関節窩の下方は上向きで，かつ関節唇軟骨が上向きになっている。また，安静立位時は上腕骨と直交する棘上筋などの腱板と肩甲骨の上方回旋力となっている僧帽筋，前鋸筋などが働いており，これらにより骨頭の滑落を防いでいる。しかし，麻痺があると肩甲骨関節窩が下向きになり，骨頭のロッキング機構が働かなくなるため，上腕骨を軽度外転しただけでも亜脱臼へ進展する。

7　片麻痺装具のチェックポイント

a　下肢装具（図 IV-10）

(1) **股継手**：位置は大転子の上方 2 cm，前方 2 cm である。通常，輪止め式が用いられる。

(2) **大腿上位半月**：上端の外側は大転子の突出部より 2〜3 cm 下，内側は会陰部より 2〜3 cm 下とする。通常よりは低めにすると，患者の装具着脱が容易になる。

(3) **大腿下位半月**：下端から膝継手までの距離は下腿半月の上端から膝継手までの距離と同じ長さにする。

(4) **膝継手**：大腿骨顆部の最も幅の厚い所で，前後径の中央と後 1/3 との間に位置する。軸は床面に平行で進行方向と直行する。

(5) **支柱**：支柱と皮膚との間隙は 5〜10 mm とする。

(6) **足継手**：内果下端と外果下端を結ぶ線で，これは脛骨長軸と約 80 度傾斜している。

(7) **足部**：足板に足部覆い付きの場合は，チャッカ靴タイプにすると，内がえしの制御がしやすく，尖足防止のための 3 点固定の中央の固定点が効果的に得られる。

(8) **健側履物の補高**：長下肢装具装着により患側下肢は長くなり，健側に補高が必要となる。この補高は，膝継手を固定して使用した場合はさらに高くしたほうがよい。また，短下肢装具でも膝関節の屈曲が不十分な場合には患側の下肢は健側より長くなるために健側に補高が必要となる。

b 上肢装具

(1) **肩**：上腕骨頭の下方脱臼を防止するためには関節窩が上向きになるような肩甲骨のアライメント，すなわちロッキング機構が必要である．アームスリングのチェック判定としてSmithのチェックリスト（表Ⅳ-2）が用いられることがある．

(2) **手・指**：前腕回内，手関節・手指屈曲，握り母指などの変形を予防することが重要である．前腕・手・指の良肢位とは，前腕回内・回外中間位，手・指関節伸展位，母指軽度外転位である（図Ⅳ-19）．

8 最近の進歩

下肢装具においては，歩行時に足関節の円滑な運動を行わせることができるarticulating AFOの開発が油圧ユニット足継手であるGaitsolutionをはじめとして進められている．このGaitsolutionのなかのGaitsolution Designは，デザイン性に優れているほか，試用期間があるという点がこれまでの装具にはなかった点であり，より適した装具を処方するためには利点となるものと考える．また，調整機能付き後方平板支柱型短下肢装具（APS-AFO）も，後方のヒンジジョイントとカーボン製の後方支柱の剛性を変えることにより，状態に応じた段階的な調整が容易であり，外観にも配慮された装具といえる．一方，上肢装具においては，ウルトラフレックス前腕回内/回外治療用装具という新しい肘装具の開発により，これまでは困難であった前腕の回内拘縮の矯正が可能となってきている．

さらに，昨今問題になっている医療経済面においては，装具の必要な時期にすぐに装着して訓練が可能であり，コストパフォーマンスの面でも優れた組立式装具や即席装具の有用性が再認識されている．

今後の課題としては，デザイン性や装着性など患者の満足度を高めた装着率の高い装具を作製することや，機能面でいえば手指巧緻動作機能が付加された上肢装具や装具としての実用性を備えた機能的電気刺激装置などの開発が挙げられる．これらの課題に進展がみられれば，脳卒中の装具療法は新たな展開を迎えることになるであろう．

> ● **復習のポイント**
> 1. 脳卒中片麻痺の装具療法の目的は何か？
> 2. 脳卒中片麻痺の長下肢装具にはどのような種類があり，どのように使い分けるか？
> 3. 脳卒中片麻痺の短下肢装具にはどのような種類があり，どのように使い分けるか？
> 4. 脳卒中片麻痺の上肢装具にはどのような種類があるか？
> 5. 脳卒中片麻痺の装具療法を行う際に留意する点は何か？

【文献】

1) 渡辺英夫：下肢装具．日本整形外科学会，日本リハビリテーション医学会(監修)：義肢装具のチェックポイント．第5版，pp 199-217, 医学書院，1998
2) 日本工業標準調査会 審議：福祉関連機器用語［義肢・装具部門］JIS T 0101-1997：下肢装具に関する用語 pp 32-38, 日本規格協会，1997
3) 栢森良二：脳卒中．加倉井周一，初山泰弘，渡辺英夫(編)：新編 装具治療マニュアル．pp 43-86, 医歯薬出版，2001
4) 宮坂元麿，他：リハビリテーションにかかわる人々とその役割．福井國彦，藤田 勉，宮坂元麿(編)：脳卒中最前線－急性期診断からリハビリテーションまで．第2版，pp 5-9, 医歯薬出版，2002

3 対麻痺の下肢装具

学習のポイント
1. 脊髄損傷患者の下肢装具療法の目的を知る。
2. 対麻痺患者の障害レベルに対応したリハビリテーションゴールを理解する。
3. 外側股継手付き長下肢装具システムの原理を理解する。
4. 内側股継手付き長下肢装具システムの原理を理解する。
5. 対麻痺患者に使用される長下肢装具および短下肢装具の処方ポイントを知る。
6. 対麻痺患者のために最近開発された装具（例えばHALO®）や下肢装具を使用した訓練方法について理解する。

1 脊髄損傷患者の下肢装具療法の目的

脊髄損傷による対麻痺患者において、不全損傷の場合には適切な下肢に対する装具療法によって実用的な歩行能力を獲得できる場合が多い。一方、完全対麻痺の場合、装具の重さ・脱着の困難さ・エネルギー効率が悪く疲れやすいなどの理由から実用的な移動手段のゴールは車いすとし、装具療法では起立や室内歩行レベルになってしまうことも多いので、実際の臨床場面では導入されない場合も多くみられる。しかし、脊髄損傷患者における立位や歩行を行うことの生理学的な効用として、抗重力肢位をとることによって骨粗鬆症の進行を防ぎ尿路結石や痙性および褥瘡を抑制し、消化能力が改善し排便管理が行いやすくなるといわれている。また心理的にもよい効果が期待できる。それに加えて車いすで通過しにくい狭い道路を移動することも可能になる。このような観点から、対麻痺患者に対する下肢装具療法はもっと広く積極的に導入されてよいと思われる。

キーワード解説

ハイブリッド（functional electrical stimulation；FES）装具

完全対麻痺に対する装具療法は、エネルギー効率が悪いなどの理由から起立や室内での歩行程度をゴールにすることが多い。一方、脊髄損傷のような上位運動ニューロン障害には、FESを使用して起立・着席動作や下肢の振り出し動作を再建することがあるが、この場合も筋疲労などが問題となる。両者を併用することにより、より実用的な歩行能力を獲得できる。

2 対麻痺患者のリハビリテーションゴール（主に移動能力の観点から）

第1胸髄から第12胸髄節レベルが残存した脊髄損傷患者では、下衣の更衣も含んだ基本的なADLは自立し、屋内屋外ともに車いすでの移動が自立する。高位の胸髄損傷患者は長期ゴールとして実用的な歩行は不可能であるが、患者が歩行訓練に興味を示した場合は医学的禁忌がない限り運動療法としての歩行を行うことが望ましい。下位胸髄損傷残存レベルでは腹筋や傍脊柱起立筋による体幹のコントロールが良好となり、車いす駆動訓練と平行しながら室内での歩行による短距離移動が可能となる[1]。しかし、このレベルでの実用的でない歩行の場合、歩行速度が遅くエネルギー効率も悪い。

第1腰髄節レベルが残存した患者では、体幹筋や骨盤挙上筋の働きは有効で、股関節の屈曲と内

転が可能となり下肢の振り出しが可能である。そのために長下肢装具と両側ロフストランド杖を使用した室内での歩行ができる。第2腰髄節レベルが残存した患者では，股関節の屈曲と膝関節の部分的な伸展が可能となり長下肢装具を実用的に使用することができる。しかし，このレベルの患者でも車いすの使用は必要である。

第3腰髄および第4腰髄節レベルが残存した患者では，膝の伸展が十分でき杖と短下肢装具を使用して実用的な歩行が可能である。

3 外側股継手付き長下肢装具システム

a ParaWalker (Hip Guidance Orthosis；HGO)

Rose が対麻痺患者の交互歩行を分析し，股関節に工夫をこらした装具を提唱し当初は HGO とよばれていたが，後に成人した対麻痺患者に頻繁に使用されるようになり ParaWalker として知られるようになった[2]。この装具は特殊な設計をされた股関節を介して両側長下肢装具の付いた体幹硬性装具より構成されている。長下肢装具は体幹に対して股関節で外転が制限されている。支持点として，皮製の胸部ストラップでの支えと両側股関節部分に直接付着するポリエチレンバンドによる殿部の支えがある。股関節は摩擦抵抗が低く屈伸がロック機構になっている。膝関節は脛骨近位端のレベルで前方ストラップがあり，大腿後方ベルトと足板後方ベルトで3点固定を行っている。膝関節は正常歩行時にはロックされているが，座位時にはロックが解除される。足底はロッカー底に作られている。

ParaWalker を使用することにより，胸髄損傷患者でも交互歩行が可能となる。立脚側の股関節で体幹が内転することなく立脚側に体幹が傾くと骨盤が挙上され，遊脚側が振り子のように前に振り出され股関節が屈曲する。

b Reciprocating Gait Orthosis (RGO)

1960年代の後半から両股関節をリンクさせて，両長下肢装具を交互に振り出す方法が研究されてきた。この装具は，股関節駆動ケーブルを通じて一方の股関節から他方に力を伝達する特殊な股関節機構を採用している。骨盤帯は殿部と仙骨部を覆い，ベルクロバンドの付いた胸郭固定部がある。膝関節はオフセットでロック機構をもっている。短下肢装具部分と大腿部はポリプロピレンで作成され，背屈力に抵抗できるように踵部が補強されている。この装具の設計の基本的な概念は，一方の股関節の屈曲力が他方の股関節の伸展力として伝達し，同様に一方の伸展力が他方の屈曲力として伝達されることである[3]。

c Advanced Reciprocating Gait Orthosis (ARGO®)

RGO を改善したものが ARGO® として RSL Steeper 社から発売されている（図IV-30）。股関節が改善され，摩擦を軽減するためにチューブで包まれた股関節駆動ケーブルが両側股関節に接続

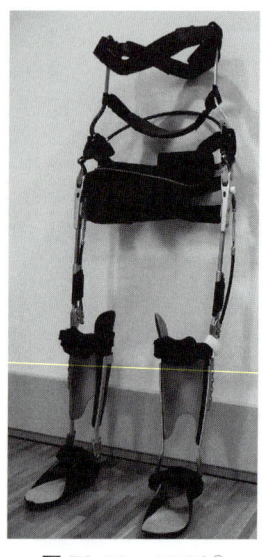

図IV-30 ARGO®

されることにより交互歩行が可能である．RGOより優れている点は，空気圧を利用したスプリングのために患者が座位から立位になることが，また立位から座位になることが比較的容易である．股関節と膝関節は同側において膝ロック作動ケーブルで接続されているために股関節機能が膝ロックを開放する．

RSL Steeper 社から発売されているモデルは3種類ある．

(1)「ARGO 25®」（図Ⅳ-31）：体重が 25 kg までの子供に使用され，成長に応じたキットを選択することができる．膝ロックは手動で，股関節駆動ケーブルや膝ロックケーブルは選択することができる．

(2)「ARGO 60®」：体重が 60 kg までの青少年または大人に使用され，股関節の内転機構や空気圧膝ユニット，股関節駆動ケーブルや膝ロックケーブルおよび背部のチューブを選択できる．シングル・プッシュプルケーブルが作動する．60 kgまでの範囲の8モデルで調節できる．

(3)「ARGO 90®」：体重が 90 kg までの大人に使用され，空気圧膝ユニットは標準のモデルとして供給される．股関節駆動ケーブルや膝ロックケーブルおよび背部のチューブを選択できる．シングル・プッシュプルケーブルが作動する[4]．

ARGO®の使用方法を RSL Steeper 社のマニュアルから以下に紹介する．ARGO®の装着では，装具をベッドに置き下肢を伸展し患者はその横に座る．装具の股関節レベルに患者の大転子部を位置させ，足部を短下肢装具に入れストラップを締めて踵を入れ込む．ベッドの端に患者は移動し膝関節と股関節のロックは解除しておく．装具の体幹部分を患者の胸部に装着し胸部と腹部のストラップを締める．

ARGO®で立位になるとき，患者は椅子の端に座り足を床にしっかり着け体幹と股関節を屈曲させ体重心を少し足部より前方に移動して立ち上がる準備をする．股関節のロックレバーをはずし，股関節を屈曲し膝ロックを解除する．平行棒上に

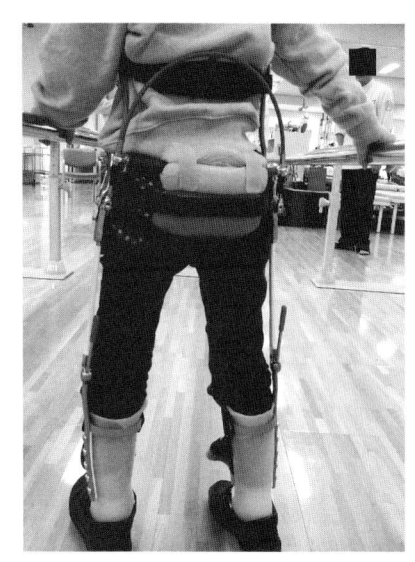

図Ⅳ-31　小児用 ARGO 25®

上肢で体をプッシュアップし，初期には股関節を屈曲させて膝ロックは解除したままにしておく．このときクラッチ歩行を念頭において平行棒を引っ張らずに，押すように指導する．立位姿勢になったときには，股関節を十分に伸展させることによって股関節をロックする．練習を重ねると患者は膝関節および股関節がロックのかかったことを会得するようになる．クラッチで立ち上がるときはクラッチを地面の後ろに突き，大転子のほうに傾ける．立位姿勢になったときに素早く突く位置を前方に移動させる．

座位姿勢になるとき，一方の手で平行棒を持ち体を保持してもう一方の手で股関節のロックを片方ずつ解除する．股関節への屈曲力がかからないときにロックが解除されやすいので，体幹を前後に傾斜させて股関節のロックレバーを解除しやすくする工夫が必要である．股関節外転ロックは股関節ロックと同じレバーで操作され，股関節ロックが解除されたときにのみ使用できる．

歩行訓練は1分以上自力での立位がとれるようになって行うべきである．平行棒内でのボールゲームなどはバランスを習得するための非常に有益な方法である．バランスの重要な要素は，体幹をしっかり伸展位に保持させることである．

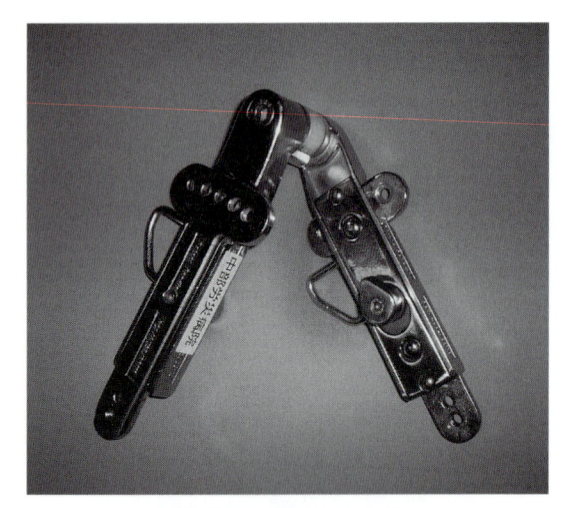

図 IV-32　Walkabout®

平行棒内での歩行の順序は，まず左下肢を前方に出し右手を前方に出す。次に体重を前方および右側にシフトさせ左足部のクリアランスを良好にする。体幹を伸展させて殿部を引き，上肢で平行棒を押しケーブルの動きによって左下肢を前方に歩みだす。右下肢の前方への振り出しも上記と同様に行う。歩行訓練のポイントとして，股関節や体幹の過度の屈曲を行うと歩行困難となり肩や股関節の負荷が強くなる。また下肢の振り出しをよくするために極端に側方運動を行うのではなく，側方および前方運動を行うことが望ましい。体幹の後方傾斜が下肢の振り出し運動を容易にする。

4 内側股継手付き長下肢装具システム

a　Walkabout®

1992年にKirtleyとMcKayによって開発されPolyMedic社から発売されている内側単股継手付き長下肢装具システムである[5]。外側股継手を有する骨盤帯付き長下肢装具に比べて，①ワンタッチで操作できるレバーにより着脱が容易である，②コンパクトなために車いすとの併用が実用的である，③外観がよい，④座位や移乗動作が容

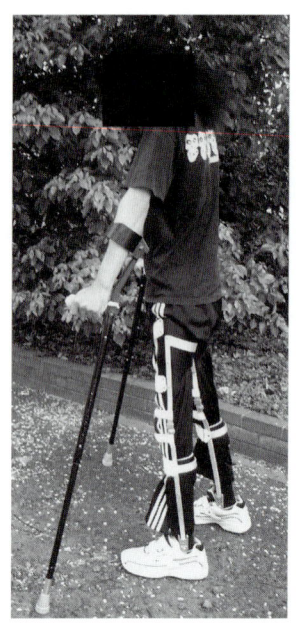

図 IV-33　完全対麻痺患者の屋外歩行

易であるなどの長所を有している[6]。Walkabout®の股継手（図IV-32）は両側長下肢装具の内側支柱に接続され，歩行時の下肢装具の内外転が制御され立位での側方安定性が非常に向上する。これにより遊脚期の下肢と地面とのクリアランスを保持するために体幹を傾けたときに外転位を保持し，体重のかかった立脚側の下肢を適切な外転位に保持することに重要な役割を果たす。このために交互歩行が不可能であると考えられていた脊髄損傷において下肢に随意性がなくなった患者においても，片側下肢に重心を移動させることによりリンクされた反対側の下肢が離床し，体幹を前傾させ慣性により振り子のように下肢が振り出される。

中部労災病院で治療を受けた脊髄損傷患者で内側股継手付き長下肢装具の処方を受けた62名の患者に対して，立位・歩行機能獲得状況について江口と原田が調査した報告[7]によると，①装具の脱着は96.8％において可能で第8頸髄節以下のレベルが残存した患者では比較的容易で，②立ち上がりは平行棒で88.7％，歩行器で16.1％，杖で6.5％が可能，③平行棒内での立位保持は全例

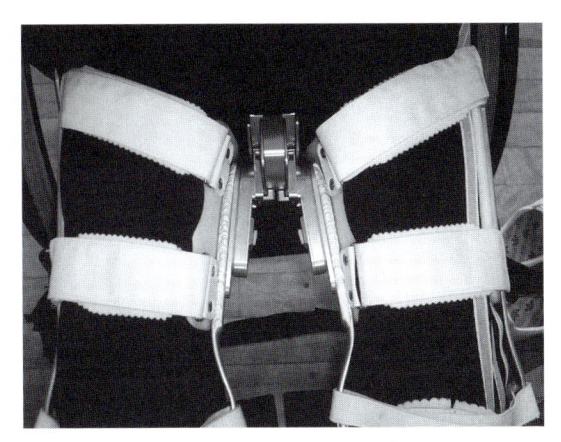

図Ⅳ-34 Primewalk®

が可能で手放し立位は79％が可能，④平地歩行は平行棒内93.5％，屋内歩行器歩行79％（下位胸髄損傷・腰髄損傷では92％が可能），屋内杖歩行22.6％，屋外杖歩行14.5％（図Ⅳ-33）が可能で階段昇降は9.7％が可能であった。

b Primewalk®（図Ⅳ-34）

Walkabout®は会陰部に位置する単純なヒンジ構造を採用しているために，軸は本来の股関節軸の位置より10 cmから15 cm下方に位置することになり，歩幅が大きくとれず歩行速度が遅い。患者は歩行の際に歩幅を確保するために骨盤を回旋させる傾向にあり体幹の安定性が損なわれてしまう。これらの問題点を解決するために才藤らによって股継手に仮想軸を持たせる検討が行われ，会陰上6 cm程度に設定することで立位が安定し遊脚側の振り出しが容易となることが可能となったために，ベアリングを内蔵したシンプルなスライド式構造の股継手（Primewalk®：東名ブレース社製）が完成された[8]。Primewalk®はWalkabout®に比べ歩幅が増加し，歩行速度の向上が得られている（図Ⅳ-35）。

内側股継手付き長下肢装具システムのチェックアウトの要点は，立位の安定性を確保するために足関節の背屈角度は靴を履いた状態で適切であることを確認する（背屈角度は3度にしてカーボン

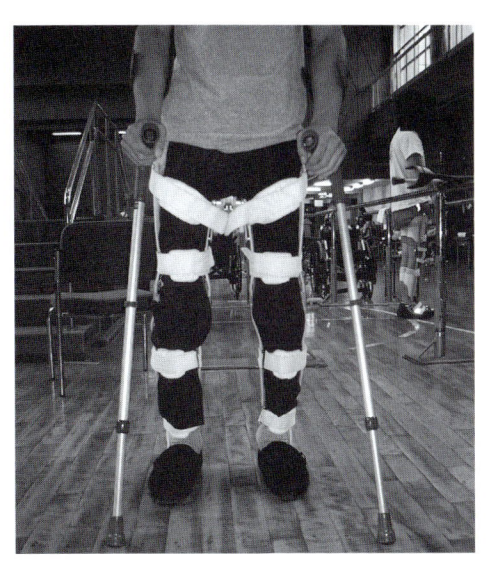

図Ⅳ-35 Primewalk®付き長下肢装具の装着

ファイバーインサートで補強したプラスチック足部を使用する。中部労災病院ではダブルクレンザックの底背屈角度調節機構を利用して調節している）。足底内側面での接地が安定していること，左右の対称性が保たれ，トウアウトは10～15度であることを確認する。KAFOの適合では，会陰部とPrimewalk®とのクリアランス，膝軸の位置・支柱のクリアランス，大腿部・下腿部のフィッティングを確認する。歩行においては，歩隔は適切か，支柱AFO部に十分な強度があるか，歩幅が適切であることを確認する。Primewalk®には角度調節機構が導入されており，3度ずつの微調整が可能である。

5 長下肢装具

長下肢装具は，股関節の自動屈曲が可能でそれ以下の髄節が障害され，膝関節伸展筋力および足関節筋力の不十分な患者に処方される。標準的な長下肢装具の場合，膝以下は短下肢装具と同じでその近位に両側支柱が付けられ膝関節が設けられる。膝伸展筋力が弱い場合，膝ロック機構またはオフセット機構が使用される。膝ロック機構では

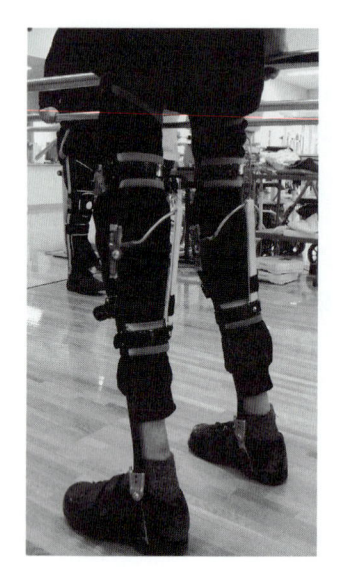

図 IV-36　スイスロック付き長下肢装具

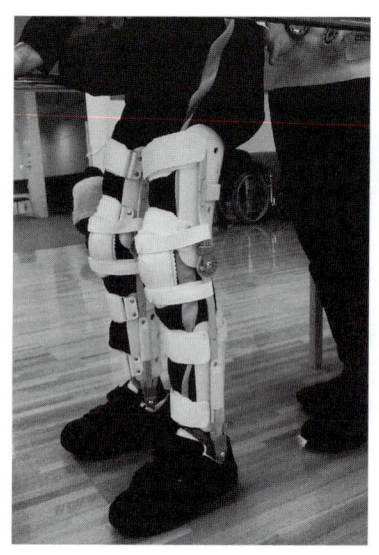

図 IV-37　リングロック・ダイヤルロック・膝蓋パッド付き長下肢装具

リングロックが最もよく使用される．スイスロックは膝関節の伸展位でロックがかかり，椅子などで上方に押される力がかかるとロックが解除される（図 IV-36）．膝関節に屈曲拘縮があるとダイヤルロックが使用される．立脚期に膝の支持性が不十分な場合に皮製の膝蓋パッドが使用される（図 IV-37）．

6　短下肢装具

短下肢装具は，膝伸展筋力がある程度保持され，それ以下の支配髄節が障害され，足関節周囲筋力が低下している場合に使用される．足関節や足部の変形の予防や矯正とともに，足関節の背屈や底屈角度を変更することによって膝の安定性に影響する．足関節を背屈にすると膝関節には屈曲力が働き，足関節を底屈にすると膝関節への伸展力が働き立脚期における膝を安定させる．

両側支柱付き短下肢装具では，多くの場合，靴をU字型に包み靴と支柱をしっかり固定できる鐙を使用する．鐙ではキャリパーに比べて生理的な足関節の位置に装具の足関節も存在する．足関節は多くの場合，単軸関節である．底屈制動は足関節背屈筋が弱い場合に使用され，背屈制動は足関節の底屈筋が弱い場合に使用される[9]．

制動に対してバネを使用して動きを援助する関節機構もある．背屈アシストは踵接地時にバネが圧縮されて遊脚期のつま先離れを良好にするために背屈方向にバネの伸展力が働く．また前方に底屈アシストのバネ機構を付ける場合もある．前方のバネは立脚期の中期までにバネが圧縮され，それ以降底屈方向にバネの伸展力が働く．

プラスチックは体の一部をモデルとして作成しやすく，適合がよく圧もコントロールしやすい．動きの程度はプラスチックの相対的な硬さに依存し，化学的な組成や厚さおよび形状が関係する．プラスチック製短下肢装具は1枚の熱可塑性素材から腓腹部ストラップ・腓腹部シェル・靴挿入部が作製される．この装具は踵接床時と遊脚時に底屈に抵抗力をかけることによって弱い背屈力を代償することが目的である．最も多いプラスチック短下肢装具は靴ベラ式である．腓腹部シェルと靴挿入部の接続部が最も狭くなり，足関節で動きが出現する．足関節の背屈力に対抗する力がないので，足関節の底屈力の弱い患者では有益でない場合が多い．切り込むラインを前方まで残しておく

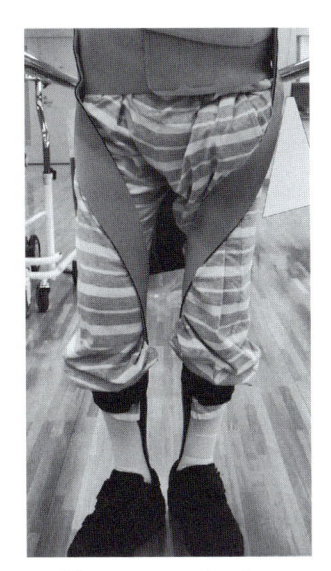

図Ⅳ-38　ツイスター

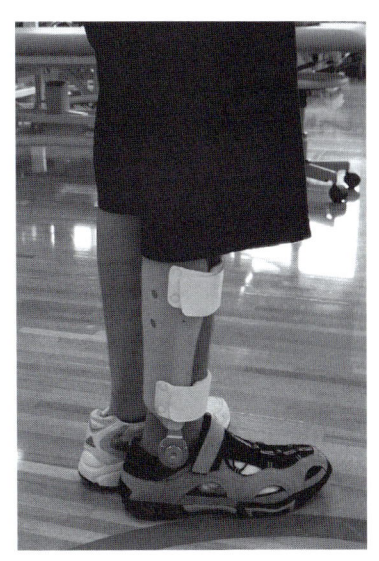

図Ⅳ-39　ドリームブレース®

と底屈力に対する抵抗を大きくすることや内外側の動きの制動が容易となる。

両側短下肢装具と軟性素材の骨盤帯およびツイスター(図Ⅳ-38)を使用することによって，脊髄損傷患者の膝関節および足関節の支持性を得ながら，股関節の内旋傾向を改善させて歩行能力の改善が得られる場合もある。

最近プラスチック短下肢装具に使用する多くの足関節継手が開発され，使用されるようになってきている。図Ⅳ-39は摩擦制動継手付き短下肢装具(ドリームブレース®：オルソ社製)である[10]。継手のワンウェイクラッチ機構と周辺部品間の摩擦との組み合わせにより，足定板先端への外力閾値が底屈方向約2kg，背屈方向約0.1kgに設定されている。設定値以下の力では運動は起こらずどの角度でも足部が下垂しないが，それ以上の力が加わっている間は運動が起こり，設定値を下回った時点で停止する。このことにより，①立脚相終期の足関節背屈角度を遊脚相の間保持できる，②立脚相初期の踵接地と円滑な足底接地への移行が可能，③平地歩行に加え立ち上がり動作・坂道歩行時の足関節底背屈運動を制限しないことが可能である。

図Ⅳ-40は油圧制動装置付き足継手短下肢装具(ゲイトソリューション®：パシフィックサプライ社製)である[11]。油圧調整範囲は抵抗がない状態から半固定まで無段階に調整が可能，底屈制動範囲は初期角度から底屈方向に18度，初期設定角度はパーツ交換により0度と5度の2種類の選択が可能である。上記の機構により，①立脚初期・踵接地時の足関節の動きを油圧により制動し容易に体重をかけることができ，制動力は装具をはいた状態で容易に調整することが可能，②足底接地から遊脚期までは足関節の動きを制限しないため自然な膝の動きを作ることができる，③内蔵されているバネにより遊脚期におけるつま先のクリアランスを確保すると同時に適切な踵接地が可能である。

7　最近の進歩

a　Hip and Ankle Linked Orthosis (HALO)®

Primewalk®で歩幅を大きくとった場合歩行が不安定になる問題や，回転中心が上方になったために下肢の振り出しは容易になったが，歩行中の

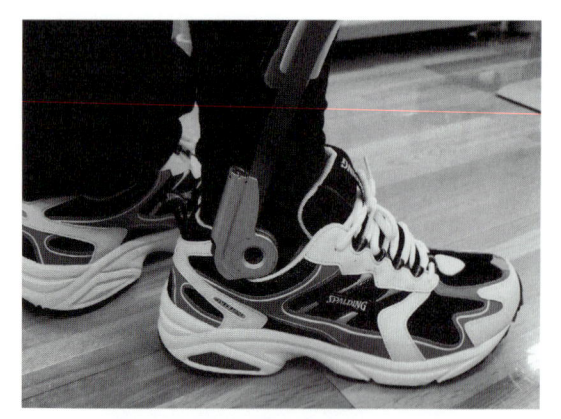

図IV-40　ゲイトソリューション®

骨盤が回旋する問題は解消されなかった。元田らは，①下肢の振り出し機構がない内側股継手付き長下肢装具では骨盤の回旋は下肢を振り出すための補助的な動作である，②足関節が固定されているため片足を前に大きく出すと足底が床と一部分しか接しなくなるために不安定な状態になり，装具が安定な位置である両下肢が平行な状態に戻ろうとする力と患者が転倒を避けようとする力の両者が働き骨盤が回旋することが重要な検討課題であるとした。以上の2点を解決するために，下肢の振り出しと足関節の底背屈を連動させ歩行中に常に足底が床に平行になるようにするとともに，荷重により足関節が背屈する力を反対側の下肢の振り出し力に利用し，歩行の安定性と下肢の振り出しの容易さを同時に実現することを可能にした装具(HALO®)(図IV-41)が元田らによって開発された(松本義肢製作所製)[12,13]。

この装具の構造は，足関節と股関節をスチールワイヤーで連結し，下肢の振り出しと足関節の底背屈が連動し，足底が常に床と平行になるようにしている。可動性のある足関節と2枚のプーリーからなる股関節をケーブルで連結する。股継手は，同一回転軸上に独立して動く2個のプーリーを組み合わせた構造で，右側のプーリーが左下肢と，左側のプーリーが右下肢と連動して回転する機構になっている。股関節の屈伸で足底が常に床に平行になるように股関節と足関節の回転比が

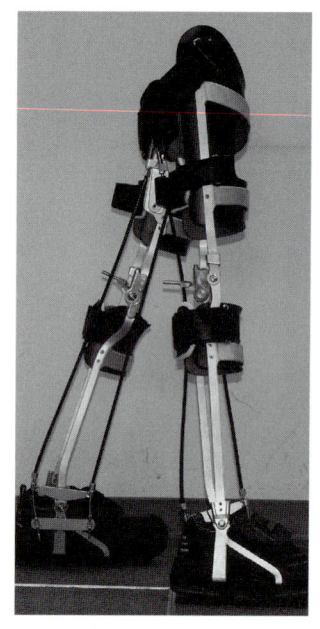

図IV-41　HALO®(元田英一氏の許可を得て掲載)

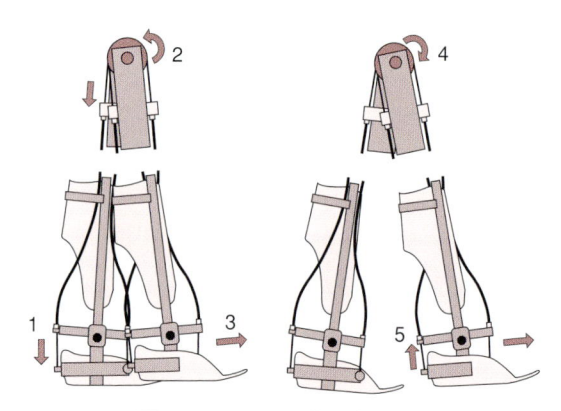

図IV-42　HALO®の動作原理
(元田英一氏の許可を得て掲載)

2：1とされている。この装具の動作原理(図IV-42)は，①踵に付けられているワイヤーが引っ張られ，②股継手の左のプーリーを回転させる。③左のプーリーは右のKAFOに固定されているため右下肢が振り出される。④左のKAFOは股継手で伸展し，つながっている右のプーリーを回転させる。⑤ワイヤーが右の踵を引っ張り，右足継手は底屈し右足部は床に平行になる。

b 吊り上げ装置付きトレッドミル歩行[14]

　体を上方に牽引し支えてトレッドミル上で歩行させることが脊髄損傷患者の歩行能力の改善に役立つことが1990年代の初期に報告されてから，多くの施設で行われるようになり日本でも徐々にその良好な成績が報告されている。その成績が良好な理由として廃用性筋力低下が改善するとともに，受動的に歩行動作を繰り返すことで脊髄に再び歩行動作を学習させるということが挙げられる。2001年6月から中部労災病院でリハビリテーション治療を行っている不全脊髄損傷患者を対象に，労災リハ工学センターによって「吊り上げ歩行訓練」が行われている。

　装置の構造は，通常のトレッドミル上に免荷と転倒予防のためにハーネスおよび吊り上げ装置を配置した。上昇・下降速度が可変のチェンホイストをやぐらの上部に設置し，荷重センサーに連結したインタフェースを介してリアルタイムに吊り上げ荷重がコンピュータ画面に表示されるようにした。ハーネスは歩行時の体幹のブレや車いすからの吊り上げを考慮し，両サイドのガイドを介したⅡ型バーに取り付け，上下のみに可動できるように規定した。市販のハーネスを改良して鼠径部にかかる部分を細くしてパッドを加えて使用している。下肢の支持性の弱い場合や足底接地が難しい場合には，長下肢装具や短下肢装具を適宜使用している（図Ⅳ-43）。

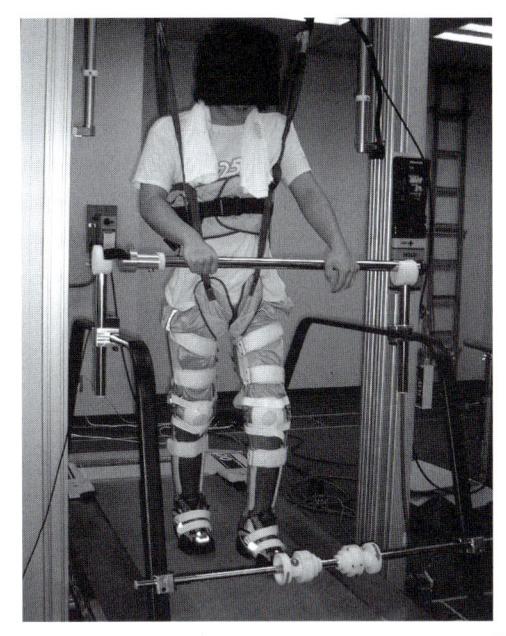

図Ⅳ-43　吊り上げ装置付きトレッドミル歩行訓練

復習のポイント

1. 脊髄損傷患者に下肢装具を使用することの目的は，単に移動能力を向上させるためだけでなく，二次的な合併症の進行を予防するという目的もある。
2. 完全対麻痺患者では股関節継手の付いた装具が必要である。股関節屈曲筋力が残存していると長下肢装具を，膝関節伸展筋力が残存していると短下肢装具を使用する。
3. 外側股継手付き長下肢装具システムとしてARGO®が製品化され，わが国でもよく使用されている。
4. 内側股継手付き長下肢装具システムではPrimewalk®とWalkabout®が製品化され，完全対麻痺患者によく処方されている。実用的に日常生活で使用する患者の割合は必ずしも高くはない。上記の製品より高い歩行能力を得る装具としてHALO®が開発された。
5. 受動的に歩行動作を繰り返すことで脊髄に再び歩行動作を学習させるという考えなどを根拠に，近年吊り上げ装置付きトレッドミル歩行訓練が臨床に導入されている。この場合，適切な下肢装具の選択を行う必要がある。

【文献】

1) Kirshblum S : Rehabilitation of Spinal Cord Injury. In : DeLisa JA, et al(eds) : Physical Medicine and rehabilitation. 4th ed, Lippincott Williams and Wilkins, pp 1715-1751, 2005

2) Nene AV, Hermens HJ, Zilvold G : Paraplegic locomotion : a review. Spinal Cord 1996 ; 34 : 507-524
3) Jehmann JF : Lower Limb Orthotics. In : Redford JB(ed) : Orthotics Etcetera. 3rd ed, Williams and Wilkins, pp 278-351, 1990
4) http://www.rslsteeper.co.uk
5) Middleton JW, Fisher W, Davis GM, et al : A Medial linkage orthosis to assist ambulation after spinal cord injury. Prosthet Orthot Int 1998 ; 22 : 258-264
6) 才藤栄一, 鈴木 亨, 園田 茂, 他：対麻痺者立位・歩行用の新しい内側股継手つき長下肢装具システムの臨床経験. リハ医学 1996；33：33-41
7) 江口雅之, 原田康隆：内側股継手付き長下肢装具を用いた脊髄損傷者の立位・歩行練習. PTジャーナル 2001；35：467-474
8) 小野木啓子, 才藤栄一：対麻痺の歩行再建―装具とトレッドミルを用いて. リハ医学 2004；41：152-155
9) Fishman SF, Berger N, Edelstein JE, et al : Lower-limb Orthoses. In : American Academy of Orthopaedic Surgeons(ed) : Atlas of orthotics. 2nd ed, CV Mosby Company, pp 199-237, 1985
10) http://www.ortho-net.co.jp
11) http://www.p-supply.co.jp
12) 元田英一, 大田一重, 鈴木康雄, 他：歩行の安定性と下肢の振り出し補助を同時に実現する対麻痺用歩行装具の開発. 日本脊髄傷害医学会雑誌 2003；16：192-193
13) Genda E, Oota K, Suzuki Y, et al : A new walking orthosis for paraplegics : hip and ankle linkage system. Prosthet Orthot Int 2004 ; 28 : 69-74
14) 元田英一, 小山憲路, 田中宏太佳：吊り上げ装置付きトレッドミル. 義装会誌 2005；21：146-152

4-A 小児装具──股関節装具

学習のポイント
1. 小児の股関節疾患の治療は装具療法が中心。
2. 各装具の使い分け，適応を学ぶ。
3. 装具療法から手術治療への切り替えも起こりうることに注意。

1 先天性股関節脱臼の装具

a 先天性股関節脱臼（congenital dislocation of the hip；CDH）とは

　小児整形外科の代表疾患の一つである。新生児〜乳児期に発見される股関節脱臼は，はたして先天性か，という議論があって，「発達性（developmental；DDH）股関節脱臼」という呼称が用いられることが多くなった。しかし，この病名は，新生児期に正常であったものが，その後の発育過程で脱臼するような印象を与えるため，最近はこのDDHはdevelopmental dysplasia of the hip「発達性股関節形成不全」の略語として用いられで意思の統一がはかられている。新生児検診に関する報告で，出生当日には脱臼していたものが，その後自然整復されることがわかっているが，その過程に環境因子が関係している。すなわち，先天性股関節脱臼は多因子が関係する（出生時の誘発を含めた）先天性疾患であるが，脱臼の固定化，その後の股関節の発育には環境因子が関係している。

1）特徴
①圧倒的に女児に多い。
②冬生まれ，寒い地方に多い。
③股関節の自由な自動運動を阻害しないようにすると頻度が減少する。
④外傷性脱臼と異なって，関節包を破らない関節包内脱臼である。
⑤患児が痛みを訴えることはない。

2）症状
　乳児期では股関節開排制限，下肢長差，大腿皮膚溝の左右非対称，歩行開始後は跛行が特徴的。

3）診断
　新生児期には，用手整復時に感じるクリックで診断するが，乳児期以降では，開排制限，脚長差などの臨床症状だけでは不確実で，確定診断はエコー，X線検査による。

b 治療プログラムと装具

　発見された時期によって，治療プログラムと使用装具が異なる。

1）新生児期

　用手整復をしたのち，一般にvon Rosen splint（図Ⅳ-44）を用いる。これはアルミ板でH字型に作られており，患児の大きさに合わせて肩部，大腿部を自由に曲げることができる。使用期間は，原法では「生後3か月まで使用」とされている。

228　IV部　装具

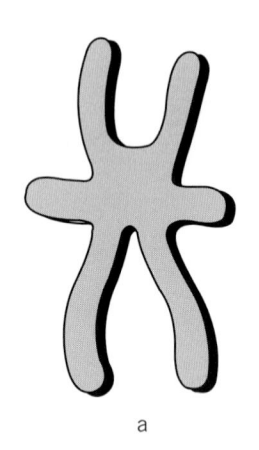

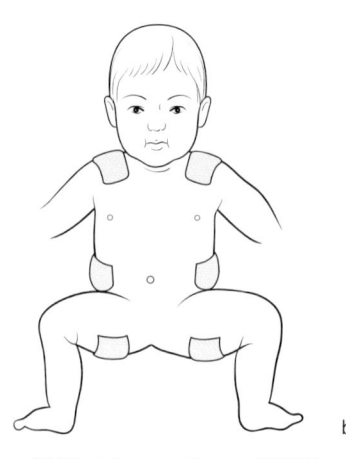

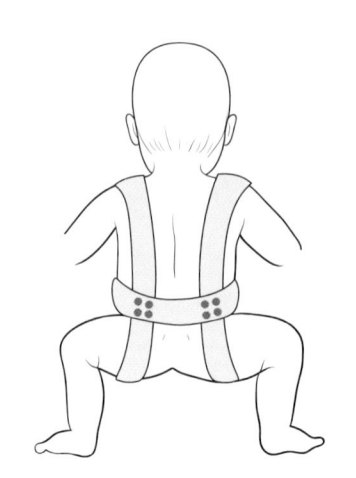

図 IV-44　von Rosen 型副子
a：装着前のアルミ板，b：装着した図

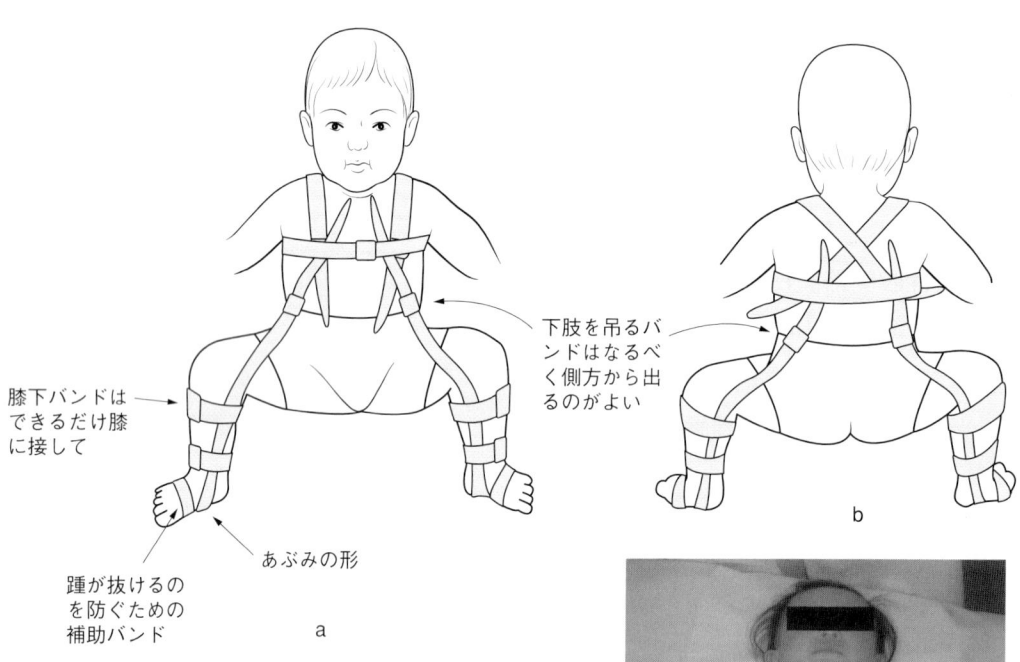

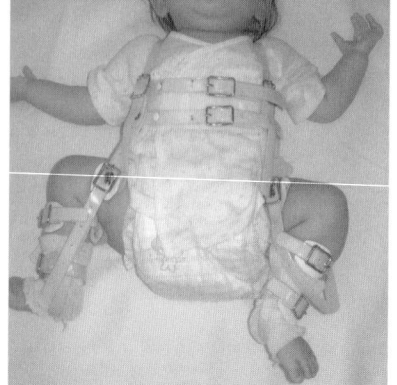

図 IV-45　パブリックバンド（Riemenbügel）
a：前面，b：後面，c：使用中

膝下バンドはできるだけ膝に接して

あぶみの形

踵が抜けるのを防ぐための補助バンド

下肢を吊るバンドはなるべく側方から出るのがよい

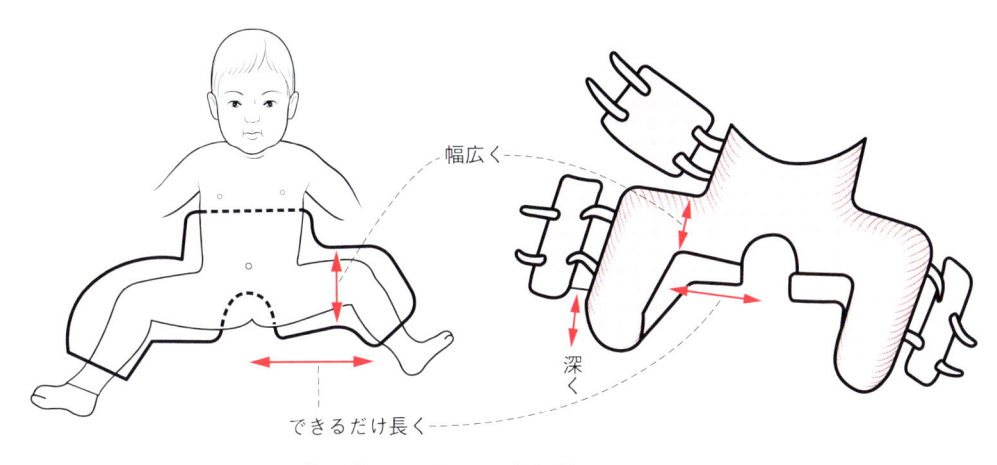

（装具のなかで股関節を動かせるくらいに大きく）

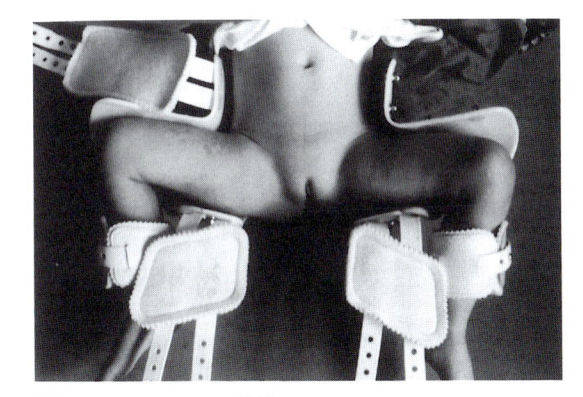

図IV-46　ぶかぶか装具

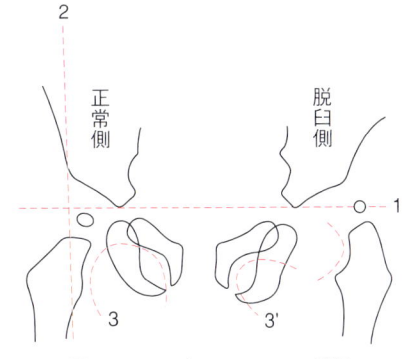

図IV-47　ウォレンベルグ線

2）乳児期

生後3〜6か月の頃に発見されることが最も多い。この時期の第1選択はPavlik harness (bandage)またはRiemenbügel(リーメンビューゲル)といわれる「あぶみバンド(図IV-45)」で（「RB」と省略してよばれることが多い），これを用いて患児の自動運動による自然整復を促す(Pavlikはチェコの整形外科医)。

いくつかの治療コースがある。

(1) パブリックバンドを装着後1〜2週で整復されて順調に経過する(80〜85％)。

(2) 整復位が得られない場合，いったんパブリックバンドを除去して，1か月ほど自由にしてから再度装着させる。

(3) これでも整復位が得られない場合，入院のうえ牽引を試みて，骨頭がウォレンベルグ(Wollenberg)線より下へ下降したのを確認してから，全身麻酔下に整復，ギプス固定3週間，そのあと

キーワード解説

ウォレンベルグ(Wollenberg)線
　両側のY軟骨(腸骨・恥骨・坐骨接合部)を結んだ線で，Hilgenreiner線，Y軟骨線ともいわれる。乳児期，大腿骨近位骨端核はこの線より下方にある(図IV-47)。

図IV-46に示すような「ぶかぶか装具」を用いる。

(4) それでも安定した整復位が得られない場合には，観血的整復術の適応がある。術後しばらく（3～4週間）はギプス固定を行うが，その後に用いる装具は術式によって異なる。股関節を内旋外転位に固定するバチェラー（Batchelor）型装具か，開排位に固定するローレンツ（Lorenz）型装具（形状は図IV-46のぶかぶか装具と同じで，ゆるみの少ないもの）を用いる。装具の使用期間は2～3か月である。

(5) 保存的に整復された場合の治療期間についてはいくつかの意見があるが，一般的には整復後3か月間パブリックバンド，もしくはぶかぶか装具を装着し，以後，徐々に伸展位をとらせて，4～5週間かけて除去する。

3）幼児期

歩行開始後に発見された場合，高度脱臼でなければ，前述「乳児期(1)→(4)」のコースをとることが多いが，すでに高度脱臼の場合は，最初から観血的整復術が計画される。

c　装具の種類とその特徴

形状から分類すると開排位をとらせるものと，外転位をとらせるものとがある。開排位をとらせるものには，パブリックバンドのように整復を促すための装具と，整復したものを固定する装具がある。しかしこの場合も，一昔前のローレンツ型ギプス固定による合併症（ペルテス様障害といわれる骨頭壊死。遺残した骨頭変形は修復不能）の経験から，ぶかぶか装具のように，ある程度の可動性を許容するものが使用される。

外転位をとらせるものの代表は，股関節を外転・内旋位に固定するバチェラー型装具であるが，内旋位をとらせずに，外転・中間位で求心性の改善を目的として，歩行を許可する外転装具がある。

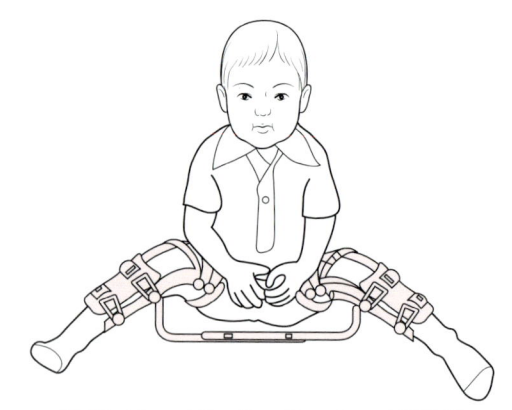

図IV-48　バチェラー（Batchelor）型装具

d　装具の適応

歩行開始後1年以上してから発見されたような年長児高度先天性股関節脱臼以外は，すべて装具療法の適応がある。

1）パブリックバンド（RB）

乳児期に発見されれば，これが第1選択であり，前述したプログラムに従って治療される。

2）ぶかぶか装具

一般には，徒手整復されて短期間ギプス固定された後，用いられる装具である。

3）バチェラー型装具（図IV-48）

観血的整復術の後で用いられることが多い。

4）外転装具

求心性が不十分なとき，外転位で歩行させるために用いられる。

e　チェックアウトのポイント

1）パブリックバンド

出来合いのものを用いるが，最初は股関節屈曲

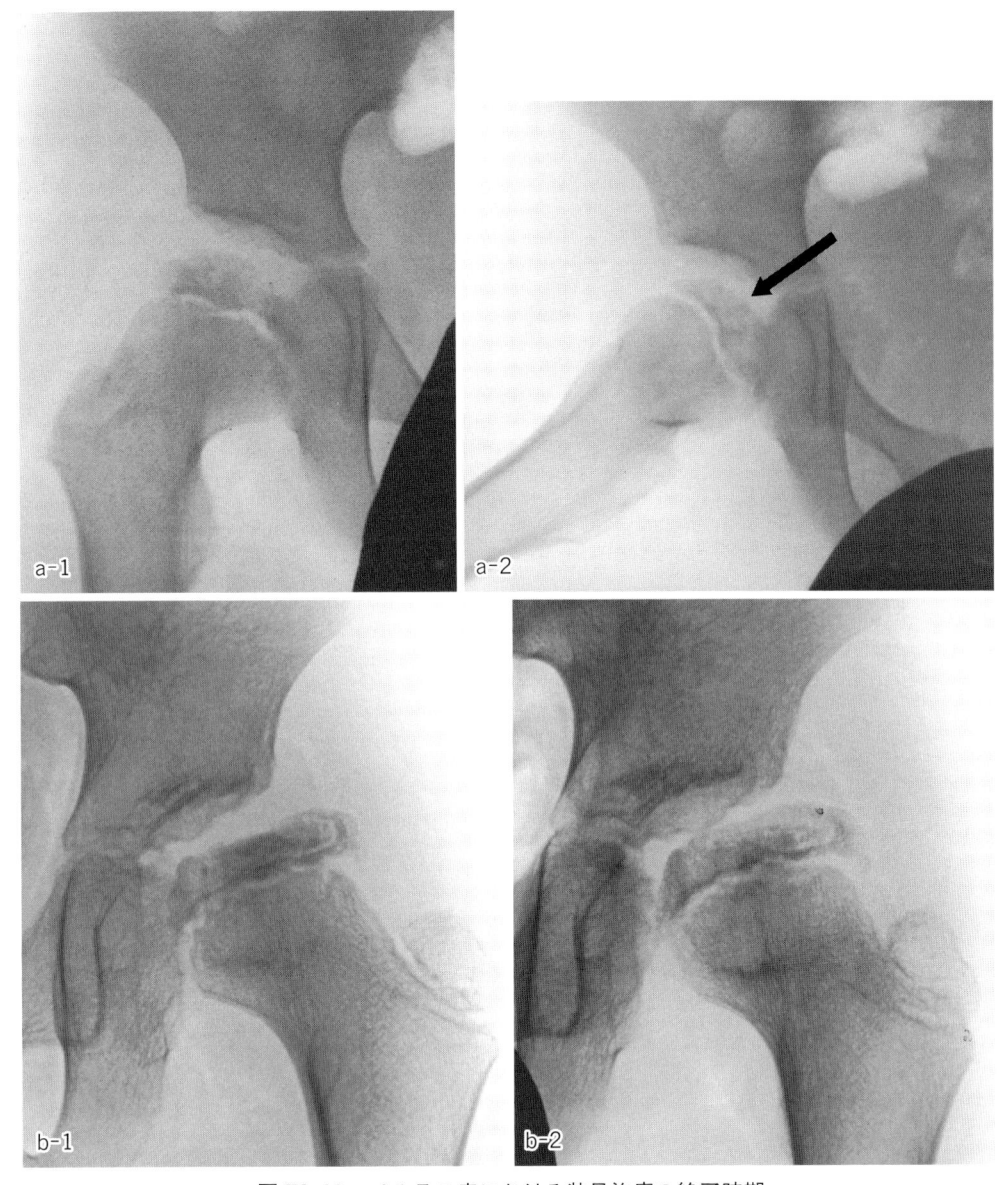

図 IV-49 ペルテス病における装具治療の終了時期
a-1：5歳男児，発症後1年。a-2：後方1/2に修復骨がみられ装具治療を終了
b-1：7歳男児，発症後1年2か月。b-2：3か月後，外側から中央部を越えて修復骨が広がり装具治療を終了

100度ぐらいに設定する．治療終了後除去する際，徐々に伸展位をとらせるため，屈曲調節ベルトは十分長いものを作製する．また，下肢の自動運動を障害しないように，胸バンドは乳首の高さにつけたものを用いる．

2）ぶかぶか装具

股関節開排位のまま20～30度は自由に屈伸ができるようになっているかどうかチェックする．

3）バチェラー型装具

前述したように，観血的整復術のあとの固定に

用いられることが多い。この装具では，求心性をよくするためには内旋位固定が必要であるが，内旋を必要最小限にとどめて，過度の内旋位をとらないよう注意する。また，装具のバーの部分を持って股関節を自由に屈伸できるかどうかチェックすることも大切である。特に健側の内旋を強めると，健側に骨頭壊死を起こす危険性があるので注意が必要である（患側は，術中，関節包の縫縮を内旋位で行っているため，骨頭壊死の危険性は少ない）。

2 ペルテス病の装具

a ペルテス病（Perthes disease）とは

骨端症の代表疾患。小児の大腿骨頭（大腿骨近位骨端核）に起こる虚血性壊死であるが，原因はいまだ不明である。4～7歳の男児に多く，ほとんどが片側性である。

b ペルテス病の治療プログラムと装具

ほとんどの症例が装具を用いて保存的に治療される。しかし，経過は症例によってまちまちで，全く治療を必要としない場合もある。一般的にはペルテス病が治癒するのに3年以上を要するが，治療を必要とする期間は6か月～1年半のことが多い。治療の必要性の有無，終了の時期判定にはX線像による「キャテラル（Catterall）分類[1]」を用いると便利である。すなわち「Catterallのgroup Ⅰ（骨端核の前方1/2以下の障害）（図Ⅳ-49）は治療不要」という原則に従って，骨端核の後方，もしくは外側から骨端核の約1/2が修復された時点で治療を終了する（普通，修復は骨頭の後・外側から進展する）。

> **キーワード解説**
>
> **キャテラル（Catterall）分類**
>
> ペルテス病の治療方法の選択，予後判定に用いられる分類法。大腿骨頭の2方向撮影で骨頭の障害範囲（一般に「壊死範囲」といわれる）の広さによって以下の4つに分類される（図Ⅳ-50）。
> 　Group Ⅰ：骨端核前方1/2以下の障害
> 　Group Ⅱ：骨端核前方1/2程度の障害
> 　Group Ⅲ：骨端核前方2/3の範囲の障害
> 　Group Ⅳ：骨端核全域の障害
> 　どのように治療・予後判定に応用するか：
> 　Group Ⅰの場合，特に治療をせずに放置しても予後は良好。ということは，ペルテス病を装具で免荷治療をしていて，後方からの修復が，骨端核の1/2を超えたら，治療を終了してもよいということを示している。Ⅱ，Ⅲは免荷療法によって成績が左右される。Ⅳは治療をしても，変形が遺残する。

> **キーワード解説**
>
> **containment療法**
>
> ペルテス病は大腿骨近位骨端核（大腿骨頭）の壊死性疾患であるが，壊死骨は吸収され，新生骨が形成されて修復されていく。この過程で起こる変形を避けるため，股関節を外転させて，本来は正常な臼蓋の中に骨頭を入れ，臼蓋を鋳型にして球形の骨頭を得ようとする治療法。

c 装具の種類とその特徴

多くの種類の装具が用いられているが，その目的とするところから分類すると，免荷装具とcontainmentをはかるものの2つがある。しかし，現在広く用いられている装具はその両方を目的としている。

1）免荷装具

a）完全免荷をはかるもの

スナイダー吊り具（Snyder sling）がある（図Ⅳ-

第1群　　　　　　　　　　　　　　　a. 骨頭の前部に限局

第2群　　　　　　　　　　　　　　　b. 骨頭の輪郭がまだ保たれている

第3群　　　　　　　　　　　　　　　c. この場合は骨頭の扁平化が起こり，また骨端線も不規則となる

第4群　　　　　　　　　　　　　　　d. 骨頭の扁平化が特に強い，そしてほとんど点状か線状となる

図IV-50　キャテラル分類

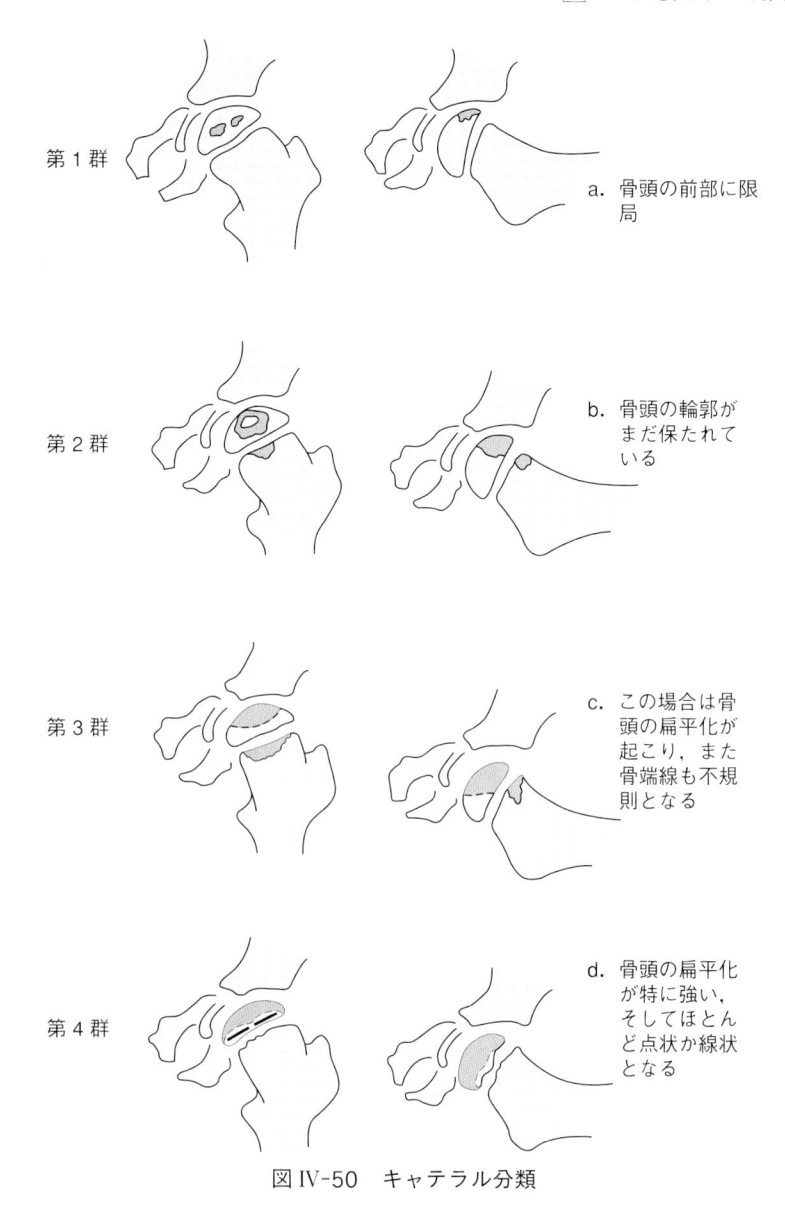

51)。患側の膝を屈曲して肩からのバンドで吊り上げており，患児は松葉杖を使用しないと歩けない。この場合，containment は全く問題にしていない。時として内転位をとっている。

b) 部分免荷をはかるもの

いくつかの種類があるが，部分免荷の方法は，地面から立てた支柱を坐骨結節に当てて，患肢の足底を直接接地させない形式である。装具によって異なる点は，股関節の回旋方向を中間～内旋位にするか(図IV-52)，外旋位にするか(図IV-53)という点であろう。内旋位をとらせる理由は containment の重視であり，外旋位をとらせる理由は関節内圧を下げるためである。

c) 荷重を許可する装具

外転位を強めて containment をはかったうえで荷重を許可するもので(図IV-54)，いくつかの種類があるが，両側発症例などにも用いられる。

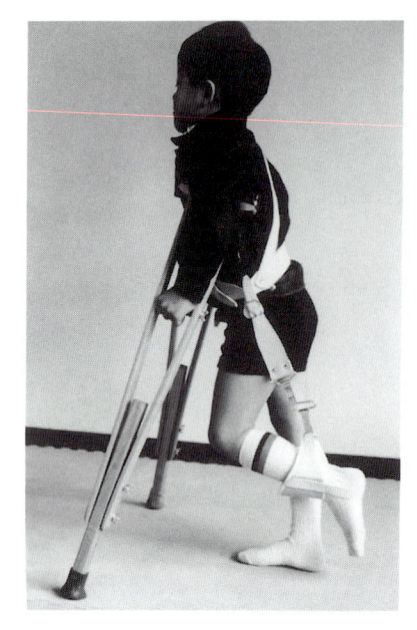

図 IV-51　スナイダー(Snyder sling)吊り具

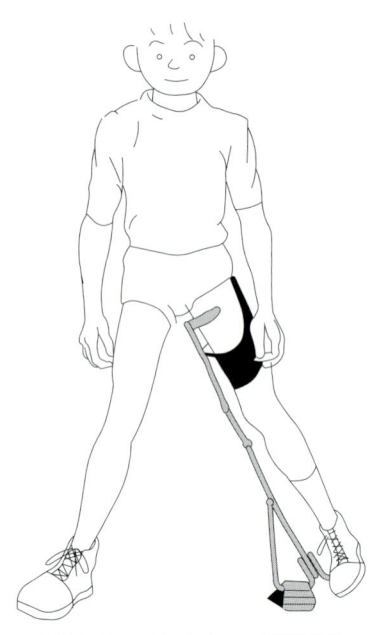

図 IV-52　Tachdjian 外転装具

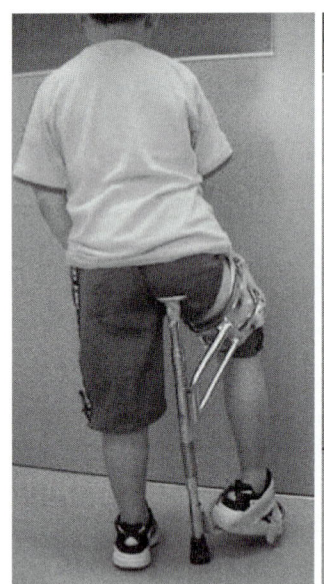

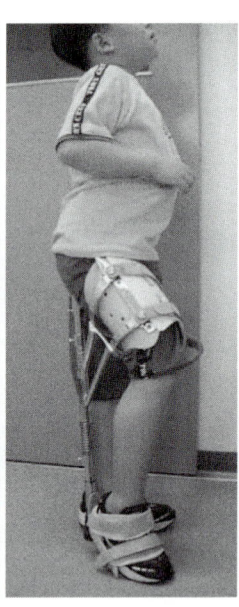

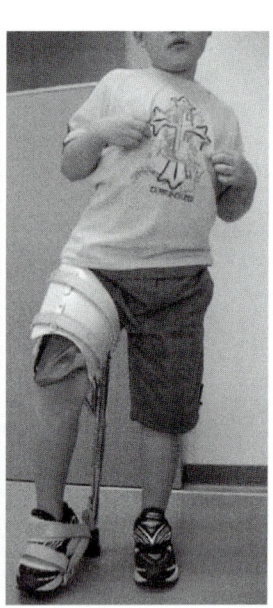

図 IV-53　外転・外旋位免荷装具(SPOC 装具)

d 装具の適応

3歳以下は，患児の協力が得られないことや，放置しても予後が良好なことから，一般的には装具を使用せずに自由にしておく。また Catterall Group I と II の多くは装具を使用せずに激動を禁ずるだけでよいが，早期にキャテラル分類を正確に判定することが難しいので，一応，装具療法を試みるほうがよい。キャテラル分類がはっきりしてから（ふつうは発症後 5～6 か月以降），改めて装具の適応を考える。

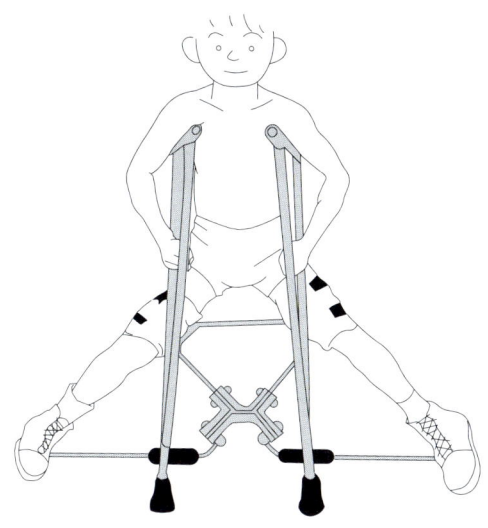

図 IV-54　Toronto 装具

e　観血的治療の適応

ペルテス病に対する観血的治療としては，大腿骨内反骨切り術，大腿骨頭前方回転骨切り術(杉岡)[2]のほか，Salter 骨盤骨切り術がある．最初から観血的治療を選ぶことは少なく，装具治療を行っている過程で修復が停滞したときに選択肢の一つになる．9歳以上の高齢児に多い．

f　チェックアウトのポイント

坐骨結節で支持をはかる免荷装具では，患側荷重時に坐骨結節に十分荷重がかかっているか，患側の足先が接地していないか，患側股関節は外転位をとっているか，などが大切である．対象が成長期の子供であり，装具をつけて自由に運動をさせているので，2～3か月に一度は装具をチェックする必要がある．

● 復習のポイント
1．乳児期の CDH に対する装具の第1選択は？
2．CDH に対する装具療法の限界は？
3．ペルテス病の装具装着終了時期は？
4．ペルテス病に対する装具療法の限界は？

【文献】
1) Catterall A : The natural history of Perthes' disease. J Bone Joint Surg　1971 ; 53-B : 37-53
2) Sugioka Y : Transtrochanteric anterior rotational osteotomy of the femoral head in the treatment of osteonecrosis affecting the hip. Clin Orthop　1978 ; 130 : 191-201

4-B 小児装具——二分脊椎に対する装具療法

> ● 学習のポイント
> 1. 二分脊椎は腰仙椎部に好発し，下肢の運動麻痺による変形や拘縮と知覚障害を示す。
> 2. 移動能力には麻痺レベルが最も大きく関係するが，このほかに体幹・下肢の変形や拘縮，褥瘡，体重，キアリ奇形，精神発達遅延などが関与する。
> 3. 装具療法の適応は，移動能力，下肢の筋力とバランス，下肢のアライメントと変形・拘縮，褥瘡既往の有無などを総合的に評価して判断する。装具は変形の防止，アライメントの保持，移動の補助という多様な目的を持つため，同じ麻痺レベルでも状況により使い分けられる。

1 二分脊椎とは

　二分脊椎とは，先天的に脊椎の後方要素(棘突起，椎弓など)が欠損している状態を指し，神経管の形成障害・閉鎖不全により生じる。脊髄や馬尾神経が背側に脱出し瘤を形成する嚢胞性二分脊椎では，皮膚欠損を伴うことが多い(開放性あるいは顕在性二分脊椎)。一方，脊椎後方要素の癒合不全のみで髄膜や神経組織に脱出を伴わないものを潜在性二分脊椎とよび，神経症状を伴わない場合と，脊髄脂肪腫のように神経症状を伴う場合がある。二分脊椎は神経系の発生異常と考えることもでき，水頭症，キアリ奇形，脊髄空洞症などの神経系異常を伴うことがある。

　二分脊椎は腰仙椎部に好発し，症状として下肢の運動麻痺と知覚障害，膀胱直腸障害を示す。運動麻痺は下肢の変形や拘縮を生じるため，移動能力の低下を通じて，基本的生活習慣の自立，社会への参加に影響を与える。診療には脳神経外科，整形外科，リハビリテーション科，泌尿器科，小児科，小児外科などのほか，理学療法士，看護師，臨床心理士などが参加したチームアプローチが必要になる。

2 下肢症状と変形拘縮

　下肢の運動麻痺は，外傷性脊髄損傷における横断性麻痺のように一定の髄節以下の弛緩性麻痺と考えるとわかりやすいが，実際には残存髄節から離れた下位に運動を認めるなど複雑な麻痺を示すことが多い。麻痺レベルの分類法としてSharrard分類が有名であるが，McDonaldらはこれを修正している(表IV-3)。

　下肢の運動麻痺により移動能力が障害される。移動能力の評価にはHoffer分類を用いることが多い。装具の有無にかかわらず屋内外を歩行できるcommunity ambulator，屋外は車いすを利用するが屋内では歩行するhousehold ambulator，日常の移動には車いすを用いるが，歩行訓練を行っているnon-functional ambulator，歩行不能で移動は車いすのnon-ambulatorの4群に分類し，さらにcommunity ambulatorを杖使用の有無により2群に細分することがある。移動能力には麻痺レベルが最も大きく関係するが，このほかに体幹・下肢の変形や拘縮，褥瘡，体重，キア

表 IV-3　脊髄髄膜瘤における麻痺レベルの評価

神経機能残存髄節	
胸髄	股関節自動運動なし
第1腰髄	腸腰筋【2】以上
第2腰髄	腸腰筋，縫工筋，股関節内転筋すべて【3】以上
第3腰髄	第2腰髄の基準を満たし，かつ大腿四頭筋【3】以上
第4腰髄	第3腰髄の基準を満たし，かつ内側ハムストリングまたは前脛骨筋【3】以上
第5腰髄	第4腰髄の基準を満たし，かつ外側ハムストリング【3】以上，さらに以下の3つのうち1つを満たす。①中殿筋【2】以上，②第3腓骨筋【4】以上，③後脛骨筋【3】以上
第1仙髄	第5腰髄の基準を満たし，かつ以下の3つのうち2つを満たす。①下腿三頭筋【2】以上，②中殿筋【3】以上，③大殿筋【2】以上
第2仙髄	第1仙髄の基準を満たし，かつ下腿三頭筋【3】以上，かつ中殿筋・大殿筋【4】以上
障害なし	すべての筋力が正常

(Broughton NS, Menelaus MB：Menelaus' Orthopaedic Management of Spina Bifida Cystica. 3rd ed, WB Saunders, 1998 より転載)

表 IV-4　Hoffer 分類と麻痺レベルの目安

歩行能力 \ 麻痺レベル	胸髄	腰髄 第1	第2	第3	第4	第5	仙髄
community ambulator（杖不要）					←→	←→	←→
community ambulator（杖歩行）				←→	←→		
household ambulator			←→	←→	←→		
non-functional ambulator		←→	←→	←→			
non-ambulator	←→	←→	←→				

キーワード解説

脊髄係留症候群(tethered cord syndrome)

脊髄髄膜瘤手術後の癒着や脊髄脂肪腫などにより脊髄下端が固定されている場合，身長の伸びに従い脊髄が下方に牽引され神経症状を示すことがある。これを脊髄係留症候群とよび，下肢運動障害や排尿障害の悪化，腰痛，脊柱変形などを生じる。装具の適合性が悪化した場合にはこの状態をも考慮する必要がある。

リ奇形，精神発達遅延などが関与する。麻痺レベルと移動能力の大まかな関係を表 IV-4 に示す。

　下肢の変形，拘縮，脱臼は運動麻痺による筋力のアンバランスから生じ(図 IV-55)，年齢により変化しうる。股関節脱臼，反張膝，内反足などの一部は，筋力のアンバランスからではなく，出生時から構築性の変形としてみられることがある。二分脊椎にみられる変形や拘縮，脱臼を表 IV-5 に示す。治療としてはギプス矯正や装具などの保存的治療と手術治療があり，局所の状態，患者の移動能力をともに考慮して選択する。

　下肢の知覚障害は，変形や拘縮と関連して褥瘡の原因となったり，神経症性関節症を引き起こす

表 IV-5　変形拘縮と治療

部位	変形	先天性/後天性	麻痺レベル	治療原則	装具
脊柱	側弯	先天性		保存療法，手術	TLSO
		後天性	胸腰髄	保存療法，手術	TLSO
	後弯	先天性		手術	
股関節	屈曲拘縮	後天性	上位腰髄	保存療法	HKAFO
	脱臼	先天性		保存療法，手術	
		後天性	上位腰髄	手術	
膝関節	脱臼・反張膝	先天性		保存療法，手術	
	屈曲拘縮	先天性		保存療法，手術	KAFO
		後天性	上位腰髄	保存療法，手術	KAFO
足部	尖足	先天性		保存療法，手術	AFO
	内反尖足	先天性		保存療法，手術	AFO
	外反扁平足	後天性	第5腰髄	装具，手術	AFO
	踵足	後天性	第4・5腰髄	装具，手術	AFO
	凹足	後天性	第5腰髄・仙髄	装具，手術	FO
	槌趾	後天性	仙髄	手術	

ことがある。

3　装具療法の適応と実際

　二分脊椎の患者の状態は個々に大きく異なるため，装具療法の適応は，移動能力，下肢の筋力とバランス，下肢のアライメントと変形・拘縮，褥瘡既往の有無などを総合的に評価して判断する。装具の内容は麻痺レベルにより大まかに分けられるが，実際には装具の目的は変形の防止，アライメントの保持，移動の補助という多様な側面をもつため，同じ麻痺レベルでも状況により使い分けられる。

a　足装具（foot orthosis；FO）

　仙髄レベルの麻痺では装具を必要としないことが多いが，凹足などで褥瘡形成の可能性があるときには（図IV-56），足底装具などの足装具（foot orthosis）を処方することがある。足底の縦・横アーチの維持のためアーチサポートを入念に作成する。

b　短下肢装具（ankle foot orthosis；AFO）

　中下位腰髄の麻痺では装具なし歩行が可能なこともあるが不安定になるため，短下肢装具を用いることが多い。足部の変形と筋力バランス，下肢全体のアライメントを考え，さまざまな形の短下肢装具を用いる。下腿三頭筋筋力がMMTで3以下の踵足変形を有する年少児では足関節を軽度背屈としたプラスチック短下肢装具（shoe-horn brace；SHB）が適応となるが，足関節の底背屈動作の際の足関節軸と装具のたわみの軸とが一致しないという問題点がある。そこで近年は多様な継手付きプラスチック短下肢装具が工夫され，角度制限を加えることもできるようになっている（図IV-57）。

　一方，内反尖足変形に対し保存的治療や手術を行った後にも短下肢装具を用いる。内反尖足例では麻痺レベルが中位腰髄より高位のことも多く，股関節，膝関節の筋力と拘縮，立位アライメントを考慮し，装具の背屈角度を決定する。足関節の

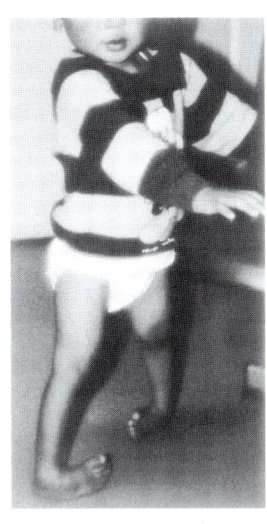

図 IV-55　麻痺性の内反踵足(第5腰髄レベル)
足部後外側で接地し，不安定である

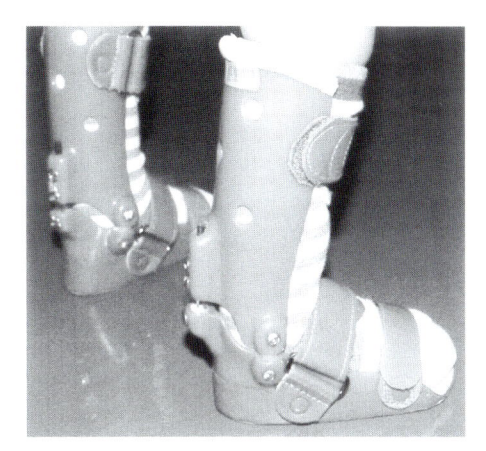

図 IV-57　踵足変形(第4腰髄レベル)に対するプラスチック短下肢装具
背屈・底屈ともに角度制限を加えている

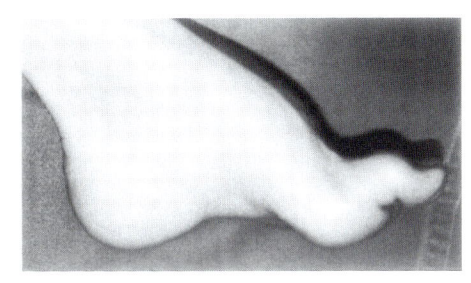

図 IV-56　凹足と槌趾
母趾 MP 関節底側の突出が目立ち，褥瘡形成の危険がある

底背屈筋力が弱いことが多く，足継手をつけないか，小さな可動性にとどめる。足関節背屈により下腿前面で体重を受けることになるので，この部分のカフは強固なものとする。踵足変形，内反尖足変形いずれの場合も，年少児では軽量であることを優先してプラスチック製としているが，年長になると耐久性の問題やより厳密な角度設定の必要性が生じるので支柱付きとすることが多い。また難治性の足部褥瘡を持つ場合は，足部を靴型装具とすることがある。

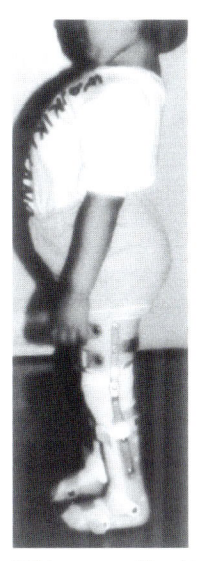

図 IV-58　第3腰髄レベルの児に対する長下肢装具

c　長下肢装具(knee ankle foot orthosis；KAFO)

大腿四頭筋筋力が MMT 4 以下で膝軽度屈曲位での立位保持が困難な場合，膝関節が不安定な場合には長下肢装具を用いる。膝継手は，大腿四頭筋筋力が問題となる場合にはロック付き膝継手を用い，完全伸展から屈曲 20 度程度の部分制動とする。膝関節の不安定性(内反，外反，回旋など)が問題となる場合は完全遊動としてもよい。大腿の支持部と下腿以下をプラスチックにする場合もある(図 IV-58)。

d 起立補助装具・歩行用下肢装具

　胸髄から高位腰髄の麻痺では，最終的に community ambulator に至るのは困難であり，立位・歩行の訓練を行わず車いすを実用的な移動手段とする考え方がある．一方，たとえ household ambulator や non-functional ambulator にとどまるにしても立位・歩行の訓練をすることは，下肢の拘縮や骨萎縮の予防，体力の維持，高い視野を得ることによる心理的影響などの点から意味があるとする考え方もある．

　立位訓練を開始する場合の装具として，乳児期には起立補助装具を用いることがある．スタビライザーは両下肢の長下肢装具を起立安定板とよばれる板の上に動かないように固定したもので，膝関節も伸展位で固定する．起立補助具の適応となる患者では股関節伸展筋力が弱いため，体幹までの固定を必要とすることが多い．その場合，Parapodium（図Ⅳ-59），Newington Brace などが使われる．

　立位姿勢に慣れ歩行の意欲が出てきたら，歩行用下肢装具を処方し歩行訓練を開始する．体幹までを支持するものとして，Swivel Walker, RGO (reciprocating gait orthosis), HGO (hip guidance orthosis) といった種類がある．RGO はケーブルを用いることにより一方の股関節屈曲が他方の股関節伸展を補助する仕組みをもち，交互歩行を可能にする（図Ⅳ-60）．これらは装着したままでの車いす使用が困難という問題点がある．これに対し，両側の長下肢装具を，股関節内側の継手で連結し交互歩行を補助する装具として，Walkabout, Primewalk といった種類がある．これらは装着したままでの車いす使用が可能である．

4 最近の進歩

　二分脊椎の装具治療そのものには新しい進歩はないが，成人の脊髄損傷患者に用いられる装具やリハビリテーションアプローチが二分脊椎患者に

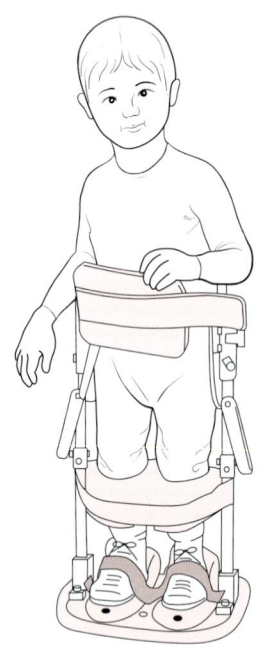

図Ⅳ-59　Parapodium

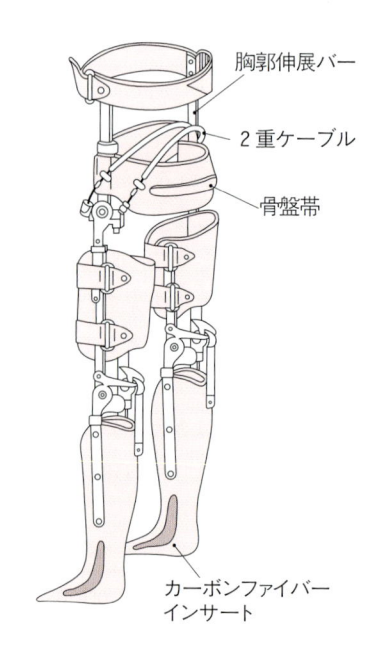

図Ⅳ-60　RGO (reciprocating gait orthosis)

も応用されうる．例えば表面刺激によるFES（機能的電気刺激）が二分脊椎患者にも適応されれば，従来の装具治療の考え方が変わってくる可能性がある．

復習のポイント

1. 二分脊椎は腰仙椎部に好発し，下肢の運動麻痺による変形や拘縮と知覚障害を示す．移動能力には麻痺レベルが最も大きく関係する．
2. 麻痺レベルが第3腰髄レベル以下の場合，屋外での実用歩行の可能性があり，状態により足装具，短下肢装具，長下肢装具を用いる．
3. より高位の麻痺レベルで実用歩行が期待できない場合でも立位・歩行の訓練をすることは意味があるとする考え方もある．この場合，起立補助装具，交互歩行を可能にする歩行用下肢装具を用いる．

【文献】

1) Broughton NS, Menelaus MB：Menelaus' Orthopaedic Management of Spina Bifida Cystica. 3rd ed, WB Saunders, 1998
2) 沖 高司：二分脊椎—リハビリテーションおよび整形外科的治療．岩谷 力，土肥信之（編）：小児リハビリテーションII．pp 18-52，医歯薬出版，1991
3) Mazur JM, Kyle S：Efficacy of bracing the lower limbs and ambulation training in children with myelomeningocele. Dev Med Child Neurol 2004；46：352-356

4-C 小児装具──筋萎縮症の下肢装具

● 学習のポイント
1. 進行性筋ジストロフィー症の病型分類を理解すること。
2. 厚生労働省障害度分類を理解すること。
3. 装具の種類とその特徴を理解すること。
4. 装具のチェックアウトのポイントと歩行訓練時の注意点を理解すること。

1 筋萎縮症の治療プログラム

筋疾患は筋自体に原因がある筋原性と，神経に異常があり二次的に筋に変化が生じる神経原性の2種類からなり，多くは筋萎縮を呈するが，ここでは筋萎縮が著明で，筋原性疾患の代表的な進行性筋ジストロフィー症の装具について述べることとする。

a 分類

進行性筋ジストロフィー症は伴性劣性遺伝疾患であり，①Duchenne型，②顔面・肩甲・上腕型，③肢帯型，④眼筋型，⑤遠位筋型，⑥先天性筋ジストロフィー症の6型に分類され，人口10万人に約4人の罹患率とされている。このなかでDuchenne型が80％以上であり，そのほとんどは男性に発症する。

b 理学療法プログラム

厚生労働省の新障害度分類（表Ⅳ-6）をもとに，各機能障害度（stage）と障害の進行および理学療法プログラムのポイントについて記述する。発病は2～3歳頃で，歩行開始の遅れや動揺性歩行により異常に気づくことが多い。以後，症状は不可逆的に進行し，腓腹筋の仮性肥大とともに骨盤帯筋，肩甲帯筋，体幹筋などの中枢筋群に筋力低下が起こり，次第に末梢筋群へと進行し，登はん性起立や腰椎前弯増強を呈し，9～11歳頃になるとついには独歩不能となり，装具歩行へと移行する。装具歩行は13歳頃には不能となり，脊柱変形が進行し，15歳頃に座位保持ができなくなり，常時臥床状態が続き，18～20歳で呼吸不全により死に至る。

1）関節可動域訓練

関節可動域制限はstageが進行するに従い徐々

● キーワード解説

下肢筋群のストレッチング

進行性筋ジストロフィー症では下肢筋の短縮はハムストリングス，大腿筋膜張筋，腓腹筋，後脛骨筋などにみられる。このため，下肢筋群のストレッチングは日頃から継続して実施することが重要である。筆者が提唱するIDストレッチング（個別的筋伸張法）は，筋走向に沿って，起始部と停止部を離すように実施するが，同じ筋でもハムストリングスのごとく，停止部が内側と外側に分かれて走行する場合には，それぞれ個別にストレッチングする。また，IDストレッチングでは筋緊張を低下させる目的で，Ib抑制を期待するため，痛みを与えず自然な呼吸ができる強度で，ストレッチング最終域で制止し，しばらく保持する必要がある。

表 IV-6　機能障害度と理学療法

厚生労働省障害度分類(stage)	障害の進行	理学療法
1．階段昇降可能 　　a：手の介助なし 　　b：手の膝おさえ	処女歩行　17〜18か月	拘縮・変形予防 筋力維持
2．階段昇降可能 　　a：片手手すり 　　b：片手手すり＋手の膝おさえ 　　c：両手手すり	動揺性歩行　3〜4歳	活動性の維持 ホームプログラム
3．椅子から起立可能	階段昇降不能　8歳	学校での訓練
4．歩行可能 　　a：独歩で5m以上 　　b：1人では歩けないが，物につかまれば歩ける(5m以上) 　　　1) 歩行器 　　　2) 手すり 　　　3) 手びき		
5．起立歩行は不可能であるが，四つ這いは可能	歩行不能　9〜11歳	装具歩行訓練 四つ這い訓練 上肢機能障害への対応 ADL関連機器の提供
6．四つ這いも不可能であるが，ずり這いは可能	装具歩行不能　13歳	装具起立訓練 座位保持 呼吸訓練
7．ずり這いも不可能であるが，座位の保持は可能		
8．座位の保持も不可能であり，常時臥床状態	座位保持不能　15歳 呼吸不全にて死亡　18〜20歳	QOL向上のための工夫 ・コミュニケーション手段 ・余暇活動

に増悪する。腓腹筋の仮性肥大により，足関節の尖足，内反変形が出現する。したがって，理学療法の初期から関節可動域訓練では股・膝関節伸展角度の維持とともに，特に足関節背屈・外反可動域維持に着目すべきである。stage 5，すなわち独立歩行ができなくなり，装具歩行の段階になると，急激な下肢各関節の伸展可動域制限，すなわち股・膝関節の屈曲拘縮，足関節の内反・尖足拘縮が生じる。装具歩行では各関節の関節可動域確保が重要な因子となるため，下肢筋群のストレッチングは重要である。車いす生活に移行するstage 6以上では，下肢よりもむしろ上肢の関節可動域の維持が重要となる。Duchenne型の患者のほとんどが学童期であることを考えると，肩・肘関節の関節可動域の維持はもちろんであるが，書字および食事動作においては，前腕の回内・回外の可動域訓練を忘れてはならない。

2）筋力維持訓練

　筋力維持訓練は独立歩行および装具歩行が可能なstage 5までの時期では下肢筋群を中心に，それ以後は上肢筋群を中心に行う。下肢筋力は独立歩行が可能であるstage 4では各関節とも屈筋群が3レベルを維持している。一方，伸筋群では足

関節が2レベルであるものの，股・膝関節では1レベルまで低下する．したがって，下肢筋群の筋力維持訓練は各関節とも伸筋群を中心として行う．また，上肢筋群は下肢と同様に中枢側から筋力低下が始まる．すなわち，肩甲帯筋群，肩関節周囲筋群の弱化に始まり，手指筋群の筋力が最も遅く筋力低下を示す．さらに，体幹筋群の筋力低下とともに脊柱の側弯および回旋の変形が著明となるので，呼吸機能が低下する．したがって，筋力維持訓練はstageの初期段階では体幹筋群を含む肩および股関節周囲筋群を中心に行い，stageが進行するに従い，末梢の筋力維持を中心的に行うこととなる．呼吸訓練では横隔膜の動きを取り入れた腹式呼吸を習得させることを忘れてはならない．

3）stage 7，8への対応

stage 7，8では車いすによる移動が行われる．体幹筋群や手指筋群の筋力低下が著しくなると，移動手段に電動車いすが用いられる．この段階の理学療法は上肢機能訓練と呼吸訓練が主として行われるが，心肺機能の低下とともに患者は常時ベッドに臥床することになり，延命のための医学的全身管理が行われる．

2 装具の種類とその特徴

筋ジストロフィー症Duchenne型に対する下肢装具は1960年代より諸外国で報告されているが，わが国では徳大式バネ付き長下肢装具，軽量化長下肢装具，東埼玉式膝伸展補助付き長下肢装具など開発されている．これらの装具は，障害の進行に伴い，骨盤帯周囲，肩甲帯周囲から始まる筋力低下，下肢各関節の関節可動域の低下などに対応し，起立・歩行期間の延長，変形防止，残存筋力の維持などを目的としている．

a 徳大式バネ付き長下肢装具

1964年徳島大学で開発された(図IV-61)．本装具は膝継手前方に大腿下部から下腿上部にかけて2本のバネを取り付け，膝伸展筋力の減弱をバネで補い，立位時に下肢を屈曲位で保持すること

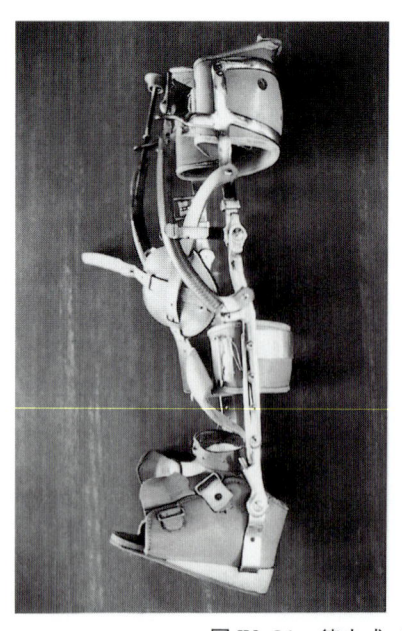

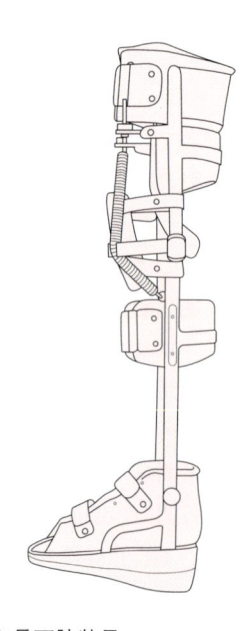

図IV-61　徳大式バネ付き長下肢装具

により，腰椎前弯の減少をはかり，体幹の安定を得ることを目的としている．膝継手は25度屈曲位で制動し，足継手は90度後方制動を取り入れている．したがって，膝関節の伸展角度は少なくとも150度以上必要である．また，足関節は背屈角度が－30度以下であれば，装具踵部に補高し対応する．装具歩行に必要な残存筋力は，股関節伸筋20～25％，膝伸筋30％である．

b 軽量化長下肢装具

筆者らが開発した軽量化長下肢装具はポリプロピレンを主材料とするプラスチック製長下肢装具で，膝継手にはリングロックを用いて固定している（図Ⅳ-62）．下腿部は靴べら式短下肢装具と同じ形状で，膝部には前方より膝パッドを当て，大腿部外側上端には握り手が取り付けられている．本装具の重量はバネ付き長下肢装具の約半分に相当する約900 g である．

本装具の利点は次のごとくである．

(1) 装着動作は上肢の残存筋力を利用して，患者自身が容易に短時間で可能である．

(2) 椅子や車いすに座るときには，リングロックを解除することにより膝関節が屈曲するので，学校での授業や食事の際にも座位姿勢が保持できる．

(3) 靴の装着が容易であり，靴の種類も自由に選択できる．

(4) 外観がよい．

3 装具の適応

装具処方の時期は股・膝関節伸筋群の筋力低下が著明となる stage 4 の段階で，しかも足関節に内反・尖足が一側だけにでも出現し始めた時期が最適であり，装具による足部の矯正効果とともに歩行継続期間がよりいっそう延長できる．独立歩行が不能になれば直ちに装具歩行が可能になるよう，処方の時期を誤らないことが大切である．長下肢装具による歩行期間は 2～5 年で，おおよそ 13 歳で装具歩行が不能となり，車いす生活を余儀なくされる．stage 5 で装具歩行の開始時期が遅れると，体幹および両下肢の著しい筋力低下と変形拘縮を引き起こし，装具歩行期間の短縮が考えられるため，正しい処方時期の選択はその患者

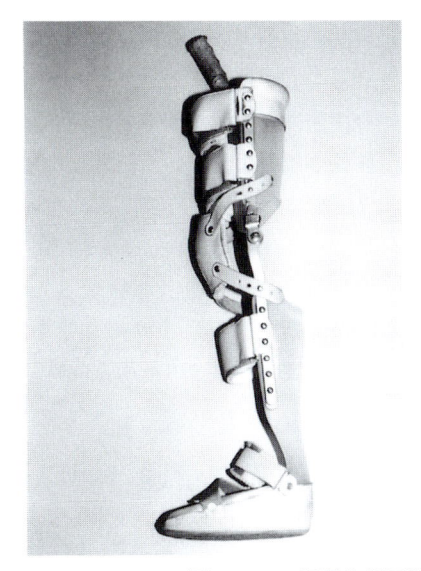

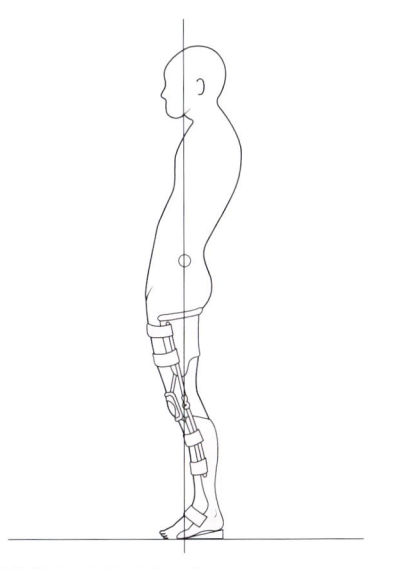

図Ⅳ-62 軽量化長下肢装具とアライメント

の人生にとって非常に重要であるといっても過言でない。

4 チェックアウトのポイント

a バネ付き長下肢装具

チェックアウトのポイントは従来の靴型長下肢装具の項目に加え，次のことが挙げられる。
(1) 大腿上位半月の幅が約 10 cm と従来のものに比べ大きく，実際の使用では後面にスポンジなどを入れて圧迫を少なくする。
(2) 膝継手は屈曲 25 度制動付きとし，2 本のバネは前面で大腿軸と平行である。
(3) バネの取り付け位置は，一方が膝継手上方約 15 cm，かつ前方に約 5 cm 突出し，バネ調節ネジで固定する。他方は膝継手下方約 5 cm の支柱部に付着させる。
(4) バネの太さは 16 mm が適当である。
(5) 足継手は原則として 90 度後方制動である。

b 軽量化長下肢装具

下肢関節の拘縮の有無によりアライメントの設定に特徴があり，チェックアウトのなかでも重要なポイントである。
(1) 拘縮がない場合の基本アライメントは，股関節最大伸展位，膝関節伸展位，足関節背屈位であり，重心線が股関節軸の後方を通過し，足部の中央付近に落ちるように設定する。
(2) 股関節に屈曲拘縮のある患者では，拘縮角度と同等の初期屈曲角度を股関節に設定し，膝関節は重心線が足部の中央付近に落ちるよう屈曲し，その角度で膝継手を固定する。
(3) 足関節に尖足位拘縮のある患者では踵部に補高を行い，立位時の足底接地を確保する。

5 装具歩行訓練

a バネ付き長下肢装具

立脚相における体重負荷とともに膝関節拘縮の有無に関係なく，膝継手の制動による安定性が得られるまで，膝関節を最終的に 25 度まで屈曲することを指導する。遊脚相への移行は，体幹の側方傾斜と反対側下肢への体重移動による骨盤の引き上げにより下肢を離床させ，さらに，股関節屈筋と体幹の回旋の働きにより，下肢の前方振り出しを指導する。また，本装具による歩行では，膝関節が 2 本のバネの作用で徐々に伸展することと，反対側の膝関節が立脚時に屈曲位であることから，軽量化長下肢装具に比較し，体幹の側方傾斜を十分に行う必要がある。

b 軽量化長下肢装具

まず立脚相における前後方向の安定性を維持するため，アライメントによる重心線の股関節後方設定とともに，脊髄損傷者の立位保持と同様に，股関節を前方に突き出し，腸骨大腿靱帯を緊張させることを指導する。また，左右方向の安定性は股関節外転筋力の低下と腸脛靱帯の短縮を考え，体幹の側方傾斜を伴った外転位歩行を獲得させるとともに，大腿部外側上端に付属する握り手を持ち，バランスを保つように指導する。遊脚相への移行は，バネ付き長下肢装具とほぼ同様であるが，手指屈筋群により握り手を引き上げることで，下肢振り出しの補助を同時に指導する。

6 リスク管理

進行性筋ジストロフィー症におけるリスク管理

は過用(overwork, overuse),過伸張(overstretch),転倒などが挙げられる.筋線維の破壊による筋力低下のもとに,健常者と同様の動きをするために過用に陥り,ついには筋の不可逆的変化を生じることとなる.筋の過用は痛み,筋スパズム,関節拘縮,関節水腫などを二次的に引き起こす.また,筋力低下により外力に対して運動制御ができなくなり,筋が生理的限界以上に伸張される危険性が生じる.理学療法では,関節拘縮を予防,改善する目的で伸張運動を施行するが,筋の過伸張を生じさせてはならない.さらに,歩行後期では筋力低下,足関節内反尖足変形,バランス機能低下などにより転倒による骨折,捻挫の危険性を伴う.個人の能力を評価し,適切な装具,歩行補助具を提供する必要がある.また,転倒時の身体保護のため,頭部保護帽やサポーターの着用を義務づけることを考慮する.

● 復習のポイント

1. 進行性筋ジストロフィー症 Duchenne 型以外の病型の特徴を知ること.
2. 障害の進行度と理学療法の実際について知ること.
3. 装具の種類と特徴について知ること.

【文献】

1) 古川哲雄:筋ジストロフィー症の診断,病因,病理,遺伝.総合リハ 1974;2:7-12
2) 山路兼生,榊原弘喜,野々垣嘉男:進行性筋ジストロフィー症 Duchenne 型の経過—217例の日常生活動作による.整形外科 1983;34:21-27
3) 松家 豊:筋・神経疾患の装具療法.MB Orthop 1996;9:105-112
4) 松家 豊,野島元雄:筋ジストロフィー症.加倉井周一,初山泰弘(編):装具治療マニュアル 疾患別・症状別適応.pp 95-105,医歯薬出版,1981
5) 鈴木重行,川村次郎,膳 棟造,他:進行性筋ジストロフィー症に対する軽量化長下肢装具の試み.理・作・療法 1984;18:259-261
6) 鈴木重行,他:IDストレッチング.第2版,鈴木重行(編),三輪書店,2006
7) 里宇明元:筋ジストロフィーのリハビリテーション.小児科 2003;44:38-47
8) 里宇明元:小児疾患—筋ジストロフィー歩行障害の治療.千野直一,安藤徳彦,大橋正洋,他(編):リハビリテーション MOOK 8.小児のリハビリテーション.pp 113-123,金原出版,2004
9) 植田能茂:筋ジストロフィーの四肢・体幹へのアプローチ—Duchenne 型筋ジストロフィーを中心に.MB Med Reha 2005;51:15-22

5 整形外科的治療装具

学習のポイント
1. 装具療法の対象となる整形外科的疾患を理解すること。
2. それぞれの症状(疾患)に合わせた適切な装具の処方を理解すること。
3. 装具の種類とパーツの機能を理解すること。

1 骨折の機能装具

近年,手術療法における医療器械や内固定の進歩により,早期離床,早期社会復帰が可能となり骨折の治療装具は手術が受け入れられない患者に行われているという印象がある。しかし,手術療法をしないで治すことが望ましいことは確かで,現在の医療水準で保存療法より手術療法が優れている場合,手術はやむを得ず行うものである。

早期リハビリテーションの考え方が導入され,手術あるいは装具療法であれ,早く動かすことが組織の修復や骨癒合を促進するから,骨折に対する治療経過の促進の意味でも機能的装具の重要性が高まりつつある。また,場合によって機能的装具は手術と併用することでより効果的なものもある。以下,代表的な骨折の機能装具について述べる。

a クラビクルバンド

クラビクルバンドは,鎖骨骨折で転位の軽い骨折や屈曲転位骨折では年齢を問わず,また幼児から小学生は転位の大小にかかわらずよい適応である(図IV-63)。鎖骨骨折は全骨折の約1割を占め,日常の外来診療でよく出くわす骨折である。幼児から老人まで幅広い年齢においてみられる。

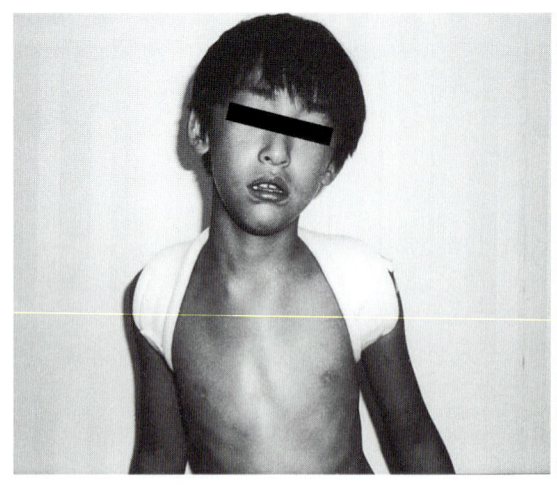

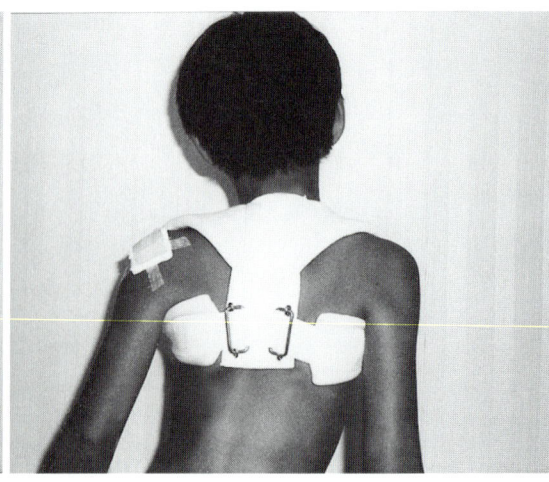

図IV-63 クラビクルバンド
鎖骨中央部の骨折で,骨折部の肩が下がり特有の姿勢をとる

b functional brace

Sarmiento[1]が紹介した方法で，四肢骨折の機能装具で部位により種々のfunctional braceが考案されている。

1）上腕骨骨折

上腕骨骨幹部骨折で中1/3の骨折の場合に適応となり，内側は腋窩より2.5 cm末梢から内側上顆の1 cm中枢まで，外側は肩峰直下より外側上顆直上までである(図Ⅳ-64)。装着直後は三角巾で首から肘関節90度で吊り，固定する。徐々に肘の軽い屈曲運動から始め，肘の伸展運動を行わせる。装着期間は年齢，骨折型によりいくぶん異なるが約12週とする。また，手術と併用することでより効果的な場合がある。

2）前腕骨折

転位のない骨折や手術による内固定が不十分な場合に適応で，手関節の掌屈，背屈および前腕の回内，回外を制限する。

3）大腿骨折，下腿骨折

下肢の骨折は，移動に関与するため早期に歩行させることを考え，多くの場合，手術療法による強固な内固定(横止め式キュンチャーやγ-nailなど)が選択される。しかし，脊髄損傷や寝たきり老人など歩行ができない患者には，体位交換，おむつ交換などの介助動作が不可欠である。このような場合，特にfunctional braceは取り外しも容易で，固定力もあるため有用である(図Ⅳ-65)。

c cast brace

1）ギプスによるcast brace(図Ⅳ-66)

Mooney[2]は全面接触(total surface bearing；TSB)のソケットの大腿義足を想定し，大腿骨折に対して早期に股関節，膝cast brace法を考案した。固いソケットに閉じ込められた大腿筋群に

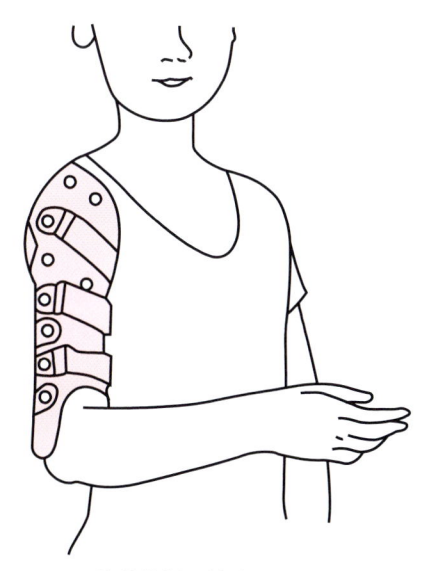

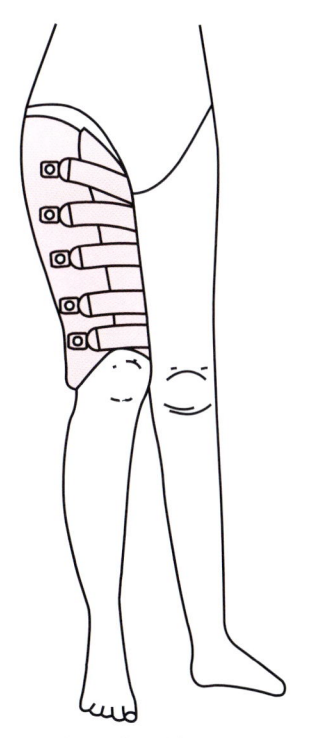

図Ⅳ-64　上腕骨骨折に対するfunctional brace

図Ⅳ-65　大腿骨折に対するfunctional brace

より hydrodynamic effect が生じ，骨折部を安定させると説明している．適応として，Mooneyによると大腿骨上 1/3 を除く骨幹部骨折，顆上骨折，粉砕骨折，開放骨折である．この方法は義足の全面接触型のソケットと同様にギプス包帯を巻き，大腿部と下腿部を膝継手で連結する．骨折部の腫脹がとれ，線維性に癒合してくる 4〜5 週に作製する．その作製方法を簡単に述べる．患者を仰臥位にし，患肢にストッキネットをはかせ，膝関節部には腫脹防止のため綿包帯を巻き，坐骨結節，大腿骨内側顆，外側顆にフェルトを当てる．患肢を牽引しながら約 30 度外転位にし，大腿部にギプスを巻く．内側は坐骨結節の高さ，外側は大転子上方数 cm まで巻く．固まる前に四辺形の吸着大腿義足のソケットと同様に坐骨結節部，スカルパ三角部，大転子部の圧迫適合をして，quadri lateral に型作る．足関節の内果，外果，踵部にスポンジかフェルトを当て，下腿から足部までギプス固定する．内・外果部はよく型作りして cast brace の滑降を防ぐようにする．次に膝継手で大腿と下腿 cast を連結する．このとき継手の位置は膝蓋骨の中央の高さで前後の中心より約 2 cm 後方にくるようにする．装着後，単純X線を撮影し，転位が生じている場合は，ギプスの wedging で矯正する．後療法は，仮骨の形成，疼痛の状態によって体重を負荷していき，骨癒合がみられる 2〜3 か月間装着する[3,4]．

2）プラスチックによる cast brace（図 IV-67）

ギプスは破損や緩みが起こりやすく，巻き直しには時間と労力がかかり，治療上不都合な場合がある．また脱着が不可能なため，不潔になっても入浴ができず患者に不都合を強いる場合がある．そこで，熱可塑性樹脂による装具(brace)は着脱可能で患者にとってギプスより快適である．装具の場合もギプスと同様に，骨折が整復され腫脹が消退した後，またはギプスが安定した後に，早期の起立歩行，社会復帰を目指して作製される．これは医師が義肢装具士に処方し，でき上がりのとき医師と担当の理学療法士や作業療法士の綿密なチェックが必要である．

図 IV-66　ギプスによる cast brace

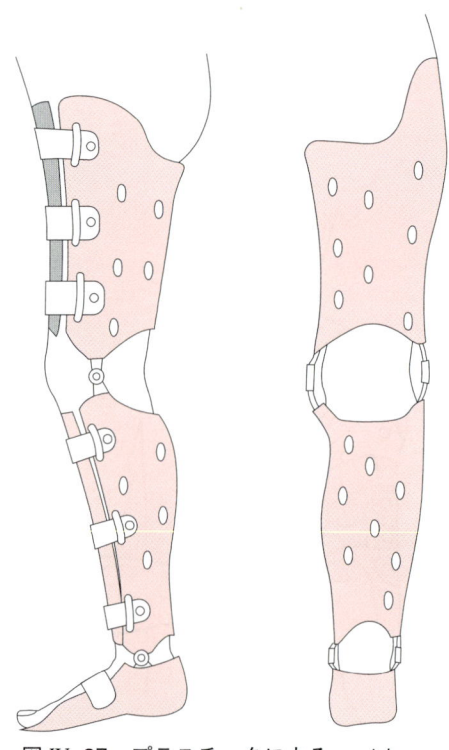

図 IV-67　プラスチックによる cast brace

d PTB（patellar tendon bearing）ギプスとPTB装具

1）PTBギプス

　下腿骨折に対しPTB式下腿義足と同様に膝蓋腱部で体重を支え，足部を免荷する骨折部の完全免荷を目的とした歩行下腿ギプスを考案し，良好な結果を得ている。その方法は膝蓋靱帯での体重負荷部をつくり，大腿顆部までを包み込むようにしてギプスを巻くことで，骨折部の回旋を防ぎ体重負荷圧を脛骨中枢骨片に移すことができる。現在では，新鮮骨折例や術後の補助固定として頻繁に使用されている。以下，作製のポイントを述べる。

　骨折部の転位を整復し，骨折部の腫れが消退する受傷あるいは術後約10日後に作製する。つま先から膝上までストッキネットを巻き，膝関節を約30度に屈曲させ，大腿顆部，膝蓋骨を含む中枢骨片にギプス包帯を巻きPTB義足の採型と同様に，前方から両手で膝関節下部を取り巻くようにして，両母指で膝蓋靱帯を垂直に圧迫しつつ，残りの示指，中指，環指，小指で膝窩部を圧迫するが，ハムストリングスを圧迫しないようにする。中枢部のギプスが固くなってから足部までギプス包帯を巻く。ギプスの前方の上縁は，膝蓋骨の中央で，後方は膝蓋靱帯のくぼみの高さの1横指下である。これにより膝関節は90度まで屈曲が可能である。ヒールは下腿軸の延長でやや前方に取り付ける。直ちに単純X線を撮影し，転位があればギプスのwedgingで矯正する。ギプス乾燥後，症状に応じて徐々に荷重歩行させる。多くの患者は3〜4週で杖なしで歩行が可能となる。約8週で骨癒合が得られる[3,5]。

2）PTB装具（図IV-68）

　プラスチックによるcast braceと同様で骨折が整復され腫脹が消退した後，またはギプスが安定した後に，早期の起立歩行，社会復帰を目指し

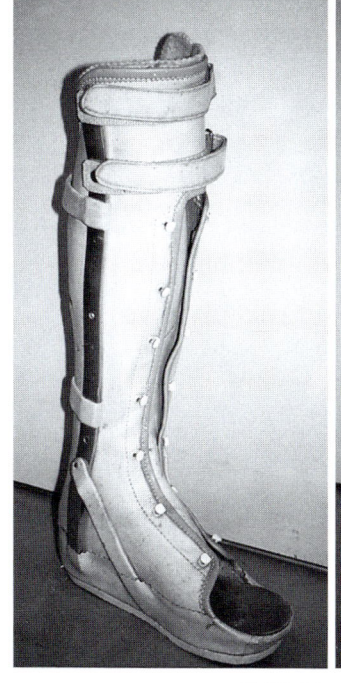

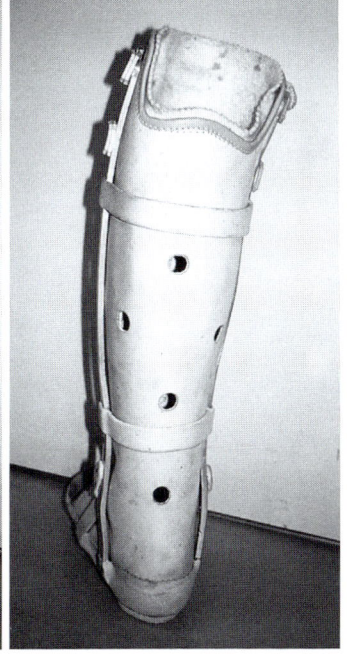

図IV-68　PTB装具

て作製される。同様に医師が義肢装具士に処方し，でき上がりのとき医師と担当の理学療法士や作業療法士の綿密なチェックが必要である。

e 大腿骨免荷装具

人工股関節置換術脱臼後や大腿頸部内側骨折の術後などで，免荷期間を長くとらせなければならない場合などに坐骨で支持するトーマス型の免荷装具が使用される(図IV-69)。

2 拘縮の装具

関節拘縮は，骨折，脱臼，靱帯損傷などの外傷後，靱帯再建術や各種人工関節の手術後，化膿性関節炎などの関節炎後に起こることが多い。これらの外傷や術後に適切な機能訓練が行われないと日常生活に障害を残すことになる。関節拘縮は，なんらかの原因で関節軟骨，関節包，靱帯などの関節構成体，皮膚，筋などの関節周囲の軟部組織に病変が起こり，関節可動域が制限あるいは固定された状態である。関節拘縮の種類は，皮膚性拘縮，関節性拘縮，神経性拘縮，軟部組織性拘縮，筋性拘縮に分けられ，神経性拘縮，軟部組織性拘縮，筋性拘縮に装具療法が有効である[6]。拘縮に対するリハビリテーションとして，可動域訓練，持続的他動運動(continuative passive motion；CPM)，装具療法の3つのアプローチがある。しかし，CPM，装具療法にのみに頼ると，著明な筋萎縮が生じると報告されている[7]。そこで，装具療法中でも，理学療法士が行う自動運動や他動運動は筋萎縮の予防と関節運動維持のためにも重要であると考えられる。

ここでは，日常生活活動に特に重大な障害を残し，日常診療でよくみられる肩関節，肘関節，膝関節，足関節の拘縮についての装具療法を述べる。

a 肩関節

凍結肩，肩関節周囲炎後の拘縮，肩関節外傷後

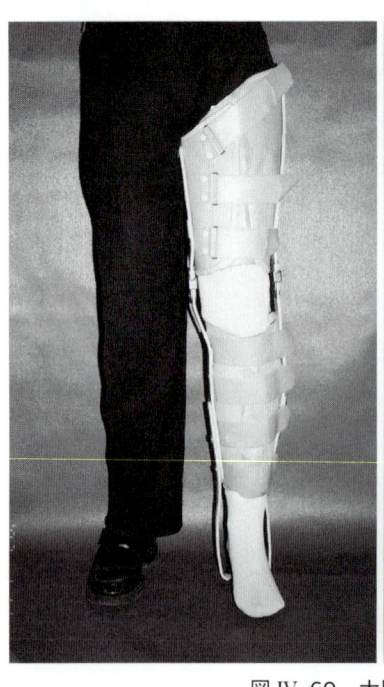

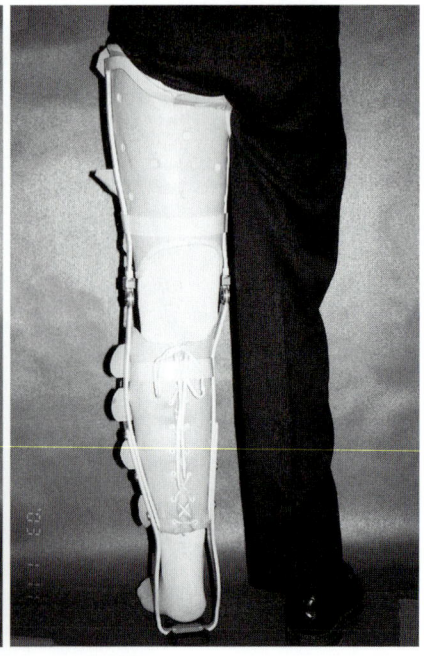

図IV-69　大腿骨免荷装具

の肩関節拘縮に対し，肩外転装具は肩関節の可動性を徐々に獲得させるために用いる．肩関節の三次元的な動きを考え，肩関節の外転，屈曲，内旋，外旋などの可動性を得るため機能の異なる種々のタイプがあるが，内外旋の調節付きのものを選択するべきである．

b 肘関節

肘の関節内骨折およびその手術後，上腕骨折のギプス固定後，靱帯の手術後などで屈曲拘縮，伸展拘縮が日常診療でよく認められる．適切な理学療法による可動域拡大訓練が行われても，拘縮が残存することがある．この場合，装具療法が効果的なことがある．伸展拘縮，屈曲拘縮とも肘関節の継手にダイヤルロック機構を使用した固定方法には，関節角度を屈曲方向や伸展方向に角度を維持して矯正する方法や，他動的に外力を与え矯正後，輪止め機構により矯正角度に固定する方法がある．強固な関節拘縮に対してはターンバックル機構を装具に取り付ける方法がある．ターンバックル機構は，グリップを小さな力で回し，アームを伸びたり縮めたりすることにより伸展，屈曲角を矯正する．回転構造として最近開発されたタウメル継手は可動域に対しグリップの回転運動を一定のモーメントとして伸張力を高める機構を内蔵しており，伸展，屈曲とも矯正可能である[8]．

c 膝関節

膝の関節内骨折およびその手術後，大腿骨折のギプス固定後，靱帯の手術後などで屈曲拘縮，伸展拘縮が日常診療でよく認められる．屈曲拘縮，伸展拘縮において，膝も肘と同様にダイヤルロック継手機構(図IV-70)，ターンバックル機構(図IV-71)，タウメル継手機構(図IV-72)で矯正が可能である．膝の過伸展状態である反張膝は脳卒中，ポリオなどでよくみられるが，膝装具として

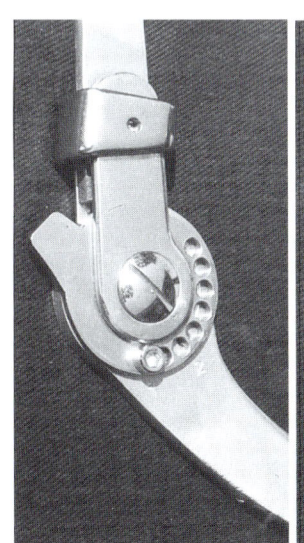

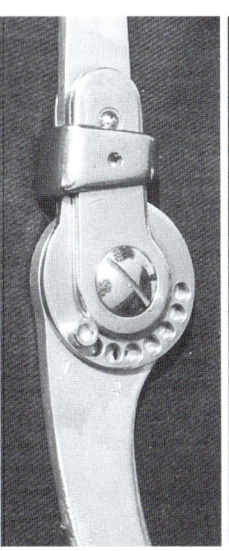

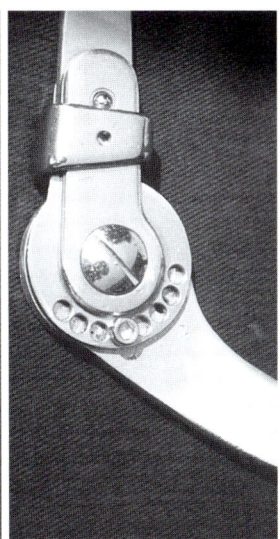

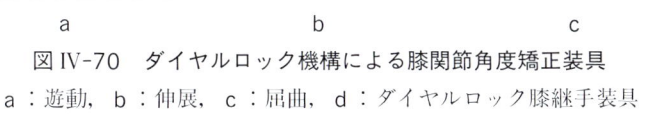

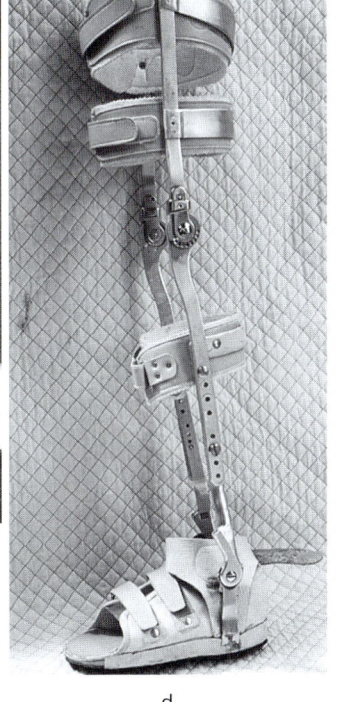

図IV-70 ダイヤルロック機構による膝関節角度矯正装具
a：遊動，b：伸展，c：屈曲，d：ダイヤルロック膝継手装具

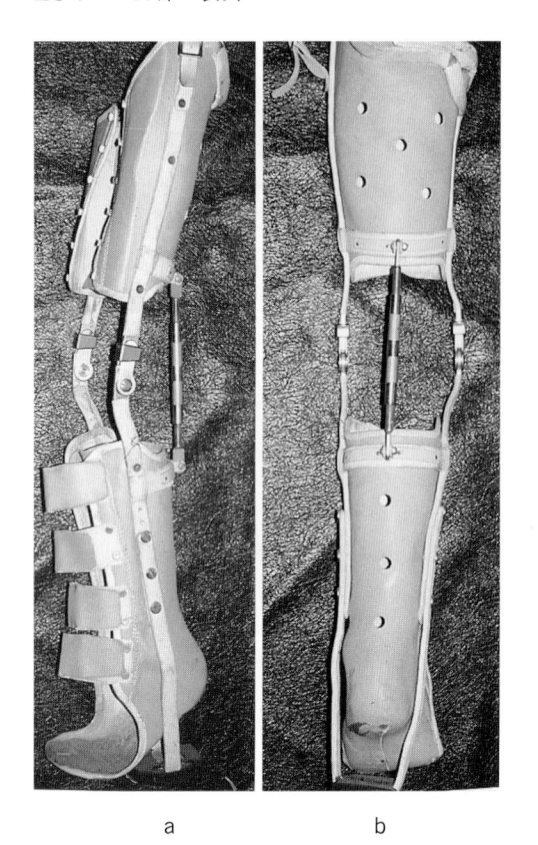

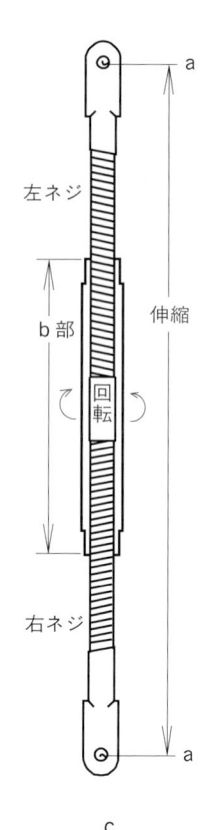

図IV-71 ターンバックル機構による膝関節角度矯正装具とその構造
　　　　a：側面，b：背面，c：ターンバックルの構造

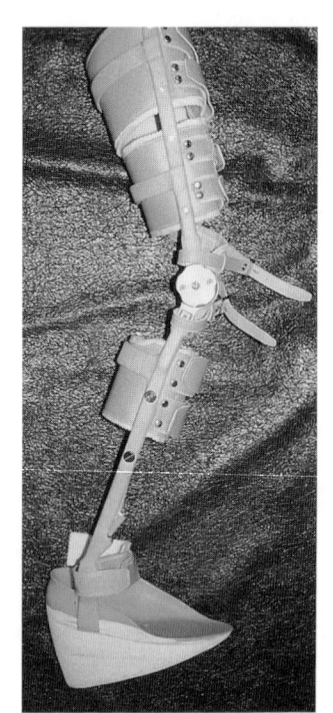

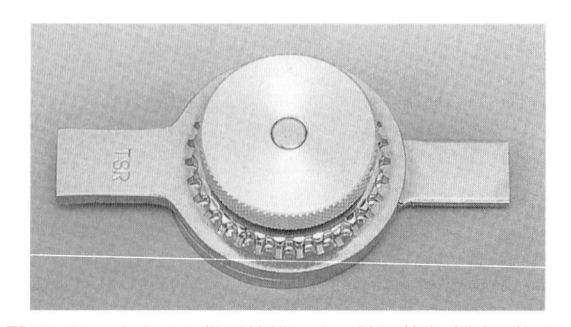

図IV-72 タウメル継手機構による膝関節角度矯正装具
ターンバックルと比べ小型で，360度どの方向にも回転が可能で，ハンドル1回転で12度角度が進み，ターンバックルの4倍の速さで操作できる．また，どの角度においてもモーメントは一定で，手で回す力の6倍の力が得られるようになっている

5 整形外科的治療装具　255

a. 伸展制限継手付き
　膝装具
　　伸展
　　−10°〜−15°

b. スウェーデン式
　膝装具

c. TKS

d. SK式膝装具

e. HRC膝装具

f. 底屈制御足継手付き
　短下肢装具
　　調節式
　　底屈制御足継手

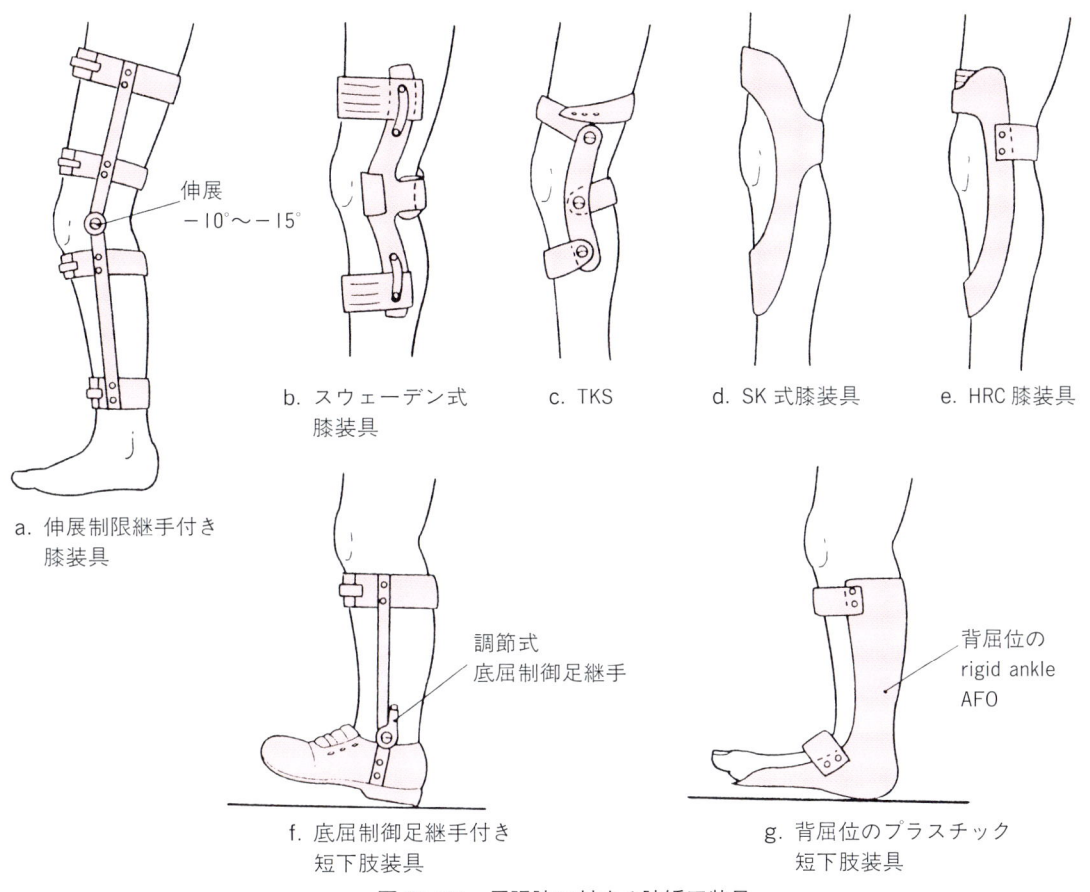

g. 背屈位のプラスチック
　短下肢装具
　　背屈位の
　　rigid ankle
　　AFO

図Ⅳ-73　反張膝に対する膝矯正装具
(渡辺英夫：下肢の関節拘縮に対する装具療法．総合リハ　1997；27：627，図7より転載)

図Ⅳ-73がよく知られている[9]。脳卒中患者は尖足歩行により，二次的に反張膝となることが多いが，短下肢装具で背屈を10〜15度とすることにより反張を改善できることがある。

d　足関節

1）尖足

距腿関節の底屈位での拘縮で，脳卒中片麻痺，脳性麻痺，脊髄不全損傷によくみられる。短下肢装具で矯正するが，足継手には底屈制御機能をもつもので，調節式底屈制御足継手(図Ⅳ-74)や調節式2方向制御足継手を使用する。矯正できない尖足拘縮には踵部に適切な補高を加えるとよい。

2）内反足

純粋な内反足は距骨下関節の内返し位で拘縮したものをいうが，前脛骨筋や後脛骨筋腱の痙性や短縮で起こる場合もよくみられる。先天性内反足，脳卒中片麻痺，脳性麻痺，二分脊椎，脊髄不全損傷などで起こる。短下肢装具を用い，Yストラップで外果部を内側支柱に向かって引きつけて矯正する(図Ⅳ-75)。足継手は合併している尖足や踵足により底屈や背屈制御機構を用いる。矯正できない内反足拘縮に対しては内側ウェッジを用い足底の支持性を得ることが必要である。

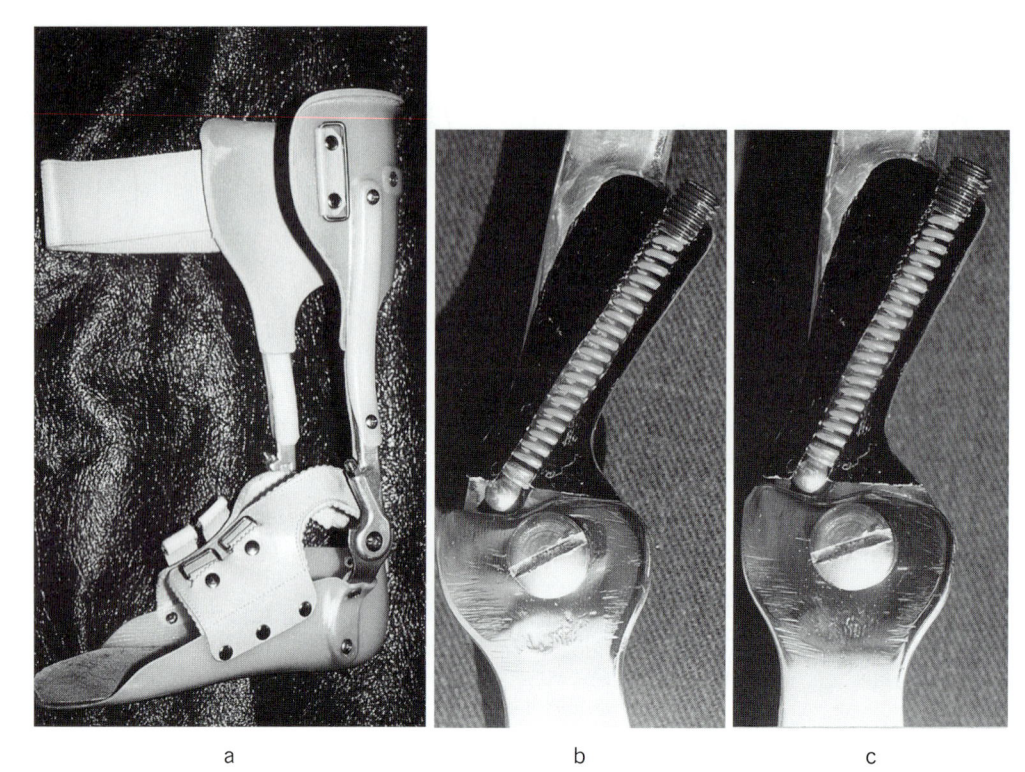

図IV-74　調節式底屈制御(クレーンザック)足継手とその構造
a：クレーンザック足継手付き短下肢装具，b：背屈状態，c：底屈制限状態

3）外反足

　純粋な外反足は距骨下関節の外返し位で拘縮したものをいうが，尖足や踵足を伴っていることが多い。外反扁平足，脳性麻痺などで起こる。短下肢装具を用い，Yストラップで内果部を外側支柱に向かって引きつけて矯正する。足継手は純粋な外反足では遊動にするが，尖足や踵足が合併している場合は底屈や背屈制御機構を用いる。矯正できない外反足拘縮に対しては外側ウェッジを用い足底の支持性を得ることが必要である。

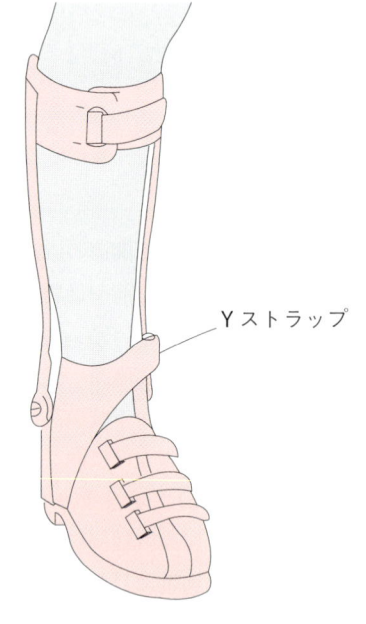

図IV-75　内反足に対する短下肢装具
Yストラップで外果部を内側支柱に向かって引きつけて矯正

5 整形外科的治療装具　257

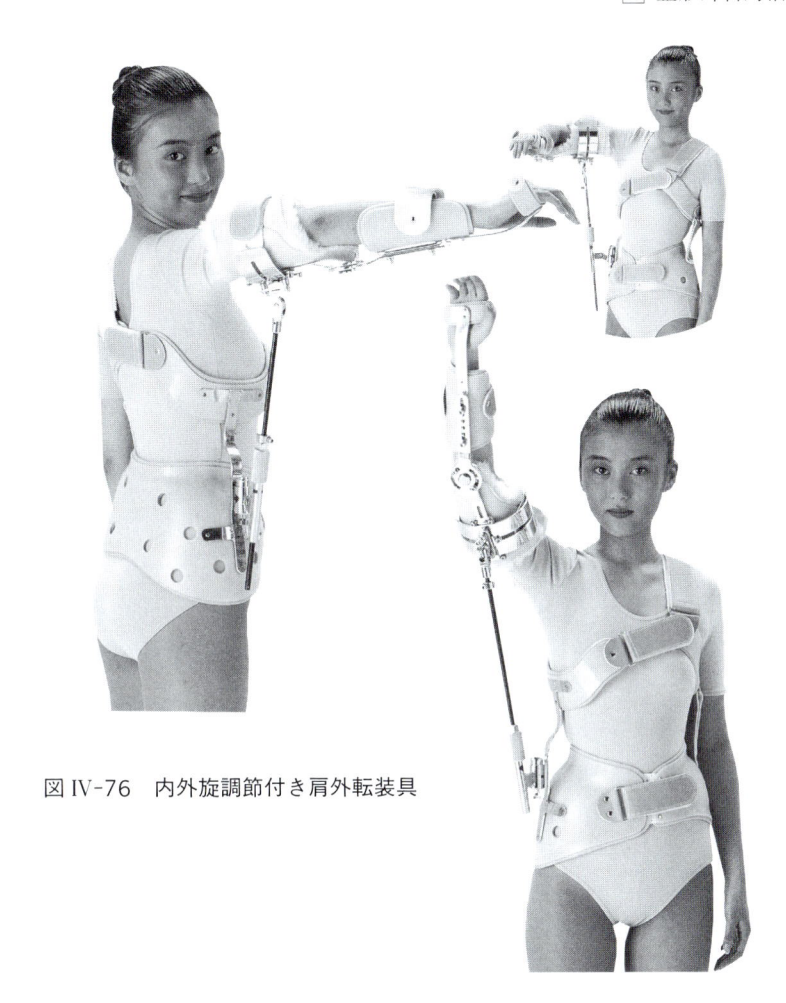

図 IV-76　内外旋調節付き肩外転装具

3 肩，肘の装具

a 肩関節

　肩関節は，肩甲上腕関節，肩鎖関節，胸鎖関節，肩甲胸郭関節，烏口肩峰アーチと骨頭間のメカニズム(第2肩関節)，烏口鎖骨間のメカニズム(第2肩鎖関節)の6つの関節からなっており，狭義の肩関節である肩甲上腕関節と他のこれら5つの関節が協調して肩関節複合体として運動し，その可動性と安定性を維持している[10]。そこで装具の作製に重要なことは，これら肩関節の機構をふまえる必要がある。作製のポイントは，ゼロ肢位(zero position)，機能肢位(functional position)，肩甲骨面(scapula plane)，肩甲上腕リズム(scapula-humeral rhythm)を考慮に入れることである[9]。

1) 肩関節の装具

a) 肩外転装具(図IV-76)

　動的な装具として肩関節の機能装具があり腱板断裂の手術後によく用いられる。ゼロ肢位から機能肢位に変更できる装具で，外転は160〜30度まで調節可能で，内外旋も外転角度に合わせて調節が可能である。このとき肩甲骨面も考慮に入れて調節する。

　静的な装具としてプラスチックでモールドされた外転装具で，肩関節の手術後にしばしば用いら

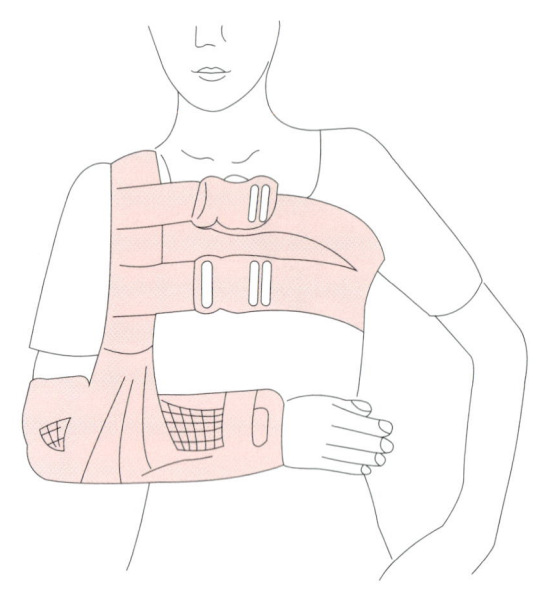

図 IV-77　肩鎖関節装具
鎖骨遠位端を押さえ，ストラップにより上腕を肩関節方向に引き上げて固定する

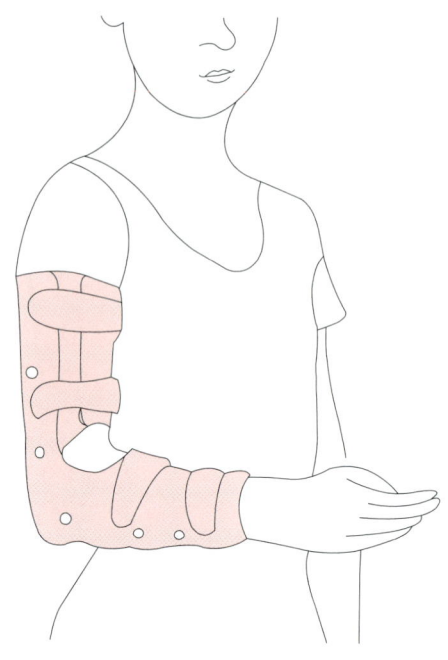

図 IV-78　肘固定装具

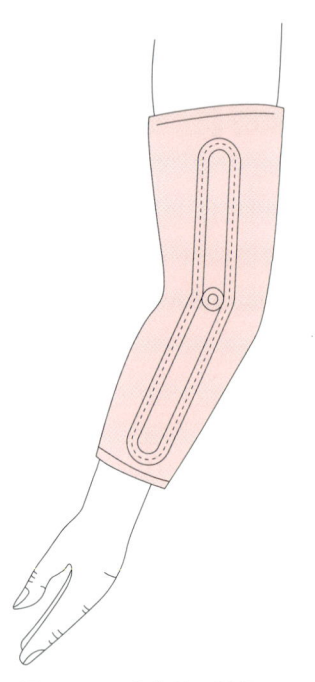

図 IV-79　支柱付き肘装具

れる。肩，肘とも良肢位で固定，安静が可能である。

b）肩鎖関節装具（図 IV-77）

肩鎖関節脱臼はスポーツの外傷により多く認められ，この装具は鎖骨遠位端を押さえ，ストラップにより上腕を肩関節方向に引き上げて固定する。

b 肘関節

肘関節は，腕尺関節，腕橈関節，近位橈尺関節から構成されており，上腕骨遠位関節部は，長軸に対し約 45 度前傾し，内側上顆と外側上顆を通る軸を中心に屈伸運動を行う。尺骨の近位関節部である滑車切痕は前上方に約 45 度傾斜しており，ここに上腕骨滑車が入り込んで腕尺関節をつくるが，この傾斜と後方の肘頭窩と前方の鉤突窩により大きな可動域が得られる。腕橈関節は，屈伸と橈骨の回旋を容易に行わせている。近位橈尺関節は，前腕の回旋運動に関与している。これらの肘

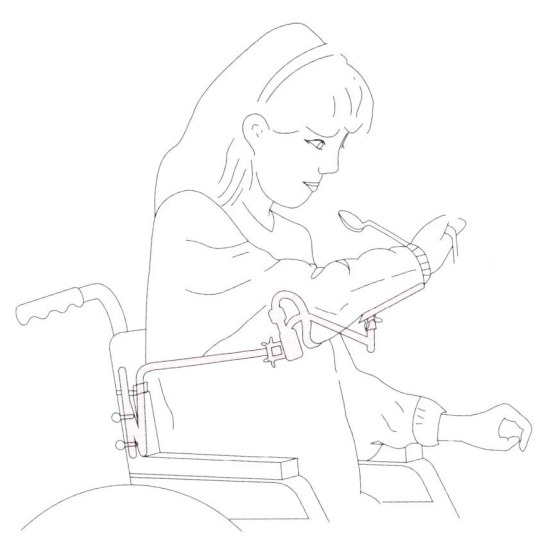

図 IV-80　肩, 肘保持装具(BFO)

機能をふまえ装具を処方しなくてはいけない[11]。

1）肘装具

a）肘固定装具（図 IV-78）

肘関節の骨折や肘関節結核に対する関節の固定が容易で，取り外しが容易で，汚れも清拭が可能で清潔に保つことができる。

b）支柱付き肘装具（図 IV-79）

肘継手にダイヤルロック式を用いると，肘の全可動域での固定，運動，矯正が可能で，肘関節の骨折や関節不安定性のある患者に有用である。

c）支柱付きサポータ

関節不安定性のある関節リウマチの患者に適応となる。これを装着することで，肘の屈伸運動時の疼痛が軽減し，肘の可動域拡大，および筋力強化をはかることができる。

2）肩, 肘保持装具（balanced forearm orthosis；BFO）（図 IV-80）

肩，肘関節の筋群に障害がある頸髄損傷，進行性筋萎縮症，筋麻痺性疾患の症例に対する上肢の日常生活活動の自立の向上のための装具で，食事，整容，書字など，上肢の静止した場合の作業に役立つ。

● 復習のポイント

1. 骨折の機能装具の種類と適応が理解できているか。
2. 各関節の拘縮の症状とそれに合わせた装具の処方が理解できているか。
3. 肩関節と肘関節については，関節運動を考慮に入れ，装具の処方が理解できているか。

謝辞　東北文化学園大学の盛合徳夫教授に貴重な御助言をいただき深謝いたします。また，(有)佐藤式義肢製作所の佐藤力殿にご協力をいただき深謝いたします。

【文献】

1) Sarmiento A, Latta LL : Closed Functional Treatment of Fractures. Springer-Verlag, 1981
2) Mooney V : Cast bracing. Clin Orthop　1974 ; 102 : 159-166
3) 加倉井周一，初山康弘，渡辺英夫(編)：装具治療のマニュアル．第2版，pp137-155，医歯薬出版，1999
4) 村地俊二，三浦隆行(編)：骨折の臨床．第3版，pp 455-470，中外医学社，1996
5) 同上，pp 538-551
6) 安藤徳彦：関節拘縮の発生機序．上田　敏，千野直一，大川嗣雄(編)：リハビリテーション基礎医学．第2版，pp 213-222，医学書院，1994
7) 島田和久，他：Continuous passive motion and exercise. 関節外科　1985 ; 4 : 137-142
8) 辻下守弘，鶴見隆正，小谷和男：関節拘縮に対する矯正装具とその効果．日本義肢装具学会誌　1997 ; 13(4) : 330-336
9) 渡辺英夫：下肢の関節拘縮に対する装具療法．総合リハ　1999 ; 27(7) : 625-631
10) 信原克哉：肩—その機能と臨床．第2版，pp 27-44，医学書院，1987
11) 猪田邦雄，松本芳樹：肩，肘関節疾患の装具．日本義肢装具学会誌　1997 ; 13(4) : 284-298

6 靴型装具，足装具

> **学習のポイント**
> 1. 靴の基本構造：靴型，靴の高さ，靴の開き。
> 2. 靴型装具の種類と適応：靴型装具と靴の補正，靴のアライメント(正中面，矢状面)，靴の構造に対する変更。
> 3. 足装具の種類と適応：靴インサート，ふまず支え(足底挿板)。
> 4. 靴型装具の処方とチェックポイント。
> 5. 代表的疾患に対する処方方針：関節リウマチ，足部潰瘍，後脛骨筋腱機能不全症。

1 足部障害の特徴

a ヒトにおける足部の意義

ヒトは四足動物から二足動物に進化したことにより，上肢が支持・移動機能から解放され，次第に巧緻性が高まり文明が発達したとされている。一方，支持機能・移動機能を担う二足はそれなりに合目的に進化して，直立二足歩行で荷重下に推進力を作用させ，長時間の起立・歩行に適した現在のような構造と機能をもつようになった。さらに現在では靴を履いて(わが国においてはたかだか100年)生活するようになったため，さまざまな利点と同時に多くの弊害ももたらしている。

b 足部にみる主な変形と病態

足部変形をきたす疾患には，麻痺性疾患・神経筋疾患・炎症・外傷・先天性などがあり，その結果，尖足・内転足・凹足・踵足・扁平足・内反足などさまざまな変形が生ずる。また足趾の変形には外反母趾・槌趾などがある。装具療法の対象になる各種疾患の病態をまとめると次のようになる。

①構造的欠陥による足部の不安定または変形(幼小児の内反足，外反扁平足など)
②筋力低下または筋力不均衡
③足部の機構的障害(炎症，外傷など)に基づく変形
④下肢上位関節の変形(内反/外反膝，反張膝，内反/外反股など)が足部に及ぼす影響

実際にはこれらの要因が絡み合って複雑な臨床像を呈する。

2 靴の基本

靴型装具の前提になる最低限の靴の基本事項を説明する。

a 靴型

靴を作製するためには必ず靴型を用いる。健常人のための標準靴型(木，プラスチックまたは金属製)と，特定の患者の足部の形態に合わせた特殊靴型(ギプス採型→ギプス型→木型への変換，図IV-81)がある。モデル採寸と靴型周径は，図にみるように特に靴のヒールに相当するヒール・ガースで異なっている。

靴型の形状のうち，矢状面で適当な高さのヒールを付けて水平に置いたとき，靴型前部底面と床面とのなす角度をトウ・スプリング(toe spring，爪先上がり)とよぶ。トウ・スプリングは踏み返しに影響する。ヒール・シート(ヒールの上面)やヒール，または靴型底部の縦断面にお

6 靴型装具，足装具　261

いて，その後部での縦方向への勾配をヒール・ピッチ(heel pitch)とよぶ．一般にはヒールが低くなるとヒール・ピッチも減少する．

b　靴の基本構造

靴の作り方にはいろいろなものがあるが，このうち現在最も普遍的なグッドイヤー・ウェルト式製靴法による基本構造を図Ⅳ-82に示す．

c　靴の高さ

靴は腰革の高さにより，図Ⅳ-83のように分類される．
① 長靴(boots：下腿2/3までかかるもの)
② 半長靴(high quarter shoes：編上靴ともいう．腰革が果部を覆うもの)
③ チャッカ靴(chukka：腰革がほぼ果部までのもの．わが国では少ない)
④ 短靴(low shoes, Oxford shoes：腰革が果部より2～3cm低いもの)
⑤ 超深靴(extra-depth shoes：中敷・靴インサートを靴内に挿入するため，特に靴の内部

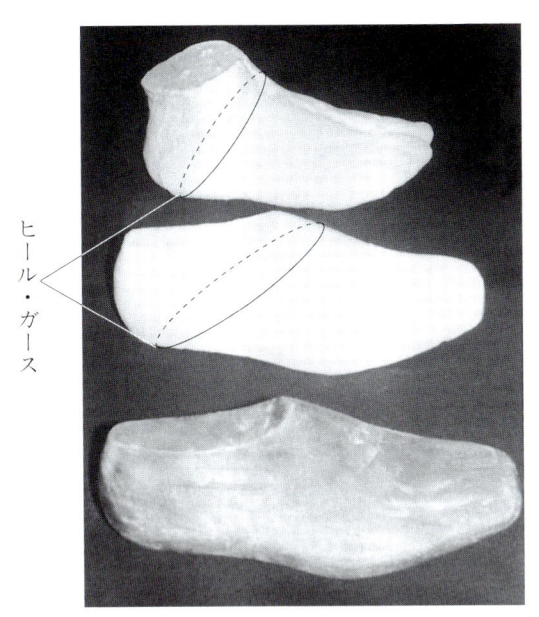

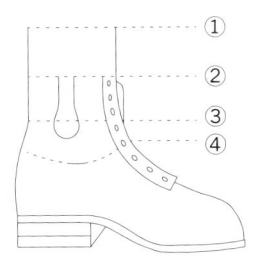

図Ⅳ-81　モデル採寸と靴型の対比
上より陽性モデル，ギプス型，木型を示す

ヒール・ガース

福祉関連機器用語〔義肢・装具部門〕JIS T0101	対応英語	福祉関連機器用語〔義肢・装具部門〕JIS T0101	対応英語
①かかと	heel	⑨靴底	sole
②アッパー	upper	⑩表底	outsole
③腰革	quarter	⑪中底	insole
④爪革	vamp	⑫中敷	sock
⑤飾革	toe cap	⑬ウェルト	welt
⑥先しん	toe box	⑭べろ	tongue
⑦月形しん	counter	⑮はとめ	eyelet
⑧ふまずしん	shank	⑯靴ひも	lace

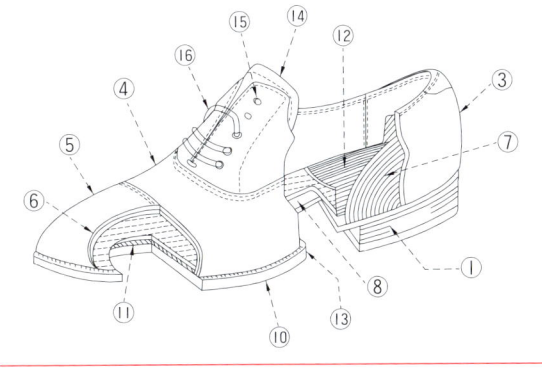

図Ⅳ-82　靴の基本構造
②アッパー(製甲)は靴の背面全体をいう
⑨靴底は靴の底面全体をいう

① 長靴(boots)：腰革の高さが下腿2/3までかかる
② 半長靴(high quarter shoes)：腰革の高さが果部を覆う
③ チャッカ靴(chukka)：腰革の高さがほぼ果部まで
④ 短靴(Oxford)：腰革の高さが果部より2～3cm低い

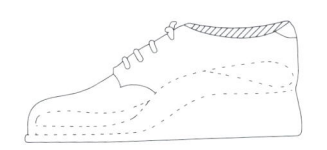

⑤ 超深靴(extra-depth shoes)
図Ⅳ-83　靴の高さ

が深いもの。最近では末梢血行障害による潰瘍治療のために需要が高まっている）

靴の高さは足関節，足部の支持に大きく影響する。すなわち，果部より高い長靴は足関節の可動域を制限するため，腓骨神経麻痺による下垂足や脛骨神経麻痺による踵足にある程度効果があるが，しかし金属支柱付きプラスチック製短下肢装具に比べると非効率的である。半長靴・チャッカ靴は距骨下関節，ショパール関節，リスフラン関節に問題がある場合には短靴よりも効果的である。半面，高い靴は着脱の不便，夏にむれやすいなどの問題も残されている。

d　靴の開き

靴ひもを締める部分の開き方により，次のように分類される。
① 内羽根式（Balmoral，Bal：前方がV字型に開いている）
② 外羽根式（Blucher：前方がアッパーの両側に大きく開いたもの）
③ スリップオン式（slip-on：靴ひもがなく，じかに足部を挿入する）
④ 外科開き（surgical convalescent：足部の術後や関節リウマチなどによる足関節強直などの場合に用い，靴の開きが飾革まで連続している）
⑤ 後開き（surgical convalescent with posterior closure：足関節疼痛性強直の場合に用い，靴の開きが後方にあるもの）

通常用いる短靴では，内羽根式よりも外羽根式もしくはスリップオン式のほうが適している。

3　靴型装具の種類と適応

a　定義

靴型装具（orthopaedic shoes）は，医師の処方

① サッチ・ヒール 1.0～1.5 cm
② カットオフ・ヒール
③ キール・ヒール 1.2～1.3 cm
④ トーマス・ヒール 1.0～1.5 cm
⑤ 逆トーマス・ヒール
⑥ フレア・ヒール（外側） 0.5～1.0 cm
⑦ ウェッジ・ヒール
⑧ ヒールの延長（階段状ヒール）
⑨ かかとの補高（かかとの上げ床・ロッカー・バー併用）

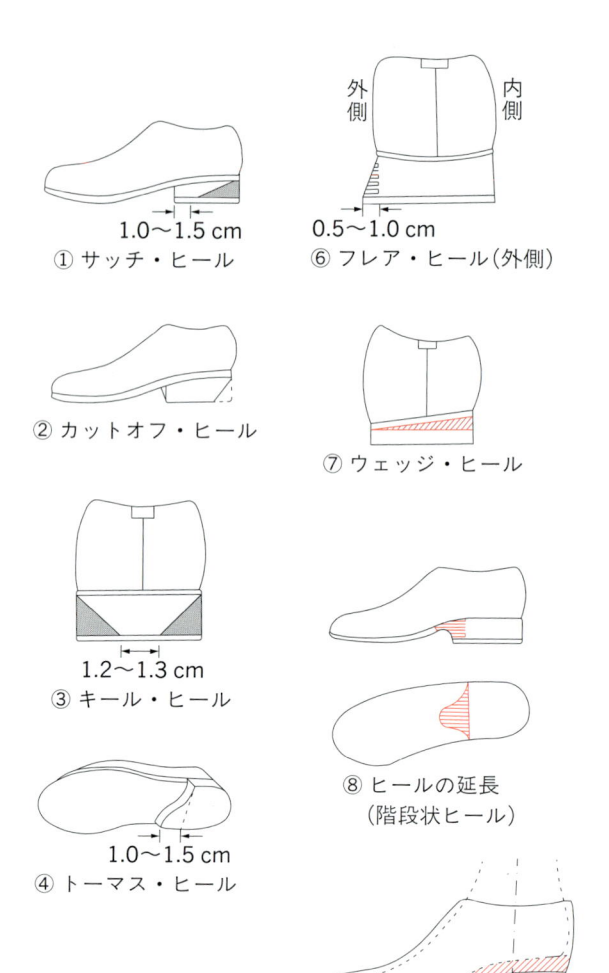

図Ⅳ-84　ヒールの種類と特徴

に基づき変形の矯正・疼痛のない圧力分散など特定の患者の足部に適合させた靴で，靴型を基本に工作しアッパー（製甲）の付いたものである。

一方，特定の患者の足部に既製靴を用いて種々の補正を行うことを靴の補正（shoe modification）という。

b　靴のアライメント

通常の下肢装具と同様に，靴のアライメントは極めて重要である。

表 IV-7 ヒールの種類と特徴（図 IV-84 と対応）

種類	構造	機能と問題点	適応
①サッチ・ヒール	義足のサッチ足と同様にクッション性のある材質（スポンジ・クレープゴム）を挿入	1. 接踵時の衝撃吸収 2. 踏み返しが容易になる 3. 耐久性に問題あり	・距骨下関節の強直，または拘縮 ・距腿関節の強直，または拘縮 ・距骨粘液嚢腫 ・踵骨骨棘
②カットオフ・ヒール	ロッカー・バーとの併用が多い。かかと後縁を丸く削る	1. 踏み返しが容易になる 2. 外観に問題あり	
③キール・ヒール	かかとの両側に楔状のスポンジゴムを挿入	1. 踏み返しが容易になる 2. 耐久性に問題あり	
④トーマス・ヒール	かかと内側前面を舟状骨直下まで1.5cm延長　内側ヒール・ウェッジとの併用が多い	内側縦アーチの支持性増強	・長すぎる縦アーチ ・低すぎる縦アーチ ・扁平足 ・外反扁平足（弛緩性・痙直性）
⑤逆トーマス・ヒール	かかと外側前面第5中足骨基部まで1.5cm延長	踵立方関節，楔立方関節および第5中足趾節関節の支持	・内反尖足
⑥フレア・ヒール	通常，外側のかかとを最大1cmフレアを付ける	かかと接地の安定，もしくは矯正	・内反足 ・足関節炎 ・関節リウマチ ・軽度脚長差 ・扇状足
⑦ウェッジ・ヒール	ボール・ジョイント線までふまずしんに沿ってヒールを付ける（皮革または弾性材）	1. ふまずしんが短縮するため，踏み返しが容易になる 2. 外観に問題あり	・外反扁平足（内側） ・凹足（外側） ・内反尖足（外側）
⑧ヒールの延長（階段状ヒール）	前方ヒール角をふまずしんの下まで延長する	ふまずしんが短縮するため，踏み返しが容易になり，後足部の支持性が改善する	
⑨かかとの補高	かかとを必要なだけ補高する	1. 立位のバランス 2. 踵接地の安定性	・脚長差（軽度〜中等度）

1）正中面でのアライメント

踵外反もしくは内反変形はヒールで補正を行う．すなわち踵外反ではヒール内側のウェッジ (wedge)，踵内反では外側ウェッジである程度の矯正が可能である．しかしウェッジの高さが5〜6mm以上になると，足関節・膝関節に影響がかかりすぎる場合もあるので，むしろフレア・ヒール (flare heel) を用いたほうがよい（踵外反→内側フレア・ヒール，踵内反→外側フレア・ヒール）．小児のうちわ歩行に対して，ヒールが羽根状になっているトルクヒールを用いることがあるが，耐久性に問題が残される．

2）矢状面でのアライメント

周知のように，ヒールの高さは下肢の矢状面のアライメントに影響する．立脚相での滑らかな歩行パターンを行うためには，靴のヒール・ピッチとトウ・スプリングがとりわけ重要である．中足部痛に対してしばしば靴底に各種のバーを取り付けるが，必ずヒールにも補高を付けることを忘れてはならない（図IV-84，表IV-7）．トーマス・

ヒール(Thomas heel)，逆トーマス・ヒール(reversed Thomas heel)は歩行時の踵接地から立脚中期の踵の安定性に大いに影響する。

c 靴の構造に対する変更

いずれも原則として特殊靴型をもとに作製する。

1) ふまずしんとその延長

ふまずしん(スチール・シャンク)は靴の中心線と第5中足骨骨端の間にあって，外側縦アーチの支持の役目を果たす。ふまずしんは図IV-85aにみるようにヒール・ベースから第1～5中足骨頭を結ぶボール・ジョイント線の後方3cmまでかける。ふまずしんが破損すると靴の安定性，支持性が著しく損なわれる。鷲爪趾，槌趾，中足痛(症)(メタタルザルジア)など前足部の障害には図IV-85cのように靴底全体にふまずしんを延長するとともに，先しんのゆとりを確保する。

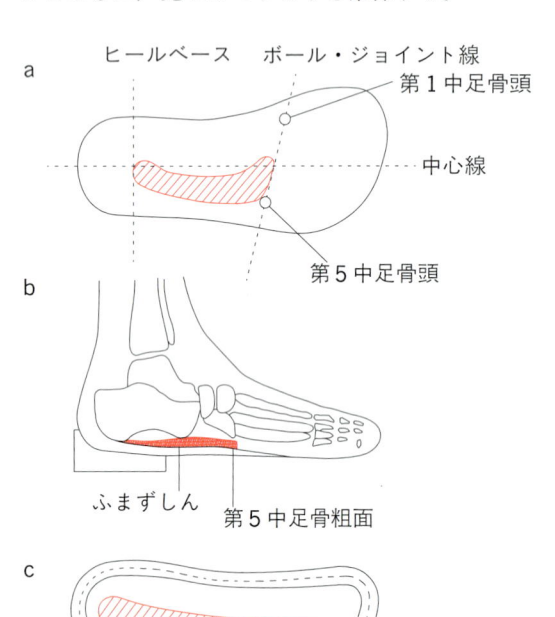

図IV-85　ふまずしん(シャンク)
a，b：ふまずしんの位置(bはヒール高を付けた状態)
c：ふまずしんの延長(スチール・シャンク)

2) 長い月形しん

月形しんは表革と裏革の間にあって，通常ヒールの前面より0.5～1cm前方までかかっており，靴の型くずれの防止のほかに，足を入れやすく，しかもかかとがずれないような可撓性も要求される。月形しんをさらに前方に延ばすと靴の内部での支持性が高まるので，X脚・前足部回内変形・扁平足には内側が長い月形しんを，またO脚・内反尖足には外側が長い月形しんを用いる(図IV-86)。

3) 補高靴

脚長差を補うために，かかと，または靴底の厚さを増したものである。成人で1cm未満の脚長差は必ずしも補正を要しない。2～3cm程度の補高は通常靴内部(中敷)と靴底の両方で補う。

d 靴の内部での補正

既製靴を加工するが，靴内部のスペースを確保するために患者の普段履いているサイズより半サイズ大きな靴か超深靴が望ましい。

1) 中足(骨)パッド(metatarsal pad)

中足痛(症)(槌趾，尖足，第1中足骨短縮症，前足部の回外変形など)の際に足部の前方移動を防ぐために用い，中足骨頭後方5～6mmにパッドの先端がくるようにフェルト，スポンジ，コルクなどを貼る(図IV-87a)。

2) 舟状(骨)パッド(navicular pad, scaphoid pad)

内側縦アーチ支持(凹足，外反扁平足など)のために最高部が距舟関節にくるようにする(図IV-87b)。

3) 第1趾の延長

モートン病の際にかかとから第1趾先端まで，また第2～5中足骨頭のやや後方まで厚さ3mm

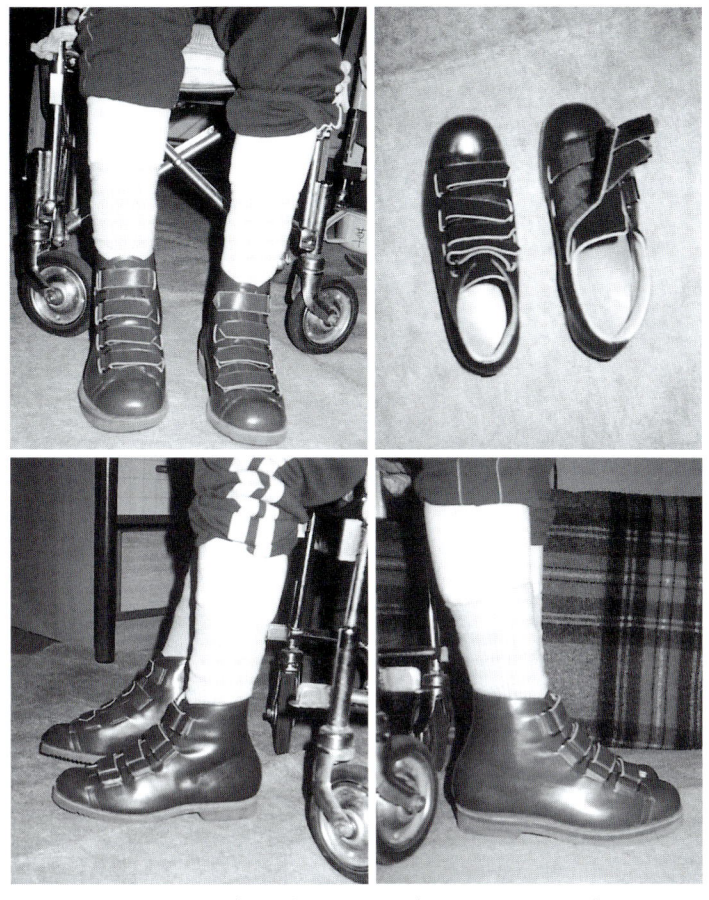

図 IV-86　脳性麻痺者（右側内反傾向著明）に対する半長靴（右外側月形しんの延長，右外側ヒールおよびソールのウェッジ）

の皮革を延長する（図 IV-87 c）。

4）くり抜きかかと（cut off heel），くり抜き中底（cut off insole）

踵骨棘による疼痛がある場合，対応する中底をくり抜き，周辺部に馬蹄形のフェルト，スポンジを貼る（図 IV-87 d）。槌趾変形など局所の圧迫を除くために対応する中底をくり抜いたのがくり抜き中底である。

5）フェルト・クッション

足趾変形がある場合，母趾球，小趾球，第5中足骨基部粗面での側方除圧のためにフェルト・クッションを内張と表革の間で疼痛部のやや後方に貼る（図 IV-87 e）。

4 足装具の種類と適応

a 定義

足部の生理的弯曲支持，疼痛除去などのために用いるもので，靴を除いたものである。靴インサート（shoe insert：履物の中に差し込む装具。靴の中敷とは区別される。図 IV-88 a）と，ふまず支え（arch support：足部の生理的なアーチを支持する装具。足底挿板ともいう。図 IV-88 b）がある。従来用いられてきた「足底板」は足底部

第 1 ～ 5 MP 関節

第 1 MP 関節

第 1 MP 関節　ヒールの中心

中足(骨)パッド併用

c. 第 1 趾の延長(モートン病)

a. 中足(骨)パッド

b. 舟状(骨)パッド

d. くり抜きかかと

フェルト・クッション

べろ

e. フェルト・クッション

図 IV-87　靴の内部での補正

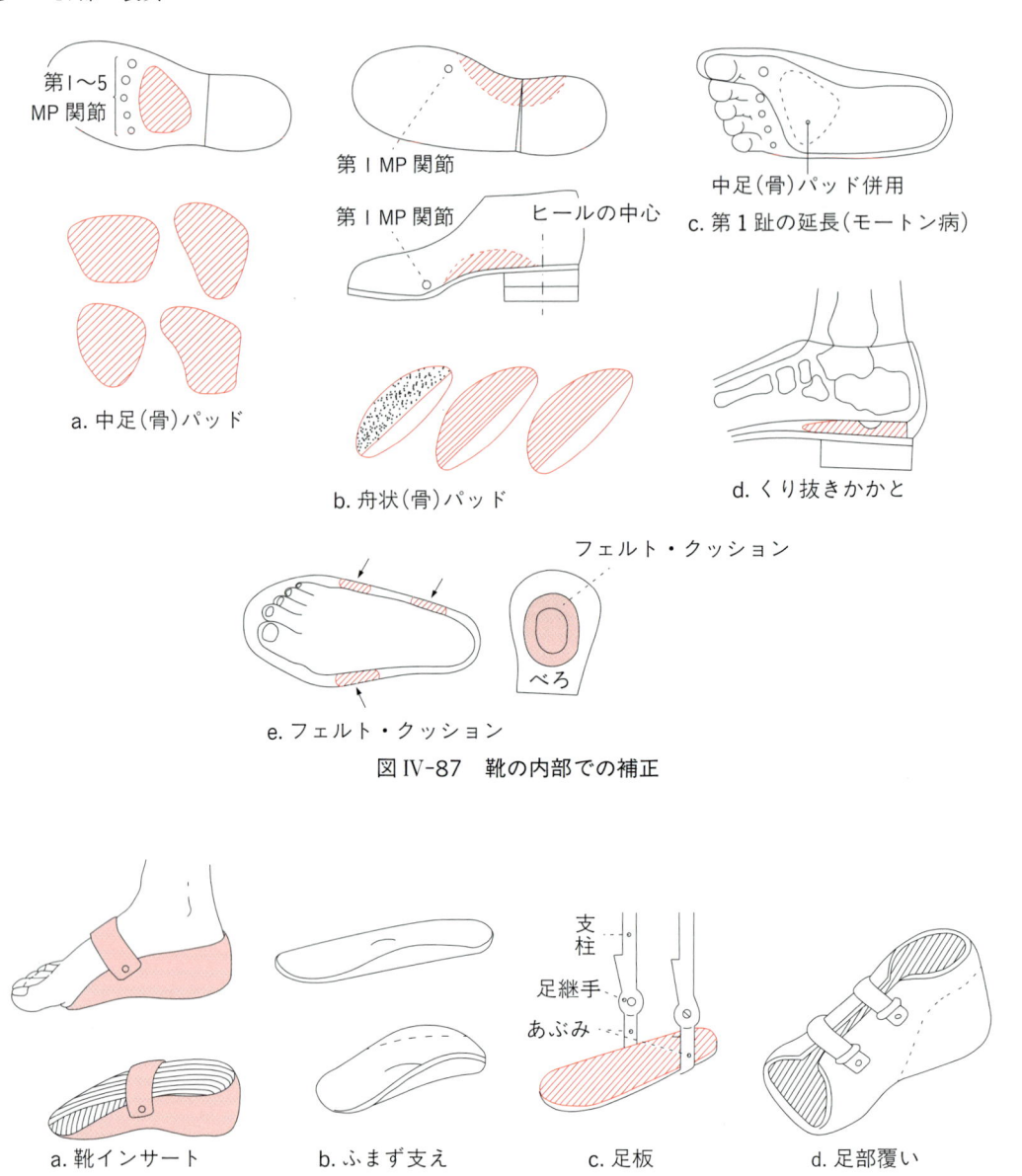

a. 靴インサート　　b. ふまず支え

支柱
足継手
あぶみ

c. 足板　　d. 足部覆い

図 IV-88　靴インサートとふまず支え

を支持するプラスチックまたは金属製の板で，あぶみまたはキャリパーで足継手に連結するものをいい，JIS 用語では足板(foot plate，図 IV-88 c)と定義している．また「足部覆い，図 IV-88 d」は，主に関西以西の地域で足板を取り付け，下肢装具の足部とすることが多い．靴インサート，足板・足部覆いはいずれも室内で靴を脱ぐわが国の生活様式に適合したもので，足部疾患に対する機械的治療および補助手段として広く用いられている．

b　靴インサート

歴史的にみると，幼児の外反扁平足に対する金属製靴インサート(シュピッツィ，ホーマン・ライステン，ランゲなど)に始まり，皮革・コルク

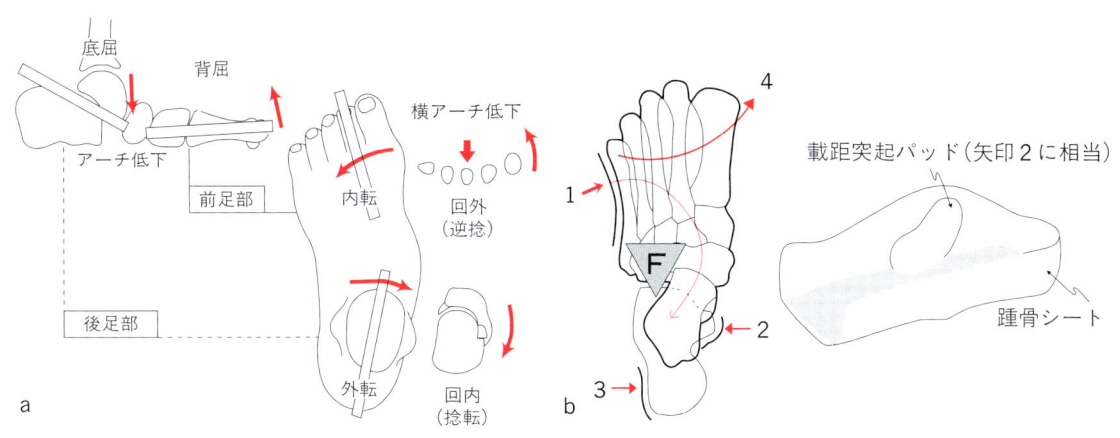

図 IV-89　典型的な外反扁平足変形要素(a)，載距突起パッド付き UCBL インサートの変形矯正シェーマ(b)

1：第5中足骨に対する内側への矯正力
2：載距突起パッドによる外上方への矯正力
3：踵骨外側部に対する内側への矯正力。Fは変形矯正力が加わる距骨下関節を示す

診察 ─ 患者の主訴，局所のチェック，歩容の観察，X 線，foot print による足底部の記録，これまで履いていた靴のチェック

靴型装具の適応
他の治療法

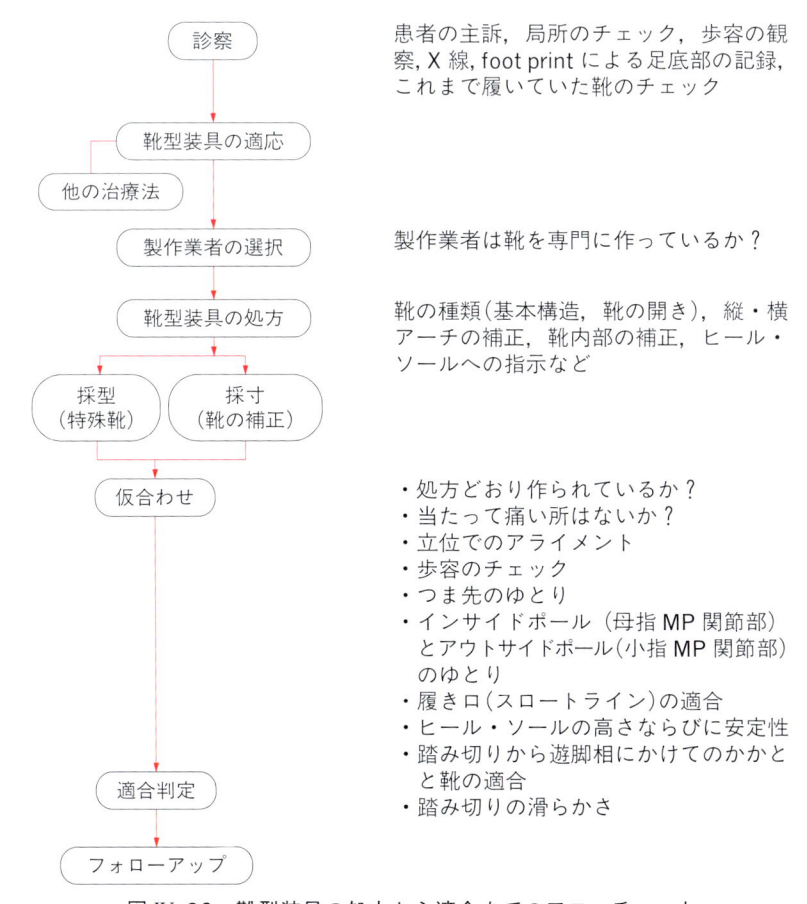

製作業者の選択 ─ 製作業者は靴を専門に作っているか？

靴型装具の処方 ─ 靴の種類（基本構造，靴の開き），縦・横アーチの補正，靴内部の補正，ヒール・ソールへの指示など

採型（特殊靴）　採寸（靴の補正）

仮合わせ
・処方どおり作られているか？
・当たって痛い所はないか？
・立位でのアライメント
・歩容のチェック
・つま先のゆとり
・インサイドポール（母指 MP 関節部）とアウトサイドポール（小指 MP 関節部）のゆとり
・履き口（スロートライン）の適合
・ヒール・ソールの高さならびに安定性
・踏み切りから遊脚相にかけてのかかとと靴の適合
・踏み切りの滑らかさ

適合判定

フォローアップ

図 IV-90　靴型装具の処方から適合までのフローチャート

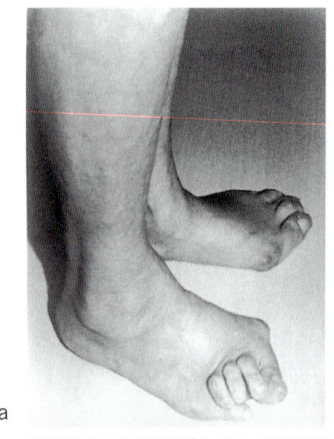

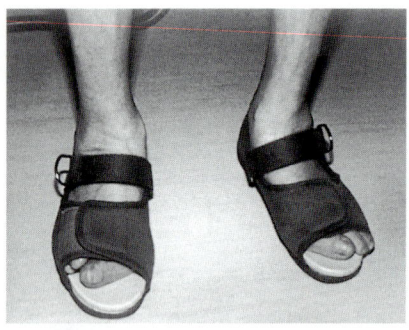

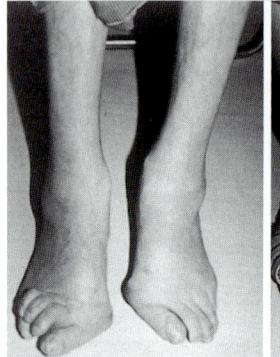

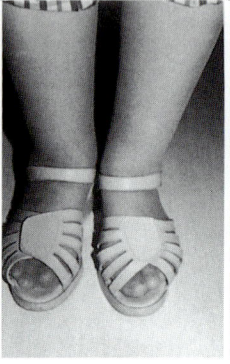

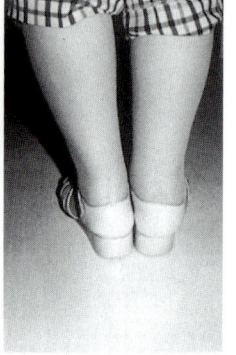

図 IV-91 靴型装具
　a, b：関節リウマチ患者に対する靴型装具（既製の布靴と足底挿板）
　c：同一患者のサンダル式靴型装具

（ドイツでは現在も用いられている）を経て，現在ではプラスチック製のものが主流である。外反扁平足をコントロールするためにUniversity of California Berkeley(Biomechanics) Laboratoryで1967年に発表されたUCBLインサートはわが国でも盛んに用いられている（図IV-89）。

c ふまず支え

軽度の足部不全の予防，時には治療に用いられるが，かかとを固定せず足背部にストラップの付いた安易なものを時々散見する。

5 靴型装具の処方とチェックアウトのポイント

靴型装具の処方から適合までのフローチャート（靴のチェックポイントを含む）を図IV-90に示した。

　靴型装具に限らず装具一般に当てはまることであるが，「病名」により決まった装具を思い浮かべるステレオタイプ的な処方ではなく，患者・障害者の機能障害の程度ならびに社会的な背景を十分考慮して症例ごとに装具の選択を行う必要がある。とりわけ靴型装具は履物として服装と同じように患者（特に女性の場合重要である）の好みを無視することはできない。

　以下，代表的な疾患の処方方針を示す。

a 関節リウマチ

大多数の患者が女性であるため，靴型装具の履き心地とともにデザイン，色，重量は極めて重要な要素である。二次性外反母趾の軽度変形例には既製のズック靴に足底挿板を用いる（図IV-91

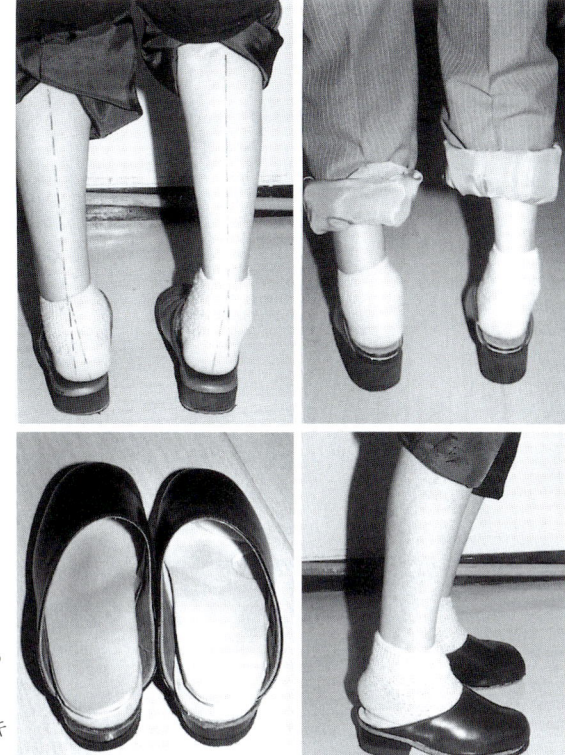

図IV-92　関節リウマチ患者に対する靴型装具
（踵内反，つっかけ型，アキレス腱部のベルトが付く）

a，b）。外観と通気性をよくするためにサンダル式にすることもある（図IV-91 c）。靴を履かない中高年の患者にはつっかけ型の履物に工夫を加えることもある（図IV-92）。重なり趾や踵内・外反を合併した高度変形例には，柔らかい素材で月形しんを除去し低いヒールで中足（骨）パッドの付いたものを処方する。靴の耐久性よりもできるだけ軽量化をはからないと患者は使用しない（表IV-8）。

b　足部潰瘍

最近では代表的な生活習慣病である糖尿病性足部潰瘍が多発しており，その対策に難渋することが多い。原疾患の治療，フットケアとともに，潰瘍部の免荷，潰瘍部に巻いた包帯と中敷挿入にスペースのある超深靴（extra-depth shoes）を用いる（図IV-83）。中敷には発泡性ポリエチレン（商

表IV-8　RA足部変形に対する靴型装具の処方方針

軽度〜中等度変形	1）縦アーチと横アーチの確保： 踵外反または内反→ウェッジヒール，フレアヒール，舟状（骨）パッド，中足（骨）パッド 2）外反母趾，趾変形に対する配慮： 爪革を高くゆとりをもたせる 3）歩行しやすい配慮： ヒールとメタタルザルバーの高さ，疼痛部への配慮 4）軽量化 5）着脱の便：ストラップ，時にはサンダル式 6）色・デザインに対する配慮
重度変形	1）重要な変形に対する配慮 2）できるだけ軽量化をはかる： 中底（ふまずしんも含めて），月形しんの除去，材質の選択 3）着脱の便

表 IV-9　後脛骨筋腱機能不全症のステージ別分類(Johnson KA & Strom DS)

ステージ	I	II	III
後脛骨筋腱の状態	腱周囲炎および/または退行	延長	延長
後足部の状態	可動性(+)，正常アライメント	可動性(+)，外反位	可動性(−)，外反位
疼痛	内側に局所的軽度-中等度の疼痛	内側後脛骨筋腱に沿った中等度の疼痛	内側およびおそらく外側にも中等度の疼痛
一側踵挙上テスト	軽度以下	著明な低下	著明な低下
前足部外転時の too-many-toes sign *	正常	陽性	陽性
病理	滑膜の増殖，退行	著明な退行	著明な退行
治療法	3～6か月の保存療法(抗炎症薬，安静，足底板，内側ウェッジの付いた靴)，その後滑膜切除・腱掻爬，安静	足趾屈筋(FDL)のPTTへの移行術	距骨下関節固定術

＊後ろから見ると足指が多く見える

品名：ピーライト)を用い定期的に交換する。

c 後脛骨筋腱機能不全症(posterior tibial tendon dysfunction；PTTD)

　近年その病態が注目されている疾患である。後脛骨筋腱周囲炎，腱の退行および延長が特徴的でありJohnsonのステージ別分類(表 IV-9)が知られている。本症に対する装具療法は重症度に応じて足底板から短下肢装具まで処方されるが，わが国の生活習慣から短下肢装具は一般に患者の受け入れが悪い。早稲田らは扁平足が高度な例でも足底板が有効な場合があるため，まずは保存療法として試みてよいとしている。

6　使用上の注意点

a 治療用足装具の装着について

　変形性膝関節症の保存療法として内反膝コントロールのため外側8 mmのウェッジを処方されても，患者はアライメントが急に変化するため当初は長時間の使用が困難である。最初15～30分の使用から始め，徐々に時間を延ばしていく。
　糖尿病など知覚脱出を伴う足底潰瘍の患者には必ず靴を脱いだ後に皮膚の発赤・腫脹の有無をチェックさせる。

b 靴型装具の併用

　健常人は何足もの履物の中からT.P.O.に合わせて選択できるが，靴型装具の使用者は一足を雨の日も風の日も使用しなければならず磨耗が著し

い．理想的には複数の装具を交替して履くのが望ましいが，現行の給付制度では制約が多い．現実的な対策として，①身障手帳による補装具と療養費払いによる治療用装具（自己負担3割あり）を交互に使用する，②治療用装具を作製後一定年数たってから（健康保険組合によっては融通性のある場合がある）修理と新規再作製を行う，などを行うとよい．

c 日常の手入れ

特に濡れた靴型装具は陰干し，靴クリームの塗布，非使用時の靴ツリーの挿入などをこまめに行う．靴先の磨耗やベルクロの交換は早めに行うように患者・家族を指導する．

● 復習のポイント

1. 靴の基本構造，靴型装具・足装具の種類を理解したか．
2. 靴型装具の処方とチェックポイントを理解したか．
3. 代表的疾患（関節リウマチ，足部潰瘍，後脛骨筋腱機能不全症）の処方方針を理解したか．

【文献】

1) American Academy of Orthopaedic Surgeons (ed): Atlas of Orthoses and Assistive Devices. 3rd ed, Mosby, St. Louis, 1997
2) Anthony RJ: The Manufacture and Use of the Functional Foot Orthosis. Karger, Basel, 1991
3) Bowker P, Condie DN, Bader DL, Pratt DJ (eds): Biomechanical Basis of Orthotic Management. Butterworth-Heinemann, Nottingham, 1993
4) 加倉井周一：靴型装具．日本整形外科学会，日本リハビリテーション医学会（編）：義肢装具のチェックポイント．第6版，pp 266-282，医学書院，2003
5) 加倉井周一：靴型装具．日本整形外科学会，日本リハビリテーション医学会（編）：義肢装具処方マニュアル．pp 88-97，医学書院，1990
6) 加倉井周一，高嶋孝倫：整形外科靴（靴型装具）．日本義肢装具学会（監修），加倉井周一（編）：装具学，第3版．pp 17-50，医歯薬出版，2003
7) 水野祥太郎：ヒトの足―この謎にみちたもの．p 188，創元社，1984
8) Redford JB, Basmajian JV, Trautman P (eds): Orthotics-Clinical Practice and Rehabilitation Technology. Churchill Livingstone, New York, 1995
9) ISPO（川村次郎，武富由雄，加倉井周一訳）：足変形と整形外科靴．パシフィックサプライ，1985
10) Marquardt W（加倉井周一訳）：靴型装具のすべて―理論と実際．パシフィックサプライ，1983
11) Michaud TC（加倉井周一訳）：臨床足装具学―生体工学的なアプローチ．医歯薬出版，2005
12) Nawoczenski DA, Epler ME: Orthotics in Functional Rehabilitation of the Lower Limbs. Saunders, Philadelphia, 1997
13) Philps JW: The Functional Foot Orthosis. Churchill Livingstone, NewYork, 1990
14) Redford JB: Orthotics Etcetera. 3rd ed, Williams & Wilkins, Baltimore, 1986
15) ロッシ・テナント（熊谷温生訳）：プロフェッショナル・シューフィッティング―靴合わせのプロ．日本製靴（株），1987
16) Wu KK: Foot Orthoses―Principles and Clinical Applications. Williams & Wilkins, Baltimore, 1990

7 体幹装具

● 学習のポイント
1. 体幹装具の種類とその適応を理解する。
2. 装具装着時のチェックポイントを理解する。
3. 側弯症の装具治療プログラムを理解する。

体幹装具は装着する部位によって以下のように分類される。
　①頸椎装具（CO）
　②頸胸椎装具（CTO）
　③頸胸腰仙椎装具（CTLSO）
　④胸腰仙椎装具（TLSO）
　⑤腰仙椎装具（LSO）
カッコ内は以下の略である。
　C：cervical（cervico）　頸椎の
　T：thoracic（thoraco）　胸椎の
　L：lumbar（lumbo）　腰椎の
　S：sacral（sacro）　仙椎の
　O：orthosis　装具
（例：CTLSO → Cervicothoracic lumbosacral Orthosis：頸胸腰仙椎装具）
　このほかに、胸椎装具（TO：胸部固定帯）、骨盤装具（SIO：Sacroiliac Orthosis：骨盤帯）などがある。
　また、材質によって、①軟性装具と②硬性装具に分類され、使用目的によって、①固定用装具、②機能装具、③矯正装具の3種類に分けられる。

1 固定用装具と機能装具

a 頸部の装具

頸部の支持や免荷および運動の制御を目的とする装具。

1）頸椎装具を必要とする主な頸椎の外傷および疾患と頸椎手術

本装具は頸部の外傷、疾患、術後の外固定用装具として用いる。外傷としては外傷性頸部症候群や頸髄損傷などに使用する。疾患としては頸椎骨軟骨症、後縦靱帯骨化症、頸部椎間板ヘルニア、リウマチやダウン症候群などによる環軸椎脱臼、環軸椎回旋位固定などに用いる。さらに、頸椎前方固定術、椎弓形成術、椎弓切除術、腫瘍摘出術などの頸椎手術後の外固定として重要な位置を占めている。

2）頸椎装具の種類と構造

a）ネックカラー型頸椎装具
頸部の運動を制限することを目的とした頸部の周囲に巻くタイプの装具（図Ⅳ-93）。頸部の前後屈と側屈は制限されるが、回旋は制限されない。スポンジ製のソフトタイプとプラスチック製のハードタイプがある。

b）フィラデルフィアカラー（Philadelphia collar）
下顎部と後頭部を覆い、上部胸部で支えるタイ

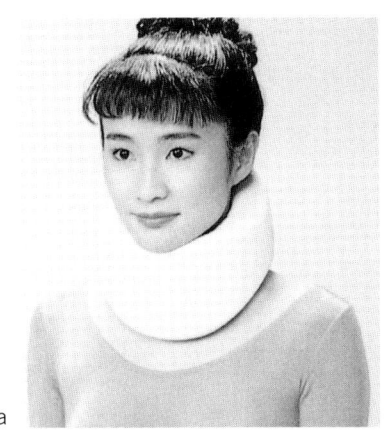

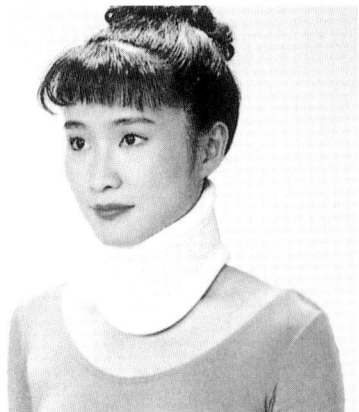

図 IV-93　ネックカラー型頸椎装具
a：ソフトタイプ，b：ハードタイプ

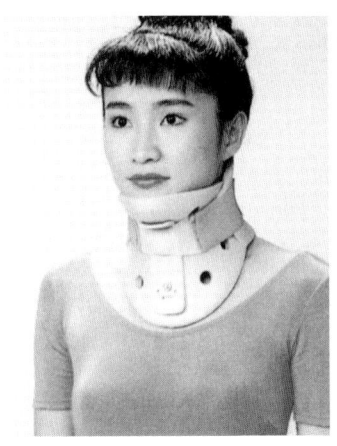

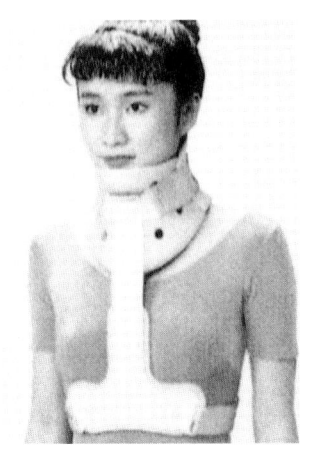

図 IV-94　フィラデルフィアカラー（右はスタビライザー付き）
素材は発泡ポリエチレン

プの装具（図 IV-94）。ネックカラー型より運動の制御力は強く，頭部の重量を免荷する効果もある。回旋の制限力はほとんどない。スタビライザーを取り付けると CTO となり，前後屈をさらに制限することができる。

c）四本支柱型装具(four-poster brace)

下顎部，後頭部，上部胸部をプラスチック製のフレームで覆い，それらを前後 2 本ずつの金属支柱で支えるタイプの装具（図 IV-95）。このタイプの頸椎装具は数多く報告されているが，基本的な構造と機能はほぼ同じである。前述の 2 種の装具（CO）と比べて胸椎部から固定するため（CTO），頸部の運動制御と頭部重量の免荷力に優れている。前後の金属支柱の長さを調整することができるので，アライメントの調整が容易である。

d）ソーミー装具

ソーミー（SOMI）とは sternal occipital mandibular immobilizer（胸骨・後頭骨・下顎骨装具）の頭文字を綴ったものである。

CTO の一種である本装具は，前胸部に固定された 3 本の支柱で頭部を支えるタイプの装具（図

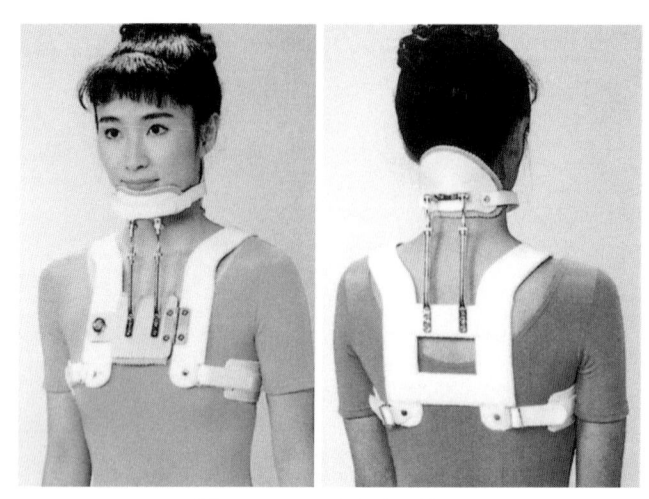

図 IV-95　四本支柱型装具

IV-96)であり，固定力は四本支柱型装具よりやや劣るが，背部に金属部品がないので仰臥位のときに四本支柱型装具よりも快適であり，着脱も容易である。

e）モールドタイプ装具

採型し，陽性モデルをモールドして製作するプラスチック製の装具（図 IV-97）。運動制限の程度により，頸椎部のみのショートタイプ（CO）から骨盤まで覆う最も制御力と免荷力の優れたロングタイプ（CTLSO）まである。

3）頸椎装具の適応

ネックカラー型は外傷性頸部症候群や強固な固定を必要としない頸椎手術後（頸椎前方固定術，椎弓形成術，椎弓切除術などの術後）に使用する。四本支柱型装具やソーミー装具，ショートタイプのモールド型装具は，頸髄損傷やリウマチによる環軸椎亜脱臼や，より確実な固定性が求められる頸椎手術後などに使用する。腫瘍による椎体摘出術後などで，さらに強固な固定力が必要な場合にはロングタイプのモールド型装具を用いる。

4）装具装着時のチェックポイント

どの頸椎装具を処方する場合にも，後方は後頭骨の乳様突起部から後頭骨を支えるように，また下顎では下顎骨の後方を支えるように調整する。下顎を包み込んで支えるタイプの装具は開口動作が障害されるので，軽く口を開けて会話ができる程度に調整し，食事のときは少し緩める必要がある。

頸部は圧迫しすぎないよう注意する。頸部から項部，肩甲部にかけては装具が左右に広がりすぎて肩の運動制限が生じないよう，肩甲骨内縁より内側にとどめることが大切である。

術後装具として使用するときは頸椎前・後弯のアライメントの調整が特に重要であり，必ずX線コントロールを行う。

制御力の大きい装具では，固定肢位によっては下方視が困難となるため，つまずいたり転倒したりする危険性がある。このような装具を装着して歩行訓練を行う場合には，事前に患者に注意事項を十分に説明する必要がある。

また，トイレ動作が妨げられていないかもチェックする。

胸部を覆うタイプの装具では，呼吸運動を妨げない程度にベルトなどの調整を行う。

これらの頸椎装具を処方するときには，個々の装具の特性を十分理解して処方することが大切である。

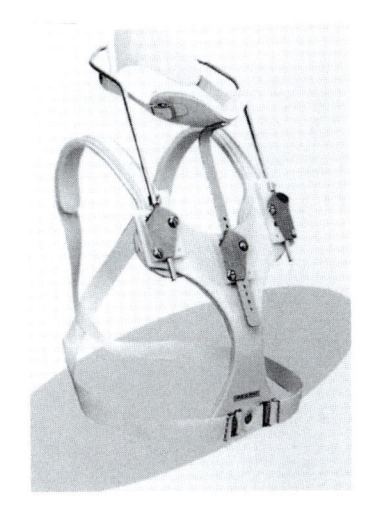

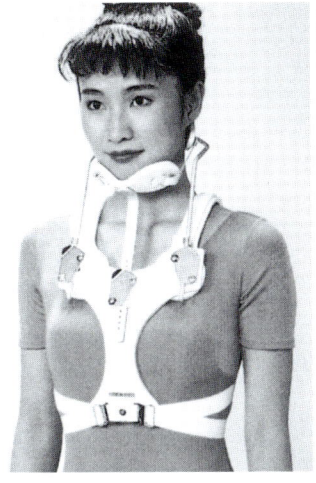

図IV-96　ソーミー装具

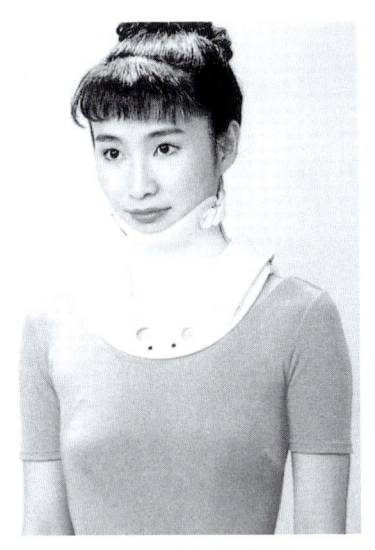

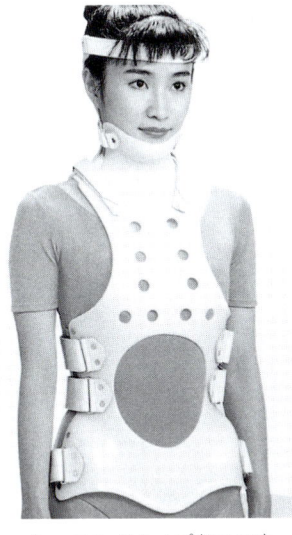

a．ショートタイプ（CO）　　b．ロングタイプ（CTLSO）　　c．セミロングタイプ（CTO）
図IV-97　モールドタイプ装具

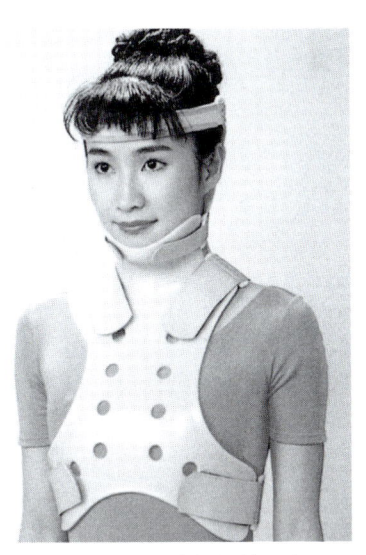

b　胸郭部の装具

　胸郭部の装具を必要とする主な疾患は肋骨骨折である。
　胸部固定帯（バストバンド®・リブバンド®など）が代表的な胸椎部の軟性装具である。肋骨骨折時に，胸郭の過度の拡張を防止する目的で使用される胸部固定帯は，一般の外来診療で最もよく使用されている。強く締めると胸郭の呼吸運動が障害されるので，患者にゆっくりと息を吐き出させ，軽くずれ落ちない程度に締めるとよい。本装具は患部を圧迫するものではなく，吸気時や咳をしたときの胸郭の過大な動きを制限することにより，疼痛を緩和するものである。

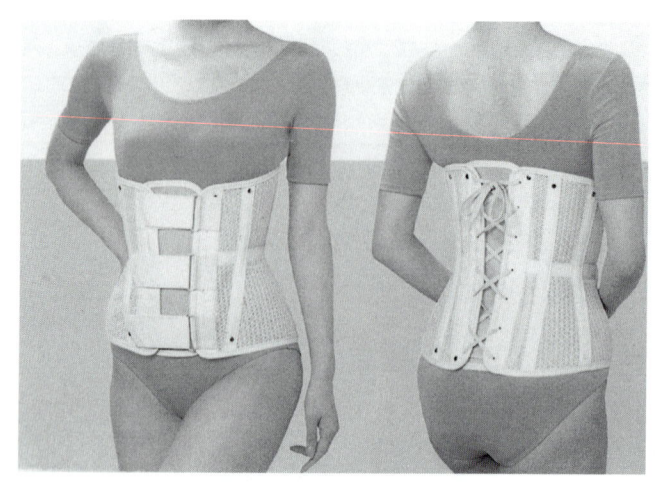

図Ⅳ-98　ダーメンコルセット

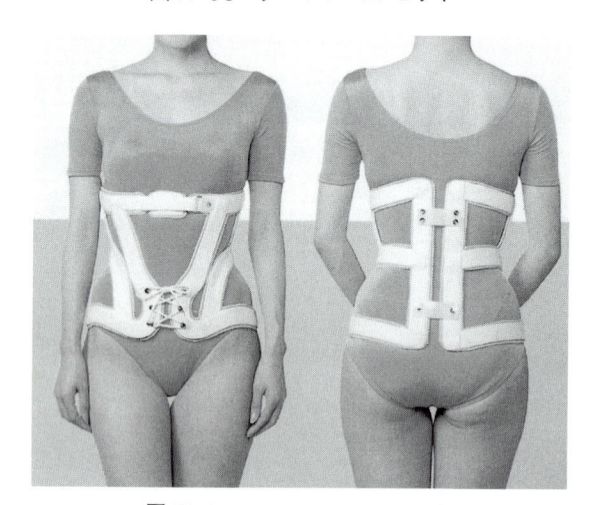

図Ⅳ-99　フレームコルセット

c　胸腰椎部の装具

1) 胸腰椎部の装具を必要とする主な外傷および疾患と頸椎手術

本装具は胸椎や腰椎の外傷，疾患，術後の外固定用装具として用いる。

外傷としては胸髄損傷，椎体骨折などに使用する。疾患としては筋筋膜性腰痛症，分離・すべり症，椎間板ヘルニア，骨粗鬆症や転移性骨腫瘍などによる多発性椎体圧迫骨折，脊椎カリエス，化膿性脊椎炎などに用いる。さらに，脊椎前方固定術，椎弓切除術，腫瘍摘出術などの手術後の外固定として重要な位置を占めている。

2) 胸腰椎部の装具の種類と構造

a) ダーメンコルセット (図Ⅳ-98)

軟性の固定用装具の代表である。布や合成繊維で作製され，紐やマジックテープで締める。金属やプラスチックでできた板状の支柱を縦に配しているが固定性は弱く，胸郭部分を締めすぎると呼吸運動を妨げるため注意を要す。

b) フレームコルセット (図Ⅳ-99)

フレームコルセットはジュラルミンのフレーム

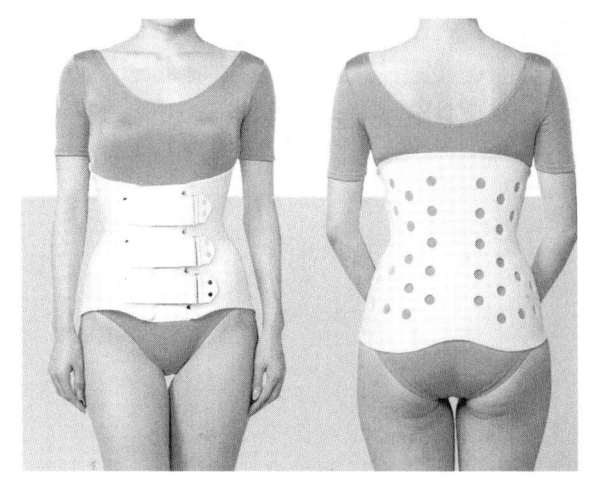

図 IV-100　ホールディング型装具

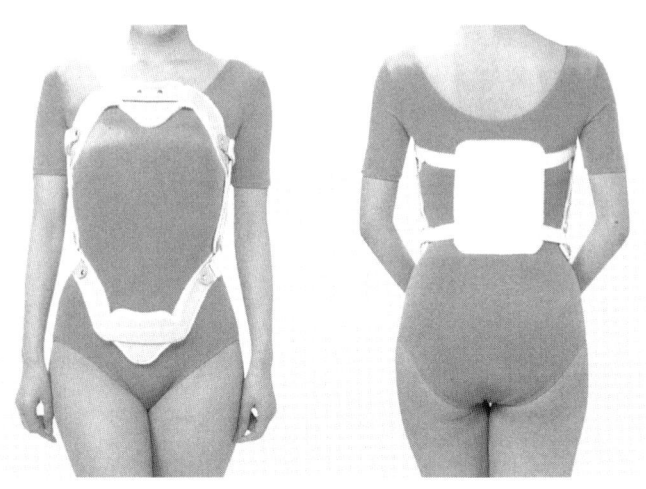

図 IV-101　ジュエット型装具

構造の装具に，フェルトなどを巻きつけ皮膚へのあたりを柔らかくした硬性固定用装具である。フレームコルセットは胸椎から腰椎および骨盤までの安静固定を目的とした装具で通気性がよく，製作や修正も容易であるが固定性はホールディング型装具より弱い。

c）ホールディング型装具（図 IV-100）

本装具は体幹の型取りをした後，プラスチックで真空成型した硬性固定用装具である。この装具は胸椎から腰椎および骨盤までの安静固定を目的とした装具で，トータルフィットの装具であるため圧力は最大限に分散され，体幹によくフィットするため固定性はフレームコルセットよりよい。しかし，プラスチック素材のため通気性に劣る。

d）ジュエット型装具（図 IV-101）

本装具は3点矯正の原理を用いた硬性の脊柱伸展位保持装具で，側方支柱にバネを用いた継手を装備すると，前屈を制御し後屈を補助する機能装具となる。

3）胸腰椎部の装具の適応

胸腰椎の圧迫骨折，腫瘍，感染症，炎症性疾患，変性疾患，円背，脊椎手術後の患部の安静などに使用される。

表Ⅳ-10 脊柱側弯症の分類(大項目のみ，Scoliosis Research Society, 1973年による)

1．非構築性側弯
　1)姿勢性側弯
　2)ヒステリー性側弯
　3)神経根刺激による側弯
　4)炎症性側弯
　5)脚長差による側弯
　6)股関節拘縮による側弯

2．構築性側弯
　1)特発性側弯
　2)神経・筋原性側弯
　3)先天性側弯
　4)神経線維腫症に伴う側弯
　5)結合織疾患による側弯
　6)リウマチ性疾患による側弯
　7)外傷性側弯
　8)拘縮性側弯(脊柱外の原因による)
　9)骨・軟骨形成障害による側弯
　10)感染性側弯
　11)代謝異常による側弯
　12)腰仙椎部の異常による側弯
　13)腫瘍による側弯

4) 装具装着時のチェックポイント

　装具骨盤部が上前腸骨棘と腸骨稜を圧迫していないか，腸骨稜直上部の入り込みは適度で十分腸骨を把持しているか，骨盤部前方の下端は恥骨上縁にあるかをチェックする。さらに，胸郭側方部は腋窩を圧迫していないか，前胸部と背部の高さは適当か，腹部や胸郭を強く締めすぎたり浮き上がったりしている部位はないかなどをチェックする。特に腹部と左右の肋骨弓部が十分開放され呼吸運動が制限されていないかが重要なチェックポイントである。バネで体幹の伸展補助を行う場合は，バネの強さを調節する。

❷ 矯正装具

　本項では主に側弯矯正装具について解説する。

a 側弯症の病因別分類とその特徴

　脊柱が側方に弯曲したものを側弯症とよぶ。側弯症は程度の差はあるが，すべて三次元的な変形，すなわち側方変形のみならず，前後の弯曲異常と回旋の変形を伴う。側弯症は非構築性と構築性に大別される(表Ⅳ-10)。

1) 非構築性側弯症

　機能性側弯症ともよばれ，原因が脊柱以外にあり，その原因が取り除かれれば自然に消失する側弯症のことで，原則として側弯に対する治療は必要ない。原因として表Ⅳ-10のようなものが挙げられる。

　姿勢性側弯症はいわゆる不良姿勢の一つで，弯曲が20度を越すことはまれであり，椎体の回旋変形も軽度である。学童期や思春期の子供に多くみられ，立位X線像で弯曲を認めても臥位X線像では弯曲はほぼ消失する。母親は「普段から姿勢が悪く，片肘をついて食事をする」と表現することがあるが，これは「行儀が悪い」のであって，「姿勢が悪い」ことと混同しないようにする。「よい姿勢」とは，重力を骨，関節包，靱帯などで支え，体幹筋の筋活動を少なくし，立位での筋疲労を最小限にできる姿勢のことである。具体的には，矢状面での重心線が，頭蓋骨乳様突起から第7頸椎椎体，第12胸椎椎体，第1仙椎前縁，股関節，膝蓋大腿関節を通って足関節中央に位置する状態のことである。

　疼痛に伴う機能性側弯症を見逃すことはまれであるが，脚長差や股関節拘縮による非構築性側弯症では，側弯変形に対する装具の処方ではなく，脚長差がある場合は短いほうの下肢を補高し，弯曲の消失を確認すればよい。

2) 構築性側弯症

　側弯変形が固定したもので，臥位において弯曲の凸側方向に側屈しても完全に矯正されないも

の。構築性側弯症は病因により表IV-10のように分類される。代表的なものについてのみ述べる。

a）特発性側弯症

脊柱変形以外に明らかな異常がなく，病因が不明である側弯症のことで，異なった病因によるものが含まれている。側弯症の70〜80％を占める。年齢により乳児特発性側弯症（3歳以下），学童期特発性側弯症（3〜10歳），思春期特発性側弯症（10歳以上）の3つのグループに分けられる。乳幼児期側弯は男子に多く，胸椎左凸の弯曲が多い。学童期側弯は女子にやや多く，胸椎右凸の弯曲がやや多い。思春期側弯症は90％が女子で，胸椎右凸の弯曲である。学童期特発性側弯症と思春期特発性側弯症が装具治療の適応となることが多い。

b）神経・筋原性側弯症

神経・筋疾患により，脊柱の支持機構に破綻が生じたために引き起こされる脊柱の変形で，long C curveとよばれる脊柱全体にわたる長い弯曲を呈することが多い。痙性麻痺を伴う疾患か，弛緩性麻痺を伴う疾患かによって，装具治療への反応の仕方が異なる。知覚障害を伴う場合には，装具による皮膚の圧迫壊死に注意する。神経・筋原性側弯症は，一般的には装具治療により弯曲の進行を防ぐことは困難で，手術的治療を要すことが多い。

（1）神経原性側弯症

原因となる疾患により中枢性と末梢性に分けられる。中枢性には脳性麻痺，脊髄小脳変性，脊髄空洞症，脊髄腫瘍，脊髄損傷などに伴うものがある。末梢性には脊髄性小児麻痺，脊髄性筋萎縮症（spinal muscular atrophy），二分脊椎などが挙げられる。麻痺を伴う場合には麻痺性側弯症とよばれることが多い。

（2）筋原性側弯症

多発性関節拘縮症，筋ジストロフィー，低緊張症候群などに伴う側弯症。

c）先天性側弯症

発生異常に起因する脊椎の先天異常が原因の側弯症。種々の奇形椎があり，弯曲が急速に進行するものから成長終了までほとんど変化のないものまである。先天性側弯症では，弯曲の角度の矯正よりも，脊柱のバランスの改善を目的に装具を処方することが少なくない。急速に進行する例では，装具治療が無効な場合が多い。

d）神経線維腫症に伴う側弯症

皮膚のカフェオレ様色素斑と神経線維腫が全身に認められる遺伝的な疾患で，30％程度の例に側弯症，後側弯症を伴う。脊椎が急速に破壊される例では装具は無効であるが，特発性例とほとんど変わらない弯曲パターンを呈する例では，装具治療によく反応するものもある。

e）結合織疾患による側弯症

マルファン（Marfan）症候群，エーラース-ダンロス（Ehlers-Danlos）症候群，先天性拘縮性くも指症などに伴う側弯症。長身長，細く長い指（くも指），水晶体亜脱臼，動脈瘤などの心血管系疾患，全身関節弛緩，手指の拘縮などに注意する。マルファン症候群では約半数の例に側弯を伴い，増悪するものが多い。

b 弯曲パターンによる側弯の分類

主弯曲の部位によって以下のように分類される。

①胸椎側弯：頂椎が第11胸椎より頭側にある側弯
②胸腰椎側弯：頂椎が第12胸椎または第1腰椎の側弯
③腰椎側弯：頂椎が第2腰椎より尾側にある側弯

このほかに頸椎側弯や腰仙椎側弯がある。

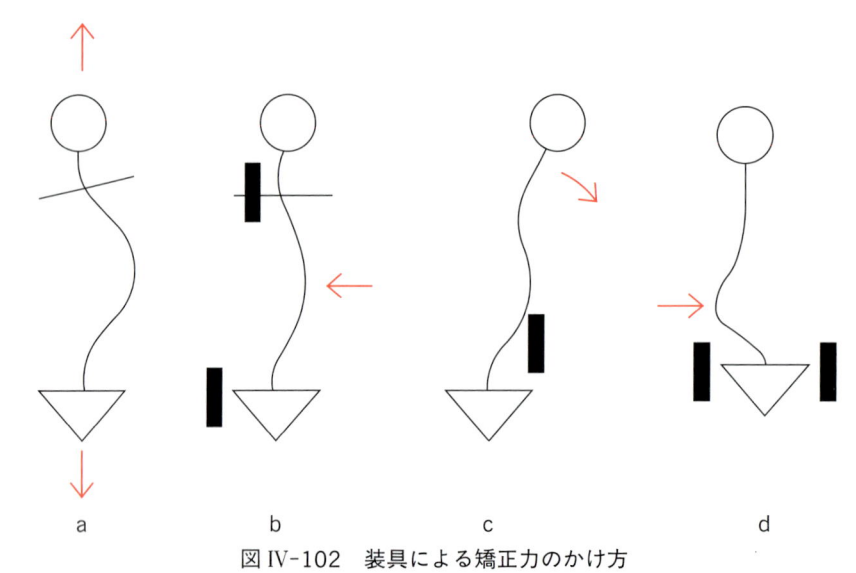

図IV-102　装具による矯正力のかけ方
a：長軸方向への牽引，b：弯曲凸側頂部の圧迫，c：凸側への屈曲，d：骨盤に対しての平行移動

また，弯曲の数により単弯曲(single courve)と二重弯曲(double courve)，多重弯曲(multiple courve)に分けられ，二重弯曲で2つの弯曲度の差が10度以内の場合には二重主弯曲(double major courve)とよぶ．

c 矯正力の種類と矯正原理

装具による矯正力のかけ方には，長軸方向への牽引，弯曲凸側頂部の圧迫，凸側への屈曲，骨盤に対しての平行移動の4つの方法がある(図IV-102)．装具による主弯曲の矯正には，図IV-102 b，cのような3点矯正の原理が用いられることが多いが，姿勢反射の一つである立ち直り反射を利用する場合がある(図IV-103)．この方法の原理は，胸椎または胸腰椎の弯曲を凸側から圧迫すると頂椎より上位の脊柱に立ち直り反射が生じることを利用して，弯曲を矯正しようというものである．

この原理を用いた装具が後述するボストン装具である．しかし，立ち直り反射が起こらず，バランスをとろうとしてより上位の弯曲が増悪したり下肢を屈曲させて骨盤を傾けることにより頭を正中にもってくるような反応を起こすこともある(図IV-103 d，e)．

このような場合，上位の弯曲に対しても3点矯正の原理を応用する(図IV-99)．これが後述するOMC装具などのアンダーアームブレース(underarm brace)の矯正原理である．

側弯症は脊柱の側方への弯曲だけでなく，回旋変形を伴う．図IV-104 aのように変形した胸郭に後側方より矯正力①を作用させると，体幹を内方へ押す力②と前方へ押す力③が生じる．前方へ押す力③は椎体の回旋を改善する力④として作用する．この力が強すぎると胸椎の後弯を減少させ，腰椎の前弯を増強させるので注意する．

d 側弯症の治療プログラム

最も多い思春期特発性側弯症の装具治療プログラムについて述べる．

弯曲の進行は成長と大きなかかわりがある．思春期の急速成長期(growth spurt)とよばれる思春期の急速に身長が伸びる時期に一致して，弯曲は増悪する．20度程度の弯曲をもつ側弯症の場合，月に約1度増悪するとされている．

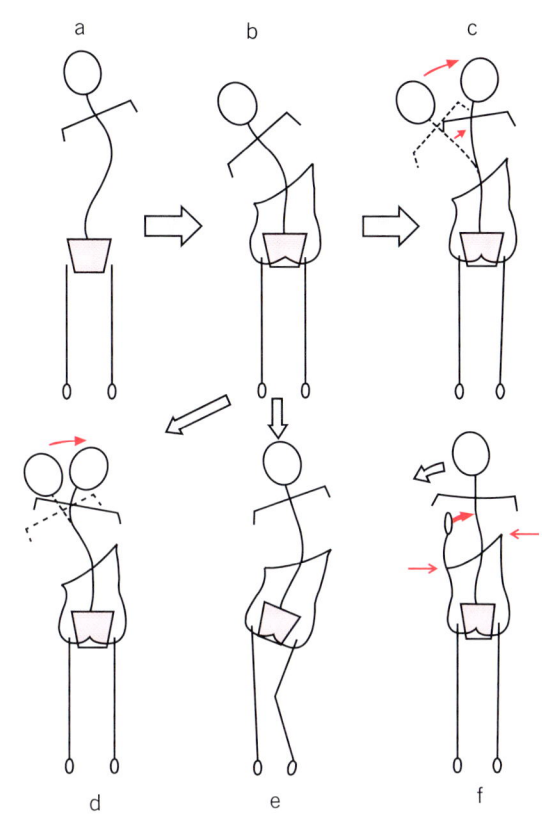

7 体幹装具

図IV-103 立ち直り反射を利用した弯曲の矯正法

胸椎や胸腰椎の弯曲を凸側から圧迫すると、頂椎より上位の脊柱に立ち直り反射が誘発され、弯曲は矯正される（aからc）。立ち直り反射が起こらず、バランスをとるため、より上位の弯曲の増悪（d）や下肢を屈曲させて骨盤を傾けることにより頭を正中にもってくる（e）ような反応を起こすこともある。このような場合、上位の弯曲に対しても3点矯正原理を作用させる必要がある（f）

治療プログラムは弯曲度と成熟度を指標にする。弯曲度はコブ角（Cobb angle）（図IV-104 b）を用いる。成熟度は、①骨成熟度、②性成熟度、③身長の伸びを指標にする。

①骨成熟度：リッサー（Risser）の分類を用いる。これは腸骨稜の骨化核の出現の程度によって、骨成熟度を知ろうとするものである。腸骨の

表IV-11 ターナーの性成熟度

女子は乳房と恥毛の発育状態を、男子では外性器と恥毛の発育状態をそれぞれ5段階に分ける
ここでは、最もよく使用される女子の乳房の発育状態についての分類を掲載する
ステージ1：乳房の膨らみを認めない
ステージ2：乳房と乳頭がわずかに膨らみ、乳輪が拡大し始める
ステージ3：乳房はさらに膨らむが、乳輪の盛り上がりはない
ステージ4：乳房は膨らみ、乳輪が盛り上がる
ステージ5：成熟期。乳頭のみが突出し、乳輪の盛り上がりを認めない

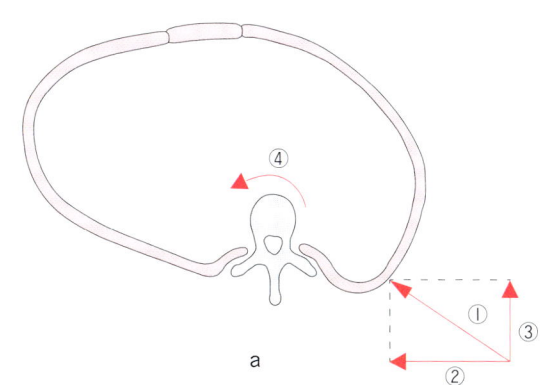

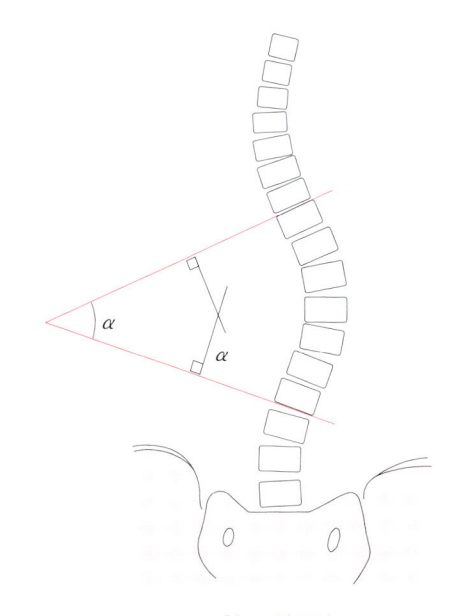

図IV-104 胸郭にかかる矯正力
（説明は本文参照）

b．コブ角の計測法

弯曲が変化する椎体を終椎とよぶ。上位終椎の上縁と下位終椎の下縁に沿って線を引き、それぞれの垂線の交差角が弯曲の角度となる

骨端線は成長するに従い外側から骨化が進み，内側まで骨化核が出現したあと，内側から閉鎖する。リッサーはこの時期を0～5期に分けた。腸骨稜の骨化核は脊柱のX線撮影時に同一フィルム上に撮影されるので，骨年齢の指標となる。リッサー4以上を成熟とする。

②性成熟度：ターナー(Turner)のステージ(表Ⅳ-11)と2次性徴の開始時期(女子では初潮時の年齢，男子では声変わりの年齢)を指標とする。ターナーのステージ4以上，2次性徴の開始時期から2年ないし2年半以上経過していれば成熟とする。

③身長の伸び：1年間に1cm以下の伸びとなった時期を成熟とする。総合的な成熟度については上記項目のうち1項目でも成熟に達していない場合は成熟完了としない。以上の判定方法のもとに，以下のように保存的治療の適応を定める。

(1) Cobb角15度以下：装具治療の対象とはならない。体操療法を指導し，経過を観察する。

(2) Cobb角15～25度

成熟前：装具治療の相対的適応。5度以上増悪する場合やバランス不良例および体幹の変形が目立つ場合に装具治療を開始する。

成熟後：経過観察。弯曲が増悪する可能性は少なく，装具は行わない。

(3) Cobb角25～35度

成熟前：装具の絶対的適応。この範囲の弯曲角度をもつ成熟前の側弯症は，約半数が5度以上進行する。弯曲に可撓性があり装具治療の最もよい適応である。

成熟後：装具の相対的適応。成熟後の弯曲の増悪はほとんどなく，弯曲の可撓性も少なくなり装具の矯正効果も期待できなくなるため，装具は体幹の変形が強い場合に限られる。

(4) Cobb角35～45度

成熟前：装具とギプスの絶対的適応。装具のみでは十分な矯正が得られないことがあり，ギプス治療を併用する。

成熟後：装具の相対的適応。可撓性が残っている場合や体幹の変形が著しい場合に装具治療を行う。

以上の適応は原則であり，学校と家族の理解度や本人と親の治療に対する積極性により装具治療の適応を決定する。

e 装具装着後の経過観察

装具作製後は1か月目に来院させ，装具の装着状況をチェックする。この間は装具に慣れさせることが大切である。その後は3～4か月に1度，X線コントロールを行う。

一般的な装具装着法はリッサー3までの患者の場合，原則としてfull time(体操と入浴以外)装着するよう指導する。リッサー4以上ではpart time(日中のみ)装着とし，下記の条件がそろえば装具治療を段階的に終了する。

f 装具脱の条件

①弯曲が5度以上進行しないこと
②年間1cm以上身長の伸びがないこと
③初潮または声変わりから2年～2年半以上経過していること
④リッサーサインが4以上であること
⑤性成熟が十分であること

g 側弯症装具の種類

歴史的にはヒポクラテスの時代から側弯症の矯正原理は変わっていない。これまでに多くの装具が考案されてきたが，科学的な検証による裏づけがなかったために，十分な効果が得られないものがほとんどであった。

近年，側弯症の装具が注目を浴びてきたのは，X線像で経時的に弯曲の程度を評価できるようになったためである。特に，後述するミルウォーキー装具(Milwaukee brace)は科学的にさまざまな検討が加えられ，一定の効果があることが認め

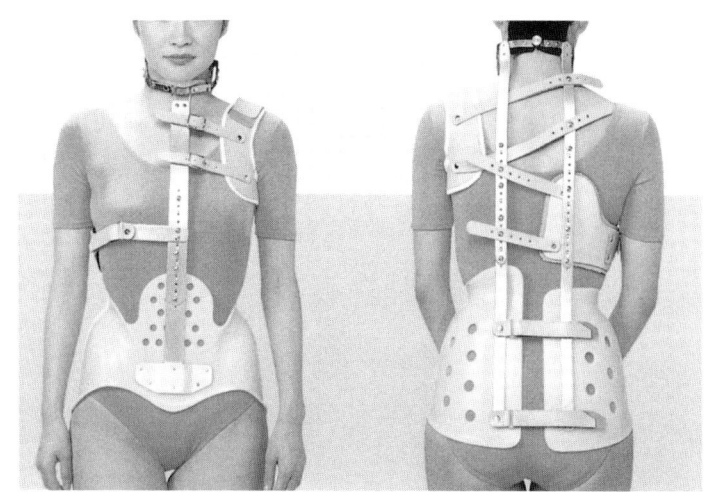

図 IV-105　ミルウォーキー装具

られている。しかし，この装具は頸・胸・腰・仙椎装具（Cervico-Thoraco-Lumbo-Sacral Orthosis；CTLSO）とよばれる長大な装具のため，患者にとって受け入れにくいものであった。同装具を装着した患者が多く生活するミルウォーキー市のような環境下では，患者の精神的苦痛は和らげられるかもしれないが，本邦で同装具を処方する場合は，生活環境を考慮し，患者の十分な同意や家族の協力なしには装具治療は効をを奏しない。

これに対して近年，より外観の優れた胸・腰・仙椎装具（Thoraco-Lumbo-Sacral Orthosis；TLSO）が種々考案されている。これらは underarm brace ともよばれ，現在の側弯装具の主流を占めている。しかし，頂椎が第7胸椎より頭側にある場合は原則として underarm brace は適応とならず，ミルウォーキー装具の適応である。

以下に代表的な装具を紹介する。

1）ミルウォーキー装具（Milwaukee brace：図 IV-105）

近年の側弯症に対する装具治療の幕開けとなった装具で，他のほとんどの装具の骨盤帯の形状はこの装具を基本としている。骨盤帯から前方に1本，後方に2本の金属支柱が立ち上がり，頸部のネックリング（neck ring）に達する。ネックリングの前方にはスロートモールド（throat mold），後方には後頭パッド（occipital pad）が取り付けられている。主弯曲を圧迫矯正するパッドと上位の弯曲を矯正する肩リング（shoulder ring）は金属支柱に取り付けられる。骨盤帯とネックリングの後方を取り外すことにより装着する。

骨盤の鉛直線上に頭部を位置させるよう体幹全体のバランスをとり，どのレベルでの圧迫矯正も可能であることがこの装具の特徴である。呼吸運動を妨げないよう，圧迫部以外は大きく開放されている。またこの装具には，前方のスロートモールドと，後方の後頭パッドが常に下顎と後頭骨に軽く接しているため，患者は常に前後から刺激を受けて体幹を伸ばそうとする。当初，スロートモールドではなく，下顎部に頭側への伸長力を作用させるものであったが，成長期の患者では下顎の発育不全や歯牙の形成不全が報告された。このためスロートモールドの接触刺激により，体幹を伸ばす反射を利用するにとどめたという経緯がある。臥位では，後方の金属支柱のたわみ力によって後頭パッドから後頭骨に長軸方向の牽引力が働く。したがって，後頭パッドは後頭骨の乳用突起部内方に，後頭骨の形状に沿って約20～30度傾けて取り付ける。

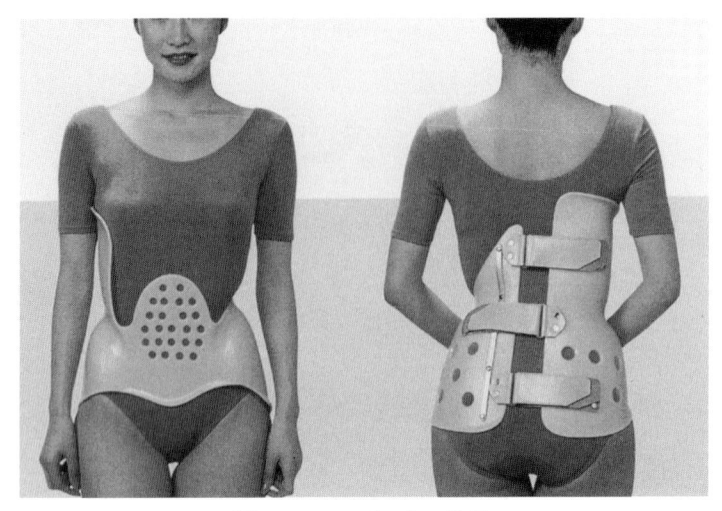

図IV-106　ボストン装具

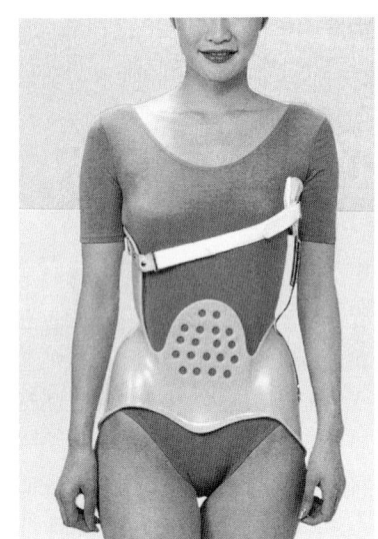

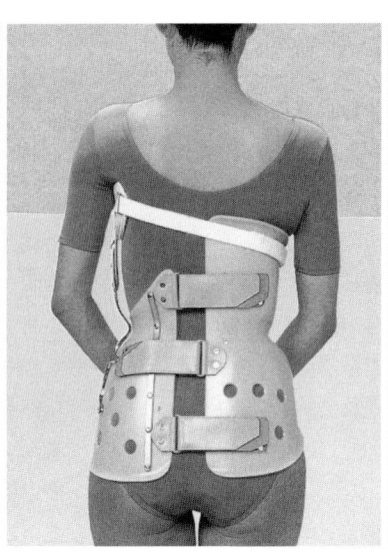

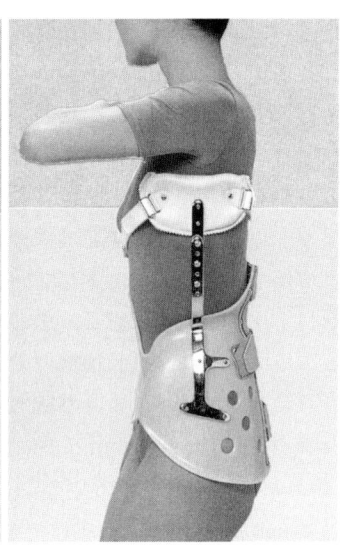

図IV-107　大阪医大型装具

2）ボストン装具(Boston brace：図IV-106)

　ミルウォーキー装具の骨盤帯の側方部分を弯曲の頂椎部まで上方に伸ばし，圧迫矯正する装具。現在，本邦では腰椎か胸腰椎部の弯曲に対して用いる最も短い装具として知られている。この装具は，本来はボストン装具システム(Boston brace system)とよばれ，数多くのサイズの半完成状態の装具をあらかじめ準備し，患者に合ったものを選んで細部を加工し，即日完成させ装着する装具システムのことであった。したがって，ボストン装具システムには胸椎部の弯曲に用いる装具もある。ここでは本邦の慣例に従って短い装具のみをボストン装具とよぶ。本邦では半完成品をストックする場所の問題などから，他の装具と同様，各症例ごとに採型し，完成までに数週間を要するのが現状である。この装具は3点矯正原理に基づいた装具であるが，上位胸椎の代償弯曲の立ち直り反射を期待するものであり，この反射が不十分である症例には不向きである。

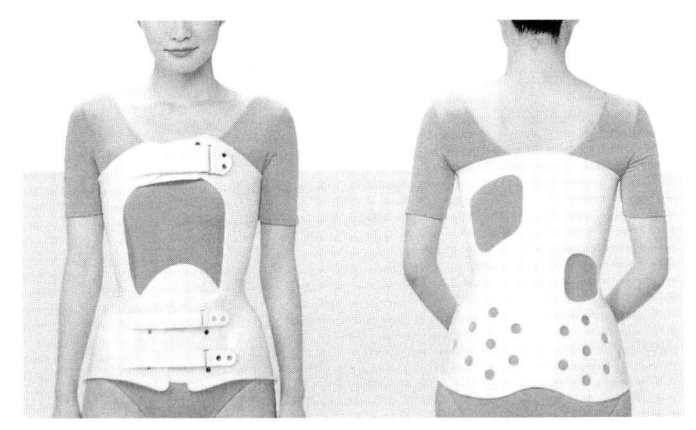

図 IV-108　ホールディング型装具

3）大阪医大型装具（Osaka Medical College brace；OMC brace：図 IV-107）

　前述のボストン装具での立ち直り反射が不十分な症例や，胸椎弯曲症例にも適応を広げるために開発された装具。胸椎弯曲の凹側に金属製の支柱とその上端に高位胸椎パッド（high tharcic pad）を有するのが本装具の特徴である。このパッドは腋窩を支えるためのものではなく，凹側の胸部を内上方へ圧迫するためのものである。腋窩には2横指程度の余裕をもたせ，パッドの突き上げによる腋窩部での神経障害を起こさないよう注意する。このパッドの圧迫により，さらに上位の弯曲がパッドを乗り越え，頭部が正中線上となるような立ち直り反射が生じることが期待できる。

　パッドの前後の細いベルトは，体幹の前後屈時に体幹が装具から逸脱しないためのもので，強く締める必要はない。特に発育期の女子では，前方のベルトが乳房を強く圧迫しないよう調節する。呼吸や胸郭の発育を妨げないよう，圧迫点以外は開放する。

　本装具も上位胸椎と頭部の立ち直りがある程度期待できる症例が適応となる。脳性麻痺や脊髄損傷などによる麻痺性側弯症，精神発達遅滞を伴う側弯症の一部，3歳以下の乳児側弯症では，次に述べるホールディング型装具が適応となる。

4）ウィルミントン装具（Wilmington brace）

　体幹の表面全面を覆うタイプの装具。本装具は体表の広い面に矯正力を分散し，褥瘡が起こりにくく，立ち直り反射が期待できない症例に適応がある。体表全面に矯正力を分散するいわゆる全接触型装具（total contact type brace）である。この装具はギプス矯正の原理を応用し，石膏の代わりに熱可塑性のプラスチックシートを用い，軀幹の前部で重ね合わせて矯正を加え，プラスチックが硬化するのを待つ。作製が容易で即日できあがるという利点を有するが，呼吸運動を制限し，腹部を圧迫するため，食事がとりにくく，夏には体幹が蒸れるため，耐えがたいという欠点がある。

5）ホールディング型装具（holding type brace）

　術後や立ち直り反射の期待できない症例に対しては，図 IV-108 に示したホールディング型装具を使用する。この装具は前述したウィルミントン装具の欠点を補うべく，腹部と左右の肋骨弓部を開放し，弯曲凹側の背部を開放したもので，呼吸運動の制限と腹部の圧迫を減少させ，通気性をもたせたものである。

6）その他の装具

　前述の側弯症装具のほかにリヨン式装具（Corset Lyonais），NYHA装具（New York Orthopedic Hospital brace），シェノー装具（Chneau brace），高知医大型アクティブコレクティブ装具（Active corrective brace），徳島大学型装具などがある．また，後弯や後側弯症には，アンチグラビティー装具（Antigravity brace）が代表的である．

h 装具製作のチェックポイント

骨盤帯では上前腸骨棘，腸骨稜を圧迫していないか，腸骨稜直上部の入り込みは適度で十分腸骨を把持しているか，骨盤帯前方は左右の上前腸骨棘と恥骨前方で作られる面がほぼ平坦となっているか，前方の下端は恥骨上縁付近にあるかをチェックする．股関節を屈曲したとき装具前方下部にあたらないよう鼠径部をトリミングするが，このとき上前腸骨棘より上方まで切除すると装具の前方傾斜を制御できなくなるので，上前腸骨棘より下方数cmを残す．ただし，脳性麻痺などの麻痺性側弯症で生活の主な体位が座位である場合は，上前腸骨棘より上方まで切り込み，体幹の前屈が容易となるようにする．

両側の上前腸骨部を結ぶ線から始まるエプロンは，胸骨剣状突起へ向けてなだらかに立ち上げ，エプロンの高さは胸骨剣状突起の数cm下方にくるようにする．

骨盤帯の側方動揺を防ぐため，装具の端は大転子の上方を軽く覆うようにトリミングする．

骨盤帯後方は，殿筋を圧迫しすぎて股関節の伸展を制限し，体幹が前屈位になっていないか，座位で坐面に装具が当たっていないかをチェックする．麻痺性側弯症では，装具の後方を伸ばし装具が軽く坐面につく程度とし，座位バランスをとりやすくするようにする．

腰椎部を圧迫する場合，圧迫面が広すぎて第12・11肋骨を圧迫していないかチェックする．

胸腰椎側弯（頂椎は第12胸椎か第1腰椎）の場合は，上位の肋骨を圧迫せずに頂椎のみを圧迫することは困難である．この場合は，圧迫矯正ではなく，骨盤に対して下位の肋骨を平行移動して矯正する．

胸椎部の圧迫は肋骨を介して行う．肋骨は背部から外下方に向かうので，後側方から圧迫する場合には，頂椎椎体レベルより2椎体ほど下方に圧迫点が位置するようにする．

体幹バランスを評価する方法の一つに，第7頸椎から重錘を下ろし，重錘が殿裂からどの程度偏位しているかをみる方法がある．この方法で頭部と骨盤とのバランスをチェックできるが，体幹そのものの偏位を知るには，この重錘線の左右に体幹が均等に振り分けられているか否かをチェックする．胸椎の単弯曲の場合，時に下位または上位の代償弯曲が左右にバランスよく振り分けられた結果，主弯曲の弯曲は減少するが代償弯曲の弯曲度がかえって軽度増悪する場合がある．このような場合は体幹全体のバランスを優先する．

i 装具の役割

リッサーサインが0から1で，弯曲度が20～29度の側弯症を治療しないで放置しておくと68％は側弯が進行すると報告されている．ミルウォーキー装具は弯曲の改善が期待できるとされていたが，最近の長期経過観察の結果によると，治療開始前の角度付近に戻るものが多いと報告されている．大阪医大式装具による一次矯正率は40％近くであるが，治療終了後1年以上経過した症例の弯曲改善率は約7％であった．装具治療は角度の進行予防に効果はあるが，弯曲の改善は期待できないことを認識しておくことも必要である．

装具治療は数年に及ぶので，肉体的のみならず精神的に未熟な成長期の小児にとって大きな負担である．このため，患者の性格や生活環境などを十分配慮して装具を処方し，装具装着の目的と意義を患者とその家族に十分理解されておくことが大切である．drop out例の責任は患者側のみにあるのではなく，drop outの原因を察知できな

かった医療側の責任も大きいことを認識すべきである。

3 最近の進歩

従来の頸椎装具は下顎部を固定するため，食事などの際に開口しにくいという欠点を両頬骨で荷重することにより解決しようとするもの(OMC-CO)，頸椎部の金属部分をなくしX線の透過性を高め，容易に頸椎の位置を調整することができるものなどが新しく考案されている。

側弯装具では，主弯曲を最大矯正位で固定し，夜間のみに装着するという側弯装具(チャールストン装具)，側弯検診で発見された軽度側弯症に対する早期治療のための軽量装具(ピコー装具，軽量OMC装具)などが発表されている。

復習のポイント
1. 頸椎装具の種類と目的とを理解する。
2. 頸椎装具の特徴を理解する。
3. 装具のチェックポイントを理解する。
4. 側弯症の分類とそれぞれの特徴を理解する。
5. 側弯症の装具治療の原理を理解する。
6. 側弯症治療のプログラムを理解する。装具作製のチェックポイントを理解する。

【文献】
1) Johnson RM, et al : J Bone Joint Surg 1977 ; 59-A : 332-339
2) 三木堯明：脊椎と神経．pp 194-199，金芳堂，1993
3) Blount WP：ミルウォーキーブレース(山内裕雄訳)．医学書院，1976
4) 小野村敏信：脊柱側弯症の保存的治療．日整会誌 1980 ; 54 : 81-92
5) 遠藤 紀，小野村敏信，山本 定，他：大阪医大式装具(OMC-brace)による側弯症治療．整形外科MOOK，pp 134-149，金原出版，1981
6) 小野村敏信，吉田悌三郎：側弯症装具，最近の動向．整形外科別冊No.4，義肢装具，pp 193-203，南江堂，1983

8 脳性麻痺の装具

学習のポイント
1. 乳児期からの早期療育。
2. 抗重力姿勢の発達助長の補装具。
3. 異常肢位, 姿勢の矯正と予防。
4. 立位歩行の訓練と実用性。
5. 整形外科的手術の介入。

1 脳性麻痺の特徴

　脳性麻痺は, 出生前, 周産期, 出生後の新生児期に脳がなんらかの原因—未熟児, 仮死, 重症黄疸, 胎生期原因など—によって損傷を受けたため, 姿勢や運動機能に発達の遅れや歪みを生じるものである。健常児では頸が座り, 寝返り, 腹這い, そして四つ這い移動し, やがてつかまり立ち, 伝い歩き, そして1歳頃には独歩に至るといった一連の運動発達を示す。ところが脳性麻痺児では脳損傷の程度によるが, これらの一連の能力を獲得するのに時間がかかったり, 途中で停止して, それ以上の能力が得られにくかったり, 重度障害では頸の座りすら得られないこともある。

　そして脳損傷の部位によっては, 合併症として知的障害, てんかん, 行動異常, 感覚(視・聴覚)障害, 認知障害などをもつものもあり, 脳性麻痺児を詳しく診察すると症状は個々の脳性麻痺児で千差万別であるといってよい。しかし, 運動面のみを取り上げて麻痺の型(type)を大別してみると, 痙直型(spastic)がいちばん多く, 次いでアテトーゼ型(不随意運動型)(athetoid)であり, その他は少ないが強剛型(rigid), 失調型(ataxic), 振戦型(tremor), 無緊張型(atonic)に分けられる。そしてこれらの症状が2つ以上あって単一の型に分類できないものは混合型(mixed)という。また上肢と下肢の麻痺と程度により, 四肢すべてに麻痺があれば四肢麻痺(quadriplegia), 四肢の麻痺でも上肢が軽く下肢の麻痺が強いものは両麻痺(diplegia), 下肢だけの麻痺では対麻痺(paraplegia), 脳卒中後にみられるのと同じ片麻痺(hemiplegia), 三肢の麻痺があれば三肢麻痺(triplegia), 一肢のみの麻痺であれば単麻痺(monoplegia)という。なかでも典型的でかついちばん多いのは痙直型両麻痺(spastic diplegia)であるが, 痙直型は異常な痙性により肢位の変形や拘縮が起こりやすいため, 装具療法の対象になることが多い。

2 脳性麻痺の訓練プログラムと装具の役割

　現在の脳性麻痺の訓練は, 早期に診断して早期に治療を開始するのが一般的である。脳性麻痺は全く未熟な脳に損傷を受けるが, 未成熟であるがゆえに健常な新生児・乳児と同様に脳の可塑性(plasticity)が十分にあると考えられ, 脳の発達する余地が多いその時期にこそ, 主として損傷を受けていない脳に対する適切な刺激により, 神経発達学的治療〔neurodevelopmental treatment：NDT(ボバース Bobath)〕により, 正常の身体像(body image)と運動発達を少しでも育み創り出すチャンスがあるといえる。

　したがって乳児の段階では, 頸定をはじめ寝返り, 腹這い, 座位バランス, 四つ這いなど, 全身の運動発達を促さねばならず, その時期に上肢, 下肢, 体幹といった局所にのみ目を向けて装具を着けることはむしろ有害ですらある。それは健常

8 脳性麻痺の装具　289

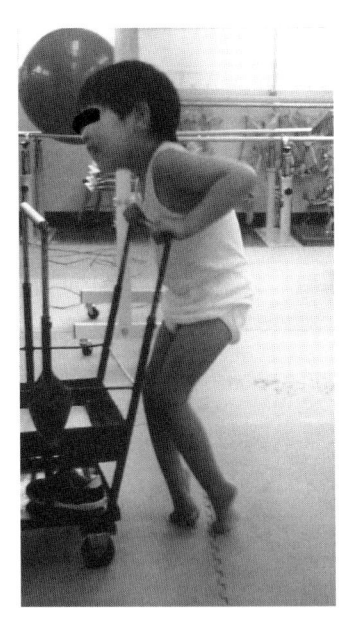

図Ⅳ-109　crouching posture
4歳10か月の痙直型両麻痺児。頸定3か月、腹這い1歳、四つ這い1歳9か月、つかまり立ち1歳9か月、伝い歩き2歳、4歳10か月時に両膝窩部および両下腿で筋腱延長術を行った。独歩は6歳時にみられたが、室内のみで戸外は両ロフストランド杖歩行で、現在、地元中学に通学中である

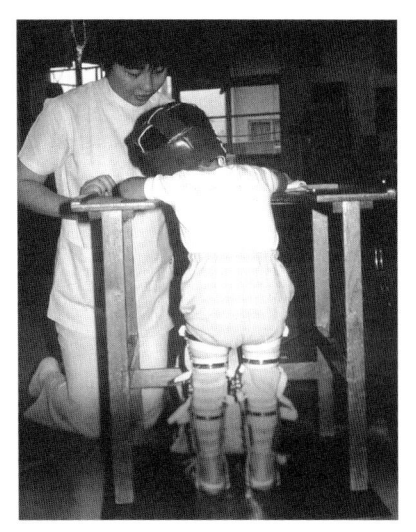

図Ⅳ-110　スタビライザー
机の上に両肘を置いて上体を支え、看護師とともに絵を描いて遊んでいるが、同時に立位バランスの訓練にもなっている

の乳児と同様に、母親のごとく優しく抱き、慈しむことから始めて、頸定を促し、寝返りや腹這い運動などを誘発するなど、抗重力姿勢や移動能力を引き出す促通手技（facilitation technique）を駆使するとともに、大切な哺乳（摂食 feeding）、会話、睡眠、さらに興味をそそり知的能力も高める自由な遊びなど、乳児の全般にわたる人間発達に関する療育（治瞭と教育）という視点で、母親指導や援助にかかわらねばならないからである。

次いで1歳を過ぎて幼児期になると、障害が重くなければ起立、歩行訓練が取り入れられてくるが、立位保持のための器具の使用や装具療法が訓練の中に組み合わされる。もともと下肢装具は、立位保持、そして歩ければ歩行の安定によく使われるが、発達段階の幼小児期では成長とともに体が大きくなるだけでなく、活動範囲も広がり、運動量も増え、一方で痙性が強いと、成長とともに肢位の変形、拘縮も増悪するので、経過を見ながら脳性麻痺児の成長と発達に合致した装具、器具を処方する態度が不可欠である。幼い時期に立位で膝が屈曲するうずくまり姿勢（crouching posture）（図Ⅳ-109）をとれば、簡便に弾力包帯などで膝を伸展位に保持して起立、歩行訓練しながら、その経過で下肢装具の処方を考えてよい。障害の程度が重く座位の安定すら得られなければ座位保持装置、また歩行時にcrouching postureになりやすければ姿勢制御歩行器（PC walker）など、機能の発達に応じた補装具の使用も欠かせない。

つかまり立ちができない脳性麻痺児では、家事で忙しい母親でも、自宅で脳性麻痺児を立位保持装置のスタビライザー（stabilizer）（図Ⅳ-110）に固定して立位に保持させることで、上肢の使える脳性麻痺児では机の上に置いた玩具やクレヨンなどを使え、親は家事をしながらそれを見守ることができる。また平行棒内でつかまり立ちや歩行訓練をする時期には、抗重力バランスと姿勢の異常、肢位の変形の程度に応じて、骨盤帯付き長下肢装具（HKAFO）、長下肢装具（KAFO）、短下肢装具（AFO）などを処方する。股内転・内旋・屈

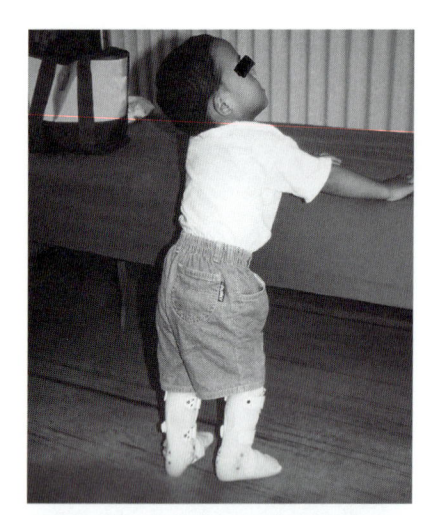

図 IV-111　足関節底屈制限足継手付きプラスチック製 AFO

2 歳 7 か月の痙直型両麻痺児。生後 5 か月より訓練を開始し、頸定 5 か月、寝返り 10 か月、腹這い 1 歳 3 か月、四つ這い 1 歳 5 か月、つかまり立ち 1 歳 6 か月、伝い歩き 1 歳 7 か月で獲得。伝い歩きは toe-heel-gait で踵の接地がよくないため作製した

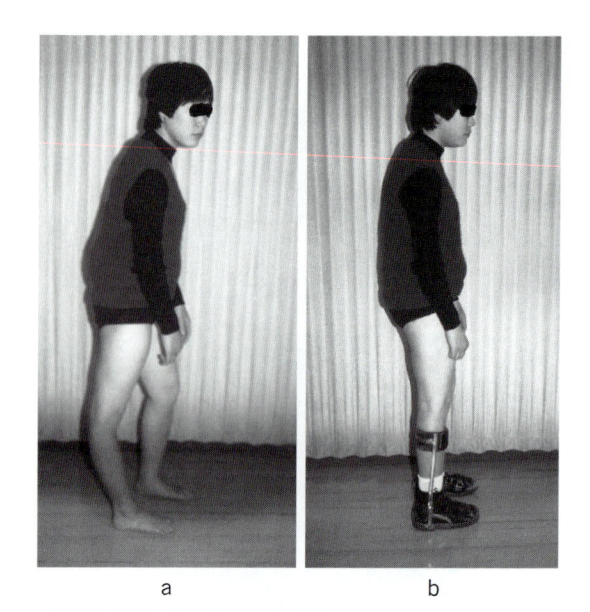

図 IV-112　足関節底屈制限足継手付き両側金属支柱 AFO（靴型）

失調を伴う痙直型対麻痺児。なんとか独歩するが、右反張膝が著しい（a）。足関節底屈制限の AFO で尖足を矯正すると、反張膝も矯正され歩容も改善した（b）

曲の鋏み肢位（scissoring posture）や crouching posture になりやすければ、尖足も含めてこれらの変形を矯正する装具を処方する。

さらに年長の幼児期、学童期になると、歩行訓練以外の日常生活の中で、痙性による変形や拘縮の予防や矯正のために、下肢装具（図 IV-111, 112）を装着することが多い。尖足矯正や股内転矯正の夜間装具は以前使用されたこともあるが、最近では痙性をとる神経ブロック、拘縮除去の筋解離術・切腱術・腱延長術などの整形外科的手術が積極的になされ、夜間装具の使用は少ない。

上肢では座位または立位で、上肢の過度の肘屈曲やアテトーゼ運動を抑制して、手で机上の握り棒や平行棒を握りやすくする弾力包帯固定や装具で、肘伸展位保持を考えてよい。また、歩行器や松葉杖歩行で取っ手が麻痺手で十分握れなければ、手袋型の軟性装具をつけて固定することで歩行訓練が可能となることもある（図 IV-113）。しかし、下肢と違って上肢の装具療法は少なく、特に日常生活活動における食事や書字動作などでは、装具による矯正位保持で訓練するよりは、痙性のある手でも使いやすい自助具の使用が実用的である。整形外科手術による矯正術がなされたとしても、幼児期・少年期の発達と機能に応じた使いやすい器具や自助具を考案するのがよい。

身長の伸びが止まる青年期、さらに成人期となれば、それまで使用していた装具を付けるのは減少し便利な車いすの使用や外見上健常者と違わない服装や靴の使用を好むのは当然である。ただ、日常生活での歩行に際しての安定性やエネルギー効率を考えたり、主として車いす移動している脳性麻痺者の変形、拘縮の予防・矯正、あるいは体力・機能維持のための訓練が必要な場合には、従来の装具療法が継続される。

3　脳性麻痺装具の種類と構造

脳性麻痺の装具は、多くは幼児期（図 IV-111）、学童期（図 IV-112）の子供に処方される

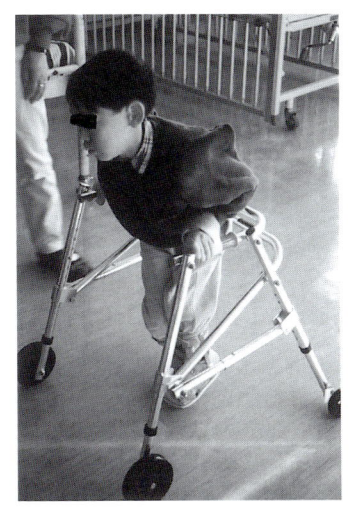

図IV-113 手袋型軟性装具

8歳10か月の痙直型両麻痺児。足関節底屈制限継手付きAFOにて尖足を矯正し、左手がPCW (posture control walker)の取っ手(grip)から容易に離れるため、手袋型軟性装具を付けて取っ手を握らせて固定した。装具の着脱は介助であるが、左手が離れなくなり歩行訓練が可能になった

ため、歩行時に使用する下肢装具といっても、大人と違って走ったり、跳んだりといった活発な運動をすることが多いため、破損しにくくかつ軽量であり、さらに子供にとって着脱が容易であるのがよい。金属支柱(図IV-112)は、強度ではステンレス鋼が強いという利点はあるが、軽量という点ではアルミニウム合金に劣る。その点チタンは鉄の約6割の重さであり、アルミニウム合金とステンレス鋼の中間の軽さであるので、カーボン製の支柱とともに経済的な問題が解決されれば採用されてよい材料である。一方、熱可塑性プラスチック(図IV-111)も、装具作製に適応した材質の種類も増加してきていて、脳性麻痺児の装具材料としてもよく使用されている。また、金属とプラスチックの同種あるいは異種の材質を組み合わせた装具も使われている。

a 立位保持装具：スタビライザー(stabilizer)(図IV-110)

これは、下肢で体を支えて立位の抗重力姿勢がとれない脳性麻痺児に、KAFOを付けて立位に保持するもので、多くは起立安定板に固定してある。体幹も不安定であれば股継手と体幹装具、股関節が不安定であれば股継手に骨盤帯を付けたHKAFOとしてよく、下肢の変形、拘縮を予防し、立位バランスの感覚を覚えさせ、支えのない頭側の体幹や股関節の抗重力筋を強化する目的で作られる。脳性麻痺児は立位の目線で保護者らと交歓したり、テーブルを前に置けば手で支えて上体を起こしたり、手を使って遊んだり、食事することも可能である。環止め膝継手付きの金属支柱に、膝の伸展位保持をするための膝当てを付ける。立位バランスが安定し、立位と腰掛け位の訓練の段階となれば、膝継手で大腿装具を外してAFOのスタビライザーとして使うこともできる。急速に抗重力姿勢が発達する幼児期に使用されることが多いが、少・青年期になっても立位がとれない場合や、成人の重度障害者の下肢の変形や拘縮、骨粗鬆症などの廃用症候群などの合併症を防ぐために使用してよい。

なお、台と支柱に立位保持固定バンドを付けた立位保持補装具も市販されている。

b 股外転位保持装具

脳性麻痺は股内転筋、屈筋群の痙性で、股関節内転、内旋、屈曲変形が起きやすく、scissoring postureやcrouching posture(図IV-109)をとりやすく、やがて股関節の痙性脱臼を起こすおそれがある。そのため非観血的に股関節外転保持装具を使うこともある。夜間装具であれば外転位保持のバーをつけるのでよいが、歩行している場合には、股関節を外転位に保持し、かつ屈伸可能な装置あるいは股継手をつける。股外転装具蝶番(ち

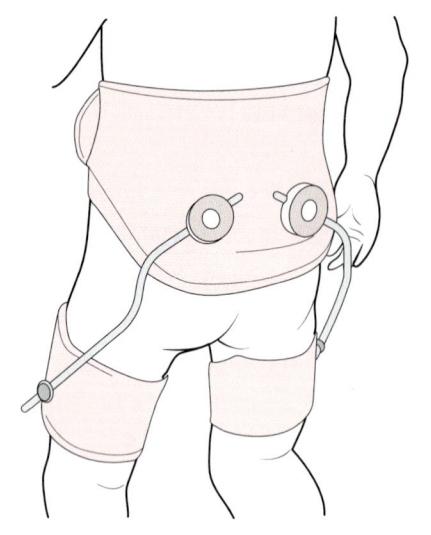

図IV-114　S.W.A.S.H.装具

ょうつがい)式(hip action brace)は，骨盤帯と股継手と大腿装具よりなっていて，股継手の中枢側に外方に開く蝶番をつけたもので，外転角度はその関節に取り付けたネジで自由に変えられるようになっていて，歩行に際して股関節の屈伸ができ，かつ内転を制限しながら歩行できるものである。最近では，S.W.A.S.H.(スワッシュ)装具(Standing Walking and Sitting Hip orthosis, 図IV-114)が幼児期よりよく使われている。軽量でクランク状のロッドで，体幹部と大腿カフが接続され，座位では外転位，立位では中間位になるように回転軸が設定されていて，股関節手術後にも使ったり，歩行用AFOと併用してもよい。

c 歩行用下肢装具

典型的な痙直型両麻痺児が起立歩行する場合，図IV-109のように股屈曲，膝屈曲，尖足のcrouching postureの傾向が出るため，以前はKAFOに体幹装具，骨盤帯を付けて殿部を伸展装置(バタフライ)で圧迫して股関節を伸展位に矯正し，環止め膝継手と膝当てで膝を伸展位に矯正して固定し，足関節底屈制限の足継手で尖足を矯正した装具が処方されたが，早期訓練するこの頃では，早めに整形外科手術で矯正するので，KAFOの処方はほとんどない。また，アテトーゼ型で下肢の不随意運動を抑制するための起立，歩行用KAFOが処方されることがある。

歩行用のAFOは脳性麻痺でいちばんよく処方される装具である。尖足になりやすいので，足関節底屈制限のAFOが処方される。かつては学童期脳性麻痺児に対しては，両側金属支柱で底屈制限足継手付きAFO(図IV-112)であったが，早期訓練で対象が幼少化されてくると，軽量のプラスチック製AFOの使用が増え，足継手のないものから昨今では材質の改良もあり，足継手付きプラスチック製AFOが多く使われている(図IV-111)。しかし痙性による尖足変形が非常に強い場合には，後脛骨神経あるいは下腿三頭筋運動点ブロックで足関節底屈筋の痙性を弱めたり，さらに手術的な矯正が必要になる。中等度以下の痙性であれば，足継手付きのほうが，立脚期と遊脚期に足関節のスムーズな軽度背屈が可能であり，歩容もよく，かつエネルギー消費も少ない。なお，下肢内旋歩行に対してツイスター(twister)を着けて矯正してもよいが，子供にとっては装着が煩雑であり手術的矯正のほうが実利的であろう。

d 上肢装具・体幹装具

上肢装具は訓練段階での処方で，まれにアテトーゼによる不随意運動を制御する肘装具が使用されるが，手指機能を損なうことのないようにせねばならず，母指が痙性で内転(thumb in palm)していれば，布などで作った柔らかな母指外転補助装置を用いたり，既述の手袋型で把持しやすくした軟性装具(図IV-113)ぐらいで，多くは自助具の工夫となる。また側弯矯正の体幹装具もその効果はまだ不確かであり，かつ脳性麻痺児にとっては窮屈であり，むしろ痙性筋のボトックス注射や筋・筋膜解離術が試みられている。

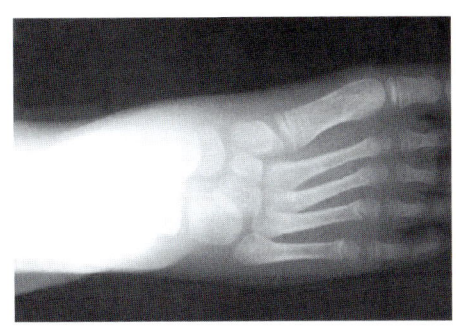

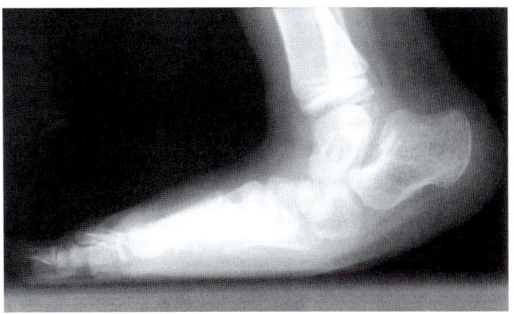

図 IV-115　扁平外反足変形

痙直性両麻痺児。松葉杖または独歩であるが、立脚期のX線写真で後足部の接地は全くなく、扁平外反足の程度が強く舟底足(rocker bottom)である。距腿関節における尖足は少ないが、足根部の垂直距骨と距舟関節の亜脱臼がみられ、足底縦アーチは逆に下方凸となっている

4 脳性麻痺装具の適応

Deaverによると，変形や拘縮の予防，変形や拘縮の矯正，体重支持，アテトーゼなどの不随意運動の制御を挙げているが，早期から訓練の行われる昨今では，特に立位における抗重力姿勢の運動発達を促進するのを助ける装具療法の考えも加えるべきである。スタビライザー(図IV-110)は体重支持の意味もあるが，訓練時に使用すれば，まさにそれに合致するものといえる。

既述したように，足部の尖足変形の矯正に対する足関節底屈制限のAFOの処方が多いが，後脛骨筋，長母趾，長趾屈筋の痙性による内反変形，あるいは腓骨筋群の痙性による外反変形が加わることもあり，靴型装具の場合，それぞれ外側Tストラップあるいは内側Tストラップで矯正する。またcrouching postureで下腿三頭筋の強い痙性があるときに体重を前足部にかけると，足内側縦アーチが低下した外反扁平足変形がよくみられる(図IV-115)。アーチサポートのパッドで踵骨載距突起を支持し，足内側縦アーチの支持増強をはかり，靴底にトーマスヒール(Thomas heel)を処方してよい。反対に内反の傾向があれば逆トーマスヒール(reversed Thomas heel)が考えられる(「6 靴型装具，足装具」260頁参照)。

上肢への装具療法は下肢と違って手指の感覚運動系を駆使する巧緻性を阻害するものであってはならないので，その適応は少ない。既述の歩行器や松葉杖歩行訓練で，麻痺手に軟性装具をつけて取っ手への固定(図IV-113)のほか，早期訓練中の幼児期に手関節部の痙性抑制目的の固定とNDT(神経発達学的治療)を組み合わせた試みもある。また，アテトーゼ型で肘や前腕の不随意運動を制御することもある。

5 チェックアウトのポイント

基本的には他疾患の場合と同じであるが，注意すべきことは，多くは対象者が子供であるので，走ったり跳んだりすることで継手の磨耗・破損や

キーワード解説

NDT
K. BobathとB. Bobathが脳性麻痺や脳卒中の中枢神経障害に対する機能回復の方法として提唱したファシリテーション手技(facilitation technique, 促通手技)である。わが国では1975年頃より全国的に広がった。脳性麻痺では，脳の階層構造に基づく運動発達，脳卒中や脳損傷の場合にはその回復過程で，より下層(脳幹，中脳レベル)の異常姿勢反射や運動を抑制して，大脳皮質レベルの正常姿勢反射や運動を誘発しようとする促通手技である。

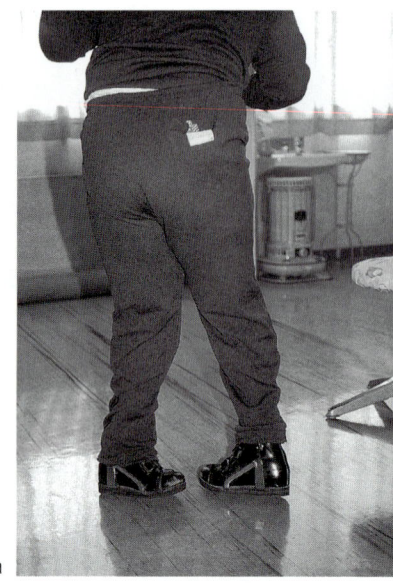

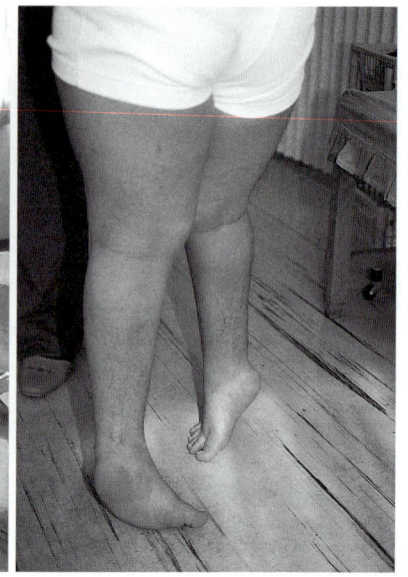

図IV-116　18歳の痙直型両麻痺児

尖足が強いので小学生のときにアキレス腱延長術で矯正し，その後AFOを装着して独歩で地元の学校に通っていた。その後成長に伴っての装具の作りかえのときにのみ来園していたが，尖足が再発してきて再手術を勧めたが拒否された。AFOをつけると一見靴（足）底は接地している（a）。しかし装具を外すと明らかな尖足であり（b），装具内で尖足位のままであることがわかる。なお，思春期頃より肥満も加わり，歩行能力も低下し車いす使用が多い

支柱・足部の破損が起こりやすく，他方，成長過程にあるため，装具の適合が変化しやすいことである。在宅の場合にはその点を保護者に説明しておくとともに，定期的なチェックが必要である。

装着して立位や歩行のチェックで問題なくても，そのとき以外の日常生活場面の歩行時には，つま先のひきずりや，立脚期の体重支持がつま先立ちでなされることはよくある。理学療法士は訓練時だけでなく，学校や自由時間における行動の観察は欠かせない。歩行時のcrouching posture（図IV-109）が強ければ，足関節は背屈せず前足部のつま先だけが接地して，遊脚期のスムーズな振り抜けができず，特に急ぐときにはつま先のひきずり（dragging）となるからである。

また，熱心な保護者や学校の先生による歩行訓練の際に，表現能力の劣る脳性麻痺児では，装具内の皮膚に過度の摩擦や圧迫などで，傷ができていることもあるので注意すべきである。

さらに，装具を装着して当初はその目的を満

していても，その後漫然と装具療法を続けているうちに，その目的に合わなくなり，かえって有害とすらなることも忘れてはならない（図IV-116）。

6　装着前訓練，装着訓練

脳性麻痺児の装具は，立位バランスや歩行訓練の続行中にその必要性を認め，装着してからもその訓練を継続する点が特徴的である。そして装着することで実感としてバランスがとりやすく，歩行しやすくなること，日常生活で装着する場合には自由な遊びを阻害しないこと，そして装具着脱も脳性麻痺児が独力でできることも必要である。

歩行訓練に際しては，crouchingになりやすければ（図IV-109），膝をできるだけ伸展して立脚中期に十分踵にも体重がかかるように指導する。こうすることで前脛骨筋を主とした足関節背屈筋

> **キーワード解説**
>
> **ブロック療法**
> 痙性麻痺筋のブロック療法(経皮的)は，薬剤としてアルコール，プロカイン，フェノールが順次使われてきて，最近ではボツリヌス毒素製剤であるボトックスが使用されている。それぞれ45％アルコール(Tardieu，峰原)を痙性筋に，2〜3％フェノール(khalili)，5％フェノール(Spira，江口)を末梢神経，運動点に，A型ボツリヌス毒素100単位を痙性筋に注射して痙性を減弱させる。いずれも1回使用量の制限があり，ボツリヌス毒素は呼吸筋など他の骨格筋の麻痺の危険もある。

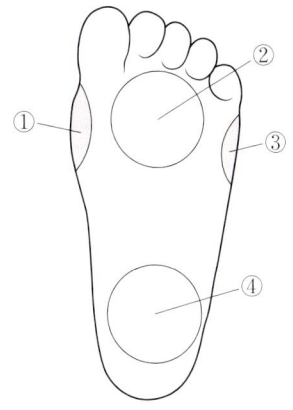

図 IV-117　足底における反射誘発部位
① : inversion reflex
② : toe grasping reflex
③ : exversion reflex
④ : dorsiflexion reflex
〔近藤和泉：痙縮予防の下肢装具．臨床リハ　2002；11(10)：914 より転載〕

が働きやすくなり，スムーズな遊脚期に移行できるからである。crouching, scissoring, 尖足，足指の過屈曲 clawing の痙性と変形が強ければ，アルコール，フェノール，ボツリヌス毒素によるブロック，さらには神経，筋腱手術も必要となる。

7 最近の進歩

a 痙性抑制装具

Duncan は，痙縮に対して足底の病的反射を抑制して筋緊張を緩和する目的で inhibitive cast を考案した。それは図 IV-117 のごとく，中足骨頭部の内側(①)が刺激されると，前後脛骨筋，さらに内側ハムストリングスの活動が増加(inversion reflex)，第5中足骨頭の外側部(③)では腓骨筋，特に短腓骨筋およびより近位では外側広筋と大腿筋膜張筋の活動が増加する(exversion reflex)。また，踵足底の中央(④)では背屈反射が誘発され，前脛骨筋および外側広筋が反応する(dorsiflexion reflex)。そして前足底部(②)では足趾把握反射が誘発され(toe grasping reflex)，またそれに伴って，下腿三頭筋，ハムストリングスの緊張も高くなる。また Robinson などは，アキレス腱の踵骨付着部に対する圧迫が，下腿三頭筋の筋緊張を低下させるという。したがって，装具の足底から下腿にかけてこれらの装具内側の構造を加えて，異常な筋緊張を抑制する工夫がなされる。山口らは，痙直型脳性麻痺患者に対する痙性抑制足底装具の効果を発表している。

プラスチック AFO は，大人同様に後方支柱から始まったが，足継手の適当なものが次々に市販されてきた。現在よく使われているのは Gillette 型と Tamarack 型で，ともにシリコンのたわみ継手と後方底屈防止バンパーがある。タウメル継手―一方向には自由に動くが逆方向には動かない継手で，ロックを解除することで逆方向に動くようになる継手―は，大人の片麻痺患者で使用されていたが小児にも使える Monodos®(Becker 社)が発表されている。

AFO 装着して歩行を，生体力学的に観察して，足関節の運動のみに注目しないで，股・膝関節の運動を含めた下肢全体の運動に及ぼす影響が，エネルギー消費や歩行速度とも関連することも考えるべきである。

b その他

　岡川は既述の痙性尖足治療に，二枚歯の下駄をギプスで巻き込んで歩かせ，痙縮抑制の効果について述べている．また入江は，立位歩行できない痙縮のある脳性麻痺児に合わせて，組み立てられる補装具であるHart Walker（ハートウォーカー）を紹介している．それは可動性の最少の支えで，一種の体幹・骨盤帯付き HKAFO に台車の付いたものである．

　数少ない上肢装具では，歩行器や松葉杖歩行時に，麻痺手を取っ手に保持する手袋型の軟性装具（図Ⅳ-113）は，取っ手に体重をかけることで，手指の握る力も促通する．

復習のポイント

1. 一連の健常児の運動発達の知識と理解．
2. 体重支持のための装具（下肢）．
3. 肢位・姿勢の異常を示す変形や拘縮の予防・矯正保持するための装具（下肢）．
4. 不随意運動を抑制するための装具．
5. 装具の限界と整形外科的手術．

【文献】

1) 江口壽榮夫：脳性麻痺．加倉井周一，初山泰弘，渡辺秀夫（編）：新編装具治療マニュアル―疾患別・症状別適応．第1版，第6刷，pp 87-102，医歯薬出版，2004
2) 江口壽榮夫：装具と補助具．五味重春（編）：リハビリテーション医学全書15，脳性麻痺．第2版，pp 261-281，医歯薬出版，2005
3) Lohman M, Goldstein H：Alternative strategies in tone-reducing AFO design. J Prosthe Ortho 1993；5：21-24
4) 君塚　葵，江口壽榮夫，中島雅之輔，他：特集　脳性麻痺と装具療法．日本義肢装具学会誌 2002；18(2)：120-151
5) 近藤和泉：痙縮予防の下肢装具．臨床リハ 2002；11(10)：913-917
6) 根本明宜：下肢装具；小児．総合リハ 2005；33(10)：915-918
7) 岡川敏郎，朝貝芳美，寺林丈史，入江和隆：特集　痙縮の装具．日本義肢装具学会誌 2006；22(2)：71-94
8) 髙橋　勇：脳性麻痺に対する装具の応用．津山直一（編）：脳性麻痺の研究．pp 301-312，同文書院，1985

9 関節リウマチの装具

学習のポイント
1. 関節リウマチの特徴と治療の目標を理解する。
2. 関節リウマチの装具の役割を理解する。
3. 関節リウマチの装具の種類と適応を理解する。
4. 関節リウマチの装具のチェックアウトと使用上の注意点を理解し実施できる。

1 関節リウマチの特徴

　関節リウマチ(rheumatoid arthritis；RA)は，原因不明の自己免疫疾患である。関節の滑膜炎より始まり，多発性，対称性，破壊性の非化膿性関節炎を呈し，さらに骨や周囲の結合組織に炎症が波及していく全身炎症性で，多くは進行性，慢性の経過をとる。リハビリテーション医学からみた特徴は，①疾患の経過が進行的で破壊的，かつ複雑であり，予後を予測することが難しいこと，②疼痛管理や全身管理が難しく，それゆえ障害が多彩で変化しやすいこと，③治療が対症的にならざるを得ない場合が多く，患者は不安をもち治療者側との信頼関係が得にくいこと，である。

　障害レベルからみた特徴とその対応は，①関節の炎症性変化と疼痛の有無と程度により，各個人または同一人においても安静と運動を調節する必要があること，②中年以降の女性が多いために主婦の能力とされる育児を含む家事能力の低下への対応が重要となること，③主婦の罹病の場合には，介助者への負担が大きく家族(特に夫)の協力を求めることが必要となること，④慢性に持続する疼痛による欲求不満と経過や予後が予測できない不安により，抑うつ傾向に陥る場合も少なくなく心理的な支持も必要であること，である。したがって，治療の目標は，①関節リウマチの原因である自己免疫異常の是正や炎症の抑制または鎮静化，②疼痛の軽減または除去，③関節の保護と関節機能の維持，強化，④関節の変形，拘縮，強直の予防と矯正，⑤患者や家族への病状や関節の管理，自助具，補助具，装具，家屋改造などの説明や指導，となる。これらは病勢の程度，時期により，並行して多面的に行われるものであり，重要な点は，生活指導を含めた患者の教育と医療者側のチームアプローチである。

2 関節リウマチにおける装具の役割

　装具療法は関節リウマチの特徴を考慮し，治療の目標に合わせて行われるものである。したがって，装具の役割は，以下の2つのアプローチとして考えておくとよい。

a 機能・形態障害に対するアプローチとして，関節の保護，二次的障害を予防する役割

　炎症の活動期で関節の破壊が進行しているか，炎症が鎮静化した後に変形が進行している時期に治療用装具として使用する。炎症の鎮静化，関節の破壊による変形の予防と矯正の目的にて用いる

固定，免荷，予防・矯正装具がある。疼痛の対策として効果的であり，薬物や手術療法の効果をさらに有効にするために用いる。安静を目的とする場合には，プラスチックなどで簡単に自作して装着させ，装着の時期を失してはならない。目的と効果が明らかであるため，装具はほぼ確実に使用される。

b 能力障害に対するアプローチとして，関節の機能を補助または代償する役割

炎症が鎮静化し変形の進行も認められなくなった時期に，関節機能の補助または代償を目的として使用する。装具自体による治療効果は望めないもので，破壊され不安定な関節(動揺関節)や筋力低下の補助のための固定装具，関節変形などの関節の機能の代償として使用し，生活用具といってもよいものである。装具装着によりかえって残存している機能を制限させてしまわないように注意が必要であり，そうでなければ受け入れられず使用されない。

3 関節リウマチに使用する装具の種類と特徴

目的別と部位別に装具の種類を分けることができる。

a 目的別装具の種類と特徴

装具は，その目的が重複するものが多いが，処方する際には目的を明確にしておくことが重要である。

1) 固定装具

炎症関節を固定し，安静を保持することにより炎症の鎮静化を目的とする。また，動揺関節や筋力低下の補助のために用いる。鎮痛効果が得られ，頸椎装具，手指，手，肘，足指，足，膝関節のサポーター，スプリント，装具などがある。

2) 免荷装具

下肢関節や足，足指関節変形の突出部位の荷重の軽減を目的とする。固定装具と機能は一部重複する。頸椎装具，長下肢装具，膝装具，足装具，フェルト・クッションなどがある。

3) 変形予防・矯正装具

関節変形の予防と矯正により，関節の機能の維持を目的とする。手指・手関節用矯正装具，足指・足関節用矯正装具，長下肢装具，膝装具などがある。

4) 補高靴

股・膝関節の屈曲拘縮や関節破壊，人工関節置換術後の脚長差を補正するために用いる。

b 部位別装具の種類と特徴

1) 上肢装具

上肢装具は，主に固定による安静と変形の予防を目的に使用される。変形を起こしてしまった関節の矯正は，装具では困難なことが多い。

a) 肘関節装具

主に固定を目的とする。安静を要すればプラスチック製の肘スプリントを用い，可動性を要すれば肘継手を使用した装具を用いる。急性炎症や術後以外には用いることは少ない。

b) 手関節用装具

固定，変形予防・矯正を目的とする。固定用として手関節背屈装具(cock up splint)の尺側偏位防止板(ulnar deviation prevention splint)付きやサポーター(革・布・ゴム製)があり，予防・矯正用として長対立装具(long opponens splint)の尺側偏位防止板付きや，中手指節間(MP)関節屈曲

補助装置付きがある。また，尺骨遠位端の背側亜脱臼には矯正固定用ベルトを取り付ける。エンゲン(Engen)型を用いることが多い。

c) 手指関節用装具

固定，変形予防・矯正を目的とする。安全ピン装具(spring safety pin splint)，尺側偏位防止板，尺側偏位支持装具，三点支持指装具，母指ささえ(thumb post)，ナックルベンダ型装具(knuckle bender splint)，短対立装具(short opponens splint)などがある。

手・手指関節用装具とも革や熱可塑性プラスチックを用いて材質を考慮し，らせん型やリング型など形状も工夫されている。

2) 下肢装具

荷重関節の固定や免荷の目的で処方されることが多いが，膝，足関節のアライメント矯正の目的で処方されることもある。長下肢，膝装具は，大きく装着が困難であり重量が重く固定が強すぎることで敬遠される。しかし，装具装着により手術前まで起立，歩行を行うことができ，全身および下肢機能を維持しておくことが可能で廃用の予防に効果的である。また，手術療法が全身や局所状態の悪化などにより不適応な場合や，手術を拒否する場合などでは適切な時期に処方されてよいものである。処方の際にはプラスチック製(ポリプロピレン・サブオルソレン・カーボン繊維強化プラスチック)として軽量化を行い，装着時の固定が簡便になるよう工夫しておく必要がある。

a) 長下肢装具，膝関節装具

固定，矯正，一部免荷を目的とする。長下肢装具(両側支柱付き，プラスチック製足部と足継手，外・内反矯正用膝パッド，膝継手ダイアルロックまたはリングロック，ベルクロまたはヘッシング型閉じ具)，膝装具(プラスチック製または両側支柱付き，膝継手ロックまたは遊動式，外・内反矯正用膝パッド，ベルクロまたはヘッシング型閉じ具)，軟性膝装具(弾性サポーター，革製ストラップ，ヒンジ付きサポーター)，膝ケージ(knee cage)などがある。

b) 足・足指関節用装具

固定，矯正，免荷，補高を目的とする。靴型装具〔短靴，つま先踏み返し(toe spring)，蝶型踏み返し，中足骨パッド(metatarsal pad)，フェルト・クッション〕，室内履，靴インサート(shoe insert)，ふまず支え(足底挿板，arch support)，外反母趾矯正装具，補高がある。

3) 頸椎装具

固定，免荷，一部矯正を目的とする。軟性カラー(soft collar)，硬性カラー(hard collar)(ポリネックカラー)，フィラデルフィアカラー(Philadelphia collar)，ハローベスト(halo vest)がある。

4 装具の適応

患者が生活の自立を獲得し持続していくために，装具は重要な役割を果たすものである。目的とする動作が確実に獲得でき，変形があっても日々の生活に順応している機能を妨げない装具が必要とされる。したがって，適応を考える際には，症候よりも生活の中で最も困っている障害に視点を移すと考えやすい。①疼痛や変形による障害，②握力やピンチ力の低下による障害，③リーチの低下による障害，④寝返りや起き上がり動作の障害，⑤立ち上がり動作や歩行の障害などであり，これらの障害が軽減される装具を処方する。

また，装具の処方には，①疾患の経過や活動性，②他の合併症，③家族構成や家屋構造，④家庭や職場での役割，⑤患者と家族の疾患への理解と対応の仕方などの情報が必要である。これらの情報をもとに個々の関節変形の発症機序を理解し障害を軽減できるように，装具の目的に合わせて適応を決定する。

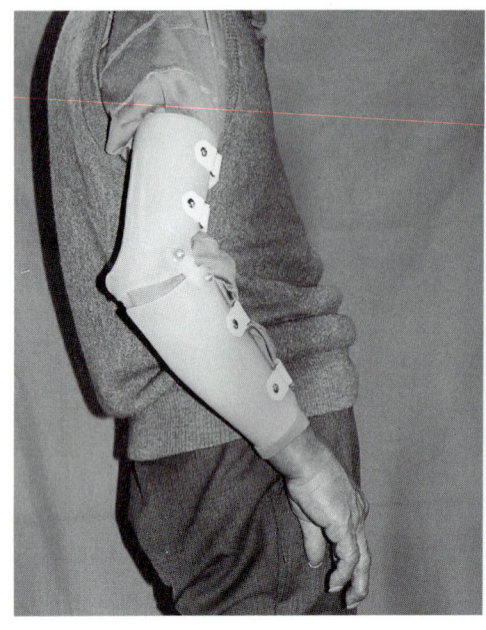

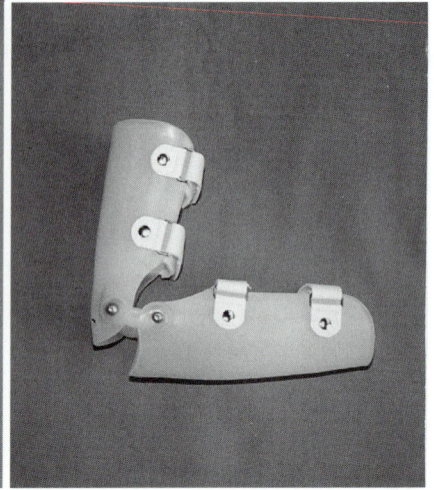

図 IV-118　プラスチック製肘装具
肘継手にプラスチック製足継手を利用

各関節ごとに適応した装具を紹介する。

a 上肢

1）肘関節

　肘関節は，屈曲拘縮から強直になる場合と関節破壊が起こり関節が崩壊して動揺関節になる場合がある．動揺関節でも筋力が保たれれば支障はないが，過可動性のため疼痛があれば，安静のため肘サポーターやプラスチック製の肘スプリントを用いる（図 IV-118）．

2）手関節と手指関節

　手根骨部は最も侵されやすい関節であり，肘関節と同様に骨性強直に陥る場合と崩壊して動揺関節になる場合がある．機能的には強直では手関節は安定し握力は保たれるが，動揺関節になると屈曲位となり，尺側偏位も伴って握力が低下する．このような場合には，手関節背屈装具の尺側偏位防止板付きやサポーター（革・布・ゴム製）を使用

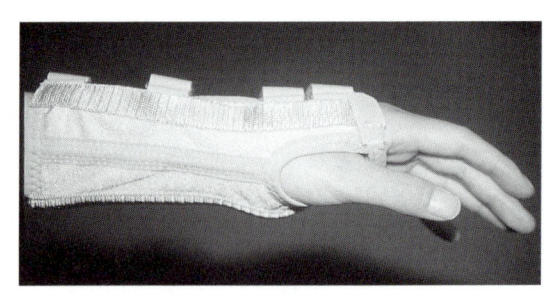

図 IV-119　手関節固定装具（1）

し，背屈位で手関節を固定する．また，炎症が強く腫脹し疼痛がある場合にも安静固定の目的で用いる．ある程度の可動性があり，着脱しやすく，軽量で水に強い装具が求められる（図 IV-119, 120）．

　手指関節には，多数の特徴的な変形とムチランス様関節炎がみられ，いわゆるリウマチ手（RA hand）とよばれる．

　MP関節の尺側偏位は，中手骨頭形態の偏心性，背側，橈側関節包と側副靱帯および指背腱膜の弛緩，伸筋腱の尺側掌側脱臼，手関節の橈側偏位，手内筋や屈筋の緊張などに，重力やつまみ動

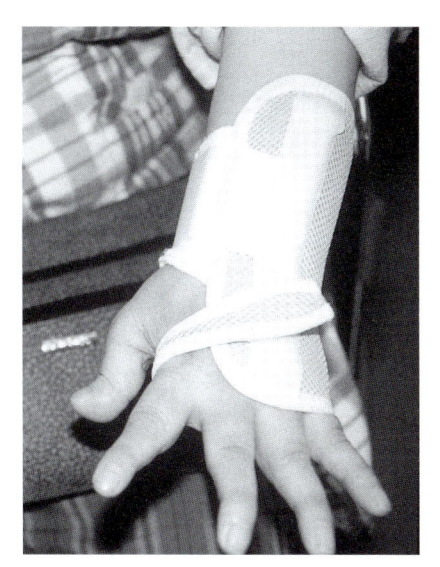

図Ⅳ-120　手関節固定装具（2）

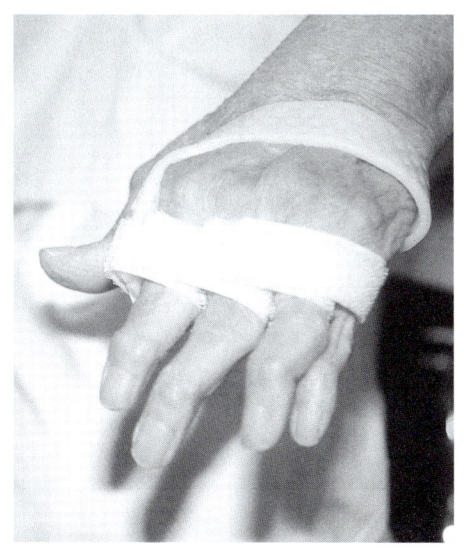

図Ⅳ-121　尺側偏位支持装具

キーワード解説

リウマチ手

手・手指関節の滑膜の炎症性・増殖性変化に伴う関節周囲の靱帯などの軟部組織や骨・軟骨組織の破壊により手・手指関節変形が生じ，総称してリウマチ手とよぶ。手根骨は骨性硬直に至ることが多く，手・手関節はフォーク状変形，スワンネック変形，ボタン穴変形，尺側偏位，ダックネック変形を呈する。ムチランス様関節炎では，指節間・中手指節間関節の骨吸収性の破壊により指の短縮化が生じる。関節周囲の皮膚・軟部組織の伸縮性はあるので，短縮した指を引っ張って伸ばすことができることから望遠鏡症状（telescoping sign）とよび，このような変形をオペラグラス手（opera glass hand）とよぶ。フォーク状変形は，橈骨手根間関節の掌側亜脱臼により生じ手根骨より遠位部の掌側移動を呈する。スワンネック変形は，MP・PIP関節の掌側亜脱臼による骨間筋・伸筋腱の拘縮・過緊張により生じ，PIP関節の過伸展とDIP関節の屈曲を呈する。ボタン穴変形は，PIP関節背側部での伸筋腱断裂と側副靱帯の掌側脱臼による伸筋腱の過緊張により生じ，PIP関節の屈曲とDIP関節の過伸展を呈する。尺側偏位は，MP関節の不安定性により尺側への偏位が生じ屈伸筋腱の尺側への移動とMP関節の屈曲を伴う。母指のダックネック変形は，MP関節の掌側亜脱臼，IP関節の不安定性，伸筋腱の過緊張により生じ，MP関節の屈曲とIP関節の過伸展を呈する。

作など日常動作が外力として加わり基節骨の掌側脱臼を伴って生じる。変形予防・矯正用として長対立装具の尺側偏位防止板付き，尺側偏位防止板や尺側偏位支持装具，短対立装具を用いる（図Ⅳ-121）。基節骨の掌側脱臼により側索の掌側の偏位や伸筋腱の尺側掌側偏位を生じ，スワンネック変形，尺側偏位を呈する（図Ⅳ-122）。したがって，基節骨の掌側脱臼防止用スプリントの作製が勧められる（図Ⅳ-123）。MP関節の伸展拘縮には，ナックルベンダ型装具や長対立装具のMP関節屈曲補助装置付きを用いる。

スワンネック変形は，MP関節滑膜炎により側索がMP関節掌側へ滑り緊張が強くなり，MP関節過伸展，近位指節間（PIP）関節伸展，遠位指節間（DIP）関節屈曲が生じる。予防・矯正用として三点支持指装具を用いる。

ボタン穴変形は，PIP関節滑膜炎により中央索が弛緩し，側索がPIP関節掌側へ滑りPIP関節の屈曲として働くことにより生じる。予防・矯正用として安全ピン装具や夜間副子（ナイトスプリント）を用いる。

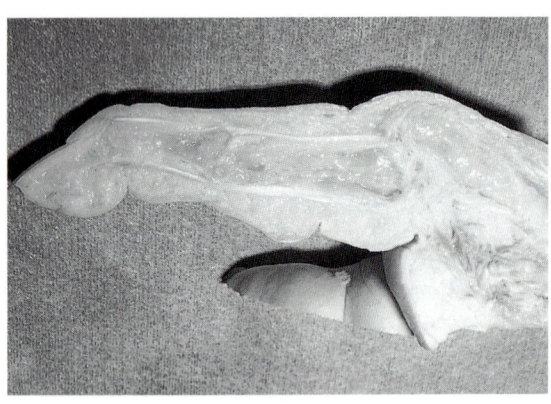

a. 肉眼解剖所見　　　　　　　　　　　　b. 組織所見

図 IV-122　パンヌスによる MP 関節の骨・軟骨破壊と基節骨の掌側脱臼およびスワンネック変形

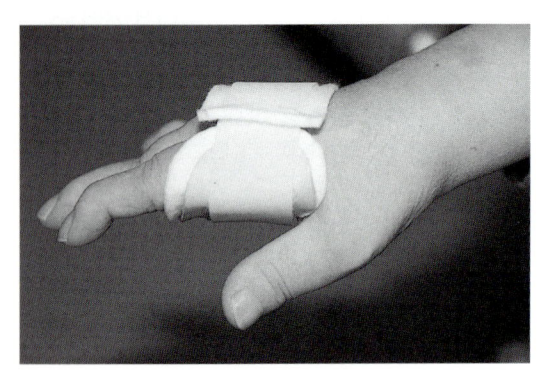

図 IV-123　掌側脱臼防止用スプリント

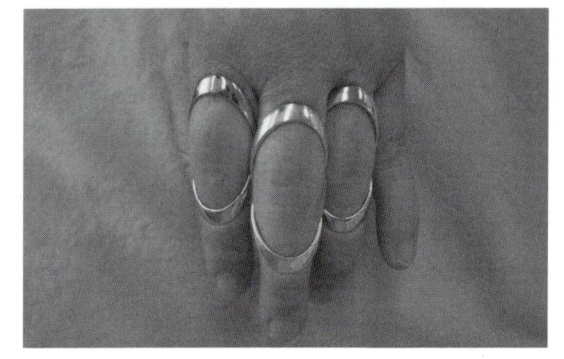

図 IV-124　銀製の指装具

　母指のZ変形，手根中手間(CM)，MP関節の動揺性に対しては，母指固定装具(母指ささえ)を用い，IP関節の動揺性には安全ピン装具を使用する。

　装具の装着の時期を失せずにその場で適合した装具を作製するには，水硬性の可撓性プラスチックなどの素材はトリミングが容易で弾力性もあり利便性がよい。また，指装具として銀製の素材も開発され固定性・装着感もよく抗菌・防臭用，装飾用としても優れている(図IV-124)。

b 下肢

1）膝関節

　起立，歩行動作といった生活に欠かせない動作で常に荷重がかかり障害を受けやすく，特に日本式生活の動作に障害をきたしやすい。疼痛軽減のための屈曲位の保持による屈曲拘縮が起こりやすく，膝蓋骨が大腿骨に癒着している場合は膝の伸展は不能になる。軟骨が摩耗し脛骨前面が大腿骨と直接接している場合は滑り運動が消失して，この部分が支点となる蝶番運動となり仰臥位では膝後面が開いて伸展できるが，起立位で荷重が加わると膝後面は閉じて屈曲する立位での屈曲変形が

みられる。また，膝関節の外側面の破壊による外反膝も起こりやすい。固定，矯正，一部免荷を目的として，長下肢装具，膝装具，外反矯正用膝パッド，軟性膝装具(弾性サポーター，革製ストラップ，ヒンジ付きサポーター)，膝ケージなどを使用する。長下肢装具，膝装具は，着脱が困難な場合が多く，患者の理解，家族の協力が不可欠である。軟性膝装具は，比較的固定性もよく，軽量で扱いやすいため処方がされやすいが，装着が不十分であると意味をなさず固定部分のベルクロ幅を広くし，ストラップを持ちやすくするなどの工夫を要する（図IV-125，126）。

2）足関節と足指関節

距腿，距踵関節は強直に至らずに，靱帯の弛緩により荷重時に外反か内反が生じてくる。足根間関節は強直を起こしやすく，靱帯の弛緩により縦のアーチが低下し扁平足になりやすい。荷重により徐々にアーチが消失し外反が高度になる。したがって，初期より矯正，免荷を目的として靴型装具，室内履，靴インサート，足底挿板を使用する。内反が高度な場合にはストラップ付き短下肢装具を使用してもよい。足関節の固定用装具として，プラスチックと弾性織布で作製した装具は固定性が不十分ではあるが軽量で装着感もよく患者には受け入れられやすい（図IV-127，128）。前足部では横アーチの消失(spray foot)とともに，足指では外反母趾，立ち指(cock up toe)，槌指(hammer toe)，かぎ爪指(鷲指：claw toe)，小指の内反が起こり特徴のある前足部扁平三角変形の足指となる。これらの指の中足骨頭下部や指変

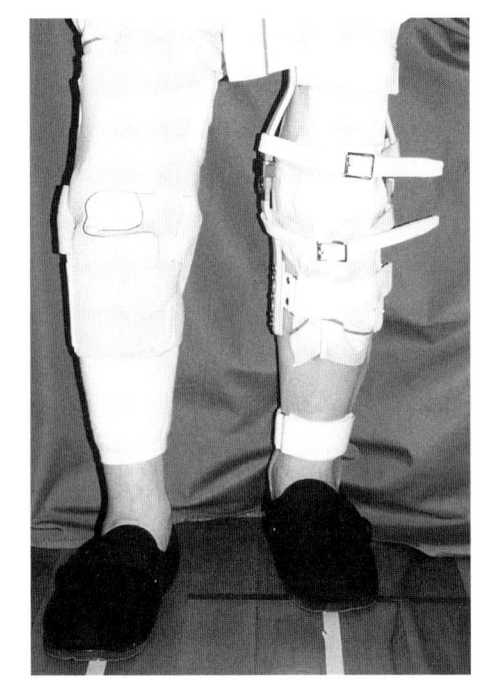

図IV-125　軟性膝装具：継手付き弾性サポーター（右足），長下肢装具，補高靴（左足）

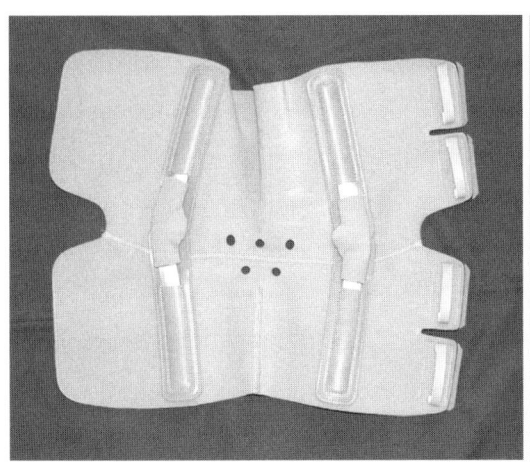

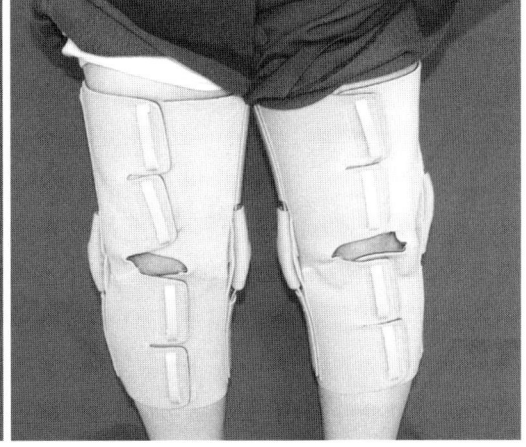

図IV-126　軟性膝装具：継手付き弾性サポーター
　　　　　通気性をよくするためメッシュ生地で膝窩部に通気孔を作製

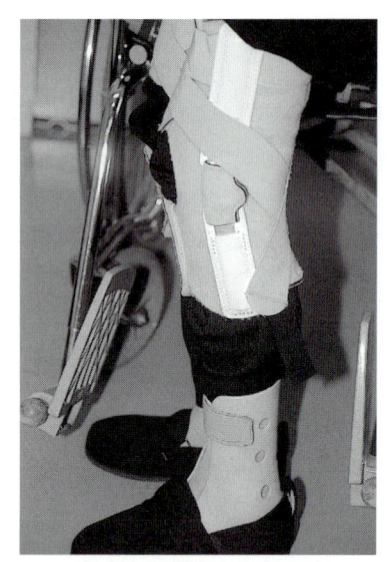

図IV-127　軟性膝装具：継手付き弾性サポーター（両足），足関節固定用装具（左足）

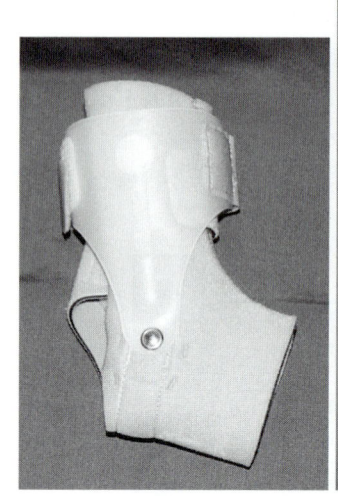

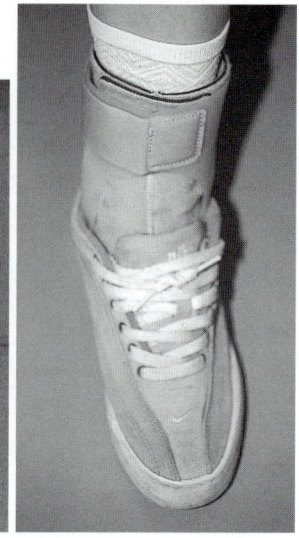

図IV-128　足関節固定用装具（左足）

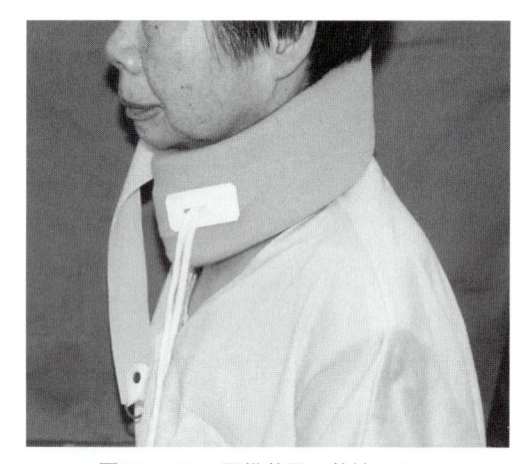

図IV-129　頸椎装具：軟性カラー

形の突出部に胼胝（たこ），鶏眼（魚の目）がある場合は，中足骨パッド（metatarsal pad），フェルト・クッションで免荷を行う．足底挿板（アーチサポートなど），中足骨パッドの素材としてポリウレタンは変形が少ない割に衝撃の吸収がよく，また軽量で装着感がよいゆえ使用しやすい．指変形には外反母趾矯正用などの夜間副子を作製し，ベルトやパッドで矯正する．

c 頸椎

　頸椎の病変は，上位のほうが下位より比較的多く，特に環軸椎前方亜脱臼は注意を要する．亜脱臼は，頸椎装具では固定しにくく，頸椎装具は，急激な外力から保護するためと，頸椎の動きを制限して後頭部痛，頸部痛および上肢の放散痛やしびれ感などの症状の軽減をはかるために使用すると考えてよい．固定性をあまり要しない場合は，軟性カラー，硬性カラー（ポリネックカラー）でよく，固定性を高めるためには，フィラデルフィアカラーを用い，術後などにはハローベストを使用する．カラーは着脱を容易にするため前開きにし，ひもをつけるなどの工夫をする（図IV-129）．

5 チェックアウトのポイント

　チェックアウトにおいて，処方どおりであるか，身体との適合がよいかどうかは比較的簡単にできるが，装具の材質，構造上の欠点の有無や目的の機能が発揮されているかどうかは使用してみる必要があり，一時的なチェックでは不可能であ

る．したがって，定期的な再チェックが重要である．また，治療用装具と生活用具としての装具の役割の視点よりチェックアウトを行うことも要求される．

a 上肢装具

背屈装具の手関節の角度は背屈20〜30度で，前腕部の長さは前腕長の2/3，深さは前腕の1/2あり，尺骨茎状突起などの骨突出部を圧迫せず，手掌部は母指球溝と手掌の横溝を越えないことである．つまり，母指と手指の動きが妨げられないことである．長対立装具も同様で母指を対立位に保って他の指との動きを制限しないことである．短対立装具は手関節の運動を制限しないよう注意する．尺側偏位防止板や尺側偏位支持装具は，示指の中手骨体部での固定が重要であり，小指にかかる板やベルトは基節骨体部にかかるようにし，中手骨骨頭の突出部の圧迫を避ける．ナックルベンダ型装具は継手をMP関節と一致させることが必要で，ゴムの強さは慎重に決定する．伸展拘縮が強いと適応とはならない．三点支持指装具や安全ピン装具は，PIP関節に外力が有効に加わり矯正が確実かをみる．母指固定装具(母指ささえ)は，示指の可動域を考慮して母指の手根中手関節(carpometacarpal joint)や中手指節間関節(metacarpophalangeal joint)を固定し，ピンチがしやすくなっていることである．

b 下肢装具

長下肢装具は，膝，足継手の位置が各関節の位置とほぼ一致し，各関節軸と半月が水平になり，半月により不要な圧迫が加わらないことである．膝装具は，膝継手の位置が正しく，上下の安定性が保障され，大腿骨顆部と下腿両果部にあたりを作らないことである．靴型装具は，軽量であること，靴の高さ，長さ，幅が適正かをみる．先しんや足甲部分のゆとりがあり柔らかいこと，踵が3cm以下であること，ふまずしんの足の縦アーチへの適合，つま先踏み返しの有無は重要である．靴インサート，足底挿板は，高さと幅，硬度をみる．補高靴は，高さとともにフレア(flare)の幅をみる．

c 頸椎装具

頸椎装具は頸椎のアライメント(alignment)，固定性，肩や顎関節の運動制限の有無をみる．顎関節は負荷を受けやすく，制限は食事や発声に影響するので注意を要する．

6 装具使用上の注意点のポイント

(1) 患者の疼痛の消長と装具の使用による固定，免荷，矯正などの効果が一致しないことがある．装具を装着した関節のデジタルカメラやX線撮影により，固定や矯正の客観的確認を行っておくと訴えと比較検討ができる．

(2) 装具の使用により動作が拡大され，他の関節や筋肉に疼痛が出現するなどの新たな症状が出現することがある．したがって，疼痛の消長と新たな出現に注意を怠ってはならない．

(3) 装具の使用は，長期間または半永久的になることがあり，患者や家族に身体的および心理的負担をさらに加えることになる．患者に疾患の経過や合併症，それにより生じる障害などの知識，装具の使用目的，装具の使い方や手入れの方法を十分に指導と教育を行っておく必要がある．

(4) 炎症が激しくなるときや変形が急速に進むときもあり，一刻も早く固定，免荷，矯正を行う必要が生じることがある．また，適合が悪い装具の使用や装具の使用が適切でない場合は疼痛を増悪し変形を悪化させる．装具は，必要なときに的確に処方して早く正確に適合させ，適切に使用されているかを評価することが重要である．

(5) 装具が使用されるための，装具の条件とし

て，①装具の構造が簡単で外観がよいこと，②装着しやすく軽量であること，③固定力と矯正力がよいこと，④炎症や疼痛を悪化させないこと，⑤残存している動作を行いやすくするもので，妨害するものではないこと，⑥皮膚炎を起こすような材質ではなく，圧迫によるあたりを作らないもの，などがある．患者・家族側の条件としては，①装具の使用の必要性についての理解が得られ，意欲的であること，②全身状態が保たれ，装具の使用による日常生活活動の獲得と維持が可能であること，が必要である．

(6) 各個人の特有の障害と固有の生活に対応して装具が常時使用されるようにするには，患者自身の装具に対する考え方や批評を重視し，前例にとらわれずに患者とともに工夫し，よりよいものを作る姿勢が求められる．

復習のポイント

1. 関節リウマチは，自己免疫が原因で全身炎症性の疾患ゆえ疾患と障害の管理を行わねばならない．それには，患者教育と医療者側のチームアプローチが重要である．
2. 関節リウマチの装具には，関節の炎症の鎮静化などを目的とする治療用装具と関節の機能を代償する生活用具的な装具の役割がある．
3. 関節リウマチの装具の種類は目的別・部位別に分類され，適応は関節変形の機序を理解し障害に視点をおいて決定する．
4. 関節リウマチの装具は装着後の定期的なチェックアウトが重要であり，装具の使用による心理的負担の軽減や新たな症状の出現などに注意して患者とともに工夫し，よりよいものを作る姿勢が求められる．

【文献】

1) Greber L：リウマチ性疾患患者のリハビリテーション治療．アメリカ関節炎財団(編)，日本リウマチ学会(訳)：リウマチ入門．第10版，pp 560-568，1993
2) 加倉井周一，初山泰弘：補装具．第2版，リハビリテーション医学講座第8巻，医歯薬出版，1999
3) Melvin JM：Rheumatic Disease；Occupational Therapy and Rehabilitation. FA Davis, Philadelphia, 1977
4) 日本整形外科学会，日本リハビリテーション医学会(編)：義肢装具処方マニュアル．医学書院，1990
5) 日本整形外科学会，日本リハビリテーション医学会(監修)：義肢装具のチェックポイント．第7版，医学書院，2007
6) 柏崎禎夫，岡崎 健：慢性関節リウマチの治療．pp 49-184，南江堂，1988
7) 武智秀夫，明石 謙：装具．第3版，pp 130-145，医学書院，1996

10 末梢神経損傷の装具

学習のポイント
1. 末梢神経損傷に対する装具の目的については，「どのような状態に対して，どこを，どうするのか」という思考過程を経て考えること。
2. 装具設計の一般的原則については，「装具の目的を達成するためにはどのような構造やデザインによって，どのタイプの装具を，どのような材料と部品で作製するのか」という思考過程が基本であると認識すること。
3. 装具療法の実際については，病態・時期・目的に伴って変更されるものであり，決して"病態像＝装具名"ではないと理解すること。
4. 装具のチェックアウトについては，装具が果たすべき機能を満たしているか，装着によって生じた問題は何かを確認すること。装具の目的・装着時間（時間・時間帯・頻度），装着方法，管理方法を対象者，家族に合わせて指導すること。

1 末梢神経損傷の特徴

末梢神経損傷とは，脊髄神経根から発した末梢神経がなんらかの直接的，間接的原因により可逆的，不可逆的な障害をこうむるものである。その結果，損傷した末梢神経が支配する筋の運動障害，知覚障害ならびに自律神経障害を呈することになる。

末梢神経損傷の原因，病態分類・合併症，リスク管理，発生機序，定型的臨床像については成書に委ねることとするが，これらの知識，理解がないまま麻痺像に対して短絡的に結びつけた装具使用は非科学的であり，有効でない。

2 末梢神経損傷に使用する装具

a 装具療法の流れと装具の適応

一般に治療の適応とは，その対象となる疾患や症状を指すことから，装具の適応というと，その装具を使用することで"治療効果が期待できる＝治癒を促進する"ととらえられがちである。しかし，装具療法の流れ（評価→目的の決定→設計→製作→適合チェック→装着プログラム立案→治療・訓練・指導→効果判定→取り外し時期の判断→限界の見極め）を見直してみると，装具の適応とは，一般的な適応の意味だけでは不十分である。

b 適切な評価と医師との連携

装具療法における肢位，牽引力・牽引方向，圧迫部位の選択などの基本的な条件を決定し，より効果的な装具療法を実施するために，病態像の把握と正確な機能評価は欠かせない。

1）機能障害とその原因

患者の機能障害の原因は，骨・関節・皮膚，炎

症症状，筋・腱・神経のどれなのかを見極める。多くは複合的なものであるが，機能障害解決のための目的と治療組織が一致しなければ，装具療法の適応とはならない場合もある。

2) 観血的あるいは保存的治療

損傷あるいは障害に対してすでに行われている治療法を知る。手術記録には必ず目を通し，手術部位，手術法，組織欠損の有無，被侵襲組織などについて情報を得る。

機能再建術が行われる場合は，皮下組織の状態や筋腱の色調と弾力性，神経の状態，移行腱の走行と縫合の強度および緊張の程度をできれば手術見学，少なくとも術者に確認する。特に縫合の強度や緊張の程度は，術後の再断裂防止や筋腱の最大伸張域を考慮するうえで重要な情報である。

3) 患者の知識，意識

装具療法に対する同意と納得を得るために患者の知識や意識の確認は，必要不可欠な評価項目である。患者の理解力に合わせて，発赤，血行障害，腫脹，痛みなどの観察点を説明するのもセラピストの能力である。

a) 全般的な知識や意識

患者の個々のニーズ，病状とリハビリテーションのプログラムを理解しているか，プログラムの実行の可能性などである。

b) 装具療法についての知識や意識

装具療法の目的，装着方法，装着時間，管理方法などの理解力，装具療法の受け入れ，装具の装着と訓練における家族の協力，年齢および職業的な要因などである。

c　末梢神経損傷に対する装具の目的と機能

患者の評価後，装具の適応が見極められたら，その目的と機能を明確にする必要がある。末梢神経損傷に対する装具は保存療法やリハビリテーションの代名詞のように何の疑いもなしに短絡的に用いられる傾向がある。「何のために必要なのか」，「どのくらいの時間装着するのか」，「どのように扱うのか」という思考過程なしに実施しても効果は上がらない。隣接関節や周囲の軟部組織に対しても具体的な目的と機能を決定する。

1) 末梢神経を保護する目的

外傷や疾患により影響を受けている神経が治癒するまでの間，その治癒過程に害となりうる力（外力，筋収縮による内力）が神経に加わらないようにする。

a) 症状の軽減

手根管症候群に代表される絞扼性神経障害では，解剖学的および形態学的に絞扼を受けやすい身体部位に，関節運動などの機械的刺激が加わることで症状が増悪する。安静位におくことで神経に加わる刺激を避け，痛みやしびれを和らげる。

b) 神経縫合部の離開・再断裂の防止

神経に対する手術（縫合・移植・移行・剝離）が行われた場合，術後即座に安全肢位にギプス固定されるが，ギプスが除去された後も引き続き，神経を保護することが必要となる。セラピィの前・中・後，夜間の装具を含め，神経にかかる張力を減少させる。

● キーワード解説

手根管症候群
(carpal tunnel syndrome；CTS)
手根管内で横手根靱帯により正中神経が圧迫され神経症状を生ずる。初期には消炎目的でステロイド剤局所注射や安静目的で手関節中間位のスプリント固定を行う。経過により電気生理学的検査や運動・知覚障害の程度で，手根管開放術による除圧をはかる。進行した非回復性運動麻痺による障害は，母指対立再建術の適応となる。

2）一般的な末梢神経損傷に対する装具の目的

末梢神経損傷の病態そのものに対するセラピィのポイントは，神経が回復するまでの間，いかに手を使用できる状態に保つかという点と，筋力の不均衡から生ずる拘縮を予防することに努め，他動的関節可動域を維持・改善するという点である。このために用いる装具の目的は次のとおりである。

a）麻痺筋の保護
麻痺筋の過伸張を防止する。

b）変形拘縮の予防
麻痺肢を良肢位に保持することにより，関節周囲組織や麻痺筋を保護し，麻痺筋に拮抗する筋が優位に作用することから生じる変形拘縮を予防する。

c）拘縮の矯正
すでに変形拘縮がある場合は，他動的関節可動域を改善する。

d）失われた機能の補助・代用
失われたり低下した機能を外部からの力や協同筋の作用によって再現すること。関節を機能的肢位に保つことで機能を拡大する。

e）麻痺筋などの筋機能再教育
筋力の弱い残存筋あるいは筋収縮の回復がみられる麻痺筋の筋収縮力を高めるために，それらの筋の緊張度を制御して筋収縮に有利な条件を与える。

3）機能再建術が行われる場合の装具の目的

術前セラピィのポイントは，機能再建に必要な関節可動域と移行筋の筋力を増強することである。術後は移行腱にかかる緊張を制御しつつ再断裂を防止し，腱の滑走による運動を引き出すことである。そして，固定によって生じた拘縮を移行腱の緊張を緩めた状態で除去し，新たに獲得される運動へと機能転換をはかっていくことである。このために用いる装具の目的は，次の通りである。

a）術前の関節可動域の確保
運動機能再建に必要な関節可動域を確保する。

b）術前の筋力維持・増強
力源となる移行筋の筋力をgood以上に強化する。

c）パイロット・スプリント
手術後に得られる状態を模擬して，再建内容を検討したり，インフォームド・コンセントに用いる。術後に獲得される運動を学習する。

d）術後の移行腱の安静・保護
ギプス除去後に移行腱の再断裂を防止する。自動運動中心のセラピィの前・中・後，夜間の装着を含め，移行腱にかかる張力を減少させる。

e）術後の筋機能再教育
自動介助運動を設定したり，移行筋の緊張度を制御して移行腱の滑走による自動収縮を高める。

f）再建された運動パターンの学習
新たに獲得された運動の機能転換を促進する。

d 装具の選択と設計

目的が明確になれば，装具の種類・タイプの選択，形状・材料の選択を行う。

1）設計の一般的原則

a）シンプルでかつ外観がよい
目立たず，日常生活の邪魔にならない。

b）障害されていない機能を制限しない
不必要に正常な関節を固定しない。

c）手の掌側を覆わない

知覚良好な掌側皮膚を露出させる。

d）着脱が容易

患者が自分で装具を着脱できるようにする。

e）小児の場合の特殊性

装具は毒性がなく清潔を保ちやすく，かつ丈夫な材料で作る。手によく適合し，自ら取り外せないようにする。両親（看護師，教師など）に適切な装具の取り扱い方を指導する。でき上がった装具に，顔などを描いたり，切り落とした材料で飾りをつけるなど愛着をもたせる。

2）動的か静的か

装具の設計段階で重要な判断を求められるのが静的装具（static splint）か，動的装具（dynamic splint）どちらにするのかという点である。

a）静的装具

基本的には骨，関節，皮膚に原因がある場合を対象にしている。あらゆる炎症症状，局所の保護や安静，関節拘縮や変形の予防，関節の正常なアライメントの保持，不安定な関節の支持，筋腱性癒着の伸張および皮膚の伸張と圧迫，運動の制限などを期待する際に用いられる。特に穏やかな静的伸張力を持続的に供給できるため拘縮や変形の矯正に用いることが勧められる。

b）動的装具

基本的には筋，神経システムに原因がある場合を対象にしている。瘢痕や癒着の予防，麻痺筋の作用の代償および機能再建術のパイロット，術後の移行腱の癒着を防止し移行腱の滑走を得ること，残存筋の筋力強化など関節運動を供給する場合である。装着に際し，循環障害や痛み，圧迫創などを起こすリスクが高いが，作用する力の調節や方向，作用する力を受ける部分の管理，装着時間の調整などを十分に行えば，動的装具でも陳旧性の関節拘縮の矯正に用いることは可能と考えている。特に創治癒過程では，なんらかの原因で運動の禁忌がなければ積極的に使用するべきであろう。

c）serial static

両者の中間といえるが，最近のremodeling概念には最も適したタイプといえる。

3）素材の選択

熱可塑性プラスチックシートには，厚さ，色，表面のコーティングの有無，穴の有無，などの違いがある。あらかじめカットされた（プレカット）材料やキット化されたパーツ類も販売されている。また，軟化温度の違い（低温・高温材料），硬化時間の長短（長いもので4〜6分），形状記憶性の有無，加熱後ベタベタして材料同士が接着できるもの（自着性），透明になって採型時の皮膚の状態が見えるもの，ドレープ性に優れたものなど，さまざまな特徴がある。目的や部位によって素材を使い分けることで，よりよい製作が可能になるが，硬化時間が長めの低温サーモプラスチックが使いやすい。各素材を実際に使用し，その性質を熟知したうえで選択するべきであろう。

e 製作

以下の力学的原則を踏まえて装具を製作する。

1）力の加わる部分を広くして圧を減らす

骨の突出部，反作用力の働きで圧が強くなるような装具の特定部分では，皮膚や皮下組織を傷つけてしまう。荷重面積を広くすれば圧力は小さくなる。厚目のフェルトやスポンジ，シリコンなどは，圧を均等にするので有用であるが，乱用してはならない。

2）適切な回転力の応用

アウトリガーは，関節軟骨に圧縮，離開の力が

低位麻痺		thumb post splint	
		short opponens splint	母指〜示指間の広がりを確保 母指を対立位に保持 機能的把持の獲得
		strap & velcro opposition splint	
高位麻痺		long opponens splint（palmar type）	母指を対立位に保持 手関節を伸展位に保持
		long opponens splint（dorsal type）	

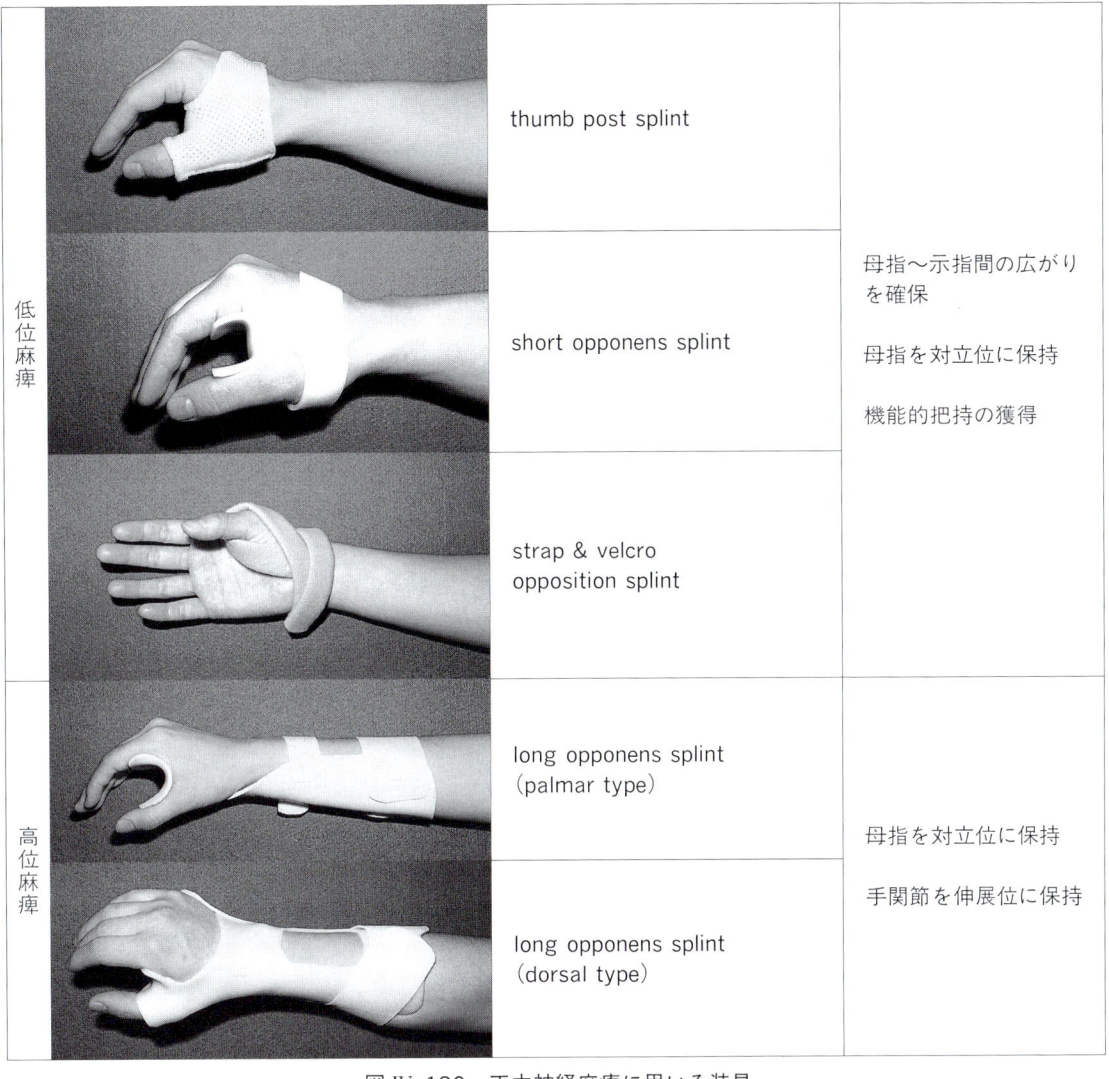

図Ⅳ-130 正中神経麻痺に用いる装具

加わらないよう，牽引力を垂直方向に作用させる。アウトリガーは，チューブ材料かシート材料を巻いて作る。またワイヤーハンガーも有用な材料である。

3）縁を曲げる(roll back)

縁を外側に少し丸めると皮膚への圧迫が減少し，かつ本体の強度が高まる。

4）摩擦を減らす

摩擦は，接触面の一方が他に対して相対的に動くときに生ずる。装着不良，無意味な開窓などは装具と皮膚間，皮膚同士の間に水疱，損傷を生じる。隣接指の皮膚間の摩擦は，ガーゼを間に挟むことにより予防するとよい。

f 装具療法の実際

末梢神経損傷の急性期から社会復帰までを通し，安静，保護→支持，変形・拘縮の予防→代償，機能的使用といった目的の変化とともに装具も変えていく。

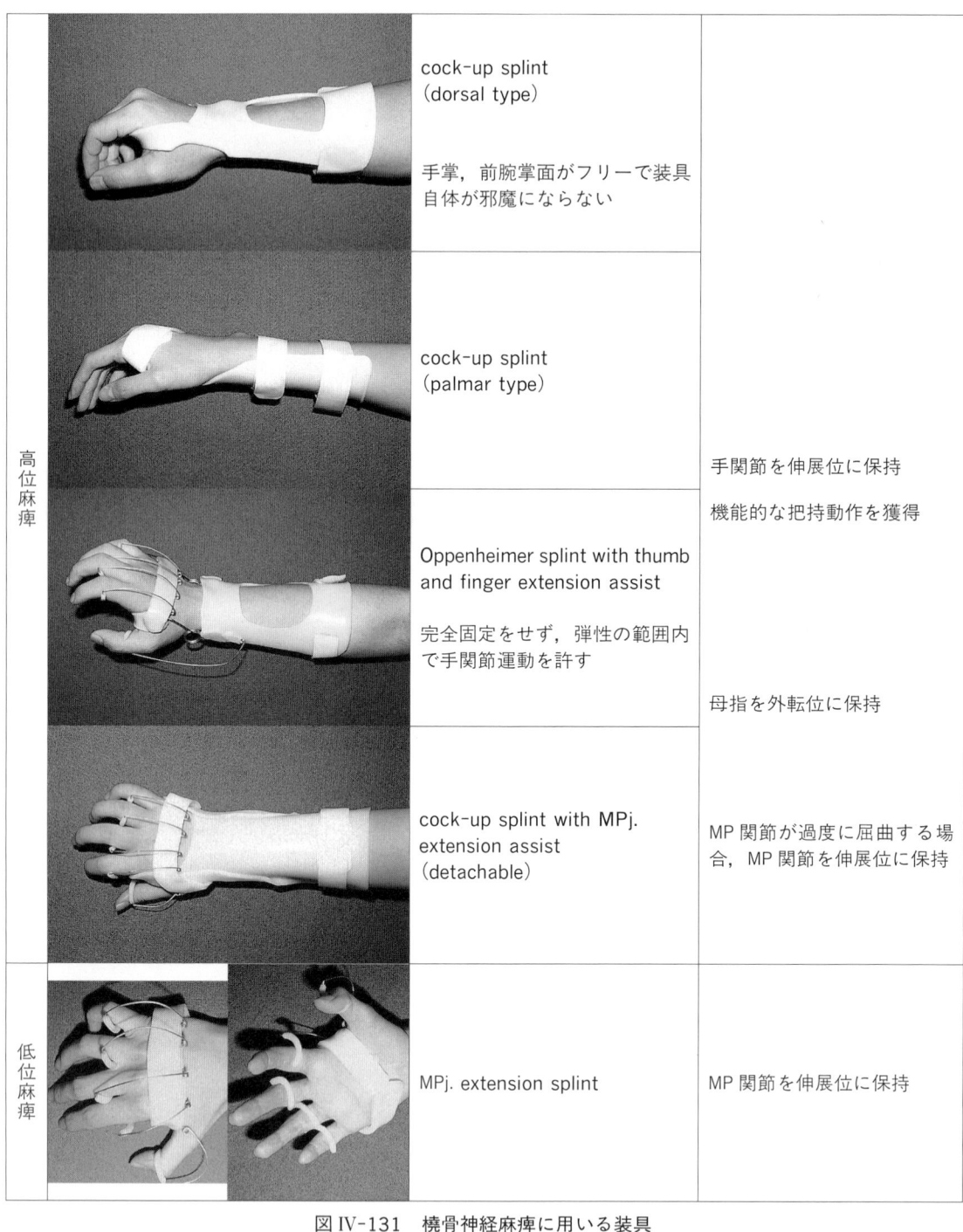

高位麻痺		cock-up splint (dorsal type)	手掌，前腕掌面がフリーで装具自体が邪魔にならない
		cock-up splint (palmar type)	手関数を伸展位に保持 機能的な把持動作を獲得
		Oppenheimer splint with thumb and finger extension assist	完全固定をせず，弾性の範囲内で手関節運動を許す 母指を外転位に保持
		cock-up splint with MPj. extension assist (detachable)	MP関節が過度に屈曲する場合，MP関節を伸展位に保持
低位麻痺		MPj. extension splint	MP関節を伸展位に保持

図 IV-131　橈骨神経麻痺に用いる装具

1）正中神経麻痺（図 IV-130)

a）正中神経低位麻痺

母指の対立運動ができなくなるため，その機能を補助・代用する目的と母指と示指間の指間腔の拘縮を防止する目的をもった短対立装具を利用する。一般には熱可塑性プラスチック材料で各種の装具が作られる。その構成としてのCバーは，第

低位麻痺・高位麻痺	Capener型ワイヤ式スプリング装具	環・小指のMP関節を屈曲位に保持(過伸展防止)
	ワイヤ装具	
	lumbrical cuff 虫様筋カフ	
	コイル式スプリント	

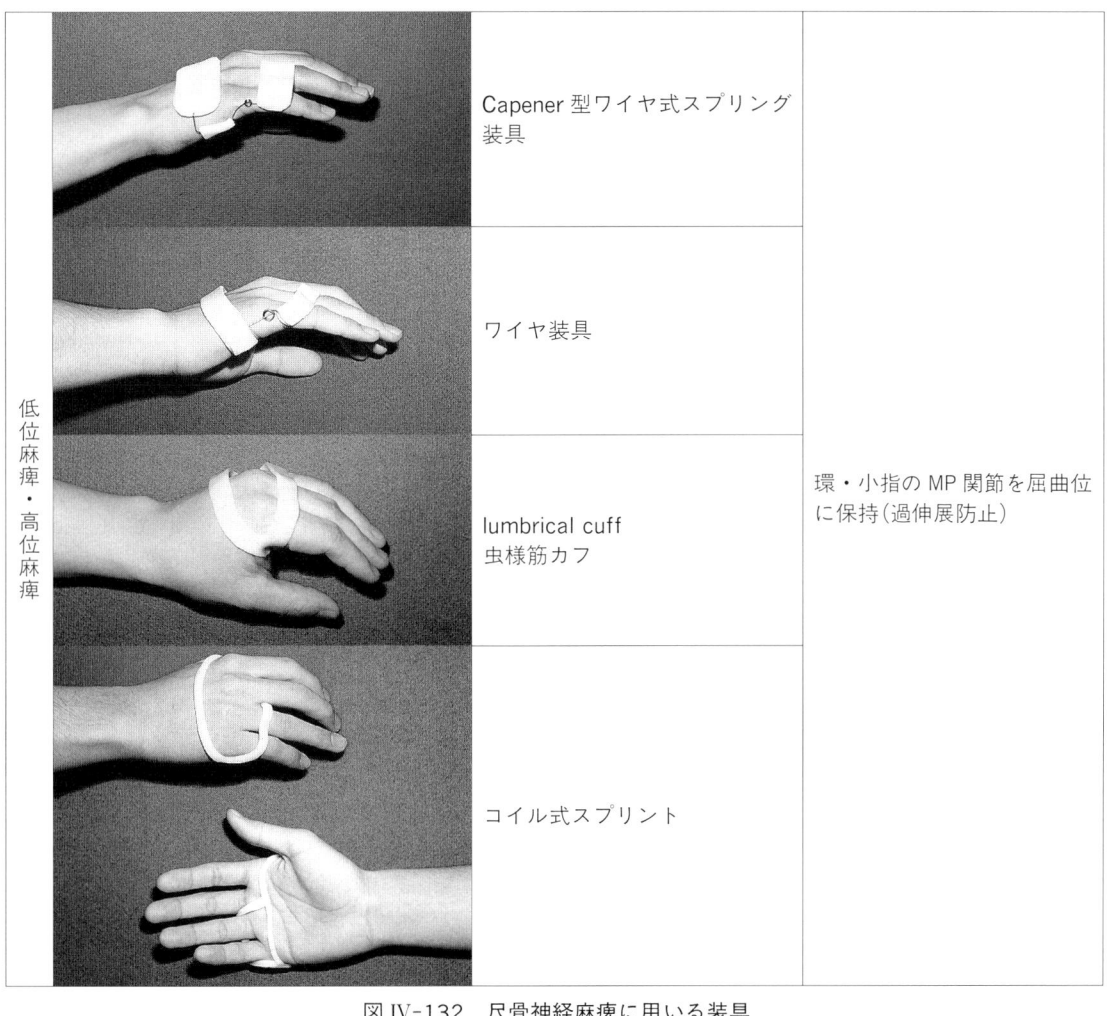

図 IV-132 尺骨神経麻痺に用いる装具

1指間腔を保持したり増大する役割をもち，母指支柱(thumb post)は母指の基節や末節を静的に支えるもので，IP関節運動を妨げるほどの長さにはしない。

b) 正中神経高位麻痺

母指の対立に加え指の屈曲ができなくなるので，その機能を補助・代用する目的で手関節を伸展位に固定する。短対立装具に手関節支持部を付けた長対立装具を利用するが，これは手外筋の腱固定効果を利用するものである。また麻痺した外来屈筋群の筋機能再教育を目的とする場合には，手関節を伸展位にすることで，屈筋腱を緊張下に

おき，指外来屈筋の筋収縮力増強をはかる。

2) 橈骨神経麻痺(図 IV-131)

a) 橈骨神経高位麻痺

手関節および母指や指の伸展ができなくなり，かつ回外や母指外転の筋力が低下する。下垂手となるので麻痺した伸筋群の過伸張を防ぐことを目的とし，熱可塑性プラスチック材料でカックアップ装具(cock-up splint)を作り，手関節を伸展位に保持するが，このことは同時に指外来屈筋にとって有利な状況をつくり，装具を装着して日常使用すれば，握る・つかむといった手の機能を高めることができる。この手の機能的な使用につい

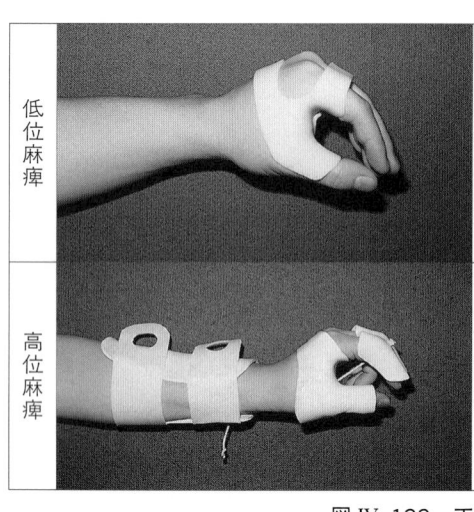

		short opponens splint with lumbrical cuff 虫様筋バー付き短対立装具	母指の対立位を保持 示指〜小指のMP関節を屈曲位に保持(過伸展防止)
低位麻痺			
高位麻痺		RIC splint wrist driven flexor hinge splint 手関節駆動式把持装具	唯一残存する手関節伸展機能を利用して,把持機能を獲得

図 IV-133　正中・尺骨神経麻痺に用いる装具

ては,MP関節以遠を自由とすることが多いが,MP関節が過度に屈曲する場合は,指の屈曲を邪魔しない程度にMP関節の伸展位支持が考慮されてもよい.母指の外転不能に対しては,アウトリガーなど母指外転補助装置を必要とする.

後に回復がみられた伸筋群の筋機能再教育を目的とする場合は,手関節を軽く屈曲位におき伸筋腱の緊張下で伸筋の筋収縮力増強をはかっていく.

b）橈骨神経低位麻痺

手関節伸筋は効いているので下垂手ではなく下垂指となる.母指の伸展・外転や指MP関節の伸展ができなくなる.指では,手内筋によるIP関節の伸展が可能だが,やはりMP関節の伸展不能に対しては,MP関節伸展用アウトリガーをもつ装具を仕事など指の完全伸展を要するときに用いる.

3）尺骨神経麻痺(図 IV-132)

a）尺骨神経低位麻痺

母指の内転,手指の内・外転,環・小指IP関節伸展が不能となる.小指球筋の麻痺による遠位横アーチの崩れ,手内筋の麻痺による縦のアーチの崩れがみられるが,特に問題となるのは,環・小指MP関節が過伸展傾向(clawfinger:かぎ爪指)となることである.この防止のためMP関節を屈曲位におく装具を利用する.しかし,古典的なナックルベンダーは大きすぎて実用的でなく,コイル式手型装具や虫様筋カフのほうが有用である.

b）尺骨神経高位麻痺

低位麻痺の状態に加え,環・小指のDIP関節屈曲,手関節尺屈が不能となる.clawfinger(かぎ爪指)の程度は,深指屈筋が麻痺しているため,低位損傷の場合より少ないが,やはりMP関節を屈曲位におく装具を利用する.

4）正中・尺骨神経損傷(図 IV-133)

a）正中・尺骨神経低位麻痺

内在筋すべての麻痺,すなわちintrinsic minus hand(内在筋マイナス手)となる.すでに中枢で支配されている深指屈筋,浅指屈筋,長母指屈筋は効いているので,示指〜小指のPIP関節,DIP関節の屈曲ならびに母指のMP関節,IP関節の屈曲は可能である.ほかに母指のMP関節,IP関節の伸展,指のMP関節の伸展,手関節の屈曲・伸展,前腕の回内・回外は温存されているので,手における筋力のバランスが崩れる.この結果,全指の鷲手(かぎ爪手)変形(clawhand)の程度が顕著になるため,MP関節の過伸展を防止

しつつ母指の対立位を保持する虫様筋バー付き短対立装具を用いる。

b）正中・尺骨神経高位麻痺

低位麻痺の状態に加えて，母指・指・手関節の屈曲と前腕の回内が不能となり，橈骨神経支配の伸筋群の運動が残るだけとなる。手掌の知覚がすべて障害され，前腕も回外位をとるので，手としての機能は極めて少なくなる。虫様筋バー付き短対立装具を用いても，手関節のコントロール不良により，つまむ機能の補助になりにくいので，手関節駆動式把持装具を用いることがある。

3 装具のチェックアウト

セラピストにとって，的確な製作技術を身につけることと同等に，装具が果たすべき機能を満たしているかを判断したり，装着によって生じた問題を解決する能力が重要となる。

装着後まもない時期では，患者の訴えがなくてもセラピィのたびに必ず装具の適合性のチェックを行う。作ったまま放置は，最も避けなければならないことである。装具の汚れ具合から患者の装具の使用状態を推測することも可能である。その後は適宜，再評価と調整を行い，手の機能状態の改善度を確認するとともに，腫脹，運動の制限，装具による痛みや圧迫，装着時間などをチェックする。

a チェックアウト（図IV-134）

1）チェックアウトの時期

①製作期：装具の仮合わせ
②装着開始期：装具が完成し装着されるとき
③治療訓練・フォローアップ期

2）チェックアウトの基本項目

a）フィッティング

1時間ほどの仮装着を行い，装着上の問題をチェックする。特に神経の一時的圧迫による知覚異常がないか，あればすぐに外して修正する。フィッティングについて重要なことは，以下の観察ポ

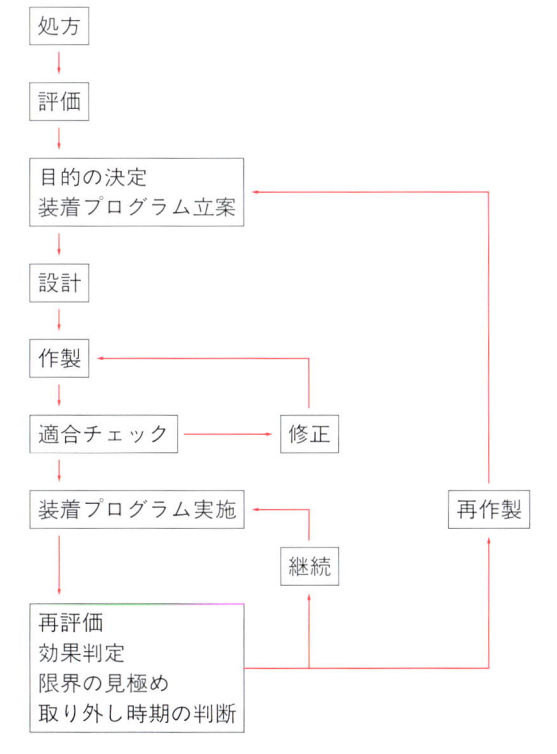

図IV-134　装具療法の流れ

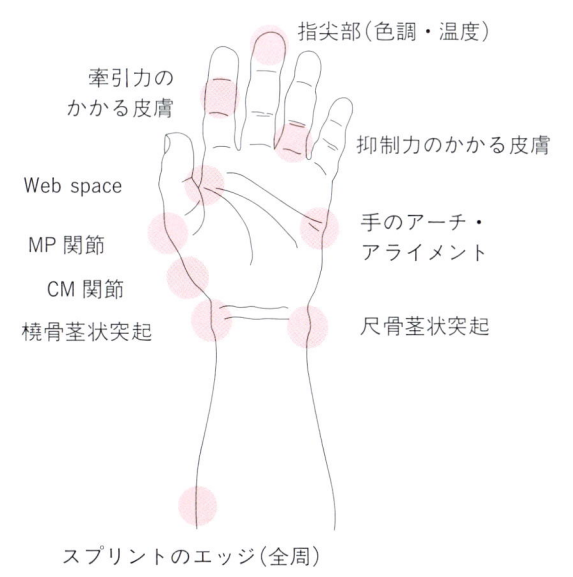

図IV-135　フィッティングポイント

イントと患者の訴えや反応に注意を払うことである。

装具の基本原理の確認：三点固定の原理，全面接触の原理，免荷部位への配慮を厳守する。

解剖学的事項：骨突出部の適合（フィッティングポイント，図IV-135），靱帯構造を正しい位置と緊張に保つ，手の機能的な肢位と手のアーチを保つ，解剖学的軸と装具の軸の一致，境界線としての皮線等々を考慮する。

力学的事項：dynamic splint の場合，牽引力の確認とアウトリガーの方向や高さを三次元的に観察する。最初は1時間ごとに装具を外して，皮膚の状態（色，温度）を観察し，徐々に装着時間を延ばしながら観察を行っていく。

b）装具の目的の確認

設計段階で要求されている課題と治療の目的に合致しているか。固定する関節は十分に固定され，可動性を許す関節は十分な運動域を保っているかを確認する。

c）管理

装具を最も長い時間，管理するのは患者自身である。理解しやすい明確な説明を行い，装着の目的，装着法，装着期間，装着頻度，長期使用による関節拘縮，廃用性筋萎縮などの弊害を予防する方法について，患者に十分に理解させる。図IV-136に装具療法施行上の患者向け注意書の例を示す。

装具を装着する際の注意事項

1．装具の目的 ＿＿＿＿＿＿＿＿＿＿＿＿＿＿＿＿＿

2．装着時間 ＿＿＿＿＿＿＿＿＿＿＿＿＿＿＿＿＿

3．装着方法 ＿＿＿＿＿＿＿＿＿＿＿＿＿＿＿＿＿

4．自己チェック　　装着時に①痛みはないか
　　　　　　　　　　　　　②発赤，圧迫部位はないか
　　　　　　　　　　　　　③指が冷たくないか
　　　　　　　　　　　　　④皮膚の色が変化していないか
　　　　　　　　　　　　　⑤腫れはないか
　　　　　　　　　　　　　＊以上いずれかの症状があれば装着を中止してください

5．管理方法
　　　①汚れたら洗剤または石鹸を使用して水で洗い，タオルで水を拭き取ってください
　　　　ストラップは洗濯できます
　　　②装具は熱で形が変わるため，日の当たる所，夏の自動車の車内，ヒーターのそばなど，暖かい場所や，火気のそばには置かないようにしてください。また，装着したままお湯を扱わないようにしてください

6．その他

図IV-136　スプリントを装着する患者向け注意書の例
（椎名喜美子，寺本みかよ：手の外科のスプリント療法に必要な基礎知識．OTジャーナル　1994；28：788，表3より転載）

b フォローアップ

1）使用期間別のフォローアップ

a）一定期間使用する装具

期間中状態は変化するので，変化を再評価し，回復に沿って角度，牽引力などを調整する。

b）セラピィとして1～2か月使用される装具

日々の変化も大きく全体的な調整も含め管理していかねばならない。

c）永久使用される装具

これはセラピィの延長線上にあり，使用状況の確認と破損していれば修理する。

c 装具療法の効果判定と限界の見極め

装具療法の効果は，次のように装着目的が達成されたか否かで判定できる。

1）術後の安静や外力からの保護を目的とする場合

修復組織ごとに必要とされる安静時期がある。この期間に組織の修復機能を妨げることなく装具を使用し，目的とする運動が遂行できれば終了としてよい。

2）筋力増強を目的とする場合

筋力に応じた負荷を適切に設定しセラピィを行いつつ，定期的な筋力評価を施行して，終了時期を決定する。

3）機能の代償を目的とする場合

装具の装着によって代償機能を得ることができれば効果ありとするが，麻痺筋の回復次第で終了か永続的な使用かの決定をする。また，機能再建術によりこの目的の装具は不要となる。

4）関節拘縮の矯正を目的とする場合

拘縮・変形に対して装具療法の効果が期待できるのは，装着後2～3か月といわれ，それ以上の漫然とした装着を戒めているが，経時的に可動域を測定し，その改善に変化が認められない状態が2～3週間続いた時点で終了とするほうが臨床に即している。

4 装着訓練

装具を装着しただけで治療効果が上がるわけではない。あくまでも，ハンドセラピィの中の一治療手段としての役割を担うものであるということを忘れることなく，他の治療種目を含めたトータルセラピィを目指すことが肝要である。以上のことを念頭においたうえで，Why（なんのために），Where（どの部位に），What（どのタイプの装具を），When（いつからいつまで），How（どのようなプログラムで）という4W1Hを十分考慮し，装具療法を展開していくことが重要である。

5 今後の進歩

a 診療報酬上の位置づけの確立

セラピストが作る装具は，製作費については完全なる保証はなく，「特定治療材料料」として保険点数を請求している。セラピストによる装具療法の利点は，患者の状態を正確に評価し，目的を明確化したうえで，合目的的なスプリントを考案，製作していく過程を経て，患者の状態に最も適切な装具を製作でき，タイムリーに装着状態をフォローし，症状・障害の変化に応じて速やかに修正できることである。この点でハンドセラピィ施行にかかる個別の点数化を目指し，関係諸機関に対し主張していく努力が必要である。

b　セラピストの資質の向上と理論構築

整形外科疾患が対象の多くを占めていない職場でも，潜在的な対象例は多くいるはずである．その症例に対し装具をその場で作ることが必要であるとわかっていながら，知識・技術の不足を理由に手を着けられない状況のセラピストが多くいるように思える．老人保健施設や精神科などの分野を問わず，すべてのセラピストが装具療法を誇れる治療方法に掲げられる日がくるのを望んでいる．

c　技術と材料・道具の整備

現在の自己の技術と手持ちの材料道具によってどこまでできるかを判断し，実際の応用とその効果を高める技術（患者の協力，効率の改善，材料の選択，道具の整備）を養っていくことが必要であるが，優れた材料と道具をそろえることから始めるべきである．教育・臨床現場において，手みじかにそろえた備品・材料で製作していることこそ，優れた装具を作ることを知らない食わず嫌いの臨床家を生む元凶である．

d　装具の発展に向けて

古く，装具の目的は骨折部の固定であった．その後，変形矯正の目的が長く続き，現在では高度な観血的治療法が行われるなかで上肢装具の適応は広がり，目的は拡大している．装具の構造は複雑化し，手術効果を上げるための高度な術後の要求を満たす必要もある．上肢装具は材質も幅広く選択でき，創造性を発揮した考案により今後も臨床での幅広い目的に沿った装具の使用が可能となるであろう．

6　最近の進歩

最近は世界各国のメーカーによる材料やパーツの開発が日進月歩である．熱可塑性のプラスチック材料もその化学的特性を熟知したうえで合目的的なスプリントを作製することが望ましい．既成のパーツも使うと便利な物品が数多くある．医療経済的な採算も考えなければならない．本項で各種商品名を紹介することは控えるが，スプリント・セミナー，学会の展示，メーカーやディーラーのカタログやサンプルなどを利用して情報を得る努力は必要である．

■ 復習のポイント

1. 末梢神経損傷の原因，病態分類，合併症，リスク管理，発生機序，定型的臨床像に関する知識の理解を深める．
2. 以下の例のように，装具の目的を明確にするための思考過程を養う．
    1) 手関節伸筋の過伸張を防止する手関節の肢位は？
    2) 環指と小指の骨間筋が麻痺し，拮抗する指伸筋が優位に作用することから生じる変形拘縮を予防する肢位は？
    3) 失われた母指対立運動の機能を補う装具は？
3. 装具のチェックアウトについて，実習で作製したスプリントを自ら装着してみて，フィッティングポイントと装着する際の注意事項書を確認する．

【文献】

1) Fess EE, Philips CA：Hand Splinting−Principles and Methods. pp 125-254, Mosby, St. Louis, 1987
2) 対馬祥子：スプリント療法の適応．日本ハンドセラピィ学会（編）：ハンドセラピィ 6，手のスプリント療法．pp 23-31，メディカルプレス，1996

3) Malic MH : Manual on Static Hand Splinting-New Materials and Techniques. pp 61-111, Harmarville Rehabilitation Center, 1985
4) Malic MH : Manual on Dynamic Hand Splinting with Thermoplastic Materials-Low Temperature Materials and Techniques. pp 101-197, Harmarville Rehabilitation Center, 1982
5) Malic MH, Carr JA : Manual on Management of the Burn Patient-Including Splinting, Mold and Pressure Techniques. pp 71-102, Harmarville Rehabilitation Center, 1982
6) 椎名喜美子,志水宏行:末梢神経損傷.石川 齊,古川 宏(編):図解作業療法技術ガイド.第2版,pp 542-562,文光堂,2003
7) 矢崎 潔:手のスプリントのすべて.第3版,pp 87-120,三輪書店,2006
8) 寺本みかよ,椎名喜美子,志水宏行:スプリント素材の特徴と臨床応用.講座 生活を支える義肢装具 福祉用具5.OTジャーナル 1999;33(6):653-657
9) 寺本みかよ,椎名喜美子,志水宏行:スプリンティングの実際―患者教育を含めた作製後のプランニング.講座 生活を支える義肢装具 福祉用具6.OTジャーナル 1999;33(7):709-712

11 手の外科の術前・術後の装具

学習のポイント

1. 手は体の中で最も複雑な動きを行い，人類の発展に寄与している。
2. 手は損傷を受けると，修復のために固定が必要となる。しかし，固定後に拘縮が発生しやすい。
3. 拘縮の予防には，段階的早期リハビリの中で装具療法が必要である。
4. さらに残存する拘縮には拘縮形成術を行うが，その術前・術後の装具についても述べる。

作業療法も専門化され手の外科のリハビリテーションを専門とする作業療法士をハンドセラピストとよび，1980年日本ハンドセラピィ研究会が設立されている。

作業療法士（ハンドセラピスト）が手の外科手術前後の作業療法（ハンドセラピィ）を担当するにあたって身につけておかねばならない損傷腱の修復過程と運動療法や装具療法との関係についての知識をわかりやすく述べる。次いで「義肢装具学」の本であるから，

① 手の外科手術の術前・術後の治療プログラム
② 手の外科装具の目的と適応
③ 手の外科装具の種類と構造
④ チェックアウトのポイント
⑤ 装具使用上の注意点のポイント

などの基礎的事項について述べる。したがって，重度の複合組織損傷や脱臼骨折などのハンドセラピィ（装具療法）については省略することをお断りしておく。

1 腱断裂縫合後の治療成績の向上

断裂腱縫合後の治療成績を向上させるために，ハンドセラピストは縫合腱の治癒過程に応じて，コントロールされたハンドセラピィを十分患者に理解させ，早期より実施することが重要である。

これまで腱修復後の固定期間は通常屈筋腱で3週間，伸筋腱で4週間とされている（屈筋腱 zone 2 の Kleinert 法については別に述べる）。これはあくまで通常の目安であって，腱断裂の部位，腱断端が鋭的断裂であるかどうか，指動脈や vincula の断裂の有無による腱の血行状態，医師の腱縫合の方法および手技，患者の年齢などによって腱の癒合時期は異なるので，これらを考慮して装具療法を含めたハンドセラピィを進めていかなければならない。腱修復後の腱の浮き上がり現象を防止するためには A_2 および A_4 プーリーの温存の必要性が判明してきた。腱縫合後の癒着は腱鞘を温存し，切開した腱鞘を修復することにより防止できる。また，たとえ癒着しても腱剥離によって可動域を改善できる。

キーワード解説

屈筋腱 zone 2

アメリカ手の外科学会では屈筋腱断裂を5つ，伸筋腱断裂を8つの zone に分けて治療法を述べている。腱鞘が狭い屈筋腱 zone 2 での断裂は，この部位で縫合すると強く癒着するので，no man's land とよばれており，Kleinert 以前には zone 2 での一次的腱縫合は行わなかった。

しかし，腱縫合後のgap形成（腱断端の離開）は再断裂の原因となり，再断裂すると人工腱を用いた二次的腱形成術が必要となるので，絶対にgap形成の発生を避けなければならない．そのために術後の固定肢位として，内西らは深指屈筋筋腹が示指を除いて中・環・小指では，その独立性が少ないことから隣接指の伸展位保持により，患指の縫合部の緊張を取り除くことができるtension reducing positionをとる必要性を報告している．Tension reducing positionは，手関節20度屈曲，患指以外の指は，MP関節20度屈曲，指関節0度伸展を行い，患指はMP関節，PIP関節，DIP関節の全関節を屈曲位とする肢位である．さらに筆者らはリスク管理が難しい乳幼児では患指の爪に針糸をかけ手掌部に縫合固定して屈曲位を保持させ，隣接指を伸展位とする厳重なtension reducing positionでgap形成や再断裂を予防している．

2 腱断裂縫合後のハンドセラピィと代表的装具療法

屈筋腱断裂においては，zone 2のno man's landでの早期運動療法Kleinert法（変法）の装具について述べる．伸筋腱断裂では，zone 3の中央索断裂（ボタン穴変形）の術前・術後の装具療法について述べる．また，zone 7の手関節背側における伸筋腱断裂の癒着剝離後の装具療法とzone 8の前腕における開放骨折に皮膚欠損を合併した伸筋腱引抜き損傷の装具療法については"手の外科装具の種類"の項目で臨床例を供覧して述べる．

1）屈筋腱断裂修復後の早期運動療法 ─ Kleinert法

1967年，Kleinertはno man's landでの一次縫合を発表し，1973年，腱鞘内断裂縫合後に癒着と断裂を予防する早期運動療法360例を行い，その75％に良好な成績が得られたと報告した．

以後わが国においても，no man's landの屈筋腱断裂は本法が行われるようになった．さらに癒着予防のため術後早期からの自動屈曲運動に耐えられるように，腱縫合法は2 strand法から4 strand法，さらに6 strand法へと縫合糸の数が増やされてきた．われわれの症例を供覧し，その術後のハンドセラピィを紹介する．

【症例】53歳，男性患者の術前の状態を図Ⅳ-137で示す．津下法で腱縫合後，前腕から手指までdorsal splintを付ける．そのsplintの屈曲角度は手関節で40度屈曲位，MP関節で50〜60度屈曲位，PIP関節で10度屈曲位である．爪と前腕の間に取り付けた輪ゴム（RBT）の牽引力を用い中指環指は屈曲位に保持し，示指小指は伸展位に保持する（図Ⅳ-138b）．3日後より1日数回，作業療法士の管理下で患指の自動伸展を行う（図Ⅳ-138a）．1988年，Slatteryはdorsal splintの遠位手掌皮線にあたる部位にプーリーを取り付けて，DIP関節の屈曲を改善させた．これがmodified Kleinert法で，この方法のほうが成績もよく本法が行われるようになってきた．その術後成績を図Ⅳ-138c, dに示す．

2）伸筋腱断裂後のバランス崩れの修復過程および術前・術後の代表的装具療法

伸筋腱断裂のうちでハンドセラピィに注意を要するzone 3，zone 7，zone 8について述べる．

PIP関節背側における中央索単独断裂に対する術前・術後のハンドセラピィ

（1）診断

新鮮例では中央索皮下断裂が発生しているにもかかわらず，側索の代償機能によりPIP関節は伸展が可能であるから，断裂を見逃さないようにしなければならない．中央索断裂の診断は，Boyesによれば，次のテストが必要といわれている．中央索単独断裂があると，中央索の近位断端は中枢方向に退縮し，これに引っ張られて側索と終末腱が緊張し，PIP関節他動伸展位では，DIP関節の自動および他動屈曲が，健側に比べ

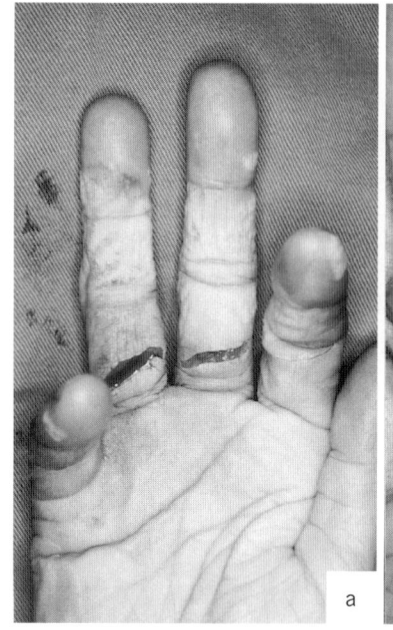

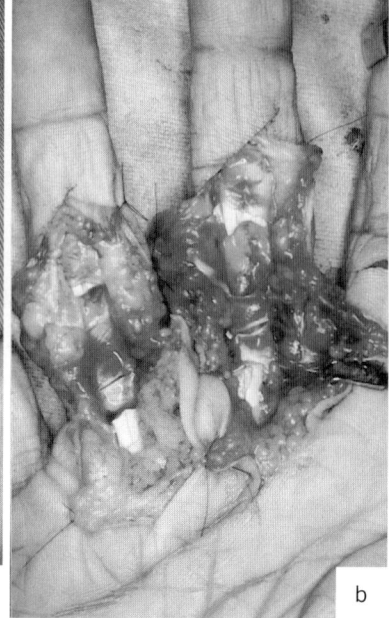

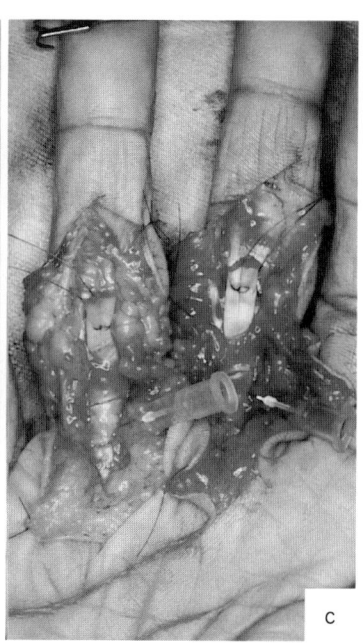

図IV-137　53歳, 男性症例
a：右中指, 環指の zone 2 における浅・深指屈筋腱断裂
b：A_2プーリーで腱は断裂しているが, A_2プーリーを開くと修復が困難で, 腱の浮き上がり現象を起こすので, A_2プーリーは温存し, A_3プーリーを開けて同部で腱縫合を行う
c：A_3プーリーで縫合するために腱を遠位に引き出し, 皮内針で腱を仮固定し, 津下法の core suture を掛けたところ

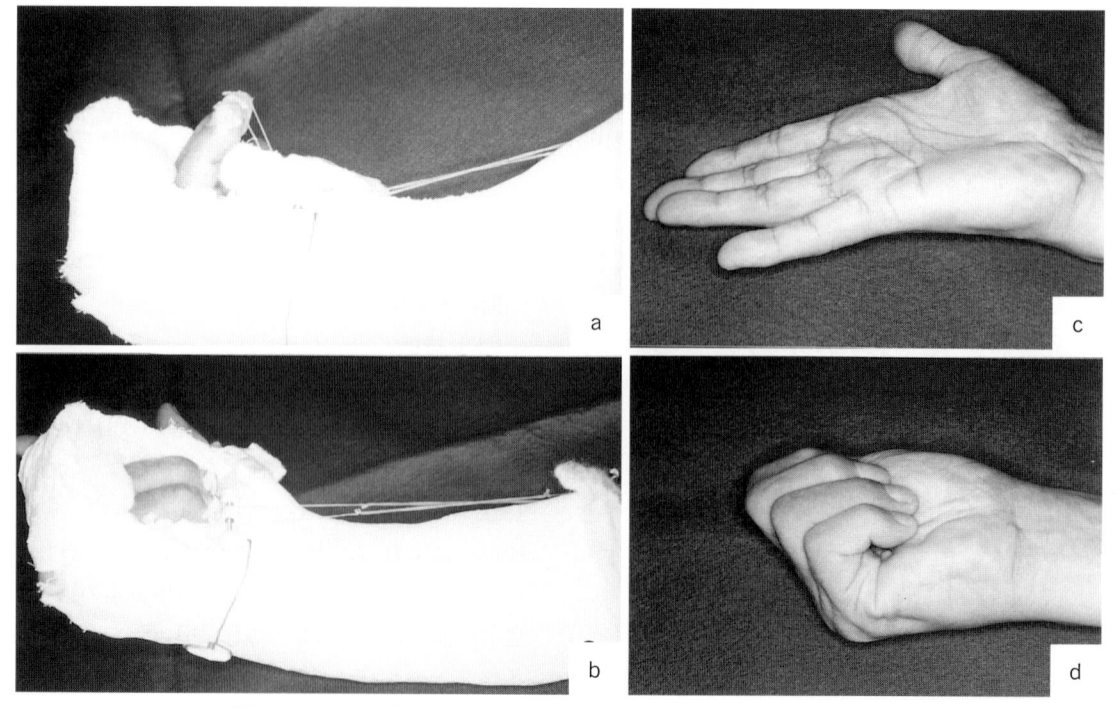

図IV-138　53歳, 男性, Kleinert 法 (a, b) と術後の伸展屈曲 (c, d)

て制限される。これは intrinsic intrinsic plus test とよばれて、中央索皮下単独断裂の診断に不可欠なテストとされている。

（2）治療

皮下腱断裂の新鮮例であれば、PIP関節を4週間 static 装具により伸展位で固定する。その間 DIP 関節を屈曲位に固定するか、あるいは DIP 関節を頻回に屈曲運動させる。DIP 関節を屈曲させることにより、終末腱、側索を介して、中枢に退縮した中央索の近位断端が末梢に引っ張られて、離開した中央索の両断端が次第に近づいて中央索は gap なく癒合する。固定除去後は Capener の dynamic splint を2～3週間追加装着させ、中央索癒合部の離開を防止させる。中央索単独断裂は PIP 関節掌側脱臼時に必ず合併するので見落とさないように注意する。

開放性中央索単独断裂では、創を延長して中央索の両断端を十分に露出させ、関節内もよく洗浄する。鋭的断裂であれば、水平マットレス縫合後創を閉じ、その後の装具療法は皮下断裂例と同じである。中央索の挫滅欠損例では、側索を中央索に移行して一次的に再建するが、術後の DIP 関節の早期運動は側索を移行しているので屈曲運動はよいが、伸展運動は行ってはならない。

（3）陳旧性中央索断裂

PIP 関節背側における中央索の断裂が見落とされると、PIP 関節屈曲、DIP 関節過伸展のボタン穴変形（図IV-139 a）が発生する。この変形は支靱帯、側副靱帯、掌側板および皮膚の拘縮を続発し、陳旧化するにつれ治療はいっそう困難化するので、適切な早期治療が必要である。ボタン穴変形が発生して1か月ぐらいの軽症例では、新鮮例同様、PIP 関節を伸展位で固定し、DIP 関節の屈曲運動を行う。これにより伸展機構のバランスが徐々に回復して、PIP 関節の自動伸展が可能となり、新鮮例同様に手術の必要がなくなる症例もある。したがって陳旧性ボタン穴変形の治療は、まず static splint により PIP 関節屈曲拘縮を除去することから始まる（図IV-139 b）。そ

して、他動的に PIP 関節伸展（ただし自動伸展は不能）、DIP 関節屈曲が可能（図IV-139 c）となって、初めて種々の再建術が計画されうる。ボタン穴変形に対する手術療法については省略するが、術後は4週間 PIP 関節伸展位で前腕よりギプス固定（図IV-139 d）を行う。ギプス固定中でも DIP 関節の自動屈曲（図IV-139 e）を積極的に行わせる。ギプス除去後に Capener splint（図IV-140 a,b）を装着させる。以上の指伸展機構を理解した術前・術後の装具療法によってボタン穴変形は正常の PIP 関節伸展、DIP 関節屈曲が可能となる（図IV-140 c,d）。しかし、重度の陳旧性ボタン穴変形では PIP 関節屈曲拘縮、DIP 関節過伸展拘縮の除去は困難であるので、PIP 関節伸展装具に DIP 関節屈曲用アウトリガーを夜間も装着させる（図IV-141）。これにより DIP 関節の過伸展拘縮は徐々にとれ、自動屈曲が可能となる。

3 手の外科手術と装具療法

a 手の外科術前・術後の治療プログラム

1）手の外傷後の拘縮予防と拘縮の治療[4]

手の外傷後の拘縮はいったん発生すると、その治療は困難であることが多いので、新鮮外傷の治療に際しては拘縮の発生をいかに予防するかが重要である。

そのため手の外科医は、たとえ手術手技が複雑で、手術が長時間を要しても、拘縮の発生をできるだけ少なくするような外科的一次再建法を選択し実行している。

しかしながら高エネルギーの外傷を受けると、われわれの努力にもかかわらず手の拘縮の発生は避けられない。このような重度損傷例では、初診時に損傷組織の正確な診断を行い、一次修復から二次再建までの治療プログラムを立てる。一次修

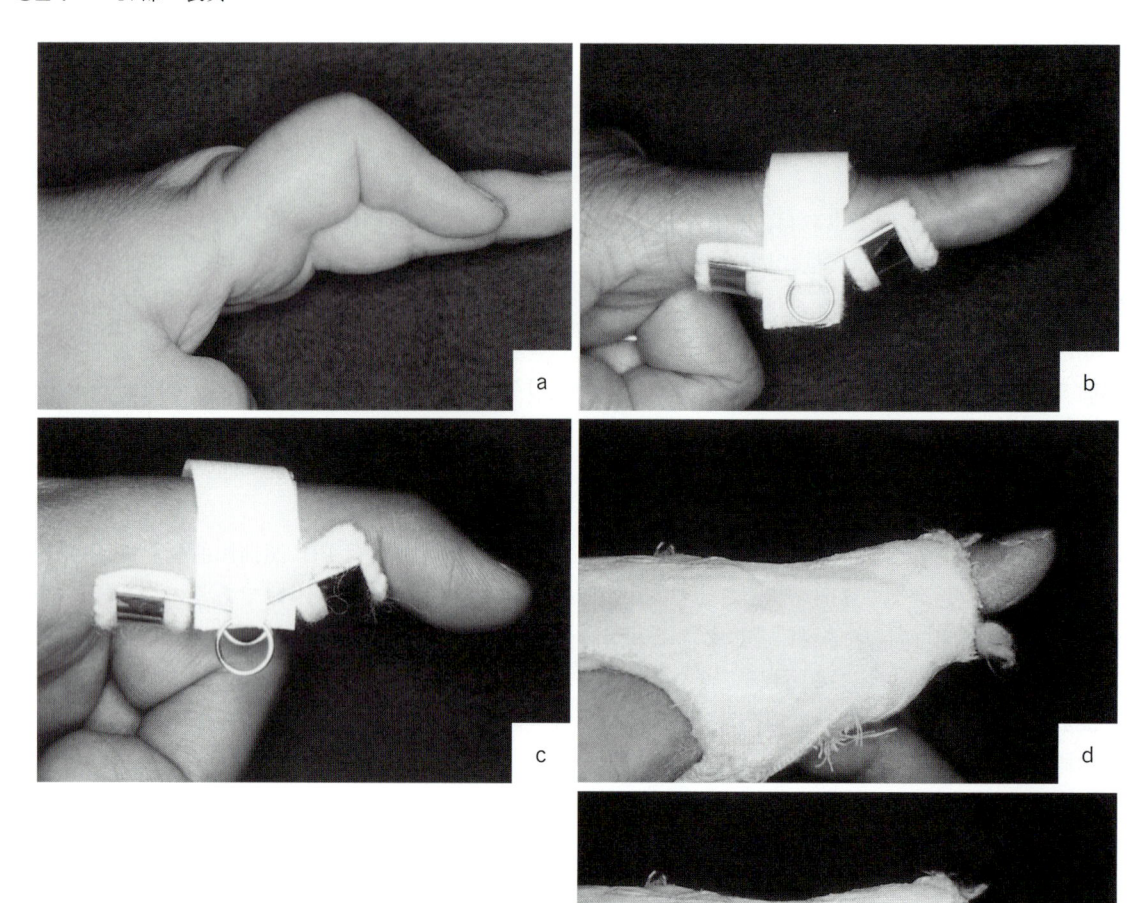

図Ⅳ-139 陳旧性中央索断裂の治療(ボタン穴変形)
a：ボタン穴変形
b：static splint により PIP 関節屈曲拘縮を除去する
c：DIP 関節の屈曲運動
d：PIP・DIP 関節の拘縮がとれてから，中央索を縫合しギプス固定を行う
e：DIP 関節の屈曲運動

キーワード解説

外科的一次再建法

手指の外傷では複合組織(骨，腱，神経，血管，皮膚挫滅など)が同時に損傷されることが多い。これらの損傷組織を顕微鏡などを用いて，損傷時にすべて修復する。手術時間はかかるが，一期的に治癒するので，治療成績がよい。

復後には術後のハンドセラピィを行い，残存した拘縮に対しては，二次再建の術前ハンドセラピィを行う。このような計画的再建術および術前・術後のハンドセラピィにより最終的に拘縮が軽減できる。したがって，初期治療，ハンドセラピィ，拘縮形成術，さらに形成術後のハンドセラピィとすべてに適切な治療プログラムの立案と実行が必要である。

また個々の症例をみると，外傷のひどさに比べて軽度の拘縮ですんでいる症例がみられる。これらの症例の治療過程を検討すると，拘縮を予防する外科的一次再建が行われており，さらに外科的

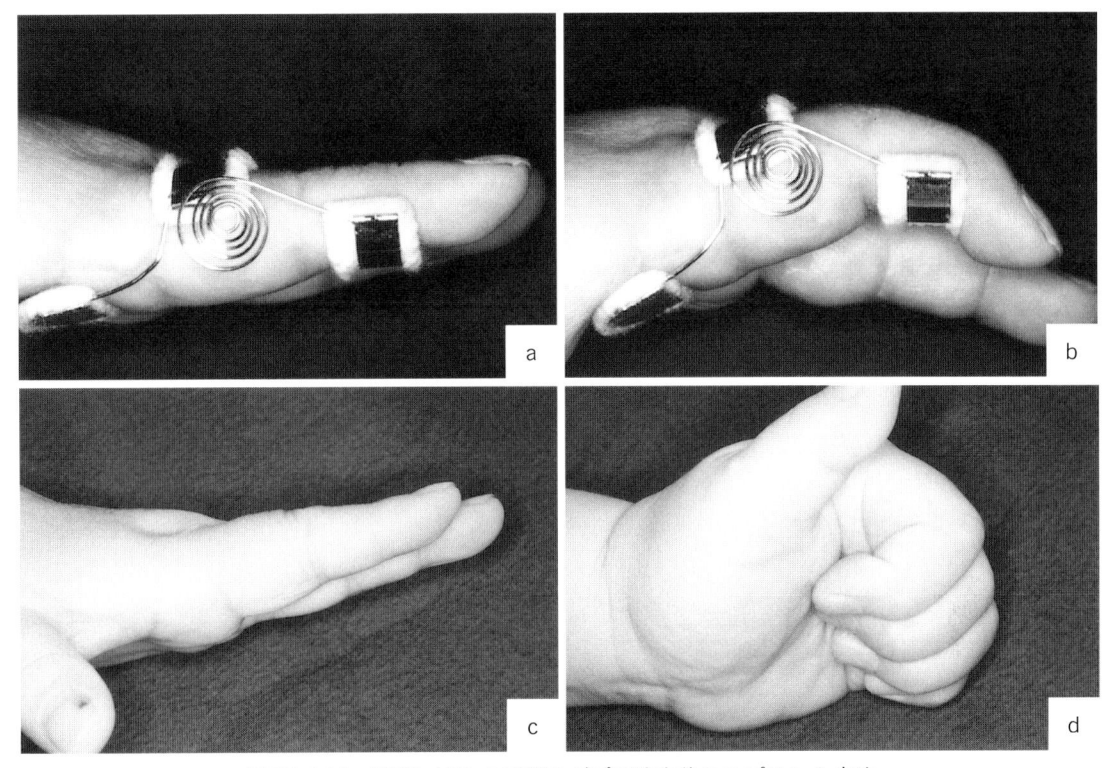

図 IV-140　図 IV-139 の症例のギプス除去後のスプリント療法
a, b：Capener splint を装着して運動させる
c, d：ボタン穴変形に対する術前・術後のスプリント療法により，
　　　PIP 関節伸展，DIP 関節屈曲が可能となる

治療が終了してからハンドセラピィを開始するのではなく，外科的治療の過程で医師とハンドセラピストが検討して，解剖学的に運動を開始してよい部位から早期にハンドセラピィを開始している。逆に予想以上に高度の拘縮が発生している症例は，初期の外科的治療の不適切か，あるいは外科的治療が適切であっても，外科的治療終了までハンドセラピィが全く行われていなかったり，さらに最悪の症例では手術後のハンドセラピィが放置されている症例であったりする。このように拘縮の発生原因は千差万別であるが，筆者らは拘縮予防や残存した拘縮に効果的なハンドセラピィ・システムを 1984 年より考案し施行してきたので紹介する。

筆者らのハンドセラピィ・システム

手の外科専用のリハビリ室(広さ 180 m²)に OT が 5 人常駐し，入院および外来患者約 60 名

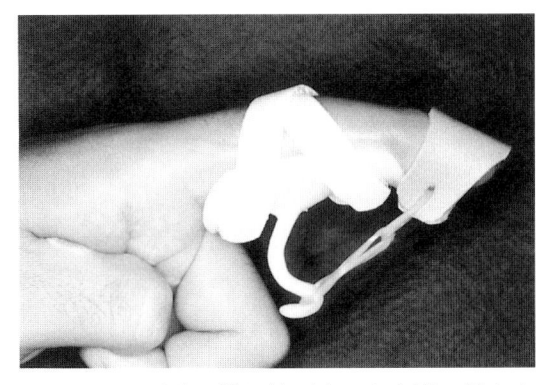

図 IV-141　重度の陳旧性ボタン穴変形に対する PIP 関節伸展，DIP 関節屈曲スプリント

を対象とし，原則として全員が朝から夕方までハンドセラピィを行っている。手のリハビリ室には約 60 名が腰掛けて行える訓練台，渦流浴槽，パラフィン浴槽，スプリント製作室などがある。訓練室には患者の誰もが自由に使える当院開発の訓練用具，スプリントなどが多数常備してある。大

勢の患者がOTの指示によりこれらの訓練器具を使って飽きることなく長時間訓練できるように工夫している。

挫滅を伴った多発骨折や多数腱断裂手では拘縮が発生しやすく，固定除去後リハビリを必要とするので，術後の安静期間中にリハビリ室を見学させる。原則として術後1週間でギプス固定のまま退院させる。ギプスを除去した日から約2週間リハビリ入院させ，ハンドセラピスト管理下にハンドセラピィを早朝と夜は病室で，昼間は昼食時以外，リハビリ室で行う。ハンドセラピィの重要性，正しい訓練方法を理解させた後，外来の通院リハビリに変更する。ハンドセラピストは初期治療後の早期リハビリを開始できるように，医師の病棟回診に同行し，外来診察に同席し，さらに医師の症例検討会にも出席して，医師のハンドセラピィ処方がいつ出てもよいように待機している。OTカルテには医師カルテ同様，患者の受傷時からの経過が記録され，手術記事のコピーも貼ってあり，術前・術後の定期的評価が経時的に記録されて，医師カルテを見なくても，ハンドセラピィを含めたすべての経過がわかるようになっている。保険上，運動器リハビリテーションとして請求できるようになっている。時間内でハンドセラピィ効果をあげようとすると，ややもすると徒手矯正が強くなりやすいので，筆者らは，1日長時間をかけ，risk factorの少ない弱目の矯正力をハンドセラピストの管理下で加えている。長時間，OTの指導下にいるので，患者の訓練方法に関する疑問に速やかに対応できトリックモーションの矯正もできる。週に1回，ROMの測定などの評価を行い，改善角度を患者の励みとする。ROMがプラトーに達したときは毎週ある手のリハビリ検討会で，次の拘縮形成術を行うか，治療を打ち切りとするかを決める。いずれにしても週単位でROMの改善がないときは，漫然とハンドセラピィを続行しないで，拘縮の原因を正確に診断し，それに応じた手術を予定する。

2）拘縮の組織別分類，診断，治療法

拘縮の原因は，①関節内の骨にある，②関節包にある，③腱の癒着にある，④皮膚にある，⑤前記の混合型，に分類される。①の場合はX線撮影により診断される。関節面に変形治癒があるとき，無理に運動させると関節症を発生させるので骨切り術を行い，関節面を平坦にする。②はX線撮影では異常がないにもかかわらず関節自体が動かない症例で，スプリント療法の適応となる。関節包性拘縮のスプリント療法は2～3か月間が限度であり，改善がなければ手術適応となる。③の腱の癒着による拘縮は，例えば伸筋腱が前腕部で癒着している場合，手関節の掌屈時に，指の屈曲が制限されるので，一見，手関節に拘縮があるように見えるが，手関節を背屈すればMP，PIP，およびDIP関節の屈曲がより強く可能となる。このように動的な腱固定効果があることより，前腕部での伸筋腱癒着が診断される。ある期間（2か月ぐらい）スプリント療法を行ってROMの改善がなければ，腱剥離術の適応となる。腱の癒着があるからといって，ハンドセラピィを行わずに腱剥離術を行うと，筋肉の収縮力がまだ不十分でamplitude（滑動距離）が回復していないため，再癒着するので注意を要する。④皮膚性拘縮は手掌および指掌側の火傷後や皮線に直交する創瘢痕がある場合，他動的に指を伸展すると皮膚が蒼白化することから診断される。早期の瘢痕拘縮形成術や植皮術が適応となる。⑤混合型は関節部の開放性挫滅損傷に続発することが多いので，拘縮予防の早期リハビリが重要である。陳旧化するとますます治療は困難化するので，表面の皮膚から組織ごとに拘縮形成術を行う。

b 手の外科装具の目的と適応

初期治療後に発生する拘縮の予防には，圧迫包帯，患肢挙上，安全肢位固定，固定関節以外の自動運動およびハンドセラピスト監視下での段階的

運動などが早期より行われることが重要である。しかし重度損傷では拘縮予防にこれらの適切な努力を払ったとしても，組織の損傷や損傷組織修復後の一定期間の固定は，運動のバランスを崩し，拘縮は不可避的に発生する。また不適切な初期治療を受けた陳旧例では，さらに高度な拘縮の発生がみられる。そこでこれらの拘縮の治療として，スプリント療法がバランス再獲得のために有効であり，ハンドセラピィの治療手段として多く取り入れられている。

1）スプリントの分類

スプリントは static, dynamic, functional の3つに分類される。

a）static splint
①骨折および皮膚，筋，腱，靱帯，神経，血管などの軟部組織損傷における修復後の静的支持および保護
②一次的修復後に発生した拘縮の矯正
③変形予防
④関節リウマチの炎症期などに行う関節の保護

b）dynamic splint
①一次的修復後に発生した拘縮の矯正
②損傷手における損なわれた筋バランスの動的支持および矯正
③屈筋腱および伸筋腱損傷修復後の早期運動療法における損傷指の動的支持
④麻痺筋の代用
⑤筋力強化

c）functional splint
Static および dynamic splint を装着することによって，損傷手が使用でき，機能を向上させるスプリントをいう。

2）スプリントの装着時期

初期治療後の組織の治癒には固定が不可欠であり，固定用の static splint が有効である。固定除去後も炎症および浮腫が存在しているときは，一定以上の矯正力がかからない static splint の装着と自動運動を交互に行う。Static splint の目的は，自動運動により獲得した可動域を維持させることである。Dynamic splint の装着時期は，炎症および浮腫がおさまり，愛護的な他動的伸張に耐えられ，自動可動域が増加してからである。スプリントの牽引力が強すぎなければ，スプリントの牽引により軟部組織の滑動性が増加し，他動的伸張に抵抗して運動することにより筋力が増加し，可動域がさらに拡大する。

c 手の外科装具の種類と構造

1）伸筋腱損傷に対するスプリント療法

a）zone 1；DIP 関節背側における伸筋腱損傷に対するスプリント療法

DIP 関節伸展障害の mallet finger は3型に分類される。①終末腱断裂型，②終末腱付着部の剝離骨折型，③終末腱付着部の骨片が大きくて，DIP 関節は掌側に亜脱臼した脱臼骨折型，①，②の症例は，最低6～8週間のスプリント装着で治癒する。Coil splint が仕事や遊びの邪魔になる症例では，Stack 式のスプリントを装着させるとよい。Coil splint はある程度，dynamic の効果があるので，DIP 関節の完全伸展が可能であるが，Stack splint は static であるので，DIP 関節の伸展不足を残しやすい。

b）zone 3；PIP 関節背側における伸筋腱損傷に対するスプリント療法

最初バネの固い static な coil splint，4週間後に Capener splint を装着する。Zone 3 の splint 療法については詳しく伸筋腱断裂のところで述べたので省略する。

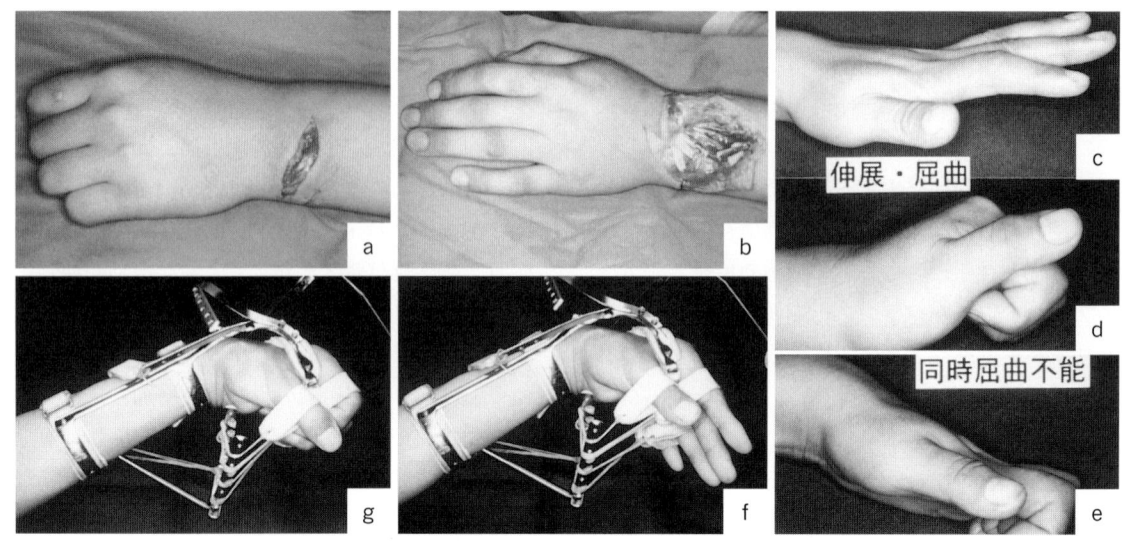

図 IV-142　25 歳，男性，左総指伸筋腱断裂症例
a, b：zone 7 の断裂で，第 4 伸筋支帯を部分切除して腱縫合を行った
c, d：腱縫合 3 か月後，腱癒着のため，指伸展は手関節を軽度掌屈し，指屈曲は手関節を背屈して行う
e：手関節と MP 関節の同時屈曲は不能である
f, g：腱剝離術後，装具療法を行う．手関節と MP 関節の同時屈曲が可能となった

c）zone 7；手関節背側における伸筋腱損傷に対するスプリント療法

この部位における腱断裂の縫合後には癒着が起こり，手関節および指関節の同時屈曲を障害しやすい．したがって，術後 6〜7 週頃より，手関節 MP 関節同時屈曲用スプリントを装着させたうえで，PIP 関節および DIP 関節をさらに自動屈曲させて癒着腱の剝離を行う（図 IV-142）．

d）zone 8；前腕における開放骨折皮膚欠損を合併した伸筋腱引き抜き損傷に対するスプリント療法

これらの合併損傷を有する指伸筋腱引き抜き損傷を一次的に縫合すると，指の伸展拘縮が発生するので，骨接合術，腹部有茎植皮術のみ一次的に行い，伸筋腱は二次的に腱移行で再建する．初期治療時には腹部有茎植皮固定用のギプスに伸展用アウトリガーを付けて，これで指の他動伸展自動屈曲を行わせる．腹部有茎植皮切離後は指伸展用スプリントを装着する（図 IV-143）．

2）屈筋腱損傷に対するスプリント療法

通常，腱縫合後 3 週間でギプスを除去し，指の他動屈曲と手関節 MP 関節屈曲シャーレの中での指自動屈曲運動を 2 週間行う．5 週後より MP 関節屈曲ブロック・スプリントを装着して，PIP 関節自動屈曲を開始する．

Kleinert の早期運動療法のスプリント療法については前述したので省略する．

3）関節拘縮に対するスプリント療法

a）手関節拘縮に対するスプリント療法

橈骨遠位端関節内骨折，手根骨脱臼骨折などの手関節損傷後の関節性拘縮に対しては，円錐形のリストラウンダー，手関節背屈および掌屈用スプリントを作製する．

b）MP 関節拘縮に対するスプリント療法
（1）MP 関節伸展拘縮

ナックルベンダーが有名であるが，最近使われ

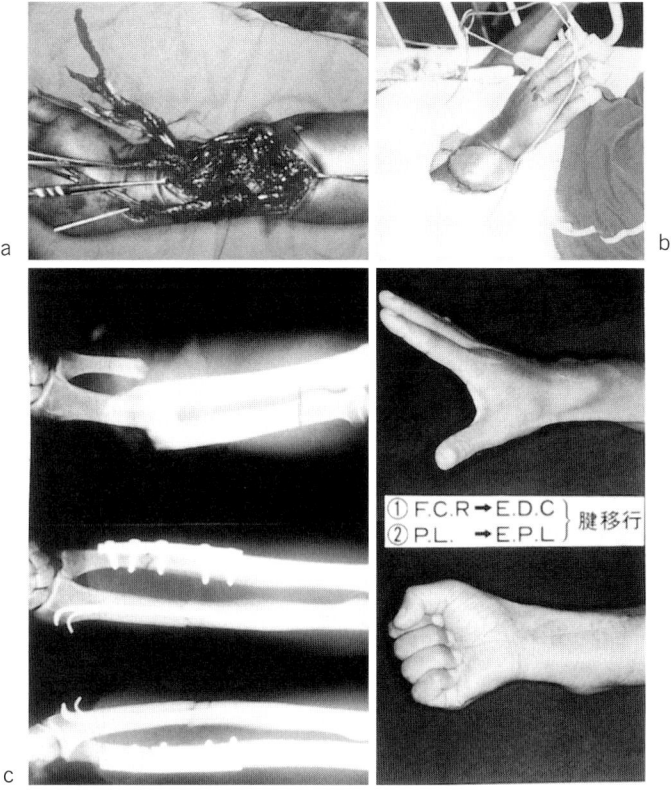

図IV-143　44歳，男性，前腕における総指伸筋腱および長母指伸筋腱引き抜き損傷
a：皮膚挫滅欠損部は腹部有茎植皮を行い，二次的移行腱の滑走床を一次的に再建した
b：総指伸筋腱は引き抜かれているため，腹部のギプスに針金でアウトリガーを装着して，他動的指伸展を行わせ，自動屈曲させて，指拘縮を防止した
c：総指伸筋腱は橈側手根屈筋腱を，長母指伸筋腱は長掌腱を力源として，それぞれ再建した

なくなってきた．その理由として示指から小指まで同じ程度の伸展拘縮は少ないので指別の調節ができない．また掌側のバーがくい込んでMP関節の屈曲を障害することなどがある．筆者らは指別に強さが調節できるdynamic splintやMP関節屈曲用バーベルsplintなどを多用している．

（2）MP関節屈曲拘縮

手部を圧挫されるとintrinsic muscleの阻血性拘縮によって，MP関節の屈曲拘縮が発生するので，内在筋をstretchする予防用glove splintを装着する．いったん屈曲拘縮が完成すると，スプリントによる矯正は困難で，intrinsic tenotomyが必要となる．術後屈曲拘縮の再発を予防する目的でスプリントを装着する．

c）PIP関節拘縮に対するスプリント療法
（1）PIP関節屈曲拘縮

PIP関節のsafety positionは伸展位であるが，基節骨骨折やPIP関節背側脱臼骨折の整復肢位はPIP関節屈曲位であるので屈曲拘縮が発生しやすい．固定除去後，早期にCapener splintを装着する．陳旧化した固い屈曲拘縮はjoint jack

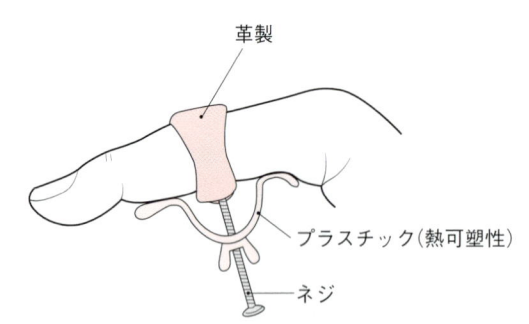

図IV-144　PIP関節屈曲拘縮に装着したエキサイ会式 Joint Jack splint

(図IV-144)を装着する。

(2) PIP関節伸展拘縮

手関節およびMP関節を伸展位で固定するstatic splintを装着し、屈筋腱の強い屈曲力を利用した自動運動と、手袋型splintによる他動屈曲により伸展拘縮を除去する。

d) 母指内転拘縮に対するスプリント療法

第1指間の母指内転筋や第1背側骨間筋に直接外力が加わった症例の初期治療では、母指対立位でKirschner鋼線の仮固定を行い、母指内転拘縮を予防する。Kirschner鋼線除去後は母指内転拘縮防止のshort opponens splintを装着する。

4 チェックアウトのポイント

スプリントのチェックアウトは、①スプリントの仮合わせのとき、②スプリントが完成し装着のとき、③スプリント装着により可動性が増加してきたときの3つの時期に行われる。

チェックアウトの項目は、①スプリントの目的であり、目的はリハビリの進行に伴い変化する。②スプリントの原理は三点固定であり、これが守られているか、さらに手とスプリントが全面接着しているか、③スプリント装着により手が機能的肢位に維持されているか、などをチェックする必要がある。

5 スプリント使用上の注意点のポイント

骨、腱、靱帯、神経血管などに修復術がなされている場合は、これらの治癒過程に応じた、ストレスのかからない部位からスプリント療法を開始する。また、損傷や拘縮の程度は患者によって異なるので、スプリントの装着開始時期、装着時間、牽引力の強さなどは装着患者の観察によって変え、画一的処方は避ける。スプリント装着時の、ゴムバンドの牽引力の強さは弱すぎると効果がないし、強すぎると害がある。ちょうどよい強さとは、スプリントを装着しても痛み、腫れ、血行障害、皮膚の発赤などを絶対に起こさない程度の牽引力である。週1回可動域測定を行い、可動域の改善に応じて、スプリントの適合性、牽引方向(指骨に対して90度が最も有効)もチェックすることが必要である。

6 最近の進歩

zone 2の屈筋腱断裂修復後は腱縫合断端の離開を起こさないために、tension reducing positionで固定し、さらに癒着防止のために早期運動療法(自動伸展、他動屈曲および自動屈曲)を行う。このときの腱縫合は再断裂予防のため2 strand法から4 strand法、さらに6 strand法へと縫合糸の数を増やして、より安全な早期運動治療が行えるように進んでいる。

手の装具は従来民間の義肢製作所に作製依頼していたが、熱可塑性樹脂などの装具材料の進歩と保険請求の改善に伴い、簡単な装具は損傷手の病態を理解するOTが作製し直ちに装着できるようになった。

復習のポイント

1. 手外傷後の治療成績の向上には，医師の外科的初期治療とOTの装具療法を含めたハンドセラピィの連携が極めて重要である．
2. ハンドセラピィと装具療法の施行には，手の機能解剖に関する知識が必要である．
3. 臨床例を用いて，損傷の病態と段階的ハンドセラピィおよび装具療法を具体的に呈示した．

【文献】

1) Hunter JM, et al : Rehabilitation of the Hand. Mosby, St. Louis, 1978
2) 寺山久美子(編)：義肢・装具学．作業療法学全書，第9巻，協同医書出版社，1995
3) 日本ハンドセラピィ学会：手のスプリント療法．ハンドセラピィ，No.6，メディカルプレス，1996
4) 木野義武，大山峰生：スプリントの用い方．理学診療マニュアル，pp 252-257，全日本病院出版会，1993

12 頸髄損傷の上肢装具

> ● 学習のポイント
> 1. 頸髄損傷の上肢装具を学ぶために，各頸髄レベルと残存する上肢の自動運動を知る。
> 2. 頸髄損傷者に適応する上肢装具の名称や種類を知る。
> 3. 上肢装具を適応するための基本訓練および獲得するADLについて学習する。
> 4. 頸髄損傷者に適応する装具を残存機能レベルごとに分類する。

　頸髄損傷に対する装具の目的として，変形や拘縮の予防，矯正も重要であるが，最も重要な目的は，残された機能障害を補い，日常生活活動(activities of daily living；ADL)を改善することである。したがって，頸髄損傷者に使用する装具のうち，主にADLにかかわる把持装具について述べる。

　一方，頸髄損傷者のADLには自助具も深くかかわっている。自助具は障害によって失われた機能を代償するために工夫されたものであり，物品を把持することにこだわらず，食事や整容など，具体的なADLを行いやすくすることを目的としている。把持装具に加え，自助具についても紹介する。

1 麻痺レベルの分類

　頸髄損傷では，損傷の高位によって機能的予後が異なるので麻痺レベルの分類が重要である。

　頸髄損傷の麻痺レベルの分類には，頸髄の損傷レベルによるものと残存機能レベルによるものと2つあるが，リハビリテーションの立場では，残存機能レベルによる分類のほうが，リハビリテーションゴールを設定するうえで有用である。実際的には，残存機能レベルに基礎をおいたZancolli，矢部，Mobergらによる分類が一般に用いられている。

　3つの分類方法は，ともに頸髄レベルと各関節の自動運動，手術の適応などを考慮して分類している。これらの分類によって，残存している主な筋がわかるとともに，可能な日常生活活動も推測できる。

　筆者らは，Zancolliの分類を使用しているが，大切なことはリハビリテーションチームが共通した分類方法によって評価することである。

2 頸髄損傷装具の種類と適応

　上肢装具は，頸髄レベルでの残存機能と深く関係している(表IV-12)。しかし，一髄節間を細かく分類したZancolliらの方法は，特に手術の適応を考える場合には有用であるが，上肢装具の場合は，それほど細かい分類を必要としていない。したがって，上肢装具の種類と適応を，各髄節ごとに分類して述べる。

　C3レベルより高位では，呼吸機能維持のためにレスピレーター装着が常時必要であり，上肢の自動運動がないため，実用的な上肢装具の適応はない。ただし，変形または不良肢位での拘縮の予防の目的から長対立装具が使用されることがある。

表 IV-12　残存機能レベル別の ADL と装具

残存機能レベル	主動作筋	可能な自動運動	上肢装具
C3	胸鎖乳突筋	頸の屈曲	適応なし
C4	僧帽筋	頸の伸展	・BFO ・サスペンションスリング ・環境制御装置
C5	三角筋 上腕二頭筋 腕橈骨筋	肩の屈曲・外転 肘の屈曲	・ラチェット装具 ・ポケット付き手関節装具 ・FES
C6	橈側手根伸筋	手関節の伸展	・万能カフ ・手関節駆動式把持装具 ・FES
C7	上腕三頭筋 橈側手根屈筋	肘の伸展 手関節屈曲	・短対立装具
C8 T1	浅・深指屈筋 長・短母指伸筋	指の屈曲・伸展	・適応なし

a　C4 レベル

C4 レベルでは，肩甲帯の挙上および頸部の動きが可能であるが，肩・肘および手指の自動運動は不可能である．ADL は，顎コントロールによる電動車いす操作やヘッドピースやマウスティックなどの自助具によってコンピュータのキーボード操作が可能であり，環境制御システム(environmental control system; ECS)をはじめ，さまざまな自立支援機器の導入が行われる．

装具としては，筆者らの経験では，C4 の不全麻痺に対して，サスペンションスリング(図 IV-145)や BFO (balanced forearm orthosis) (図 IV-146)を利用している(詳細は後述)．肩・肘を操作する力源がなく，受動的に上肢を保持するだけにとどまる完全麻痺の症例では，これらの装具の適応はない．また，炭酸ガスを力源とする体外力源装具は，試みられたことがあるが，現在は臨床応用されていない．

サスペンションスリングは，肩や肘を動かす近位筋の補助や代用を行うもので，上肢全体を頭上

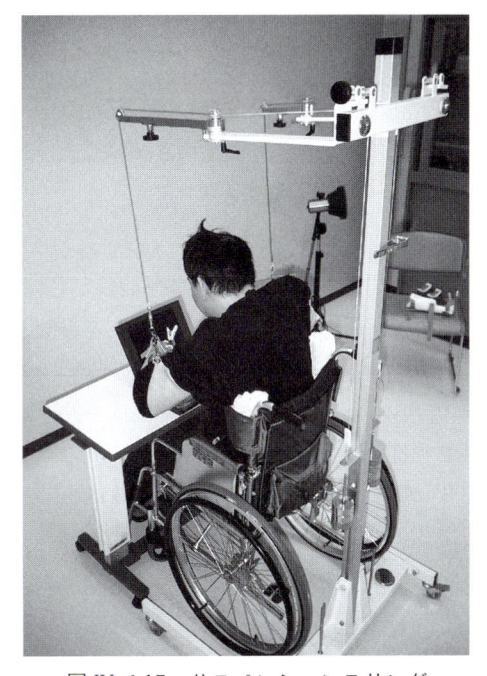

図 IV-145　サスペンションスリング

からのスリングにより適当な位置に保ち，肩の水平内外転，内外旋および肘の屈曲・伸展は，自由な運動が可能である．

BFO は MAS (mobile arm supports)ともよば

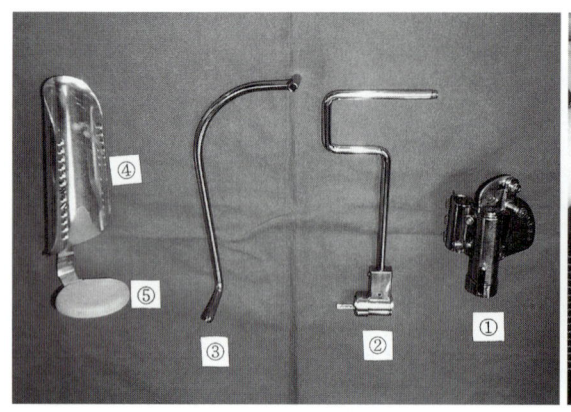

a．BFOの部品 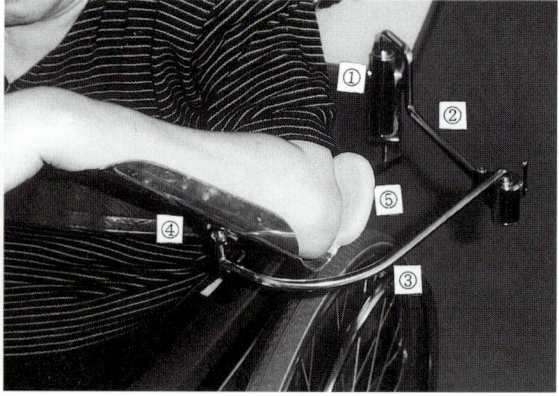　　　　　　　　　　b．BFOの装着

図Ⅳ-146　BFOの部品と装着
①ブラケット，②近位アーム，③遠位アーム，④トラフ，⑤ダイアル

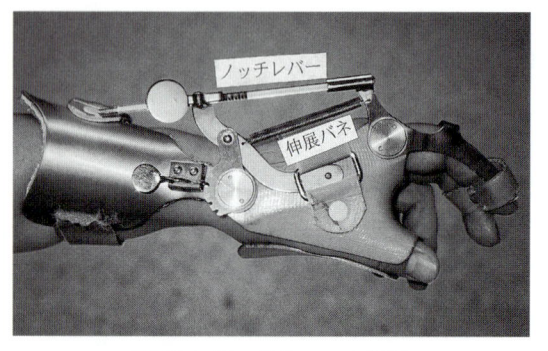

図Ⅳ-147　ラチェット装具

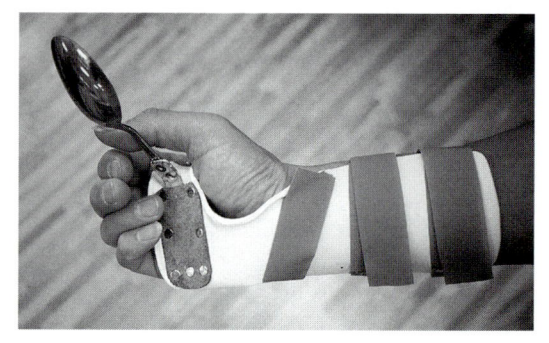

図Ⅳ-148　ポケット付き手関節装具

れる。サスペンションスリングと同様に肩・肘を動かす近位筋の補助や代用を行うことを目的とする。BFOの構造は，ブラケット，近位アーム，遠位アーム，トラフ，ダイアルで構成され，通常車いすや机に取り付けて使用される。サスペンションスリングが頭上から上肢全体を支えるのに対して，BFOは車いすの支柱に取り付けたブラケットを支点に下から上肢全体を支えている。

ベッド上でリクライニングして使用するときは，BFOよりもサスペンションスリングのほうが利用しやすい。BFOも肩の水平内外転，内外旋および肘の屈曲・伸展は，自由な運動が可能である。

わずかでも肩や肘の自動運動が残っていれば，サスペンションスリングやBFOと手関節装具に

スプーンを取り付けた自助具を組み合わせることによって，食事のほか，書字，コンピュータのキーボード操作が可能である。

b　C5レベル

C5レベルでは，肩甲帯および頸部の動きに加え，肩・肘の自動屈曲が可能である。しかし，手関節，手指の自動運動はない。このレベルに適応となる把持装具にラチェット装具がある（図Ⅳ-147）。

ラチェット装具の形状は手関節駆動式把持装具に類似している。構造は，長対立装具の背側にノッチ式のレバー（V字型の切り込みがあるレバー）および指伸展を補助するバネで構成されてい

る。手関節部は任意の角度で他動的に固定できるようになっている。ラチェット装具以外の把持装具として肩駆動式把持装具があるが，臨床的には使用されていない。

C5レベルでは，手関節装具(図IV-148)にポケットを取り付け，そこにスプーンやフォークを差し込んで食事動作を行ったり，歯ブラシや電気剃刀を固定して整容動作を行う自助具が実用的である。手関節固定装具は，電動車いすのコントロールレバーの操作にも利用することができる。

このレベルでもBFOは利用されるが，実用的に使用するためには，三角筋，上腕二頭筋の筋力がPレベル以上あること，関節可動域は肩関節の屈曲・外転90度，内旋80度，外旋30度，肘関節140度および前腕回内90度，股関節屈曲95度が必要である[1]。このほか，強い痙性や不随意運動がないこと，1時間以上の座位がとれること，動作を行おうとする意欲があることが求められる。

C5レベルは，矢部のいう下位型になると腕橈骨筋が残存するため，手術により腕橈骨筋を橈側手根伸筋へ移し変え，手関節の自動伸展を可能にすることができ，次に述べる手関節駆動式把持装具(wrist driven flexor hinge splint)が利用可能になる。また，把持機能の再獲得を目的とした機能的電気刺激(functional electrical stimulation；FES)も試みられている(詳細は後述)。

c C6レベル

C6レベルでは，肩・肘の屈曲および手関節の伸展が可能であるが，手指の自動運動は不可能である。

C6レベルでは，手関節駆動式把持装具が適応となる。この装具の特徴は，手指に自動運動がなくても手関節伸展の自動運動によって対象物の把持(3指つまみ)が可能になることである。

代表的な手関節駆動式把持装具に，Rancho型，Engen型，RIC型などがある(図IV-149)。

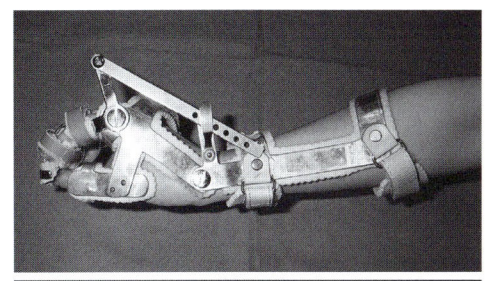

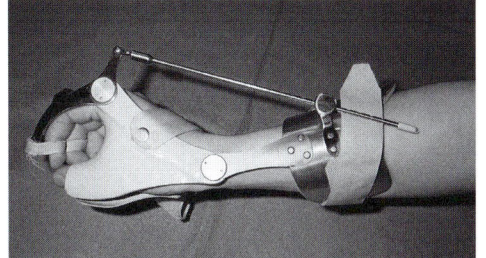

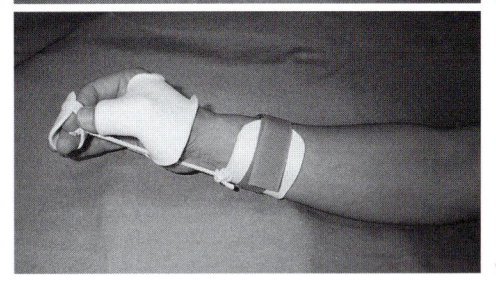

図IV-149 手関節駆動式把持装具の種類
a：Rancho型，b：Engen型，c：RIC型

Rancho型は，Rancho Los Amigos病院で開発されたもので，アルミニウムで作られている。Engen型は，Engenによって考案されたもので，手掌アーチと対立バーが一体となったプラスチック製の短対立装具とアルミニウム製の前腕部および長さ調節可能な棒によって構成されている。RIC型は，RIC(Rehabilitation Institute of Chicago)で考案された把持装具で，プラスチック製の短対立装具と前腕カフと示指，中指を固定するプラスチックの覆いからなる。前腕カフとプラスチックの覆いは，1本のひもで連結されており，手関節を背屈させるとひもの緊張により3指つまみができるようになっている。RIC型は，OTでも簡単に製作ができるのが特徴である。

手関節駆動式把持装具の適応は，手関節の関節可動域が正常に近いこと，筋力は，実際的な使用

を考えると，手関節背屈筋力がG以上あること，強い痙性がないこと，肩，肘の機能が十分であることである。

一方，自助具としては万能カフにフォークを固定して食事などのADLを行うことが可能である（図IV-150）。

d C7レベル

C7レベルでは，肩・肘および前腕の筋が残存しているため，到達機能には支障はない。

C7レベルでは，装具なしで把持動作が可能になることがあるが，手内筋の麻痺があるため，手指は尺骨神経および正中神経麻痺様の症状を呈する。したがって，装具は，母指を対立位に固定するための短対立装具（図IV-151）が処方される。

e C8レベル

C8レベルでは，手内筋の麻痺は残存するものの，浅指屈筋，深指屈筋などの手外筋が機能するため，握り動作やつまみ動作が可能となる。したがって，日常生活に支障がなく，装具の適応はほとんどない。

3 チェックアウトのポイント

a BFO

チェックアウトのポイントを表IV-13に示す[2]。

b 手関節駆動式把持装具

①手関節およびMP関節の解剖学上の位置と継手の位置が一致していること
②母指，示指，中指の3点つまみができること
③手関節を背屈，掌屈したときに装具がずれないこと
④十分な把持力（およそ1kg）があること
⑤対象物を把持できるほど指が十分に開くこと

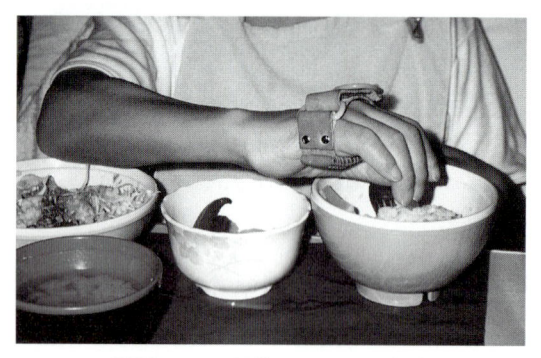

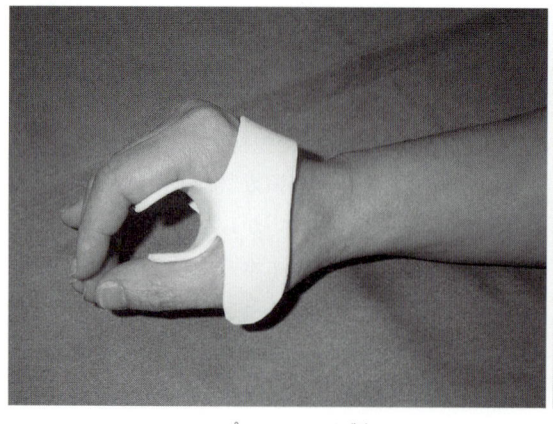

図IV-150 万能カフによる食事

a．プラスチック製 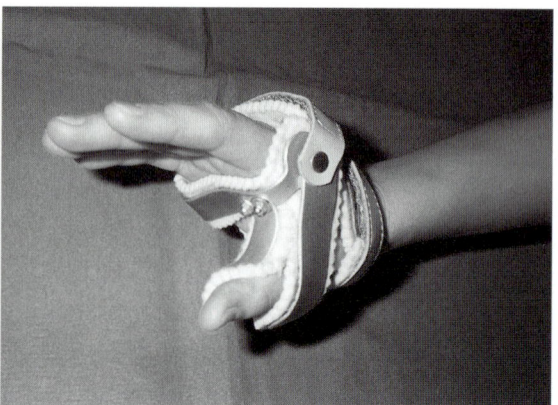　　　b．アルミニウム製

図IV-151 Cバー付き短対立装具の種類

表 IV-13　BFO チェックアウト表

患者氏名　　　　　　　　　　　　　　　　　　　　　　　　MAS のタイプ　右		
装着日		左
I．車いすでの姿勢		
はい　　いいえ	まっすぐ座ることができるか	
はい　　いいえ	殿部が車いすの背もたれにしっかりついているか	
はい　　いいえ	脊柱のアライメントは良好か	
はい　　いいえ	側方への体幹の安定性は保たれているか	
はい　　いいえ	車いす上での座りごこち，耐久性はよいか	
はい　　いいえ	スプリントを持っていれば，装着されているか	
はい　　いいえ	必要な関節可動域，協調性は保たれているか	
II．器具のチェックアウト		
はい　　いいえ	すべてのネジがしっかり止まっているか	
はい　　いいえ	ブラケットが車いすにしっかり固定されているか	
はい　　いいえ	すべての軸がなめらかに動くか	
はい　　いいえ	ブラケットに入れた近位のアームが下がっていないか	
はい　　いいえ	ブラケットの高さが十分あり，肩を上げる力を必要としないか	
はい　　いいえ	トラフが上向きになったとき肘ダイアルが作業台に当たらないか	
はい　　いいえ	手が上にきたとき，十分口に近づけることができるか	
はい　　いいえ	自動運動で最大限に動かすことができるか	
はい　　いいえ	手関節の屈曲を妨げないようトラフは短めになっているか，トラフによって血管を圧迫していないか	
はい　　いいえ	トラフの縁が前腕に食い込まないようになっているか	
はい　　いいえ	肘が安全で心地よく支えられているか	
はい　　いいえ	垂直方向に動かしたとき，ダイアルが遠位のアームに当たらないか	
III．操作のチェックアウト		
はい　　いいえ	どちらか一方の端から近位のアームを動かすことができるか	
はい　　いいえ	どちらか一方の端から遠位のアームを動かすことができるか	
はい　　いいえ	どちらか一方の端から垂直方向に動かすことができるか	
はい　　いいえ	ストッパーを使って必要な動きの範囲を制限したか	

⑥前腕のバンドが回内・回外の動きを制限していないこと

4　装着前訓練および装着訓練

a　装着前訓練

急性期において，良肢位保持を目的とする装具使用を含むリハビリテーションプログラムが十分行われなければ，関節拘縮や筋力低下などを起こし，機能的な装具使用にあたって支障となるので，装具装着までの訓練が大切である。

関節可動域については，全関節が正常可動域を確保するにこしたことはないが，実際的な装具の利用を考えると，各関節は，必ずしも正常な可動域を必要としていないので，初期のリハビリテーションプログラムにおいて，不必要な筋の伸張を加え痛みを引き起こすことを避けるべきである。多少の関節制限は生じたとしてもあまり問題とせず，機能的な可動域を確保するようにする。具体的には，上肢は，肩関節では屈曲・外転90度，

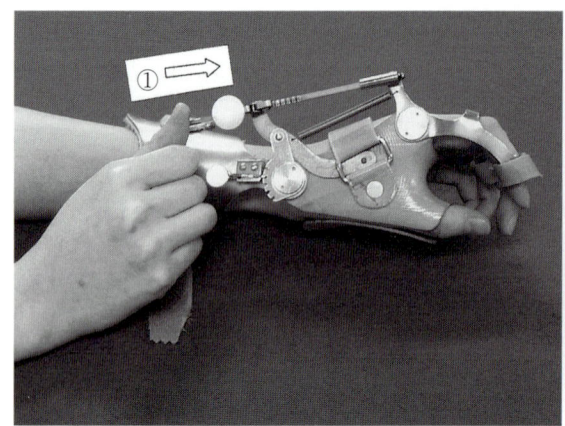

a. 手先を閉じる
①の方向(末梢方向)へ押すと手先が閉じる

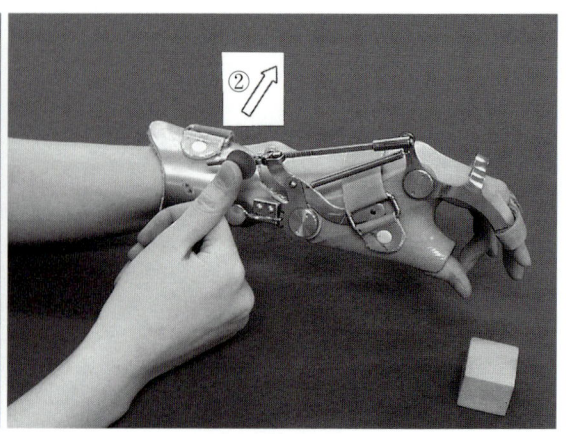

b. 手先を開く
②の方向(尺側方向)へ押すと手先が開く

図Ⅳ-152　ラチェット装具

肘・手関節および手指は，できるだけ正常であること．下肢は，股関節，膝関節では，座位をとることができる90度程度が最低必要な可動域と考えられる．

一方，筋力強化は，手関節駆動式把持装具の適応が予想される場合は，原動力である橈側手根伸筋の筋力強化に重点を置いたプログラムが早期から実施される．

以上のように，機能的な装具装着までに早期から関節可動域訓練や筋力強化訓練を行っておくことが大切である．

b　装着訓練

頸髄損傷者に対する機能的装具の適応の中心は，C5およびC6レベルであるといえる．

C5レベルでは，ラチェット装具と手関節固定装具にスプーンなどを組み合わせた自助具が用いられる．

ラチェット装具の操作方法は，手先を閉じるときはプッシュレバーを患者自身の反対側の手で他動的に任意の場所まで末梢方向に押し込む．あるいは，直接手先部分を屈曲方向へ他動的に押さえることによって，手先を閉じることができる(図Ⅳ-152)．一方，手先を開くときはスプリングオープンボタンを尺側方向へ押すことによってノッチレバーの固定がはずれてバネの力で手先が開くようになっている．

またこのレベルでは，把持装具のほか，手関節装具とスプーンなどを組み合わせた自助具が用いられる．関節可動域や筋力などに問題がなければ，実際の食事場面で訓練を行うようにする．また，作製した自助具は，患者自身で取り付けや取り外しができるよう訓練していく．三角筋や上腕二頭筋筋力が，不十分なときには，BFOなどと自助具を組み合わせて訓練するのが実際的である．

C6レベルでは，RIC型の手関節駆動式把持装具が早期から用いられる．この装具は，製作が容易なうえ，恒久的な把持装具であるRancho型やEngen型を装着するまでに，tenodesis actionによって物を把持する訓練に有効である(図Ⅳ-153)．具体的な訓練方法としては，ペグボードなどを基本動作訓練として利用し，続いて，獲得した把持機能をスプーンを把持して食事を行ったり，電気剃刀を持って髭を剃るなどのADLに拡大していくための訓練を行っていく(図Ⅳ-154)．

一度失われた把持機能を，装具を使用することによって把持機能を再獲得できることが理解でき

> **キーワード解説**
>
> **tenodesis action**(図Ⅳ-153)
> 手関節が屈曲したときに手指が伸展し，手関節が伸展したときに手指が屈曲するという手関節と手指の相反作用のことである．臨床応用としては，手指に自動運動がないにもかかわらず手関節の伸展の自動運動によって手指の「つまむ動作」を，重力による手関節の屈曲によって手指の「はなす動作」を可能にしている．

れば，患者に与える心理的好影響は大きい．したがって，全身状態が落ち着いたら，短対立装具やRICなどの装具は，できるだけ早期から導入していくことが望ましい．

一方，装着訓練に問題がないわけではない．例えば，ADLのなかでは，握り動作や横つまみが必要な場合や，push up動作や車いす駆動が必要になることがしばしばある．このような場合に把持装具を装着していることによって，逆に阻害されるADL動作もあるからである．

このような経験から，筆者らは，装具はできるだけ自分で着脱ができるよう指導するとともに，装具の適応が考えられる場合でも，対象者の日常生活全体をよく考慮して処方するようにしている．

5 今後の進歩

a FES(functional electrical stimulation：機能的電気刺激)

FESは，麻痺筋を電気刺激することによって筋収縮を起こし，麻痺肢の運動を回復させるものである．FESの原理は，運動機能系にとどまらず，難聴者に対する人工内耳などの感覚系，心臓ペースメーカーなどの循環器系など多岐にわたって応用されている．特に，運動機能系を対象にしたFESは，FNS(functional neuromuscular stimulation)とよばれる．

筆者らは，C5レベルの四肢麻痺者に対して，把持機能の再獲得を目的にFNSの臨床応用を行い，表面電極法(図Ⅳ-155)および経皮電極法(図Ⅳ-156)によって把持機能を再獲得できた．しかし，電極の着脱の面倒さや，皮膚を貫くワイヤー電極の存在などのため，日常生活での実用性に困難があった．

一方，埋め込み電極法によるFNSは，今日まだ臨床応用の段階である．FNSが障害者の生活場面に生かされるためには，刺激装置全体が体内に埋め込まれた，完全埋め込み型のFNS装置の開発が必要であると考えられる[3]．

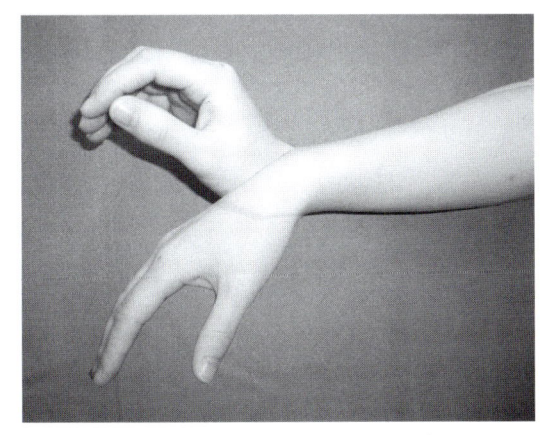

図Ⅳ-153 tenodesis actionによる手関節と手指の相互作用

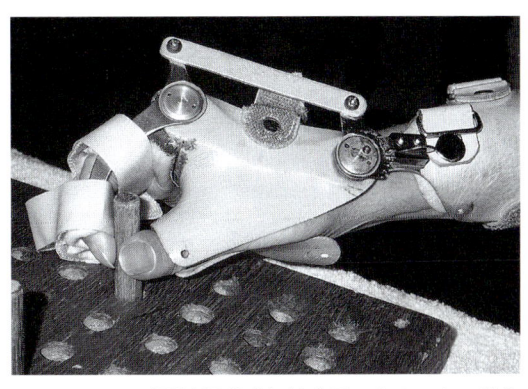

図Ⅳ-154 手関節駆動式把持装具によるつまみ動作訓練

a. FESの原理

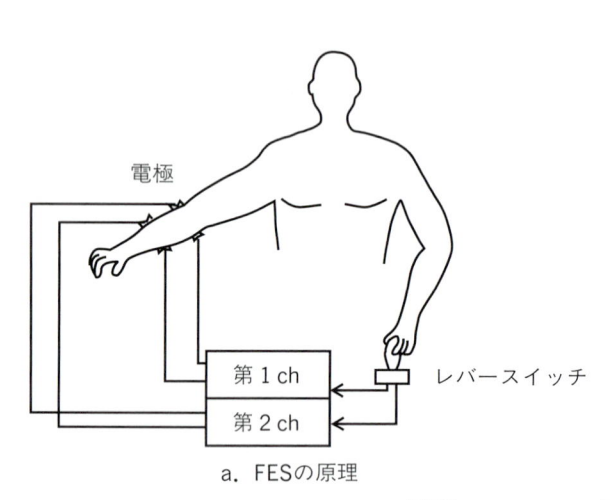

b. 表面電極法の装着場面

図IV-155　FESの原理と装着場面

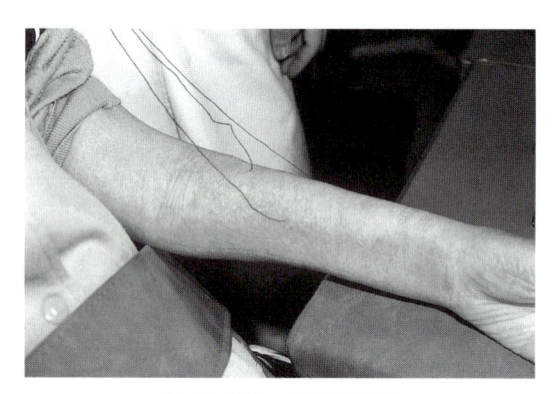

図IV-156　経皮電極法
ワイヤー電極が直接，筋へ埋め込まれる

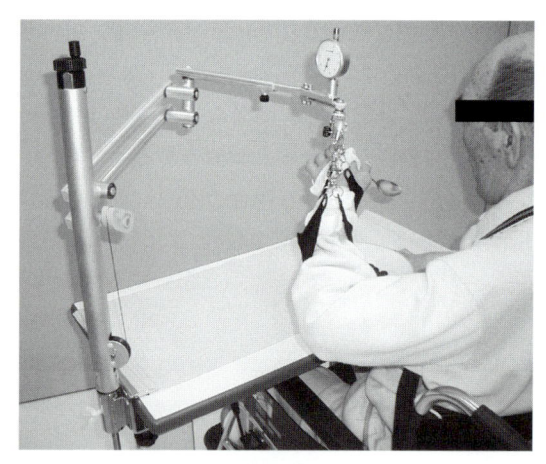

図IV-157　PSBと食事用ポケット付き手関節装具を用いた食事訓練場面

b 装具材料の進歩

上肢装具の材料は，従来からのアルミ板，ピアノ線などに加え，最近は，熱可塑性のプラスチックの使用が多くなってきている[4]。

熱可塑性のプラスチックも素材の種類が豊富になり，硬さや厚さ，色の種類も多様化してきている。装具が，手の動きに対して機能的であることがまず必要であるが，今後もっと外観のよい装具が求められていると思われる。

また，形状記憶合金や形状記憶プラスチックを用いた臨床応用も今後期待できる分野であるが，まだ一般に普及していない。

c PSB（ポータブルスプリングバランサー）

BFOやサスペンションスリングと類似の装具

として，PSB(Portable Spring Balancer：ポータブルスプリングバランサー)が臨床応用されている。目的はBFOやサスペンションスリングと同じであるが，スプリングの力で腕の支持を補助して垂直方向の腕の動きを可能にしていること，アームの長さを調節することができること，机の前面や外側面，ベッドなど取り付け範囲が広いことなどにより，対象者に適した使用が可能であることが特徴である。

● 復習のポイント

1. 頸髄損傷に使用される上肢装具の種類を残存機能レベルごとに整理する。
2. 上肢装具の適応および訓練方法を整理する。例えば，どのような症状に手関節駆動式把持装具は適応するのか，構造的な特徴は何か，また製作上のチェックポイントについても学習する。
3. 上肢装具のなかには，オルソプラストなど低温での熱可塑性プラスチック材料を用いて，セラピストでも作製できる装具がある。例えばRIC型把持装具は患者の全身状態が落ち着けば早期から適応する装具であるので，あらかじめ製作の練習をしておくことが望まれる。

【文献】

1) 初山康弘：脊髄損傷．加倉井周一，初山泰弘，渡辺英夫(編)：新編装具治療マニュアル．pp 113-123，医歯薬出版，2004
2) 加倉井周一，大坪政文，徳田章三：上肢装具．加倉井周一(編)，日本義肢装具学会(監)：装具学．第3版，pp 135-190，医歯薬出版，2005
3) Malick MH, Meyer CMH : Manual on Management of the Quadriplegic Upper Extremity — Using available modular splint and arm support systems. Harmarville Rehabilitation Center, Pittsburgh, 1978
4) Malick MH : Manual on Static Hand Splinting Techniques — New materials and techniques. Harmarville Rehabilitation Center, Pittsburgh, 1980
5) Malick MH : Manual on Dynamic Hand Splinting with Thermoplastic Materials — Low temperature materials and techniques. Harmarville Rehabilitation Center, Pittsburgh, 1982
6) 武田 功：DTマニュアル脊髄損傷の理学療法．pp 7-38，医歯薬出版，1993
7) 平澤泰介：上肢装具．日本整形外科学会，日本リハビリテーション医学会(監修)：義肢装具のチェックポイント．第7版，pp 88-208，医学書院，2007
8) 矢崎 潔：手のスプリントのすべて．第2版，pp 91-97，三輪書店，1998
9) McKenzie MW : The Ratchet Handsplint. Am J Occup Ther 1973 ; Nov-Dec 27(8): 477-479
10) Snoek GJ, IJzerman MJ, in 't Groen FA, et al : Use of the NESS handmaster to restore handfunction in tetraplegia — Clinical experiences in ten patients. Spinal Cord 2000 ; 38 : 244-249
11) 菅原洋子：頸髄損傷の装具．古川 宏，黒岩貞枝(編)，社団法人日本作業療法士協会(監修)：作業療法学全書第9巻，義肢，装具，リハビリテーション機器，住宅改造．pp 126-133，協同医書出版，2005
12) 上村智子(訳)：装具学．Pedretti LW(編)，宮前珠子，清水 一，山口 昇(監訳)：身体障害の作業療法．改訂4版，pp 353-386，協同医書出版，2003
13) Mckee P, Morgan L(著)，加倉井周一，赤居正美，田中清和(共訳)：新しい装具学—バイオメカニクス・素材と加工法・適合．協同医書出版，1998

13 スポーツ傷害の装具

学習のポイント
1. スポーツ傷害と競技種目の関連を理解し、種目特性に応じた装具の処方について学ぶ。
2. スポーツ傷害に対する装具療法の目的と効果を知る。
3. スポーツ用装具の作用機序について学習する。
4. テーピングの問題点と有効性について学習する。

傷」と，overuse（使いすぎ）によって微細損傷が慢性化する「障害」に分類される。傷害の発生要因には年齢や性差，体格や技術など個体の内的要因と，練習量や方法，環境や用具などの外的要因が複合的に関与していることが多い。さらにスポーツ外傷と障害の発生は競技種目と関連があり（表IV-14），装具の処方においてもその種目特性に留意する必要がある。

1 スポーツ傷害の特徴

スポーツ傷害は明らかな受傷機転のある「外

2 装具の目的

スポーツ傷害に対する装具療法の目的は組織の保護，機能の改善に集約され，用途によって予防

表 IV-14 スポーツ種目と特徴的な傷害

	外傷	傷害
野球	手指部の骨折，足関節捻挫	野球肘，投球障害肩，TFCC損傷，gamekeeper's thumb
サッカー	膝半月板損傷，膝靱帯損傷	Osgood-Schlatter病，footballer's ankle
ラグビー	肩関節脱臼，鎖骨骨折，膝靱帯損傷	
テニス	足関節捻挫，アキレス腱断裂	テニス肘
バスケットボール	手指部の骨折，足関節捻挫，膝靱帯損傷	脛骨疲労骨折，シンスプリント
バレーボール	手指の捻挫，足関節捻挫，アキレス腱断裂	ジャンパー膝
陸上	肉離れ	脛骨疲労骨折，シンスプリント，アキレス腱炎
スキー	下腿骨骨折，膝靱帯損傷，膝半月板損傷，skier's thumb	

用，治療用，再発予防用に大別される。

a 分類

1）予防用装具

外傷の既往や機能障害がない場合でも，個体の形態やスポーツ種目の運動特性によって発生が予想される外傷や，使いすぎによる慢性障害の予防に用いる。アメリカンフットボールやアイスホッケーなどのコンタクトプレーが多い競技では，四肢を外力から保護するためにも使用する。実際には装具による関節に対する機械的な制動効果が十分ではなく，圧迫などによる神経筋への促通や心理的効果を期待しているものも多い。一部の競技で膝や足関節の外傷予防に用いられるが，一般にはほとんど使用されていない。

2）治療用装具

外傷または手術後の治療のために用いる装具で，損傷あるいは再建組織に対する過剰な外力を避けるために用いる。損傷組織の安静保持と部分的に関節運動が可能な構造を有し，不動による関節拘縮や筋力低下などの二次的な機能障害を最小限にとどめる。

3）機能的装具

関節不安定性などの遺存する障害に対し，機能不全を代償するために用いる。

前十字靱帯損傷膝や足関節捻挫用の機能的装具（functional brace）が代表的である。これらの装具は予防あるいは再発予防用にも用いられる。

b スポーツ用装具の効果

(1) 関節運動に対する制動[1~3]：装具の支持性により一定方向の過剰な関節運動を制動する。
(2) 腫脹および浮腫の軽減：装具による圧迫は，組織間隙に貯留した体液を移動させ，広い領域に拡散させる[4]。
(3) 筋緊張の抑制：筋への持続的な圧迫によりゴルジ腱器官の興奮がIb求心性線維に伝播され，筋の緊張が抑制される[5]。
(4) 筋痛の軽減：外傷や使いすぎによる慢性障害は，局所の循環不良による筋硬結や筋スパズムを誘発する。持続的な圧迫はこれらの症状を改善させるのに効果的である[6]。
(5) 神経筋反応時間の短縮：関節や筋への圧迫は固有受容器を刺激し，神経筋反応時間を短縮させる[7~10]。
(6) 姿勢制御：足底挿板による足位の変化は，運動連鎖により距骨下関節を介して膝，股関節，骨盤帯，体幹，肩甲帯にも肢位の変化をもたらし，静的ならびに動的な姿勢制御に影響を与える[11,12]。

3 装具の種類

a 膝装具（表IV-15）

1）膝靱帯損傷

a）予防用膝装具

1980年代の初頭，膝関節の内側側副靱帯損傷を予防するために，外側支柱付き膝装具がアメリカンフットボール選手に広く利用されていたが，1985年頃からその効果について否定的な研究報告[13,14]が相次ぎ，使用されなくなった。

表IV-15　膝装具の分類（アメリカ整形外科学会，1984）

予防用膝装具	膝外傷の予防または損傷程度の軽減を目的とした装具
治療用膝装具	損傷膝や術後の膝可動域を制限し保護する装具
機能的膝装具	膝靱帯損傷後の不安定膝に対する装具

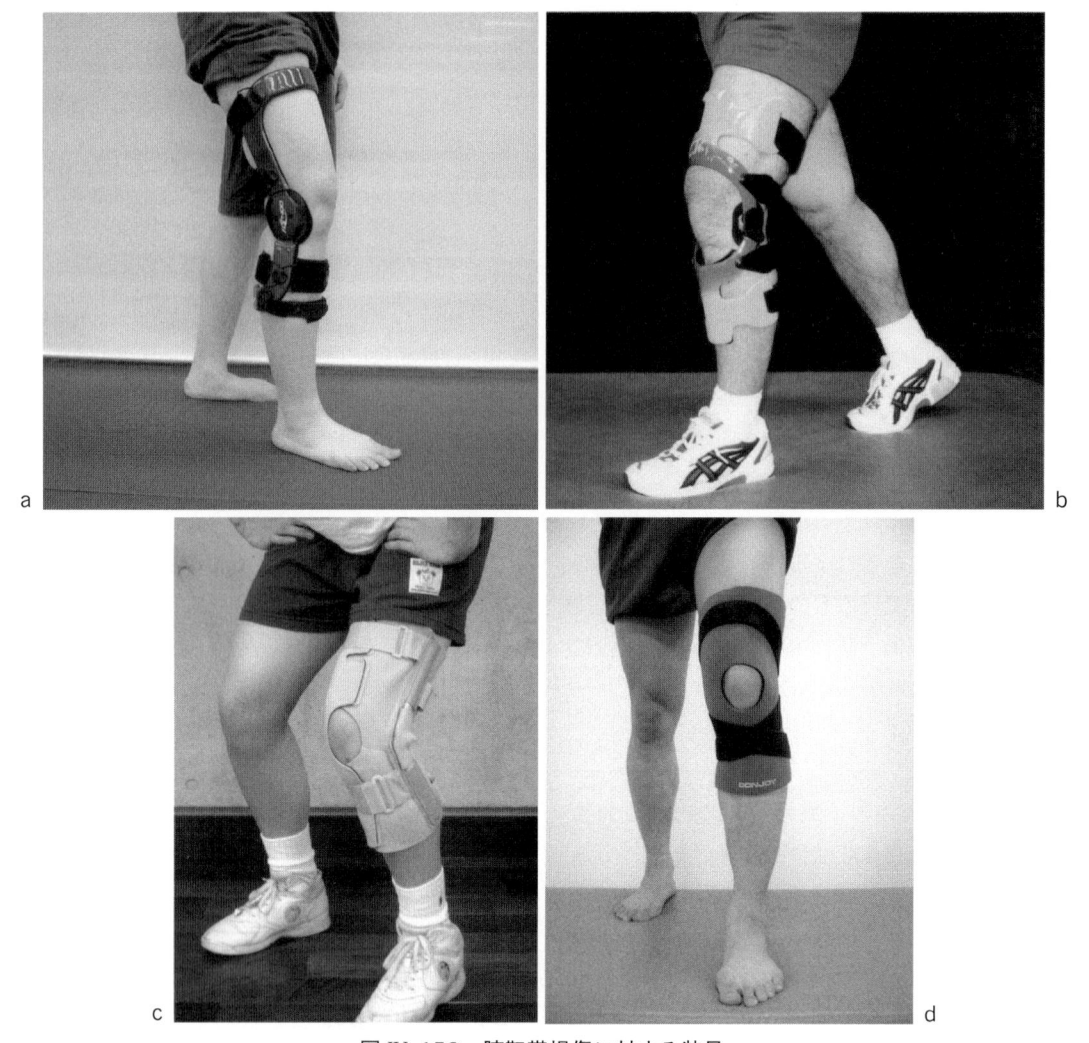

図 IV-158 膝靱帯損傷に対する装具
a：DONJOY, b：CTi2, c：側方支柱付きサポーター, d：軟性サポーター

b）治療用膝装具

外傷直後や膝靱帯再建術，半月板の縫合術後に膝関節の運動を制限し，損傷部分の治癒の促進や軟部組織の二次損傷を予防する目的で使用される。装具の継手部分は角度調節が可能なものが選択される。

c）機能的膝装具（図 IV-158 a, b）

靱帯損傷による膝不安定性の制動を目的とした装具で，1972年に前十字靱帯（Anterior Cruciate Ligament；ACL）損傷に対して Lenox-Hill derotation brace が開発されて以来[15]，アメリカンフットボールやスキーなど硬性装具の装着が許可されているスポーツを中心にこの種の装具が急速に普及した。その基本構造は硬性フレーム，シェル，継手，軟性のストラップにより構成される。前十字靱帯損傷に対しては，下腿前方のストラップやシェルにより脛骨の前方移動を抑制することを目的としている。装具による膝関節の制動効果については否定的な見解も多く[16]，現在は治療用装具や，スポーツ復帰時に再損傷を予防する目的で使用されることがある。装具を使用する場合

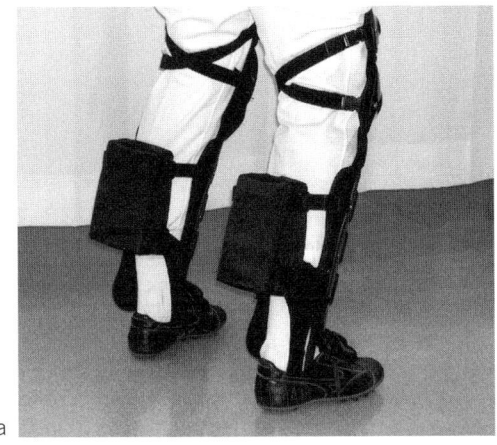

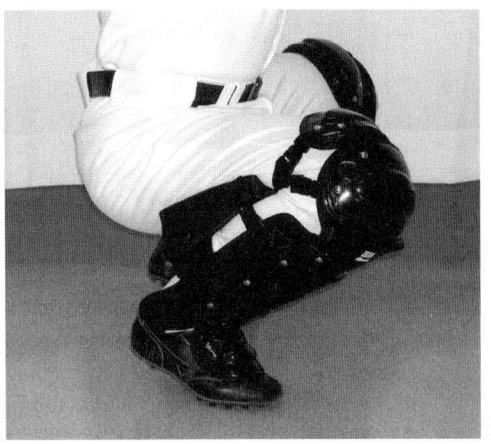

図 IV-159 後十字靱帯損傷に対する装具
しゃがみ動作における膝関節への圧縮力を軽減する

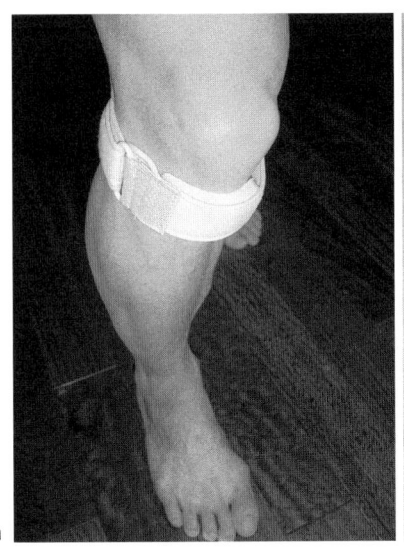

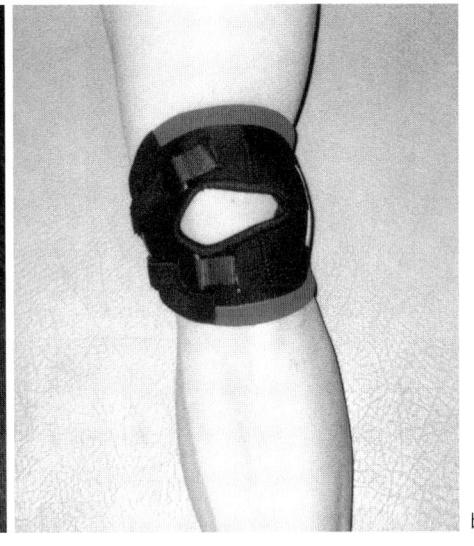

図 IV-160 膝障害に対する装具
a．Osgood-Schlatter 病用装具：衝撃緩衝パッドにて膝蓋腱を圧迫する
b．膝蓋骨亜脱臼症候群用装具：膝蓋骨の外方への移動を抑制する

は，装着の長期化によって筋萎縮や柔軟性低下などを誘発することに留意する．

d）軟性膝サポーター（図 IV-158 c, d, 159）

圧迫を目的としたものをはじめ，金属性の支柱や継手，ストラップなどを有するものまでさまざまな種類がある．関節の固定性は不十分であるが機動性に優れ，皮膚や筋への圧迫刺激の効果や心理的にも安心感が得られる．

2）Osgood-Schlatter 病（図 IV-160 a）

Osgood-Schlatter 病は，成長期の脛骨近位端（脛骨粗面）の骨突起部に発生する一種の骨端症で，ランニングやジャンプ動作などにより，膝蓋腱の牽引力により脛骨粗面の微細外傷が繰り返されて生じるスポーツ障害の一つと考えられている．Osgood-Schlatter 病に用いられる装具は，ストラップの付いたパッドで膝蓋腱を圧迫し，牽

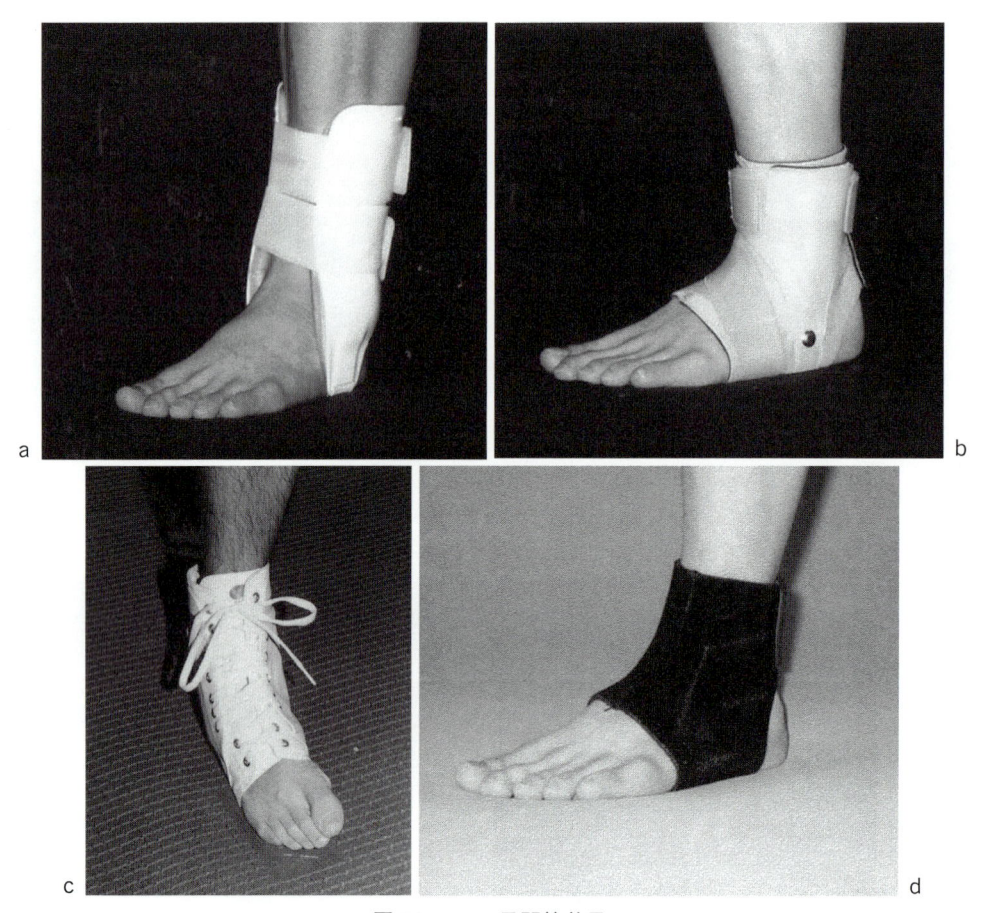

図Ⅳ-161　足関節装具
a：空気圧による圧迫パッド付き装具
b：プラスチックカフ付き装具
c：編み上げ式装具，d：軟性装具

引力の減少と腱走行の変化により痛みを軽減させると考えられる。

3）膝蓋骨亜脱臼症候群（図Ⅳ-160 b）

膝蓋骨亜脱臼症候群は思春期の女性に多くみられる。膝蓋大腿関節の不適合をきたす発生要因には以下の因子が挙げられる。

①膝蓋大腿関節の形態異常（膝蓋骨高位・低形成）
②筋・膝蓋支帯・内側膝蓋大腿靱帯などの異常（関節弛緩，外側広筋付着異常）
③下肢アライメントの異常（外反膝，大腿骨頸部の過前捻）
④内外側広筋の筋力不均衡

膝蓋大腿関節は膝伸展位から軽度屈曲位で不安定になりやすく，この範囲で膝蓋骨の外方偏位をシリコンゴム製の支持パッドで，外側より圧迫しながら制動する。

b　足装具

1）足関節捻挫

足関節捻挫に対する装具は多く，治療や再発予防などを目的に使用される。材質により以下のように分類される。

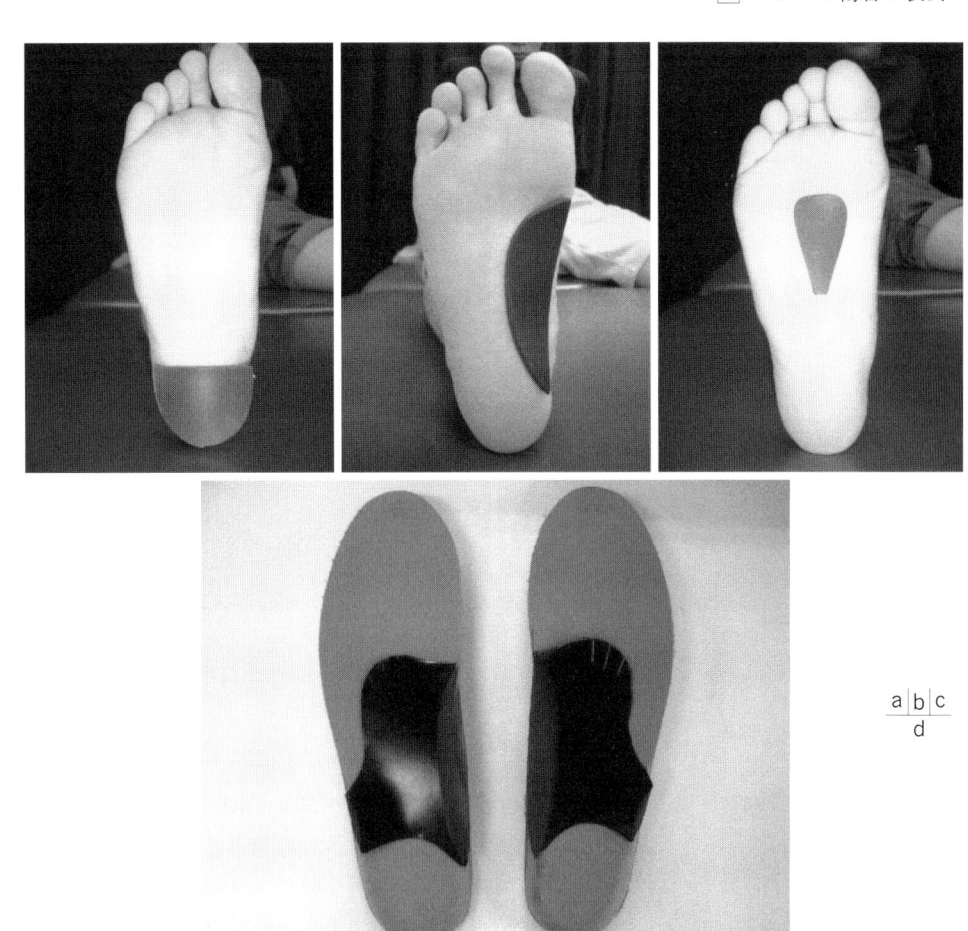

図 IV-162　足底挿板
a：ヒールウェッジ，b：内側縦アーチパッド，c：横アーチパッド
d：一体型アーチパッド

a）Rigid Type（図 IV-161 a, b）

　外傷後や術後早期に，足関節側方の硬性支柱により患部を安静固定するために用いられる。

b）Semi Rigid Type（図 IV-161 c）

　足関節の内外反を制御する目的に使用され，側方に可撓性の支柱がついたサポーターや，編み上げ式のものが普及している。

c）Soft Type（図 IV-161 d）

　支柱の入っていないバンデージタイプやサポーターにストラップを加えたテーピングサポート式があり，ネオプレーンやコットンなどの柔らかい素材が使用される。このような装具は関節運動の制動効果は低いが，神経筋反応の促通による安定性の確保が期待できる。

2）足底挿板（インソール）（図 IV-162）

　足底挿板は従来の足部変形の矯正やアーチの保持など静的なアライメントの調整だけでなく，下肢から体幹や上肢に及ぶ運動連鎖によって動的なアライメントを変化させる治療効果が注目され，対象となる疾患も広がってきている（表 IV-16）。素材は皮，フェルト，シリコン，プラスチック，衝撃吸収材などが用いられ，足底のアーチパッド，ウェッジなどに成型されたものが普及し

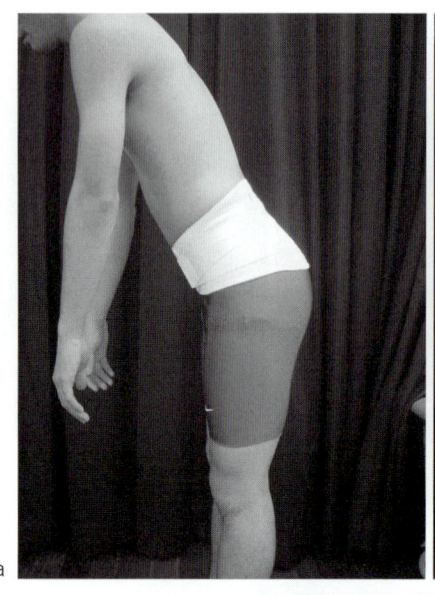

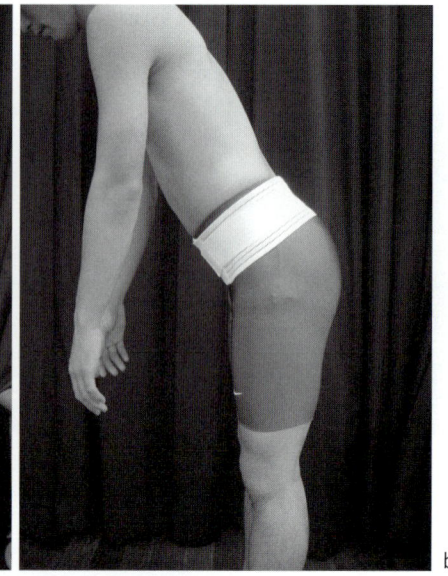

図 IV-163　腰椎装具（軟性）
a．腰椎ベルト：後方の支柱によって脊椎運動が抑制される
b．骨盤ベルト：腹腔内圧の上昇により疼痛が軽減される

表 IV-16　足底挿板の目的と対象疾患

目的	対象疾患
・荷重圧の分散 ・変形の矯正 ・安定性の保持 ・運動性の制限 ・運動連鎖による静的および動的な姿勢制御 ・皮膚障害の予防と治療	・脛骨疲労骨折 ・シンスプリント ・足底腱膜炎 ・外反母趾 ・母趾種子骨障害 ・有痛性外脛骨 ・アキレス腱障害 ・運動連鎖の破綻による有痛性障害

ている．また最近ではポロンなどのマルチフォーム材をグラインダーで加工したものも利用されている．

c　腰椎装具

a）硬性コルセット

椎体の圧迫骨折や横突起骨折などの外傷後の安静・固定を目的に使用される．

b）軟性コルセット（図 IV-163 a）

スポーツにおいて引き起こされる腰痛には椎間板ヘルニアや腰椎分離症，筋・筋膜性腰痛症などがある．スポーツによる腰痛においても局所の安静（脊椎運動の制動）を目的に，ナイロンメッシュ製のダーメンコルセットが広く用いられている．

c）骨盤ベルト（図 IV-163 b）

骨盤上部を締め付け，腹圧による脊柱支持能力の低下に対して腹腔内圧を上昇させ，脊柱に伸展モーメントを与えるとともに胸郭および腹部の固定性を高め，痛みの予防や軽減をはかる[17]．

d　上肢装具

上肢のスポーツ用装具は下肢と比較すると使用頻度は少ないが，スポーツ種目やポジションによっては傷害が頻発するため，今後の開発が待たれる．

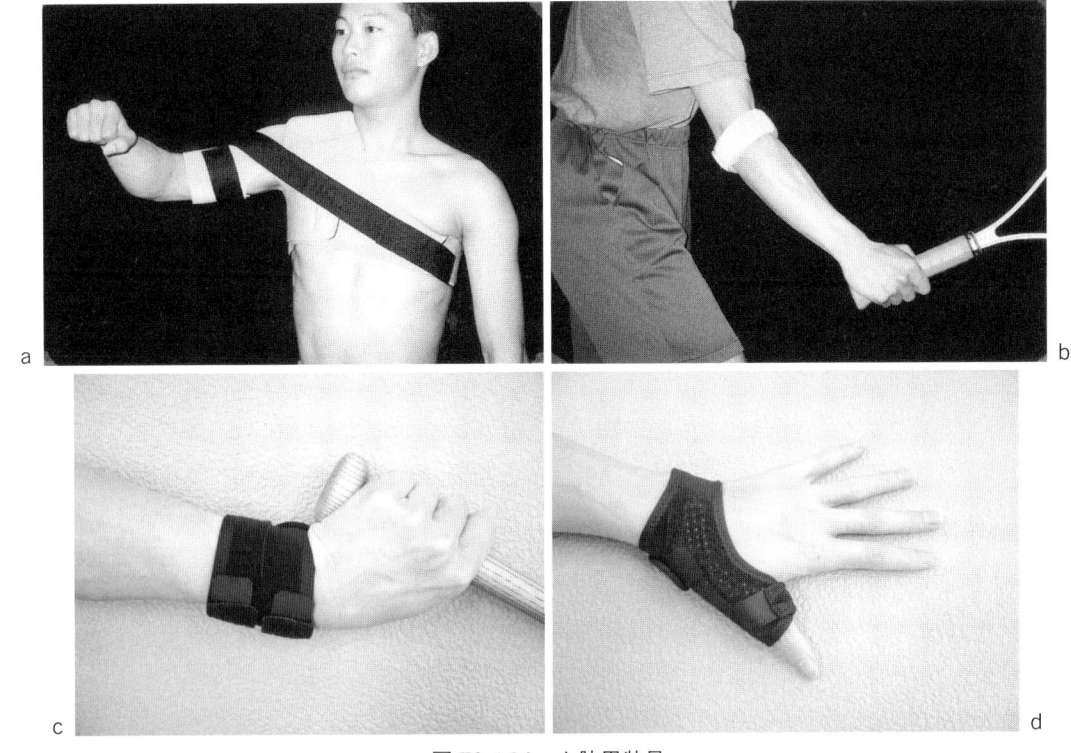

図 IV-164　上肢用装具
a．肩関節前方脱臼用装具：ストラップによって肩の水平外転と外旋が制動される
b．テニス肘用装具：衝撃緩衝パッドにて前腕筋群を圧迫する
c．TFCC 損傷用装具：手関節部の圧迫により尺屈，背屈を制限する
d．母指 MP 関節尺側側副靱帯損傷：母指の外転運動を制限する

1）習慣性肩関節前方脱臼（図 IV-164 a）

　肩関節前方脱臼は，ラグビーやアメリカンフットボールなどのコンタクトプレーで肩関節が水平外転や外旋を強制された結果，受傷することが多い。装具は競技復帰に際して再脱臼の予防を目的に使用される。ネオプレーン素材の肩サポーターを装着し，ストラップで過度の水平外転，外旋を制動するが，プレーのうえで必要な可動性まで制限しないように調整する[18]。

2）テニス肘（図 IV-164 b）

　テニス肘は大部分が上腕骨外側上顆から手関節伸筋に痛みが起こる。バックハンドストロークの繰り返しが，上腕骨外側上顆から起始する手関節背屈筋や手指伸筋および腱の微細損傷を招き発生すると考えられている。
　装具はストラップに衝撃吸収剤やウレタン製のパッドなどが付いたバンドで，手関節背屈筋群を圧迫し，上腕骨外側上顆への牽引力を軽減させる。

3）TFCC 損傷（図 IV-164 c）

　TFCC（triangular fibrocartilage complex：三角線維軟骨複合体）は尺骨頭と尺側手根骨との間にある三角線維軟骨，関節円板，靱帯，腱鞘による複合体で，手関節尺側の衝撃を緩衝する作用をもつ。TFCC 損傷は転倒などで手関節背屈を強制された結果，受傷することが多い。またゴルフや野球などの選手で plus variance（橈骨より尺骨が長い）を有する場合は，手関節の使いすぎによる退行性損傷を発現することがある。

表IV-17 スポーツ用装具のチェックポイント

1. 必要な関節運動の制動が得られているか
    ① 支柱は適切な位置にあるか
    ② 継手は適切な位置にあるか
    ③ ストラップの長さは適切か
2. 装具の適合性は得られているか
    ① 血行障害はないか
    ② 皮膚障害はないか
    ③ 装具のずれはないか
3. スポーツ動作を阻害していないか
4. 軽量で十分な強度があるか

装具はベルト式の軟性サポーターで手関節を圧迫し，背屈，尺屈を制限する。

4) 母指MP関節尺側側副靱帯損傷 (図IV-164 d)

スキーで転倒した際に，ストックで母指が外転強制されて受傷することが多いため「skier's thumb (スキーヤー母指)」とよばれる。またサッカーのゴールキーパーや野球の捕手では，捕球の繰り返しで靱帯損傷が慢性化したものが多く，「gamekeeper's thumb (ゲームキーパー母指)」ともよばれる。

外傷後や術後早期では，患部の安静保護を目的に硬性装具で手関節と母指を固定する。スポーツ復帰時には熱可塑性プラスチックを内蔵した軟性装具で母指MP関節の外転を制限するが，手関節の運動は妨げないものを用いる。

4 スポーツ用装具のチェックポイント (表IV-17)

チェックポイントは装具の種類やデザインによって異なるが，制動や適合性については一般の装具と共通する点が多い。特に軽量であり運動を阻害しない点も重要である。

5 最近の進歩

金属部分とプラスチック部分よりなる硬性装具は，特に軽量化と高強度がはかられ，金属部分はステンレスやアルミニウムからチタン合金に，またプラスチック部分はポリエチレンからカーボンファイバー，アクリルなどに変遷している。皮膚と直接接触する装具のストラップや軟性サポーターは，支持性だけでなく耐久性やフィット性，通気性などからも素材は重要である。1980年から90年代のはじめは綿やゴム，ウレタンなどが主流であったが，最近ではフィット感や通気性に優れたネオプレーンやマイクロポアエラストマーフィルムなどが使用されている。

膝靱帯損傷に対する機能的膝装具では，膝関節の生理的運動に近づけるために多軸継手が主に用いられている。最近では前十字靱帯損傷に対して，継手に内蔵されたバネにより膝の最終伸展時に制動力を発生させる装具も開発されている。

6 テーピング

テーピング (Taping) は粘着性テープを身体の各部に巻いて，運動器官の保護や補強を行う技術である。その原型は19世紀の後半にアメリカで散見され，20世紀はじめからスポーツ現場を中心に発達してきた。わが国には20世紀の後半からの国際的なスポーツ交流を契機として導入され，国民的なスポーツの隆盛に伴い，主にスポーツ傷害の予防や治療方法として普及している[19]。

a 目的

テーピングの目的は，前述した装具の目的に準じるが，運動器官に外傷が発生した時点で，患部の安静保持と圧迫を目的に救急処置としてのテーピングを行うこともある。

b 用具[20] (図IV-165)

皮膚の保護を目的としたアンダーラップや綿製

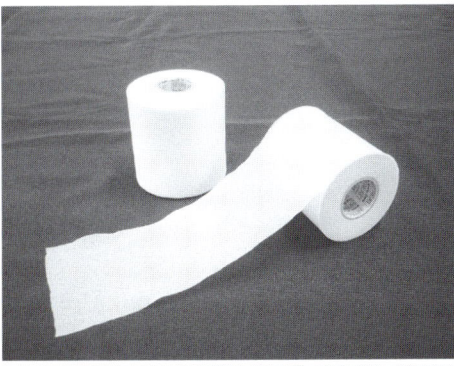

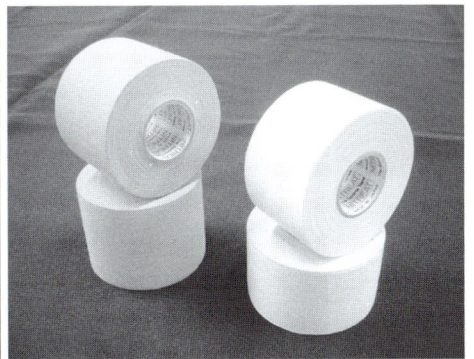

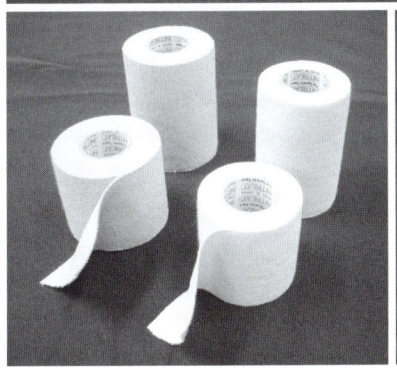

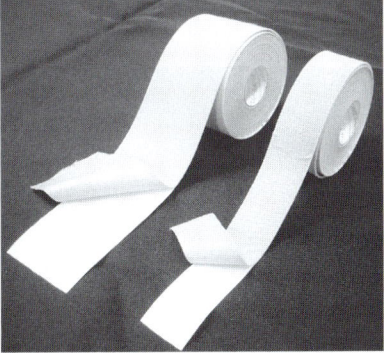

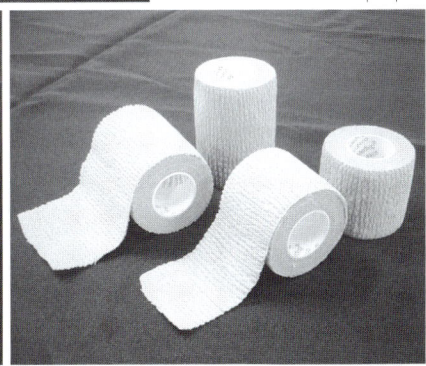

図 IV-165　テーピングの用具

a．アンダーラップ：ポリウレタン製の薄いスポンジ様のテープで，皮膚の保護を目的に粘着性テープの下地として巻く．アンダーラップ自体には粘着性がないので，のりスプレーで皮膚に接着する
b．非伸縮性テープ：綿製のテープで，伸縮性が少なく，固定や圧迫に用いることが多い
c．伸縮性テープ：ハンディカットタイプと，生地の強いハードタイプのものがある．ハンディカットテープは軽度の関節運動の制動や筋機能の代償，または皮膚に対する定着性が高いのでアンカーテープとしても利用される．これに対しハードテープは主として関節制動や，筋への伸張ストレスの軽減に用いることが多い
d．定着性に優れた伸縮性テープ：長時間にわたる関節制動や筋疲労の軽減および筋機能の代償を目的に用いる
e．自着性テープ：テープ自体に粘着性はないが，重なり合うと相互に定着する特殊なテープで，テーピングの最終的な固定やテープのずれに対して有用である

の非伸縮性テープ，伸縮性テープ，ラッピング用の自着性テープなどが用途に応じて使用される．

7　スポーツ傷害に対するテーピングの実際

a　足関節外側靱帯損傷（図 IV-166）

足関節の内反捻挫はスポーツ外傷のなかでも頻度が高く，足関節外側の前距腓靱帯や踵腓靱帯を損傷し，慢性期には足関節の内反および前方への不安定性が出現する．内反方向への過剰な動きを制動するテープを巻く．

b　内側側副靱帯（MCL）損傷（図 IV-167）

MCL 損傷はコンタクトスポーツにおける膝関節外方からの外力などで頻発する．靱帯の損傷程度が重篤な場合には，膝関節の外反不安定性が下腿外旋位で顕著になる．膝関節周囲のテーピングは，まず支点となるアンカーテープを大腿および下腿に巻く[21,22]．続いて外反方向への関節運動を制動するために，膝関節内側の関節運動軸を中心に，伸縮性テープを縦方向と前後に傾斜させて定着させる．さらに下腿の外旋を制動するために，

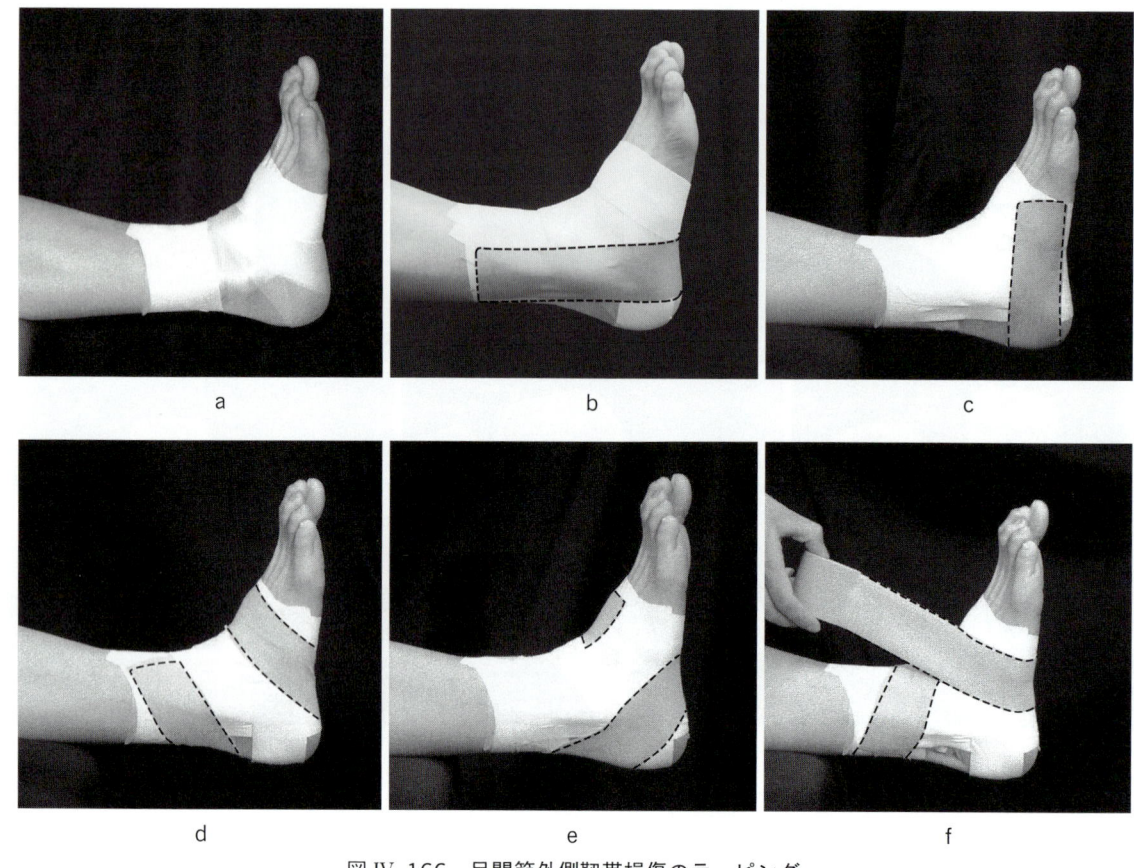

図 IV-166　足関節外側靱帯損傷のテーピング
a．アンカーテープ：下腿と足部の支点となる
b．スターアップ：足関節の内反と外反を制限する
c．ホースシュー：足関節の内転と外転を制限する
d．内側ヒールロック：踵部を内側から圧迫し後足部を安定させる
e．外側ヒールロック：踵部を内側から圧迫し後足部を安定させる
f．フィギュアエイト：8の字状に巻き，底屈を制限する

内旋位でらせん状のテーピングを実施する[23]。

c　投球障害肩[24]（図 IV-168）

コッキング期における上腕骨頭の前方変位に対し，関節軸を中心として内旋位で外旋を制動する螺旋テープを用いる。可動範囲の大きい肩関節のテーピングには，定着性と伸縮性の高いテープを使用する。

d　野球肘（尺側側副靱帯損傷）（図 IV-169）

靱帯の解剖学的位置に沿って，外反を制動するためのテープを巻く。発症の初期段階では，前腕屈筋群の起始部を圧迫するテーピングが有効な場合がある。

e　足部に対するテーピング[25]（図 IV-170）

足部のアライメントを変化させ，運動連鎖によって患部にかかる力学的ストレスを軽減させる。

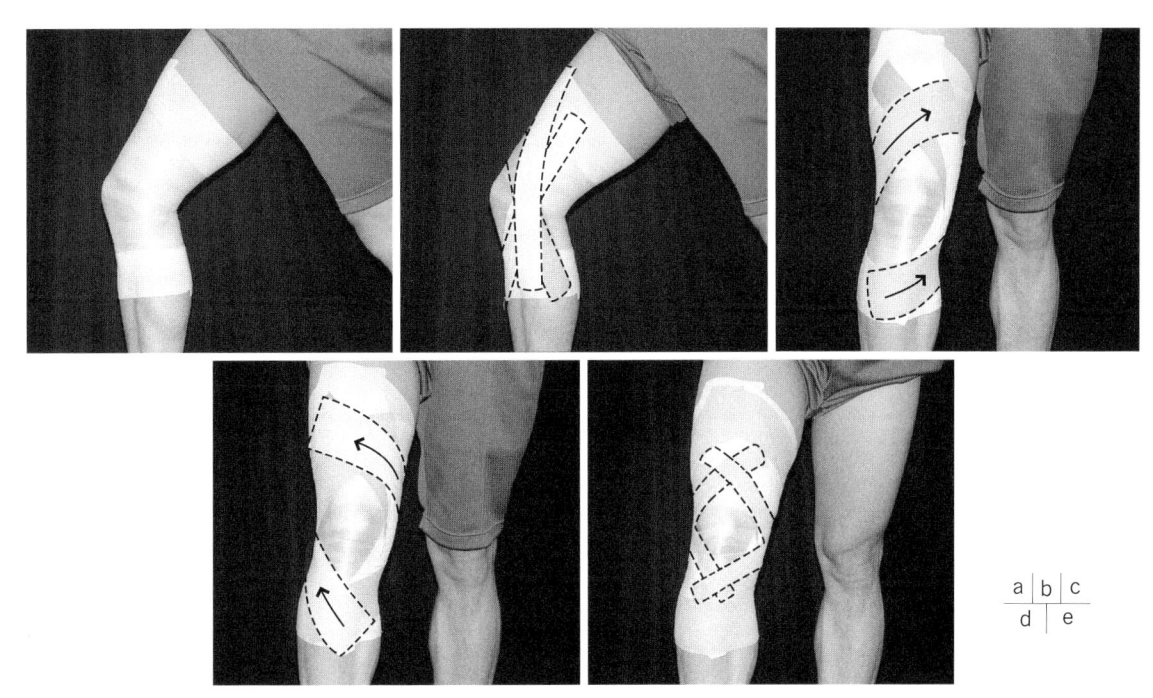

図 IV-167　内側側副靱帯損傷のテーピング
a．アンカーテープ
b．Xサポート縦サポート：外反を制動する
c．スパイラルテープ(膝内旋)：外反，外旋を制動する
d．スパイラルテープ(膝外旋)：内反，内旋を制動する
e．コンプレッションテープ：膝窩から圧迫し，テープのずれを防ぐ

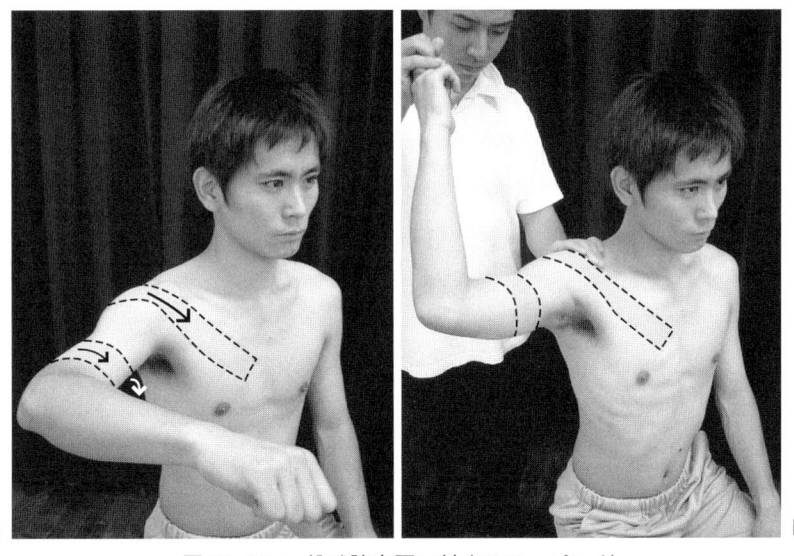

図 IV-168　投球障害肩に対するテーピング
a：上腕遠位より螺旋テープが上腕骨頭の前面を通るように貼る
b：肩外転，外旋における上腕骨頭の前方変位を制動する

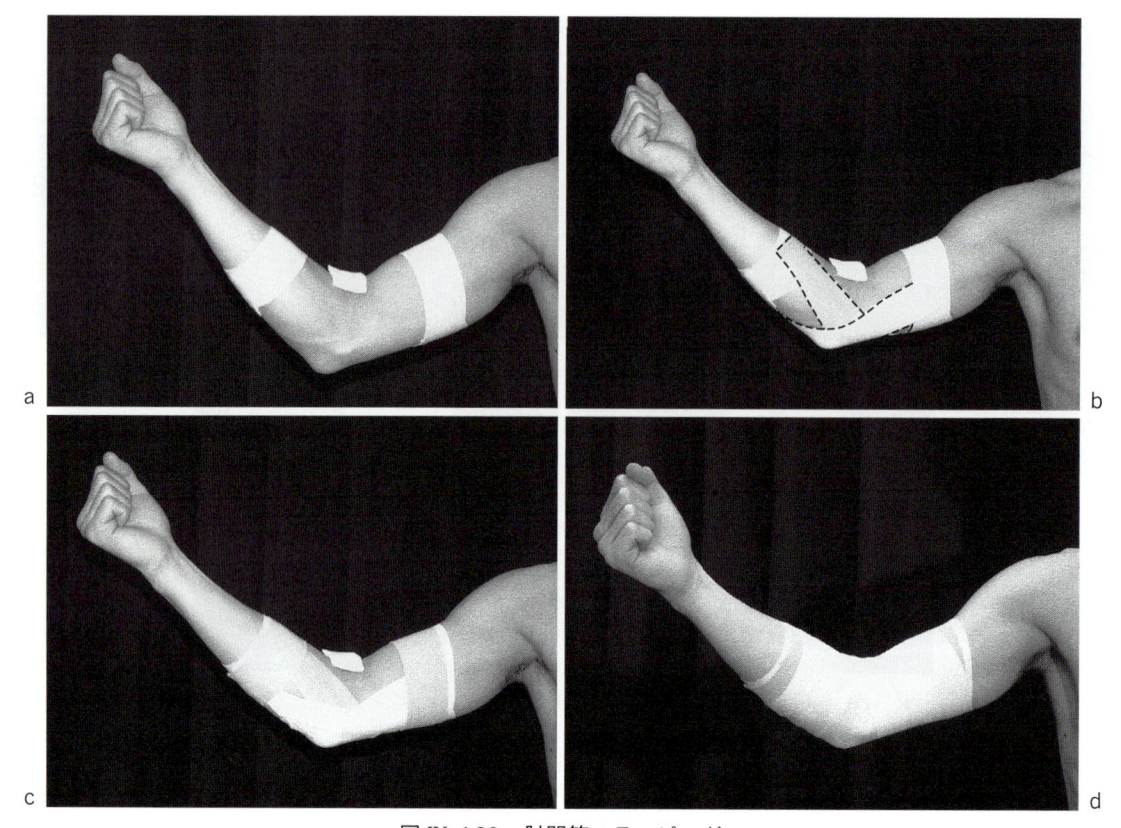

図 IV-169 肘関節のテーピング
a．アンカーテープ
b．X サポート：外反を制動する
c．サポートテープ：外反を制動する
d．伸縮テープによるラッピング：テープのずれを防ぐ

(1) 後足部外反テープ：足部の回内によって，膝の外反と外旋が誘導される。足圧中心が母趾球方向に誘導されるため推進機能が高まる。

(2) 後足部内反テープ：足部の回外から膝の内反と内旋が誘導される。足部の剛性が上がり支持機能が高まる。

(3) 第1列背屈・回外：前足部の固定性を高め，足関節の背屈が抑制される。足圧中心の急激な母趾方向へ移行が抑制される。

(4) 第1列底屈・回内：足関節の背屈が生じ，母趾球方向への足圧中心の移行が誘導される。

f テーピングの問題点と有効性

テーピングの問題点は，施行者が技術の習熟に時間を要する，皮膚障害や循環障害が発生する危険性を有する，予防や慢性障害に対して用いる場合には経済的コストが高い，などが挙げられる。一方，テーピングの有効性は症状に応じて制動力の方向や量の調節が可能な点である。特に運動軸に配慮して三次元的に運動方向と強さを調節しながら制動できる点は，今後の補装具の開発にも必要な観点である。

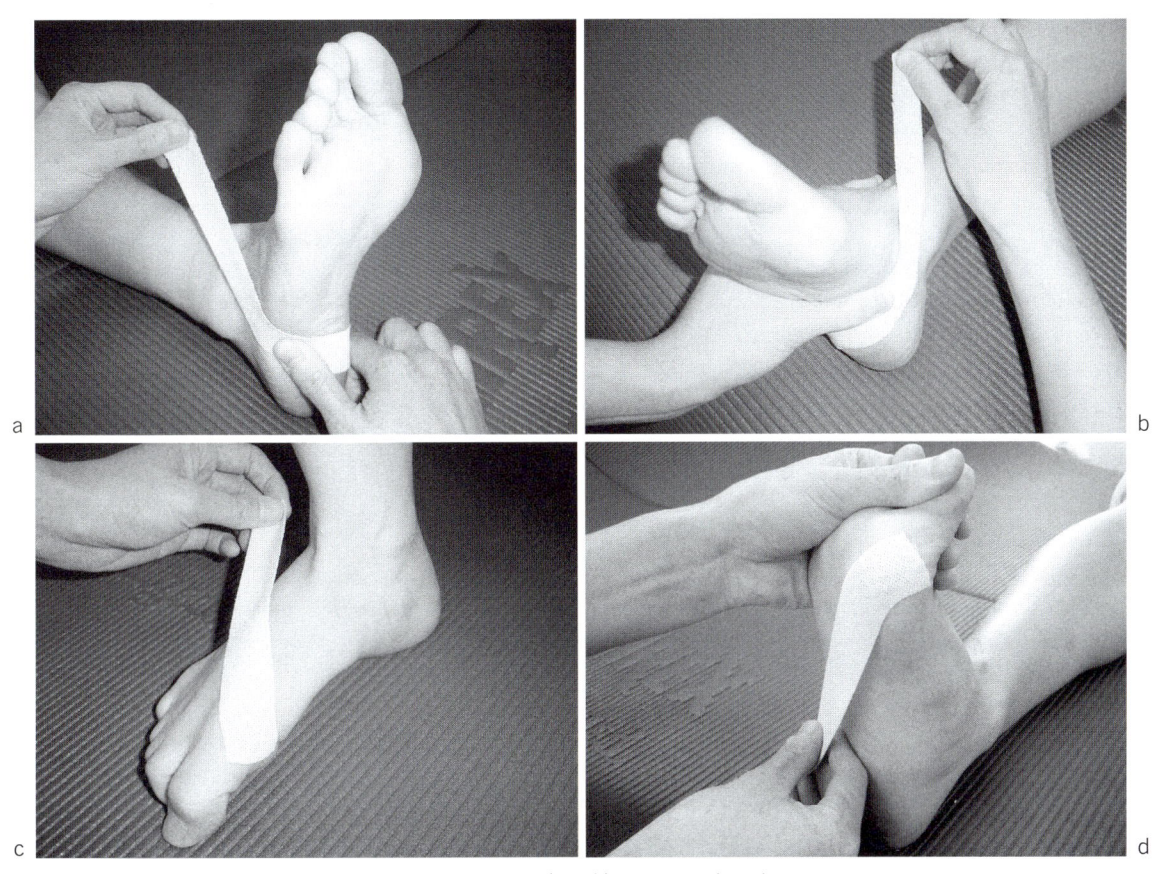

図 IV-170　足部に対するテーピング
a：後足部外反テープ，b：後足部内反テープ
c：第1列背屈・回外，d：第1列底屈・回内

復習のポイント

1. スポーツ傷害に対する装具療法の目的と効果。
2. 下肢，上肢，体幹装具の種類と効果。
3. スポーツ用装具のチェックポイント。
4. テーピングの目的と手技。

【文献】

1) Beynnon BD, et al：The effect of functional knee-braces on strain on the anterior cruciate ligament in vivo. J Bone Joint Surg Am　1992；70(A)：1298-1312
2) 成田哲也，他：スポーツ用膝装具．臨床的評価面からの検討－膝前十字靱帯・回旋不安定性制御効果．臨床スポーツ医学　2000；17(12)：1475-1480
3) De Clercq DL, et al：Ankle bracing in running：the effect of a Push type medium ankle brace upon movements of the foot and ankle during the stance phase. Int J Sports Med　1997；18：222-228
4) 中山彰一：浮腫除去療法．石川　齊，武富由雄（編）：図解　理学療法技術ガイド．pp 329-333, 文光堂，1997
5) 鈴木重行：ID ストレッチング．pp 6-14，三輪書店，1999
6) 小柳磨毅：ストレッチングの新しい考え方．PT ジャーナル　1997；31：746-748
7) DeVita P, et al：Functional knee brace effects during in patients with anterior cruciate ligament reconstruction. Am J Sports Med　1998；26：778-784
8) Nemeth G, et al：Electromyographic activity in expert downhill skiers using functional knee

braces after anterior cruciate ligament injuries. Am J Sports Med 1997 ; 25 : 635-641
9) Diaz GY, et al : Electromyographic analysis of selected lower extrimity musculature in normal subjects during ambulation with and without a Protonics knee brace. J Orthop Phys Ther 1997 ; 26 : 292-298
10) DeVita P, et al : A functional knee brace alters joint torque and power patterns during walking and running. J Biomech 1996 ; 29 : 583-588
11) 入谷　誠：下肢に対する足底挿板療法．鈴木重行，黒川幸雄(編)：理学療法MOOK 3．疼痛の理学療法．pp 250-259，三輪書店，1999
12) 中江徳彦，他：上肢スポーツ傷害の再発・進行予防のための理学療法．理学療法　1999；16：34-40
13) Poulos LE, et al : Lateral knee braces in football, do they prevent injury ? Phys Sports Med 1986 ; 14 : 119-124
14) Rovere GD, et al : Prophylatic knee bracing in college football. Am J Sports Med 1986 ; 15 : 111-116
15) Nicholas JA : Bracing the anterior cruciate ligament deficient knee using the Lenox-Hill derotation brace. Clini Orthop 1983 ; 172 : 137-141
16) Wojtys EM, et al : Anterior cruciate ligament functional brace use in sports. Am J Sports Med 1986 ; 24 : 539-546
17) 鈴木貞興：脊柱．山嵜　勉(編)：整形外科理学療法の理論と技術．pp 144-171，メジカルビュー社，1997
18) 小柳磨毅：習慣性肩関節脱臼に対するリハビリテーション．福林　徹(編)：整形外科アスレチックリハビリテーション実践マニュアル．pp 16-27，全日本病院出版会，1998
19) 鹿倉二郎：テーピングの歴史と概念．Monthly Book Orthopaedics 1995 ; 5 : 1-8
20) 小柳磨毅：テーピング．越智隆弘(編)：整形外科外来シリーズ　スポーツ外来．pp 210-217，メジカルビュー社，1997
21) 村木良博：最新スポーツテーピング．成美堂出版，1989
22) 山本郁栄，他：運動解剖から見たテーピングの実技と理論．文光堂，1993
23) 川野哲英：ファンクショナルテーピング．ブックハウスHD，1988
24) 千羽壮二，他：投球障害肩に対するTapingの制動効果．スポーツ傷害 2005；10：29-31
25) 入谷　誠：足部障害に対する理学療法．福井　勉，小柳磨毅(編)：理学療法MOOK 9．スポーツ傷害の理学療法．pp 130-137，三輪書店，2001

コラム　障害模擬補装具

　障害模擬補装具とは，健常者の身体を拘束することによって，一時的に障害者に変える補装具（義肢装具）である．切断（模擬義肢），片麻痺，関節リウマチ，変形性関節症，老人性円背などを模擬することができる（図1～6）．障害模擬補装具には2つの使用目的があり，1つは健常者が疑似的に身体障害を体験するための義肢装具であり，もう1つの用途は障害に関する研究開発において障害者の代わりに健常者を被験者として用いるためのツール（研究支援ツール）である．

　障害の疑似体験は，健常者に身体障害を理解してもらうために役立つだけでなく，バリアフリーの必要性や，障害者心理に対する理解を深めるためにも役立つものである．実際に介護者のための市民教室や医学部や理学療法士などの養成校の教育，住宅メーカーの社員研修などに使用されている（図7）．

　研究支援ツールとしては，義肢装具の評価試験の補助に用いることができる．義肢装具を新しく開発したり，改良するためには，各種の試作品を実際に障害者に装着してテストをする必要があるが，何度も長時間にわたって被験者を確保することは困難なことがあり，特に障害者の絶対数が少ない切断者を対象とする義肢の部品の再評価や開発において困難を感じることが多い．また義足の転倒試験のように危険を伴う試験を障害者に行うことが問題になることもある．このような場合に，障害模擬補装具を健常者に装着して，評価試験の初期段階を実施すれば，障害者で行う装着テストを減らすことができる．健常者に装着する障害模擬補装具は，通常の補装具のように個々の障害者に合わせて作製する必要がないので，試験用補装具の製作の手間と費用を省けることも大きな利点である．また

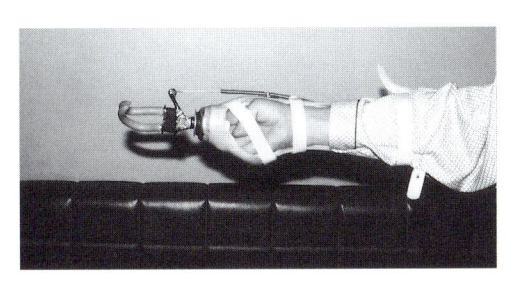

図1　模擬義手（上肢切断）

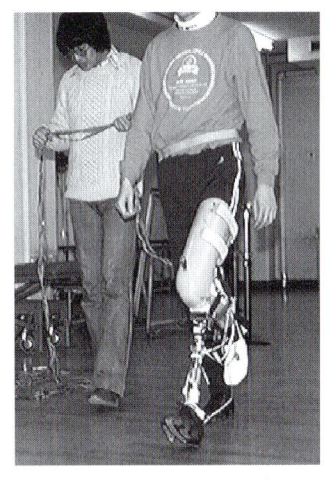

図2　模擬義足（下肢切断）：荷重ブレーキ膝の評価試験

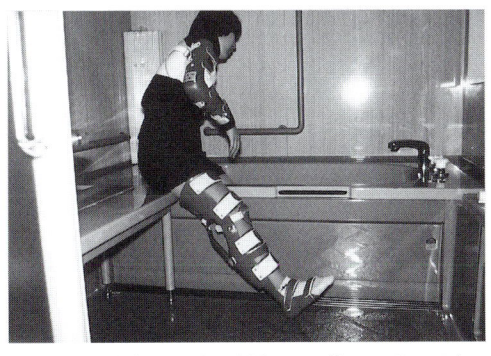

図3　脳卒中片麻痺を模擬する装具による入浴動作の体験

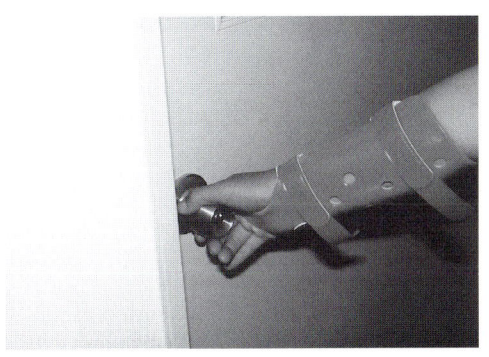

図4　関節リウマチの手関節強直を模擬する装具によるドアノブを回す動作の体験

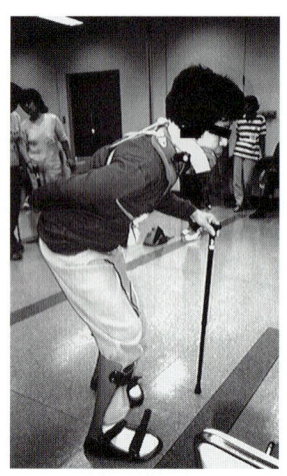

図5 老人性円背を模擬する頸椎装具と
O脚装具を装着して歩行の体験

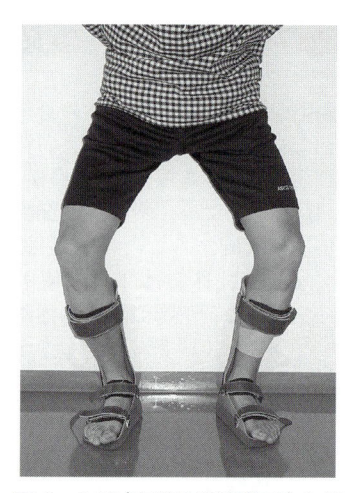

図6 O脚（変形性膝関節症）を模
擬する短下肢装具（両側）

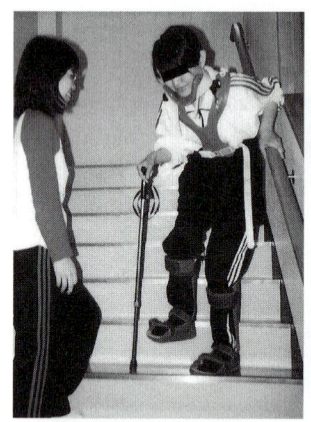

a．学生の教育
（老人性円背を模擬する頸椎装具と
O脚装具を装着して階段歩行）

b．市民介護教室
（リウマチ装具を装着して歩行）

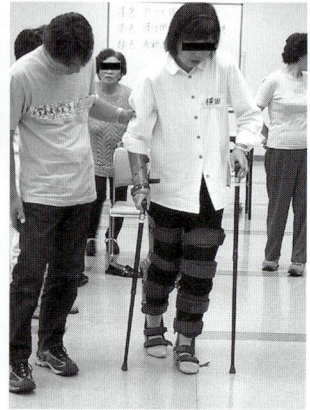

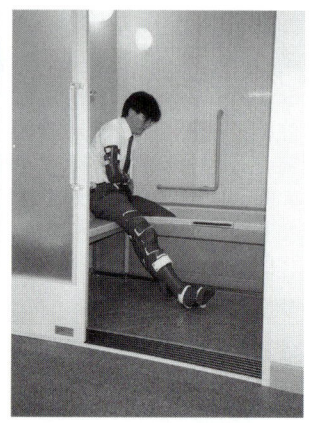

c．住宅メーカーの社員研修
（片麻痺装具を装着して浴槽の出入り）

図7 疑似体験の使用例

模擬的な障害を用いて，障害の等級認定の検討を行うことも可能である．

【文献】
1) Stauffer DT : Disability simulation. Phys Ther 1974 ; 54(10) : 1084-1085
2) 磯部成夫, 田中秀積, 川村次郎, 他：健常者の使用できる模擬義足. 日本義肢装具研究会会報 1979 ; 15 : 12-18
3) 駒井啓二, 田中秀積, 有光一政, 他：リハ工学研究のツールとしての模擬義足. 第1回リハ工学カンファレンス 神戸, pp 193-194, 1986
4) Kahtan S, Inman C, Haines A, et al : Teaching disability and rehabilitation to medical students. Medical Education 1994 ; 28(5) : 386-393
5) Rondinelli RD, Dunn W, Hassanein KM, et al : A simulation of hand impairments : effects on upper extremity function and implications toward medical impairment rating and disability determination. Arch Phys Med Rehabil 1997 ; 78(12) : 1358-1363
6) Crotty M, Finucane P, Ahern M : Teaching medical students about disability and rehabilitation : methods and student feedback. Med Educ 2000 ; 34(8) : 659-664
7) 川村次郎, 後藤義明, 堀野吉則, 他：障害を模擬する補装具（障害模擬補装具）―障害の体験と研究支援のためのツール. 日本義肢装具学会誌 2003 ; 19(2) : 149-155

V部

その他の補装具

1 車いす

学習のポイント

1. 車いすの型とその特徴を知り，どのような身体障害が適応となるか，その概略を学ぶ。
2. 車いす各部の役割を知り，それらが身体障害をどのように補い，車いす操作を容易にするかを学ぶ。
3. 各部の役割，チェックアウト，車いすの操作訓練とを結びつけて学ぶ。

車いすは義肢や装具と異なり，身体に密着させて使用するものではない。それだけに適合についてはそれほど厳密に考える必要はないと思われがちで，不適切な車いすが使われている例も少なくない。しかし，日常的に車いすを使用する者にとって，何とか使えるからといってそれでよいというわけにはいかない。自分の障害にとって日常生活に適した車いすを使用することは，種々の二次的合併症を防ぐだけでなく，エネルギー効率のうえからもより豊かな生活を保障することになろう。

このように使用者の身体に適した，あるいは目的に合った車いすを作製することはリハビリテーション・チームの責任であり，身体障害の種類や程度によって，その処方や適合チェックについては義肢・装具と同様に扱われるべきである。それには機能訓練や日常生活上の評価に基づいた的確な情報が必要であるし，作製された車いすの実用化には一定の訓練を必要とすることも多い。そのため，理学療法士や作業療法士にとって，車いすに関する基本的事項を学び理解を深めることは必須の条件といえよう。

1 車いすの種類

車いすの種類を分類する方法には，身体障害者福祉法による分類，駆動方式による分類，構造による分類，用途による分類などがあるが，ここでは駆動方式による分類に従って各種の車いすを紹介することにする。

a 手動車いす

一般に普及しているものでは後輪駆動，前輪駆動，片手駆動などによる駆動方式がある。なかでも後輪駆動のものが使用される率は高いが，肩や肘関節の可動域制限のある関節リウマチなどでは前輪駆動を，脳卒中片麻痺ではまれに片手駆動方式のものを用いることがある。また，わが国の家屋環境では欧米に比べて車いすを屋内で使用する率は低く，高齢者や重度の障害者で自力で駆動することができない場合には，手押し型のいわゆる介助用車いすを用いることも多い。

1）後輪駆動（普通型・ユニバーサル型）

現在最も普及している車いすで，標準規格品とオーダーメイド品があるが，規格品は病院や施設，最近ではデパートにも置かれるようになってきた。

後輪駆動の第1の特徴はその用途の広さである。例えば，座位バランスが悪く長時間の座位姿

勢を保持できない場合，よく背もたれを高くしてリクライニング式にすることがあるが，その場合でも自力で駆動することができる。第2の特徴は前輪駆動に比べて活動性が高いことである。おおよそ肩関節の中心から下ろした垂線上に後輪の車軸が位置するため，ハンドリムを握って駆動操作している時間（駆動期）が長くとれ，それだけ力強く駆動輪を動かすことができるからである。そのため，現在普及しているスポーツ用車いすはすべて後輪駆動方式であるし，マラソン用車いすも特殊な型をしているが後輪駆動であることに変わりはない。

2）前輪駆動（前方大車輪型・トラベラー型）

現在ではあまり見かけなくなったが，歴史的には広く普及していた車いすで，世界最古と考えられている車いすも，戦後わが国が独自に作製した箱根式車いすもこの型である。

この駆動方式では肩関節の可動域を広く使うことができず，駆動期が短くなるためにスピードはあまり出せない。そのかわり，肩や肘関節に可動域制限のある関節リウマチや両上肢の随意性に乏しい脳性麻痺ではかえって駆動しやすいことがあり，知らないわけにはいかない車いすである。

3）片手駆動

脳卒中片麻痺など，片手しか使えない場合に適用となる車いすである。片側の駆動輪に2本のハンドリムが付いており，これを同時に握って駆動すると直進，外側のハンドリムだけを操作すると一方向へ，同様に内側のハンドリムを操作すると反対方向へ回転することができる。しかし，ハンドリムを使い分ける知的能力と片手だけで車いすを駆動する腕力が必要なことから，平坦な場所以外ではほとんど有効ではない。

最近ではレバー駆動のものも開発されており，駆動レバーを進みたい方向に倒して戻す動作を繰り返すだけで車いすを動かすことができるようになった。しかし，操作は容易になったがレバー操作に力を要することに変わりはなく，結局のところ脳卒中片麻痺者が実際に使用しているのは，後輪駆動の普通型車いすである。これを健側の足で舵を取りながら片手片足で駆動するのが一般的であり，屋内ではハンドリムを操作する代わりに家具や戸につかまりながら車いすを移動させているのが実態である。

b　手押し車いす（介助型）

自力では車いすを駆動することができない重度の障害者に処方されることが多い。このため，できるだけ介助者が扱いやすいように軽量化・コンパクト化がはかられており（後輪：14～16インチ），自動車のトランクへの格納，持ち運び，ブレーキ操作などを容易にしたものが出回っている。

c　電動車いす（図Ⅴ-1）

手動式車いすが使えないか，その駆動能力が著しく低い重度の障害者を対象にしており，推進力源はバッテリーを電源とするモーターの出力である。わが国では，昭和40年代初期に米国のE&J社のものが紹介されたのをきっかけに，昭和54年以後，身体障害者福祉法の補装具給付種目になり急速に普及するようになった。

電動車いすの構造は，一般的に車体，車輪，モーター，制御装置（コントロールボックス），バッテリー，充電器などの付属品からなっている。

1）電動車いすの種類

車体が固定化され，背もたれ角度など障害者の特性に合わせた調節機構の付いていない普通型と，背もたれ角度調節機構の付いた電動リクライニング式普通型，座の上下調節機構の付いた電動リフト式普通型のほか，3輪のスクーター型や手動車いすに電動ユニットを取り付けただけの簡易型などがある。

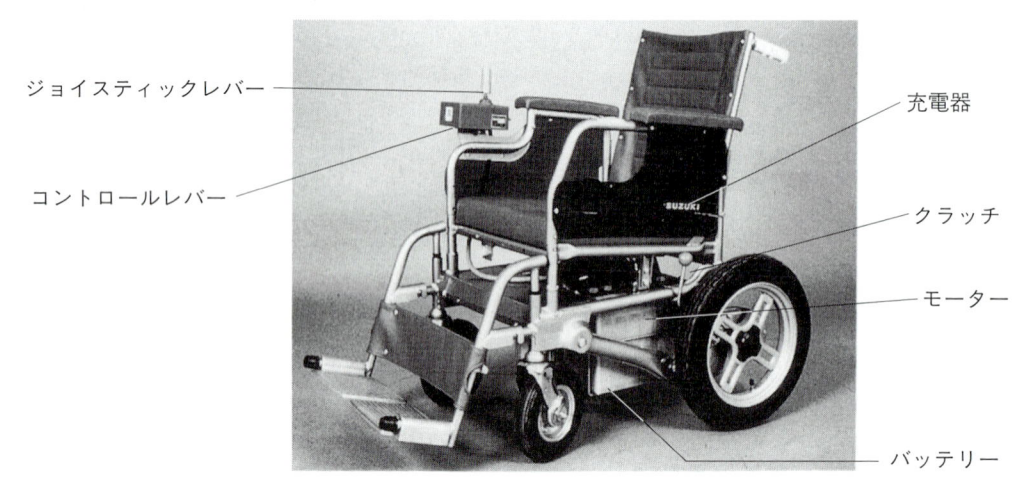

図Ⅴ-1 電動車いす(普通型)

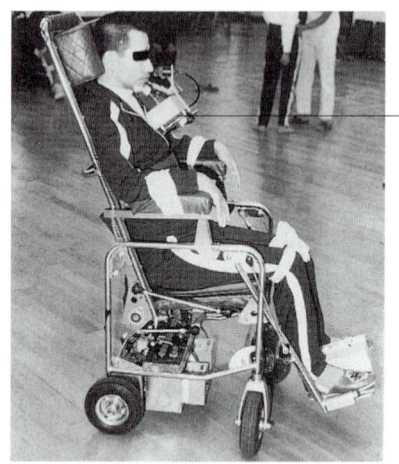

(ラベル: ジョイスティックレバー、コントロールレバー、充電器、クラッチ、モーター、バッテリー)

図Ⅴ-2 電動車いす(チンコントロール)

(ラベル: コントロールボックス)

2) 制御装置

制御装置の主な役割は，車いすの進む方向と速度をコントロールすることにある。コントロールボックスには電源スイッチ，バッテリー操縦用のジョイスティックレバーなどが取り付けられ，このレバーを進みたい方向に倒して駆動するのが一般的である。レバーを手で操作できない四肢麻痺者では，レバーの先端に顎を乗せるプレートを付け，これを顎の位置にセットすることで車いすを操縦するチンコントロール方式が用いられている(図Ⅴ-2)。なお，ブレーキはジョイスティックレバーを放せば，レバーが自動的に中間位に戻って車いすは停止する。

3) 簡易型電動車いす(図Ⅴ-3)

手動の普通型車いすの大車輪を外し，代わりに中心部にモーターを組み込んだ専用の車輪を装着，これに電源として小型のバッテリーを積んだ簡易な電動車いすである。コントロールボックスの位置を変えることにより自力操作と介助者による操作が可能で，大車輪を外せば自動車への積載も容易である。

現時点における問題点としては，①既製の車いすを修理で電動化することは難しく，新たに専用の普通型車いすを作製する必要がある，②モーターの出力が十分とはいえず，急坂の登坂には適さない，③バッテリーの容量が小さく長時間の走行は困難なことなどが挙げられる。しかし，通常の使用なら十分に対応できるため，今後の発展が期待される。

2 車いすの基本構造と基本寸法

a 基本構造(図Ⅴ-4)

基本構造と各部の名称に関する知識は，各種車

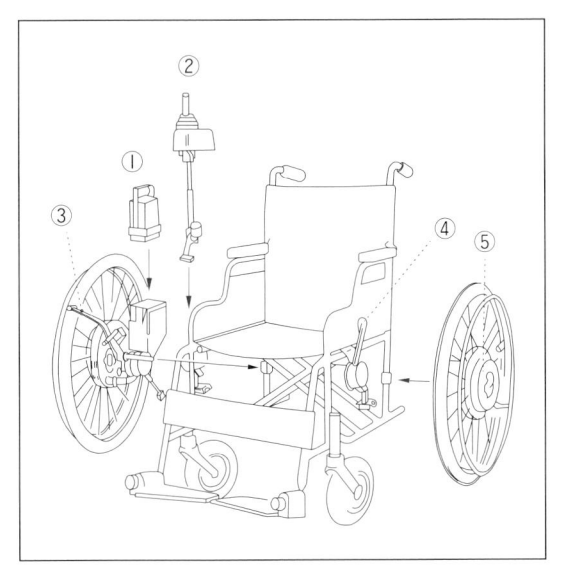

図V-3 簡易型電動車いす

手動と電動との切り替えが可能である。身体障害者福祉法での支給が可能であるが，普通型車いすに電動力部分を組み込む場合には，普通型車いすを申請し，修理という名目で電動力部分を組み込む
①バッテリー，②コントロールボックスとジョイスティック，③クラッチ(手動・電動の切り替え)，④手動の際のブレーキ，⑤モーター
〔飛松好子：電動車いす．日本整形外科学会，日本リハビリテーション医学会(監修)：義肢装具のチェックポイント．第5版，pp 258-267，医学書院，1998より転載〕

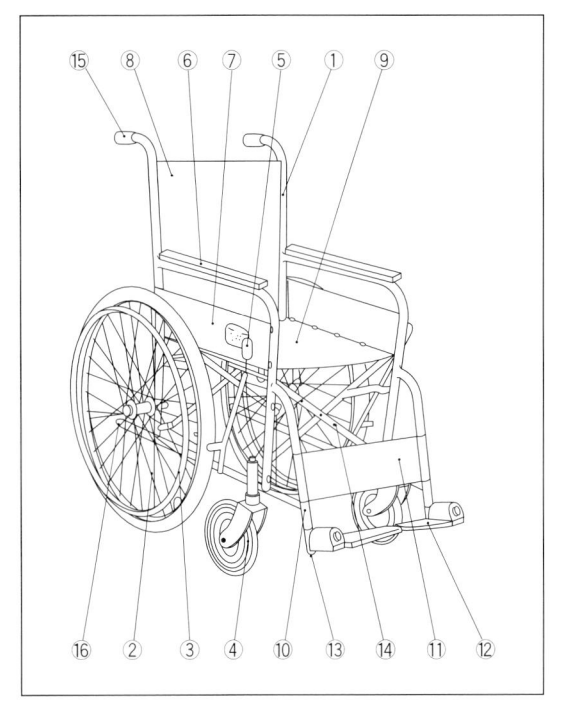

図V-4 車いすの基本構造と各部の名称

①フレーム，②駆動輪，③ハンドリム，④自在輪(キャスター)，⑤ブレーキ，⑥肘当て(アームレスト)，⑦スカートガード(側当て)，⑧背もたれ(バックレスト)，⑨座(シート)，⑩レッグサポート，⑪レッグレスト，⑫フットプレート，⑬フットプレート調整ボルト，⑭クロスバー，⑮握り(グリップ)，⑯ティッピングレバー

いすの処方や訓練の基礎であり，リハビリテーション・チームの誰もが知っておくべき共通事項である。なかでも重要なのは，図の①フレーム，②駆動輪，④自在輪(キャスター)，⑤ブレーキ，⑥肘当て(アームレスト)，⑧背もたれ(バックレスト)，⑨座(シート)，⑩レッグサポート，⑫フットプレートであり，車いすの処方にあたっては，これらの構造をどうするのか明らかにする必要がある。

1) フレーム

車いす全体を支える枠組みとして重要な部分である。構造的には折りたたみ式と固定式があり，折りたたみ式にはダブル・ブレース(クロスロッドが前後に2か所あり，結合部分の遊びが少ないため操作性に優れている。日本製の車いすに多い)とシングル・ブレース(クロスロッドが1か所で，結合部分がルーズにできているため四点接地性がよい。外国製の車いすに多い)がある。

2) 座(シート)

座席の部分で，通常は座圧を分散するようにクッションを乗せて座ることが多い。座幅や座長については身体計測値に基づいて決定するが，特に座幅については，季節によって着ている服の量が変わることにも注意する必要がある。また，後方傾斜角度については通常0～5度としているが，熟練者やスポーツに使う場合など，キャスター挙上を容易にするため(重心を後方に移動)，さらに大きくとることもある。

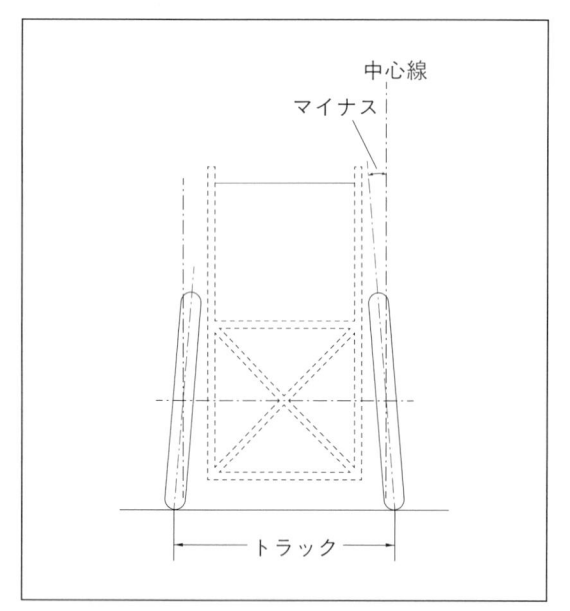

図V-5 キャンバー角
〔木村哲彦：車いす．日本整形外科学会，日本リハビリテーション医学会(監修)：義肢装具のチェックポイント．第5版，pp 245-257，医学書院，1998より転載〕

3）駆動輪

輪の大きさは22インチと24インチのものがよく使われているが，10～20インチまで2インチ間隔で用意されており，介助型の車いすなど，用途によっては軽量化・コンパクト化をはかるために小径のものも使用されている．タイヤの太さについては，一般に出回っている自転車のタイヤと同じ太さのものがよく使われているが，軽量化や抵抗を小さくするために(マラソン用)，細いタイヤも使われることが多くなってきた．

車軸の位置は通常バックパイプの中心に置くが，体幹バランスが悪く背もたれ角度が100度以上に設定されている場合や，両大腿以上の切断の場合には重心の位置がより後方に移動するため，バックパイプの後方にさらにパイプを取り付け車軸を移動させる必要がある．なお，フルリクライニングの場合には25 cmも後方にしなければ危険である．

キャンバー角をマイナスにとると，車軸は床面側で「ハの字」に開いた形状になり車いすの支持面積が大きくなる(図V-5)．このため旋回時などの安定性を増すことができ，バスケットやテニスなどのスポーツ用に使う場合には有効である．ただし5度以上の傾斜は折りたたみ機構に支障をきたすので注意しなければならない．

4）自在輪(キャスター)

車いすの回転や曲線での走行を容易にするものである．5インチと6インチの形体のものがよく使われているが，屋外使用が多い場合には6インチ以上にすべきである．なお，悪路が多い場合には空気入りの7インチのものが，反対に屋内の平坦な場所でのみ使用する場合には4インチのものが選択されることもある．

5）ブレーキ(図V-6)

トグル式やレバー式などがあるが，最近では，手の力がない人でもワンタッチで止められるトグル式が広く普及している．このほかにも，レバーをスマートな形にして取り外せるようにしたスポーツ用やワンタッチの足踏みブレーキ，介助型車いすでよく使われるようになってきたドラムブレーキなどがある．

6）肘当て(アームレスト)

静止時の肘掛けや車いす乗降時のプッシュアップによく利用される．形状的には標準とデスク型があり(図V-7)，テーブルの下に入りやすくするにはデスク型が便利である．また，乗降時に肘当てが邪魔になる場合には着脱式にすることも可能である．

7）背もたれ(バックレスト)

静止時にもたれたり，バランスの悪い体幹を支えるのが主な役割であるが，駆動時に上肢を前方に押し出した際に生じる反力を受ける役割も担っている．標準，折りたたみ，着脱，リクライニングなどの型式があるが，起立性低血圧のために長

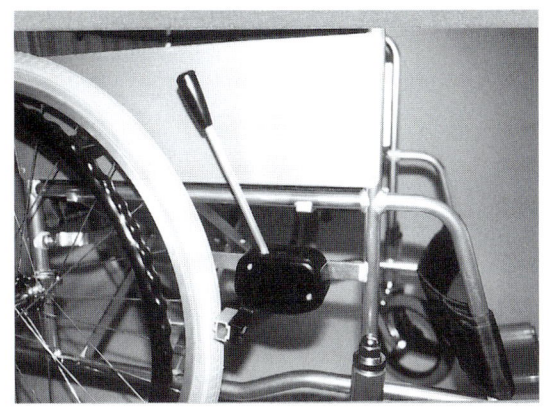

a．トグル式

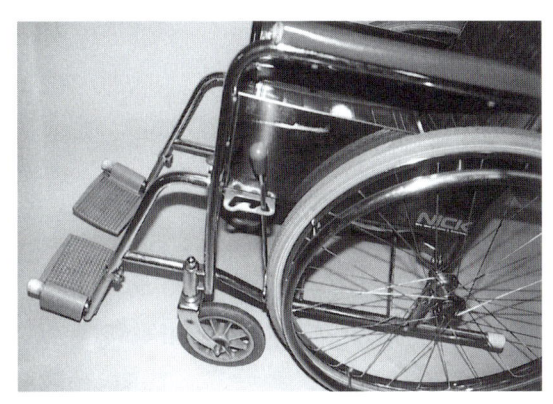

b．レバー式

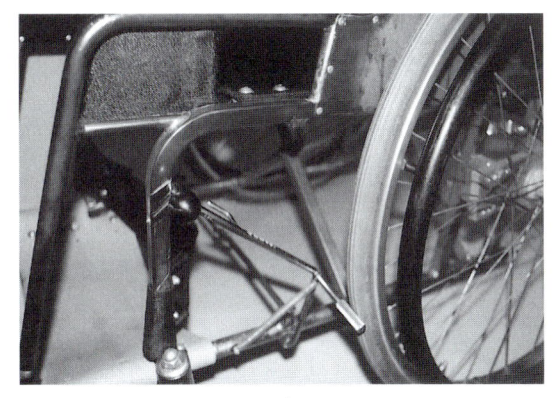

c．スポーツ用
図V-6　ブレーキ

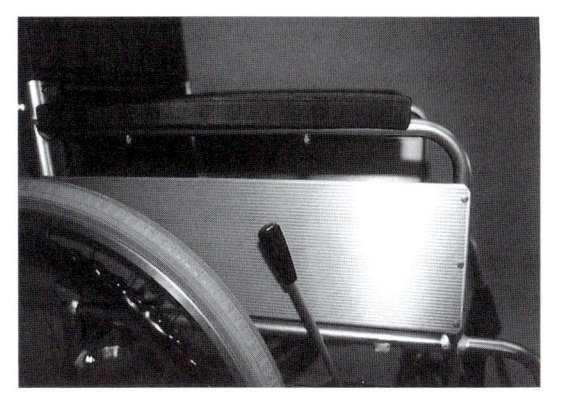

a．標準型

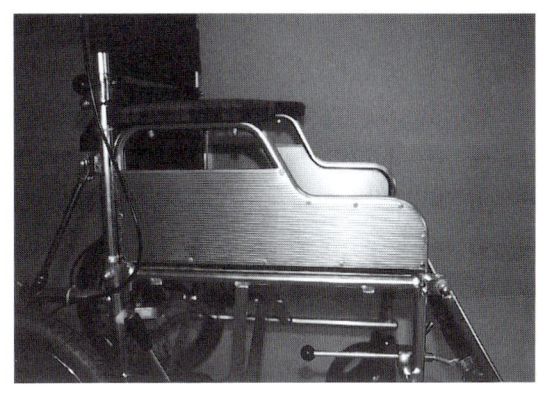

b．デスク型
図V-7　肘当て（アームレスト）

時間の座位を保持できない場合などにはリクライニング式の背もたれが適当である。

8）レッグサポート

足が床に落ちないように支える役割を担っている部分の総称である。通常は固定の標準型が使われるが，ベッドなどに近づくときに邪魔になる場合には，外方折りたたみか着脱式にすると便利である。

9）フットプレート

足を乗せる台である。通常はプラスチック製のプレートが使われるが，軽量化のためにレザーやカンバスシートにすることもある。ただし，レザーやカンバスシートにする場合には中央にゆるみができるため，両足がそこに寄ってしまうことに留意する必要がある。

b　基本寸法（図V-8, 9）

身体に適合した車いすを作製するには，まず身体計測を行い，その計測値に一定の数値を加減す

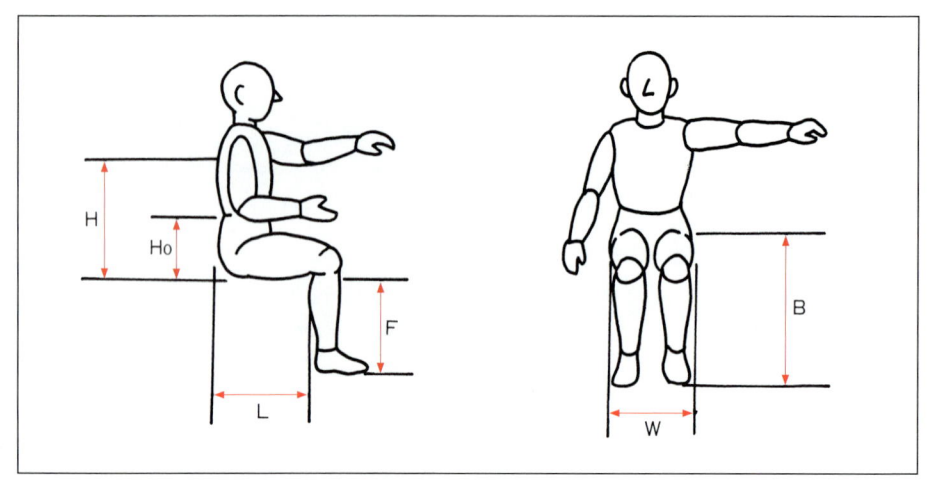

図Ⅴ-8　身体測定

① 体重：車いすの総重量と関係し，駆動性，スピードなどの活動性，フレームの強度，座のたわみ，介助性の問題に影響する
② 身長・座高
③ 肩甲骨下縁高(H)：座面より肩甲骨下縁までの垂直距離で，背もたれの高さを決定し，体幹の安定性や上肢の運動性に影響する
④ 肘高(H_o)：座面より前腕を水平に屈曲した際の最下点までの垂直距離で，肘当ての高さを決定する
⑤ 膝高(B)：床面から大腿部上縁までの垂直距離で，机やテーブルなどへのアプローチ，車いす用テーブルの取り付け，肘当ての高さを決定する
⑥ 下腿長(F)：床面から膝窩までの距離で，座とフットレストの高さを決定する
⑦ 大腿長(L)：殿部最後端から膝窩までの水平距離で，車いすの座長(奥行)，車長を決定する
⑧ 腰幅(W)：腰部の最大幅を座面と水平に測定。座幅を決定する

ることで座幅や座長などの基本寸法を決定する。ちなみに，身体計測は座面の平らな椅子に腰掛け，股・膝関節とも90度屈曲位，足関節0度を基本とするのが適当である。

　これらの基本寸法はあくまで標準的なもので，障害の種類や程度によって随時変更する必要があることはいうまでもない。しかし，もし積極的に変更する条件がない場合には，できるだけ標準値を基本に作製したほうが結果は良好なことが多い。

3 処方のポイント

a 評価

1）主な使用目的，使用場所，使用頻度に関する希望を確認する

　具体的には，屋外自力操作，屋外介助，屋内自力操作，屋内介助，遠出用(自動車に積載して目的地で利用)などについて確認する。

2）身体機能および精神・心理機能を評価する

　評価結果から本人や家族の希望どおり使用できるか否か検討する。困難と思われる場合にはその理由を説明し，より適切な方法を選択するよう指導する。

1 車いす　367

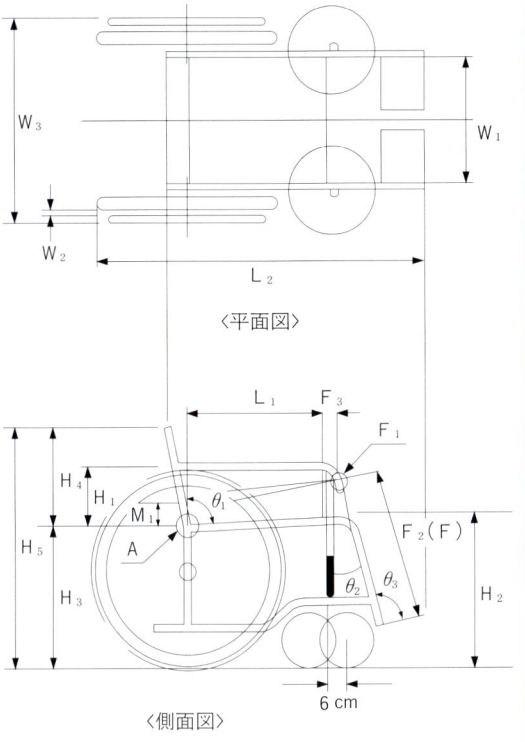

〈平面図〉

〈側面図〉

図Ⅴ-9　車いすの基本寸法

記号	部位	基準内容
A	原点	背もたれと座面の交点であり，これを原点とよぶ　車いすの基準点である
H_1	肘当て高	肘当ての高さを示している（パッドを付けるときはパッドの上縁まで）．身体計測値のH_0にマットを使用する人はマットの厚みを加えて，楽に肘を置ける寸法にする
W_1	座幅	座の幅を示しており，両側パイプの内側から内側までの寸法である．身体計測値のWに4〜5 cmを加えて設定するのが通常であるが，使用目的によっては，身体にピッタリさせたり，余分な幅をとることもある
L_1	座長（奥行）	原点から座面の先端までの寸法である　身体計測値のLを基本に，座面先端が膝窩にぶつからないよう，Lから4〜5 cm減じて設定する
H_2	座高（床から座）(F)	床から座の先端部までの高さを示している　身体計測値のFが基本に考えられることが多いが，使用目的や車いすの構造（タイヤの大きさ）などから決まることが多い
H_3	座高（床から座）(R)	床から原点までの高さを示している　使用目的や使用者の機能レベルから座面の角度（前後差）が決まるので，それによって決定される
H_4	背もたれ高	原点から背もたれの上端までを示す　身体計測値のHを基本とし，体幹バランスの機能や上肢の活動性などから決定するが，標準的にはHから2〜3 cm減じて設定する
W_2	ハンドリム間隔	タイヤとハンドリムの間隔で，タイヤリムからハンドリムパイプの内側までを示す　通常は親指が入る2〜3 cmに設定するが，スポーツ用など使用目的によっては数mm狭くすることもある
F_1	膝窩点	この記号で示す部分が身体計測値から得られる膝窩の位置を示す．L_1+F_3（通常は4〜5 cm），すなわち大腿長であり，身体計測値のLである
F_2	下腿長	膝から足台までの寸法で，身体計測値のFである　マットを使用するときはマットの厚みに注意する．ほとんどの車いすは足台の高さをある程度調整できるので，それほど気を使わなくてもよい
M_1	マット	マットを座面に置いた場合，体重による沈み分を減じた厚みを示している
H_5	全高	床から車いすの最も高い部分までを示す　押し手の握りの高さなどは，主な介助者の身長に合わせたり，歩行器兼用の場合は使用者の身長に設定することもある．また，格納性をよくする場合には，極力低くする場合もある
L_2	全長	車いす先端から最後部までを示す　格納性をよくする場合には，背もたれや足台を折り込みにして短縮する
W_3	全幅	車いすの最大幅を示す
θ_1	背もたれ角度	座面と背もたれとが構成する角度を示す　通常は90〜100度くらいに設定するが，使用者の状態によってはリクライニングにしたり，特別な角度指示が必要な場合もある
θ_2	レッグサポート角度	膝窩からの垂線とレッグパイプの角度を示す　これはフットレストのパイプと前輪がぶつからないように設定する．以前は20〜30度が多かったが，最近ではできるだけコンパクトにするため，垂直に近く設定している
θ_3	フットプレート角度	レッグパイプとフットプレートとの角度を示す．通常は90度である．足関節の角度制限などがある場合には，その角度に設定する

b 車いすの選択

1）自力操作が可能な場合

普通型を中心に処方する。屋内は自力操作だが屋外は介助の場合，介助用としてキャリパーブレーキを取り付けると便利である。ただし，介護者が急にブレーキをかけると乗車者が前方に放り出される危険性があるので，シートベルトを併せて処方すべきである。

2）自力操作が困難な場合

コンパクトで軽量な介助型を処方する。ただし，少しでも自力操作したいという希望があり，それが可能と思われる機会や場所がある場合には，普通型のほうが適当である。特に，アルミ合金で作製された車いすでは介助型と普通型の重量差があまりなく，自動車などに積載する場合にもそれほどの違いはない。

3）片麻痺の場合

片麻痺者用に設計された片手駆動の車いすは，操作が複雑（ハンドリム式），大きい（ワンハンドスカル式），片手駆動のため腕力を要するなどの理由から在宅障害者には適さないことが多い。このため，使用者の能力（知能，健側の腕力など）や使用場所（平坦な場所であること）を十分に評価したうえで慎重に処方しなければならない。

片麻痺でも通常は普通型を処方することが多い。その場合は片手片足で駆動するため，座面高は健側下肢が接地可能な高さになるよう配慮する。なお，患側上肢が廃用の場合は，患側のハンドリムは除去するかタイヤとの間隔なしに取り付け，狭い場所での使用に適するようにする。

4）座位耐久性が乏しい場合

起立性低血圧などのために座位耐久性が乏しい場合にはリクライニング式車いすを処方する。

5）体幹の変形が強い場合

座位保持装置と併用して処方する。

6）手動車いすを操作できない場合（3肢以上の障害）

電動車いすの処方を検討する。

7）車いす座面の昇降が有効な場合

和式生活にこだわり床とベッドの間を往来するなど，車いす座面の昇降が有効な場合にはリフト式車いすを処方する。しかし，これらの車いすは大きく重量もあるので，使用環境や生活スタイルを十分に評価したうえで処方しないと，実際には使えないことがある。

4 チェックアウトのポイント

義肢や装具とは異なり，障害による四肢・体幹の変形が強く腰掛け座位がとれない場合を除き，車いすのチェックアウトは完成時にのみ行うことが多い。したがって，フレーム部分についてはほとんど修正できないことを前提に処方しなければならない。もし実際に乗ってもらわなくては判断できないようであれば，時間を要しても基本的枠組みができた段階で「仮合せ」をすべきである。

a 処方通り作られているか

車いすの型式，各部の形状，寸法，材質（レザーやパイプの色を含め），種々のオプションなどについて，処方通り作られているか否かチェックする。

b 走行性・操作性・安楽性はよいか（手動車いす）

平らな床面上で車いすを左右均等に押し，車いすだけを走らせたときまっすぐに走行するかどうかを確認する。続いて自分で車いすに乗り，操作

性に問題がないかをチェックする。特に左右への傾きや座の後方傾斜角による不安定性，駆動操作の容易さ，ブレーキの利き具合，折りたたみの具合いなどについて確認する。そのうえで使用者本人に乗ってもらい同様のチェックを行うとともに，乗り心地についてもよく聞いて対処する。

c 各種のオプションは適切に取り付けられているか

座クッションの形状やパッド・ベルトの位置や長さなどについては，車いす本体が完成した時点で改めてチェック，その場で修正して取り付けるか，それが困難な場合には納品時までに修正するようメーカーに指示する。

5 統一処方箋

車いすの処方に限らず，また，どのようなファンドで支給するかにかかわらず，責任ある「処方」には「処方箋」が付き物である。それが統一されていれば関係者の間で無用な混乱を避けることができよう。

そこで昭和57年，日本リハビリテーション医学会と日本整形外科学会が合同で「義肢・装具・車いす統一処方箋」を作成した。しかしその後，座位保持装置などが補装具の種目として認められたことを受け，平成元年に全面的な見直しが加えられて現在に至っている。

筆者らは，これらの情報を基に「車いす・電動車いす・座位保持装置処方箋」を作成し，実際の更生相談業務や臨床業務で使用している（表V-1）。

6 操作訓練

a 車いすの駆動

車いすを前進駆動する主動作筋は三角筋前部線維と大胸筋である。これらの筋は肩関節の屈曲・内転に働き，ハンドリムを前方へ強く押し出す役割を担っている。なお，三角筋や大胸筋が有効に機能するためには肩関節がしっかりと固定されていることが条件であり，車いすの駆動力を高めるには肩関節固定筋の強化も忘れてはならない。

一方，主動作筋の力をハンドリムに効率よく伝えるには，ハンドリムを握る手の握力が強くなければならない。その役割は登坂，方向転換，キャスター挙上などでより大きくなるであろう。このため上肢や手に障害が及ぶ頸髄損傷などでは駆動効率が悪く，特にC6四肢麻痺以上の高位損傷では，必要なトルクを出すことは困難である。このような障害者に対しては，手とハンドリムとの摩擦抵抗を増すためにゴム手袋をはめるかハンドリムに生ゴムを巻く，ビニールでコーティングする，ノブを取り付けるなどの工夫が必要である。ちなみに，社会生活のなかで屋外を実用的に駆動するためには，脊髄損傷ではC7四肢麻痺か，優れた能力を持ったC6四肢麻痺レベルが上限である。

1）前進駆動

駆動に際しては，まずハンドリムの頂点より後方に手を置き，その手がハンドリムの頂点付近にきたとき力を集中すること，その後，ハンドリムを離して再びハンドリムを握るまで，腕を伸ばしてリラックスした状態で車輪の回転に沿って後方に戻すことがコツである。駆動動作とは逆に，そのまま肘を屈曲させて初動作位置に戻す人をよく見かけるが，これは筋疲労を早く招くことになり効率のよい駆動方法とはいえない。

表V-1　［車いす・電動車いす・座位保持装置］処方箋

ID（　　　　　　　　　　　）

オプション	1. シートベルト（胸・腰・腕・下腿）　2. テーブル 3. 杖置き　4. 泥除け　5. スポークカバー　6. 主輪ガード 7. 点滴用ポール　8. 日よけ　9. 転倒防止（バー・ローラー） 10. 人工呼吸器搭載台　11. その他（　　　　　　　）
電動車いすの操作	操作部位　1. 手（右・左）　2. 足（右・左）　3. 顎　4. 頭 ジョイスティック形状　1. 標準　2. その他（　　　　　） その他操作方法（　　　　　　　　　　　　　　　）

処方日：　年　月　日　　　完成日：　年　月　日

診断名・障害名	
使用場所	1. 家庭　2. 学校　3. 職場　4. 作業場　5. 施設 6. その他（　　　　　　）（1. 屋内　2. 屋外　3. 車載）

車いす	1. 普通型　2. 手押し型　3. バギー　4. リクライニング式手押し型　5. その他（　　　　　　　　　　　）
電動車いす	1. 普通型　2. 手動兼用型 3. ハンドル型　4. その他（　　　　　　　）
フレーム	構造　1. 折りたたみ式　2. 固定式 材質　1. アルミ　2. ステンレス　3. 木材 4. その他（　　　　　　　）
製作方法	1. レディーメイド　2. オーダーメイド （メーカー：　　　　製品名：　　　　）
駆動輪	車輪着脱　1. 有り　2. 無し 車輪径　14・16・18・20・22・24インチ・その他（　　） タイヤ幅　1・1/8・1・1/4・1・3/8インチ・その他（　　） 車輪位置　1. 標準　2. 前出し・後出し（　　　cm） キャンバー寸法（　　　cm） ハンドリム種類 　1. プラスチック　2. 金属　3. コーティング 　4. その他（　　　　　　　　　　） ハンドリム間隔　1. 標準　2. 指定（　　　cm） ハンドリム片側のみ　1. 右　2. 左
キャスター	1. ソリッド　2. クッション　3. サスペンション 径　3・4・5・6インチ・その他（　　　　）
シート	構造　1. スリング式　2. 張り調節型（　分割）　3. プレート式 クッション　1. レディーメイド：製品名（　　　　） 　2. オーダーメイド（　　　　　　）
バックレスト	構造　1. スリング式　2. 張り調節型（　分割） 　3. プレート式 クッション　1. レディーメイド：製品名（　　　） 　2. オーダーメイド（　　　　　　） パッド　1. 腰　2. 胸　3. 体幹　　　　　（　個） 付属機能　1. 折りたたみ機能　2. 高さ調節機能 バックレスト延長部　1. 固定式　2. 折りたたみ式　3. 着脱式
ヘッドレスト	形状（　　　　　　　　　　　　　　　　）
アームレスト	構造　1. 着脱式　2. 跳ね上げ式　3. 高さ調節式 形状　1. 標準型　2. デスク型　3. タイヤR型　4. パイプ型 パッド　1. 有り　2. 無し　パッド幅
レッグサポート	構造　1. 固定式　2. 着脱式　3. 開き式　4. 挙上式 形状　1. 標準型　2. 直下型　3. その他（　　　）
レッグレスト	形状　1. 標準型　2. 全面型　3. 左右独立型　4. 無し
フットレスト	構造　1. プラスチック　2. パイプ式　3. キャンバス式 付属機能　1. 折込機能　2. クッション付き 3. その他（　　　　　　　　　　　）
姿勢変換機能	1. リクライニング（フル・セミ　　～　　度） 2. ティルト（　　～　　度）
ブレーキ	停止ブレーキ 1. トグル式（手操作・足操作）　2. その他（　　） ・操作レバー延長（右・左） 制動ブレーキ　1. ドラム式　2. その他（　　　）

種類　座位保持装置				
1. 平面形状型　2. モールド塑　3. シート張り調節型				

身体部位区分	測定法	支持部	支持部連結	角度調節用部品	支持部完成用部品
頭部・頸部	採寸/採型	頭部支え	頸部固定		
上肢	測定法	上肢支え			
体幹部	採寸/採型	平面形状型 モールド型 張り調節型	腰部 固定・遊動	機械式 ガス圧式 電気式	
骨盤・大腿部	採寸/採型	平面形状型 モールド型 張り調節型	腰部 固定・遊動	機械式 ガス圧式 電気式	
下腿・足部	採寸	下腿支え /足台	腰部 固定・遊動	機械式 ガス圧式 電気式	

構造フレーム（木製・金属／車いす） ※車いすの場合は、太枠内の内容を記載する	完成用部品

付属品	完成用部品
カットアウトテーブル（表面クッション張り／完成用部品） 上肢保持部品（アームレスト／肘パッド／縦・横グリップ） 体幹保持部品（肩／胸／胸受ロール／体幹／腰部パッド） 骨盤保持部品（骨盤／臀部パッド） 下肢保持部品（内転防止／外転防止／膝／下腿／足部保持パッド） 体圧分散素材（頭部／上肢／体幹部／骨盤・大腿部／下腿部／足部） ベルト部品　（肩／腕／手首／胸／腰／大腿／膝／下腿／足首） 内張り　　（アームレスト／テーブル） キャスター　（　　　　　　個） 支持部カバー（頭部／上肢／体幹部／骨盤・大腿部／下腿部／足部） その他（　　　　　　　　　　　　　　　　　）	

調節機構	完成用部品
高さ調節（頭部／体幹部／骨盤・大腿部／足部支持部／アームレスト） 前後調節（頭部／骨盤・大腿部／足部支持部） 角度調節（頭部支持部／テーブル） 脱着機構（体幹／骨盤／膝パッド／アームレスト／内転防止パッド） 開閉機構（アームレスト／足部支持部） 調整機構完成用部品（　　　　　　　　　　　　）	

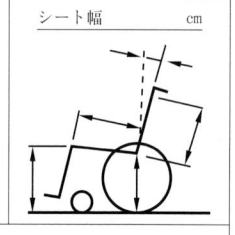

シート幅　　cm

チェック　（1. 直送　2. 製品　3. 来所）

制度：身障・児童・労災・訓介・日生・自費・その他（　　　　　）

医師：　　　PT．OT．RE：　　　　業者：　　　　（担当　　　　）

なお，駆動時に体幹の強い前屈運動を行いつつ，両上肢を前下方に一気に伸展することでスピードを一段と速めることができる。車いす上での座位バランス訓練は，上肢や手指の筋力強化と同様に，駆動効率を上げる基本的条件である。

2）登坂

登坂操作は基本的に前進駆動と変わりはない。しかし，重心の位置が後方へ移動するため，体幹を前屈することによって重心を前方に移動しなければ後方へ転倒する危険性がある。ちなみに，座面の後方傾斜角は小さいほど車いすは安定するので，体幹バランスが悪い場合は，特に後方傾斜角は大きくしないほうが無難である。

b　キャスター挙上

キャスター挙上によって段差乗り越えなどが安定してできるか否かは，生活圏の拡大をはかるうえで重要な条件である。一般にキャスター挙上の訓練は次の3通りの方法で行われることが多く，脊髄損傷による対麻痺では必須の訓練である。

①車いすの前に低い台(2.0～3.0 cm)を置き，これを乗り越える訓練を繰り返す。
②緩やかなスロープをゆっくりとバックで下り，ある程度スピードがついた時期にハンドリムを強く握って車いすをストップさせる。
③その場で車いすを前方，後方，再び前方へ動かし，最後の前方駆動の際に急に力を入れることによりキャスターを挙上する。

ただし，いずれの場合も後方に転倒する危険性があるので，後ろに介護者が立つか，厚目のマットなどを用意する必要がある。

7　今後の進歩

車いすの今後の進歩は，軽量化，機能分化，モジュール化，電動化などがキーワードと思われる。したがって，これに見合った処方とチェックアウト・システムの確立や給付基準の統一が求められよう。

a　軽量化

新素材の開発や組立方式(着脱式)の導入などにより，さらに軽量化をはかることができるであろう。これにより，上肢に力のない頸髄損傷者や介助者の負担はさらに軽くなるものと思われる。

b　機能分化(用途・障害別車いすの開発)

最近，ウォッシュレットの付いたトイレでも使用できる，シャワー・トイレ兼用のシャワー・トイレチェア，狭い屋内でも小回りのきく手動の6輪車いす(図V-10)，ティルトやリクライニングなどの姿勢変換や調整を行う機能が選択できる姿勢変換機能付きの介助型車いす(図V-11)，分解・持ち運びが容易な電動車いす(図V-12)，マイコン制御の電動車いす，砂地や雪道などの悪路での走行性が高く，片流れ傾斜路でも安定した走行ができる4輪駆動の電動車いす(図V-13)，スポーツ専用車いす(マラソン用車いす，電動スポーツ車いす)など，それぞれの用途に適した車いすの開発が行われており，今後そのニーズはますます高まるものと思われる。もちろん，車いすの屋内使用については日本家屋の狭さと段差をどう解消するかなど，家屋環境の整備を要する問題もあるが，環境整備だけに依存することなく車いす開発の側からもアプローチすることが重要である。

一方，障害特性に応じた車いすを開発しようという試みは比較的古くから行われているが，片麻痺用の車いす(片手駆動式)など操作が複雑で実用化しているとは言い難い。最近では，座位保持装置が障害者自立支援法による補装具費の支給種目に加えられたことから，座位保持装置付き車いすのニーズが高まっている。すなわち，座位保持装

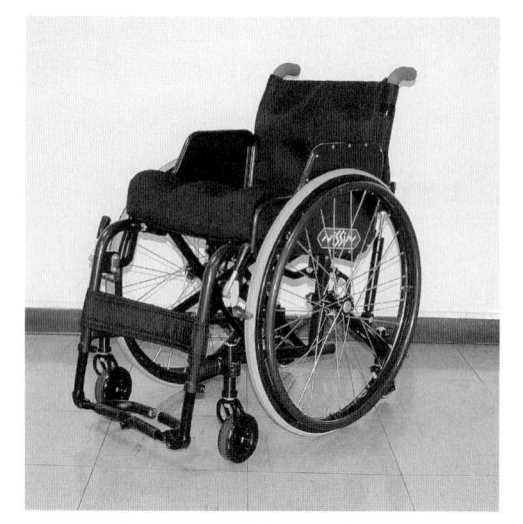

図V-10　手動の6輪車いす

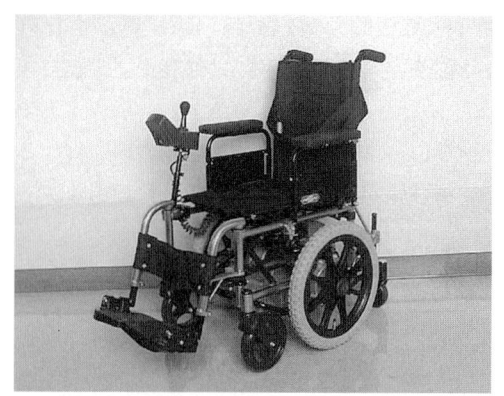

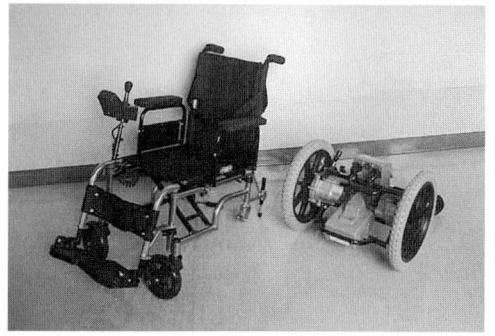

図V-12　分解・持ち運びが容易な電動車いす
2分割式の6輪型電動車いす(NEO-P 2)
(写真下はシート部と駆動部を分割した状態)

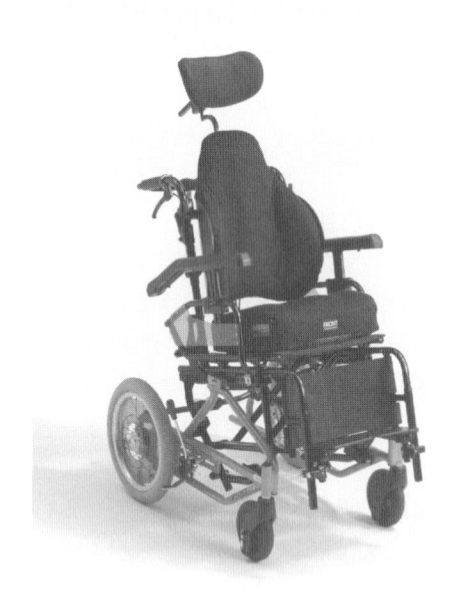

図V-11　姿勢変換機能付きの介助型車いす
　　　　（GF-EX）

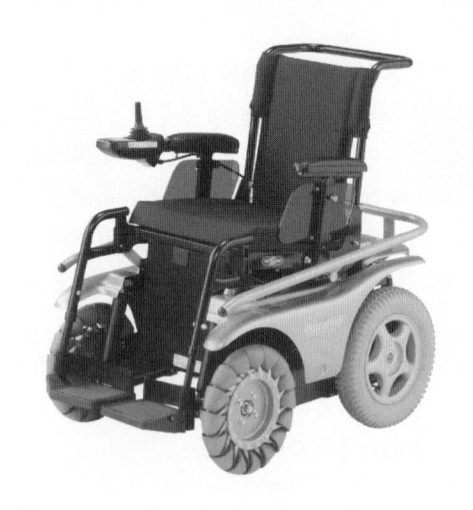

図V-13　4輪駆動の電動車いす(patrafour)

置と車いすの統合化であり，四肢・体幹の緊張や変形をある程度抑制・矯正しながら，よい姿勢を維持したまま移動することができ，より積極的な治療効果や児童の場合には発達の促進にもつながる可能性があると思われる。

c　モジュラー化（図 V-14, 15）

　使用環境や使用目的，子どもの成長段階あるいは障害の程度に合わせた車いすを追求すれば，それは自ずとオーダーメイドに頼ることになる。このような状況下において，現状の車いす製作期間は約1，2か月が常識となっており，早期の訓練や社会復帰に支障をきたすだけでなく，小児の場合には経済的にも大きなマイナスとなっている。車いすのモジュラー化はこのような問題を解決するばかりか，一定の品質が保証された車いすを比較的低価格で手に入れることができる方法である。また，モジュールの組み合わせの変更で各部を調整可能にすれば，一定の状況の変化にも対応できるため，介護保険下におけるレンタル制にも適していると思われる。

d　処方とチェックアウト・システムの確立

　使用目的と使用場所，使用頻度などの状況を的確かつ実際に把握することが前提条件である。特に新規に作製を希望する場合，使用者自身が生活の場で車いすを利用しているイメージがもてず，処方者の意見が決定的になることもまれではない。したがって，処方にあたっては実際の使用場所で試用できることが一つの条件である。

e　支給基準の統一

　車いすは種々のファンドによって支給されているが，その基準は統一されていない。最も支給率の高いのは障害者自立支援法であるが，その基準も，最近のモジュラー化や多様なオプションの開発には対応できておらず，実際の処方にあたっては問題点が多い。また，障害者の自立生活運動を軸とした活動の多様化に伴い，その生活の場は自宅だけにとどまらず，グループホームや地域の作業所にも広がっている。このため，車いすの支給

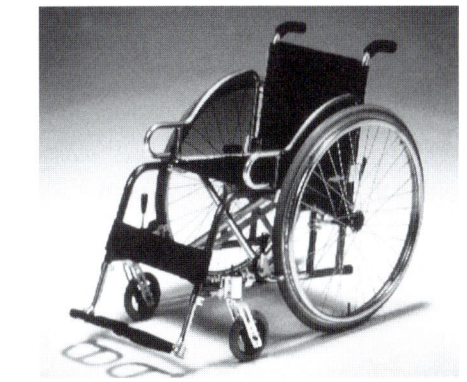

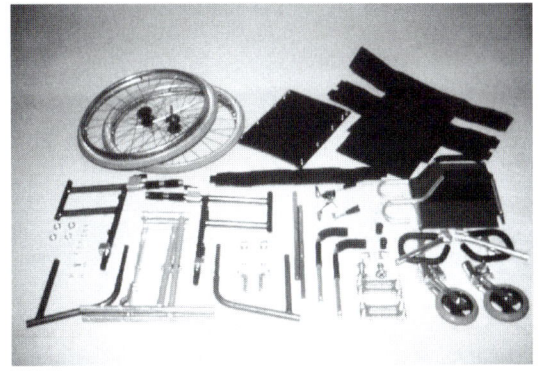

図 V-14　後輪駆動のモジュラー式車いすと，その分解部品

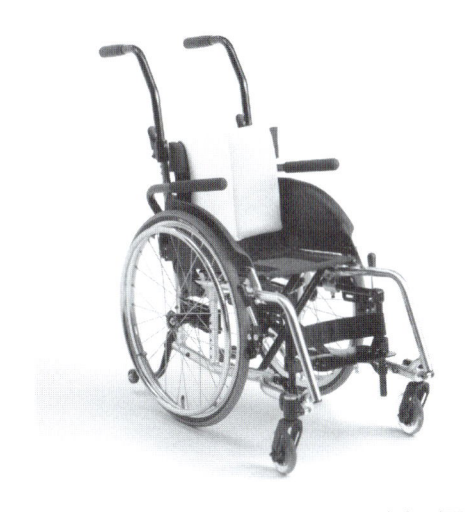

図 V-15　姿勢や身体寸法に合わせて各部が調整できる，モジュラー式の小児用手動車いす（NOVA jr plus）

台数が同時に2台以上必要なことも多く，その保障をどうするか，一定の条件設定が必要である．

復習のポイント

1. 一般に広く普及している車いすはどのような型か．
2. 座幅は何を基準にして決めるか．
3. 屋外使用の実用化にはどのような条件が必須で，どんな訓練が必要か．

【文献】

1) Kamenetz HL：Wheelchair Book. Charles C. Thomas, Springfield, 1969
2) 大川嗣雄，伊藤利之，田中 理，他：車いす．医学書院，1987
3) 日本整形外科学会，日本リハビリテーション医学会(編)：義肢装具のチェックポイント．第7版，医学書院，2007
4) 伊藤利之(編)：補整具給付事務マニュアル．中央法規出版，2003
5) 伊藤利之，田中 理(監修)：車いす・シーティング―その理解と実践．はる書房，2005

2 座位保持装置

> ● 学習のポイント
> 1. 対象像の把握とそれに基づいたニーズを主目標とする。
> 2. 座位保持装置の基本に沿って個別の対応を行う。
> 3. 左右対称で，かつ骨盤にて体重を支持し，なるべく頭が高い位置となるように工夫する。

ポジショニングの重要性が理解されてから久しい。従来より座位保持いすが給付されていたが，頸の坐らない，あるいは座位を保持できない重度例に対して寝たきりにさせないとの観点より本装置が1989年に，身体障害者福祉法および児童福祉法に定められた。その交付基準は「長時間座位姿勢をとることができない者，又は自力で座位姿勢を保持できない者である」と定められている。

座位保持装置は脳障害あるいは高位脊髄障害，進行性筋ジストロフィーなどの神経筋疾患などが対象となることが多く，座位のメカニズムのみならず疾患の特徴を把握することも重要である。この点では対象児（者）を抱えて自分の膝の上に座らせて身体から多くの情報を得ることは座位保持装置処方のうえで大いに有用である。脳性麻痺では身体をのけぞらす児とつぶれて身体が沈み込んでしまう児とに大きく分けられ，デュシェンヌ型進行性筋ジストロフィーでは筋力低下が体幹筋優位の状態のなかで筋残存程度が身体部位により大きく異なり，脊柱の変形のタイプの異なることは知られている。

1 座位保持装置のめざすもの

よい座位の利点は，①呼吸気道トラブルの予防，②摂食・上肢機能・言語などの機能向上，③筋緊張の軽減による運動機能の改善と股関節脱臼や脊柱側弯の予防，④さらには自律神経賦活や心理的なあるいは情緒的な側面での向上などである。その意味から早期からの配慮が必要であり，リハビリテーションのなかで大きな位置を占めている。これらは脊髄損傷例での立位あるいは歩行訓練での意義と軌を一にするもので，脊髄損傷例での二次障害である筋・骨の萎縮の予防，腎機能などの内臓への好影響，社会参加などへの積極性の増進などと似ている。心理的あるいは情緒的な側面での影響も大きく座位保持ということを，さらに進めて姿勢保持装具の名称が以前より提唱されている。工藤は重度脳性麻痺児を中心とした，座位保持装置に次の目的を掲げている。

①手の最大の使用を可能にして，環境への能動的な働きかけを引き出す。
②環境から，より豊かな情報を得やすくする。
③身体意識の形成を促す。
④自己刺激的行動を抑制し，より目的的な行動を促す。
⑤情緒の安定や対人関係の発達を促す。
⑥正常な呼吸パターンの発達を促す。
⑦かむ，すう，飲み込むなどの口腔機能の発達を促し，正しい構音の基礎を作る。
⑧正常な運動発達の基礎として必要な正常姿勢を習得させ，病的な姿勢・運動パターンを予

⑨原始反射を抑制し，正常な反射や反応の発達を育てる。
⑩自分で姿勢を変えたり移動する意欲や能力を育てる。
⑪体幹や四肢の二次的障害（拘縮・変形）を予防する。
⑫褥瘡を予防し，痰の排出をしやすくして気道感染を防ぐ。

a 気道トラブルの予防

頸定なしの寝たきりでは死亡率が高い。それは誤嚥などの気道のトラブルのためである。都立肢体不自由児養護学校での1,800名ほどの生徒のうち，毎年30数名の死亡があり，そのほとんどは気道障害によるものであり，寝たきりであることが大きく関与している。よい座位をとることは体幹筋の強化が促進されることが知られている。

重度例の摂食リハビリテーションが進歩してきているが，その基本の一つがポジショニングであり，気道の閉塞性通過障害を考慮したうえで，ビデオフルオログラフィーの検査所見を踏まえながら頭部をなるべく垂直に，口腔を水平にすることで好転することがよくあり，誤嚥の回避・筋緊張の軽減を通して摂食機能の向上を図れることがあ

る。そのため頸定のない重度例での適切なネックレスト（頸部での支えにより頭部をよい位置に保持させるため）が，現在，座位保持装置の課題の焦点となっている。

また，前傾姿勢で全身の筋緊張が低下したり，舌根沈下が軽減して気道が確保されて呼吸が楽になることもしばしばある（図V-16）。

整形外科的なネックレストの手作りの工夫も有効な場合が多い。

b 機能の向上と変形予防

脳性麻痺などの中枢神経障害の重度な例では高頻度に股関節脱臼および脊柱変形を生じてくる。それは痙性や筋緊張低下のほかにいわゆる連合運動により，体の一部を使うと他の部の筋肉に緊張が入って筋不均衡のまま不必要に動いてしまうことと関連している。例えば手を使う，あるいは話をすると足が交叉してしまうことはよくみられる。股関節内転筋に不随意に緊張が入ってしまうためである。脳性麻痺での股関節の脱臼は出生時にはなく後から次第に生じてくるが，いきなり脱臼するものではなく，股関節の開排が悪くなってきて，また伸展しにくくなり屈曲拘縮の状態がまずみられる。X線像でもいきなり脱臼しているのではなく，関節の外方に少し大腿骨の骨頭がずれている外方化，半分以上ずれている亜脱臼，全部ずれている脱臼に分けられる。

一側の下肢が短く見えるようであれば，短いほうが脱臼あるいは脱臼しかかっていると考えられる。股関節脱臼に関与する，異常に緊張している筋肉として3つが挙げられており，股関節内転筋，屈曲筋（腸腰筋など），主に膝を曲げる働きを司るハムストリング筋群である。特に内転筋が重視され，座位での股関節外転保持は重要である。股関節を外転すると座面との接触面積が大きくなり，坐骨への荷重が左右均等になりやすくなる。上体の緊張が軽減して機能の改善がみられることが客観的な方法で確認されている。

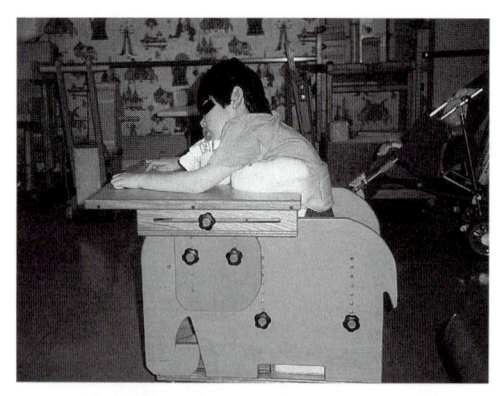

図V-16 前傾姿勢保持
前傾姿勢で筋緊張低下・気道確保を得ることもある

脊柱の変形は重度な脳性麻痺やデュシェンヌ型筋ジストロフィーなどの筋疾患でよくみられる。早期に出現してくるものほど変形が強くなり，特に10歳前後に身長が急速に伸びる二次成長期に悪化しやすい。脊柱側弯症の原因は種々指摘されているが，脳性麻痺や筋疾患では体幹筋，特に腹筋と背筋の弱さと，筋力や筋緊張の左右差が関与していると考えられる。予防には，骨盤の後傾をなくし抗重力伸展の弱い円背（いわゆる猫背）変形をなくして体幹を伸展させるようにすることが第一である。これは脊柱側弯が高頻度にみられる筋ジストロフィーで，背筋の筋力の温存があり胸椎の前弯の大きなケース（つまり胸がそり気味となり円背でない）では側弯変形の少ないことが知られていることからもうかがえる。骨盤後傾を減らすには座位で大腿が膝のほうが下がっているようにする。

c 心理的・知的側面での効果

寝たきりでは車いすに乗ることもできず，屋外はもとより屋内も移動できず，全介助となって心理的あるいは情緒的な側面での悪影響も大きく，依存心が強くなり社会参加などの点で積極性に欠けてくることが指摘されている。視線が常に低く，下から見上げるだけとなり，見渡せる範囲が小さく，コミュニケーションが少なくなって，自分の世界に閉じこもりがちとなる。心理・情緒は身体と表裏一体で両者は関連しあっているわけで，寝たきりでは頭部さらには全身への血流の停滞，心肺などを中心とした自律神経の機能不全を起こしやすく，体調の不十分さがうつ状態などいろいろな精神面での低下を起こしやすい。

2 座位保持装置の構造と種類

座位保持装置にはいくつかのタイプがあり，工房いす・ピンドット式の可変式のモールドのも

の，クッションチェア，プローンキーパー，バケットシートなどがある。重度例では振り子型（モノコック）でのモールドタイプやモジュールタイプが処方されることが多い。座位保持装置の選択にあたって，それぞれの特徴を知って，個々の状態に応じて選択すべきで，単に外見や他の人の評判からだけで決めることには問題がある。

座位保持装置は身体に直接接する支持部とそれを支えるフレームなどからなり，本人の状態のみならず使用目的（機能向上・介助容易化・休息など），使用場面，材質および重量，付加機能によって選択される。座面と背面よりなる支持部（座席）は普通型，リクライニング式普通型（背もたれリクライニング，モノコックのリクライニングなどがある），モジュラー型，モールド型，可変調節型などに分けられる。フレームには木製と金属製とがあり，成長に応じてある程度大きさを調節できるものもある。重症例はオーダーメイドが多く，採型を行って個々に応じたきめ細かな処方を行う。採型はセラピストによるハンドリングの後とすることも多い。

腹臥位保持のための装置としても用いられるプローンキーパーも座位保持装置に含まれる。また，多くの既製外国製品が流通している。座位保持装置の価格体系は表V-2のようになっており，

表V-2 座位保持装置の価格体系
　　　（次の1～4の合計となる）

1. 採寸・採型区分：基本価格（採寸・採型）
　（6つの区分）
2. 支持部
　普通型
　リクライニング式普通型
　モールド型熱硬化性樹脂
　モールド型熱可塑性樹脂
　（可変調節型）
3. その他の加算要素
　テーブル，パッド，ベルトなど
4. 完成部品
　交付基準で指定されている

（高橋功次：姿勢保持関連の危惧と補装具交付基準について．姿勢保持研究　1998；11：23-32 より転載）

表Ⅴ-3　供給形態よりの主な座位保持装置の種類

1. オーダーメイド
    - 工房いすなど種々
2. セントラル・ファブリケーション・システム
    - ピンドット・コントロールU
    - 川村バケット・シート
    - FCクッション
    - ピンドットCADシステム
    - Otto Bock CADシステム
3. レディーメイド
    - バケット・シトバッギー
    - ポチロール
    - バードチェア
    - クッションチェア
    - POSKY
    - わくわく
    - らくちゃん
    - JAYシーティング・システム
    - AELシーティング・システム
    - PANDA，ガゼル，ポニー
    - Otto Bockシーティング・システムなど外国製品

平成10年よりマトリックス・システムが完成部品の指定から削除され，可変調節型の支給はなくなったと考えられる。各オプションに対して自己負担を要する部分のあることも多い。なお，供給形態からはオーダーメイド，セントラル・ファブリケーション・システム，レディーメイド（適合調整，修正して）がある。座位保持装置については多くの成書・報告があるので，以下に代表的な座位保持装置について簡単に触れる（表Ⅴ-3, 4）。

a　工房いす（図Ⅴ-17）

さまざまな姿勢保持パーツからなる点に特徴があり，それらの基本は他の座位保持装置と共通である。木製でネジで3方向の大きさ，あるいは傾斜角度をある程度調節できるという基本をもち，カットアウト・テーブル，股関節内転防止パッド，頭部保持部品，脇パッド，各種ベルトなどが組み合わされている。これにモジュラー式あるいはモールド型の支持部を取り付けたり，あるいは

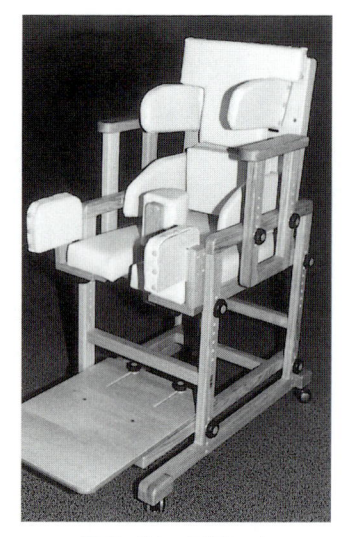

図Ⅴ-17　工房いす

支持部を取り外してバギーや座いす，さらにはカーシートとして用いることもできる。

前傾型を含めて障害児に多く使われていて，さまざまな有用性が認められている。大きく重い，あるいは通気性に欠ける点がある。

b　モールド型座位保持装置（図Ⅴ-18, 19）

変形が高度で，トータル・コンタクトでの保持が適している例に処方され，骨盤，体幹さらには頭部を含めて保持するものである。採型バッグを用いてギプスでのモデルを作製する。座位の安定を得られやすいが，身体の成長あるいは変形の進行により形態が合わなくなったり，トータル・コンタクトのため身動きできず，変形を固めてしまう心配もあり，症例ごとに適切なあそびを加えたり，トリミングを大きくして融通さをもたせることでバランスをとるようにする。側弯の強い例に大きく体幹を起こすと肋骨と骨盤が衝突して疼痛を生じて座れなくなることがある。

ピンドット・シーティング・システム（コントロールU），エフ・ホールディング・シーティング・システム，川村式シーティング・システム，神奈川リハ式フレックスシート，そのほか各社でオーダーを受けて製作に応じている。

表V-4　座位保持装置処方箋（新規・再交付・修理）

氏　名		男　女	大・昭・平　　年　　月　　日生　　歳
住　所		医学的所見(処方上重要な点)	
保護者名		TEL	
病　名			

区　分	頭・頸部 採寸 採型	上肢 採寸(左　右) 採型(左　右)	体幹部 採寸 採型	骨盤・大腿部 採寸 採型	下腿・足部 採寸(左　右) 採型

支持部	1　頭　　　部　　頭部支え　　2　上　　　肢　　上肢支え(左　右)　　前腕・手部支え(左　右) 3　体　幹　部　　平面形状型　モールド型（採型　採寸）　シート張り調節型 4　骨盤・大腿部　平面形状型　モールド型（採型　採寸）　シート張り調節型 5　下　腿　部　　下肢支え(左　右)　　6　足　　　部　　足台(左　右)
	フレックス 構造加算　部位　　　　　　　　　　　　完成品 　　　　　　　　　　　　　　　　　　　　部品

支持部の連結	1　頸　　　部　　固定　完成品部品(　　　　　　　　　　　　　　　　　　　　　　　　　) 2　腰　　　部　　固定(左　右)　　遊動(左　右)　　完成品部品(　　　　　　　　　　　) 3　膝　　　部　　固定(左　右)　　遊動(左　右)　　完成品部品(　　　　　　　　　　　) 4　足　　　部　　固定(左　右)　　遊動(左　右)　　完成品部品(　　　　　　　　　　　)
	遊動加算 角度調整用部品　1　機　械　式　腰部(　　本)　膝部(　　本)　足部(　　本) 　　　　　　　　　2　ガ　ス　圧　式　腰部(　　本)　膝部(　　本)　足部(　　本) 　　　　　　　　　3　電　動　式　腰部(　　本)　膝部(　　本)　足部(　　本)
	完成用部品(その他)

構造フレーム	機構・機能の付加	木材　金属　完成用部品(　　　　　　　　　　　　　　　　　　　　　　　　　　　) 車いすとしての機能 　　a　普通型 　　b　リクライニング式普通型 　　c　手押し型 　　d　リクライニング式手押し型 ※リクライニング機構に限り車いす側の機構を優先	座位保持装置として製作する部分と重複することになる部分 背当てシート　肘当て　座布　レッグレスト フットレスト　スカートガード　バックレストパイプ アームレスト　フレーム(サイドベース　おりたたみ)
		加算　ティルト機構 　　　昇降機構	角度調整部品 加　　算　1　機　械　式　腰部(　　)　膝部(　　)　足部(　　) 　　　　　　2　ガ　ス　圧　式　腰部(　　)　膝部(　　)　足部(　　) 　　　　　　3　電　動　式　腰部(　　)　膝部(　　)　足部(　　) 完成品部品(その他)

付属品	1　カットアウトテーブル　標準　表面クッション張り　完成用部品(　　　　　　　　　　　　　　　　　　　) 2　上肢保持部品　　アームレスト(左　右)　肘パッド(左　右)　L型(左　右)　縦型グリップ(左　右) 　　　　　　　　　　横型グリップ(左　右)　完成用部品(アームレスト：　　　　　　　　　　　　　　　) 3　体幹保持部品　　肩パッド(左　右)　胸パッド　胸受けロール　体幹パッド(左　右) 　　　　　　　　　　腰部パッド　完成用部品(部位・使用部品名：　　　　　　　　　　　　　　　　　　　) 4　骨盤保持部品　　骨盤パッド(左　右)　臀部パッド 5　下腿保持部品　　内転防止パッド　外転防止パッド(左　右)　膝パッド(左　右) 　　　　　　　　　　下腿保持パッド(左　右)　足部保持パッド(左　右) 　　　　　　　　　　完成用部品(部位・使用部品名：　　　　　　　　　　　　　　　　　　　　　　　　　) 6　ベルト部品　　　肩ベルト(左　右)　腕ベルト(左　右)　手首ベルト(左　右) 　　　　　　　　　　胸ベルト　骨盤ベルト　股ベルト　大腿ベルト 　　　　　　　　　　膝ベルト(左　右)　下腿ベルト(左　右)　足首ベルト(左　右) 　　　　　　　　　　完成用部品(部位・使用部品名：　　　　　　　　　　　　　　　　　　　　　　　　　) 7　支持部カバー 　　　頭　部　　固定　着脱式　　上肢　　固定(左　右)　着脱式(左　右) 　　　体幹部　　平面形状型　モールド型　シート張り調節型　／　固定　着脱式 　　　骨盤・大腿部　平面形状型　モールド型　シート張り調節型　／　固定　着脱式 　　　下腿部　　固定(左　右)　着脱式(左　右) 　　　足　部　　固定(左　右)　着脱式(左　右) 　　　完成用部品(部位・使用部品名：　　　　　　　　　　　　　　　　　　　　　　　　　　　　　) 8　内　張　り　　　アームレスト(左　右)　テーブル 9　体圧分散　　　　頭部　上肢(左　右)　体幹部　骨盤・大腿部　下腿部(左　右) 　　補助素材　　　下腿部(左　右)　足部(左　右) 10　キャスター　　　個(　標準　多機能：　　　　　　　　　　　　　　　　　　　　　　　　　) 11　そ　の　他　　介助用グリップ(左　右)　ストッパー(左　右)　高さ調整用台座

調節機構	1　高さ調節　頭部支持部　体幹支持部　骨盤・大腿支持部　足部支持部(左　右)　アームレスト(左　右) 2　前後調節　頭部支持部　骨盤・大腿支持部　足部支持部(左　右) 3　角度調節　頭部支持部　テーブル 4　着脱機構　体幹パッド(左　右)　骨盤パッド(左　右)　膝パッド　アームレスト(左　右)　内転防止パッド 5　開閉機構　アームレスト(左　右)　足部支持部(左　右)

特記事項	

処方	年　　月　　日	医師氏名	適合判定	年　　月　　日

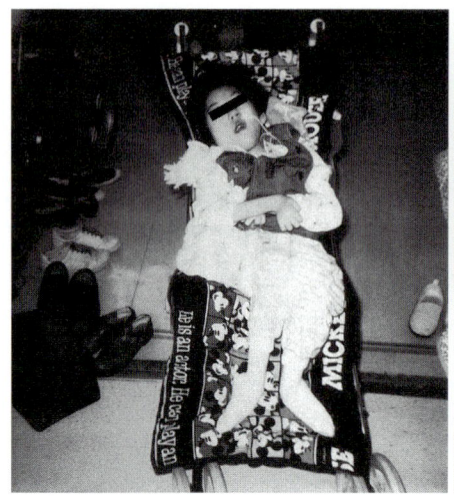

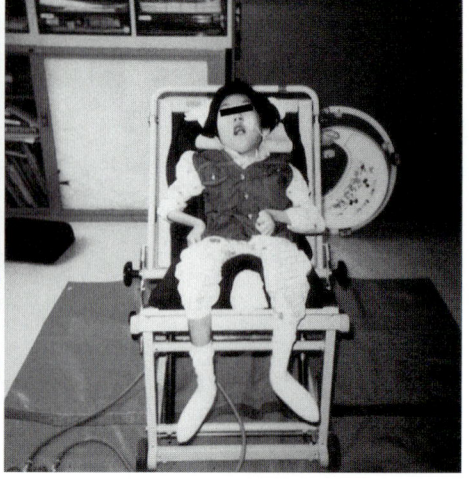

a．現在使用中の座位保持装置　　b．モールド型座位保持装置の採型時

図V-18　モールド型座位保持装置

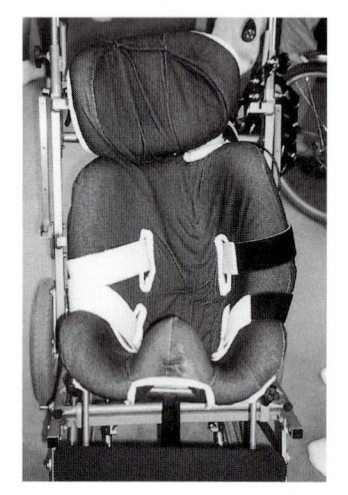

図V-19　モールド型座位保持装置

c プローンキーパー（バードチェア）（図V-20）

さまざまな特殊例の1つとして，座位保持をすすめて立位の前段階としての腹臥位，仰臥位，半膝立ち位まで多様な使い方のできる装置で，ウレタンを材料としていて軽く，3つのパーツからなり，その組み合わせで多様な使い方が可能となる（プローンキーパーを用いた姿勢保持訓練プログラムがある）。下肢屈曲拘縮の強い場合，台座型のものも処方される。

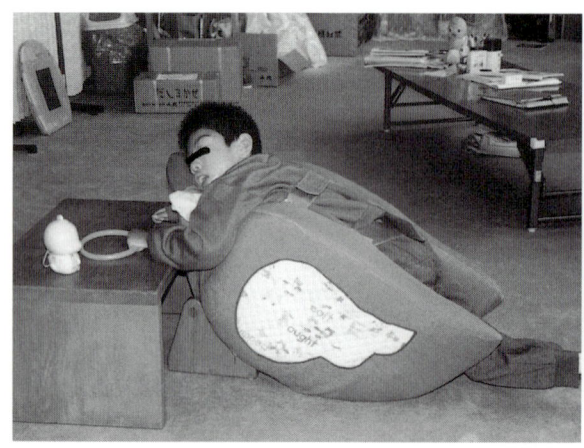

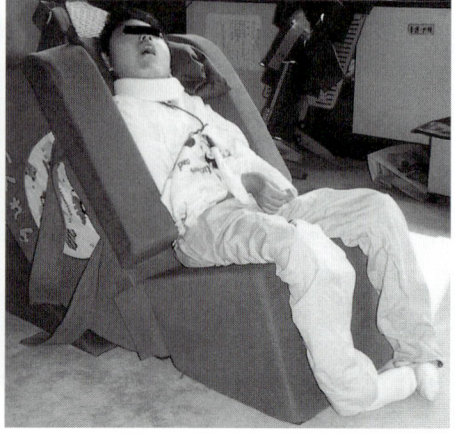

図V-20　プローンキーパー

3 座位保持装置での姿勢のチェック

座位保持装置の役割は前述のような機能の向上のほかに、リラックスして休養をとるためのものとしても考える必要があり、両者の機能を併せ持つ座位保持装置であることが望ましい。一般に座面あるいは背面は沈み込みしないしっかりと芯のあるクッションのきいたものがよい。大きさも大きすぎると重く場所をとり、扱いにくくなる。あまりにも体型どおりにできているものは体全体が不必要に接触しすぎ動きがとれず、身体に柔軟性の残っている場合には体の変形を固定させてしまう懸念もあるし、通気性に欠けて暑苦しいことがある。また、主な使用場面を想定して座面の高さを決めることも大切な要素である。

チェックポイントとしてはまず、座面で左右の骨盤になるべく均等に体重がかかっていて股関節を十分に開いて外転していて座面との接触面積の大きいこと、骨盤後傾のあまりないこと、頭部の位置が骨盤の真上にきていて体幹がしっかりと伸展していて、頭が十分に高い位置にあることなどが基本である。一人ひとりの状態、疾患の特徴を把握して観察評価する。この場合、しばらく座って姿勢の変化をみるのもよい。体がのけぞって骨盤が後傾して背中の下部で座り背が丸くなる場合、あるいは筋緊張は低くて体が沈み込んだり左右どちらかに傾いて、一側の下肢が閉じ短く見える場合（骨盤の一側が後上へ引かれているため）の二通りが代表的なものである。

この2つの姿勢は最も座位保持装置の適応の頻度の高い脳性麻痺の重度痙直型四肢麻痺や重度アテトーゼ型のそれぞれでみられ、両者で対応が異なると考えられる。前者では下肢を含めて全身が堅く緊張すると、骨盤の後傾を生じ、のけぞるように下肢は伸展して伸び出し腰は浮いてしまうようになり、円背と肩の緊張でいわゆる胸が閉じて肩が頸に近づいた姿勢をとる傾向がみられる。座位における土台となる腰椎・骨盤のアライメント

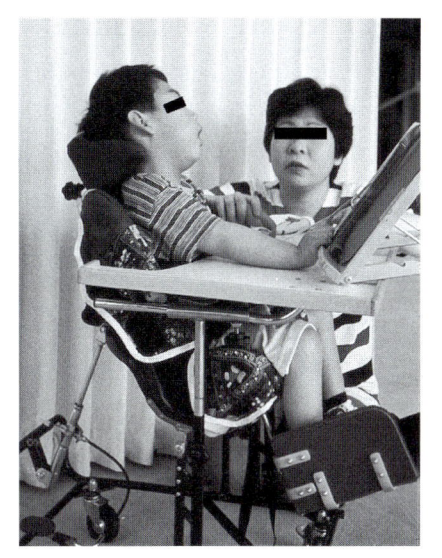

図V-21 伸展抑制のための屈曲保持
のけぞって、はみ出す状態に対して
座面後部を下げて、股屈曲を強くする

が重要であり、股関節を外転させて座面を前下がりにしたりして、のけぞるのを防ぎながら、上肢の支持などで骨盤を起こすようにする。こののけぞるように体が伸展する傾向の強い例では股関節の脱臼を生じやすいので、その予防にも下肢を開くように大きな股外転パッドやしっかりとした膝ベルトを付け、座面の後下がりを大きくする（図V-21）。つぶれる（collapse）後者では下肢よりも上肢の機能の方が悪い場合が往々にしてあり、原始反射の一つである非対称性緊張性頸部反射（asymmetric tonic neck reflex；ATNR）が残存して、両手を前に持ってくることができない傾向があり、その場合にはテーブルに握り棒を付けて上肢が前に出るように工夫することも行われる。筋緊張の低く円背の強い場合には脊柱側弯を生じやすいので、体幹の伸展を重視し、側弯のみられる場合には凸側中央下方と凹側の上下、つまり腋と骨盤の三点支持とする。凸側の支持部分は肋骨を介して脊柱の凸部中央（頂椎）に働くようにするので、外見上の最突出部よりも下方になることに留意しなければならない。

また、両者のいずれでも頸の坐りがなく前に頸

が折れ曲がってしまったり，顔を上に向けたままにしていなければならない重度例での対応は難しい。リクライニングできるもの，特に座面と背面とが一体となって動く振り子式のモールド型あるいはモジュール型，さらにはバケットシート型が使われることが多い。頸部支持具（ネックサポート），肩ベルト，肘乗せのための小さなカットアウトテーブル（胸当て付きも），幅の広い縁付きの肘台，腋ロールなど頸部を保つために種々の工夫が求められる。そのなかで特にネックサポートにさまざまなオプションがなされてきていて，後方から支えるものでは後頭部全体に接触して頭を支持するように形状を作り，三次元で調整できるものが盛んになってきている。

一方，障害の軽度な場合にも座面の前方を下げて，大腿が前下がりとなるようにして，骨盤の前傾を促すことで体幹の伸展を楽にすることもあり，この場合には体が前に滑り落ちないように膝押さえなどを追加する。これは事務仕事用などに市販されている機能いすと同じ原理である。

4 最近の進歩

座位保持装置の各部品の採用について，国が定期的に規定していて，minor change がみられている。

5 まとめ

座位保持装置はいくつもの大きな役割をもち，その使用について十分な認識のもとに個々に応じたきめ細かな配慮，工夫を行うことが必要である。今後さまざまなものが開発されてくると考えられるが，基本に沿わないで新しく高価なもの，あるいは外国製品はよいものとの判断のみによる選択は，適切でないことがあるのはいうまでもない。

復習のポイント

1. 座位保持装置の基本を理解し，個別ニーズに対応する方法を把握する。
2. 座位保持装置の目的別の種類とその適応を理解する。
3. 座位保持装置での姿勢チェックの原則を実際例において援用する。

【文献】

1) 工藤俊輔：姿勢保持装置プローンキーパー．はげみ，663号，からだに合わせたいす，pp 42-49, 1997
2) 染谷淳司：姿勢の選定―重度・重症児のケース報告を中心に．姿勢保持研究 1997；10：94-120
3) 君塚 葵，瀬下 遙：座位保持装置の効果判定のための三次元動作解析．厚生省障害者等保健福祉総合研究事業，pp 130-139, 1998
4) 沖川悦三，宮本 晃，大橋正洋，他：神奈川リハ式フレックスシート製品化の試み．日本重症心身障害学会誌 1998；23：86-89

3 杖，歩行補助具

学習のポイント
1. 杖，歩行器の構造を理解する。
2. 杖，歩行器の果たす役割を理解する。
3. 杖，歩行器の適応について理解する。
4. 杖，歩行器の適合の仕方について理解する。
5. 杖，歩行器を処方する際の注意点を理解する。

1 杖，歩行補助具の種類と特徴

　杖や歩行補助具は立位歩行の際，安定を得たり，体重を保持したり，場合によっては方向を指示するものである。杖，歩行補助具の分類を図V-22に示す。杖，歩行補助具は杖，歩行器に大別される。杖はその目的から盲人用安全杖と，その他の身体障害による歩行補助杖に大別される。

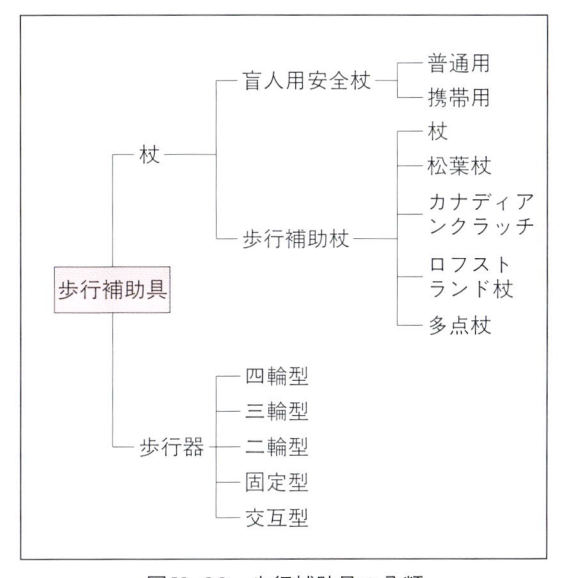

図V-22 歩行補助具の分類

a 盲人用安全杖

　盲人用安全杖は，視覚障害者のうちで1，2級のものに対し給付され，白色をしているので白杖ともいわれる。軽く，杖の先の感触を手指で感じ取り，前方の空間を確認しながら歩行することができる。

b 杖

　いわゆる杖は1本の棒からなり，それに握りが付いたものである。棒の先には杖先が付く場合がある。握りの部分は棒に対し直角に出ているものが多く，その形状からT杖とよばれる。T杖は，身体とは手の握りのみで，地面とは杖先の一点でのみ接するため，不安定であり，また下肢帯への加重を上肢に移すことも十分にはできない。T杖の主たる用途は支持面積の拡大による安定性の増加である（図V-23）。加えてある程度の下肢帯に対する体重免荷である。

　このようなT杖の不安定性を補うものとして多点杖がある。杖先が複数に分岐しており，立脚することができる。杖先の分岐数によって四点杖，三点杖などがある。多点杖の欠点は杖を前方へ送るのが困難なことである。杖を送る際，患者は両下肢のみで立位を保持できなければならない。それゆえ多点杖の使用目的は，両足接地においては立位保持が可能ではあるが，一側，あるい

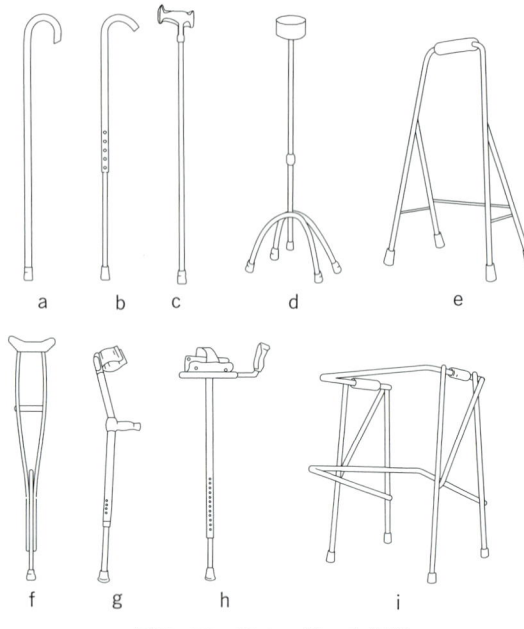

図V-23　種々の杖，歩行器
a：Cハンドル杖，b：長さ可変杖，c：T杖，d：四点杖（多点杖の一つ），e：片側歩行器（ウォーカー杖），f：松葉杖，g：ロフストランド杖，h：肘台付きT杖，i：歩行器

は患側での立位は困難である場合に限られる。歩行スピードは遅く，社会的実用性は低い。他の欠点は，杖の安定性を得るために接地が多点となっているため，杖側の下肢の邪魔になることである。それを避けるため4点を外側へとシフトさせることがあるが，そうすると接地面の中心と杖の軸の位置とがずれ，不安定になる。そのため，真上から力をかけて，すべての杖先を接地させる必要がある。そうすると患者は上半身を杖側に傾け，杖と健側とで歩くようになり，患側に体重をかけることを練習したいような片麻痺の歩行練習では，多点杖はよく使われるが，好ましいとはいえない。

　杖の材質は木製やアルミニウムが主であり，また杖先はゴム製が多い。寒冷地での使用を目的に先がピッケル状になっているものもある。折りたたみ式や，長さの調節できるものもある。

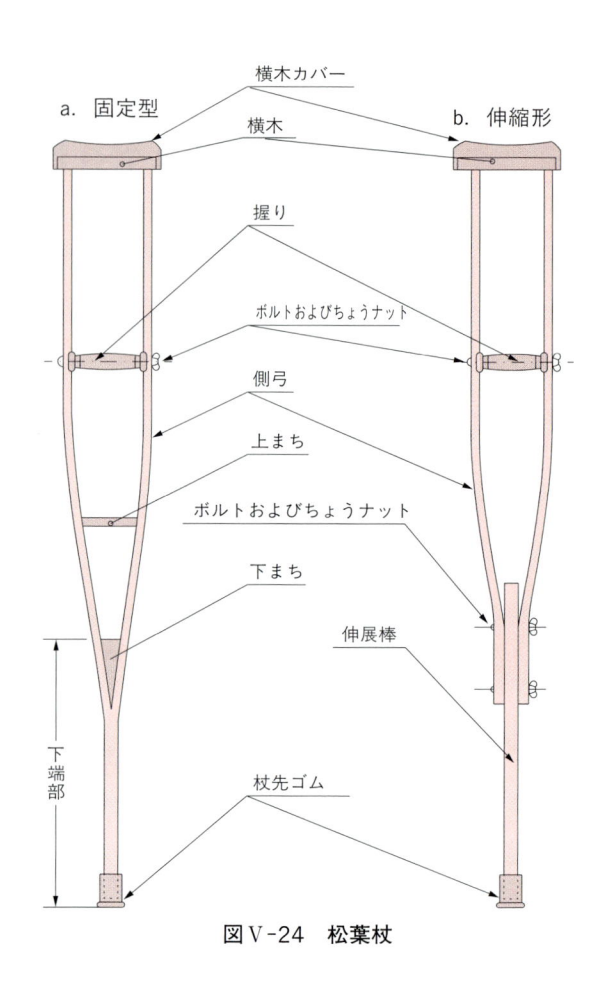

図V-24　松葉杖

c 松葉杖

　松葉杖は，横木と握りがあり，下端部で接地する（図V-24）。松葉杖上部1/3ほどの部分にある握りをつかみ，上部は体幹と上腕との間で保持する。杖先は体幹外側前方に接地する。肘関節はやや屈曲位で用いるので肘に対する負担が少ない。上部と下端部とは同一線上にあるので，立位の際には上半身は屈曲位となる傾向にある。杖が安定を主たる目的とするのに対し，松葉杖の場合には立位歩行の安定と下肢の体重免荷がその目的である。握りの部分の位置，下端部の長さは可変であり，使用者に応じて調節する。多くは木製であり，横木の部分は腋窩に当たるときのために柔らかい素材を用いる（後述）。下端部の先端には杖先

ゴムを滑り止めとして装着する。

d　ロフストランド杖（エルボークラッチ）

　ロフストランド杖は前腕支え，握り，調節部からなる。前腕支えに前腕を通し，握りをつかんで使用する。前腕部と調節部とはおよそ30度の角度がついており，直立位での体重保持の際，肩関節が松葉杖に比べ伸展しない。全体の長さは松葉杖よりも短いので使用するときの負担感が少ない。調節部は長さの調節が可能である。先端に杖先ゴムを装着する。材質はアルミニウムが多い。

e　その他の杖

　カナディアン杖は松葉杖と似た構造をしている。横木の代わりに上腕支えが付いており，上腕を通す。肘は伸展位で握りをつかむ。肘伸展位で，かつ体幹側部に沿って着くために上腕部の筋力が弱くても使用可能である。日本ではあまり用いられていない。
　これまで説明した杖はいずれも，握り部分を手でつかんで体重を保持するものであったが，十分握れない場合には肘台付き杖を使用する。前腕で体重を支え，握り棒は一応付いているが，手掌を当てる程度でも肘台に付いたカフによって杖の保持は可能となっている。肘関節に可動域制限がある場合には，それに合わせて肘台の角度を変える。

f　歩行器

　歩行器はそれ自体で自立が可能であり，左右対称で，4本の支柱と2個の握り棒，バーと左右をつなぐ横棒からなる。支持面が広く，安定している。患者は基本的に両上肢で歩行器を保持し，立位，および歩行時の安定を得る。支柱の先には自在輪は付いていない。そのため歩行器を推進するためには前方へ押すのではなく，持ち上げるという動作が必要になる。片方ずつ前方に送れるよう，左右の接続が交互に送れるようになっているものもある。押して歩行ができるように自在輪の付いたものもある。歩行器の自動的な推進を防ぐため，4本の支柱先のうち2本には自在輪を付け，2本には付けていない構造のものが多い。4本とも車輪が付いている場合には，使用者の重心と歩行器の中心との床面への投射位置を合わせるために（歩行器の前方突進を防止するため），歩行器の中に使用者が収まるような構造になっている。

2　杖，歩行補助具の適応

　ここでは歩行障害に用いる杖，歩行補助具の適応について述べる。

a　杖

1）T杖

　T杖と生体との接点は手掌と杖の上端であり，体重を分散するには不安定であり，不十分である。それゆえ，杖の適応となる歩行障害とは歩行時に杖で補える程度の不安定性がある場合か，ある程度の免荷を目的とする場合に限られる。いずれの場合においても，上肢には杖を操作できる程度の巧緻性と筋力が必要となる。前者の適応としては片麻痺が挙げられる（図V-25）。歩行訓練可能なレベルの片麻痺は，一般的には，短時間であれば立位保持が可能である。杖は，患側が立脚相の際に，患側と杖との間で体重を分散し，支持面積を増加させて安定性を得るという働きをし，患側が遊脚相の際には，健側とともに支持面積を増大させ，前方に移動した重心を支えるという役割をする。安定性に欠けるときには，四点杖，三点杖が用いられる。この場合には，杖それ自体で立脚が可能であるが，逆に，杖を前方に振り出すと

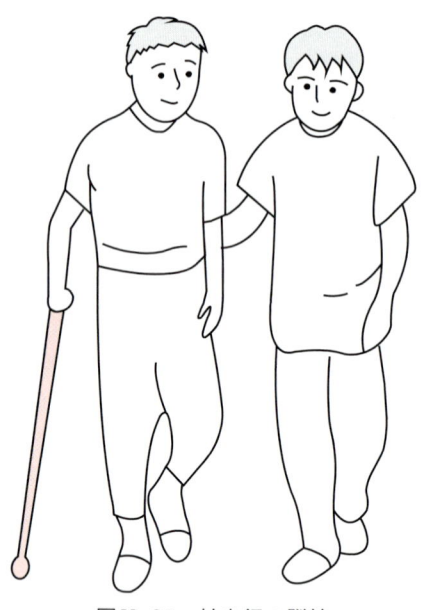

図Ⅴ-25 杖歩行の訓練

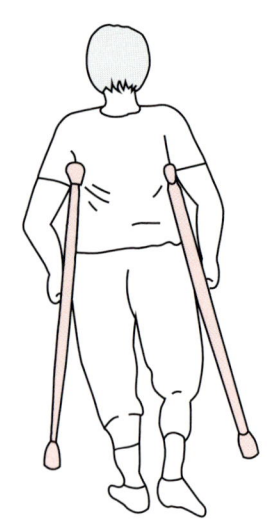

図Ⅴ-26 松葉杖の訓練

きに立位の安定性と，杖を持ち上げ，前方に移動させるという上肢の巧緻性と筋力を必要とする。室内歩行自立を目指す場合，あるいは，いわゆるT杖の使用が可能となる前の片麻痺の訓練など，訓練途上に使用される。しかし，その際には先に述べたような問題があるので，十分な注意が必要である。

失調を伴う神経変性疾患の場合には，立脚相，遊脚相ともに問題があり，かつ両側性であり，同時に上肢も侵されている。それゆえ杖は多くの場合役に立たない。脊髄性の疾患，ポリオのような場合にも安定性を得るためには，杖は不十分であり，適応ではない。例外的ではあるが，両側T杖をついて歩行するものもある。習慣となっている場合にはそれなりの有用性があると考えられるので変更する必要はない。

免荷という意味で適応になる疾患は骨関節疾患である。変形性股関節症，膝関節症がその適応となる。これらの疾患では下肢の制御には問題がなく，荷重や可動の際の疼痛が問題である。それゆえ杖による免荷で十分である範囲において杖の適応となる。進行して杖では免荷が十分でなく，歩行痛が除去できなくなってきた場合には，次の手段を考えねばならない。

特殊な杖である肘台付きT杖は，十分T杖の握りが把持できず歩行時の安定と下肢の除痛などのために免荷が必要な関節リウマチの患者に使用される。肘台の角度と杖の長さは患者の肘関節の状態によって決定される。握りの太さと角度も患者の手関節，手指の状態によって決定される。

2）松葉杖/ロフストランド杖

松葉杖は，杖よりも身体に沿う部分が多く，十分杖に加重することができ，かつ安定している。それだけに上肢の十分な筋力を必要とする。杖への体重の分散により，患肢への免荷という目的と，接地面の拡大による安定をはかることができる（図Ⅴ-26）。

このような機能の両方を必要とするような疾患としては，馬尾神経損傷のような下肢帯の筋力低下と感覚低下を伴い，かつ体幹は安定しているようなものや，同様な障害である二分脊椎が挙げられる。

安定を得ることが必要な疾患としては失調性疾患が挙げられる。両下肢，および両松葉杖による広い底面積とが，上肢の失調を補い，上肢帯と接

点の多い松葉杖が不安定を補助する。この場合には下肢荷重の免荷機能は必要がない。ただし，杖と同様に，失調のために松葉杖/ロフストランド杖が歩行のリズムを壊し，ますます不安定なものにしてしまう可能性があり得る。使用するかどうかは個々の例による。

免荷作用のために松葉杖を使用する疾患としては，股関節障害，膝関節障害や，そのほか下肢骨折が挙げられる。一側下肢免荷の場合には，その程度に応じて片松葉杖，あるいは両松葉杖を使用する。

両松葉杖歩行の欠点は，重心が身体の前方に落ち，股関節が屈曲することである。脊髄損傷のような完全対麻痺の場合には，立位時，股関節伸展筋の作用がないために，立位の際は，股関節を過伸展させ，股関節に伸展モーメントを生じさせることが最もエネルギーを必要としない効率よい方法である。しかし，松葉杖の場合には股関節は屈曲してしまい，両松葉杖に上半身の体重を掛け，かつ不安定となった股関節も維持せねばならないので，疲労が大きい。

それに対しロフストランド杖は，前腕部と支柱との間に角度があり，股関節を屈曲せずに(前屈みにならず)，杖を前方に接地できるので効率がよい。ロフストランド杖を使うと体幹，股関節は伸展するので，大殿筋の弱い馬尾神経損傷や二分脊椎がその適応となる。また痙直型の脳性麻痺の場合にも同様のことがいえる。松葉杖歩行では，股関節の屈曲により体幹下肢全体の屈曲パターンが優位となり，抗重力作用が弱まる。ロフストランド杖により体幹の伸展が可能となり，屈曲パターンに陥らずにすむ。

ロフストランド杖の欠点は，体幹との接点がないため，松葉杖よりは不安定であり，杖に十分加重すると肘関節は伸展になりがちで，また手関節の強い背屈が起こるので関節の痛みを訴えることがあることである。

b 歩行器

歩行器は安定はするが，スピードは出ない。段差，悪路では使用は困難である。また歩行器の前方突進を避けるため基本的には車輪がないか，4本の支柱のうち前方2本しか車輪が付いておらず，歩行器を前方に送り出すためには力と安定が必要である。また歩行器の転倒を避けるため底面積を大きくしてあるので，あまり狭い場所では使えない。そのため実用的ではない。高齢者の大腿骨頸部骨折術後の早期離床の際や，平行棒訓練から杖歩行に移行する際のつなぎとして用いられる。脳性麻痺では，ウォーカーとよばれる歩行器を用いる。上肢伸展位で握りをつかみ，体幹の伸展が出るので，屈曲パターンを抑制し，抗重力機能を高めることができる。しかし使い方を違えると逆効果になってしまうことがある。脳性麻痺児によく使われる歩行器であるPCW(posture control walker)は後方に左右をつなぐ横木(パイプ)があり，伸展位を保てるようになっている。ときどき上肢で立位を保ち，下肢は地面を蹴るだけで体重を支えようとせず，蹴っては後方横木に腰掛けることを繰り返して前方に進むという使い方をみることがある。このような場合には抗重力機能は育たず，屈曲パターンが強化されてしまう。ゆえに適応に注意する必要がある。

c 杖歩行の種類

T杖やその他片側のみで杖を使用する場合は，健側に杖を持つことが原則である。常時二点支持歩行では，杖→患側→健側の順に出し，常時二点が接地している。多点杖は杖の振り出しに力と時間を要するため，この方法がとられる。二点一点交互支持歩行では，杖と患側とを同時に出し，健側一点のみで体重を支える一点支持と，杖と患側で体重を支え健側を振り出す二点支持とを交互に繰り返す。

両松葉杖歩行や，両側ロフストランド杖歩行では，次に挙げるようなものがある。四点歩行は常に三点で支持するもので，右上肢→左下肢→左上肢→右下肢の順に出す。四つ這いと同じ動作である。安定性がよい。両下肢の免荷が必要なときや両下肢ともども支持性の悪い場合，安定を目的とするときに行う。三点歩行は，患側と両杖で体重を支持する間に健側を前に出し，次いで健側で体重を支える間に患側と両杖とを同時に出す。一側下肢の障害で免荷が必要なときや，一側下肢麻痺などで支持性の悪い場合に行う。完全免荷が必要なときには，患側をつかずに，健側と両杖との交互振り出し歩行を行う。下肢骨折治療期間や，下肢関節障害のときに行う。両杖と両下肢とを交互に振り出す方法として，大振り歩行と小振り歩行がある。大振り歩行は，振り出した両下肢が両杖よりも前方で接地し，小振り歩行では振り出した両下肢は両杖を結ぶ線上にとどまる。十分な筋力を有する両上肢，体幹を必要とし，またエネルギー消費も大きい。子どもの二分脊椎でよくみられる。

歩行器歩行は，まず歩行器を前方に押し出すかあるいは振り出し，次に左右交互歩行によって下肢を振り出す。歩行器を前方に振り出す間は両下肢で立位がとれ，振り出し操作が可能でなければならない。交互に振り出すタイプでは，振り出す際に下肢および対側上肢で支えることができる。車輪の付いたものでは上肢に体重を乗せながら歩行器を前方に押し進められる。

3 適合チェックのポイント

a 杖の長さの決め方

杖は基本的に肩関節やや外転，肘関節およそ屈曲30度で用いる。T杖の場合には，この構えでおよそ杖の握りの部分が大転子の高さにくる。歩行訓練の初期にはやや短めにすると，患側が振り出しやすくなる。多点杖では，あまり長すぎると持ち上げるのが困難となり，使いづらい。松葉杖では同様に肩関節やや外転，肘屈曲，杖先は足部外側やや前方にくるようにすると，その高さは腋窩よりやや下方となる。握りの位置はT杖と同様，大転子の高さとなる。

肘台付き杖では，患者の四肢の状態により，高さ，肘台の傾きが決められる。低すぎては役に立たないが，高すぎると肘，肩関節に痛みを訴える。握りの部分の太さ，傾きも患者の状態に応じて決める。角度によっては手関節に痛みを訴えたり，握りの部分が細すぎると握りきれなかったりする。

b 歩行器の高さの決め方

肘関節やや屈曲位，体幹側方やや前方でつかむようにする。低すぎると股関節が屈曲し，支持性が悪くなる。脳性麻痺の場合には屈曲パターンが誘発され，抗重力機能が低下する。4本の支持棒全部に車輪の付いた歩行車は，4車輪の中に使用者が収まって使用するものである。この場合には前腕を支持棒に乗せ，体幹をもたれるようにして使用する。低すぎると股関節が屈曲し，前屈みとなって，両下肢に対し重心が前方に落ち，歩行車の速度に下肢がついていけなくなり転倒の危険性が生じる。

4 杖，歩行補助具の使用にあたっての注意事項

a 杖の使用上の注意

T杖は1本の棒であり，杖を握る手は，どのような角度で杖が床面に接していようとも杖の幹の反力を感じとる。杖と下肢とによる接地面積の増大や，杖への体重の分散による歩行の安定，下肢の免荷がその目的となる。一方，多点杖は自立が可能であり，使用者は移動可能な手すりを使う

ように多点杖を使う。そのために杖の各点が床面に接地していること，真上から垂直な力を杖に及ぼすことが必要になる。各点がすべて接地していない場合には，多点杖はT杖よりも不安定になり危険である。また多点杖の接地面は広いので，使用者は，下肢が杖にぶつからないようにやや外側に杖をつかねばならない。静的バランスは良好だが，動的バランスに欠ける片麻痺者の初期の歩行で平行棒歩行の次の段階に行われる。

松葉杖は握り棒で体重を支えるものであり，横木を腋窩に押し当てて体重を支えてはならない。その場合には腋窩部における末梢神経麻痺を生ずることがある。

杖を一側に用いて歩行訓練をする際に，あまりに杖へ重心を寄せすぎてしまうと患側への体重移動が不十分となり，杖歩行から次の段階である独歩への移行が困難になる。とりわけ義足歩行練習でこの習慣がついてしまうと，いつまで経っても義足に体重を十分乗せられず，したがって振り出しも不良となるので注意が必要である。

杖，歩行器の長さは適切でなければならない。歩行器の場合には短いと前屈みとなり，歩行器と下肢との間が遠のき，体重心が前に行きすぎ不安定となる。股関節伸展筋が弱い場合には，股関節の屈曲を生じ，股関節に屈曲モーメントを生じ，上肢への依存度が高まり適切ではない。脳性麻痺の場合には，すでに述べたように屈曲パターンが強調されて抗重力機構は低下する。

5 杖，歩行器研究の最近の進歩

杖，歩行器は歩行の補助のために古来使われているものであり，その基本構造は古来変わらない。1966年に書かれた『Orthotics Etcetra』にすでにさまざまな杖，クラッチ，ウォーカーが書かれている[1]。基本形態はあまり変わらないが各パーツの材質，アクセサリーは技術の一般的発展とともに新たなものが加わっている。

杖は，握りの部分の材質，握りと柄との角度，全体の材質，杖先の構造，その他の要素からなる。杖の柄は，木やアルミニウムが使われてきたが，軽量化を目的としてカーボン製や，グラスファイバーを利用したものなどが開発されている。また，立ち上がりに利用するために，柄の途中に握りを付けたものなどもある。これは，杖の握りが，歩行中は適当な高さであっても座位からの立ち上がりにつかむには高すぎる不便を解消したものである。

杖先はゴムによって滑らず，かつ杖の角度と地面とがなじむようになっているが，環境に応じて工夫されている。凍った道でもすべらないように工夫された ice gripper 付きのものなどがある。ice gripper の先は一点のものから五点のものまでさまざまで，取り外し可能のため普通の杖やクラッチに取り付けることができるようになったものもある。杖は単純な構造であり，そのためにいかような角度でも地面に突くことができるが，安定性に欠ける。このような不安定な構造の杖を安定させるために杖先にはさまざまな工夫が加えられた。quad cane（四点杖）や tripod cane（三点杖）がその例であるが，そのほか，杖先が四辺形で広く，階段の幅に合わせたもの（stair cane）などがある。

杖先のみならず，杖全体の形状を変えたものとしては pyramid cane あるいは hemi walker など，歩行器との移行タイプもある。

歩行のみならず，立ち上がりにおいても杖使用者は困難を伴う。それに対し，握りの部分を工夫し，また杖の棒の部分を形状を変えていすから立ち上がるときに杖に縋りやすくしたものもある。

アクセサリーとしては，ライトを付属させたもの（cane light）なども開発されている。これは足下を照らすためというよりもむしろ他者に認識させて危険を避けるためのものと思われる。離したときに杖が手から離れて倒れないようにハンドカフを付けたものもある。

クラッチの開発についても同様で，全体と部分

の材質の開発，握りや腋窩の部分のパッドなどの工夫，杖先の材質などが開発されている．ユニークなものとしては，脇当ての部分がU字型をしており，腋窩での神経麻痺を気にせずにもたれかかれるようにしたものがある[4]．しかも地に着く部分が1本でなく2本あり，その分安定するようになっている．力が弱く前腕，肘への負担を減らしたい人がいかなる道をも安定して歩けるように工夫されている．また，上肢切断で松葉杖を使うという人のためにハーネス付きの切断者用の松葉杖も開発されている．折りたたみ式のものもある．形状，ロフストランド杖などの前腕支え，カフの部分についての工夫などがされている．しかし基本構造に変わりはない．

歩行器については，片手で操作できるような杖との移行タイプのものが開発されている．これらは片麻痺患者の歩行練習や室内歩行に利用されている．また脳性麻痺の子どもの訓練用の歩行器というものも開発されてきた．脳性麻痺の子どもたちの歩行の問題点は抗重力機能の弱さと，振り出しの弱さが考えられる．同時に安全性も確保されねばならない．そのような条件を満たしたものも開発されている．座の付いた初歩以前の赤ん坊の使ういわゆる歩行器タイプのものもあるが，その場合には抗重力機能は育たず，レクリエーションの一環としての使用となるがQOLという点では，必要となる．

ここで挙げた知見は，インターネットでみることができる[4,5]．

● 復習のポイント

1．杖，歩行器の種類はどのようなものがあるか．
2．杖，歩行器の使用目的にはどのようなものがあるか．
3．杖，歩行器を使用する疾患とその際の目的は何か．
4．杖，歩行器を使用する際の注意点は何か．

【文献】

1) Licht S : Orthotics Etcetra. Elizabeth Licht Publisher, New Haven, 1966
2) 日本整形外科学会，日本リハビリテーション医学会(編)：義肢装具のチェックポイント．第7版，医学書院，2007
3) 日本義肢装具学会(監修)，加倉井周一(編)：装具学．第3版，医歯薬出版，2003
4) ABLEDATA　ホームページ
　 http://www.abledata.com
5) テクノエイド協会ホームページ
　 http://www.techno-aids.or.jp/index.htm

4 起居移乗用具(ベッド・リフトなど)

学習のポイント
1. 使用者の身体機能と利用環境に適合する用具を選定するために,用具の種類と用具の特性を学ぶ。
2. ベッドはその機能や動きによって身体の状況や使用環境に応じて選択するために,ベッドの種類とその特性を学習する。
3. 寝心地や起き上がり,座位姿勢に影響を及ぼすマットレスの構造や特性を把握する。
4. 身体の状況や環境との適合のさせ方を学習する。
5. 移乗用具の種類を知り,使用者や介助者の身体の状況,ほかに導入される用具とのマッチング,利用環境との適合要因を学ぶ。

1 起居関連用具

a ベッド

在宅における寝具を考えるとき,「立てなくなったからベッド」とか,「入院・入所中にベッドで移動動作ができるようになったからベッドが必要」といった入院・入所生活をイメージしたベッドの導入は,かえって生活範囲を狭めたり,暮らしにくさを生み出すこともある。生活環境としての空間の大きさや生活に関連するトイレや食事場所の様式とのマッチング,どのように暮らしたいのかといった居住者の要望を取り入れながら,ベッド導入のメリットとデメリットを比較する必要がある。

ベッド導入の利点として,①寝返り・起き上がりがしやすい,②移乗動作が行いやすく,座位,歩行動作を容易にする。③車いす,椅子,ポータブルトイレといった洋式(高さのある)生活を構築しやすい,④視点が高くなり介護者と視線が合わせやすい,⑤介助者の腰痛を予防できるなどのメリットがある。しかし,欠点として①生活習慣が大きく変わることによるとまどいの発生(特に高齢者や以前が和式生活様式の場合),②部屋が狭くなる,③他の用途に部屋が使えなくなる,④家族が同じ部屋で寝る場合には同じ高さで寝ることができない,⑤布団に比べて寝返りなどの姿勢変換スペースが狭い,⑥ベッドからの落下や起立時の転倒のリスクが増えるなどが挙げられる。ベッドの導入や機種の選定は,身体の状況ばかりでなく在宅における生活の仕方や環境に合わせて選択することが重要である。

1) ベッドの種類と名称(図Ⅴ-27)

ベッド各部の名称を図Ⅴ-27に示す。国内では設定されない部品や名称もある。ここでは海外のベッドも輸入されていることも最近ではあるために,JIS(日本工業規格)よりもISO(国際分類)による呼称を用いた。

ベッドの種類は,施設用と在宅用に分類される。施設・在宅用とも力源(電動か手動)と動作機能(上下昇降やギャッジアップ機構)によって分類することができる。

a) 電動ベッドの種類(表Ⅴ-5)

電動ベッドは力源であるモーターの数で分類さ

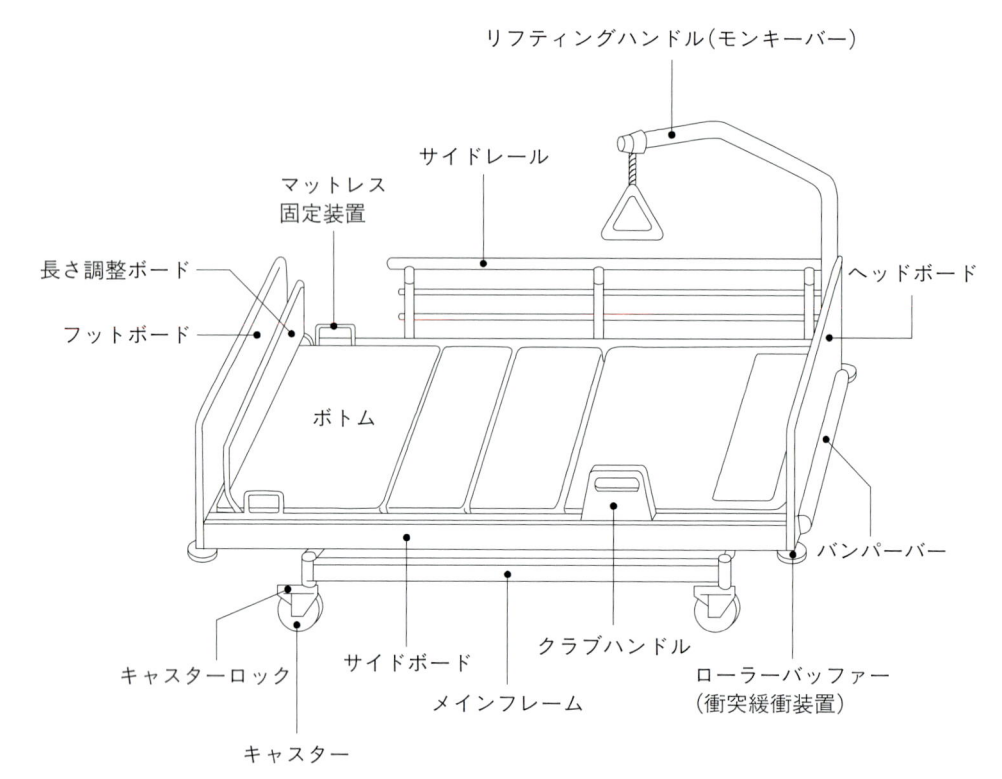

図V-27 ベッド各部の名称

- リフティングハンドル(モンキーバー)
- サイドレール
- マットレス固定装置
- 長さ調整ボード
- フットボード
- ボトム
- ヘッドボード
- バンパーバー
- キャスターロック
- サイドボード
- メインフレーム
- クラブハンドル
- ローラーバッファー(衝突緩衝装置)
- キャスター

表V-5 ベッドの機能

駆動方式	モーター数もしくはクランク数	動作	背・膝運動	背上げ独立	膝上げ独立	上下昇降	足下げ独立	ティルティング	寝返り	備考
電動ベッド	1モーター	1動作	○							端座位が取りにくい
		2動作	○(*1)	○(*1)						連動キャンセルレバーの位置と操作方法に注意
	2モーター	2動作	○			○				端座位が取りにくい
		2動作	○(*1)	○(*1)		○				連動キャンセルレバーの位置と操作方法に注意
	3モーター	3動作		○	○	○				近年では同時操作または自動モードあり
	4モーター	4動作		○	○	○	○			輸入品にある
		4動作		○	○	○		○		脚部にモーター組み込み輸入品にある
				○	○	○			○	
手動クランク式ベッド	1クランク	1動作	○							
	2クランク	2動作		○						
			○			○				
	3クランク	3動作		○	○	○				
	4クランク	4動作		○	○	○	○			頭部と脚部が別々に高さ調整できる

(注)*1:運動キャンセル機構付き

〔福祉用具プランナーテキスト第14部:(財)テクノエイド協会編を改変〕

れることが多いが，モーター数が同じであっても動作が異なるので注意が必要である。ここでは，動作ごとに異なる特性を示した。

（1）1モーター（1または2動作）

1個のモーターで背上げ，膝上げを連動させて行うもので，連動した動作しかできないもの（1動作）と連動をキャンセルする機構を有する（2動作）がある。2動作型は，背上げのみを独立して行えるため，電動機構を起き上がり補助に使うことができる。機種によっては連動をキャンセルするレバーがベッドの下部やボトムの下部にあり，使用者が自由に切り替えができない点が問題として残る。

（2）2モーター（2動作）

2個のモーターを用いてボトム全体の上下昇降と背・膝連動ギャッジアップの2動作ができるものと上下昇降機能に連動ギャッジアップのキャンセル機構が付いたものがある。ボトム下に操作レバーがあるものは上下昇降機能の昇降幅にもよるがおおむね最も下げた位置では操作がしにくくなる。

（3）3モーター型（3動作独立）

3個のモーターを用い，背上げ，膝上げ，上下昇降の3動作が独立して行えるもの。標準的なものはリモコンのスイッチが6個設定されているので判別しやすい。メーカーによって3動作が同時に行えるものと，1動作ずつしか作動しないものがある。最近ではマイコン制御により当初設定した角度まで1つのスイッチで連動して動作するものもある。

（4）4モーター（3動作もしくは複合動作）

4個のモーターを用いて，背上げ，膝上げ，足下げ，上下昇降の4動作が個別にできるものや上下昇降に2つのモーターを用いてベッド全体を斜めにさせる機能（ティルティング）をもつものもある。このほか，複数のモーターを用い，寝返り支援（ローリング）や姿勢の変換を支援するベッドなど高機能化したものもある。

（5）付加機構付きベッド

ベッドにトイレや移乗用のリフトを取り付けて入浴や排泄ができるようにしたもの，座位がとれるように姿勢変換機能が付加されたベッドがある。このような付加機構は，移乗や移動の介護負担を大きく軽減させながら生活の質を向上させることができる。しかし，生活範囲がベッドに限られ，ベッドから離れる機会が減ることにもなる。移乗・移動の用具を導入し，介護負担を軽減しつつ生活範囲を拡大するといった用具導入の方向性を念頭におく必要がある。

b）手動クランクベッドの種類

背上げ，膝上げ，上下昇降をクランクレバーを回して行うもの。クランクレバーがフットボード下端にあるものではクランク操作時に介護者のしゃがみ込む動作が必要となる。また，クランクがあるフットボード周囲を大きく開けておく必要があり，ギャッジアップや上下昇降の機会が多い在宅では，使いにくい構造となっており利用率は低い。このような手動ベッドの種類は，機能により背上げのみ（1クランク），背上げ・膝上げ（2クランク），背上げ・膝上げ・上下昇降（3または4クランク）に分けられる。海外の手動ベッドでは，クランクの代わりにガスダンパーを用いるなど介護をしやすく配慮したものもあるが，コストが高く輸入されていない。

2）ボトム（床板）の枚数と可動機構
（図V-28, 29）

ボトムにはマットレスが吸収した湿気の発散と荷重を支える強度，ギャッジアップ時には，体幹の動きに沿って動き，無理な圧迫を加えないことが求められる。3枚と4枚のものがあり，それぞれ背部，座部，大腿部，下腿部とよばれ，メッシュ形状や通気口を開けて結露の予防や軽量化をはかっている。4枚のものでは，座部が固定された平面となっており，座位安定性に優れる。3枚のものは，座部がなく直接大腿部となり背上げ時

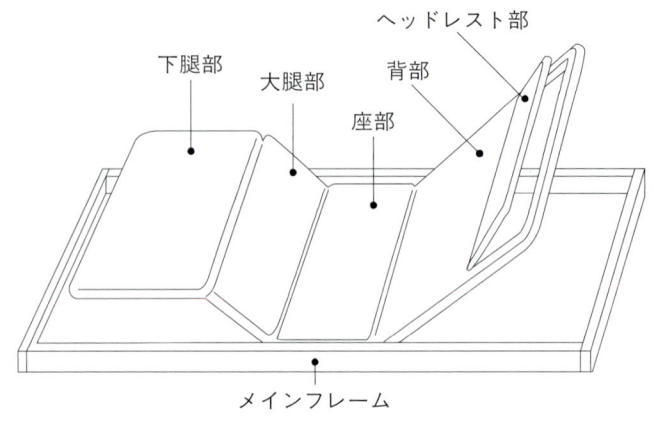

図V-28 ボトムの名称（4枚ボトム）

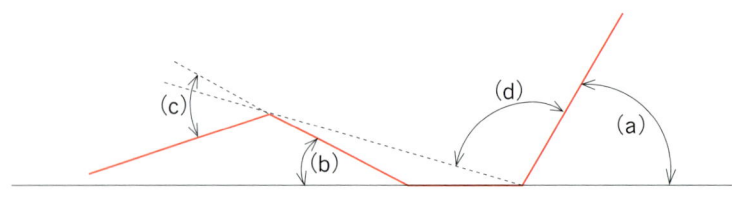

図V-29 ボトムの可動幅の表示と規格

注) JISとISOでは表示，規格値が異なる．a：背部のギャッジアップ角度(JIS)最小70度以上，b：大腿部膝上げ角度(JIS)20～40度，c：下腿部と大腿部のなす角度(ISO)，d：背と大腿部のなす角度(ISO)最大90度

に背部の圧迫が強くなる．また，連動キャンセル機構がないものは，移乗のための端座位がとりにくく不安定となる．背上げに連動して背部が上方へ伸びる構造は，強い圧迫とずれを減少させることはできるが，圧迫を完全に除去することは不可能で，起き上がり後に骨盤を前傾させ肩の圧迫を取り除くことが必要である．動作範囲はJISおよびISOで定められており，背部のギャッジアップ角度(a)：最小70度以上(JIS)，大腿部(b)：最小12度以上(JIS)(ISO：12～40度)，背と大腿部のなす角度(d)：(ISO)：最大90度となっている．大腿部膝上げは国産品の連動タイプで20度程度，独立タイプで40度程度に設定されている．また，車いすが接近しやすく，立ち上がり時の足の引きつけるスペースを確保するためにサイドフレームの中央部をなくしたノンサイドフレーム構造を有するタイプもある．この場合，エアーマットレスなどの褥瘡予防装置を併用したときに座位バランスの悪い人では，端座位が取りにくくなる．

b マットレス

マットレスには素材からみてポリエステルファイバー，ウレタン，ウォーター，金属バネ，複合素材を組み合わせたものがある．それぞれの特徴を表V-6に示した．マットレスを選択するときには，寝心地や移乗動作のしやすさ，褥瘡のリスクを念頭において選択する．硬目のものは端座位や姿勢の修正がしやすいため移乗動作が容易になる．柔らかいものは寝心地や褥瘡予防の点で有利ではあるが，座位姿勢が崩れやすくなる．褥瘡治療や予防をうたうものでは，接触圧を32 mmHg以下に下げられる「除圧(治療)」と，32 mmHg以上だが接触圧を減少できる「減圧(予防)」の2種類があり，使用目的を合致させる．

表 V-6　マットレスの種類

選択要因	寝心地性・生活動作				移乗性	メンテナンス性		価格性	総評
素　材	接触圧	通気性	フィット性	追従性	縁の硬さ	耐久性	洗浄性	価格	
ファイバー	高	◎	×	△	◎	◎	◎	中	薬品，ガスによる洗浄性，耐久性に富み，リサイクルに向く
ウレタン 低密度	中	○	○	○	○	×	×	低	安価で入手しやすいが，蒸れやすく耐久性に欠ける
ウレタン 高密度低反発	低	×	◎	△	△	×	×	中	接触圧は低いが，寝返りや傾いたときに押し戻す力が発生する．蒸れやすく暑い
ウォーター	低	×	○	×	×	○	×	高	ギャッジアップ対応モデルが少ない，水漏れ，結露などが発生することもある
金属バネ	高	◎	×	×	×	◎	×	中~高	厚みが必要，端部の支持性がなく端座位が取りにくい
複合型	低	○	◎	◎	◎	△	△	高	寝心地と端座位が取りやすく姿勢が作りやすいが高価

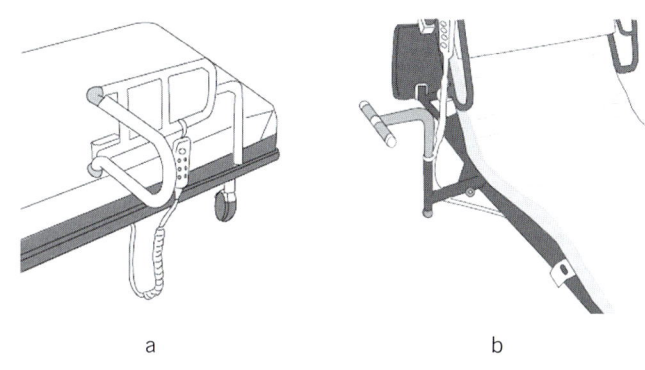

図 V-30　移乗用手すり
a：押して用いる(push)，b：引きつけて用いる(pull)

c　移乗用手すり（図 V-30）

　ベッド柵の本来の目的は寝具や人の落ち止めとしての「柵」であり，原則的に手すりや紐の支持点として用いない．各社とも移乗用手すりを専用品として設定している．押して使うことを前提としたものや引くことを前提としたデザインのものがある．長さや高さの異なるものが数種用意されている．近年，屈位バランス不良時における首のはさみ込みによる事故が報告されており，対象者の状況をふまえて，オプションの検討に留意する．

d　寝返り補助用具（スライディングシート）（図 V-31）

　人とマットレスの間に滑り込ませて摩擦を軽減し，動かしやすくするものである．筒状のシートで裏面に滑りやすい素材を，外側にクッション製のある素材を組み合わせたものやナイロン素材のものがある．敷き込んだシートやシーツを把持して寝返り介助やベッド上の移動に用いる．各メーカーによってすべりやすさやサイズが異なるため，用途に応じた選択が必要である．

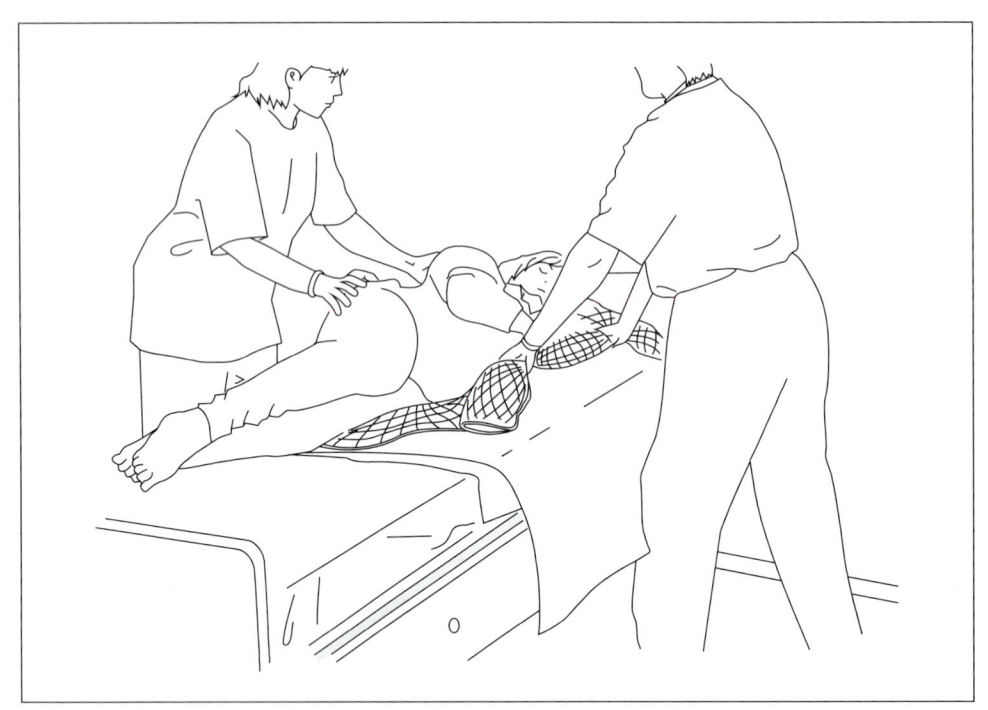

図V-31 スライディングシートを用いた寝返り介助

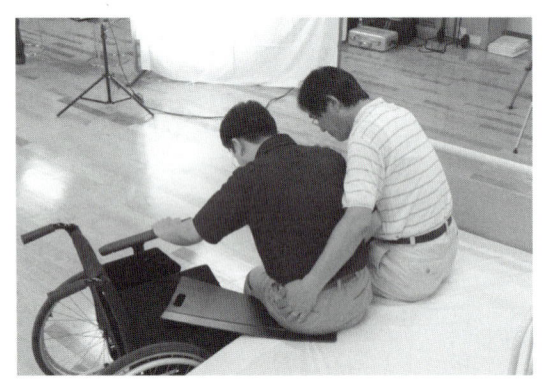

図V-32 座位移乗(側方1人介助)の例

2 移乗支援用具

a 座位移乗用具(図V-32)

立ち上がることなく座位姿勢のまま移乗を容易に行う用具として、スライディングシートやトランスファーボードがある。シンプルな道具ゆえに、移乗技術が本人・介助者、環境に求められる。

使用環境条件として、①移乗先の車いすやポータブルトイレの高さがベッドの昇降機能範囲であること。②移乗先の車いすがアームサポートの取り外し、もしくは跳ね上げ機構を有していること。③車いすのブレーキレバーが邪魔にならないこと。④自立使用の際は、移乗用手すりなどの環境整備が挙げられる。

使用者や介助者に求める条件として、①自立使用の場合、移乗動作の練習がなされること。②本人が座位保持可能であること。③介助にて行う場合は、介助者が無理なく移乗介助を行えること(体格差がある場合にはできないこともある)が挙げられる。

b 簡易移乗用具(図V-33)

ベッド端に座位をとらせ、車いすやポータブルトイレに移乗させる際に用いる。ホイストやリフ

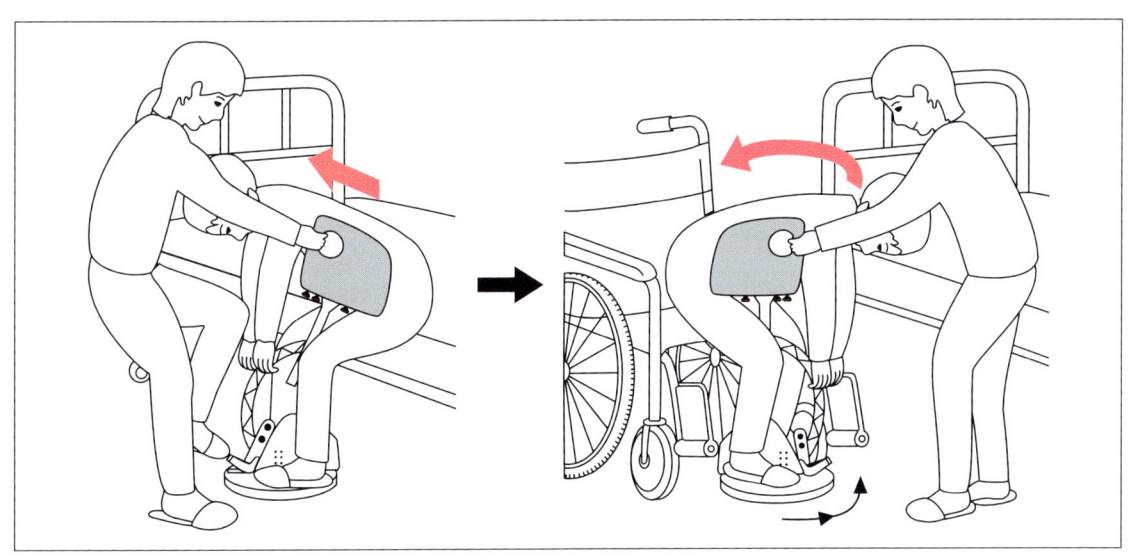

図Ⅴ-33　簡易移乗用具の使い方

トのように場所をとらず，居室での移乗に便利である。電動やてこの原理を用いたものがある。利用にあたって必ずサイズの調整を行う。てこの原理を用いるものは，体格差がある場合，引き起こし動作に力が必要である。電動機構付きのものは，殿部にかける吊具と膝パッドで体重を骨性支持し移乗させるため，膝や股関節に圧迫が生じる。関節に障害がある場合や骨粗鬆症があるときには利用を控える。

c　リフトによる移乗

1）天井走行式リフト（図Ⅴ-34）

天井の梁にレールを設置する工事が必要なものと柱を立ててレールを設置する据え置き型がある。介護保険では据え置き型が対象品となる。レールに沿って移動と上下昇降による移乗を行う。レールの設置の仕方で線移動型と面移動型に分類される。

線移動型は，レール直下での上下昇降とレールがある部分でしか移動ができない。このため，移乗の起点になるベッドやトイレ，浴槽，洗い台，車いす，椅子などをレール直下に配置する必要がある。

面移動型は，直交する2本のレールで構成される。レールは前後左右に自由に動くことができ，任意の位置で昇降が可能である。移乗起点をレール直下に配置する必要がなく，設置後の部屋の模様替えが可能となる。

2）設置式リフト（図Ⅴ-35）

トイレや浴室，居室，玄関といった特定の場所での移乗を目的としたもので，リフトを設置した場所以外では使用できない。本体が脱着できるポータブル型は，固定用のベースを複数の必要な場所に設置し，リフト本体を取り外して使用できる。玄関に用いれば，段差の解消と同時に屋内用と屋外用の車いすの乗り換えができる。

入浴動作は介護負担が高く，リフトのニーズが高い。図Ⅴ-36は，アーム部分が途中で折れ曲がる機構をもつ機種で，狭いユニットバスではアームが浴室外まで届くため，浴室の段差解消が不要となる。ベッド型は，ベッドの重量で固定するため，特別な住宅改造は必要ない。機種によってアームが折れ曲がる2関節型がある。

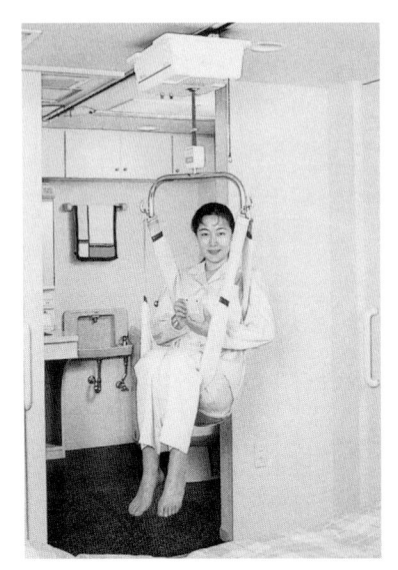

a. 天井走行，線移動レール固定型リフト

線移動型は、レール直下での上下昇降とレールがある部分でしか移動ができない。このため、移乗の起点になるベッドやトイレ、浴槽、洗い台、車いす、椅子などをレール直下に配置する必要がある

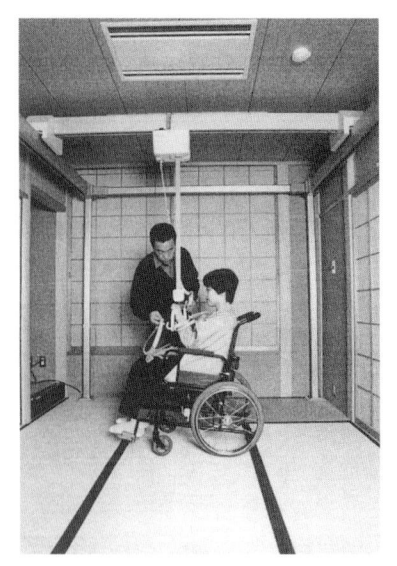

b. 天井レール，面移動据え置き型リフト

面移動型は、直交する2本のレールで構成される。レールは前後左右に自由に動くことができ、任意の位置で昇降が可能である。移乗点をレール直下に配置する必要がなく、設置後の部屋の模様替えが可能である

図V-34 リフトの種類

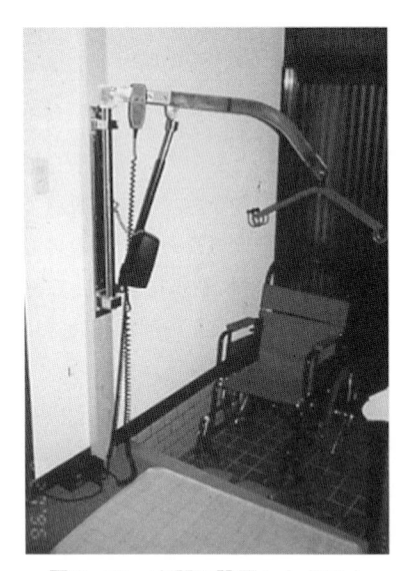

図V-35 玄関に設置したリフト

3）床走行式リフト（図V-37）

床走行リフトは前輪が小さく、重心位置が高いため、段差乗り越えは不可能で完全にフラットな床面以外では部屋間移動には用いない。使用上の注意として、上下昇降時にはブレーキをかけないのが原則(車いすと逆)である。移乗・移動時など人が乗っているときは必ず脚部を最大に広げて安定性を確保する。ベッドからポータブルトイレや車いすへの移乗では、住宅改造も不要で価格的にも安く、簡易に導入できる。在宅におけるトイレや浴室では取り回しスペースがなく実用的でない。近年ではサイズがコンパクトなものや、折りたたみ収納ができるものがあるが、上下ストローク(吊り上げ下げ幅)に制限が生じるものもあり、目的に応じているか検討が必要である。

4）吊具（スリング・シート）

リフトで人を吊り上げるときに用いる布製のシートを吊具とよぶ。

吊具はホイストとセットで販売されるが、他メ

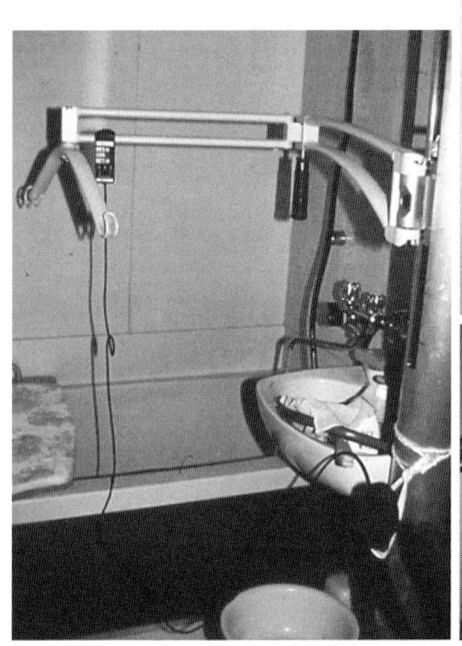

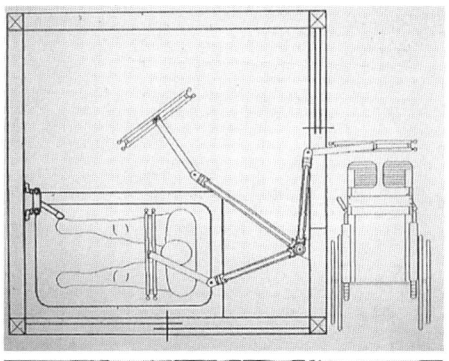

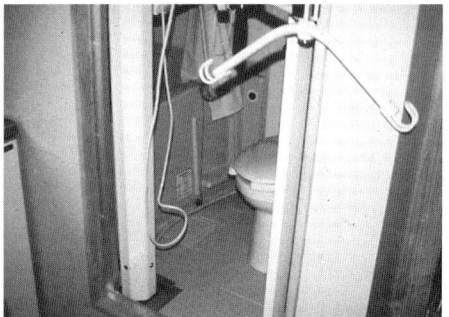

④ 起居移乗用具(ベッド・リフトなど)　399

図V-36　浴室用リフト

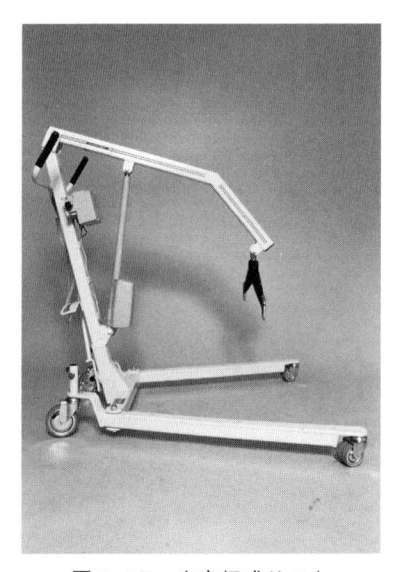

図V-37　床走行式リフト

使用上の注意点として，上下昇降時にはブレーキをかけない。人が搭乗しているときには必ず脚は最大に広げ安定性を確保する。一般的に前輪が小さく，重心位置が高いため，段差乗り越えは不可能である。ベースを閉じて移動させると転倒する可能性があり，部屋間移動(車いすの代わり)には原則として用いない

ーカーの吊具も使用可能である。使用者の身体状況や介護者の状況，使用場所，使用目的，使用するリフトのハンガー幅によって吊具の形や大きさを選択する。何種類か選択し必ず試して決定することが重要である。

a) 吊具の種類

(1) 脚分離型(図V-38)

吊具の脚を支持する部分が2つに分かれているところからこの名称がある。車いす上で脱着でき，安全に吊り下げられるとともに最も適応範囲が広い吊具である。吊り下げられた感覚も良好である。ローバック(ハーフバックとも呼称)とハイバック(フルバックとも呼称)がある。

(2) ベルト型(図V-39)

2本のベルトで構成される吊具である。容易に脱着できるため，介助者にとって装着が楽であるが，肩や股関節に負担がかかるため，肩や股関節に完全麻痺や他の問題がないときに用いる。

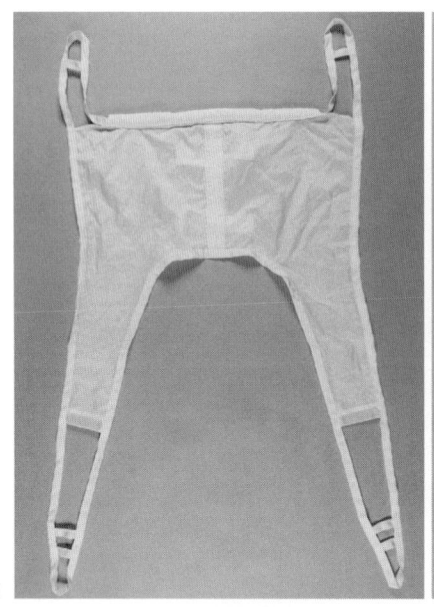

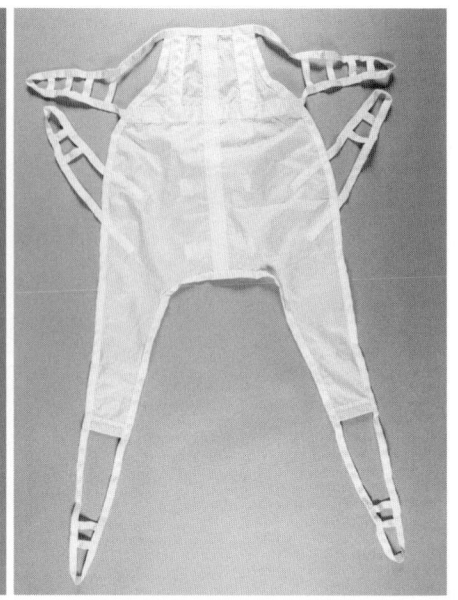

図V-38 脚分離型(ローバック)(a)と脚分離型(ハイバック)(b)吊具

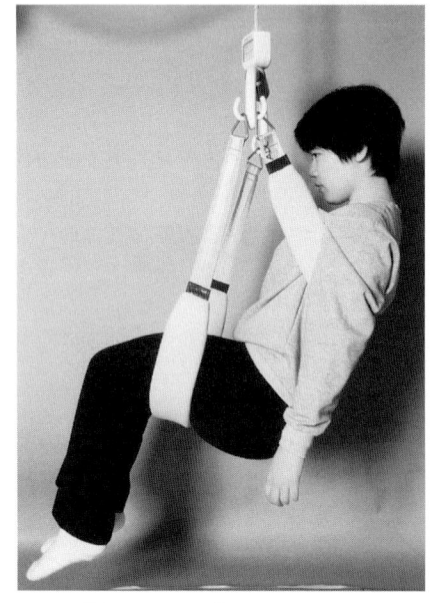

図V-39 2本ベルト型吊具
脚ベルトは大腿部中央に,体幹ベルトは肩甲骨下角にかける(膝裏や腋窩にかけない)

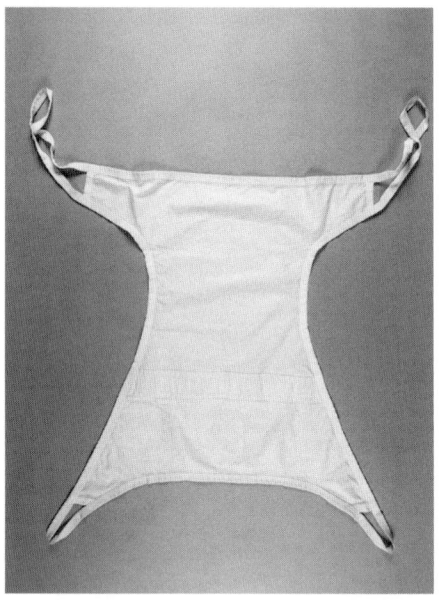

図V-40 シート型吊具

(3) シート型(図V-40)

車いす上での脱着が不可能で,体の下に敷き込むことが必要である。脱着には最も手間がかかるが,シートで体全体を包むように形で吊り下げることができ,最も吊り下げられた感覚が良好である。最近では減圧ムートンを用い,敷き込んだままでもよいタイプもある。

b）吊具の選択

（1）体格と吊具のサイズ

身長165 cm未満ではSサイズ，160～170 cm未満ではMサイズ，174 cm以上でLサイズを選択の目安とする。肥満度に合わせてワンサイズ前後させる。

（2）身体機能と吊具

座位保持能力と関節・筋緊張も吊具の選択に影響する。股関節が曲がり座位姿勢がとれる場合は脚分離型を用いる。特に体幹のバランスがよく，頸部が安定している場合には脚分離型ローバックを，ヘッドコントロールが不良である場合には脚分離型ハイバックを用いて頸部が屈曲した姿勢を保持する。座位のバランスもよく，股関節・肩関節構造に問題なく痛みがなく，筋緊張もあるときには2本ベルト型が使える。関節の構造に問題があったり，痛みが強い場合，可動域制限のために座位姿勢がとれないときにはシート型を用いる。

（3）使用状況から見た吊具の選択

座位から座位への姿勢変換が伴わない移乗（車いす⟷車いす，電動ギャッジアップベッド⟷車いすへなど）を行うときには脚分離型ローバックを用いる。

仰臥位から座位へ姿勢変換が伴う移乗（平型ベッド⟷車いす，車いす⟷床面，電動ギャッジアップベッド⟷床面，畳に敷いた布団⟷車いすなど）では，4本ストラップの脚分離型ハイバックが吊具の装着および寝かせるときの手間が少ない。ただし，4本ストラップの脚分離型は吊り上げ時に頸部が後方に引かれるため，ネックサポートやビーズ枕を後頭部に挟んだまま吊り上げることが望ましい。

入浴時には水はけのよいメッシュ型，トイレでは，殿部を大きく開けた衣服の着脱が可能なトイレ専用品を用いる。

(1) 四肢麻痺では，脚分離型の自立装着は困難であり，短時間の自立移乗ではベルト型を用いる。介助を前提とした移乗で頸部の安定がない場合は，脚分離型ハイバックを選択する。頸部の安定はネックストラップの調整かネックサポートの追加，小さなビーズ枕を併用する。吊具による強い圧迫感がある場合には，胸部や脚ストラップラダーの掛け位置を変更して吊り下げ姿勢を起こしたり寝かしたりしながら圧迫感のない姿勢を探す。

(2) その他の障害，膝関節の屈曲制限があるときや麻痺によって筋がやせ殿部が比較的細くなっているときには，ワンサイズ小さな脚分離型で対応する。

膝・股関節に重複した屈曲制限があるときや両側に異なった制限がある場合には，シート型吊具を使う。

一側のみの関節制限や片麻痺などでは，脚分離型のラダーの掛ける位置を左右変えて対応できる。大腿切断短断端などで脚ストラップが十分に掛けられないときには，脚分離型を閉脚式に装着することで殿部のずり落ちを防ぐことができる。

これらは一般的な選択の目安であり，ある程度の基本的選択条件を満たしたうえで試すことが大切である。

復習のポイント

1. ベッドの選択は，施設と在宅では使用目的や環境が異なるため，同一のものは選べない。
2. 利用する制度と対象者の状況によっては，ベッドの選択に制約がかかる。
3. ベッドマットレスは生活行為によって選択する。
4. 座位移乗用具はベッドや移乗先の車いすに条件を付ける。
5. リフトは使用目的で選択する。
6. 吊具は対象者の状況と体格，移乗前後の姿勢変換の有無でタイプを選ぶ。

5-A 食事関連用具

> ● 学習のポイント
> 1. 食べ物を口に運ぶ道具や食器だけではなく，食物の認知，嚥下，栄養と調理方法，満足感など摂食動作の流れを踏まえて総合的に検討する。

1 食事用具選定のポイント

快適な食事とは，好きなときに，食べたいものを，食べたい量だけ，自分のペースで食べることにある。このためには，本人の摂食状況に応じ，身体条件に合った食具，動作に応じた食器の選択，加えて食材の選択と調理方法までもが検討対象となる。本人の摂食状況（口の開き具合や嚥下の状態）に合わせて食材と調理方法を決定する。特に嚥下に問題がある場合には，飲み込みやすい形や大きさや柔らかさを確認し，一口の適量を決め，食材のとろみや水分が多くなる調理を行うなど，調理する段階から検討する。食具や食器の選択は，持ちやすさ，すくいやすさ，食物の取り込みやすさなどを目標に疲れない食事動作を目指すことも重要である。

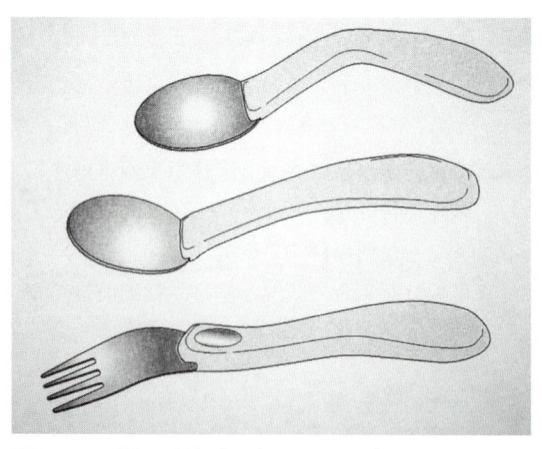

2 スプーン，フォーク

a 柄の形状が工夫されたスプーン，フォーク（図V-41）

脳性麻痺児や手指関節機能障害のある場合に適したスプーンやフォークである。手の形状と機能障害による把持パターンを配慮し，弱い筋力でも保持可能な形状である。フォークは弱い筋力でも使えるよう，示指の当たるところにくぼみをつけ突き刺しやすくなっている。

b すくいやすいスプーン，フォーク（図V-42）

さじ部分は，直径32 mmの浅い丸みのある形状である。これは正面や横からでも口に入れやすく，浅いためにさじにすくったものがスプーンに残りにくくなっている。先端の厚みも薄く煮物などの料理を切り分けることもできる。フォークもサイズを小さく丸くし手を開げたような形が特徴的である。うどんやそばなどの麺類が切れることなくすくい上げることができる。スプーン，フォークとも柄の長さは箸と同じ長さにし，小鉢のような深さのある食器からもすくいやすく，口元ま

図V-41 柄の形状が工夫されたスプーン，フォーク

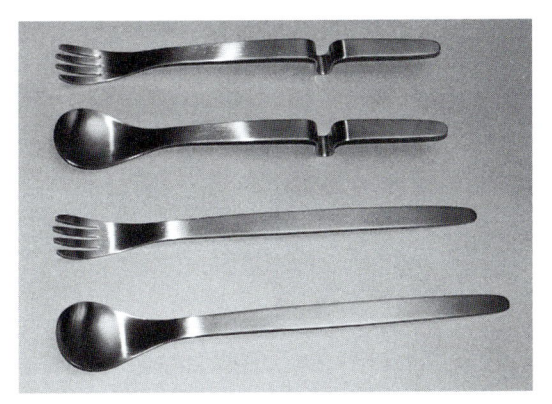

図Ⅴ-42 すくいやすいスプーン，フォーク

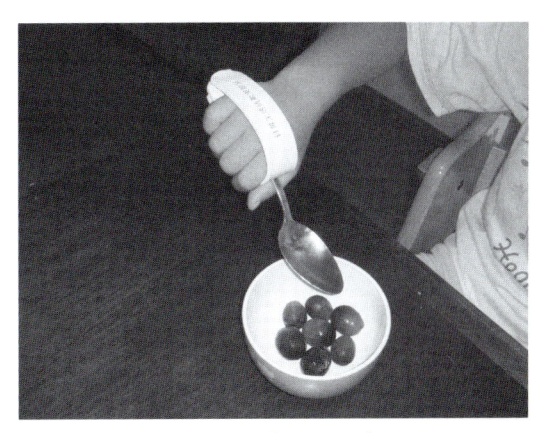

図Ⅴ-43 汎用ホルダー

で運びやすい。柄をU型に曲げたタイプでは，筋力の弱い場合でも把持が安定し，頸髄損傷などでは指間に挟み込む方法でしっかりと保持することができる。素材がプラスチックのものは，口腔内を傷から守ることができる。

c 握りの形が変えられるスプーン，フォーク

柄の部分にお湯で熱せば柔らかくなり，自由に変形させることができる素材を用いている。手掌側と手背のカーブに沿わせて柄を加工することができ，頸髄損傷者や脳性麻痺など保持力に応じた柄の形を作ることができる。

d 汎用ホルダー(図Ⅴ-43)

スプーンやフォークが把持できないときに手のひらに固定する自助具を用いる。手のひら側に木製の固定部分を握らせ背面でマジックテープにより固定する。スプーンは木部の隙間に差し込んで固定する。

e 箸用補助具(図Ⅴ-44)

箸は使いよい位置への保持と開いたり閉じたりするという運動の2つの動作を同時に行って初めて使える箸動作となる。箸の補助具はこれらの動作を補完する道具であり，市販品もあるが，継続的に使い続ける必要があるものと，利き手変換のために一時的に用いるものでは，設計意図が異なり手に求める動作も異なる。

3 食器

食器は用いる食具とすくう動作に合わせて選択することが大切である。スプーンでは横からすくうために平たい洋食器を，箸でつまんだりフォークで突き刺すことが多いときには少し深めで食物が逃げにくい小鉢などを選択する。

a すくいやすい皿や小鉢(図Ⅴ-45)

皿や鉢は，すくいやすく食物残りがしにくいことが求められる。平皿では，縁が立っており隅の部分がゆるいカーブで構成されているとすくい残しが出にくい。和食器は深さもあり食材が動きにくいため意外と使いやすい。

一般の洋食器や皿など折り返しがない皿の場合には，皿縁に「壁」のような折り返しがあればすくいやすくなる。皿に後付けできる壁をフードガードと呼んでいる。

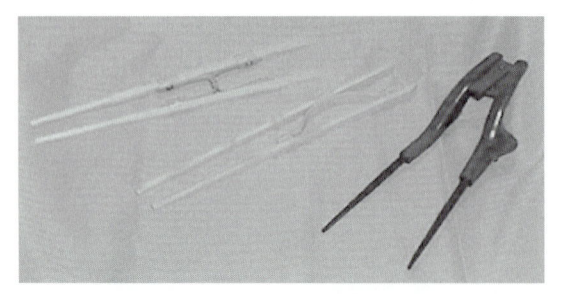

図V-44 箸と箸固定具

箸は通常箸を使いよい位置に保持し，保持しながら2本を開いたり閉じたりするという2つの動作を同時に行っている。箸が上手に使えない現象は，この2つの動作が同時に行えないときに起こる。箸を手にうまく保持させたり，2本の箸をよい間隔に固定したりすると意外と簡単に使えるようになる。写真は2本の箸をつまみやすい間隔に保持することができないときに箸を固定するホルダー(左2つ)である。ピンセットのように箸の根本で結びつけたものと箸の中央で結びつけたものがあるが，中央部分に固定点があるもののほうが自然な操作感覚に優れている

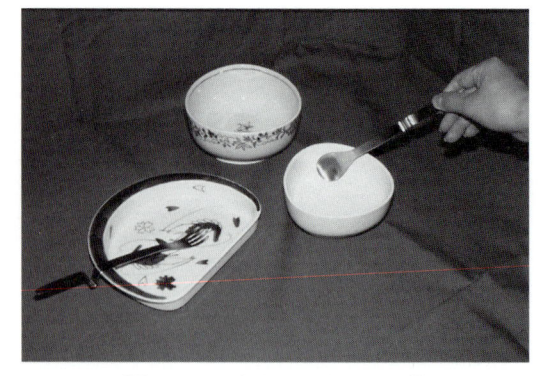

図V-45 すくいやすい皿と鉢

左手前は和食器の感覚を取り入れたスプーンで，すくいやすい平皿の形状をしたものである。一般的な皿に比べてこの皿は全体に緩いカーブで構成されており，スプーンで食物を集めやすく，コーナーを利用すれば非常にすくいやすく，皿に食物が残りにくい。同様に緩いカーブの連続で構成される鉢(奥2点)は，前述のすくいやすいスプーンとセットで用いると，鉢のカーブにスプーンのカーブがぴったりと一致し，すくい残しが出ないようになっている。底は広く，転倒しにくく滑らないため，片麻痺で皿を固定できないときやスプーンのコントロールができないとき，筋力が弱く特殊なスプーン，フォークを使用しているときに適応する

b ノージィカップ(図V-46)

リウマチや頸椎症などで頸椎カラーをつけている場合には頭部を後方に傾けて水を飲むことが困難である。このコップは鼻やメガネの当たる部分がU字にカットしてあり，頭部を大きく後へ傾けることなく水をこぼさず安全に飲むことができる。術後など一時的にこのようなコップを必要とする場合には，紙コップをU字形にカットすれば作ることもできる。

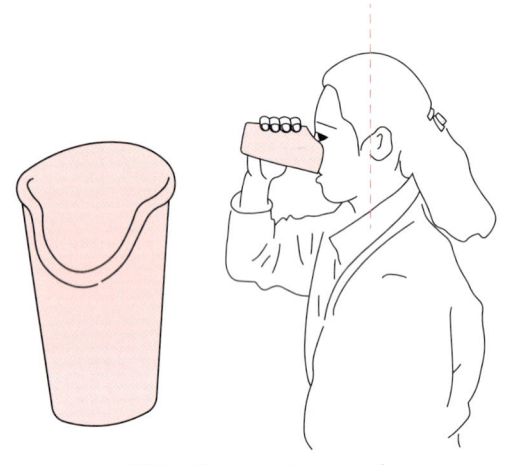

図V-46 ノージィカップ

普通のコップでは，首が十分動かないリウマチや頸椎症などで頸椎カラーをつけている場合には頭部を後方に傾けて水を飲むことが困難である。このコップは鼻やメガネの当たる部分がU字にカットしてあり，頭部を大きく後へ傾けることができなくても水をこぼさず安全に飲むことができる。術後など一時的にこのようなコップを必要とする場合には，紙コップをU字形にカットすれば十分に飲むことができる

● 復習のポイント

1. 食具は，手の機能だけで選択するのではなく，すくいやすさやすくう量，口への取り込み後の嚥下の状況もふまえて選択する。
2. 食具や食器は，食材の調理のされ方(大きさや形状，硬さやくずれやすさ)によっても選択が異なる。

【文献】

1) 市川 洌, 他：福祉用具アセスメント・マニュアル―選び方と使い方 vol 1. テクノエイド協会(編)：寝たきりにならないために. 中央法規出版, 1995
2) 市川 洌, 他：福祉用具アセスメント・マニュアル―選び方と使い方 vol 2. テクノエイド協会(編)：自立をめざして. 中央法規出版, 1996
3) 市川 洌, 他：福祉用具アセスメント・マニュアル―選び方と使い方 vol 3. テクノエイド協会(編)：外へでよう. 中央法規出版, 1997
4) テクノエイド協会(編)：福祉用具普及モデル事業の評価研究報告書(平成6年度), 1995
5) テクノエイド協会(編)：福祉用具普及モデル事業の評価研究報告書(平成7年度), 1996
6) 古田恒輔, 他：補装具―義肢装具以外の自助具を含むテクニカルエイドについて. POアカデミージャーナル 1995；3(1)：28-36
7) 古田恒輔：喫煙・リーチ・持ち運び補助機器, 保持関連機器：テクニカルエイド(選び方と使い方), pp 46-57, 三輪書店, 1994

5-B 排泄・入浴・整容・更衣関連用具

学習のポイント
1. 排泄・整容関連に必要な動作とそれを補う用具の特性を理解する。
2. 排泄・整容関連用具を選定するときの注意点を理解する。

1 排泄関連用具

　排泄には、①トイレの便器までの（あるいはトイレからの）移動，②服の着脱，③便器への（あるいは便器からの）移乗，④便器上での座位保持，⑤後始末すること，が必要である。排泄行為を自立させるためには，それぞれどの部分ができないか見極め，それぞれに対応することが必要になる。

a トイレの便器までの（あるいはトイレからの）移動ができない場合

　原因として尿意を感じてから排尿までの時間が短く間に合わない場合，トイレまでの移動が困難な場合などが考えられる。間に合わない場合や車椅子等が使えず移動が困難な場合，ベッドのそばにポータブルトイレや収尿器を置き使用することになる。

1）ポータブルトイレ

　トイレまでの移動が困難であったり，間に合わなかったりする場合に用いる。プラスチック形成のもののほかに，四脚のもの，家具調のものなどいろいろある。形状によっては，不安定で転倒しやすかったり，足を後ろに引くことができず立ち上がりにくかったりするものもあるので，利用者の身体能力に合ったものを選定することが重要。

2）収尿器

　ボトル状のもののほか，座位で前方から挿入しあてがって採尿するタイプ（図Ⅴ-47）のものもある。

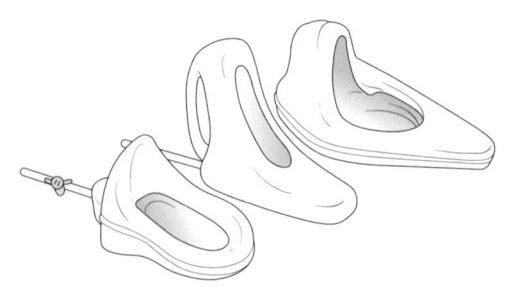

図Ⅴ-47　収尿器
左は女性用，右2点は男性用

b 便器への（あるいは便器からの）移乗が困難な場合

　下肢の関節や下肢筋力に障害があり，便座への着座や便座からの立ち上がりが困難な場合，次の用具を使って便座の高さを高くしたり，立ち上がり動作を助けたりする。

1）補高便座

　便器に置いて便座の高さを高くする（図Ⅴ-48）。

2）簡易昇降便座

便座がバネや電動で昇降し，便座からの立ち上がり動作を補助する。座面が垂直に昇降するタイプと斜めに昇降するタイプがある（図V-49）。

和式便座にしゃがみ込むことが困難な場合は，次の据置式便座を和式便座の上にかぶせて，洋式便座にすることができる。

3）据置式便座

和式便座の上に置くだけで，工事も不要で，安価に変換できる（図V-50）。

c　便器上での座位保持が困難な場合

手すりをつけて体の安定をはかる。便器と壁の間が広く，手すりをつけられない場合は，トイレ用フレーム枠を置いて，手すりの替わりとすることもできる。

d　後始末が困難な場合

片手でも切れるペーパーホルダーの利用や洗浄便座が有効である。洗浄便座のスイッチは右側に

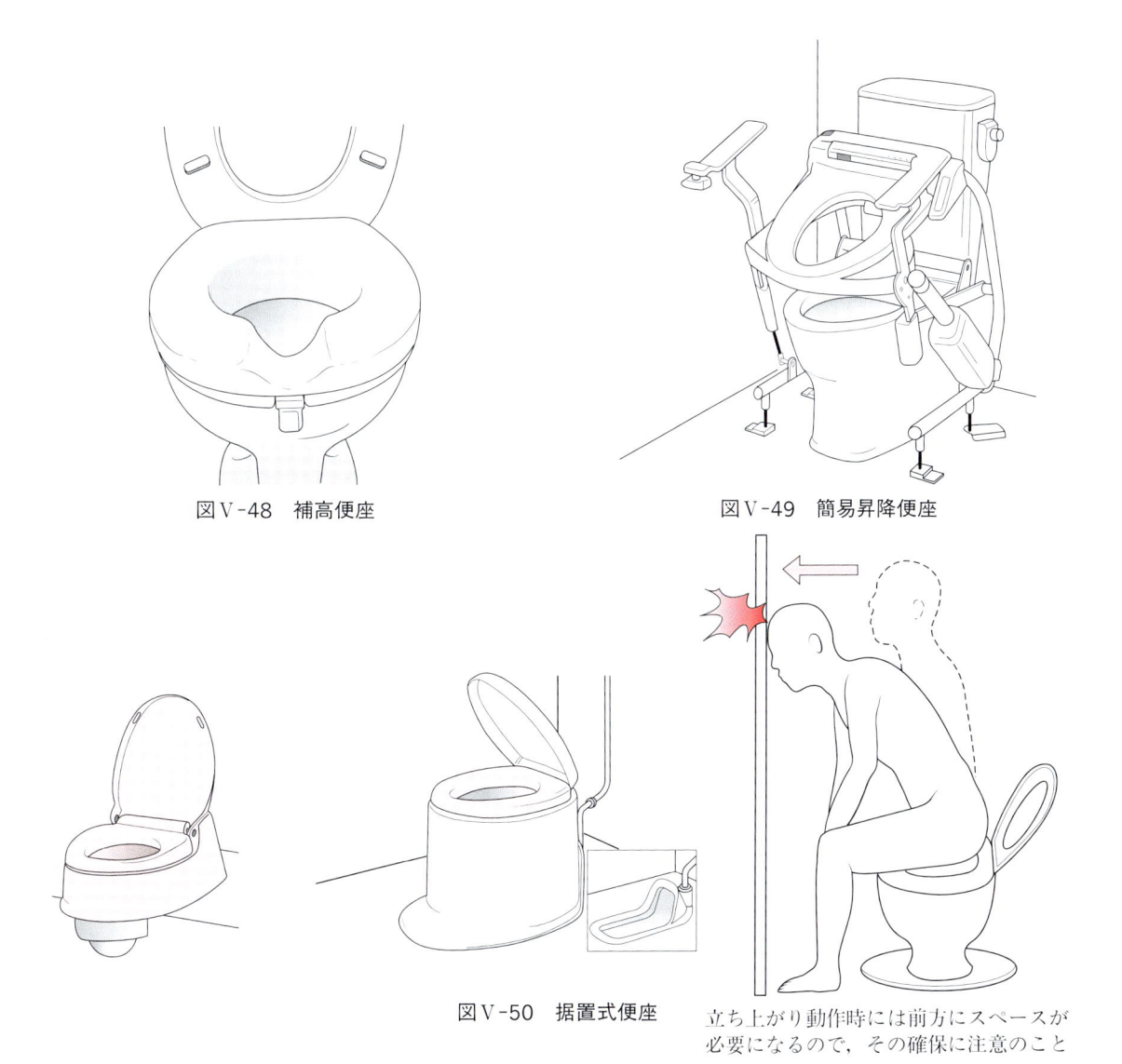

図V-48　補高便座

図V-49　簡易昇降便座

図V-50　据置式便座

立ち上がり動作時には前方にスペースが必要になるので，その確保に注意のこと

図Ⅴ-51　バスボード

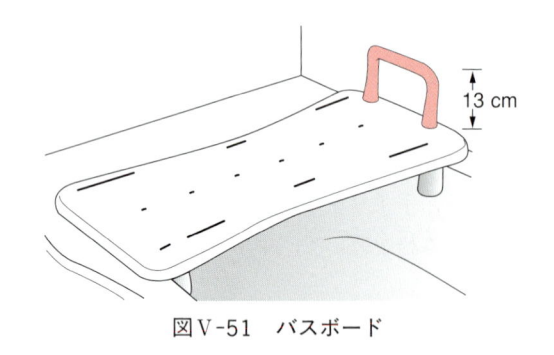

ついているが，リモコンを使ったり，タッチパネルを左側の壁につけることで右手が使えない人も洗浄便座を操作可能になる。

2 入浴関連用具

　入浴動作では，①浴室への（あるいは浴室からの）移動，②浴室で，立位あるいは床に座って体を洗う，③浴槽の縁をまたいで，浴槽に出入りし湯船につかること，が必要である。浴室の出入り口や浴槽の出入りの段差をどのように解消するか，洗体動作をどのように可能にするかが問題になることが多い。

a　浴室への（あるいは浴室からの）移動が困難な場合

　出入り口の段差を解消しシャワーキャリーに乗って洗い場まで移動するか，出入り口の段差付近に手すりを付けて段差を越える動作を助けることが有効である。

b　浴室で，立位あるいは床に座ることが困難な場合

　椅子を使うと立ち上がりやすい。

1）シャワー椅子

　床からの立ち上がりが困難な場合，腰掛けて洗体する。滑らない座面，洗体動作に十分な座幅，体重移動しても傾かない椅子の安定性を考慮し選ぶことが重要である。

c　浴槽の縁をまたいで，浴槽に出入りし湯船につかることが困難な場合

　浴槽の縁に腰掛け，座位で下肢を出し入れする方法には，次のバスボードや入浴台が有効である。浴槽の床からの立ち上がりが困難な場合は，浴槽内に台を置いたりL字型のてすりを取り付けたりするとよい。

1）バスボード（図Ⅴ-51）

　浴槽の縁に設置し，この台に腰掛けて，足を浴槽に出し入れする。

d　洗体が困難な場合

　関節可動域の制限などで背中や足先に手が届かない場合にブラシの柄を長くしたり，吸盤付きブラシに足をこすりつけることで洗うことが可能になる。

1）長柄洗体ブラシ（図Ⅴ-52）

　柄が長くなっており，手が届きにくい部分を洗いやすい。柄の部分に熱を加えて，使いやすい形状に変形させることができる商品もある。筋力がない場合や関節への負担を避ける必要がある場合，軽いものを選び，持ち手の形状や材質にも配慮することが必要である。

2）足指用ブラシ

　吸盤で浴室の床面に固定し，座位や立位で足の裏をこすりつけて洗う。あぐらをかくような無理な姿勢をとらなくても洗えるので，関節に障害のある人はもちろんのこと，体が硬くなったりバランスが悪くなった高齢者にも適している。

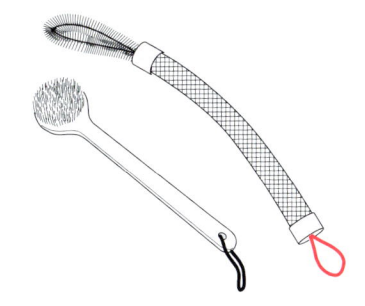

図V-52 洗体ブラシ

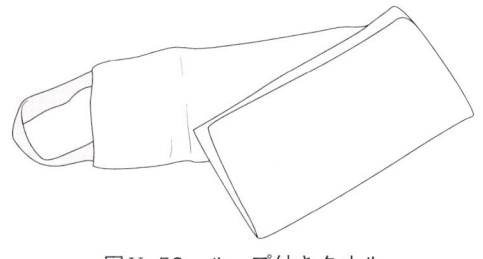

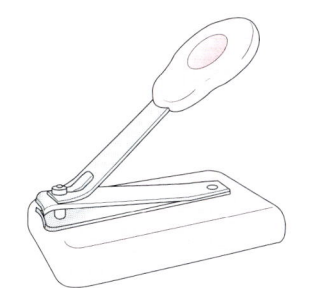

図V-54 台付き爪切り

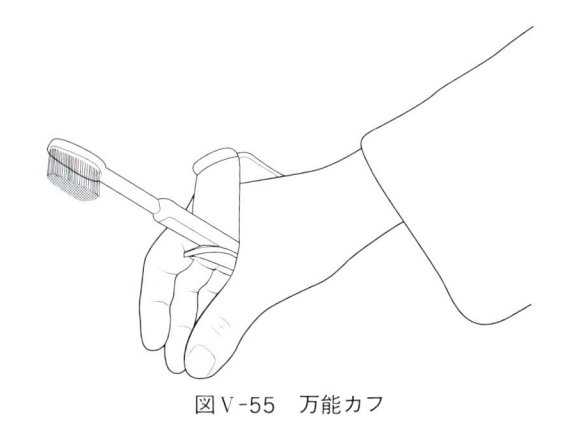

図V-53 ループ付きタオル

図V-55 万能カフ

3）ループ付きタオル

麻痺側の腕にループを通し，ループと反対側を健側でもってタオルを背中に回し，洗体する（図V-53）。

3 整容関連用具

整容動作では，片手しか使えず爪が切れない，頭までブラシが届かない，歯ブラシやシェーバーの保持が困難といった点が問題となってくる。

1）台付き爪切り（図V-54）

爪切りが固定されているので，レバーを押すだけで爪を切ることができる。

2）長柄ブラシ

上肢の関節に制限や痛みがあり，頭に届かない場合に用いる。柄を網目状にして軽量化をはかり，熱で形状を変化させることのできるものも市販されている。

3）万能カフ（図V-55）

手掌部分に巻き付け，マジックテープでとめる。サック部分に歯ブラシやスプーンの柄を差し込み，把持機能を代償する。

4）ホルダー付きひげ剃り器

手のひらにひげ剃り器を固定できるようにホルダーが付いたもの。ひげ剃り器を握ることができなくても，ひげを剃ることができる。

4 更衣関連用具

立位・片足立ちをとれない，体を柔軟に曲げることができない，あるいは片手しか使えないことで更衣動作が困難になる。改良した衣類や障害に対応した服の着脱方法で更衣を可能にする工夫がとられるほか，ボタンの留め外しやジッパーの上

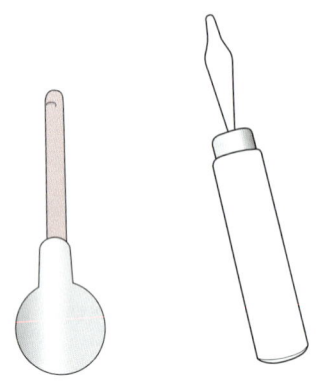

図V-56　ボタンエイド

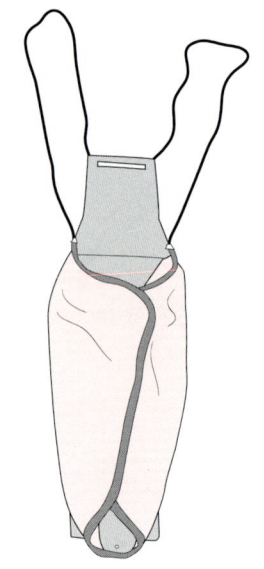

図V-57　ソックスエイド

げ下げ，足先に手が届かずソックスや靴の着脱ができないことに対しては，次のような工夫や用具が用いられる。

a　ボタンの留め外しやジッパーの上下が困難な場合

ジッパーにリングやひもの輪を付け，輪の中に指を入れて引っ張り上げやすくする工夫がされている。ボタンの留め外しは，マジックテープやスナップに付け替えるほか，次のボタンエイドも有効である。

1）ボタンエイド（図V-56）

金属製のループ部分をボタン穴に通しておいてから，ループ部分にボタンを引っかけてボタン穴から引き抜く。ボタンをつまむ動作をしなくてもボタンをはめることができる。持ち手は棒状のもの球状のもの指を引っかけられる形状のものなどがある。

b　足先に手が届かず靴下がはけない場合

1）ソックスエイド（図V-57）

靴下をかぶせたソックスエイドにつま先を入れ，ひもを引っ張ってソックスエイドを引き抜くと靴下がはける。

復習のポイント

1. 排泄動作での移動・移乗・後始末と身繕いの問題にどのような解決方法があるのか確認しよう。
2. 浴室内にはたくさんの障壁があるが，それらを安全に解消する方法を確認しよう。
3. 整容動作に必要な「道具が使えるための用具」はどのようなものがあったか確認しよう。
4. 更衣動作を可能にする用具を確認しよう。

【文献】

1) 財団法人テクノエイド協会：福祉用具支援論―自分らしい生活を作るために．第1版，財団法人テクノエイド協会，2006
2) 財団法人テクノエイド協会：福祉用具プランナーテキスト．財団法人テクノエイド協会，2003

6 障害者スポーツ用補装具

> **学習のポイント**
> 1. 社会復帰に必要な補装具だけでなく，社会参加(特にレクリエーションやスポーツ)に有用な補装具を知る。
> 2. 障害者スポーツの発祥と効果を知る。
> 3. 季節やフィールドに規制されない自由な活動能力を得るハードウェアを知る。

1 障害者スポーツについて

a 障害者スポーツ発祥の歴史

　障害者スポーツは，もともとリハビリテーションの一つの効果的なプログラムとして開始された。イギリスのチャーチル首相が，第二次世界大戦での戦傷者を受け入れるためにロンドンのストーク・マンデビルの地に国立の脊髄損傷センターを建設した。所長として医師であるルードイッヒ・グッドマン博士が着任した。

　脊髄損傷者を主に対麻痺患者の身体の活性化(発汗や新陳代謝の促進，排泄機能の管理など)と行動意欲を高めるためにリハビリテーションの一環として，グッドマン博士は「スポーツ」を大きく取り上げ，「失われたものを数えるな。残されたものを最大限に生かせ」と説き，残存機能の強化訓練のために競技スポーツを取り入れた。

　そして1948年第1回目の「ストーク・マンデビルゲーム」が開催された。体育訓練ではなく，競技性を織り込んだ運動会であったと聞く。当初の対象は主に対麻痺患者であり，車いすを用いた競技種目がほとんどであった。車いすによる直線の徒競走や車いすによるバスケット競技などが行われた。使われるのは，日常用の車いすであったが，これを契機として少しずつハンドリムの小径化や前輪キャスターが進化し，現在のレース専用の3輪タイプやキャンバー角の付いた(床に対して直角ではなく下に向かい広がるよう設定された)バスケット専用車へと続いていく。

　装具使用者や義足使用者の競技については，明確な記録はないが，病院職員とともにあらゆる種類の通常のスポーツにレクリエーションとして親しんでいたといわれている。優れた識見と多くの業績により，グッドマン博士は障害者スポーツの父，またパラリンピックの祖とよばれている。

　日本国内においては，大分県が発祥の地となっている。グッドマン博士に師事した中村 裕(ゆたか)医師(「太陽の家」創設者)が，日本へ障害者スポーツを紹介する(図V-58)。1961年には日本で初めての身体障害者のスポーツ大会といえる「第1回大分県身体障害者体育大会」が開催され，1964年には東京パラリンピック大会(第13回国際ストーク・マンデビル大会)が行われた。この時点で障害者スポーツは日本でも社会に認知されることとなった。障害者スポーツを日本に定着させたうえで，中村医師の果たした業績は極めて大きい。

　その後，国際障害者年である1981年に「大分国際車いすマラソン大会」が行われ，その後回を重ねるに連れて参加人数も増え，マス・メディアにも取り上げられるようになった。

　今では「パラリンピック」が「パラプレジア(対麻痺)」と「パラレル(オリンピックと平行

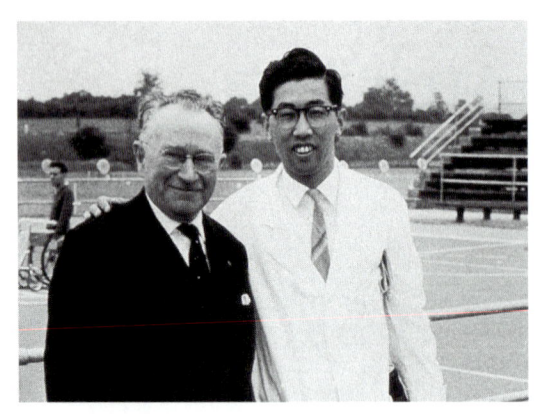

図V-58 グッドマン博士と中村裕医師

の)」の意味からきていることも薄れてきており，切断者の短距離トラック競技や，マラソンとバスケットを代表とする各種の車いす競技は競技スポーツとしての立場を確立している．

b 障害者スポーツの効果

障害者のスポーツは，レクリエーションの面も含み，身体を動かすことで，発汗促進，新陳代謝促進，内臓の運動活性化，疲労と睡眠による規則正しい生活，筋肉の超回復(代謝)などが期待できる優れた特徴をもっている．

具体的には，床ずれ(褥瘡)の発生率が下がり，本人自身による創傷管理が楽になり，傷の修復が早い．また，宿便や尿道炎などの排泄にまつわるトラブルが減り，骨生成の活性化がはかれ，各種粘膜の活性化と代謝などが期待できる．特に，排便排尿や擦過傷などの傷の治りには大きな効果があり，理学療法と組み合わせることで代償作用の獲得も期待できる．

それ以外にも，副次的な効果として，気分の高揚，競争意識(克己心や自己の向上)，連帯意識(同じ障害をもつ者同士がチームプレイや指導し合うことにより)，チャレンジ精神の育成(スポーツの記録や技量の向上がひいては社会復帰への意欲となる)などがある．習熟した競技者レベルになると，単に自分自身の社会復帰の一手段であったスポーツが，初心者や後進者への指導などにより社会参加の一助となり，違う種類の障害をもつ障害者の相談相手や社会復帰の指導などを行うようになり，社会貢献の一翼を担うまでにもなる．

c 日本国内の統合機関

日本では，各種障害者スポーツ競技団体協議会，各県障害者スポーツ指導員協議会，都道府県・指定都市障害者スポーツ協会の中核機関として「財団法人日本障害者スポーツ協会」があり，公認資格として「障害者スポーツ指導員」がある．それらは，初級，中級，上級，スポーツコーチと，習熟度(期間)と知識の段階と専門性(スポーツコーチのみ)により分かれている．

2 障害者スポーツ用補装具が備えるべき条件

a 強靱な耐久性

一般日常生活に使用する補装具は，トラブルが少ないことと，日常生活レベルの衝撃に対する高い耐久性が求められる．JIS規格の義足部品の強度試験の一例では，想定体重(100 kgであれば)に応じた約130 kgで300万回の繰り返し試験と，約450 kgの静止強度試験があり，耐久性に重きをおいていることがわかる．

約1 mの高さから物体を落としたときの衝撃は3 G以上であり，時速10 km走行時の衝突では体重の10倍以上の衝撃がかかる．これはスポーツにおいては珍しいことではない．したがって障害者スポーツに使われる補装具では，上記の衝撃を上回る強度が必要である．上記の衝撃を吸収するために，義足には各関節や部材があり，それら各パーツがそれぞれに大きな繰り返し衝撃荷重に耐え得る耐久性をもっていなければいけない．ロフストランド杖や車いすなどは，直接それだけの大きさの衝撃を受け続けても破損したりすることのないような材料と機構が必要とされる．近年

> **キーワード解説**
>
> **耐久試験**
>
> 　安全の指針ともなる規格については日本国内で以下の2つが知られている。
>
> 　㈶製品安全協会の「SGマーク」SG（エスジー）はSafety Goods（安全な製品）の略号。
>
> 　日本工業標準調査会による「JISマーク」とJIS規格（日本工業規格，Japanese Industrial Standards）。
>
> 　諸外国ではCEマークとTUV規格が知られている。
>
> 　それぞれが定められた製品群に対して安全性や非毒性，強度や耐久性の保証値，寸法公差などを定めており，互換性の有無や体重制限の可不可も判断できる。

> **キーワード解説**
>
> **CFRP**
>
> 　補装具には多くの樹脂の化成部品が使われる。
>
> 　樹脂材料（plastice）には熱可塑材料と熱硬化材料があり，人体に形状を適合させる場合には熱可塑材料を利用し，強度が必要な場合には熱硬化材料を用いる場合が多い。
>
> 　樹脂材料単体では強度不足なためにガラス繊維や炭素繊維の束もしくは編物に樹脂を含侵させる，つまり樹脂を繊維で補強することで強度の高い複合材料（繊維強化プラスチックFRP：Fiber Reinforced Plasticsの略，Fiber＝繊維，Reinforced＝強化された，Plastics＝プラスチック）として用いる。
>
> 　樹脂にはポリエステル樹脂，エポキシ樹脂，アクリル樹脂を使う。
>
> 　GFRP＝ガラス繊維（glass fiber）で強化されたFRP，材料が安価でいろいろな形状になじみやすく形状の自由度が高い。
>
> 　CFRP＝カーボン繊維（carbon fiber）で強化されたFRP，強度面で優れており，積層数を薄くすることによって重さを軽くすることが可能。

の障害者スポーツに多く使われているCFRP（炭素繊維強化樹脂）は，材料自身に振動を減衰し衝撃を吸収する機能をもち，なおかつ軽量であるために，競技スポーツ用の補装具に適した材料といえよう。

b 高度な機能

　一般の補装具に求められているのは「失われた機能の代償」であるが，障害者スポーツに使われる補装具は，それ以上の失われた「高度な」機能の代償が必要である。

　例えば歩行を考えると，日常生活用の補装具であれば，着地（立脚期）と踏み出し（遊脚期），直進と回転，停止中と動作中などでの機能が比較的はっきりと区別されていても大きな影響を与えない。なによりも優先される機能が装備されていることが本人のADL（日常生活活動）の支援に重要であり，結果として単一機能優先になることが多い。

　しかし，障害者スポーツ用の補装具では，同じ歩行を考えても，いつでも速度を変えられる，出した足を着地することで次の動作につなげる，予期しない事象に対して即座に力の大きさや方向を変えるなどの複雑な動作に対応する機能が求められる。そういった高度な機能を代償する特性を，障害者スポーツ用の補装具はもっていなければいけない。

　例えば，跳躍や走行動作のためのカーボンファイバーを使ったエネルギー蓄積型足部，マグネシウムやチタンを使った軽量で慣性モーメントが小さく，高強度で高剛性な構造体としての競技用車いすなどにその特性をみることができる。

c 禁忌事項

　スポーツに使う補装具は，一般的な補装具が当然備えているべき装備を欠いている場合が多い（カバー，安全装置，ブレーキなど）。競技やゲームに必要のない物は省くのがスポーツ機材の常であり，使用上の多くの制約があることを知っておくべきである。そのため競技機材としての補装具

の特性や禁忌を事前に知っておくことは，スポーツマンとして当然のことである。

例えば，義足使用者が跳躍競技で膝継手が露出したままでは塵埃が進入し故障の要因となる。テニス用三輪車いすで段差を降りると車輪の破損が起きたり，後部四輪が引っかかり転倒などが起きる。また，義足でも，陸上競技の短中距離走専用の踵のない足部やスパイクの付いた足部で階段の昇降は困難である。

d 人間の身体とのバランス

スポーツは複雑な動作を伴うことを前述したが，補装具が複雑な機構をもつのではない。むしろ，人間側がトレーニングを積むことでスキルアップし，補装具により機能していたことを逆に代償することで，競技スポーツ用の機材はどんどん単純化していく。つまり，高機能なパーツが走らせるのではなく，高機能なパーツの力をコントロールする自分のスキルを鍛えあげることが重要である。

スポーツ能力の強化とは，目的に沿って，①単一の機能の強化(筋肉では太さやパワー)，②意識的に筋肉を操ること(技術や技量)，③無意識に反応すること(巧緻性)，の3つの要素がともに向上するよう求められる。障害者スポーツでは，補装具にもこの3つが一人ひとりに反映されて，使用者とのバランスがとれていなければいけない。

3 障害者スポーツ用補装具の種類と適応

スポーツでは「走る」，「投げる」，「跳ぶ」の3種類の動きが基本であるとよくいわれる。それ以外のスポーツ，例えば球技や水泳でも，この複合動作に近い動きが求められる。障害者スポーツにとってもポイントとなるのは，やはり同様であり，この3つの基本動作を補装具でどう補うかである。バットやラケットやグローブなどを使用して上肢の動きを代償することは，障害の有無にかかわらない，むしろスポーツの種目の特性であり，障害者スポーツの補装具における大きな問題ではない。

スポーツの3つの基本動作からみて特筆すべきは，ウォータースポーツとウィンタースポーツである。これらは重力の制約が緩和されるので，補装具の改良により健常者と対等に競技やレクリエーションができる可能性が高い。

以下に障害者スポーツを代表する各種競技の補装具を記す。

a 車いすバスケット(図Ⅴ-59)

障害者スポーツの発端といえる種目である。特徴的なのは，キャンバー角の付いた後輪である。キャンバー角は，通常5～16度程度に設定されている。キャンバー角は回転性能を高め，敵プレイヤーが近づけないように防ぐ意味合いもある。プレイヤーは障害の度合いによって個人一人ずつに持ち点が設定されており，ゲームの公正さが保たれる。通常は一般に使うバスケットボールのゴールネットをそのまま使用するが，頸髄損傷では高く投げることができないので，通常の高さのゴールと低いゴールの2つが用意される「ツインバスケット」とよばれる形式もある。

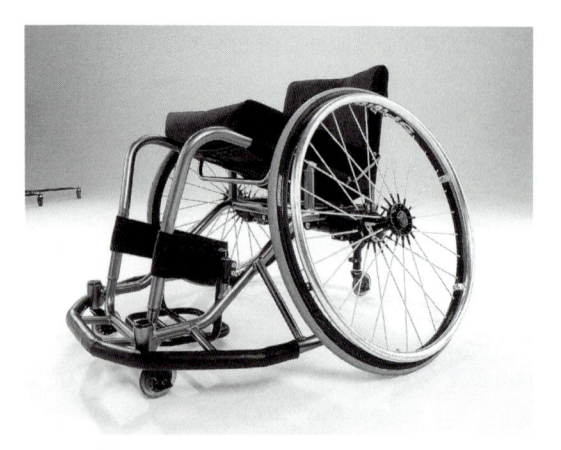

図Ⅴ-59　バスケットボール用車いす

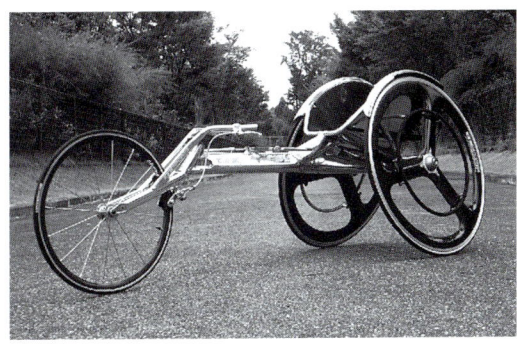

図Ⅴ-60 レース用車いす

図Ⅴ-61 チェアスキー

b 車いすマラソン（図Ⅴ-60）

現在のマラソンやレース用の車いすは非常に先鋭化しており，極端にいうと健常者には乗れない構造になっている。駆動効率を高めるために腰幅に切り詰められた座幅は，歩くための筋肉が付いている人には操作姿勢が取れないほどである。三輪で走るタイプがほとんどであり，前輪はバネによって半固定されており，通常は後輪のハンドリムだけで走る（規定により，変速装置は認められておらず，機械的な変速ギヤの装着や変速機能と同じ意味合いをもつ大小2つのハンドリムを片側の車輪に装着することは禁止されている）。また，空気抵抗を減ずるカウルなどの装備は禁止されており，本人の体力とスキルとシンプルな機材とで競われる。マラソン競技では市街地でカーブを切るときのみ前輪ハンドルを操作し，トラック競技ではトラック内での直線とコーナーRの曲線の切り換えをトラックハンドルとよばれる単一の切れ角をもたせるハンドルだけで行う。その操作以外は，常にハンドリム駆動を行っている。最近では，レース用の車いすから材料や車輪構造や製作技術などが日常用の車いすにフィードバックされ，より軽くて身体に合って使いやすい車いすに改良されていく場合が多い。

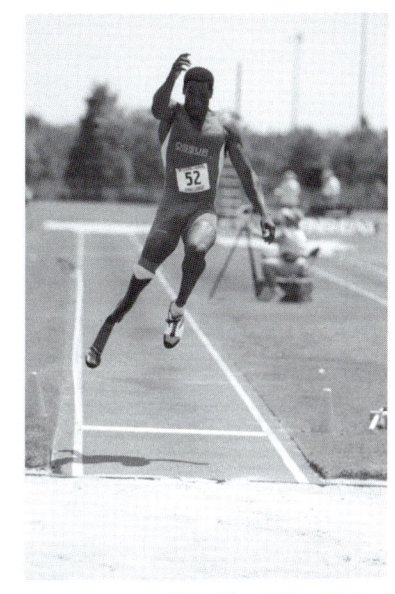

図Ⅴ-62 下腿切断の幅跳び選手

c チェアスキー（図Ⅴ-61）

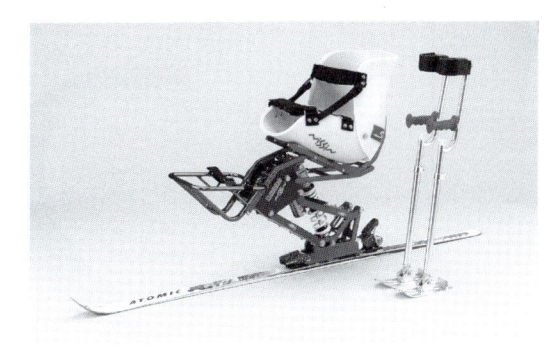

チェアスキーは，下肢障害者が多く使う機材である。1本もしくは2本のスキー板の上に，体幹サポート機能の高いバケット状のシートが載る。多くは衝撃吸収とターンの切り返しのために，ばねと減衰機能をもつサスペンション（自動2輪車の流用が多い）が組み込まれている。スキーヤーの身体はベルトで強く機材に固定される。損傷部位によりシートの形状とサポート力が大きく変わる。両手には，スキーのストック代わりにアウトリガーとよばれるロフストランド杖の先に短いスキー板が取り付けられた物を持つ。

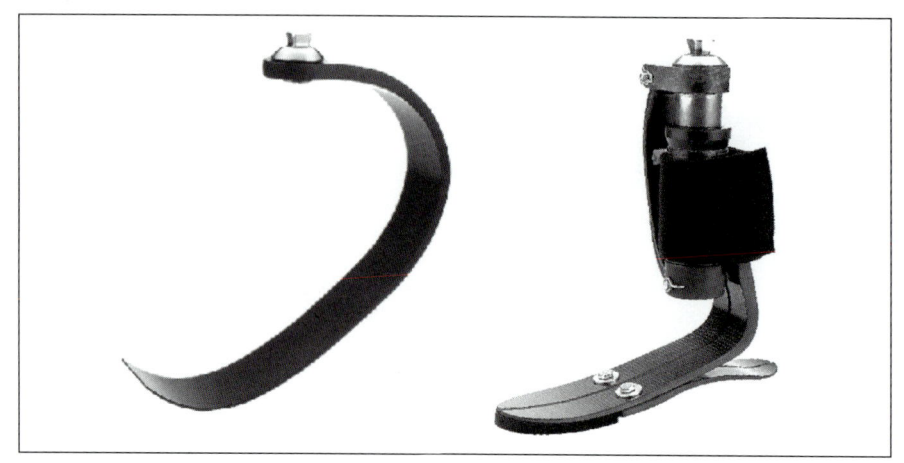

図Ⅴ-63　義肢のスポーツ用足部（走行用と高活動用）

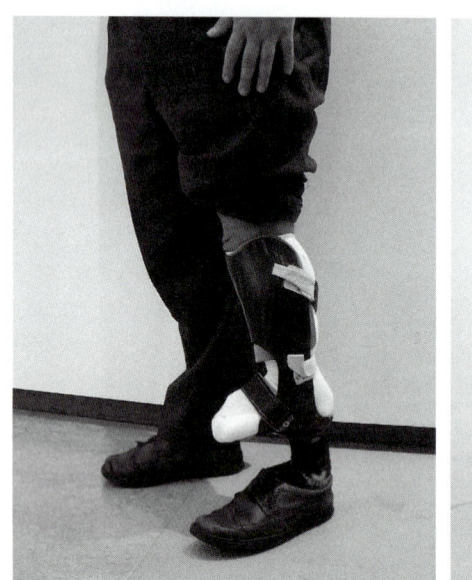

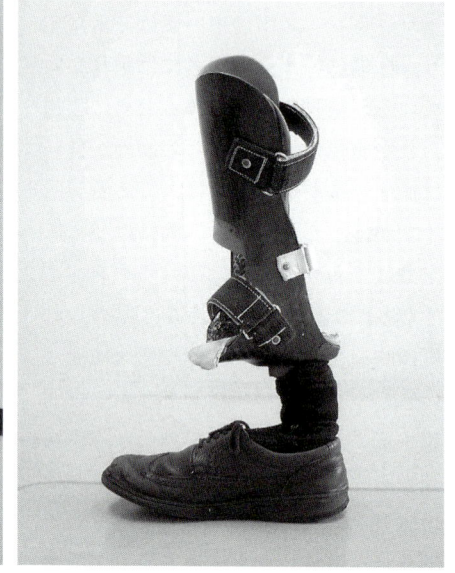

図Ⅴ-64　ポリオの二段式装具

d　義足

義肢（義足と義手）は，先天的，後天的に，身体の一部を切断したり欠損した場合に，手や足の代わりとなる補装具である。義肢の構成部品は近年目覚しく進歩しているが，障害者スポーツの義足はそれ以上に進歩している。義足においては，障害者スポーツで経験した極限での使用実績や先端技術（図Ⅴ-62）が日常用にフィードバックされ，より高機能な日常生活用の義足が供給されている。

最新の膝継手には，マイコン制御されたインテリジェント継手や，油圧，空圧のシリンダーによる動作の制御，多節リンクなど機構学的な構造による動作の制御が多い。足部では，繊維強化樹脂が軽さと多機能を認められて利用が進んでいる。強化繊維としては炭素繊維，ガラス繊維，アラミド繊維が織り込まれ，その量や編み方で特徴をもたせている。パイプや接続部の構造部品は，調整しやすく軽量な部品がスポーツ用，日常用とも好

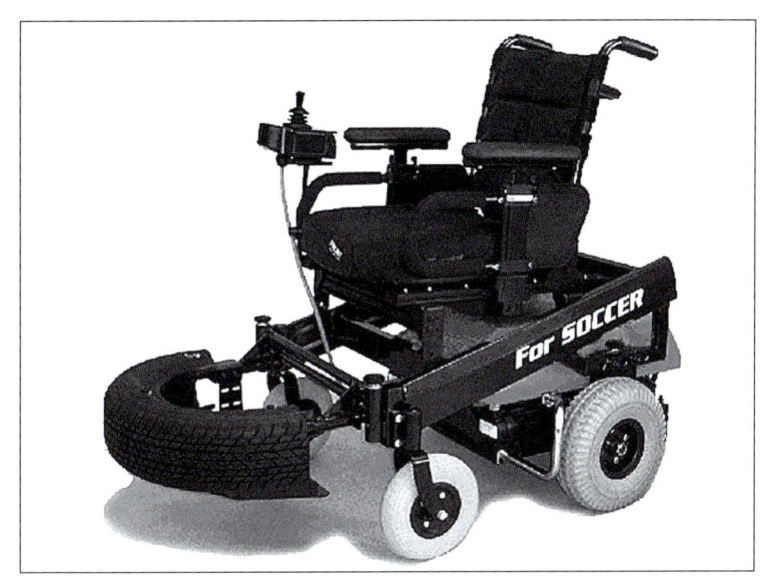

図Ⅴ-65　サッカー用電動車いす

スポーツ用では足部に大きな特徴がある(図Ⅴ-63)。走るために踵がないものが使用され、ほかにも種目別により、左右に踏ん張りが効くタイプ、回転のためにねじりに強いタイプ、上下動して衝撃を逃がすタイプなど、あらゆる動作について研究改良がされている。

e 装具

装具は、身体の一部が弱ったり機能が失われたときに用いられる補装具である。装具には、治療を目的として短期間使用される装具と、長期間にわたってADLを容易にするために使用される装具がある。使用目的を障害者スポーツに限定した装具はない。図Ⅴ-64は、左下肢機能障害により左右の脚長差が発生したユーザーが、日常生活にも使用し、総合的な競技スポーツともいえるトライアスロン(水泳+自転車+ランニング)にも使用している二段式装具である。

f 電動車いすサッカー(図Ⅴ-65)

障害者スポーツの補装具を考えるときに、大きな問題となるのが、身体移動をどのように代償するかであり、体幹、上肢にも障害が及ぶ電動車いす使用者では移動を伴うスポーツを代償する補装具は、ほとんど見受けられなかった。足でボールを蹴るサッカーは、移動と競技方法の両方に足の機能が使われるので下肢障害者には難しい。電動車いすサッカーはその点モーターという動力に依存して身体移動を行うことができるので、四肢機能低下を伴う重度な下肢障害者にもサッカーを可能とした。近年のサッカー人気の影響もあり、年々盛んになってきている。しかし、移動する勢いでボールを蹴るために、電動車いす自体の衝突や衝撃で、人体にも車いすにも悪影響を及ぼす場合があり、機材や練習に十分な配慮が必要である。

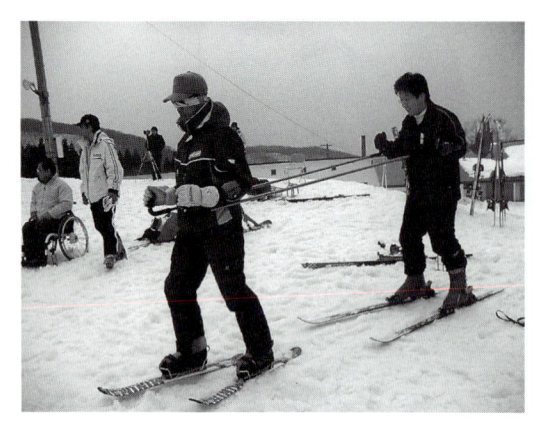

図Ⅴ-66　ガイドポール

4 障害者スポーツ用補装具のチェックポイント

　健常者のスポーツよりも記録が上回る障害者スポーツもあるが，身体に影響があるのは事実である。特に多いのが，補装具と身体の接点での問題である。

a 本人のチェック

　運動強度が高いために，皮膚の摩擦面に大きな支障が出る場合が多い。体温も上がり，発汗も多いので皮膚自体が湿潤状態になり，塩分，ミネラル分を失うことで皮膚表面が脆弱になり，運動による疲労で代謝率も落ちる。そこで，切断者では断端部の表面傷，下肢麻痺者の坐骨，大腿骨，骨突起部の褥瘡などに十分注意する必要がある。水分と栄養を機能障害や感覚障害にかかわらず補給し，十分な睡眠で疲労をなくすことは，健常者のスポーツと同様に重要である。

　障害者スポーツは，障害のある部分の機能を補装具に補ってもらっているが，エネルギーは残存している肉体機能に依存しているので，健常者よりも疲労の蓄積は多いことを自覚しておくべきである。オーバーワークが二次障害を引き起こすことを考慮して，技量の向上と運動強度のバランスを決定する。一例を挙げると，健常側のトレーニングを繰り返すことで，筋組織が太くなるが，その分，麻痺側とのバランスが崩れ変形障害を引き起こすことなどがある。

　またスポーツに使用する補装具の基本的なメンテナンスとしてチェック，ネジ類の増し締め，注油，ワイヤー類の点検，清掃などをしておくことも，競技者自身の責任として大切なことである。

b スタッフによるチェック

　日常使用の補装具は，個々の体型や障害の度合いと症状などに対応して一人ひとりに適合している。スポーツ用の補装具は，体型と障害にフィットしているのは当然ながら，より適合がシビアであり，絞り込まれた調整域で機能するように，同じように見えても，目的が異なるばかりか扱い方まで違う場合が多々ある「専用機材」である（例：義足ソケットのライナーや，車いすのタイヤなど）。

　競技スタッフ，医療スタッフとも，個々の身体への理解だけでなく，スポーツ用補装具への興味をもち，理解に努めることが重要である。視覚，聴覚の障害を疑似体験することはできるが，実際に専用の補装具を体験することは難しい。図Ⅴ-66は，視覚障害者を主な対象として各種の障害にも対応する「ガイドポール」（スキーなどの上体の姿勢や腕の動きを誘導する）を実際に体験しているところである。

　障害者スポーツ用の補装具は，周囲のスタッフによる本人の身体状況と補装具のチェックを練習時や試合時に行い，最高のパフォーマンスを発揮できるように努め，さらに練習後，試合後の健康状態に悪い影響のないように指導することが重要である。

5 最近の進歩

a 記録

最近の障害者スポーツの記録の一例として，下肢切断者ではシドニーパラリンピックで米国のマーロン・シャーリー選手(左下腿切断)の陸上男子100 m で 11.09 秒という世界最高記録を出している．車いすでは大分国際車いすマラソン大会でスイスのハインツ・フライ選手がフルマラソンで1時間20分14秒(1999年10月31日)という世界記録を出している．

障害者スポーツは障害者が健常者のスポーツ大会と同じように参加していることから始まっているので，健常者と同じ方法で実施されたスポーツの公式記録は，障害者の競技スポーツが確立されるまでの間は，あまり残されていない．車いす競技は，使われる補装具の性質上，当初から二足走行者との並走には問題があったため，単独での記録が残っている．初めてのフルマラソンの結果および記録は不明であるが，1975年にはボストンマラソンにボブホール選手が参加完走している(参加許可の論争が起こり記録はなし)．日本国内の大分国際車いすマラソン大会では，第3回(1983年)にすでにグレコールゴロンペック選手(西ドイツ)が2時間7分54秒と現在のマラソン記録と並ぶ記録を出している．

b 機材の進歩

補装具も，細かく分けると工業製品の集まりである．一般民生品分野の家電・弱電，コンピュータ，新素材，それらの発達および研究開発の成果の恩恵を受け，日常用の補装具も飛躍的な進歩を遂げている．スポーツ用においては，先進技術の試験的な意味もあり，科学技術の粋といえる進歩である．具体的には，新しい材料(チタン，マグネシウム，カーボンやアラミド繊維，複合材)や機構(リンク，空圧・油圧制御，マイコン制御)の導入などである．

本人と補装具を取り巻く環境も大きく変わりつつある．今までは医療従事者だけの指示やスポーツコーチによるアドバイスだけであったが，チームスタッフでの対応となり，医療関係者，セラピスト，補装具製作者，スポーツコーチそれぞれが，専門的な分担と総合的な意見交換を行うことにより，本人の競技力のアップと，日常生活を見据えた健康管理がはかられるようになってきた．

障害者スポーツ自体の運動解析も，過去の経験者や有識者だけの判断ではなく，床反力計測，三次元ビデオ解析，筋電位測定など相対的な評価によって，個別の各障害と各競技に合った分析が行われるようになってきた．

医師の判断と指示のもと，補装具が技術者や企業により供給され，義肢装具士らにより本人に適合調整され，理学療法士や作業療法士などにより個別に最適な使用方法が指示され，スポーツコーチによりトレーニングアドバイスされ，本人が最高のパフォーマンスを発揮する環境が整いつつある．

c 両脚義足の陸上競技選手スプリンター

オスカー・ピストリウス(Oscar Pistorius 当時20歳，南アフリカ)が2007年7月，ローマで行われた陸上の選手権で健常者と男子400 m レースに出場し，スタートから出遅れた同選手は6名の健常な走者を残り100 m で追い抜き，トップと0秒18差の46秒90で2位に入った．

ピストリウスは，生まれつき両脚の腓骨がなく1歳になる前に膝下を切断した同選手は，両足を炭素繊維で強化された樹脂製の義足を用いて2004年アテネ・パラリンピックの200 m で優勝している．

陸上のトラック競技には短距離(100 m，200 m，400 m)，中距離(800 m，1500 m，5000 m)，

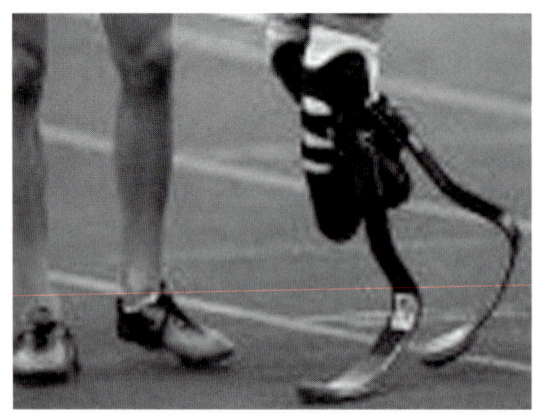

図V-67 オスカーの義足

長距離（10000 m）とある。

　健常な人間のヒラメ筋群の乳酸が溜まり切るオールアウトまでの距離は120〜150 mと考えられており，乳酸蓄積を考えないで走り切れる距離は100 mのみである。

　100 m以降は大殿筋と大腿筋群は余裕があっても膝から下の筋肉群が走るに耐え得られない。義足を使用する同選手はその弱い所を義足で代償し健常者よりも有利に走行したともいえる。

　つまり事実上，エネルギー蓄積と開放の繰り返し運動においては義足が人間の足の能力を凌駕したともいえる。

　2008年北京オリンピックには，参加標準記録を更新できなかったため，出場は果たせなかった。

6 障害者スポーツ用補装具のまとめ

　レクリエーションとスポーツは単に余暇の利用や遊びではなく健常者同様，障害者にとってもかけがえのないものである。

　障害者スポーツの発展には，道具の進歩やトレーニングも重要だが，障害者スポーツの意義をより深く本人が考えることが必要である。本人に不足している分を本人に適した補装具で補うことや，医師，セラピスト，コーチなどの指導によって改善することの重要性を知らなければいけない。特に競技スポーツにおいて，よりよい結果や記録を出すためには，機材（補装具）や道具だけでなく，スポーツをしやすい環境と役割分担された指導員が必要である。

　現在の障害者スポーツ用補装具は，まだ，手や脚の先に付ける道具であり，身体の一部までには到達していない。今後は，より軽く，使いやすく，力の伝達性がよく，身体や使う意識とのマッチングがよい，身体の一部のような機能をもつ方向へ研究開発が進んで行くものと考えられる。それはバイオメカニクスで説明でき理屈に合っている機材であり，この考え方は日常の一般生活用補装具にも取り入れられ，将来は生活用とスポーツ用の境目が薄くなっていくであろう。それには，補装具自体の発達よりも，補装具という機材と日常生活の衣食住やスポーツなどの環境を融合することが大切なのであり，それが達成されたときは障害者スポーツは今のように特別視されるものでなく，余暇の利用の一手段として一般社会になじんだものになっているであろう。

● 復習のポイント
1. 障害者スポーツは元来リハビリテーション訓練の一環として，社会復帰を目的としている。
2. 機材（補装具）の利用と工夫により多くの障害者がフィールドや季節を越えて楽しむことができる。
3. 障害者スポーツは本人自身の健康と使用する機材の安全の療法を確認しなければならない。

付録 義肢装具の材料学

ナノテクノロジー(ナノテク)は原子や分子をnmのオーダーで操作することで物質の構造や組織を制御し，新しい機能やより優れた特性を発現させる技術であり，生命科学の分野においてもキーワードとなり，国家的プロジェクトで研究が進んでいる。いずれ義肢装具の分野にも導入されると思われる。現在使用されている金属，プラスチック，繊維，皮革，木材，ゴムなどの主材料について最近の知見も入れて概説する。

1 義肢装具材料の条件

義肢装具に具備すべき条件を表1に示す。また，通気性や肌触りなどの装着感も重要となる。

2 各種材料の特徴

物質の力学的性質を表現するには弾性，塑性が重要である。弾性変形は力を加えると変形するが，力を除くと元に戻る変形で，塑性変形は力を除いても元に戻らない変形である(図1)。

a 金属

1）構造

原子は原子核と電子群から構成され，原子核の陽子数と同数の電子をもち，原子核のまわりに同心円状に重なった電子殻の中に電子が運動しており(図2)，内側からKLMN...殻と名づけている。金属結合は最外殻が重なり合い，最外殻内では自由電子が動き，金属原子の接着剤として動く(図3)。また，自由電子が光の波に呼応し，振動するため光は吸収されずに反射し，金属の光沢を出す(図4)。

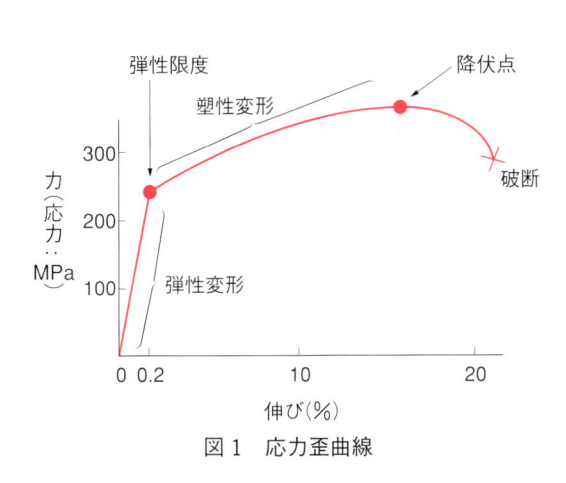

表1 材料特性

1）強度(破断，曲げ，圧縮など)
2）弾性
3）可撓性
4）硬度
5）耐熱性
6）耐寒性
7）耐薬品性
8）無毒性
9）非溶出性
10）成形性
11）接着性
12）経時安定性

図1 応力歪曲線

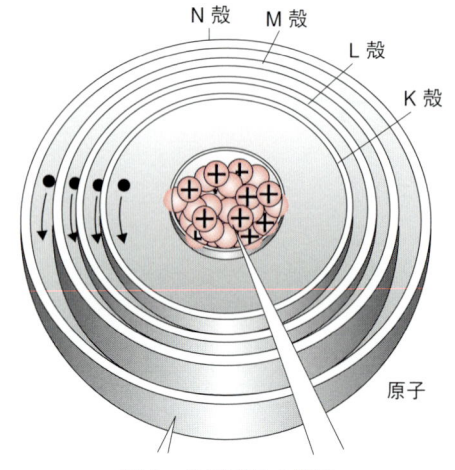

図2　金属原子の構造

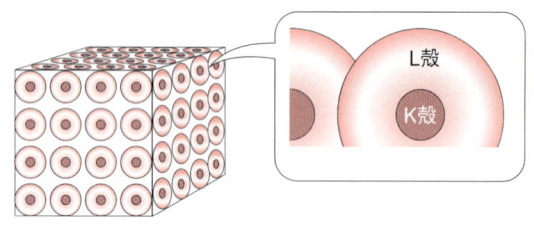

図3　金属結合

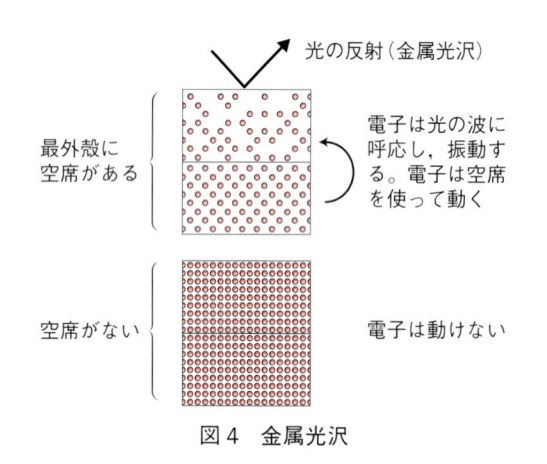

図4　金属光沢

表2　金属加工法
①鋳造：液体金属を型に入れる
②塑性加工：鍛造，圧延，押し出し，引き抜き，プレス加工
③粉末成形・焼結：金属粉末を金型に流し込み，加圧成形し温度を上げて焼結する
④接合：溶接する
⑤機械加工

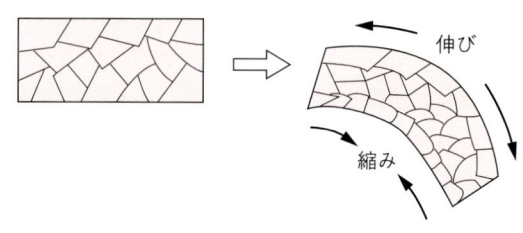

図5　加工硬化

表3　金属の性質変化，強化
①合金
②アモルファス合金
③高純度
④転位の移動を妨げる（熱処理による）

2）強度

金属の強度は応力歪曲線で表す（図1）。弾性限度を過ぎると塑性変形し，その後破断する。

3）転位

金属結晶の転位とは金属原子の配列が狂うことで，1列差し込まれたようにずれる刃状転位とらせん状にずれるらせん転位がある。転位が生じると金属は弱くなり変形しやすくなる。

4）金属加工法（表2）

加工法は多種あるが，義肢装具で必要な加工は曲げ成形である。加工により金属結晶の転位が生じ，複雑に絡みあうため，硬くもろくなる（加工硬化）（図5）。

5）金属疲労

転位が発生し蓄積され，長時間のうちに微小な割れから破断する（疲労破壊）。

6）金属の性質を変化，強化する方法（表3）

a）合金

(1) 置換型固溶体（図6）：同じような結晶構造

*どちらも半径は 0.144 nm

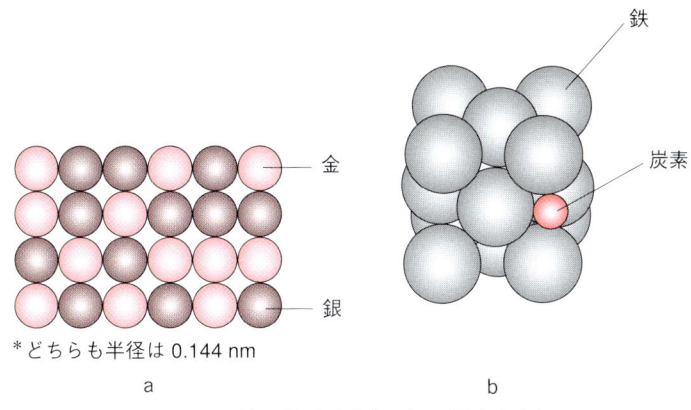

図6 置換型固溶体(a)と侵入固溶体(b)

をもつ原子同士は互いに結晶中の位置を置き換えることができる(例：金と銀)。

(2) 侵入固溶体(図6)：サイズが極端に小さい原子が大きな原子の作る結晶の隙間に入り込む場合である(例：鉄と炭素＝鋼)。

(3) アモルファス合金：超急速冷却(10万℃/秒)すると金属原子が結晶化せずに非晶質化する。高強度，さびにくいという特徴がある。

b) 高純度金属

純度の高い鉄はさびにくい，高純度鉄は緻密で安定的な酸化皮膜を形成し，高い耐食性を示す。

c) ゴムメタル

低弾性率でありながら強度が高い。一般金属材料より約1桁大きな弾性変形能をもつ超弾性的性質。加工硬化を示さない超塑性的性質がある(図7)。

図7 ゴムメタル

7) 義肢装具でよく使用される金属

鉄は炭素や他の元素を含むものが使用される。炭素鋼は骨格構造義肢の接続部品，装具の支柱，クロム合金は弾性があり，ダーメンコルセットの補強用バネ，クロム・ニッケル合金は義手のフックなどに使用。アルミニウム合金は装具の支柱などに，チタン合金は骨格構造義肢の接続部品，継手，装具の支柱などに使用。

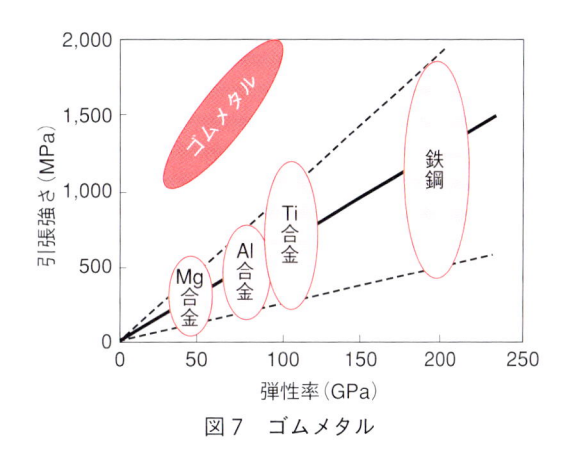

b　プラスチック

古代から使用されている漆器やゴムのような天然樹脂と区別し，プラスチックは人工的に作成した合成樹脂とよばれる。原料から大きく2つに分けることができる。

①石油など再生産不可能なものを原料(地球温暖化の原因)
②トウモロコシなど再生産可能なものを原料(炭酸ガスは循環するため温暖化の原因にはならない)

①はさらに熱に対する反応から2つに分類できる(図8)。

①熱することで網状立体構造をとり，硬化する熱硬化性プラスチック

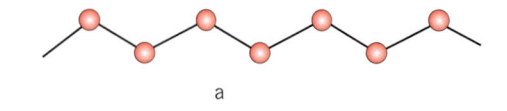

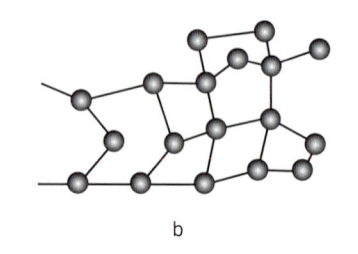

図8 熱可塑性プラスチック(a)と熱硬化性プラスチック(b)

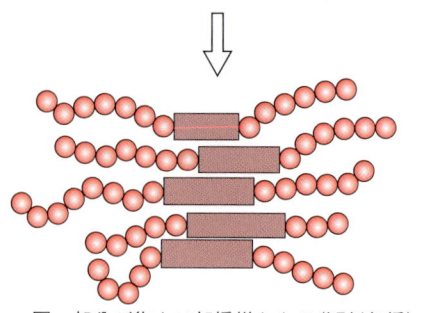

②熱すると軟化する鎖状高分子の熱可塑性プラスチック

である。

②は多様化してきた。

1）プラスチックの多様化

a）側鎖の変更（表4）

側鎖に水素以外の元素をつけることにより硬度が増加する。

b）主鎖に炭素以外の元素を挿入（表5）

主鎖に炭素以外の元素を挿入することで分子の回転を抑制すると融解する温度が上昇する。ベンゼンを挿入すると回転しないため融点はさらに上昇する。しかし作成が困難なため高価である。

表4 熱可塑性プラスチックの側鎖の種類と硬さ

名称	側鎖	弾性係数
ポリエチレン	水素	600
ポリプロピレン	メチル基	1,400
塩化ビニル	塩素	2,700
ポリスチレン	ベンゼン	3,400

表5 熱可塑性プラスチックの主鎖に挿入する元素と融点

名称	主鎖	融点（℃）
ポリエチレン	炭素のみ	120
ポリアミド6	炭素＋窒素	220
ポリアセタノール	炭素＋酸素	180
アラミド樹脂	炭素＋窒素＋ベンゼン	450

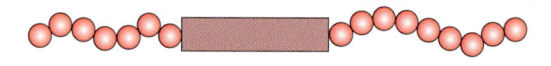

図9 サーモエラストマー（ブロックコポリマー）

c）ポリマーアロイ

性質の異なるプラスチックを溶液状態で混合すると両者の特徴をもつプラスチックができる。

d）サーモエラストマー（熱可塑性弾性体）ブロックコポリマー（図9）

鎖状分子内にブロック状に異なった分子（スチレンなど）を挿入すると，熱したあと冷却すると，スチレン同士が集まり結晶状になる（疑似架橋）。このことでゴム様の弾性をもたらす。

e）加硫（表6）

天然樹脂であるゴムは硫黄を加えることで分子間架橋を生じ，硬い性質を得る。

f）添加物と高性能化

各種添加物で性質を変更可能である。

性質改良（可塑剤，強化剤，発泡剤，磁性体など），着色剤，耐久性向上，表面特性改良，生物特性（防かび剤，防腐剤），加工性改良（加工安定剤など）

ガラス繊維・炭素繊維を入れると強くなり（強

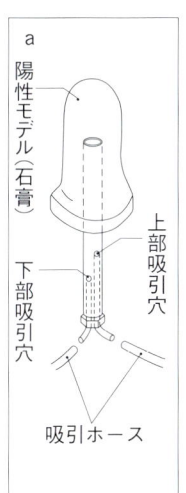

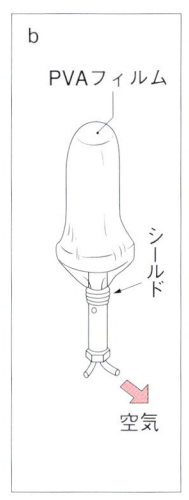

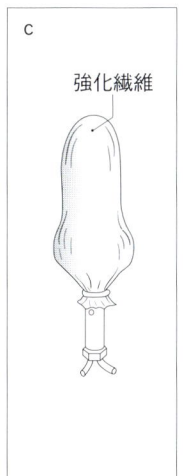

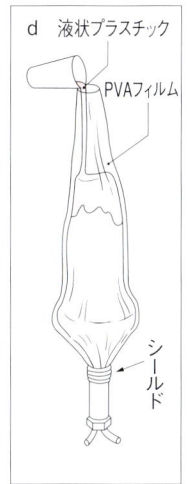

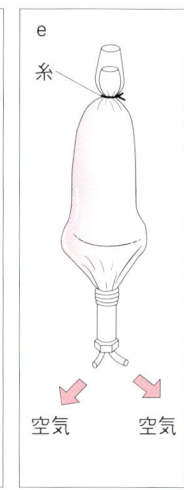

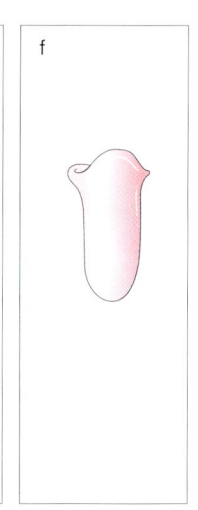

図10 FRP(fiber reinforced plastic)の成形法
(川村次郎編：義肢装具学．第3版，p442，医学書院，2004より転載)

表6 生ゴムの加硫度と製品

	加硫度(%)
輪ゴム	6
靴底	10前後
エボナイト	20以上

表7 プラスチック成形法

①連続
　押し出し成形：フィルム，シート，パイプ，異形
②断続
　射出成形
　ブロー成形
③二次加工
　切削
　真空成形

化剤)義足ソケットなどに使用される(図10)。

g) 延伸

プラスチックを軟化状態で延伸することで分子が偏向し，その方向に強くすることができる(合成てぐす)。

2) プラスチックの加工法(表7)

表7のようにさまざまな方法があるが，義肢装具では真空成形(図11)が一般的である。

3) 義肢装具でよく使用されるプラスチック

(1) 熱可塑性プラスチックではポリプロピレン(プラスチックAFO)，ポリエチレン(プラスチックAFO，側弯装具)，塩化ビニル(装飾用義手)，アクリル樹脂(透明で耐候性に優れ，ソケットの強化剤として使用)，EVA樹脂(エチレンと酢酸ビニルを共重合させた樹脂，ゴム弾性があり，低温で成形可能)，アイオノマー(エチレンとアクリル酸ベースの共重合体に金属イオンを作用，強靱，弾性，耐磨耗性あり)

(2) 熱硬化性プラスチックはシリコン(ソケットライナー，義手のカバー，足底装具)，ポリウレタン(熱可塑性無発泡性と熱硬化性発泡性がある，義足のフォームカバー)

c 繊維と織物

1) 天然繊維

木綿は水分の吸収がよく，キャンバス地の名称でよく使用される。羊毛は弾力性や保湿性に富み，フェルト(不織布)として使用される。

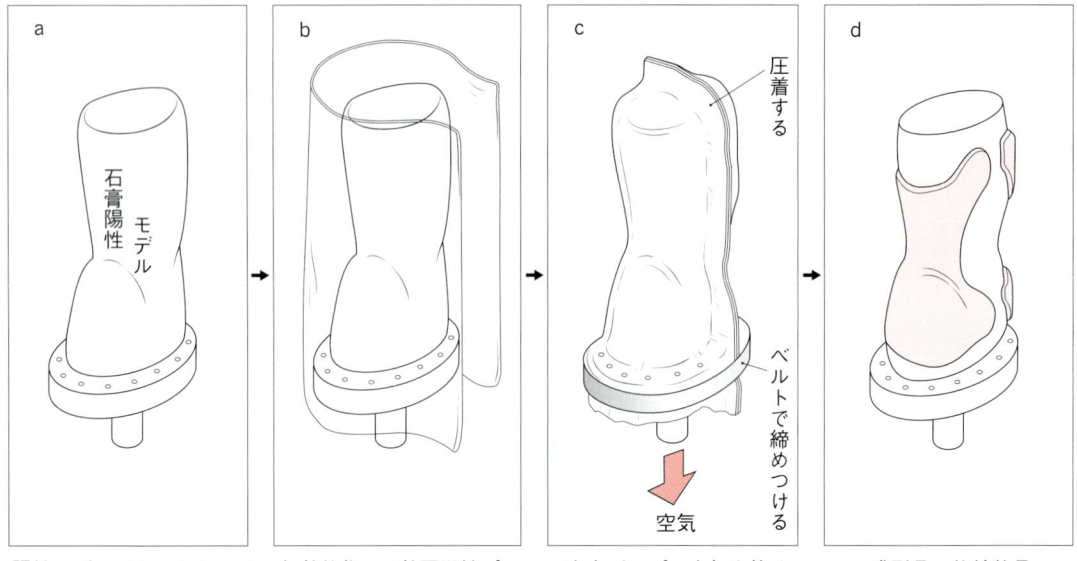

図11 真空成形法
(川村次郎編:義肢装具学. 第3版, p441, 医学書院, 2004より転載)

図中ラベル:
- a: 陽性モデルにナイロントリコットをかぶせて成形機に乗せる (石膏陽性モデル)
- b: 加熱軟化した熱可塑性プラスチックをかぶせる
- c: 真空ポンプで空気を抜く (圧着する、ベルトで締めつける、空気)
- d: 成形品・体幹装具

2) 合成繊維

ナイロン・ポリ塩化ビニル・ポリエステル・ポリウレタン繊維などが使用される。

d 皮革

牛革・豚革が使用される。

e 木材

ポプラ(ソケット)・桐(殻構造義足)・タモ(松葉杖)・ブナ(座位保持装置)などが使用される。

【文献】

1) 青山 孝:日本における義肢の支給実態－義肢装具士へのアンケート調査から. 日本義肢装具学会誌 1996;12:174-180
2) Hachisuka K, Nakamura T, Ohmine S, Shitama H, Shinkode K : Hygiene problems of residual limb and silicone liner in transtibial amptees wearing the total surface bearing socket. Arch Phys Med Rehab 2001;82:1286-1290
3) 畑野栄治, 中城二郎, 黒木秀尚, 他:通気性義足ソケットの使用経験－特に装着感について. 総合リハ 1989;17:601-604
4) Hill JT, Leonard F : Porous plastic laminates for upper extremity prosthesis. Artif Limb 1963;7:17-30
5) 筏 義人(監修):CMCテクニカルライブラリー, バイオマテリアルの開発. シーエムシー, 2001
6) Lake C, Supan TJ : The incidence of dermatological problems in the silicone suspension sleeve user. J Prosthet Orthot 1997;9:97-106
7) 佐藤 功:図解雑学プラスチック. ナツメ社, 2003
8) 新素材新材料のすべて編集委員会(編):これだけは知っておきたい新素材新材料のすべて. 第5版, 日刊工業新聞社, 2006
9) 徳田昌則, 山田勝利, 片桐 望:図解雑学金属の科学. ナツメ社, 2005

和文索引

あ
アームスリング　208, 214
アイオノマー　425
アウトリガー　314
アクリル樹脂　425
アジャスタブル・カップリング
　　　　　　　　　　49, 77
アモルファス合金　423
アライメント　16, 58
　──，股義足　161
　──，サイム義足　180
　──，大腿義足　148
　── 安定性　10
　── 修正　49
　──・スタビリティ　147
アンクルロッカー　7
アンダーアームブレース　280
アンチグラビティー装具　286
アンブロワーズ・パレ　70
あぶみバンド　229
足関節外側靱帯損傷　351
足関節固定具　198
足関節捻挫　346
足関節の固定用装具　303
足装具　193
　──，スポーツ傷害　346
　──，二分脊椎　238
足継手　196
　──，大腿義足　147
足指用ブラシ　408
圧の均一化　16
圧の分散　16
安全膝　146
安全ピン装具　299, 301

い
イニシャルコンタクト　3, 5
イニシャルスウィング　3
インスタント装具　216
インソール　347
インテリジェント膝継手　147, 167
移乗支援用具　396
移乗用手すり　395
異常歩行　13
一重ソケット　90

う
ウィルミントン装具　285
ウォーカー　387
ウォレンベルグ線　229
ウルトラフレックス前腕回内/回外治
　療用装具　216
うずくまり姿勢　289
受け皿式股義足　157

え
エアバッグ義足　32, 77
エーラース-ダンロス症候群　279
エネルギー消費，義足歩行時　121
エネルギー蓄積型足部　127, 147, 413
エルボークラッチ　385
永久義肢　76
液圧支持　16
塩化ビニル　425

お
オープンショルダー式ソケット
　　　　　　　　　　82, 90
オフセット機構　221
オフセット膝継手　196
凹足　260
応用動作訓練，義肢　54
応力歪曲線　421
横切断　182
大阪医大型装具　285

か
カックアップ装具　313
カナダ式合成樹脂製サイム義足　179
カナダ式股義足　158
カナディアン杖　385
ガイドポール　418
ガス壊疽　26
ガス義手　81
かぎ爪指　303, 314
下位胸髄損傷　217
下肢屈筋共同運動パターン　202
下肢切断　120
下肢装具　193, 195
　──，脳卒中片麻痺の　202
下腿義足　120
　── ソケット　121
　── の異常歩行　62

下腿骨折　249
下腿切断　27
下腿前傾角　197
化膿性脊椎炎　276
可変摩擦膝　145
加工硬化　422
仮性肥大　242
荷重ブレーキ膝　146
過度の膝屈曲　63
顆上支持式ソケット　82
顆上部支持式自己懸垂ソケット　90
回外位拘縮　66
外固定用装具　272
外傷性脛部症候群　272
外側Tストラップ　293
外側ウィップ　15
外側ウェッジ　256
外側股継手付き長下肢装具　218
外側ホイップ　62
外転肩継手　89
外転蝶番継手付き股継手　196
外転歩行　15, 60
外反足　256
外反母趾　260, 303
殻構造　71
学童期特発性側弯症　279
片手駆動の車いす　366
肩，肘保持装具　259
肩外転位拘縮　66
肩外転装具　192, 253, 257
肩関節拘縮　253
肩関節前方脱臼　349
肩関節麻痺性亜脱臼　208
肩義手　82
　──，普通型　82
　── のチェックアウト　95
肩駆動式把持装具　335
肩装具　192, 208, 214
肩継手　89
肩吊り帯　143
肩リング　283
滑動距離　326
仮義肢　73, 76
仮義手システム　92
革製ストラップ　303
完全対麻痺　217
間欠性跛行　25
感覚装置　116

感覚フィードバック　104
関節拘縮　328
関節モーメント　4
関節リウマチ　297
　──　靴型装具　268
環境コントロール法　32
環境制御システム　333
環軸椎回旋位固定　272
環軸椎脱臼　272
簡易移乗用具　396
簡易型電動車いす　361
簡易昇降便座　407

き

キアリ奇形　236
キャスター挙上　371
キャテラル分類　232
キャンバー角　364,414
ギプス・ソケット　139
ギプス包帯　65
気道トラブル　376
利き手変換訓練　94
起居関連用具　391
起立安定板　240
起立性低血圧　366
起立補助装具　240
機械的制御膝　143
機能性側弯症　278
機能的骨折装具　191
機能的作業義手　83
機能的電気刺激　241,335,339
機能的電気刺激装置　191,207
義肢統一処方箋　73
義手装着訓練　94
義手装着前訓練　92
義足異常歩行　53,58
義足装着訓練, 高齢者切断の　57
義足装着訓練, 小児切断の　56
義足装着前訓練期間　45
義足歩行　10
義足歩行訓練　52
脚長差　264
逆トーマスヒール　293
吸着式ソケット　90,139
急性動脈閉塞症　25
強度　422
胸・腰・仙椎装具　194,283
胸郭バンド式ハーネス　92
胸髄損傷　217,276
胸椎側弯　279
胸部固定帯　275
胸腰椎側弯　279
矯正用装具　191
競技用車いす　413
極短断端　157
金属加工法　422
金属結晶　422

金属結合　422
金属光沢　422
金属支柱付き装具　191
金属疲労　422
筋萎縮症　242
筋緊張緩和装具　191
筋筋膜性腰痛症　276
筋原性側弯症　279
筋ジストロフィー　279,375
筋代謝性腎症候群　25
筋電義手　73,106
筋電義手訓練システム　111
筋電信号　111
筋電センサー　112
筋肉縫合/固定法　30

く

9字ハーネス　92
クラッチ歩行　219
クラビクルバンド　248
クルーケンベルグ切断　27,83
グリッチ・ストークス切断　27
空圧制御膝　145
屈曲・外転肩継手　89
屈曲拘縮　44
屈曲転位骨折　248
屈曲用手継手　87
屈筋腱損傷　328
屈筋腱断裂　320
靴インサート　265,299
靴型　260
靴型義足　187
靴型装具　262,293,299
組立式装具　191,199,210
車いす　360
車いす操作訓練　369
車いす・電動車いす・座位保持装置処
　方箋　369
車いすバスケット　414
車いすマラソン　415
訓練用仮義肢　73,76
訓練用仮義手　92
訓練用筋電義手　112

け

ゲイトソリューション　223
ゲームキーパー母指　350
外科的一時再建法　324
経皮的血管形成術　25
軽量 OMC 装具　287
軽量化長下肢装具　245
痙性麻痺　201
痙性抑制装具　295
痙直型両麻痺　288
頸胸椎装具　194
頸・胸・腰・仙椎装具　283
頸髄損傷　332,272

頸椎カラー　198
頸椎骨軟骨症　272
頸椎装具　194,272,304
頸部椎間板ヘルニア　272
血液透析前後の断端の周径変動　149
血行再建手術　25
結合織疾患による側弯症　279
肩隔板継手　89
肩甲胸郭間切断　82
肩鎖関節装具　258
健常歩行　5
健側下肢訓練　48
健側膝関節裂隙　161
牽引　16
牽引装具　191
懸垂装置　143
幻肢　36,45
幻肢痛　36

こ

コイル式スプリント　313
コスメチックカバー　100
コスメチックハンド　80
コブ角　281
コンターフック　101
コントロールケーブル・システム
　　　　　　　　　83,90,103
コンベンショナル装具　191
ゴムメタル　423
固定装具　298
固定膝　146
固定保持用装具　191
股外転位保持装具　291
股外転装具蝶番　291
股関節外転保持装具　291
股関節駆動ケーブル　218
股関節離断　157
股義足のソケット　157
股義足歩行　162
股装具　193
股継手　161,195,196
股離断　157
個別的筋伸張法　242
工房いす　378
交互歩行用装具　191
更衣関連用具　409
更生用装具　191
拘縮の装具　252
後縦靱帯骨化症　272
後頭パッド　283
後脛骨筋腱機能不全症　270
高位胸椎パッド　285
高純度金属　423
高知医大型アクティブコレクティブ装
　具　286
高齢者切断　39,57
硬性カラー　299,304

和文索引　429

硬性コルセット　348
絞扼性神経障害　308
構築性側弯症　278
国際標準機構　82
国産能動ハンド　86
腰バンド　143
骨格構造　71
骨折の機能装具　248
骨直結義肢　104,134
骨軟部悪性腫瘍　26
骨肉腫　26
骨盤帯長下肢装具　193,202,289
骨盤帯膝装具　193
骨盤低下　64
骨盤ベルト　348

さ

3点圧迫の原理　198
3点支持　16
3点つまみワイヤー式対立装具　214
サーモエラストマー　424
サイム義足　177
サイム切断　28,176
サスペンションスリング　333
サッチ足部　147
作業用義手　80
差し込み式ソケット　90,136,139
差し込み二重ソケット　82
鎖骨骨折　248
坐骨支持長下肢装具　193
坐骨収納型ソケット　136,138
座位移乗用具　396
座位保持訓練　48
座位保持装置　375
　── 処方箋　379
　── 付き車いす　371
再接着手術　25
在来式下腿義足　121
在来式サイム義足　178
三角線維軟骨複合体　349
三肢麻痺　288
三点支持指装具　299,301
三点杖　383
三頭筋カフ　82

し

シェノー装具　286
シネプラスティー　27
シャトルロック機構　124
ショパール切断　28
ショパール離断　182
シリコン　425
シリコンライナー　34
　── ソケット　140
シレジア・バンド　143
ジュエット型装具　277
ジョイスティックレバー　362

支柱　195
　── 付きサポータ　259
　── 付き肘装具　259
支柱部　71
四肢麻痺　288
四節リンク機構　173
四節リンク膝　172
四辺形吸着式ソケット　136
四辺形ソケット　136
弛緩性麻痺　201,236
思春期特発性側弯症　279
哆開　35
姿勢制御歩行器　289
姿勢性側弯症　278
姿勢変換機能付きの介助型車いす　371
姿勢保持装具　375
趾列切断　182
自在式手継手　87
膝蓋骨亜脱臼症候群　346
尺側偏位　301
　── 支持装具　299,301
　── 防止板　298,299
　── 防止板付きサポーター　300
尺骨神経麻痺　314
手根管症候群　308
手根中手関節　305
手動車いす　360
手動単軸肘ブロック継手　87
収尿器　406
舟状(骨)パッド　264
習慣性肩関節前方脱臼　349
重心　3
術前評価，切断　42,43
術直後義肢装着法　65
小児切断　39,56
　──，上肢　100
障害者自立支援法　18
障害者スポーツ　411
障害模擬補装具　353
掌側脱臼防止用スプリント　301
踵足　260
踵足変形　239
上位運動ニューロン障害　217
上肢切断　65,81
　── のリハビリテーション　92
上肢装具　192,197
　──，スポーツ傷害　348
　──，脳卒中片麻痺　208
上腕義手　82
　── のチェックアウト　95
上腕骨骨折　249
常時二点支持歩行　387
食事用具　402
職業訓練　95
食器　403
身体計測，車いす　365

伸展終期時の衝撃音　61
伸展制限付き股継手　196
伸展制限付き膝継手　196
伸展補助装置　145
伸展補助バンド　174
伸筋腱損傷　327
神経原性側弯症　279
神経症性関節症　237
神経線維腫症に伴う側弯症　279
侵入固溶体　423
真空成形法　426
進行性筋ジストロフィー症　242
人工股関節置換術脱臼　252
刃状転位　422
迅速交換式手継手　86
迅速交換式継手ユニット　101

す

スイスロック付き膝継手　196
スカルパの三角　136
スカンジナビア・フレキシブル・ソケット　140
スキーヤー母指　350
スタビライザー　240,289,291
ステップロック膝継手　196
ストラップ　207
スナイダー吊り具　232
スピッツィ切断　176
スプーン　402
スプリットソケット　82,90
スプリント療法　326
スポーツ傷害　342
スポーツ用装具　191
スライディングシート　395
スリング・シート　398
スロートモールド　283
スワッシュ装具　292
スワンネック変形　301
水頭症　236
随意閉じ式，手先具　83
随意開き式，手先具　83
据置式便座　407

せ

センサーハンドスピード　118
正中・尺骨神経損傷　314
正中神経麻痺　312
静的アライメント　49
静的安定機構　147
静的装具　197,310
整形靴　193
脊髄空洞症　236,279
脊髄係留症候群　237
脊髄脂肪腫　236
脊髄腫瘍　279
脊髄小脳変性　279
脊髄性筋萎縮症　279

脊髄性小児麻痺　279
脊髄損傷　217, 279
脊椎カリエス　276
脊椎長下肢装具　193
脊椎膝装具　193
切断　27
切断後早期義肢装着法　33
切断術直後義肢装着法　33
切断前訓練　45
接触(接床)　2
接触性皮膚炎　37
摂食リハビリテーション　376
設置式リフト　397
仙腸装具　194
先天性奇形　26
先天性拘縮性くも指症　279
先天性股関節脱臼　227
先天性側弯症　279
尖足　255, 260
潜在性二分脊椎　236
繊維強化プラスチック　413
全身調整訓練　48
全接触型装具　285
全面荷重式下腿義足　120
全面支持　20
全面接触式下腿義足　123
全面接触式ソケット　139, 249
全面接触支持　16
前傾姿勢保持　376
前遊脚期　3
　──，極短断端用　82
　──，短断端用　82
　──，中断端用　82
　──，長断端用　82
　──のチェックアウト　95
前腕骨折　249

そ

ソーミー装具　273
ソケット　20, 70, 71
　──，義手　82, 90
　──，膝義足　170
　──適合　50
ソックスエイド　410
ソフトライナー　51
塑性変形　421
装具　190
　──の構成要素　195
装具処方箋　194
装具歩行　12
装飾用義手　80
装飾用手袋(グローブ)　80, 100, 108
装着(後)訓練，義肢　49
足趾切断　183
足根骨部切断　182
足底挿板　268, 299, 304, 347
足底板　265

足板　266
足部　126, 195
　──の回旋　62
足部潰瘍靴型装具　269
足部装具　206
足部部分義足　183
足部部分切断　181
足部変形　260
即席装具　191, 199
即席短下肢装具　214
促通手技　289, 293
側方傾斜　59
側弯矯正装具　278
側弯症　278
　──装具　194

た

ターナーのステージ　282
ターミナルインパクト　12
ターミナルスウィング　3, 8
ターミナルスタンス　3, 8
ターミナルデバイス　71
ターンバックル機構　253
タウメル継手　214
　──機構　253
ダーメンコルセット　276, 348
ダイアゴナル・ソケット　160
ダイヤルロック機構　253
ダイヤルロック式膝継手　196, 214
ダウン症候群　272
たわみ式足継手　196
たわみ式肘継手　82, 89
立ち直り反射　280
立ち指　303
多軸足部　127, 147
多軸膝　146
　──継手　172
多軸肘ヒンジ継手　88
多重弯曲　280
多点杖　383
多発性関節拘縮症　279
多発性椎体圧迫骨折　276
楕円形ソケット　82, 90
楕円形手継手　87
体外力源義手　81, 107
体幹硬性装具　218
体幹装具　194, 197
体験的感覚フィードバック装置論
　　　　　　　　　　　　　116
体内力源義手　81
対立装具　192, 209
大腿義足ソケット　136
大腿義足のアライメント　148
大腿義足の異常歩行　59
大腿頸部内側骨折　252
大腿骨折　249
大腿骨頭前方回転骨切り術　235

大腿骨内反骨切り術　235
大腿骨免荷装具　252
大腿コルセット　121
大腿切断　27, 135, 157
台付き爪切り　409
単脚支持期　3
単式コントロールケーブル・システム
　　　　　　　　　　　　　　90
単軸足部　126, 147
単軸膝　146
単軸膝ヒンジ　170
単軸肘ヒンジ継手　88
単軸肘ブロック継手　88
単弯曲　280
炭素繊維強化樹脂　413
短靴　261, 299
短下肢装具　193, 203, 289
　──，対麻痺　222
　──，二分脊椎　238
短義足　58
短対立装具　299, 336
断端管理　31, 65
断端機能訓練，上肢　94
断端キャップ・ソケット　90
断端筋力　43
断端訓練　45
断端ケア　31
断端形成，上肢　92
断端拘縮　46
断端支持　20
断端周径　44, 65
　──の計測　44
断端神経腫　35
断端挿入布　50
断端ソックス　51
断端長　43, 65
断端長計測　43, 82
断端痛　44
断端包帯　46
断裂腱縫合　320
弾性限度　422
弾性サポーター　303
弾性変形　421
弾性包帯　46

ち

チェアスキー　415
チェック・ソケット　140
チャールストン装具　287
チャッカ靴　261
チンコントロール　362
治療用装具　191
置換型固溶体　422
着脱訓練，義手　94
中手指節間関節　305
中足骨切断　182
中足骨パッド　264, 299, 304

虫様筋カフ　313
虫様筋バー付き短対立装具　314
長靴　261
長下肢装具　193, 202, 289
　——，二分脊椎　239
長対立装具　298, 301
長柄洗体ブラシ　408
超深靴　261, 269
調整機能付き後方平板支柱型短下肢装具　216
調節式2方向制御足継手　210, 255
調節式底屈制御足継手　255
調節ソケット　77, 140
蝶型踏み返し　299

つ

ツイスター　223, 292
ツインバスケット　414
つま先踏み返し　299
吊り上げ装置付きトレッドミル歩行　225
吊具　398
対麻痺　217, 288
椎間板ヘルニア　276
椎体骨折　276
槌趾　260
槌指　303
杖　53, 383
月形しん　264
継手　195
爪先上がり　260

て

ティルティングテーブル式股義足　158
テーピング　350
テニス肘　349
手押し車いす　361
手関節MP関節同時屈曲用スプリント　328
手関節駆動式把持装具　314, 335
手関節固定装具　198, 300
手関節装具　192, 209, 335
手関節背屈装具　298, 300
手関節指固定装具　209, 214
手義手　82
手先具　81, 83
　——交換式　81
手継手　86
手の外科　320
手部義手　83
手袋型軟性装具　291
手部コネクター　87
低緊張症候群　279
定摩擦膝　143
天井走行式リフト　397
転位　422

電極　108
電動義手　73, 81, 106
電動車いす　361
　——サッカー　417
電動三輪車　40
電動ハンド　108
電動肘ブロック継手　88
電動ベッド　391
電動リクライニング式普通型電動車いす　361
電動リフト式普通型電動車いす　361

と

トウクリアランス　9
トウ・スピリング　260
トウブレーク　64, 149
トウレバーアーム　64
トータルコンタクトソケット　90
トーマスヒール　293
トーマス法　44
トラックハンドル　415
トランスファーボード　396
トレッドミル　225
ドリームブレース　223
投球障害肩　352
疼痛に伴う機能性側弯症　278
統一処方箋　73
糖尿病性壊疽　25
糖尿病性潰瘍　25
　——，足部　269
橈骨神経麻痺　313
動的安定機構　147
動的装具　197, 310
動揺性歩行　242
動力義手　81
特殊靴型　260
特発性側弯症　279
徳島大学型装具　286
徳島大学式バネ付き長下肢装具　244

な

ナイトスプリント　301
ナックルベンダ型装具　299, 301
ナッジコントロール　102
ナノテクノロジー　421
ナブテスコ NI-C 421　172
内在筋マイナス手　314
内側Tストラップ　293
内側ウィップ　15
内側ウェッジ　255
内側股継手　196
　——付き長下肢装具　220
内側側副靱帯（MCL）損傷　351
内側ホイップ　62
内転足　260
内反尖足変形　238
内反足　255, 260

軟骨肉腫　26
軟性カラー　299, 304
軟性コルセット　348
軟性装具　293
軟性膝サポーター　345
軟性膝装具　303
軟ソケット付き全面接触式サイム義足　179

に

2方向バネ補助付き足継手　196
二重コントロール式上腕義手　82
二重主弯曲　280
二重ソケット　90
二重弯曲　280
二段式装具　417
二点一点交互支持歩行　387
二点一点歩行　53
二分脊椎　236, 279
日常生活用具　18
入浴関連用具　408
乳児特発性側弯症　279

ね

ネオプレーン　350
ネックカラー型頸椎装具　272
ネックリング　283
根元支持　20
寝返り補助用具　395
熱可塑性弾性体　424
熱可塑性プラスチック　340, 424
　——シート　310
熱硬化性プラスチック　423

の

ノージィカップ　404
ノースウェスタン型ソケット　82, 90
ノースウェスタン式サイム義足　179
伸び上がり歩行　61
能動義手　73, 81
能動肘ヒンジ継手　82, 89
能動単軸肘ブロック継手　88
脳性麻痺　279, 288, 375
脳卒中片麻痺　201
脳卒中の早期リハビリテーション　202
嚢胞性二分脊椎　236

は

8字ハーネス　92
ハートウォーカー　296
ハーネス　90, 91
ハイブリッド装具　191, 217
ハローベスト　299, 304
ハンド　71
ハンドセラピィ　320
ハンドセラピスト　320

和文索引

バージャー病　25
バードチェア　380
バイオメカニクス　16
バイパス血行再建術　25
バスボード　408
バチュラー型装具　230
バランス訓練　51
バンド　195
パーシャルハンド　83
パッシブハンド　101
パッド　195
パブリック(Pavlik)バンド　229
パラリンピック　411
把持装具　192,332
破断　422
肺機能訓練　48
背屈位ギプス固定　181
背屈ばね補助付き足継手　196
排泄関連用具　406
廃用症候群　31,200
倍動肘ヒンジ継手　88
鋏み肢位　290
箸用補助具　403
発達性股関節形成不全　227
発達性股関節脱臼　227
反張膝　206
半月　195
半長靴　261
汎用ホルダー　403
万能カフ　336,409

ひ

ヒール・ガース　260
ヒール・シート　260
ヒール・ピッチ　261
ヒールロッカー　7
ヒンジ付きサポーター　303
ピコー装具　287
ピロゴフ切断　28,176,182
皮弁　29
非構築性側弯症　278
非対称性緊張性頸部反射　381
東埼玉式膝伸展補助付き長下肢装具　244
膝安定メカニズム　147
膝折れ　10,64
膝関節屈曲拘縮　206
膝関節屈曲の遅れ　64
膝関節の伸展　64
膝関節不安定性　206
膝関節離断　169
膝義足の継手　170
膝義足歩行　174
膝ケージ　299
膝サポーター　198
膝靱帯損傷　343
膝伸展　64

膝装具　193,204,214,253
——，スポーツ傷害　343
膝継手　196
——，大腿義足　143
膝ロック機構　221
肘関節離断用ソケット　90
肘義手　82
肘固定装具　259
肘サポーター　300
肘スプリント　300
肘装具　192,208,214
肘継手　87
肘ロック作動ケーブル　219
標準靴型　260

ふ

ファシリテーション手技　293
フィッティング　58,315
フィラデルフィアカラー　272,299,304
フードガード　403
フェルト・クッション　299
フォアフットロッカー　8
フォーク　402
フォークォーター切断　82
フォームラバー　71
フック　71
フットケア　269
フットスラップ　13,62
フレームコルセット　276
フレキシブル・ソケット　140
ブロックコポリマー　424
ブロック肘継手　82
ブロック療法　295
プーリー付きブロック肘継手　82
プーリーユニット　91
プラスチック装具　191
プラスチック短下肢装具　197,203,213
プレスウィング　3,9
プローンキーパー　377,380
ふまず支え　265,299
ふまずしん　264
ぶかぶか装具　230
ぶんまわし歩行　15,60
不全損傷　217
腹臥位保持　377
複式コントロールケーブル・システム　91
分離・すべり症　276

へ

ベッド　391
ベンチアライメント　49,148
——，下腿義足　128
ペルテス病　232
平行棒外訓練　49,49

閉塞性動脈硬化症　24
米国整形外科学会　82
片側金属支柱付き長下肢装具　202
片側骨盤切断　157
片側骨盤切断用ソケット　160
片麻痺　288,366,385
変形予防・矯正装具　298
扁平足　260,303

ほ

ホールディング型装具　277,285
ボイド切断　28,176,182
ボストン装具　284
ボタン穴変形　301,321,323
ボタンエイド　410
ボバース　288
ポータブルスプリングバランサー　340
ポータブルトイレ　406
ポジショニング　375
ポリウレタン　425
ポリエチレン　425
ポリネックカラー　299,304
ポリプロピレン　425
ポリマーアロイ　424
歩隔　153
歩行下腿ギプス　251
歩行器　383,385
歩行周期　2
歩行補助具　383
歩行補助杖　383
歩行用装具　191
歩速応答　143
歩幅　153
——の不均等　60
補高靴　264,298
補高便座　406
補装具　18
母指MP関節尺側側副靱帯損傷　350
母指外転補助装置　292,314
母指固定装具　302
母指ささえ　299,302
本義肢　76

ま

マイクロポアエラストマーフィルム　350
マットレス　394
マルファン症候群　279
麻痺性側弯症　279
摩擦式手継手　86
摩擦制動継手付き短下肢装具　223
前開き式ソケット　160
末梢循環障害　24,120
末梢神経損傷　306
松葉杖　384

み

ミッドスウィング　3
ミッドスタンス　3, 7
ミュンスター型ソケット　82, 90
ミルウォーキー装具　283

む

ムチランス様関節炎　300
免荷装具　191, 232, 298

も

モールド型座位保持装置　378
モールドタイプ装具　274
モジュール　71
モジュラー化，車いす　373
モジュラー義肢　71
モジュラー膝継手　170
モノリス (monolith) 構造　90
盲人用安全杖　383

や

夜間装具　191, 291
夜間副子　301
野球肘 (尺側側副靱帯損傷)　352

ゆ

ユニバーサル肩継手　89, 102
油圧制御膝　145
油圧制動装置付き足継手短下肢装具
　　　　　　　　　　　223
油圧ユニット足継手　216
有効断端長　65
遊脚期　3
遊脚後期　3
遊脚相制御，膝継手　143
遊脚中期　3
遊動式足継手　196

よ

4輪駆動の電動車いす　371
腰仙椎装具　194
腰椎コルセット　198
腰椎前弯　59
腰椎装具　348
腰椎側弯　279
四点杖　383
四本支柱型装具　273

ら

ラチェット装具　334
らせん転位　422

り

リーメンビューゲル　229
リウマチ　272
リウマチ手　300
リクライニング式車いす　366
リスト　108
リスフラン切断　28
リスフラン離断　182
リッサーの分類　281
リフト　397
リュックサック・ハーネス　92
リヨン式装具　285, 286
リンク膝継手　170
離断　27
立位保持装具　191, 291
立脚期　2
立脚後期　3
立脚中期　3

床走行式リフト　398
床反力　4
　── 作用点　4
指伸展用スプリント　328
指装具　192

立脚相制御，膝継手　146
流体制御膝　145
良肢位保持　45
両脚支持期　3
両側下肢切断　57
両側金属支柱付き短下肢装具
　　　　　　　　　203, 213
両側金属支柱付き長下肢装具
　　　　　　　　　202, 210
両側金属支柱付きハイブリッド型長下
　　肢装具　213
両側股離断　57
両側上肢切断　83
両側大腿切断　58
両手動作訓練　114
両麻痺　288

る れ

ループ付きタオル　409
レバーアーム　4
裂開　35

ろ

6輪車いす　371
ローディングレスポンス　3, 7
ローレンツ型装具　230
ロッキング機構　215
ロフストランド杖　218, 385
肋骨骨折　275

わ

ワイヤ装具　313
ワンウェイクラッチ機構　223
輪止め付き股継手　196
枠型ソケット　139
鷲手　314
鷲指　303

欧文索引

A

AAOS：American Academy of Orthopaedic Surgeons 82
abducted gait 60
abduction shoulder joint 89
ACL：Anterior Cruciate Ligament 344
Active corrective brace 286
acute arterial occlusion 25
adjustable socket 140
AFO：ankle foot orthosis 193,203,238,289,292
AK：above-knee amputation 27
amplitude 326
amputation 27
antigravity brace 286
APRL フック 85
APS-AFO 216
arch support 265,299
ARGO：Advanced Reciprocating Gait Orthosis 218
arm sling 208,214
articulating AFO 204,216
artificial limb 72
ASO：arteriosclerosis obliterans 24
assembling orthosis 210
ATNR：asymmetric tonic neck reflex 381

B

ball-and-socket joint 102
Batchelor 型装具 230
BFO：balanced forearm orthosis 259,333
BK：below-knee amputation 27
Blatchford stance-flex 機構 147
Bobath 288
boots 261
Boston brace 284
Bouncing 機構 147
Boyd amputation 28,182

C

C：cervical(cervico) 272
C バー 312
cadence responsible 145
Canadian type hip disarticulation prosthesis 158
Capener splint 323
Capener 型ワイヤ式スプリング装具 313
Carlyle Indexs 83
carpometacarpal joint 305
cast brace 249
Catterall 分類 232
CDH：congenital dislocation of the hip 227
Century 22 total knee 147
cervical orthosis 194
cervico-thoracic orthosis 194
CET：controlled environment treatment 32
CFRP：carbon fiber reinforced plastics 413
check socket 140
chest strap harness 92
Chneau brace 286
Chopart amputation 28,182
chukka 261
cineplasty 27
circumduction gait 60
claw toe 303
clawfinger 314
clawhand 314
Cobb angle 281
cock-up splint 298,312,314
cock-up splint with MPj. extension assist 312
cock up toe 303
coil splint 327
community ambulator 236
constant friction knee 143
containment 療法 232
Contour hook 101
conventional socket 90
conventional type Syme prosthesis 179
conventional type trans-tibial prosthesis 121
Corset Lyonais 285,286
cosmetic glove 80
cosmetic upper-extremity prosth 80
crouching posture 289
CPM：continuative passive motion 252
CTLSO：Cervico-Thoraco-Lumbo-Sacral Orthosis 272,283
CTS：carpal tunnel syndrome 308

D

DAAJ：double adjustable ankle joint 210
DDH：developmental dislocation of the hip 227
dehiscence 35
developmental dysplasia of the hip 227
diabetic gangren 25
diplegia 288
disarticulation 27
Dorrance hook 85
dorsal splint 321
dorsiflexion reflex 295
double axillar loop harness 92
double courve 280
double major courve 280
dragging 294
drop off 64
dual control cable system 91
dynamic orthosis 197
dynamic splint 310,327
dynamic stabilizing 147

E

ECS：environmental control system 333
Ehlers-Danlos 症候群 279
elbow disarticulation socket 90
elbow joint 87
elbow orthosis 192
electrical elbow unit 88
endoskeletal construction 71
energy storing feet 147
Engen 型手関節駆動式把持装具 335
EVA 樹脂 425
eversion reflex 295
excessive lumbar lordosis 59
exoskeletal construction 71
extension aids 145
externally powered upper-extrem 81

F

extra-depth shoes　261,269

facilitation technique　289
FES：functional electrical stimulation　207,217,241,335,339
figure 8 harness　92
finger orthosis　192
flexible ankle type AFO　203
flexible elbow hinge joint　89
flexible socket　140
flexion-abduction shoulder joint　89
fluid control knee　145
FNS：functional neuromuscular stimulation　339
FO：foot orthosis　193,206,238
foot outset　59
foot plate　266
foot rotation　62
foot slap　62
four-poster brace　273
frame socket　139
friction type wrist unit　86
FRP：fiber reinforced plastic　413,425
functional brace　249
functional elbow unit　88
functional splint　327
functional upper-extremity pros　81

G

Gaitsolution　216
gamekeeper's thumb　350
gap 形成　321
GFRP：glass fiber reinforced plastics　413
glove splint　329
Gritti-Stokes amputation　27
growth spurt　280

H

HALO：Hip and Ankle Linkage System　223
halo vest　299
hammer toe　303
hard collar　299
Hart Walker　296
heel pitch　261
hemipelvectomy　157
hemiplegia　288
HGO：hip guidance orthosis　218,240
high quarter shoes　261
high tharcic pad　285
Hilgenreiner 線　229

hip action brace　292
hip disarticulation　157
hip knee orthosis　193
hip orthosis　193
HKAFO：hip knee ankle foot orthosis　193,202,289
Hoffer 分類　236
holding type brace　285
Hosmer 肘継手　88
household ambulator　236
HSM：Hypobaric Sealing Membrane　124
hydraulic control knee　145
hydrodynamic effect　250

I

Icelandic Swedish New York　140
ID ストレッチング　242
inhibitive cast　295
Inhibitor bar　207
intrinsic minus hand　314
inversion reflex　295
IP extensions assist orthosis　192
IP flexion assist orthosis　192
IRC：ischial-ramal containment socket　136,138
ischial weight-bearing knee ankle foot orthosis　193
ISNY ソケット　140
ISO：International Organization for Standardization　82

J

JIS 規格　413
JIS マーク　413
JIS 用語　191
joint jack splint　330

K

KAFO：knee ankle foot orthosis　193,202,239,289,292
KBM 式下腿義足　122
Kirschner 鋼線　330
Kleinert 法　321
knee cage　299
knuckle bender split　299
KO：knee orthosis　193,204
Kondylen Bettung Münster　122
Kritter 灌流法　181
Krukenberg amputation　27,83

L

L：lumbar(lumbo)　272
LAPOC M 0755　172
lateral bending of the trunk　59
lateral whip　62
Lenox-Hill derotation brace　344

Lisfranc amputation　28,182
load-activated friction knee　146
long C curve　279
long opponens split　298,311
Lorenz 型装具　232
low shoes　261
lower extremity orthosis　193
lumbo-sacral hip knee orthosis　193
lumbo-sacral orthosis　194
lumbrical cuff　313

M

mallet finger　327
manual locking elbow unit　87
manual locking knee　146
Marfan 症候群　279
MAS：Marlo Anatomical Socket デザイン　154
MAS：mobile arm supports　333
Mauch シリンダー　147
MCL 損傷　351
mechanical control knee　143
medial whip　62
metabolic cost　153
metacarpophalangeal joint　305
metatarsal pad　299,304
Milwaukee brace　283
MNMS：myonephropathic metabolic syndrome　25
MP extension assist hand orthosis　192
MP flexion assist hand orthosis　192
MPj. extension splint　312
MPT：Mid Patellar Tendon レベル　128
MTP：medial tibial plateau　161
multi-axis foot　127
multiple courve　280
Münster socket　90
myodesis　30
myoplastic myodesis　30
myoplasty　30

N

NDT：neurodevelopmental treatment　288
neck ring　283
New York Orthopedic Hospital brace　286
Newington Brace　240
no man's land　321
non-ambulator　236
non-functional ambulator　236
non-positive stabilizing　147
Northwestern disk friction system　145

North-Western socket 90
Nudge control 102
NYHA 装具 286

O

occipital pad 283
OMC brace：Osaka Medical College brace 285
open end socket 139
open shoulder socket 90
Oppenheimer splint with thumb and finger extension assist 312
opponens orthosis 192, 209
orthopaedic shoes 193, 262
orthosis 190
orthosis for scoliosis 194
Osgood-Schlatter 病 345
Ossur トータルニー 172
Otto Bock 3 R 60 147
Otto Bock 3 R 80 147
Otto Bock hand 85
outside locking elbow hinge joint 89
overuse 342
Oxford shoes 261

P

Para Walker 218
paraplegia 288
Parapodium 240
partial foot amputation 181
patellar tendon-bearing orthosis 193
patellar tendon bearing trans-tibial prosthesis 122
Pavlik harness 229
PCW：posture control walker 289, 291, 387
pelvic belt 143
Perthes disease 232
Philadelphia collar 272, 299
Pirogoff amputation 28, 182
plaster of Paris socket 139
plug fit socket 139
plug fit type 136
plus variance 349
pneumatic control knee 145
polycentric elbow hinge joint 88
polycentric knee 146
positive locking 147
posterior tibial tendon dysfunction (PTTD) 270
prehension orthosis 192
Primewalk 221, 240
proprioceptive sensation 169
prostheses 72, 72
Prothese Tibiale a Emboitage Su-pracondylien 122
proximal femoral focal deficiency (PFFD) 28
PSB：Portable Spring Balancer 341
PTA：percutaneous transluminal angioplasty 25
PTB：patellar tendon bearing 251
PTB ギプス 251
PTB 式下腿義足 121
PTB 装具 251
PTB 短下肢装具 193
PTS 式下腿義足 122

Q

quadrilateral socket 136
quadrilateral suction socket 136
quadriplegia 288
quick disconnect 108
quick disconnect wrist unit 86, 101

R

RA hand 300
Rancho 型手関節駆動式把持装具 335
ray resection 183
reversed Thomas heel 293
RGO：reciprocating gait orthosis 218, 240
rheumatoid arthritis (RA) 297
RIC splint 314
RIC 型手関節駆動式把持装具 335
Riemenbügel 229
rigid ankle type AFO 203
rigid dressing 65, 92, 181
Risser の分類 281
roll back 311

S

S：sacral (sacro) 272
SACH (soil ankle cushion heel) 127, 147
safety knee 146
Saga plastic AFO 213
Salter 骨盤骨切り術 235
saucer-type prosthesis 157
scissoring posture 290
sectional plate shoulder joint 89
semirigid dressing 32
serial static 310
SG マーク 413
shank to vertical angle (SVA) 197
Sharrard 分類 236
shoe insert 265, 299
shoe modification 262
short opponens splint 299, 311, 330
short opponens splint with lumbrical cuff 314
shoulder abduction orthosis 192
shoulder joint 89
shoulder orthosis 192
shoulder ring 283
shoulder suspension strap 143
Silesian bandage 143
single axis ankle 147
single axis elbow unit 88
single axis knee 146
single control cable system 90
single courve 280
single pivot axis elbow hinge joint 88
SIO：Sacroiliac Orthosis 272
skier's thumb 350
Smith のチェックリスト 216
Snyder sling 232
socket 90
soft collar 299
soft dressing 32, 65
SOMI：sternal occipital mandibular immobilizer 273
spastic diplegia 288
spinal muscular atrophy 279
spinal orthosis 194
split socket 90
spray foot 303
spring safety pin split 299
stabilizer 289, 291
Stack splint 327
static orthosis 197
static splint 310, 323, 327
static stabilizing 147
step length 153
step width 153
step-up elbow hinge joint 88
strap & velcro opposition splint 311
suction socket 90, 139
SVA 197
S.W.A.S.H.：Standing Walking and Sitting Hip orthosis 292
Swivel Walker 240
Syme 切断 28

T

T：thoracic (thoraco) 272
T ストラップ 207
T 杖 53, 383
Tachdjian 外転装具 234
Taping 350
TC double socket 140
tenodesis action 338
tension reducing position 321
terminal device 83
terminal swing impact 61

TES(total elastic suspension)ベルト　143
tethered cord syndrome　237
Texas Assistive Devices(TAD)　101
TFCC：triangular fibrocartilage complex　349
Thomas heel　293
Thoraco-Lumbo-Sacral Orthosis (TLSO)　194, 283
throat mold　283
thromboangitis obliterans(TAO)　25
thumb in palm　292
thumb post　299
thumb post splint　311
tilting-table prosthesis　158
TKA線　148
toe break　64
toe grasping reflex　295
toe lever arm　64
Toe spreader　207
toe spring　260, 299
Toronto 装具　235
total contact socket　139

total contact type brace　285
trans-femoral amputation　27
trans-tibial amputation　27
triplegia　288
TSB：Total Surface Bearing trans-tibial prosthesis　123, 249
Turner のステージ　282
twister　292

U

ulnar deviation prevention split　298
underarm brace　280, 283
uneven length of steps　60
universal ball shoulder joint　89
universal wrist unit　87
upper extremity orthosis　192

V

Van Nes rotation plasty　28
VAPC サイム義足　179
variable friction knee　145
Vari-Gait 膝　145
vaulting gait　61
VC：Voluntary Closing　83

Veterans Administration Prosthetic Center plastic Syme prosthes　179
VO：Voluntary Opening　83
VO_2max　57
von Rosen splint　227

W

Walkabout　220, 240
west flexion unit　87
Wilmington brace　285
Wollenberg 線　229
work arm prosthesis　80
wrist driven flexor hinge splint　314, 335
wrist hand immobilization orthosis　209
wrist hand orthosis　192, 209
wrist unit　86

Y　Z

Y ストラップ　207, 255
Y 軟骨線　229
Yielding 機構　147
Zancolli の分類　332